U0210635

# 主 编 简 介

孔令泉　重庆医科大学附属第一医院内分泌乳腺外科主任医师、教授，全国住院医师规范化培训评估专家，中国抗癌协会青年理事会理事，中国医师协会外科医师分会乳腺青年委员会委员，重庆市临床医学研究联合会理事长，重庆市中西医结合学会甲状腺疾病专业委员会主任委员，重庆市医师协会妇产科医师分会乳腺外科专业委员会常委。

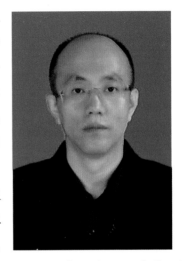

长期从事乳腺癌、甲状腺癌、甲状旁腺功能亢进症等普外科临床医学教研工作，并致力于钙平衡（正钙平衡、零钙平衡、负钙平衡）、乳腺癌激素增敏化疗、乳腺癌新内分泌化疗、乳腺癌内分泌化疗、乳腺癌潮汐化疗、乳腺肿瘤糖尿病学、乳腺肿瘤心理学、乳腺肿瘤甲状腺病学、乳腺肿瘤肝病学、乳腺肿瘤心脏病学、乳腺肿瘤双心医学、乳腺肿瘤骨代谢病学、肿瘤伴随疾病学、乳腺癌伴随疾病学、乳腺肿瘤内分泌代谢病学、乳腺癌会诊联络多学科医学、乳腺癌患者代谢相关脂肪性肝病、乳腺癌患者负钙平衡、乳腺癌骨代谢异常相关疼痛病、乳腺癌及普通人群维生素D缺乏或不全和（或）钙摄入不足相关性甲状旁腺功能增强或亢进、甲状旁腺功能亢进症前期等有关乳腺癌的基础与临床研究，以及乳腺疾病、甲状腺疾病和甲状旁腺疾病的科普宣传工作。2009年9月至2010年5月前往法国斯特拉斯堡大学医院进修学习，2015年10月至2015年12月前往法国图卢兹大学癌症研究所进修学习。5次荣获重庆医科大学优秀教师称号，以第一作者或通信作者发表科研论文140余篇，其中SCI收录50余篇，单篇最高IF 59.3分，IF 15分以上8篇（其中50分以上2篇）。主研国家自然科学基金项目1项、省级课题3项、校级课题1项、院级课题2项。主研课题获校级教学成果一等奖1项、二等奖2项。主编《医学英语词汇》《外科手术学基础》（双语教材第2版）、《乳腺癌伴随疾病学》、《乳腺肿瘤糖尿病学》、《乳腺肿瘤心理学》、《乳腺肿瘤甲状腺病学》、《乳腺肿瘤肝病学》、《乳腺肿瘤心脏病学》、《关爱乳房健康——远离乳腺癌》、《关爱甲状腺健康——远离甲状腺癌》等著作13部，参编著作10部。

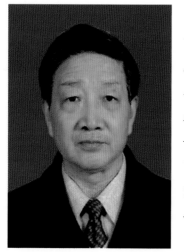

吴凯南　主任医师、教授，中国抗癌协会乳腺癌专业委员会名誉顾问。历任四川省抗癌协会理事，重庆市抗癌协会乳腺癌专业委员会委员，重庆医科大学省级重点学科"肿瘤学"学科带头人，重庆医科大学基础外科研究室副主任，重庆医科大学附属第一医院普外科副主任、内分泌乳腺外科主任，重庆市乳腺癌中心主任。曾任国内多家专业杂志的编委及审稿专家。参与中国抗癌协会《乳腺癌诊治指南与规范》第一版的编写和审定。

　　从事外科临床、教学及科研工作近 60 年，进行内分泌乳腺外科研究 40 年，在乳腺癌的病因探讨、保乳治疗、新辅助化疗、内分泌治疗及综合治疗的规范化、个体化方面进行了深入研究并有所建树。曾多次参加国内外大型学术会议并担任主持人或作大会报告。以第一作者发表论文 160 篇。主编《实用乳腺肿瘤学》《乳腺癌伴随疾病学》《乳腺肿瘤糖尿病学》《乳腺肿瘤心理学》《乳腺肿瘤甲状腺病学》《乳腺肿瘤肝病学》《乳腺肿瘤心脏病学》《乳腺癌的生物学特性及临床对策》《外科手术学基础》等专著 10 余部。荣获市级科技进步二等奖 1 项、省（部）级科技进步三等奖 2 项、地厅级医学科技成果奖 2 项；重庆医科大学教学成果一等奖、二等奖各 1 项，优秀教材奖二等奖 1 项。

国家科学技术学术著作出版基金资助出版

# 乳腺肿瘤内分泌代谢病学

## Breast Oncoendocrinometabolism

主 编 孔令泉 吴凯南

科学出版社

北 京

# 内 容 简 介

本书较全面地介绍了乳腺癌与内分泌代谢病的关系,以及乳腺癌患者系统治疗及随访期间内分泌代谢病的防治与管理,对乳腺癌患者的治疗和改善预后具有重要的临床意义。

本书实用性强,适合肿瘤科、乳腺科、内分泌科、心血管内科、妇科、骨科、精神心理科医生及研究生等阅读。

图书在版编目(CIP)数据

乳腺肿瘤内分泌代谢病学 / 孔令泉,吴凯南主编. —北京:科学出版社,2021.12

ISBN 978-7-03-070070-4

Ⅰ. ①乳⋯ Ⅱ. ①孔⋯ ②吴⋯ Ⅲ. ①乳腺肿瘤–关系–内分泌代谢异常–研究 Ⅳ. ①R737.9 ②R589.9

中国版本图书馆 CIP 数据核字(2021)第 209524 号

责任编辑:马晓伟 沈红芬 / 责任校对:张小霞
责任印制:肖 兴 / 封面设计:陈 敬

科 学 出 版 社 出版
北京东黄城根北街 16 号
邮政编码: 100717
http://www.sciencep.com
北京画中画印刷有限公司 印刷
科学出版社发行 各地新华书店经销
*
2021 年 12 月第 一 版 开本:787×1092 1/16
2021 年 12 月第一次印刷 印张:38 1/2 插页:1
字数:900 000
定价:248.00 元
(如有印装质量问题,我社负责调换)

# 《乳腺肿瘤内分泌代谢病学》
## 编写人员

主　编　孔令泉　重庆医科大学附属第一医院
　　　　吴凯南　重庆医科大学附属第一医院

编　委　（按姓氏汉语拼音排序）

陈文林　昆明医科大学第三附属医院/云南省肿瘤医院

陈元文　中国科学院大学重庆仁济医院

程庆丰　重庆医科大学附属第一医院

付　丽　天津医科大学肿瘤医院

甘　露　重庆医科大学附属第一医院

胡琢瑛　重庆医科大学附属第一医院

金　锋　中国医科大学附属第一医院

李　卉　四川省肿瘤医院研究所/四川省癌症防治中心/电子科技
　　　　大学医学院

厉红元　重庆医科大学附属第一医院

刘　震　青海大学附属医院

刘胜春　重庆医科大学附属第一医院

罗　凤　重庆医科大学附属第一医院

吕　青　四川大学华西医院

马　飞　中国医学科学院肿瘤医院

马灵斐　大连医科大学附属第一医院

莫军扬　柳州市人民医院

邵志敏　复旦大学附属肿瘤医院

苏新良　重庆医科大学附属第一医院

王　翔　中国医学科学院肿瘤医院

王本忠　安徽医科大学第一附属医院

王延风　中国医学科学院肿瘤医院

王永胜　山东省肿瘤防治研究院/山东省肿瘤医院

吴　炅　复旦大学附属肿瘤医院

杨晓秋　重庆医科大学附属第一医院

曾爱中　重庆医科大学附属第一医院

曾晓华　重庆大学附属肿瘤医院/重庆市肿瘤医院

张　瑾　天津医科大学肿瘤医院

张　矛　四川省医学科学院·四川省人民医院

张　频　中国医学科学院肿瘤医院

张　毅　陆军军医大学第一附属医院

赵海东　大连医科大学附属第二医院

赵小波　川北医学院附属医院

周　鑫　重庆大学附属肿瘤医院/重庆市肿瘤医院

周蕾蕾　四川省医学科学院·四川省人民医院

编　　者（按姓氏汉语拼音排序）

蔡振刚　大连医科大学附属第一医院

常晓飞　长治医学院附属和平医院

陈　茜　中国医学科学院肿瘤医院

陈　盛　复旦大学附属肿瘤医院

陈钰玲　重庆医科大学附属第一医院

程　波　重庆医科大学附属第一医院

程　巧　重庆医科大学附属第一医院

戴　威　陆军军医大学第一附属医院

邓　畔　重庆大学附属肿瘤医院/重庆市肿瘤医院

范　尧　重庆医科大学

付婧婕　重庆市渝北区人民医院

付婷婷　重庆市梁平区人民医院

傅仕敏　重庆医科大学附属第一医院

傅一笑　重庆医科大学附属第一医院

谷　峰　天津医科大学肿瘤医院

韩芸蔚　天津医科大学肿瘤医院

胡曼婷　昆明医科大学第三附属医院/云南省肿瘤医院

黄　春　重庆医科大学附属第一医院

黄剑波　重庆医科大学附属第一医院

贾玉棉　天津医科大学肿瘤医院

孔德路　重庆医科大学附属第一医院

李　浩　重庆医科大学附属第一医院

李　红　四川省达州市中心医院

李　姝　重庆医科大学附属第一医院

李　晓　重庆医科大学附属第一医院

李　欣　重庆医科大学附属第一医院

李春燕　重庆医科大学附属第一医院

李寒露　复旦大学附属肿瘤医院

李伟东　天津医科大学肿瘤医院

李肇星　重庆医科大学附属第一医院

梁馨予　重庆医科大学附属第一医院

刘　蕾　天津医科大学肿瘤医院

刘家硕　重庆医科大学附属第一医院

刘永智　华润辽健集团本钢总医院

刘自力　重庆市璧山区人民医院

卢林捷　柳州市人民医院

罗　欢　重庆市人民医院/中国科学院大学重庆医院

罗　静　四川省医学科学院·四川省人民医院

罗　婷　重庆医科大学附属第一医院

罗庆华　重庆医科大学附属第一医院

罗思宇　重庆医科大学附属第一医院

马晨煜　重庆医科大学附属第一医院

马雨薇　复旦大学附属肿瘤医院

潘　腾　天津医科大学肿瘤医院

庞　敏　重庆医科大学附属儿童医院

邱　菊　重庆医科大学附属第一医院

秋海棠　重庆医科大学附属第一医院

曲　驰　重庆医科大学附属第一医院

冉　亮　重庆医科大学附属第一医院

佘睿灵　重庆医科大学附属第一医院

史艳玲　重庆医科大学附属第二医院

宋靖宇　重庆医科大学附属第一医院

谭漩妮　陆军军医大学第一附属医院

田　申　重庆医科大学附属第一医院

铁　馨　重庆医科大学附属第一医院

万　东　重庆医科大学附属第一医院

王　彬　重庆医科大学附属第一医院

王　浩　四川省肿瘤医院研究所，四川省癌症防治中心；电子科技
　　　　大学医学院

王　泽　陆军军医大学第一附属医院

王安银　重庆市梁平区人民医院

王学虎　重庆医科大学附属第一医院

王雪儿　山东省肿瘤防治研究院/山东省肿瘤医院

王元元　重庆医科大学附属第一医院

魏嘉莹　重庆医科大学附属第一医院

魏余贤　重庆医科大学附属第一医院

吴玉团　复旦大学附属肿瘤医院

伍　娟　重庆医科大学附属第一医院

武　赫　西北大学附属医院/西安市第三医院

肖　俊　四川省邻水县人民医院

徐　周　川北医学院附属医院

杨济桥　四川大学华西医院

易　立　重庆医科大学附属第一医院

于鑫淼　中国医科大学附属第一医院

张宁宁　重庆大学附属肿瘤医院/重庆市肿瘤医院

张文戎　中国医科大学附属第一医院

赵春霞　重庆市总工会杨家坪疗养院

周冬冬　天津医科大学肿瘤医院

朱远辉　重庆市丰都县人民医院

邹宝山　中国科学院大学重庆仁济医院

**编写秘书**　徐　周　川北医学院附属医院

李　浩　重庆医科大学附属第一医院

田　申　重庆医科大学附属第一医院

伍　娟　重庆医科大学附属第一医院

# 序　一

　　内分泌代谢疾病与乳腺癌密切相关，它在乳腺癌的发生、发展、治疗与预后中有重要作用。为了实现《"健康中国2030"规划纲要》提出的"到2030年，总体癌症5年生存率提高15%"这一目标，尚需规范乳腺癌治疗随访期间对伴随的内分泌代谢疾病的预防与管理，以提高我国乳腺癌患者的生存质量并改善其预后。为了及时客观地反映这一方面的最新研究成果，孔令泉、吴凯南教授组织相关专家编写了《乳腺肿瘤内分泌代谢病学》。该书系统总结了内分泌代谢病在乳腺癌发生、发展、治疗与预后中的重要作用及乳腺癌患者中内分泌代谢疾病的防治，具有重要的科研参考和临床应用价值。

　　该书内容翔实，具有较高的学术水平。该书的主编及各章节的作者均从事乳腺肿瘤内分泌代谢病学及相关工作多年，研究成果颇丰，书中内容除参考大量国内外文献外，还融入了编者团队的研究成果和独到见解。我相信该书的出版将帮助相关科研人员、临床医生全面认识和了解乳腺癌与内分泌代谢疾病的关系，并加强对乳腺肿瘤内分泌代谢病学的重视，也有助于实现"到2030年，总体癌症5年生存率提高15%"这一目标。我愿为该书作序，并向国内同行推荐。

复旦大学附属肿瘤医院外科终身教授　　沈镇宙
中国抗癌协会乳腺癌专业委员会名誉主任委员

# 序 二

多数乳腺癌的发生、发展和治疗与内分泌密切相关。随着社会的发展，人们的生活、饮食习惯发生变化，导致乳腺癌患者同时伴有其他内分泌及代谢异常疾病在临床上颇为常见。如何对乳腺癌和伴随疾病进行合理、正确的治疗，以提高疗效，改善患者的生存质量，目前尚缺乏这方面的专著，故孔令泉、吴凯南教授组织编写了《乳腺肿瘤内分泌代谢病学》一书。

该书由国内长期从事乳腺癌临床及基础研究、学术造诣深厚的专家撰写，书中融入了编者们多年研究的成果，总结了相关领域的研究现状。书中内容几乎涵盖了目前所能涉及的乳腺癌治疗和随访期间伴随的内分泌代谢疾病（如糖尿病、肥胖、代谢综合征），精神神经内分泌疾病，心理社会肿瘤学等各个方面的防治和管理，有助于增进临床医生对乳腺癌与内分泌代谢疾病关系的了解，强化其面对乳腺癌患者时对伴随的内分泌代谢疾病全方位防治理念的重视，以期改善、提高患者的整体疗效。

鉴于该书内容全面，实用性强，诚挚向乳腺癌临床外科、内科及相关科室的医务人员推荐。

中国医科大学肿瘤医院乳腺外科教授
中国抗癌协会乳腺癌专业委员会名誉主任委员

# 序 三

乳腺癌是女性最常见的恶性肿瘤，随着乳腺癌诊疗水平的提高，多数乳腺癌患者逐渐以一种慢性病的状态长期生存。2016 年，《"健康中国 2030"规划纲要》明确提出"全方位、全周期维护和保障人民健康"的"两全"健康管理方针，要求到 2030 年，总体癌症 5 年生存率提高 15%。为了实现上述目标，2018 年初，我国专家拟定《乳腺癌随访及伴随疾病全方位管理指南》，提出规范乳腺癌治疗随访期间对乳腺癌伴随疾病的预防与管理，以提高患者的生存质量和改善预后。很多乳腺癌伴随疾病与内分泌代谢疾病密不可分。由于生活方式的改变、预期寿命延长等原因，我国的疾病谱发生了巨大变化，内分泌代谢病学在临床医学中的地位日益突出。乳腺癌患者中的内分泌代谢疾病患病率不容忽视，加强其防治刻不容缓。为了实现"到 2030 年，总体癌症 5 年生存率提高 15%"这一目标，尚需进一步加强和规范乳腺癌治疗随访期间对伴随的内分泌代谢疾病的预防与管理。

内分泌治疗是女性激素受体阳性乳腺癌的重要治疗方式。内分泌代谢疾病与乳腺癌密切相关，它在乳腺癌的发生、发展、治疗与预后中有重要作用。从乳腺肿瘤内分泌代谢疾病的病因、乳腺癌的预防和内分泌治疗，到乳腺癌治疗对内分泌系统及机体代谢的影响，无不涉及内分泌代谢病学的各个方面。乳腺肿瘤防治工作者如具有丰富的乳腺肿瘤内分泌代谢病学知识，可以更好地运用肿瘤学的理论与实践知识服务于患者。在这一形势下，由孔令泉、吴凯南等教授编写的《乳腺肿瘤内分泌代谢病学》一书就具有了重要的意义。该书内容丰富，具有较高的学术水平，有助于广大专业人员全面认识和了解乳腺癌与内分泌代谢疾病的关系，从而促进对乳腺癌等恶性肿瘤的预防、治疗，并改善预后。我愿为该书作序，热切期盼其早日出版发行，并向国内同行推荐。

中国抗癌协会乳腺癌专业委员会前任主任委员
中国抗癌协会肿瘤药物临床研究专业委员会主任委员
国家肿瘤质控中心乳腺癌专家委员会主任委员
国家癌症中心"中国乳腺癌筛查与早诊早治指南"专家委员会主任委员

# 前　言

　　乳腺癌是女性最常见的恶性肿瘤，随着乳腺癌诊疗水平的提高，疗效不断改善，患者寿命明显延长，多数乳腺癌患者逐渐以一种慢性病的状态长期生存，乳腺癌伴随疾病的问题突显，成为影响患者生活质量及预后的新挑战。2016 年，由中共中央、国务院发布的《"健康中国 2030"规划纲要》明确提出"全方位、全周期维护和保障人民健康"的"两全"健康管理方针，要求"到 2030 年，总体癌症 5 年生存率提高 15%"。为了实现上述目标，乳腺癌"两全"管理模式及乳腺癌伴随疾病管理显得尤为重要。笔者于 10 年前开始进行乳腺癌相关伴随疾病及肿瘤内分泌代谢病学的研究；2016 年提出"乳腺癌伴随疾病"的概念；2018 年 10 月在《中华内分泌外科杂志》发表"关注乳腺癌伴随疾病的诊治"；2019 年 3 月于科学出版社出版《乳腺癌伴随疾病学》。同期，我国专家结合我国乳腺癌发病特征及治疗现状，提出了乳腺癌"全方位、全周期"健康管理理念，编写出版了《乳腺癌随访及伴随疾病全方位管理指南》，提出规范乳腺癌治疗随访期间对乳腺癌伴随疾病的预防与管理，以提高乳腺癌患者的生存质量和改善预后。

　　然而，很多乳腺癌伴随疾病与内分泌代谢疾病密不可分。由于生活方式的改变、预期寿命延长等原因，我国的疾病谱发生了巨大变化，血脂异常、血糖异常、糖尿病、高血压、高尿酸血症、肥胖、代谢相关脂肪性肝病、代谢综合征、负钙平衡、骨质疏松、骨关节病（骨关节炎）、骨代谢异常相关疼痛病、维生素 D 缺乏或不全和（或）钙剂摄入不足相关性甲状旁腺功能增强或甲状旁腺功能亢进症、甲状旁腺功能亢进症前期、肌少症等内分泌代谢疾病已呈流行态势，内分泌代谢病学在临床医学中的地位日益突出。乳腺癌患者的内分泌代谢病的患病率不容忽视，加强其防治刻不容缓。为了实现"到 2030 年，总体癌症 5 年生存率提高 15%"这一目标，尚需规范乳腺癌治疗随访期间对伴随的内分泌代谢疾病的预防与管理，以提高我国乳腺癌患者的生存质量并改善其预后。

　　乳腺癌与内分泌代谢疾病密切相关，内分泌代谢疾病在乳腺癌的发生、发展、治疗与预后中起着重要作用。乳腺是一个内分泌靶器官，它受体内激素和生长因子的影响而发生细胞增殖，并产生生理功能。正常乳腺随着周围内分泌环境的改变而发生相应变化，这种正常的生理变化不仅贯穿于女性一生各个生理时期，而且发生在育龄期妇女的每个月经周期。但是当人体内分泌大环境或微环境发生异常时，某些乳腺疾病特别是乳腺癌的发生机会就会增加。内分泌治疗是性激素受体阳性乳腺癌的重要治疗方式。乳腺肿瘤的内分泌代谢疾病的病因，乳腺癌的预防，乳腺癌的内分泌治疗，以及肿瘤及乳腺癌治疗对内分泌系统及机体代谢的影响，无不涉及内分泌代谢病学的各个方面。因此，从事乳腺肿瘤防治的医生必须具有丰富的乳腺肿瘤内分泌代谢病学知识，从而更好地运用肿瘤学的理论与实践知识服务于患者。

在上述背景下，笔者提出乳腺肿瘤内分泌代谢病学（breast oncoendocrino-metabolism）概念。笔者在对乳腺肿瘤内分泌代谢病学和乳腺癌伴随疾病学多年研究的基础上，查阅了大量的国内外相关文献，并结合长期的临床及科研实践，在以往编写的相关著作基础上编写了这部《乳腺肿瘤内分泌代谢病学》。

由于目前尚无乳腺肿瘤内分泌代谢病学的相关专著可作参考，而相关文献虽多，但学科跨度大、范围广，不少研究热点尚无定论，书中某些章节的编排或有不妥之处，内容可能存在错漏之处，我们殷切期待相关专家和广大读者对本书提出宝贵意见（联系人：孔令泉，邮箱：huihuikp@163.com），以便再版时修正和完善。

本书编写中得到了中国抗癌协会乳腺癌专业委员会主任委员任国胜教授等的关心和支持，邵志敏、吴炅、王永胜、付丽、张谨、金锋、王翔、张频、马飞、王延风、王本忠、厉红元、刘胜春、苏新良、张毅、曾晓华、李卉、吕青、周蕾蕾、马灵斐、赵海东、陈文林、刘震、周鑫、莫军扬、陈元文、杨晓秋、曾爱中、胡琢英、甘露、罗凤、程庆丰等一大批教授参加撰稿，为本书增色不少。本书初稿完成后沈镇宙、张斌和徐兵河教授均热情为本书作序并作推荐，在此一并感谢。本书在编写过程中还得到了重庆医科大学附属第一医院的支持及帮助，在此致以衷心的感谢！

孔令泉　吴凯南

2020 年 12 月

# 目　录

# 第十篇　乳腺癌与妇科生殖问题

# 第十一篇　乳腺癌与体液异常及代谢性骨病

# 第十二篇　乳腺癌与疼痛

# 第十三篇　乳腺癌与慢性疲劳、营养代谢及免疫治疗

# 第十四篇　肿瘤亚学科及会诊联络多学科医学

第一篇

# 乳腺肿瘤内分泌代谢病学概述

# 第一章

# 内分泌学基本原理

## 一、概　　述

"激素"一词首先由 Starling 于 1904 年提出，意在描述小肠受刺激后分泌入血的一种物质，该物质具有刺激胰腺分泌的作用。他还首次提出哺乳动物的器官功能接受内分泌和神经系统的共同调控，由此奠定了内分泌学理论发展的基础。内分泌学理论中的信号转导在任何生命活动中都具有重要作用，如受精卵发育为成熟个体的过程，女性的生理周期变化和机体为适应环境变化而做出的调整等。信号转导依赖内分泌和神经系统的相互配合而进行，激素是信号传递过程的主要介质。激素不同于一般化学介质，它需要通过与受体特异性结合而发挥作用。受体作为变构蛋白，具有两大功能性特点：①识别位点，保证受体与激素的结合具有高亲和性及特异性；②效应位点，将接收的信号转化为信息进一步向下传递。因此，信号转导的过程涉及激素、受体及二者的结合。经典的内分泌学范畴包括激素的合成、分泌与转运，腺体病变所导致的激素分泌不足或过多，受体表达减少或过多所致的机体疾病。随着细胞生物学、分子生物学及基因组学的进步，目前内分泌疾病的发生机制及激素的分泌和作用均得到了详细解释。

信号转导普遍存在于细胞之间，即使在单细胞微生物如啤酒酵母中，微生物之间的交配也需要依靠短肽类交配型因子刺激而进行。其受体与哺乳动物中普遍存在的七次跨膜螺旋受体在蛋白结构上具有相似性，也能够对多种类似配体做出反应。这表明信号转导过程极为保守，甚至可能出现在更早的共同祖先中。内分泌学中的信号传递并不总是以血液为载体，细胞将信号释放并传递到毗邻细胞的过程称为旁分泌，该信号物质统称为旁分泌因子。旁分泌似乎也和具有内分泌功能的细胞的分布有关，这可能是进化的结果。例如，肾脏细胞在发育过程中会分泌旁分泌因子——骨形态发生蛋白（BMP）4，而 BMP4 又能调节肾脏细胞的分化；骨骼分泌出 BMP4，后者可以调节骨形成。旁分泌信号与激素信号使用同样的分子信号通路激发细胞反应，即使靶细胞反应相似，旁分泌信号和激素信号系统之间仍具有重要区别，旁分泌因子作用的特殊性完全取决于其分泌源的位置。旁分泌因子的弥散也受到精准调控，大多数旁分泌因子与其他分子结合后会阻断其作用并限制弥散，如 Hedgehog 家族的旁分泌因子就是与胆固醇共价结合，从而限制其在细胞外环境中弥散。腱蛋白、头蛋白都能与 BMP 家族结合，从而限制其作用。

近年来，基因组学技术的发展也为我们提供了从进化角度认知内分泌系统的方法，如在信号转导过程中，蠕虫、蝇类和人类均有共同的信号通路，这些通路依赖于酪氨酸激酶受体，以及与雌激素/甲状腺激素受体家族相似的细胞核受体。这提示，古老的多细胞动物已经建立了信号转导系统，构成了目前在哺乳动物中所知的内分泌系统基础。

## 二、内分泌激素的合成与分泌

激素由内分泌腺、弥散性神经-内分泌细胞系统及组织中的激素分泌细胞合成。激素分泌细胞可根据结构特点分为两类：合成肽类激素的细胞和合成类固醇激素的细胞。前者的结构特点：①与激素合成相关的内质网和高尔基复合体含量丰富；②细胞内含有膜包被的分泌颗粒，颗粒内含肽类激素及其前体；③细胞常排列成索状或团块状，有时形成滤泡或具有特殊分化的膜结构。神经内分泌细胞除上述特征外，还具有神经电活动、神经元突触和对神经递质有生理反应等特点。胃、肠、胰腺等组织的胺前体摄取和脱羧细胞系统胞质透明，可单个或三五成群夹杂在主质细胞间隙中。合成类固醇激素细胞的结构特点：①与激素合成有关的滑面内质网含量丰富，线粒体嵴常呈管泡状，但无分泌颗粒；②细胞内的脂质小滴较多，其中含有供激素合成的胆固醇；③细胞呈弥散性或成群分布。

激素可以根据化学结构分为以下两类：①含氮类激素，分子量较小，由氨基酸残基组成分子的一级结构。它由前激素原基因编码，转录 mRNA 后在核糖体翻译出肽链，再经过裂肽酶的作用和化学加工修饰，最终形成具有生物活性的激素。含氮类激素也可由氨基酸转化或衍生而来，如甲状腺激素由酪氨酸经碘化、偶联而来。含氮类激素的合成、分泌过程与其他非激素类蛋白的合成分泌过程相似，其前体分子量较大，前体可以经过不同的蛋白酶剪切、共价修饰及折叠，最终形成成熟的肽类激素而被分泌。肽类激素的前体蛋白也可以具有多种功能，如抗利尿激素与催产素的前体蛋白包含特定的神经运转蛋白，后者可以协助激素从下丘脑的分泌部位转运到神经垂体轴突末端的储存颗粒中。促肾上腺皮质激素（adrenocorticotropic hormon，ACTH）及促黑素的前体所包含的额外信息能有效协助机体对应激产生有效应答。此外，前体蛋白的特殊结构还有助于蛋白的正确折叠。胰岛素前体中的连接肽段能将胰岛素的两个亚基紧密联系在一起，这对胰岛素蛋白结构的正确折叠、二硫键的正确连接具有重要意义。在胰岛素成熟以后，这个连接肽段会被去除。②类固醇激素，其骨架结构为环戊烷多氢菲。在肾上腺皮质、性腺或其他组织内，经链裂酶、羟化酶、脱氢酶、异构酶等作用后，转变为糖皮质激素、盐皮质激素、雄激素、雌激素、孕激素。类固醇激素主要通过吸收利用由肝脏合成并释放入血的胆固醇合成。在肾上腺和性腺中，底物胆固醇需要被转运到线粒体内膜的链裂酶内，这一步骤也是真正限制类固醇激素合成效率的关键步骤。该链裂过程中的关键酶是细胞色素酶 P450，通过酶的催化作用连续向胆固醇添加羟基而合成类固醇激素。下丘脑和垂体的细胞可以密切监测循环中的激素浓度并分泌促激素，激活特定的通路合成并释放激素。促肾上腺皮质激素、黄体生成素及促卵泡激素可以通过刺激该链裂过程而促使类固醇激素的合成，并介导靶细胞分裂，由此维持性腺的正常形态和结构。例如，在缺碘地区的甲状腺功能低下患者中，促甲状腺激素释放激素的不断分泌会导致甲状腺细胞显著增生，甲状腺体积可以显著增大。手术切除垂体或药物抑制垂体均可能使类固醇激素的合成明显减少，并导致肾上腺、卵巢及睾丸的萎缩。

添加这些类固醇激素又可以导致腺体的再生及功能恢复。

激素的活性并不一定在合成后立即显现，如甲状腺细胞释放的甲状腺素其实是一种激素原，并不具有生物活性，需要进行特殊的脱碘形成活化的三碘甲腺原氨酸。与此类似，睾酮的活化也需要特定的步骤，在 5α-还原酶的催化作用下，睾酮转化为双氢睾酮。此外，维生素 D 也需要两次羟化过程才能转变为活性维生素 $D_3$。

所有内分泌系统均具有稳态特征。调节机制包括中枢神经系统或腺细胞的局部信号识别机制。中枢调控的激素分泌或活化的增加和减少可以通过神经内分泌途径叠加调节，需要中枢和外周内分泌腺体轴之间的复杂的协同作用。

## 三、激素在血液中的运输

蛋白质激素和一些小分子激素如儿茶酚胺是水溶性激素，因此能够借助机体的循环系统进行运输。这些激素在合成分泌后立即被释放入血，先进入与腺体相通的毛细血管，再经腺体静脉进入体循环。但下丘脑激素和胰腺内分泌激素较为特殊，前者先进入垂体门脉系统，后者则先进入门静脉。激素由于具有较好的水溶性，可以随血液分布于各类组织器官中，并达到靶细胞表面或进入其内部，与其特异性受体结合而发挥作用。但是，激素发挥效应并不完全依赖于血液运输，如旁分泌激素一般不进入血液，它主要通过扩散至局部而发挥作用。另外一种内分泌作用的方式——自分泌也不需要激素进入血液中，自分泌激素作用于自身细胞，是细胞自身调节的重要方式之一。此外，还有胞内分泌、神经分泌等不依赖于激素的血液运输的作用方式。前者是指由细胞内合成的激素直接转运至胞核，影响靶基因表达。后者则通过轴浆沿神经轴突运送至所支配的组织，或经垂体门脉系统到达腺垂体，从而调节靶细胞的激素合成与分泌。

还有激素不能溶于水，如类固醇激素及甲状腺激素。这些激素在血液中的运输需要通过血浆糖蛋白进行，包括甲状腺素结合球蛋白、性激素结合球蛋白、皮质类固醇结合球蛋白及白蛋白。通过与此类蛋白的结合，疏水性激素就可以通过相应的腺体静脉而进入血液循环中，使激素在全身分布并被利用。与蛋白结合的激素在血浆中含量不高，但可以通过快速补充而满足机体的需求。尽管各激素仅和特定蛋白的亲和力高，但一种激素并不只与一种结合蛋白作用。在先天性甲状腺素结合球蛋白缺陷的患者中，甲状腺素可以通过与转甲状腺素蛋白或白蛋白结合而进入人体血液循环。

含氮类激素与类固醇激素到达靶细胞后，它们与靶细胞的结合方式也不相同。含氮类激素通过与细胞表面受体的相互作用而产生效应；类固醇激素则是通过进入细胞与细胞质或细胞核受体相结合产生效应。

## 四、激素作用的靶细胞

激素对于靶细胞的作用是依靠其与高特异性的受体蛋白的结合。受体的表达决定着激素对于细胞相关通路的激活及下游信号通路的活化。受体蛋白可以位于细胞膜、细胞质及细胞核中，根据激素受体所在部位的不同，可将激素作用机制分为作用于细胞膜受体和作用于细胞质或核内受体两类。通常多肽类激素受体表达于细胞膜上，激素作用于细胞膜受体后的机制比较复杂。膜相关受体蛋白的结构通常为能识别配体的细胞外序列、疏水性的跨膜锚定序列和启动细胞内信号的细胞内序列。激素结合相应的受体后可以通过磷酸化和非磷酸化途径介导各种生物效应。激素和受体结合后可以形成激素-受体复合物，受体发生相应的构象改变及二聚体化，从而产生第二信使，常见的第二信使有 cAMP、cGMP、$Ca^{2+}$、$IP_3$、DAG，其可激活蛋白激酶，磷酸化下游蛋白，同时可磷酸化转录因子调控细胞核内基因的表达水平，最终在细胞的代谢、生长、分化等生物活动中起重要作用。类固醇激素、1, 25-（OH）$_2D_3$、甲状腺激素的生物作用是通过作用于核受体和细胞质受体实现的。激素通过扩散、主动摄取或转化等方式进入靶细胞内，与受体结合后形成激素-受体复合物，受体发生变构效应，形成活性复合物，与 DNA 相应位点结合，介导相应基因的调控、mRNA 的转录和蛋白质的合成，参与细胞的生物活动。激素-受体复合物与 DNA 作用后，激素与受体亲和力下降，发生解离，激素被灭活，受体可再次循环被利用。

受体结构的突变影响着激素的相应作用。活化型受体[如促甲状腺激素（TSH）受体]突变会造成受体在没有激素存在时仍然保持活化状态，引起相应内分泌器官的功能亢进。反之，失活型受体（如睾酮或抗利尿激素受体）突变会造成内分泌功能的减退。细胞内下游信号通路的复杂性，使得不同的激素在激活其特异性下游分子的同时可能也会激活某些相同的下游蛋白，决定了激素作用的重叠与特异性。

# 五、激素分泌的控制

内分泌激素的分泌受到精密调控，以维持机体的稳态。下丘脑、垂体与靶腺（甲状腺、肾上腺皮质和性腺）之间存在反馈调节。腺垂体在下丘脑释放或抑制激素的调节下分泌相应的促激素，刺激其靶腺，促进靶腺激素的合成和分泌，后者又反作用于下丘脑和腺垂体，对其相应激素起抑制或兴奋作用，称为反馈调节。抑制作用为负反馈，兴奋作用为正反馈。生理状态下，下丘脑、垂体和靶腺激素的相互作用处于相对平衡状态。例如，促肾上腺皮质激素释放激素（corticotropin releasing hormone，CRH）通过垂体门脉系统刺激垂体分泌促肾上腺皮质激素，后者刺激肾上腺皮质束状带分泌皮质醇，使血液皮质醇浓度升高，升高的皮质醇反过来作用于下丘脑，抑制促肾上腺皮质激素释放激素的分泌，并在垂体部位抑制促肾上腺皮质激素的分泌，从而减少肾上腺皮质醇，维持三者之间的动态平衡。反馈控制是内分泌系统的主要调节机制，使相处较远的腺体之间相互联系，彼此配合，保持机体内环境的稳定。反馈调节现象还存在于内分泌腺和体液、代谢物质之间，如血糖升高可刺激胰岛 B 细胞分泌胰岛素，抑制胰岛 A 细胞分泌胰高血糖素，而血糖过低则抑制胰岛素分泌，刺激胰高血糖素分泌。

内分泌系统由神经系统通过下丘脑而调节，神经系统也受内分泌系统调节，两者关系非常密切。下丘脑含有重要神经核，具有神经分泌细胞的功能，可以合成释放激素和抑制激素，通过垂体门脉系统进入腺垂体，调节腺垂体各种分泌细胞对激素的合成和分泌。下丘脑视上核及室旁核分泌抗利尿激素（血管加压素）和催产素，经过神经轴突进入神经垂体储存并由此向血液释放。下丘脑既是联系神经系统和内分泌系统的枢纽，又受中枢神经系统其他各部位的调控。神经细胞具有传导神经冲动的功能，它们可分泌多种神经递质，如去甲肾上腺素、乙酰胆碱、5-羟色胺、多巴胺、酪氨酸等，通过突触后神经细胞表面的膜受体，影响神经分泌活动。内分泌系统对神经系统包括下丘脑也有调节作用。神经系统是许多激素的重要靶器官，性激素对性行为的影响充分说明了这一点。

神经内分泌系统对机体免疫系统有调节作用，而免疫系统也能调节神经内分泌系统的功能。在免疫细胞膜表面有多种神经递质及激素的受体，神经内分泌系统通过其递质或激素与免疫细胞膜表面受体结合介导免疫系统的调节，如糖皮质激素、性激素、前列腺素 E 等可抑制免疫应答，而生长激素、甲状腺激素和胰岛素能促进免疫应答；乙酰胆碱、儿茶酚胺及 5-羟色胺等神经递质对免疫应答的影响因免疫细胞的种类不同而作用各异。免疫系统在接受神经内分泌系统调节的同时，也有反向调节作用。近年发现，神经内分泌细胞膜上有免疫反应产物如白细胞介素、胸腺素等细胞因子的受体，免疫系统也可通过细胞因子对神经内分泌系统的功能产生影响。

## 六、激素的测定

激素测定对内分泌疾病的诊断具有重要意义，临床可以测定基础循环激素水平、受激发或受抑制的激素水平或测定激素结合蛋白。但要特别注意：①激素及其代谢物的水平受年龄及性别影响；②激素的分泌呈脉冲性，昼夜分泌量变化显著；③激素测定值受测定方法的影响明显；④对某些激素及代谢物的检测需要重复 2 次或 2 次以上；⑤当测定值居于临界值时，应注意复查，或加测激素的游离组分或激素的结合蛋白；⑥需要结合其他情况对激素测定值进行综合分析。

激素分泌的动态试验有助于进一步分析内分泌功能状态及病变的性质。当腺体功能减退时，可估计激素的储备功能，应用促激素试验探测靶腺的反应，如促肾上腺皮质激素、促甲状腺激素释放激素兴奋试验等。当腺体功能亢进时，可观察其正常反馈调节是否消失，有无自主性激素分泌过多，是否有功能性肿瘤存在，如地塞米松抑制试验、三碘甲状腺原氨酸抑制试验。激素分泌的动态试验还可以作为代谢试验，如氮、钙、磷、钾、镁、钠等的平衡试验，有助于代谢性疾病的诊断。判断激素水平时，除考虑患者年龄和性别以外，还应考虑营养状况、有无用药或是否处于应激状态及取血时间等，并结合临床情况，力求准确。

## 七、内分泌疾病

内分泌疾病是由多种原因所致的功能和形态异常，可以分为四大类：①激素合成过多；②激素合成不足；③组织对激素的反应改变；④内分泌腺肿瘤。

### （一）激素合成过多

研究表明，激素合成或释放过多可能与基因异常相关。例如，异常染色体交换会调控醛固酮合成酶基因的表达。激素生成细胞数目增加也可以导致激素生成过多，Graves 病患者体内的抗体可以模拟 TSH 作用活化甲状腺细胞的 TSH 受体，引起甲状腺细胞的大量增生，从而导致甲状腺激素的大量合成。

### （二）激素合成不足

激素合成不足多由腺体受到破坏导致，如甲状旁腺切除、肾上腺结核或血色素沉着病。此外，自身免疫也能导致激素生成细胞受损，如 1 型糖尿病中的 B 细胞或慢性淋巴细胞性甲状腺炎中的甲状腺细胞破坏。基因异常也和激素生成不足有关，如 *KAL* 基因突变造成的促性腺激素低下型性腺功能减退症。

### （三）组织对激素的反应改变

激素抵抗是内分泌疾病发生的常见原因，可以由各种基因表达失调导致。例如，生长激素受体基因突变造成的侏儒症，多基因改变所致的肌肉和肝脏的胰岛素抵抗。信号接收和转导过程中组件的突变可能导致终末器官功能增强。例如，TSH、黄体生成素（LH）和甲状旁腺激素（PTH）受体活化突变可以引起甲状腺细胞和成骨细胞活性增强。

### （四）内分泌腺肿瘤

部分内分泌腺肿瘤几乎不分泌激素，但其所致的局部压迫或远处转移可以产生明显的症状。例如，无功能性垂体瘤，它可以压迫毗邻结构而引起症状。甲状腺癌本身不会促使甲状腺分泌甲状腺激素，但它可以转移到全身各处而导致症状。

# 八、内分泌疾病防治原则

### （一）预防

部分内分泌疾病是可以预防的，如缺碘性甲状腺肿可通过碘化食盐达到防治目的；席汉综合征可以通过加强围生期医疗保健来防治；加强对患者及其家属的教育，尽早诊断和治疗，消除诱发因素等，可防治一些内分泌疾病的危象。

### （二）治疗

**1. 内分泌腺功能亢进的治疗**

（1）手术治疗：手术切除导致功能亢进的肿瘤或增生组织。

（2）放射治疗：深度 X 线、直线回归加速器、γ 刀等可用于内分泌肿瘤的治疗。

（3）药物治疗：用药物抑制激素的合成和（或）释放是治疗内分泌功能亢进的常用方法，如咪唑类和硫脲类药物通过阻碍甲状腺碘的氧化和酪氨酸碘化，减少甲状腺激素的合成，治疗 Graves 病；奥曲肽可抑制多种激素的分泌；溴隐停可抑制催乳素（PRL）、生长激素（GH）的分泌并有缩小肿瘤的作用等。以靶腺激素抑制促激素的合成和分泌，如甲状腺激素抑制 TSH 等。采用化疗缓解恶性内分泌肿瘤患者的症状，但目前此类药物治疗只能改善症状，一般无根治作用。

（4）放射性核素治疗：某些内分泌腺和肿瘤有吸收浓聚某种化合物的功能，故可用放射性核素标记该化合物，并将其聚集到病变部位，利用核素衰变产生的 γ 射线对病变部位产生破坏作用，从而达到治疗目的，如用 $^{131}$I 治疗 Graves 病，用 $^{131}$I 标记的胆固醇治疗肾上腺皮质肿瘤等。

（5）介入治疗：近年，有报道将导管插入支配肿瘤等病变部位的血管内，阻断血供，即采用动脉栓塞介入治疗肾上腺、甲状腺、甲状旁腺和胰岛肿瘤，取得了较好疗效。

**2. 内分泌腺功能减退的治疗**

（1）激素替代治疗：补充激素的生理需要量，如甲状腺功能减退者用甲状腺激素，肾上腺皮质功能减退者用皮质激素或皮质醇等，替代治疗应尽可能模拟生理节律给药。应注意，有些激素的需要量随体内外环境变化而波动，如在应激时，所需要的糖皮质激素的量可成倍增加。

（2）药物治疗：有些化学药物可刺激某种激素分泌或增强某种激素的作用，可用于治疗某些内分泌功能减退症，如卡马西平、氢氯噻嗪等可治疗中枢性尿崩症；磺脲类或胰岛素增敏剂能治疗糖尿病等。

（3）器官、组织或细胞移植：如全胰腺或部分胰腺、胰岛或胰岛细胞移植治疗 1 型糖尿病。

（黄剑波 李 浩 孔令泉 吴凯南）

## 参 考 文 献

Cecil RLF，Goldman L，Ausiello DA，2004. Cecil textbook of medicine. New York：Saunders，1472-1489.

Diamanti KE，Duntas L，Kanakis GA，et al，2019. Diagnosis of endocrine disease：drug-induced endocrinopathies and diabetes：a combo-endocrinology overview. Eur J Endocrinol，181（2）：R73-R105.

King PJ，Guasti L，Laufer E，2008. Hedgehog signalling in endocrine development and disease. J Endocrinol，198（3）：439-450.

Melmed S，Polonsky KS，Larsen PR，et al，2016. Williams Textbook of Endocrinology. 13th ed. Amsterdam：Elsevier，1-11.

Otsuka F. 2013. Multifunctional bone morphogenetic protein system in endocrinology. Acta Med Okayama，67（2）：75-86.

Rege J，Nishimoto HK，Nishimoto K，et al，2015. Bone morphogenetic protein-4（BMP4）：a paracrine regulator of human adrenal C19 steroid synthesis. Endocrinology，156（7）：2530-2540.

Schetingart DE，2002. Endocrine manifestations of systemic diseases. Endocrinology and Metabolism Clinics，31（1）：xi-xiii.

Spurr NK，2003. Genetics of calcium-sensing-regulation of calcium levels in the body. Curr Opin Pharmacol，3（3）：291-294.

# 第二章

# 乳腺发育的内分泌学基础

## 一、乳腺发育与内分泌的关系

### 1. 女性乳腺发育与内分泌的关系

乳腺是许多内分泌腺的靶器官，其生理活动受下丘脑-垂体-卵巢轴的调控并受肾上腺皮质等分泌的激素影响。妊娠及哺乳时乳腺明显增生，腺管延长，腺泡分泌乳汁。哺乳期后，乳腺又处于相对静止状态。育龄期妇女在月经周期的不同阶段，乳腺的生理状态在各激素影响下呈周期性变化。绝经后腺体逐渐萎缩，为脂肪组织所代替。乳腺发育与内分泌有密切的关系。

（1）乳腺发育与卵巢的关系：卵巢主要分泌雌激素，作用于腺管；分泌孕酮，作用于腺泡。女性自月经来潮后，卵泡成熟，大量分泌雌激素，乳腺发育明显，尤其妊娠期间，在大量雌激素和孕酮作用下，乳腺小叶充分发育，显示卵巢功能与乳腺发育的密切关系。

（2）乳腺发育与腺垂体的关系：乳腺的发育、卵巢的功能均与腺垂体有密切关系。正常情况下，腺垂体功能与卵巢功能保持互相制约及平衡代偿关系，如切除卵巢，性激素水平下降，乳腺萎缩，此时腺垂体功能增强。

（3）乳腺发育与肾上腺皮质激素的关系：肾上腺可分泌多种激素，包括孕酮和雌酮。当肾上腺皮质增生时，可使女性乳腺发育；闭经或人工去势后，因雌激素缺乏，可引起腺垂体和肾上腺代偿性功能亢进。

### 2. 女性乳腺发育的内分泌环境

（1）非妊娠期女性的乳腺发育主要受下丘脑-垂体-卵巢轴的调控。进入青春期后，乳腺导管开始受卵巢分泌的多种激素的影响，出现延伸并产生分支。雌激素和孕激素是青春期正常乳腺发育过程中两种非常重要的内分泌激素，它们通过与乳腺组织内相应的受体结合而发挥作用。垂体分泌的催乳素可直接参与乳芽的形成。乳腺组织中有胰岛素样生长因子（IGF-1 和 IGF-2）受体，乳腺组织还能产生 IGF-1 和 IGF-2。体外培养实验表明，IGF-1 和 IGF-2 能够促进乳腺上皮细胞的增殖，刺激乳腺组织 DNA 的合成和乳汁生成，促使乳腺最终发育成熟。生长激素可以使外周及乳腺组组中 IGF 生成增多，乳腺组织中缺乏生长激素受体，因而生长激素促进乳腺上皮细胞增殖的作用可能是通过 IGF 实现的。体外实验表明，表皮生长因子可以使乳腺细胞的 cAMP 水平增加，并促进乳腺细胞的有丝分裂。

（2）妊娠期内乳腺的发育也受到多种内分泌激素的调控，如雌激素、孕激素、催乳素、生长激素和胰岛素等，其中部分激素来源于胎盘、胰腺、肾上腺等内分泌腺。因不同内分泌腺发育的差异，乳腺组织交替地对特定的刺激因子选择性地发生反应，以调控乳腺细胞的增殖和分化。

（3）乳腺发育除了受上述诸多激素的直接作用外，还受到其他激素如甲状腺素、促甲状腺激素释放激素、前列腺素和促性腺激素等的影响。除了内分泌腺体全身性的调控作用之外，许多生长因子如 IGF、EGF、TGF-β1 等还可通过自分泌、旁分泌等途径对乳腺发育起重要的调节作用。

## 二、各阶段女性乳腺的发育和生理变化与内分泌的关系

乳腺的发育过程可人为地分为胚胎期、新生儿及幼儿期、青春期、性成熟期、妊娠和哺乳期、绝经期等。除胚胎早期外，其他各期均在多种激素如雌激素、孕激素、生长激素、糖皮质激素及催产素和催乳素等协调作用下，使女性乳腺发育成具有正常形态、结构及生理功能的乳腺，其中任何一个环节的异常都可能导致乳腺的临床异常或疾病。

（一）乳腺的胚胎发育

乳腺来源于原始外胚层，胚胎发育第 5、第 6 周，在胚胎腹面从腋部到腹股沟间的原始外胚层形成两条对称的"乳线"，其中多数局部增厚区形成 4～5 层上皮细胞的"乳腺始基"，该乳线上的原始"乳腺始基"在胸部逐渐形成乳芽，而在其他部位逐渐退化消失。在胚胎 7～8 周时，乳芽增厚并长入原始胸壁间质内，呈立体状三维增生；在胚胎 3 个月时，原始的上皮细胞形成乳腺芽，其向上分化成乳头，向下分化成条索状输乳管原基，原始乳腺呈锥体状，顶端的间质细胞分化形成乳头、乳晕内的平滑肌细胞，此时乳头乳晕内的毛囊、汗腺、皮脂腺及乳晕腺（蒙氏腺）逐渐形成，胚胎 6 个月时，其进一步伸展发育成 15～25 个的条索状上皮性分支结构。此阶段的原始乳腺发育不受性激素等激素的调节。在胚胎 6～9 个月时，在母体胎盘激素作用下，条索分支状的实质性输乳管原基进一步增殖并出现管腔形成，上皮性分支结构发育成乳腺导管结构，导管末端形成小叶状小囊泡状结构（即以后的乳腺小叶）。

（二）新生儿及幼儿期乳腺

新生儿在出生后 1～2 周内，由于受胎盘带来的母体激素和催产素的作用，乳腺导管上皮可有增生、管腔增大，导管上皮向导管腔内分泌少许乳汁样物质，临床上可表现为乳头下出现 1～2cm 的硬结，并可有少量乳汁样物质分泌，称为生理性乳腺肥大。随着来自母体的胎盘激素浓度在新生儿体内逐渐降低，这一现象将在 3～4 周消失。此后一直到青春期开始，乳腺的发育基本处于静止状态。

（三）青春期乳腺的发育

青春期是性功能走向成熟的成长阶段，女性青春期的第一个表现是乳腺发育。青春期启动的动力为下丘脑内侧基底部神经元脉冲性释放的促性腺激素释放激素（GnRH）水平增高，

促使腺垂体的黄体生成素（LH）、卵泡刺激素（FSH）的脉冲性分泌，逐步诱导卵巢分泌性激素，在与其他激素，如泌乳素、生长激素等的共同作用下，原先静止的乳腺腺体组织及周围间质开始显示出生长活性，表现为乳腺开始逐渐增大。乳腺导管及周围间质增生，导管伸长、分支，小导管末端基底细胞增生，发育为小叶牙，出现管腔，从而初步形成小叶结构。女性乳腺小叶的形成时间是月经初潮后的 1～2 年。雌激素还可促进乳腺间质内结缔组织增生，脂肪组织减少，从而形成丰满外形。由于乳腺的体积增大较为迅速等，此时可有局部疼痛或胀痛感，属生理现象。此期由于乳腺发育较快，或卵巢的功能尚未发育完全等，乳腺的发育可呈现不均一性：部分区域的乳腺发育相对成熟，而部分区域相对幼稚。临床可表现为乳腺部分区域有肿块感，或局限性增厚感，质地较韧，属生理现象，可在之后的发育中逐渐消失，或在下一次月经周期的开始 1 周内出现质地变软、肿块感不明显等表现，故可进一步在不同的月经周期间随访，不应误诊为乳腺肿瘤而盲目手术切除。

（四）性成熟女性非妊娠、哺乳期的乳腺

虽然乳腺的主要生理变化发生在青春期，但在整个成年期乳腺还将继续发育，并且最终的组织形态改变存在着明显的个体差异。性成熟期的乳腺组织在雌激素和孕激素的作用下出现周期性的变化。①卵泡期：月经来潮后，雌激素水平逐渐上升，而孕激素水平较低，促使乳腺导管伸展、导管上皮及腺泡内腺上皮增生、管腔扩大、管周间质血管增多。②黄体期：排卵后孕激素水平逐渐升高，泌乳素水平也增高，而雌激素水平仅为卵泡期的 1/3～1/2。小叶内腺上皮细胞肥大、增生，细胞内出现脂质样分泌颗粒，并有少量分泌现象，乳腺进一步充血，至月经前 3～4 天达到高峰，临床可表现为双乳不适、发胀或有不同程度的疼痛和压痛感，局部增厚或形成包块。月经期内，雌激素、孕激素水平迅速降低，乳腺的导管和小叶内腺上皮细胞萎缩、部分脱落，小叶内纤维组织的充血和水肿消退，腺上皮的分泌活动下降，乳腺小叶及腺泡体积减小，乳腺结构恢复到排卵期状态，即为复旧。临床上乳腺的胀痛可部分或完全缓解，但乳腺结构往往不能完全恢复到原来的状态，从而使乳腺在每一个周期的变化中积累一些增生的结构，乳腺随月经周期重复着上述规律性变化，乳腺增生的部分结构一次又一次积累使乳腺的结构呈现出增生状态的不均一性，临床上表现为部分乳腺组织，往往是外上象限，局限性增厚伴结节感，质地较韧，在月经来潮前往往表现明显，但在行经后上述增厚感会有所减轻。由于乳腺组织的这一特点，临床上检查乳腺的最佳时间应在月经来潮后的 5～7 天，此时乳腺受各种激素的影响较小，比较容易鉴别乳腺的病理或生理性改变。

（五）妊娠、哺乳期乳腺

妊娠期体内最明显的变化是雌激素、孕激素、绒毛膜促性腺激素、催乳素等激素水平的升高。在妊娠初期，乳腺导管在高浓度雌激素作用下，增生、分支增多，乳晕色素沉着。在孕激素的作用下，新的乳腺小叶形成，小叶内的腺泡增多。在催乳素的作用下，妊娠前的腺泡双层腺上皮结构转化为单层腺上皮结构，初乳细胞合成初乳并可部分分泌到腺泡腔内。催乳素在妊娠 3 个月开始其血浓度增高至正常生理浓度的 3～5 倍，刺激了乳腺腺上皮合成并少量分泌乳汁，但在高浓度的雌激素等胎盘激素的对抗作用下，此期的乳腺尚无明

显泌乳活动。催乳素在妊娠 10 周时开始增高，并持续至分娩前达到高峰。

分娩后，雌、孕激素水平迅速下降，解除了对催乳素的抑制作用，乳腺腺泡上皮分泌活跃并可泌乳。催乳素水平在产后有所下降，但在每次哺乳过程中，婴儿的吸吮可通过乳头的神经内分泌作用反射性地引起催乳素的大量分泌（短时间内可上升 10 倍以上），此期的乳腺可因腺泡及导管内存在的大量乳汁而明显增大。

断乳后，由于乳头的神经内分泌反射消失，催乳素不再有明显的分泌高峰，乳汁分泌将逐渐停止，腺泡萎缩，数目减少，导管变小，间质内纤维增多，大约断乳 3 个月后，乳腺基本恢复到哺乳前状态。此期的乳腺临床常表现为体积增大、质地变韧，若内有肿块不易触及，往往导致一些病变不能及时发现，临床应予以重视。

（六）绝经期乳腺

随着卵巢功能的减退，体内雌激素水平下降，乳腺组织在绝经后开始退化。乳腺的导管、小叶腺泡结构逐渐出现萎缩，其中以小叶的萎缩最为明显，大量的脂肪组织替代了原先小叶的位置，乳腺间质纤维化，乳腺体积变小、下垂，显微镜下在多数纤维结缔组织中可见残留萎缩的导管系统结构。然而有些退化并不规则，部分导管反而扩张形成囊肿，残留的乳腺组织与结缔组织混杂在一起，呈不规则结节状，临床上易误诊为肿瘤。

# 三、男性乳腺发育症与内分泌的关系

男性乳腺发育症是男性乳腺腺管和基质的良性增生，在乳晕下形成直径 2cm 以上的可被触及的乳腺组织。男性乳腺发育症可以是单侧性或双侧性，80%以上是双侧性。一些患者开始表现为单侧乳腺增大，之后逐渐表现为双侧增大，双侧增大可不对称。雌激素对男性乳腺如同女性一样，具有促进其增生和发育的作用，而雄激素则起抑制作用，两者共同维持乳腺组织细胞分化和增殖的平衡。男性乳腺发育主要是由于雌激素分泌增多或雄激素/雌激素值降低所致。给予男性外源性雌激素也可导致乳腺发育，而且在组织学上和其他原因引起的乳腺发育难以区别。在各种原因引起的男性乳腺发育中，血浆泌乳素水平通常是正常的。使用抗精神病药物后血浆泌乳素水平持续增高者，以及男性垂体泌乳素瘤患者绝大多数不会发生乳腺发育症。因此，泌乳素在男性乳腺发育中不起直接作用，这与在女性乳腺发育中泌乳素不起直接作用是一致的。有些乳腺发育症患者泌乳素水平可轻度增高，主要是高雌激素血症的后果。

（一）生理性男性乳腺发育症

生理性男性乳腺发育症是指男性在新生儿期、青春期和老年期发生的轻度乳腺增生，一般是暂时性的或自限性的。

**1. 新生儿期男性乳腺发育症** 部分新生儿出生时可出现乳腺轻度增大，有时可伴有少量泌乳，这是由于母体或胎盘的雌激素进入胎儿循环，作用于乳腺组织引起的。该症通常在数周内消退，个别病例持续时间稍长。

**2. 青春期男性乳腺发育症** 正常男性青春期可出现一过性乳腺发育，出现青春期男性乳腺发育的年龄多在 13～14 岁，多数表现为两侧乳腺发育不对称，一侧较另一侧大，乳腺发育的时间两侧也可不一致。可伴轻度疼痛或触痛，一般无红肿和溢乳现象，可持续数月至 1～2 年。绝大多数增生的乳腺可在 20 岁前自然消退，少数不能完全消退。此外，还有少数男孩一侧或双侧乳腺发育比较显著，类似于少女乳腺（青春期巨乳症），持续到成人阶段仍不退化，这是一种病理性青春期男性乳腺发育症。在男孩血浆雄激素达到成人水平之前，血浆雌激素已达到成人水平，因而雄激素/雌激素值降低。有研究表明，伴乳腺发育的男孩的平均血浆雌激素水平较高。因此，伴乳腺发育的男孩，其血浆雄激素/雌激素值及肾上腺雄激素/雌激素值较低。此外，青春期乳腺局部的芳香化酶作用增强，局部雌激素形成增多，导致男性青春期乳腺发育。

**3. 老年男性乳腺发育症**　健康老年男性可发生乳腺发育，也可以是某种疾病的表现，但要首先排除器质性疾病可能。老年男性生理性乳腺发育的可能原因：老年男性多伴有不同程度的睾丸功能下降，雌激素和雄激素的代谢已发生变化，包括血浆总睾酮、血浆游离睾酮降低，血浆睾酮结合球蛋白升高，老年人身体组织中脂肪含量增高，使外周组织的芳香化酶作用增强，雄激素/雌激素值降低，血浆 LH 和 FSH 升高，血浆睾酮的昼夜节律消失或减弱等有可能使老年男性乳腺组织中雄激素/雌激素值发生改变，导致乳腺组织增生。

（二）药理性男性乳腺发育症

很多药物可导致药理性男性乳腺发育症，这些药物可通过几种不同的机制引起男性乳腺增生：①自身具有雌激素或雌激素样作用；②提高游离雌激素浓度；③提高芳香化酶活性，促进雄激素向雌激素转化；④拮抗雄激素；⑤促进催乳素分泌，干扰下丘脑-垂体-睾丸轴功能等。这类药物包括利托那韦、避孕药、螺内酯、伊马替尼、比卡鲁胺、戈舍瑞林等。临床用药时应注意此类药物的不良反应。

（三）病理性男性乳腺发育症

引起雄激素合成不足或作用减弱，或雌激素合成过多的疾病或某些药物均可导致乳腺组织持久性增生或渐进性增生，称为病理性男性乳腺发育症。

（1）雄激素分泌过少或受体对雄激素不敏感：如无睾症、Klinefelter 综合征、雄激素不敏感综合征等，由于雄激素水平低下，使垂体促性腺激素增加或雄激素对受体不敏感、雄激素与雌激素比例失调，从而引起男性乳腺发育。

（2）雄激素与雌激素平衡失调：①肝硬化、酒精中毒，导致肝功能减退，雌激素降解减弱，同时雄激素的芳香化作用增强，使雌激素相对增多。②慢性肾衰竭，体内毒素增多可抑制睾丸功能，使雄激素水平降低。③营养不良，可致雄激素合成减少，垂体促性腺激素合成和分泌受到抑制。当营养改善后，这种抑制作用可消失。④甲状腺功能亢进，部分男性甲状腺功能亢进患者可有乳腺发育。

（3）雌激素产生增加：有些睾丸肿瘤、间质肿瘤可产生雌激素，促进乳腺发育。

（4）乳腺组织芳香化酶活性增强和腺体对激素的反应改变：乳腺局部的芳香化酶活性增强，使更多的雄激素转变为雌激素，局部出现雌激素过多是男性乳腺发育症重要的病理机制。某些情况下血液中激素水平虽然正常，但腺体对激素的反应性发生改变，雄激素受体对腺体不敏感，在乳腺局部出现雌激素与雄激素比例的失调，雄激素对腺体的作用减低，雌激素对腺体的作用相对增强，从而造成腺体增生。

（5）性激素结合球蛋白水平增高：性激素结合球蛋白与雄激素的结合较牢固，与雌激素的结合较松弛，循环中的性激素到达靶器官的毛细血管床后，只有从结合球蛋白中释放出来才具有生物学活性，因而性激素结合球蛋白水平增高会造成游离雌激素/雄激素值增高，导致男性乳腺发育症。

（6）肥胖因素：肥胖可引起男性乳腺腺体发育，两者呈正相关。有报道称特发性男性乳腺发育症与普通肥胖密切相关，降低的 LH 和睾酮水平可能是增多的脂肪组织中雄激素转化为雌激素的结果。

（李　姝　孔令泉　吴凯南）

## 参 考 文 献

陈荔忠，陈琼霞，2009. 112 例男性乳腺发育. 中华内分泌外科杂志，3（3）：200-205.

谷振声，姜鸿刚，1997. 现代乳腺疾病诊断治疗学. 北京：人民军医出版社，3，4.

李继俊，2014. 妇产科内分泌治疗学. 北京：人民军医出版社，456-462.

王菡，2015. 对于女性不同生理期乳腺彩色多普勒超声的研究及应用. 当代医学，21（4）：48-50.

王钰，王培锋，刘国栋，等，2019. 螺内酯片致男性乳腺增生 1 例. 中国药师，22（7）：1315.

徐开云，2011. 乳腺增生的病因及临床干预. 中国实用医药，6（28）：99，100.

张缙熙，姜玉新，2000. 浅表器官及组织超声诊断学. 北京：科学技术文献出版社：137，138.

周远征，姜玉新，孙强，等，2001. 正常妇女月经不同时期乳腺超声影像特点与血清雌、孕激素水平的关系. 中国医学科学院学报，23（6）：609-613.

Akgul S，Derman O，Kanbur N，2017. Pubertal gynecomastia：years of progress-the Hachette experience. Int J Aldolesc Med Health，25（3）：446-449.

Braunstein GD，2007. Clinical practice. Gynecomastia. N Engl J Med，357（12）：1229-1237.

Costanzo PR，Pacenza NA，Aszpis SM，et al，2018. Clinical and etiological aspects of gynecomastia in adult males：a multicenter study. Biomed Res Int，2018：8364824.

Ersoz H，Onde ME，Terekeci H，et al，2002. Causes of gynaecomastia in young adult males and factors associated with idiopathic gynaecomastia. Int J Androl，25（5）：312-316.

Hector M，Lindsay H，2012. Mammary gland development. Wiley Interdicip Rev Dev Biol，1（4）：533-557.

Kulshreshtha B，Arpita A，Rajesh P，et al，2017. Adolescent gynecomastia associated with a high incidence of obesity，dysglycemia，and family back ground of diabetes mellitus. Indian J Endocrinol Metab，21（1）：160-164.

Mohapatra S，Chakraborty S，2018. A young male with bilateral gynecomastia. Clin Chem，64（4）：756.

Nelson DH，Karen AG，2013. Prolactin actions. J Mol Endocrinol，52（1）：R95-R106.

Pehlivantü K，Kizilkan M，Akgul S，et al，2016. Evaluation of serum vitamin D levels in adolescents with pubertal gynecomastia. Breast Care（Basel），11（5）：333-337.

Strauss JF，Barbieri RL，2019. 生殖内分泌学. 7 版. 乔杰，译. 北京：科学出版社，382-392.

Thiruchelvamp，Walker JN，Rose K，et al，2016. Gynaecomastia. BMJ，354：i4833.

Topper YJ，Freeman CS，1980. Multiple hormone interactions in the developmental biology of the mammary gland. Physiol Rev，60（4）：1049-1106.

Zeuschner P，Veith C，Linxweiler J，et al，2018. Two years of gynecomastia caused by leydig cell tumor. Case Rep Urol，2018：1-4.

# 第三章

# 我国乳腺癌的发病及遗传特点

## 一、我国乳腺癌流行病学现状

恶性肿瘤已经成为严重威胁我国人群健康的主要公共卫生问题之一,据统计数据显示,恶性肿瘤占我国居民全部死因的23.91%,且近十几年来恶性肿瘤的发病率、死亡率均呈持续上升态势,防控形势严峻。

根据2019年发表的肿瘤流行病学调查数据,我国乳腺癌发病率位居所有肿瘤的第五位,仅次于肺癌、胃癌、结直肠癌、肝癌;在女性恶性肿瘤中发病率居首位,占所有女性肿瘤疾病的17.10%。城市地区与农村地区的恶性肿瘤发病顺位有所不同,城市地区主要高发恶性肿瘤依次为肺癌、结直肠癌、乳腺癌、胃癌和肝癌等,农村地区主要高发恶性肿瘤依次为肺癌、胃癌、肝癌、食管癌和结直肠癌等。2015年恶性肿瘤流行情况分析显示,我国乳腺癌每年发病人数约为30.4万,发病率(仅统计女性乳腺癌)为45.29/10万,标化率(2000年中国人口标化率)为31.54/10万。在城市人口中,发病率为54.31/10万,标化率为35.75/10万。农村人口中,发病率为33.64/10万,标化率为25.53/10万。

在死亡率方面,乳腺癌在全部人口中死亡率居第七位,在女性中死亡率居第五位,每年死亡人数约为7万,死亡率为10.50/10万,标化率为6.67/10万。其中城市人口年死亡人数约为4.6万,死亡率为12.16/10万,标化率为7.29/10万。

## 二、我国乳腺癌发病特点

### (一)发病率持续上升

虽然目前我国乳腺癌发病率低,但是自20世纪90年代以来,我国乳腺癌发病率增长速度是全球的两倍多,并以每年3%~4%的速度递增,城市地区尤为显著。2008年,我国年新发浸润性乳腺癌169 452例,死亡44 908例,分别占全世界的12.2%和9.6%。我国乳腺癌全年检出人数是欧洲(2008年共计33.2万例,总人口4.98亿)的一半,与美国(2008年共计18.2万例,总人口3.04亿)基本相当。基于世界卫生组织(WHO)的预测,2018年中国乳腺癌发病人数约为36.8万,占全部女性肿瘤的19.2%,死亡人数约9.8万,占全部肿瘤死亡人数的3.5%。在我国的大城市,乳腺癌发病率升高尤为显著。复旦大学附属肿瘤医院统计数据显示,1968年上海乳腺癌的发病率约为13/10万,1972年约为20/10万,

1988 年约为 28/10 万，居女性恶性肿瘤发病率的第二位，而 2006 年后已超过 56/10 万，跃居女性恶性肿瘤发病率首位。北京、天津、广州等城市亦有类似趋势，总体发病率已有接近欧美发达国家趋势。

（二）发病年龄较轻

西方国家女性乳腺癌的发病高峰为绝经后，而且随着年龄增长，发病率增高。而在我国诊断为乳腺癌的女性平均年龄为 45～55 岁，比西方女性年轻 10～15 岁。来自上海和北京的数据显示了乳腺癌的两个发病高峰，第一个出现在 45～55 岁，另一个出现在 70～74 岁，并且诊断为乳腺癌的中位年龄有逐渐增大的趋势。2008 年，我国 16.6% 的乳腺癌患者年龄 ≥65 岁（美国为 42.6%），到 2030 年，这一数字将提高到 27.0%。有研究者认为，45～55 岁这个特定年龄发病高峰可能与出生队列效应有关。在多数出生队列中普遍存在着月经和生育模式变化，以及其他生活方式和环境因素的影响。

（三）城乡差异

一项观察性研究表明，虽然长期居住于城市的女性罹患乳腺癌的风险是农村女性的 2.3 倍，但近年来农村女性乳腺癌发病率升高速度惊人，而城市女性的发病率却维持稳定。城市女性多数享有医疗保险，从而更倾向于定期进行乳腺 X 线摄影、乳腺超声等检查，而农村女性因为医疗资源相对缺乏，易于忽略定期的乳腺检查，这是造成统计所得的城市女性乳腺癌的发病率高于农村女性的可能原因之一，即城乡间发病率差异可能来源于就诊率的差异，而非疾病本身发病率的差异。20 世纪 80 年代曾掀起农民进城务工的热潮，大多数农民从事建筑、纺织等暴露于多种危险因素的职业，同时并不享有城镇医疗保险，错失了早期诊断的机会，这也是农村女性乳腺癌发病率快速升高且就诊时肿瘤分期较晚的重要原因之一。

（四）地区差异

地区差异性是我国乳腺癌发病的又一特点：经济发达的沿海城市发病率较高，如广州女性乳腺癌发病率约为 50/10 万，这一比例与日本接近。相反，在中西部欠发达地区，女性乳腺癌发病率可低于 8/10 万。近年来，东部沿海地区女性乳腺癌的发病率始终居高不下，其次为中部、北方和南方地区。

# 三、我国乳腺癌患者生存现状

在三次全国死因调查统计中，我国女性乳腺癌死亡人数一直处于上升状态，死亡率居女性恶性肿瘤的第二位。2015 年我国乳腺癌死亡人数达到 7 万，其中城市有 4.6 万，农村有 2.4 万，乳腺癌已成为小于 45 岁女性主要的死亡原因。总体来说，大部分乳腺癌患者预后较好，5 年无病生存期（disease-free survival，DFS）与总生存期（overall survival，OS）相对较长。根据 2003～2005 年我国 17 个肿瘤登记处的生存数据，乳腺癌患者的 1 年、3 年和 5 年观察生存率分别为 90.5%、80.0% 和 72.7%，虽然低于美国、欧洲地区报道的数据，但显著高于亚洲其他发展中国家水平。2002～2008 年城市乳腺癌患者死亡率增加了 2 倍，然而农村地区的死亡率却没有增加，城乡死亡率差异出现了反转。这一反转归结于城市中55～59 岁年龄组和≥75 岁年龄组人数的迅速增长。

值得注意的是，近年来我国乳腺癌患者的死亡率与发病率之比呈持续下降趋势。在城市地区，这一比值的下降尤为明显，从 2003 年的 0.22 下降到 2007 年的 0.18；在农村地区，这一比值从 2003 年的 0.32 下降至 2007 年的 0.28。这一变化说明，虽然调整后的年龄发病率急剧增加，但是死亡率相对于发病率而言增加得不明显。然而，发达地区和欠发达地区之间依然存在着显著的差异。以上海为例，目前女性乳腺癌死亡率趋于平稳，在 20～59 岁者中以 1.2%的年均速率下降，但在 60 岁以上者中仍以 1.8%的年均速率上升。由于发病率的持续上升和死亡率的趋稳，上海存在大量乳腺癌现患病例，已占女性所有癌症现患病例总数的 26.5%。1992～1995 年，上海乳腺癌患者 5 年生存率为 78%，而根据 2019 年上海市疾控中心数据，上海女性乳腺癌患者 5 年观察生存率为 88.7%，10 年观察生存率达 79.9%，优于全国平均水平，接近发达国家水平。即使国际公认生存率较低的三阴性乳腺癌患者，其 10 年观察生存率与普通患者相比也仅相差 10%。

# 四、乳腺癌发病风险因素

## （一）家族史和遗传因素

乳腺癌家族史是乳腺癌发生的危险因素，所谓家族史是指一级亲属（母亲、女儿、姐妹）中有乳腺癌患者。流行病学调查显示，5%～10%的乳腺癌是家族性的。个体罹患乳腺癌的风险与家族内乳腺癌患者数量呈正相关，提示遗传因素在乳腺癌发生发展过程中的作用。母亲或姐妹有一人患乳腺癌，则本人患乳腺癌风险是一般人群的 2 倍；而母亲和姐妹均有乳腺癌病史，则本人患乳腺癌风险是一般人群的 3 倍；绝经前乳腺癌家族史，其一级亲属患乳腺癌的风险是一般人群的 3.1 倍；家族中有双侧乳腺癌病史，其一级亲属患乳腺癌的风险是一般人群的 5 倍。一项 Meta 分析中，作者对近 30 年来国内有关乳腺癌家族史或肿瘤家族史与乳腺癌发病关系的文献资料进行定量综合分析，计算合并比值比（OR）及其95%CI。综合 39 篇文献结果，得出乳腺癌家族史与乳腺癌发病关系的合并 OR 值为 2.76（95%CI 2.60～2.94），肿瘤家族史与乳腺癌发病关系的合并 OR 值为 2.23（95%CI 1.86～2.67）。结论认为，乳腺癌家族史或肿瘤家族史都与乳腺癌发病中等相关，属于乳腺癌发病的高风险因素。

目前，许多乳腺癌遗传易感基因已被鉴定，包括 *BRCA1*、*BRCA2*、*ATM*、*BRIP1*、*NBS1*、*PALB2*、*PTEN*、*RAD50*、*RAD51*、*TP53* 等，多数为调控 DNA 同源重组和损伤修复的基因，与遗传性乳腺癌的发病密切相关。30%左右的遗传性乳腺癌的发生和 *BRCA1*、*BRCA2* 基因的胚系突变密切相关。*BRCA1* 和 *BRCA2* 基因的致病性胚系突变的携带者，终身罹患乳腺癌的风险为 60%～80%，是普通人群的 10～20 倍。研究提示，*BRCA1* 和 *BRCA2* 主要通过DNA 损伤修复、细胞周期调控等形式发挥其维持基因组稳定性的功能。BRCA1 和 BRCA2蛋白均可以结合 RAD51，后者被认为是参与 DNA 损伤修复和减数分裂同源重组的重要因子。BRCA1 被蛋白激酶 ATM 磷酸化修饰后，一方面参与细胞周期与转录调控，另一方面与 Rad51、BRCA2、BARD1、Abraxas 等蛋白形成不同的复合物，参与 DNA 损伤修复。

*BRCA1* 和 *BRCA2* 突变导致两者蛋白表达水平下降或蛋白活性丧失，BRCA1 或 BRCA2 蛋白功能缺陷的细胞对电离辐射和 DNA 交联试剂的敏感性显著增强，提示 DNA 损伤修复能力缺陷。目前发现的 *BRCA1* 胚系突变均属杂合性突变，即只有 1 个等位基因存在突变。*BRCA1* 基因敲除小鼠模型显示，*BRCA1* 纯合缺失导致胚胎死亡。*BRCA2* 纯合性缺失突变可导致一种罕见的隐性遗传疾病——范科尼综合征，表现为骨骼异常、骨髓异常和癌症风险增高等多种症状。因此，BRCA2 又被称为 FANCD1。在遗传性乳腺癌发生过程中，由于 *BRCA1* 或 *BRCA2* 突变导致修复系统缺陷和基因组不稳定，容易失去第 2 个正常的等位基因，使乳腺细胞早期发生癌变，导致乳腺癌的发病年龄提前。

（二）雌激素

近年来，大量流行病学调查结果表明，内源性雌激素持续增高或外源性雌激素的补充均明显提高了乳腺癌发病率，被认为是乳腺癌的危险因子，且多数通过性激素相关途径发挥作用。月经周期、初潮年龄和停经年龄与乳腺癌发病风险相关，乳腺癌的危险度随卵巢活动周期的累积而增高。研究发现，在年龄小于 25 岁人群中，其乳腺癌的发病率约为 45 岁以上人群的 1%。此外，有研究显示，月经初潮每推迟 1 年，乳腺癌危险度下降 15%～20%；绝经年龄大于 55 岁者，乳腺癌的发病风险明显增高，这提示雌激素和孕激素是乳腺细胞及乳腺肿瘤细胞生长增殖的关键因素之一，而雌激素暴露导致乳腺癌发生的重要机制之一就是雌激素刺激乳腺癌组织的生长和抑制凋亡，其具体作用机制主要包含雌激素介导的信号转导通路的激活，以及雌激素的代谢物导致 DNA 损伤。

研究证实，雌激素代谢物可以激活经典的 ER 信号通路，从而参与乳腺癌的发病。另外，有资料显示，内源性雌激素与乳腺癌发病风险的关系还表现在妇女生育对乳腺癌的影响。生育会短时升高乳腺癌的危险度，但会降低乳腺癌的远期发病风险，且这一影响在年轻女性中更明显。一项研究指出，初产年龄小于 20 岁的女性发生乳腺癌的风险是初产年龄晚于 35 岁女性的一半。30 多个国家开展的 47 项流行病学研究也证实，哺乳可降低乳腺癌的发生风险，每增加 1 年哺乳期可以降低 4.3%的乳腺癌发病风险。

口服避孕药是自 20 世纪 60 年代以来被广泛应用的外源性雌激素。研究证实，外源性激素替代治疗与乳腺癌发病风险存在一定的相关性，但目前对于口服避孕药与乳腺癌危险度之间的关系并没有统一的定论。有研究提示，口服避孕药者的乳腺癌危险度相对增加；而随着停药时间的延长，这种趋势趋于缓和，并在停药 10 年以上不复存在。另有研究显示，口服避孕药的剂型与乳腺癌危险度有关，使用含高浓度雌激素及其衍生物的口服避孕药者乳腺癌危险度增加，而使用低浓度雌激素类似剂型者乳腺癌危险度并没有明显的改变。

（三）乳腺良性疾病

乳腺良性疾病是一系列异质性乳腺病变的总称，也是乳腺癌的危险因素之一，如新发的良性疾病在形态学和病理学特征上各不相同，伴随着不同的乳腺癌发病风险。导管原位癌是疑似恶性上皮细胞在乳腺导管小叶的增生。尽管其转归的自然病程不明确，但其发展为浸润性癌的概率高达 30%。

既往研究表明，乳腺 X 线摄影表现为致密型乳腺者，罹患乳腺癌的风险明显增高。X 线摄影提示超过 75% 乳腺组织表现为致密型者，其乳腺癌风险是仅 5% 乳腺组织表现为致密型者的 5 倍。另有一项研究指出，既往有诸如乳腺纤维腺病或乳腺纤维腺瘤等乳腺良性疾病病史者，腺癌发病风险相对较高。乳腺纤维腺病伴有严重不典型增生或上皮内瘤变被认为是乳腺癌的癌前病变，尽管并非所有病变者最后都进展为乳腺癌。因此，密切监视和随访这些高危患者，有助于实现早期诊断和治疗。关于乳腺良性疾病和乳腺原位癌转变为浸润性导管癌的具体机制，目前尚无明确的循证医学证据。

（四）乙醇摄入与乳腺癌

流行病学研究显示，乙醇摄入量可增加绝经前及绝经后妇女的乳腺癌发病风险。此外，乙醇摄入与诸多癌症发生风险密切相关，如上消化道肿瘤、肝癌、结直肠癌等。一项纳入了 53 项研究的综合分析结果显示，乙醇摄入量与乳腺癌发病风险呈明显的量效关系。一项纳入 254 870 例病例的前瞻性研究提示，有 5% 的女性乳腺癌的发病直接与乙醇摄入相关。但是关于乙醇摄入如何导致乳腺癌发病的机制研究却非常有限，并且如果饮酒不可避免，怎样采取积极有效的措施也知之甚少。对此学术界有研究提示，乙醇的代谢产物乙醛可能是乙醇增加乳腺癌发病风险的一个重要因素。动物实验证实，乙醛是一种化学致癌物。尚有其他研究提示，乙醇致乳腺癌是多种机制综合作用的结果，其中包含的作用机制可能有干扰雌激素代谢及雌激素的活性；氧化应激导致的损伤；通过降低叶酸的含量，干扰一碳单位的代谢等。

（五）我国乳腺癌发病风险因素特点

我国女性乳腺癌危险因素仅有部分与西方发达国家一致，其中包括生殖和激素因素，如月经年限长（初潮较早或绝经推迟），从未生育，初产年龄推迟，母乳喂养受限。在我国人群中这些因素缓慢增加了乳腺癌发病风险，生育率下降也能间接影响乳腺癌发病风险。

在"十一五"国家科技支撑计划项目中，我国开展了大规模乳腺癌相关危险因素调查，涉及多个省市多家不同级别的研究中心，结果显示，高体重指数（body mass index，BMI）、生存压力大、乳腺癌及其他癌种的阳性家族史是我国女性乳腺癌发病的重要危险因素，而脑力劳动多、雌激素暴露关键时间长、未生育、无活胎生育史和哺乳时间短在此项调查中并未发现与乳腺癌发病风险增加有相关性。生活方式西式化、吸烟、饮酒、生殖等因素也被认为在我国女性乳腺癌的发生发展中有重要影响。

**1. BMI**　绝经前后妇女肥胖和低水平体育活动，被认为是西方化或城市化生活中影响乳腺癌发病的危险因素，尤其在绝经后妇女中关联性更强。一项大型全国性研究支持这一假设，结果显示，我国女性（包括绝经前和绝经后）中 BMI≥24kg/m$^2$ 者患乳腺癌的风险相比于 BMI<24kg/m$^2$ 者增加了 4 倍，这一数据在某种程度上高于外国人群的数据。因此，目前的趋势显示，超重和肥胖使得未来我国年轻女性乳腺癌患病率明显增加。虽然数据如此，但是还没有其他可减少肥胖的公共政策或措施比避免不良饮食、增加体育活动更容易施行。特别是传统健康的饮食模式（食用大米、新鲜蔬菜、大豆、猪肉、面粉）逐渐向西方饮食方式靠拢后，有报道称，25.4% 的中国女性超重（BMI≥25kg/m$^2$），6.7% 的女性肥胖

（BMI≥30kg/m²）。

**2. 生育**　在我国，多次生育与绝经后妇女乳腺癌低风险相关（OR=0.69；95%CI 0.52～0.91）。我国总生育率（每名女性一生平均生育子女数）从 1950～1955 年的 6.0 下降至 2010 年的 1.6。富裕的沿海城市总生育率最低。2012 年数据显示，上海总生育率比大部分工业发达国家还低，为全世界最低（2012 年为 0.7）。然而，其他未实行独生子女政策的地区（香港和台湾）也报道了相似的乳腺癌增长率。值得注意的是，国家政策调控国民生育模式是我国特有的现象，继 1979 年我国实行独生子女政策以来，在 2015 年第十八届五中全会上，国家宣布实施全面二孩政策，即一对夫妇可生育两个孩子，这是我国第二次通过国策调控国民生育模式。许多研究提示，生育模式会影响性激素的浓度和激素受体的表达，严格执行独生子女政策的第一代女性近年来正值乳腺癌发病的高危年龄，生育模式是否对她们乳腺癌发病率产生影响有待观察。2015 年的全面二孩政策施行后，大批妇女孕育第二胎，其中不乏高龄产妇，妊娠、哺乳导致女性体内激素水平剧烈波动，医务工作者应警惕妊娠乳腺癌及哺乳期乳腺癌的大量出现。

**3. 环境因素**　乳腺癌的发病一直与环境因素之间存在着千丝万缕的联系。一项基于山东乳腺癌患者的研究显示，乳腺癌患者血清中的镉、镁、铜、钴和锂元素含量明显高于对照组，而锰、铝、铁和钛元素含量明显低于对照组，差异具有统计学意义。此项研究提示，乳腺癌的发病与周围环境、饮食中各种金属元素含量密切相关，也有其他研究表明，土壤中镉含量的增高导致了乳腺癌发病率的增加。当然环境污染物，尤其是工业生产中排放的内分泌干扰物，与乳腺癌的发病关系紧密，在我国工业较发达、社会经济发展较快的地区，乳腺癌的发病率往往更高。

# 五、筛　　查

欧美西方国家近年来的乳腺癌、大肠癌等死亡率大幅下降，这很大程度上归功于筛查在人群中的推广。癌症筛查分为人群筛查和机会性筛查。人群筛查是通过公共卫生服务向符合条件的居民提供无差别的筛查检查，降低人群癌症死亡率；机会性筛查则是通过临床预防服务向来医院的就诊者提供筛查和早诊服务，可以降低个体死于癌症的风险。我国人口众多，各地区人群肿瘤发病风险和可利用的医疗资源差异非常大，人群筛查和机会性筛查相结合是未来发展的方向，既兼顾了公共卫生服务的公平性，也可以弥补人群筛查无法覆盖到所有癌症种类的缺陷，提高医疗资源利用效率，避免过度诊断，使得筛查更具个体化，顺应性更高。

常见的乳腺癌筛查模式包括：乳腺自我检查（breast self-examination，BSE），乳腺 X 线摄影（mammography，MG），乳腺超声（breast ultrasound，BUS），以及 MG 联合 BUS 检测。通过筛查，可提高早期诊断率，实现改善预后、延长 DFS 和 OS、降低死亡率的目的。BSE 是价格最低、施行最方便的筛查模式，但多项研究表明，对女性人群开展 BSE 教育和指导，不仅没有提高乳腺癌患者的早期诊断率，死亡率也未降低，美国癌症协会也早已不再推荐女性进行每月自检。

MG 是目前欧美国家推荐的筛查方法，据报道我国仅有 21.7% 的城市女性接受过 MG

检查，农村女性中仅有 16.5%曾接受此检查。是否将 MG 作为在全国女性中推广的筛查项目是近年来各方争议的热点。无法实施基于人群的乳腺 X 线检查项目的障碍包括：缺乏令人信服的成本效果分析数据；人群分布广泛；器材设备缺乏；医疗保险未覆盖此项目。2005 年曾尝试开展一项全国乳腺癌筛查项目，目标是使用乳腺 X 线和超声筛查 100 万女性，但是由于缺乏资金和对假阳性诊断的担心而终止。部分研究表明，我国女性平均发病年龄较轻，乳腺较致密，所以 MG 筛查的敏感度低于欧美国家，且就目前我国的经济、卫生资源而言，开展此项筛查给政府和医疗机构带来的负担较重，同时获益情况也不明朗。BUS 具有价格低、敏感度高、无放射性、设备需求低的特点，更易于推广和采用，但依然存在推广经验较少，对钙化灶不敏感，且对操作人员的经验要求较高等诸多限制。

以目前的推广速度，MG 至少需要 40 年才能覆盖目标筛查人群，在此国情下，暂行推广 BSE 不失为一种权宜之举。大部分研究者赞同 BSE 的推广，希望能借此提升我国女性对于乳腺癌的认知，从而有利于实现早期诊断。根据我国的具体国情，分年龄组别选择合适的筛查模式、建立优化的筛查流程、规范技术方案、完善基于信息化的筛查体系，是我国目前面临的挑战之一，也是实现对乳腺癌"早预防、早诊断、早治疗"的重要前提。复旦大学附属肿瘤医院十余年前曾对闵行区七宝社区的 2 万例女性进行体检，通过对社区女性和门诊患者的合理筛查、进阶式诊断、影像定位联合微创活检，大大提高了广大"无症状"患者的早期癌检出率，其中导管内癌的比例显著提高。在实践中，初步形成了适宜我国患者的筛查模式：对低危患者以自行筛查为主，提高其机会性筛查机会；对中高危患者开展超声和 X 线摄影结合的筛查模式；对高危患者给予较高的资源配比，提高其被动性筛查机会；对高度怀疑恶性肿瘤的患者，实施影像学引导下的病灶穿刺活检，提高早期诊断率。

# 六、中国乳腺癌的遗传特点

遗传性乳腺癌中最多的为 *BRCA1* 和（或）*BRCA2*（简称 *BRCA1/2*）相关性乳腺癌。研究者发现，在整个乳腺癌人群中，*BRCA1/2* 突变的发生率为 2%～3%。在合并乳腺癌和卵巢癌的家系中，*BRCA1/2* 突变率最高可达 55%。*BRCA1* 和 *BRCA2* 具有一些共同的特点：两者都具有很多种类的突变，且突变位点遍布整条基因，找不到固定的突变"热点"，这给基因的筛查带来很大的困难。两者的突变都罕见于散发性乳腺癌病例，提示对散发性乳腺癌的形成作用不大。目前，一项大型 Meta 分析研究汇总了 22 个国际性研究的 8139 例乳腺癌和卵巢癌病例，其中 500 例为 *BRCA1* 和 *BRCA2* 基因突变携带者。结果显示到 70 岁时，*BRCA1* 和 *BRCA2* 突变携带者的累积乳腺癌发病风险分别为 65%（95%CI 51%～75%）和 45%（95%CI 31%～56%）。另一项比较新的 Meta 分析研究汇总了 10 个国际性研究，结果显示到 70 岁时，*BRCA1* 和 *BRCA2* 突变携带者的累积乳腺癌发病风险分别为 57%（95%CI 47%～66%）和 49%（95%CI 40%～57%）。这两项研究获得了比较一致的结果，在第二项研究中，研究者还根据不同的年龄阶段对患癌风险进行了评估，以 30 岁时还未患癌的 *BRCA1* 突变携带者为例，她们的累积乳腺癌风险到 40 岁、50 岁、60 岁和 70 岁时分别为 10%、28%、

44%和 54%，根据这些数据，可以选择在哪个年龄阶段进行干预措施，如预防性手术。遗传性乳腺癌的一个重要特点是多为原发性肿瘤，*BRCA1* 突变乳腺癌患者的累积对侧乳腺癌发生率为 40%～65%，而 *BRCA2* 大约为 52%。大部分对侧乳腺癌在术后 10 年内发生，其中 *BRCA1* 和 *BRCA2* 突变携带者分别为 43%和 35%。突变阳性乳腺癌患者再次罹患卵巢癌也成为这些患者的重要死亡原因之一。而在我国汉族人群中，*BRCA1* 和 *BRCA2* 基因突变携带者 70 岁时单侧乳腺癌的累积发病风险分别为 67.2%和 76.8%。与 *BRCA1* 不同的是，*BRCA2* 基因突变携带者 70 岁后乳腺癌累计发病率持续增加，到 80 岁时达到 93%。*BRCA1/2* 基因突变携带者对侧乳腺癌 10 年和 20 年发病率分别为 19.4%和 50.3%。

*BRCA1* 和 *BRCA2* 突变的种类具有明显的种族差异性，在不同的种族中，存在着不同的"始祖突变"。有一篇综述描述了不同人群中突变发生率、外显率和突变的特点。在白色人种中，根据不同的种族，"始祖突变"至少被分为 11 类，包括冰岛、芬兰、匈牙利、俄罗斯、法兰西、荷兰、比利时、以色列、瑞典、丹麦和挪威。同时，*BRCA1* 和 *BRCA2* 在家族性乳腺癌中的突变频率也因不同种族而改变。例如，*BRCA1* 在家族性乳腺癌的突变频率：俄罗斯为 79%，以色列为 47%，意大利为 29%。同时，俄罗斯人和以色列人的 *BRCA1* 突变种类较少，而意大利人携带更多种类的 *BRCA1* 突变。在冰岛人群中，*BRCA2* 突变检出率要远高于 *BRCA1*。但也存在着相同的 *BRCA1* 和 *BRCA2* 突变相对集中于同一人群的现象。在亚洲，日本 *BRCA1/2* 的流行情况已有报道。针对居住在新加坡及我国香港的中国人的流行情况也有被报道。

2000～2007 年，笔者开展的一项多中心研究对来自复旦大学附属肿瘤医院、辽宁省肿瘤医院、山东省肿瘤医院、中山大学附属第二医院和青岛大学医学院附属医院 5 所医院的早发性/家族性乳腺癌患者进行了研究（后期加入中南大学湘雅医院资料，但未进行统一分析）。研究完成了 489 例早发性/家族性乳腺癌患者的 *BRCA1/2* 检测，共发现 23 例 *BRCA1* 突变和 21 例 *BRCA2* 突变，发现在早发性乳腺癌患者（发病年龄小于 35 岁）中，*BRCA1/2* 基因突变的检出率为 8.2%，而家族性乳腺癌患者中则为 12.2%。研究同时发现，在我国人群中，*BRCA1* 基因上具有两个频发突变位点——1100delAT 和 5589del8，各占 4 例。为验证这两个突变是否是中国人群的"始祖突变"，笔者在 426 例散发性乳腺癌和 564 例健康对照中进行这两个位点的检测，结果在 426 例散发性乳腺癌患者中发现 2 例 5589del8 突变，在 564 例健康对照中发现 1 例 *1100delAT* 突变。在 6 例携带 5589del8 突变的患者中，有 1 例来自辽宁，3 例来自上海，2 例来自浙江；在 5 例 1100delAT 突变者中，辽宁 1 例，山东 2 例，上海 1 例，广东 1 例。所以这些重复突变并没有明显的地域聚集性。单倍体分析同样显示，重复位点具有相同或相似的单倍型。近年来，复旦大学附属肿瘤医院建立了一种基于二代测序的 *BRCA1/2* 筛查方法，发现在有至少一种风险因素的病例、散发性患者、健康对照者中，检出的 *BRCA1/2* 突变率分别为 9.1%（232/2560）、3.5%（15/431）、0.38%（4/1043）。在有一种风险因素的队列及有多种风险因素的队列中，突变率范围分别为 8.9%～15.2%、16.6%～100%。该研究确定了 70 个新型 *BRCA1/2* 突变，c.5470_5477del 的检出率较高，占检出 *BRCA1* 突变的 13.9%（16/115）。某些临床特征与 *BRCA1/2* 突变有密切相关性，如家族史、浸润性癌、人表皮生长因子受体 2（HER2）阴性、Ki-67 指数高、淋巴结状态、肿瘤分级高。在 HER2 阴性或激素受体阳性患者中，*BRCA2* 突变携带者的无病生存较差

（RR=1.892，95%CI 1.132～3.161，$P$=0.013）。因此，该研究表明，$BRCA$ 突变携带者多见于有多种风险因素的乳腺癌患者。重要的是，该研究建立了一种基于二代测序的临床实践 $BRCA1/2$ 检测方法，并强烈建议我国中高风险乳腺癌患者接受 $BRCA1/2$ 突变检测，进而为制定相应的干预策略提供遗传学参考。中国医学科学院肿瘤医院在 2000～2015 年就诊的乳腺癌患者中，纳入 242 名年轻女性（发病年龄≤35 岁）患者进行研究。通过采集患者的临床病理资料和收集外周血样品，使用 139-gene panel 对胚系突变进行检测，筛选出有害的胚系突变。临床资料显示，早发性乳腺癌的临床病理特征为侵袭性较高，20 名（8.8%）患者中至少有 1 名一级或二级亲属患乳腺癌或卵巢癌。70 名（30.8%）患者中初诊临床分期较晚（Ⅲ期或Ⅳ期），84 名（37%）随访期间发生远处转移。ER、PR 阳性率分别为 60.0% 和 61.7%，较非早发性乳腺癌阳性率明显低，相反 $Her2$ 扩增在早发性乳腺癌中更常见。以上这些临床特征在超年轻乳腺癌（≤25 岁）中更加突出。242 例早发性乳腺癌患者中有 58 例（24.0%）至少携带一种致病性种系突变，明显高于国内非早发性乳腺癌的胚系突变频率。致病性种系突变的累积频率随着发病年龄的降低而增加（$P<0.001$）。除了之前报道的乳腺癌常见的遗传易感基因（$BRCA1$、$BRCA2$、$CHEK2$、$TP53$、$PALB2$、$MSH2$、$MSH6$、$MLH1$、$RAD51D$、$RAD51B$、$ATM$）外，还发现了许多新的突变基因，包括 $APC$、$SLX4$、$TSC2$、$TGFBR2$、$RET$、$SBDS$ 和 $FANCE$。北京大学肿瘤医院报道的一项研究中，完成了 8085 例连续的乳腺癌患者易感基因胚系突变检测，发现 $BRCA1/2$ 基因在未经选择的我国乳腺癌患者中突变频率为 5.3%，在家族性乳腺癌患者中突变频率为 18.1%，提示我国乳腺癌患者的 $BRCA1/2$ 突变频率不低于欧美人群，有必要在我国乳腺癌患者中进行 $BRCA1/2$ 基因检测。该课题组还对我国乳腺癌中其他易感基因的突变特征及临床意义进行了研究，发现 $TP53$ 基因胚系突变在发病年龄≤30 岁的乳腺癌患者中突变频率为 3.8%，其突变乳腺癌具有发病年龄早、预后差和对以卡铂为基础的新辅助化疗方案更敏感的特点。

# 七、乳腺癌的基因检测

　　基因检测目前被广泛用于遗传性乳腺癌的诊断，而且随着时代的发展，基因检测技术也在不断进步，最早的 DNA 测序使用的是末端终止测序法（Sanger 法）对特定的 DNA 片段进行测序。这种方法虽然准确度较高，但是效率低下，不能广泛用于研究和临床，所以在此基础之上出现了二代测序（NGS）。NGS 具有速度快、费用低的特点，被广泛应用。随着 NGS 的发明和普及，现在已经有多个临床基因检测适用于 $BRCA1/2$ 基因突变。现在的临床基因检测已经能完成完整的 $BRCA1$ 和 $BRCA2$ 基因测序，并且可找出可能存在的碱基插入、缺失或点突变。此外，还有一些检测能够对 $BRCA1$ 中常见的大片段重组突变进行检测，对常规 $BRCA1/2$ 碱基突变阴性的患者进行进一步的筛查。值得注意的是，如果一个家族中已经有证实存在的基因突变，那么之后就可以进行特定位点的基因检测。除了针对 $BRCA1/2$ 的突变检测外，还出现了基于 NGS 的癌症芯片技术。这种芯片技术能够在成本较低的情况下对多个基因进行快速分析。芯片检测技术的优势在于，对于 $BRCA1/2$ 检测阴性的患者，能够对其他多个易感基因进行同时检测。一些临床上可用的芯片能够检测与乳腺癌、卵巢癌、结直肠癌相关的易感基因，包括 $BARD1$、$BRIP1$、$NBN$、$RAD50$、$RAD51C$、

*ATM*、*PALB2*、*STK11*、*CHEK2*、*PTEN*、*p53* 和 *CDH1*。但是癌症芯片技术检测出未知意义突变的概率很高，这会对肿瘤风险评估产生一定的影响，所以鉴于癌症芯片的复杂性，这种检测应该在相关专家指导下进行。除了上述乳腺癌相关目标基因的检测，已经有研究发现家族性或早发性乳腺癌与大片段 DNA 拷贝数变异（copy number variation，CNV）的变化有关。CNV 检测一般使用多重连接探针扩增技术，但是现在 CNV 检测主要在乳腺癌研究中使用，尚未在临床上进行大范围推广。

（陈　盛　邵志敏）

## 参 考 文 献

陈万青，郑荣寿，2015. 中国女性乳腺癌发病死亡和生存状况. 中国肿瘤临床，42（13）：668-674.

耿春女，2010. 镉和乳腺癌. 中国环境科学，30（5）：698.

国家卫生和计划生育委员会，2013. 中国卫生和计划生育统计年鉴. 北京：中国协和医科大学出版社.

胡震，邵志敏，2011. 中国遗传性乳腺癌研究经验浅析. 中华乳腺病杂志，5（3）：52-55.

莫淼，柳光宇，吕力琅，等，2012. 乳腺癌筛查研究进展. 肿瘤，32（9）：748-754.

裴广军，付莉，崔亚玲，等，2009. 中国女性乳腺癌危险因素的 Meta 分析. 中国肿瘤，18（1）：24-26.

邵志敏，余科达，2016. 精准医学时代的乳腺肿瘤学. 上海：复旦大学出版社.

孙刚，王珂，2015. 月经初潮年龄对中国女性乳腺癌临床病理特征及分子型的影响. 现代肿瘤医学，23（24）：3592-3595.

王璟，芦文丽，王媛，等，2012. 中国女性肿瘤家族史与乳腺癌发病风险关系的 Meta 分析. 中国妇幼保健，27（7）：1105-1109.

王颀，连臻强，2015. 中国乳腺癌筛查现状和评价. 中华乳腺病杂志（电子版），9（3）：159-162.

吴清然，2011. 中国女性乳腺癌危险因素的系统评价. 现代预防医学，38（1）：61-63，72.

徐雅莉，孙强，单广良，等，2011. 中国女性乳腺癌发病相关危险因素：病例对照研究. 协和医学杂志，2（1）：7-14.

郑荣寿，孙可欣，张思维，等，2019. 2015 年中国恶性肿瘤流行情况分析. 中华肿瘤杂志，41（1）：19-28.

郑艳敏，沈月平，刘银梅，等，2012. 中国女性乳腺癌危险因素 Meta 分析. 中国公共卫生，28（12）：1645-1648.

郑莹，吴春晓，张敏璐，等，2013. 乳腺癌在中国的流行状况及疾病特征. 中国癌症杂志，23（8）：561-569.

Ding X，Jiang M，Jing H，et al，2015. Analysis of serum levels of 15 trace elements in breast cancer patients in Shandong，China. Environ SciPollut Res Int，22（10）：7930-7935.

Fan L，Strasser WK，Li JJ，et al，2014. Breast cancer in China. The Lancet Oncology，15（7）：e279-e289.

Fei X，Wu J，Kong Z，et al，2015. Urban-rural disparity of breast cancer and socioeconomic risk factors in China. PLoS One，10（2）：e0117572.

Lang GT，Shi JX，Hu X，et al，2017. The spectrum of BRCA mutations and characteristics of BRCA-associated breast cancers in China：Screening of 2991 patients and 1043 controls by next-generation sequencing. Int J Cancer，141（1）：129-142.

Liu L Y，Wang F，Yu L X，et al，2014. Breast cancer awareness among women in Eastern China：a cross-sectional study. BMC Public Health，14：1004.

Si W，Li Y，Han Y，et al，2015. Epidemiological and Clinicopathological Trends of Breast Cancer in Chinese Patients During 1993 to 2013：A Retrospective Study. Medicine（Baltimore），94（26）：e820.

第二篇

# 内分泌激素与乳腺癌

# 第四章

# 性激素与乳腺癌

## 第一节　乳腺癌内分泌治疗的原理及方法

乳腺癌的内分泌治疗经历了 100 多年的发展，已经成为一种独立的治疗手段。1896 年，英国学者 Beatson 首次通过切除双侧卵巢治疗晚期乳腺癌，揭开了内分泌治疗的序幕。1900 年，Body 对 51 例乳腺癌进展期患者实行双侧卵巢切除术，其中 1/3 的患者病情得到有效控制。1953 年，Hugins 等首次报道了通过摘除肾上腺及垂体治疗进展期乳腺癌。1959 年，Glascock 等发现了乳腺癌细胞中的特异蛋白质，并认定其为雌激素受体（estrogen receptor，ER），找到了激素作用于乳腺癌细胞的关键"桥梁"。1966 年，英国学者首先人工合成他莫昔芬（TAM）。随后在 1971 年，他莫昔芬首次被应用于绝经后晚期乳腺癌患者，并以其疗效稳定、不良反应轻微等特点使药物治疗在乳腺癌内分泌治疗中开始发挥重要作用。1974 年，美国 Bethesda 国际会议综合了世界各国 400 多份各种方式的激素治疗报道，表明未经 ER 测定的乳腺癌患者应用激素治疗的有效率仅有 30%，而其中 ER 阳性患者激素治疗的有效率可达 50%～60%，ER 阴性患者只有 5%～8%。于是，内分泌治疗开始选择性地应用于 ER 阳性患者，疗效显著提高。

体内雌激素水平病理性上升是刺激激素敏感性乳腺癌细胞增殖的主要原因。雌激素在绝经前主要由女性卵巢分泌，绝经后由肾上腺和部分脂肪组织分泌，乳腺细胞中存在 ER 和孕激素受体（progesterone receptor，PR），这些受体使得乳腺组织随着激素水平而增生。约 2/3 的乳腺癌细胞含有一定量的 ER，这类乳腺癌被称为 ER 阳性乳腺癌；40%～50%的乳腺癌细胞含有 PR，这类乳腺癌被称为 PR 阳性乳腺癌。ER 阳性和（或）PR 阳性乳腺癌患者对激素治疗敏感，是内分泌治疗合适人群。

经过 100 多年的发展，内分泌治疗在乳腺癌辅助治疗中的作用日益突显。乳腺癌内分泌治疗可分为药物治疗和卵巢去势治疗。治疗药物根据其作用机制，又可分为选择性雌激素受体调节剂（selective estrogen receptor modulator，SERM）、芳香化酶抑制剂（aromatase inhibitor，AI）、雌激素类、雄激素类和孕激素类等。卵巢去势治疗又包括了手术去势、放疗去势及药物去势等。

# 一、药物治疗

## （一）选择性雌激素受体调节剂

选择性 ER 调节剂的作用机制是与雌激素竞争性结合 ER，阻断雌激素相关基因的表达，从而减慢肿瘤细胞的分裂和增殖。代表药物为他莫昔芬，他莫昔芬的主要作用机制是竞争性与肿瘤细胞 ER 结合，阻止雌激素对肿瘤细胞的促生长及增殖作用。2005 年，早期乳腺癌临床试验协作组（Early Breast Cancer Trialists' Collaborative Group，EBCTCG）对 1985~2000 年的 194 项临床研究进行 Meta 分析显示，对于 ER 阳性患者，5 年他莫昔芬辅助治疗可使乳腺癌每年死亡率降低 31%，辅助治疗 5 年优于 1~2 年。美国乳腺与肠道外科辅助治疗研究组（National Surgical Adjuvant Breast and Bowel Project，NSABP）B-14 研究将患者随机分为他莫昔芬组和安慰剂组，15 年随访结果显示，他莫昔芬可使乳腺癌复发率降低 42%，死亡率降低 20%，总生存期较对照组延长。ATLAS 试验于 2010 年公布的结果显示，10 年他莫昔芬治疗较 5 年治疗可降低复发率 2.2%（$P$=0.01）。目前，他莫昔芬用于早期激素受体阳性乳腺癌患者的辅助内分泌治疗，可延长无复发生存期及总生存期。其他非甾体类雌激素受体拮抗剂如托瑞米芬、雷洛昔芬、屈洛昔芬也在临床应用中取得较好疗效。氟维司群属于甾体类复合物 ER 下调剂，是一种新型选择性 ER 调节剂，主要用于绝经后乳腺癌患者。它可以降解 ER 蛋白，下调乳腺癌肿瘤细胞的 ER 水平，只有 ER 拮抗作用而无激活作用，可以更有效地降低乳腺癌的 ER 水平。2016 年发表的 III 期 FALCON 研究显示，对于 ER 阳性晚期乳腺癌的一线内分泌治疗，氟维司群 500mg 对比阿那曲唑，可显著延长患者的无进展生存期（progress free survive，PFS）2.8 个月。目前，氟维司群已被批准用于复发、局部晚期乳腺癌的治疗，但辅助治疗尚缺乏证据。

## （二）芳香化酶抑制剂

绝经后妇女的卵巢功能衰退，雌激素主要来自外周肾上腺分泌的雄激素转化。芳香化酶是雄激素转化为雌激素过程的限速酶，可催化雄烯二酮和睾酮合成雌酮和雌二醇。AI 通过抑制或灭活肾上腺、肝、脂肪等的芳香化酶以降低体内雌激素水平。AI 根据其与芳香化酶结合的亲和力及效力分为 3 代。第一代 AI 如氨鲁米特，可以抑制肾上腺及其他类固醇激素的合成，由于不良反应较大，目前很少应用。第二代 AI 包括甾体类的福美司坦和非甾体类的法倔唑，但由于其抑制醛固酮等不良反应，第二代 AI 的使用也受到限制。第三代 AI 包括强效的选择性非甾体类 AI 及甾体类 AI。非甾体类 AI 可抑制芳香化酶，使雌激素水平下降，从而消除雌激素对肿瘤生长的刺激作用，这类药物包括阿那曲唑、来曲唑等。ATAC 研究的 10 年分析结果证实，对于激素受体阳性患者，阿那曲唑较他莫昔芬可使 5 年复发率降低 2.7%、10 年复发率降低 4.3%。阿那曲唑较他莫昔芬可显著延长绝经后患者 DFS（HR=0.91，$P$=0.04）。该研究证实了阿那曲唑作为绝经后早期乳腺癌患者初始辅助内分泌治疗的有效性和较好的耐受性。甾体类 AI 如依西美坦，可通过不可逆地与该酶的活性位点结合而使其失活，从而降低绝经后妇女的雌激素水平。与第一、第二代 AI 相比，该药没有抑制肾上腺皮质和醛固酮的作用，临床不良反应少，近年来成为临床应用和研究的热点。IES 031 研究是一项针对绝经后早期乳腺癌患者，接受依西美坦对比他莫昔芬治疗的国际多中心随机双盲研究，其针对接受他莫昔芬辅助治疗 2~3 年后疾病无进展的患者，随机给予 2～3 年依西美坦或他莫昔芬治疗，该研究的最终研究结果显示，他莫昔芬治疗后改为依西美坦可改善患者 DFS 及 OS。

### （三）雌激素

雌激素曾被放疗科医师用于提高乳腺肿瘤对放疗的敏感性。最初，在放疗前将大剂量雌激素用于乳腺癌患者，发现其中一部分患者在放疗开始前肿块变小。后来，由于部分患者用药后肿块增大，不良反应较大，以及新的内分泌治疗药物的出现，雌激素治疗逐渐被替代，不再用于辅助内分泌治疗。

### （四）雄激素

人工合成雄激素如丙酸睾酮，可以抑制垂体分泌 FSH，使卵巢分泌雌激素减少，用于绝经后晚期乳腺癌。目前该类药物由于不良反应较大而被替代，不再用于辅助内分泌治疗。

### （五）孕激素

孕激素的作用机制尚不明确，通常认为其可改变内分泌环境，负反馈抑制垂体产生 LH，还可通过 PR 作用于乳腺癌细胞。其主要用于复发转移性乳腺癌及恶病质的治疗，对软组织及骨转移效果较好，但目前不常规用于辅助内分泌治疗。

## 二、卵巢去势治疗

卵巢去势是乳腺癌内分泌治疗中进行的最早的治疗方式。1896 年，Beaston 等首次报道对绝经前晚期乳腺癌患者进行双侧卵巢切除，患者术后生存期长达 4 年。目前，卵巢去势的方式包括手术去势、放疗去势和药物去势三类。

### （一）手术去势

通过切除患者的双侧卵巢可极大地降低患者体内的雌激素水平，效果肯定且快速，同时可预防卵巢癌的发生，对于卵巢癌高发人群尤为合适。但是手术去势会使患者提前绝经且不可逆转，永久失去生育能力，同时提前绝经还增加了患者患骨质疏松、冠状动脉粥样硬化等疾病的风险。然而，手术去势仍是目前最经济的卵巢去势治疗方法。

### （二）放疗去势

放疗可缓慢降低患者体内的雌激素水平，使患者避免手术治疗，但是放疗去势效果具有个体差异性，并且与放疗剂量和操作流程相关，有可能不能达到理想的去势效果。同时，放疗去势还可能对盆腔造成远期不良反应。这些因素使得放疗去势并未被广泛应用，我国也未将其作为常规治疗方式。

### （三）药物去势

促黄体生成素释放激素（luteinizing hormone-releasing hormone，LHRH）类似物通过与

垂体细胞上的 LHRH 受体竞争性结合，抑制垂体 LH 的合成，从而抑制卵巢分泌雌激素。同时 LHRH 类似物还可以负反馈作用机制抑制下丘脑 LHRH 的产生。目前用于卵巢去势的药物包括戈舍瑞林、醋酸亮丙瑞林、曲普瑞林。这类药物效果肯定，易操作，停药后可恢复月经，成为卵巢去势治疗的常规治疗方式。

（周冬冬　刘　蕾　张　瑾）

# 第二节　乳腺癌内分泌治疗药物及应用

乳腺癌内分泌治疗药物根据其作用机制可分为选择性雌激素受体调节剂（SERM）、芳香化酶抑制剂（AI）、卵巢去势药物等。

## 一、选择性雌激素受体调节剂

SERM 的作用机制是与雌激素竞争性结合雌激素受体（ER），阻断雌激素相关基因的表达，从而减慢肿瘤细胞的分裂和增殖。目前应用于临床的 SERM 代表药物主要为他莫昔芬，其他非甾体类 ER 拮抗剂包括托瑞米芬、雷洛昔芬、屈洛昔芬等。甾体类复合物 ER 下调剂氟维司群也在临床中取得较好疗效。

### （一）他莫昔芬

他莫昔芬的主要作用机制是竞争性地与肿瘤细胞 ER 结合，阻止雌激素对肿瘤细胞生长和增殖的促进作用。1971 年，他莫昔芬首次应用于乳腺癌的治疗。1983 年，NATO 发表的研究首次证实他莫昔芬用于辅助治疗的疗效。1988 年早期乳腺癌临床试验协作组（EBCTCG）汇总了 61 项临床研究的 Meta 分析结果，显示他莫昔芬组较其他无他莫昔芬组可显著降低死亡率（$P < 0.0001$）。上述研究奠定了他莫昔芬在乳腺癌辅助治疗中的地位。

他莫昔芬用于早期 ER 阳性乳腺癌患者的辅助内分泌治疗，可延长无复发生存期及总生存期。他莫昔芬治疗的额外获益包括低密度脂蛋白和总胆固醇水平下降，冠状动脉疾病相关死亡的发生率可能降低，通过稳定绝经后骨矿物质作用，防治骨质疏松。常见不良反应有胃肠道反应、月经失调、子宫内膜增生、颜面潮红、皮疹、脱发等，其他罕见不良反应包括精神错乱、肺栓塞、血栓形成等。此外，他莫昔芬可使子宫内膜癌的风险增加 2～4 倍。美国乳腺与肠道外科辅助治疗研究组（National Surgical Adjuvant Breast and Bowel Project，NSABP）P-1 研究（$n=13\,388$）随访 7 年的结果显示，5 年他莫昔芬治疗组与对照组的子宫内膜癌累积发病率分别为 15.64‰和 4.68‰，其中 50 岁以上妇女服用他莫昔芬发生子宫内膜癌的风险最大（RR=1.42）。

### （二）托瑞米芬

托瑞米芬（toremifene）是有氯原子结构优化的新一代 SERM 类药物，其作用机制与他莫昔芬相似。2011 年发表的 Meta 分析汇总了 4 项随机临床研究，比较托瑞米芬（$n=1890$）

和他莫昔芬（$n=1857$）的疗效与不良反应。结果显示，两组间的 OS 和 DFS 均无显著差别，血栓事件（包括深静脉血栓、脑血管意外和肺栓塞）、子宫内膜增生和子宫内膜癌（托瑞米芬组 29/1864 例，他莫昔芬组 28/1845 例）的发生率亦相近。2018 年，《国际癌症杂志》（*Int J Cancer*）在线发表的研究报道指出，CYP2D6*10T/T 基因型接受托瑞米芬治疗患者 5 年无病生存率显著高于他莫昔芬组（90.9%比 67.9%，$P=0.031$）。基于此，该研究认为，在乳腺癌辅助内分泌治疗中托瑞米芬可以安全替代他莫昔芬。

（三）雷洛昔芬、屈洛昔芬

雷洛昔芬（raloxifen）最初用于治疗绝经后女性骨质疏松，但人们发现它可以降低女性乳腺癌的患病风险，且未发现其可引起子宫内膜增厚和子宫内膜癌，然而目前该药物临床用于治疗乳腺癌的资料较少。

屈洛昔芬（droloxifene）对 ER 有高亲和力，具有抗雌激素和雌激素样作用，对乳腺癌和绝经后妇女的骨质疏松具有治疗作用，但尚无辅助内分泌治疗的证据。Buzdar 等在一项Ⅲ期多中心临床研究中将 1300 例晚期乳腺癌患者随机分为他莫昔芬组和屈洛昔芬组，结果显示屈洛昔芬组疗效劣于他莫昔芬组，疾病缓解率分别为 22.4%和 28.6%（$P=0.02$）。因此，屈洛昔芬未获得乳腺癌治疗的批准。

（四）氟维司群

氟维司群（fulvestrant）是一种新型 SERM，主要用于治疗绝经后乳腺癌患者。氟维司群作用机制与他莫昔芬和 AI 不同，它是 ER 下调剂，能降解 ER 蛋白，下调肿瘤细胞内 ER、PR 水平。因此，氟维司群只有 ER 的拮抗作用，没有激活作用，能更有效地降低乳腺癌细胞的 ER 水平。在 0020（北美，双盲）和 0021（欧洲，开放）两项随机对照Ⅲ期临床研究中，对于既往接受过抗雌激素药物或孕激素辅助治疗或转移后一线内分泌治疗失败的绝经后转移性乳腺癌患者，氟维司群（250mg，每月 1 次）的疗效与阿那曲唑（每日 1mg）相当。氟维司群的疗效具有剂量依赖性。Ⅲ期 CONFIRM 研究显示，氟维司群 500mg 治疗既往内分泌治疗失败的绝经后 ER 阳性乳腺癌患者，较氟维司群 250mg 显著延长了 PFS（中位 PFS 为 6.5 个月比 5.5 个月，$P=0.006$），同时没有因剂量增加而导致不良反应增加，或出现新的安全性事件。目前，氟维司群已被批准用于复发、局部晚期或晚期乳腺癌的治疗，但辅助治疗尚缺乏证据。氟维司群最常见的不良反应是注射部位反应、无力、恶心和肝酶（ALT、AST、ALP）升高，还可能出现关节炎、头痛、背痛、疲劳、肢体末端疼痛、潮热、呕吐、食欲缺乏、肌肉骨骼痛、咳嗽、呼吸困难和便秘等，但总体上该药物耐受性良好。

# 二、芳香化酶抑制剂

绝经后妇女的卵巢功能衰退，其雌激素主要来源于外周雄激素（主要来自肾上腺）的转化。芳香化酶可催化雄烯二酮和睾酮合成雌酮与雌二醇，是雄激素转化为雌激素过程的限速酶，AI 通过抑制或灭活肾上腺、肝、脂肪等的芳香化酶，从而降低体内雌激素水平。

AI 可分为甾体类和非甾体类。甾体类 AI 以共价键形式结合芳香化酶,不可逆地抑制该酶活性。非甾体类 AI 可以可逆地结合芳香化酶的活性位点,只要它们占据该酶的催化位点,就能阻断通过芳香化酶路径合成雌激素。AI 根据其与芳香化酶结合的亲和力和效力分为 3 代。第一代 AI 如氨鲁米特,是非选择性 AI,可明显抑制肾上腺及其他类固醇激素的合成,使用时需加用氢化可的松,因不良反应较大(如疲乏、烦躁、恶心、呕吐、皮疹等),目前临床极少应用。第二代 AI 包括甾体类的福美司坦(formestane)和非甾体类的法倔唑(fadrozole),是选择性 AI。福美司坦的不良反应相对较少,疗效并不优于他莫昔芬,而法倔唑有抑制醛固酮等不良反应,因此第二代 AI 的使用亦受到限制。第三代 AI 包括非甾体类的阿那曲唑、来曲唑及甾体类的依西美坦,是高度选择性 AI。与第一、第二代 AI 相比,第三代 AI 没有抑制肾上腺皮质和醛固酮的作用,临床不良反应少,近年已成为临床应用和研究的热点。

## (一)阿那曲唑

阿那曲唑是一种强效的选择性非甾体类 AI,可抑制绝经后乳腺癌患者肾上腺中生成的雄烯二酮转化为雌酮,从而明显降低血浆雌激素水平,对肾上腺皮质类固醇或醛固酮的生成没有明显影响。

ATAC 研究确立了阿那曲唑在绝经后乳腺癌术后辅助内分泌治疗中的地位。该随机研究入组了 1996~2000 年来自 21 个国家 381 个研究中心共 9366 例绝经后早期乳腺癌患者,结果证实了阿那曲唑作为绝经后早期乳腺癌患者初始辅助内分泌治疗的有效性和较好的耐受性,术后阿那曲唑辅助治疗 5 年较他莫昔芬辅助治疗 5 年获益更多,总体不良反应更少。ABCSG 研究和 ARNO 95 研究联合分析结果显示,支持绝经后女性 2 年他莫昔芬治疗后可改为阿那曲唑治疗。2006 年美国国立综合癌症网络(NCCN)乳腺癌治疗指南提出,对绝经后 ER 阳性早期乳腺癌患者,辅助内分泌治疗可为阿那曲唑 5 年或他莫昔芬 2~3 年后改用阿那曲唑 2~3 年。

阿那曲唑的常见不良反应有潮热、疲劳、关节疼痛/僵直、骨质疏松、氨基转移酶升高等。需要注意的是,由于阿那曲唑降低了血循环中雌激素水平,故有可能导致骨密度下降,使部分患者骨折风险增加。在 ATAC 试验中,阿那曲唑组的妇科疾病(子宫内膜癌、阴道出血)和血管事件(脑血管事件、静脉血栓事件)均少于他莫昔芬组,但是骨事件增加,部分患者甚至因骨痛退出试验。总体上,阿那曲唑较他莫昔芬治疗相关不良反应的发生率较低,安全性良好。

## (二)来曲唑

来曲唑为人工合成的苄三唑类衍生物,可通过抑制芳香化酶使雌激素水平下降,从而消除雌激素对肿瘤生长的刺激作用。体外研究显示,来曲唑能有效抑制雄激素向雌激素的转化。来曲唑选择性较高,不影响糖皮质激素、盐皮质激素和甲状腺功能,大剂量使用对肾上腺皮质类固醇类物质的分泌无抑制作用;对全身各系统及靶器官没有潜在毒性,具有耐受性好、药理作用强的特点。

BIG 1-98 奠定了来曲唑在绝经后 ER 阳性早期乳腺癌初始辅助内分泌治疗及换药治疗

中的地位。该项研究共入组 8010 例患者。1998～2000 年入组 1828 例患者，随机分为两组：5 年来曲唑组和 5 年他莫昔芬组。1999～2003 年又入组 6182 例患者，随机分为 5 年来曲唑组、5 年他莫昔芬组、2 年他莫昔芬后 3 年来曲唑组（共 4003 例），将初始入来曲唑的两组归为来曲唑组（共 4003 例），初始入他莫昔芬的两组归为他莫昔芬组（共 4007 例）。中位随访 25.8 个月显示，来曲唑组 DFS 显著延长（HR=0.81，$P$=0.003）并且远处复发风险降低（HR=0.73，$P$=0.001），预估 5 年两组 DFS 分别为 84.0% 和 81.4%。2011 年发表的 8.1 年随访结果显示，在 8010 例患者中，有 2463 例为单药来曲唑，2459 例为单药他莫昔芬，1548 例为 2 年他莫昔芬后 3 年来曲唑，1540 例为 2 年来曲唑后 3 年他莫昔芬。单药来曲唑显著优于单药他莫昔芬（DFS 的 HR=0.82，OS 的 HR=0.79），而两个序贯组 DFS 无统计学差异。单药来曲唑、来曲唑序贯他莫昔芬和他莫昔芬序贯来曲唑的无病生存率分别为 87.5%、87.7% 和 85.9%。该研究得出结论，对于绝经后 ER 阳性早期乳腺癌，单药来曲唑优于单药他莫昔芬，而来曲唑与他莫昔芬序贯并不优于单药来曲唑。

MA.17 研究为针对绝经后 ER 阳性或未知的早期乳腺癌患者进行的随机、双盲、对照临床研究，患者 5 年他莫昔芬辅助治疗后无复发者随机分入来曲唑组（$n$=2093）和安慰剂组（$n$=2594），主要终点是 DFS，次要终点是无远处复发生存期（d-DFS）和 OS。2005 年中位随访 30 个月的结果显示，来曲唑组 DFS 和 d-DFS 均显著优于安慰剂组（DFS 的 HR=0.58，$P$<0.001；d-DFS 的 HR=0.60，$P$=0.002），两组 OS 相似（HR=0.82，$P$=0.3）；尤其是对于淋巴结阳性患者，来曲唑组 OS 有显著优势（HR=0.61，$P$=0.04）；来曲唑组对侧乳腺癌发病率低于安慰剂组，但无统计学差异。2012 年中位随访 64 个月的结果显示，来曲唑组 DFS、d-DFS 和 OS 均显著优于安慰剂组（DFS 的 HR=0.52，$P$<0.001；d-DFS 的 HR=0.51，$P$<0.001；OS 的 HR=0.61，$P$<0.001）；研究显示，5 年他莫昔芬治疗后再给予 5 年来曲唑治疗可使 DFS、d-DFS 和 OS 均获益。由于来曲唑可使患者明显获益，在揭盲后的安慰剂组中又随机分为 2 组：安慰剂-来曲唑组（$n$=1579）和安慰剂-安慰剂组（$n$=804），此时离停用他莫昔芬的中位时间为 2.8 年。随访 5.3 年后发现，与安慰剂组相比，来曲唑组 DFS 的 HR=0.37（$P$<0.0001），d-DFS 的 HR=0.39（$P$=0.004）。因此，即使他莫昔芬已停用 2～3 年的患者再服用来曲唑仍能显著获益。进一步亚组分析发现，来曲唑对于绝经期妇女（889 例，开始他莫昔芬入组时未绝经，来曲唑治疗时已绝经）更能获益（绝经前 HR=0.25，绝经后 HR=0.69）。

来曲唑常见不良反应有潮热、疲劳、关节痛、高胆固醇血症、抑郁等。BIG 1-98 试验和 MA.17 试验中来曲唑组骨事件、心脏事件和高胆固醇血症较他莫昔芬组的发生率高，而他莫昔芬组血栓事件、子宫内膜癌、阴道出血发生率较高。

（三）依西美坦

依西美坦是一种不可逆的甾体类芳香化酶灭活剂，为芳香化酶的伪底物，可通过不可逆地与该酶的活性位点结合而使其失活，从而明显降低绝经后妇女血循环中的雌激素水平，但对肾上腺皮质类固醇和醛固酮的生物合成无明显影响。

IES 031 是一项针对绝经后早期乳腺癌患者直接接受依西美坦对比他莫昔芬治疗的国际多中心随机双盲研究。对于接受他莫昔芬辅助治疗 2～3 年后疾病无进展的患者，随即给予 2～3 年依西美坦或他莫昔芬治疗，共完成 5 年内分泌治疗，研究显示，他莫昔芬治疗 2～3 年后改为依西美坦 2～3 年可改善 DFS 及 OS。TEAM 研究将绝经后激素受体阳性早期乳腺癌患者随机分为 5 年依西美坦和 5 年他莫昔芬序贯依西美坦治疗（他莫昔芬治疗 2～3 年后改为依西美坦共 5 年），共入组 9776 例患者，研究显示，初始依西美坦 5 年和他莫昔芬序贯依西美坦共 5 年，两组间无差别。

依西美坦每天 25mg 标准剂量的临床研究结果均显示，依西美坦的总体耐受性良好，不良反应常为轻至中度；多数不良反应是由于雌激素生成被阻断后而产生的正常药理学反应（如潮热）；最常见的不良反应为潮热（22%）、关节痛（18%）和疲劳（16%）。MA.27 和 FACE 研究结果显示，第三代 AI 之间的疗效没有显著差异。

## 三、卵巢去势药物

卵巢去势是乳腺癌内分泌治疗中开展最早的治疗方式。1896 年，Beaston 首次报道 1 例绝经前晚期转移性乳腺癌患者行双侧卵巢切除术，术后获得长达 4 年的生存期，从此拉开了卵巢去势治疗的序幕。目前，卵巢去势方式有手术去势、放疗去势和药物去势 3 种类型。

卵巢去势的药物主要是促黄体生成素释放激素（LHRH）类似物，其通过负调控作用于下丘脑，从而抑制下丘脑 LHRH 的生成；同时竞争性地与垂体细胞膜上的 LHRH 受体结合，阻止垂体产生 LH，影响卵巢分泌雌激素。主要药物包括戈舍瑞林、醋酸亮丙瑞林、曲普瑞林等。由于戈舍瑞林去势作用肯定，操作简单方便，停药后可恢复月经，已成为卵巢去势治疗的常规治疗药物。药物去势治疗常见的不良反应有潮热、多汗、性欲下降、皮疹等，多无须终止治疗。其他不良反应还包括头痛、情绪变化（如抑郁）、阴道干燥及乳腺大小改变等。

（潘　腾　刘　蕾　张　瑾）

# 第三节　乳腺癌内分泌治疗的副作用及处理

内分泌治疗在激素受体阳性乳腺癌患者的辅助治疗、解救治疗乃至新辅助治疗中都发挥着越来越大的作用。在显著减少复发、改善生存的同时，乳腺癌患者会面临一些特殊的问题，特别是肿瘤治疗和年龄增长带来的长期副作用，影响了患者的日常生活，主要是性激素剥夺引起的短期和长期副作用，如血管舒缩症状、骨质疏松、性功能障碍、关节痛和体重增加等。目前有很多学者正在致力于研究对抗这些副作用的策略，以增加治疗的顺应性，提升患者的生活质量。

## 一、他莫昔芬

作为乳腺癌重要的治疗和预防用药，他莫昔芬（TAM）临床上明显的副作用发生率较低，易于耐受。

（一）更年期症状

TAM 最常见的副作用是更年期症状，包括潮热、阴道分泌物、月经失调。严重潮热的发生率约为 20%，影响乳腺癌患者的睡眠质量、生活质量、体能及对治疗的依从性和满意度。TAM 相关的潮热在治疗最初的几个月中会逐渐加重，之后逐渐缓解；治疗前曾有潮热史的绝经后患者，治疗后更容易出现潮热。

乳腺癌患者使用激素替代疗法（hormone replacement therapy，HRT）控制更年期症状尚有诸多争议，目前临床上不建议其用于治疗乳腺癌患者的潮热，如果必须应用，可在短时间内给予最低的有效治疗剂量。单独应用孕酮，如口服醋酸甲地孕酮（20mg/d）或肌内注射长效醋酸甲羟孕酮也能有效控制潮热症状，使其严重程度和频率减少 75%~80%，但目前没有长期前瞻性数据证实孕激素用于激素敏感性乳腺癌患者的安全性。

潮热反应可以通过非激素疗法改善，主要药物包括抗抑郁药（文拉法辛、地韦拉法辛、西酞普兰、依他普仑和帕罗西丁）及 γ-氨基丁酸类似物——加巴彭丁，抗抑郁药帕罗西丁和氟西汀不宜用于接受 TAM 治疗的患者。

目前尚无高质量、一致性的证据支持瑜伽、针灸、节律呼吸、运动、减压训练、放松训练及替代疗法，如植物产品、ω-3 脂肪酸补充剂和中草药，可以有效治疗更年期症状。

（二）性功能障碍

无论是否接受内分泌治疗，高达 60%乳腺癌患者由于手术及放化疗的副作用可能出现性功能障碍，很多患者不愿主动与医生谈及此话题，但 96%患者被问及时会承认存在相关问题。调查显示，应用内分泌治疗的乳腺癌患者中 64%有性欲降低、38%有性交困难、44%有性高潮缺乏、42%有阴道干燥。性功能障碍在抗肿瘤治疗起始几年最为严重，随后逐步减轻。TAM 治疗除常有阴道分泌物增加外，一般不会出现其他性功能障碍。

除润滑剂外，阴道雌激素药膏有助于缓解 TAM 的性功能障碍副作用，且不必担心药膏中雌激素吸收对乳腺癌疗效的影响，因为即使是在绝经前高雌激素水平时，TAM 也可以通过竞争性结合 ER 有效发挥治疗作用。接受芳香化酶抑制剂（AI）治疗的患者应避免使用阴道雌激素药膏，即使是少量的雌激素也能结合和激活 ER，进而降低 AI 的疗效。

（三）血栓和血液毒性

TAM 辅助治疗和高风险妇女 TAM 预防试验均报道了血栓事件的增加，且 TAM 联合化疗时更常见，而化疗序贯 TAM 可以降低其发生率。大多数患者有浅表静脉炎，不需住院治疗；严重血栓事件的发生率低于 1%，但在乳腺癌患者和预防试验健康妇女中有血栓栓塞引起死亡的报道。ATLAS 试验中，延长 TAM 治疗与 TAM 治疗 5 年相比肺栓塞的风险增加，但两组死亡少见且发生率相似。BIG 1-98 试验中，TAM 组血栓事件的风险显著高于来曲唑组，但两组 3~5 级副作用均不常见，发生率分别为 2.2%和 1.3%。一项 Meta 分析也观察到几乎相同的数据。由于手术本身就有凝血风险，服用 TAM 的妇女接受手术时血栓风险特别高。术前及术后恢复期停用他莫昔芬几周比较安全，考虑 TAM 长达 7 天的半衰期，建议术前提前停用 TAM。TAM 也有减少血小板和白细胞的副作用，但少见且不重，很少需要中断治疗。

### （四）子宫内膜癌和其他癌

就像 HRT，TAM 与子宫内膜癌发病率增加的相关性已经明确。即使 TAM 辅助治疗一年也可轻微增加子宫内膜癌发病率，随着治疗时间延长，其风险进一步增加。NSABP B-14 试验 8 年随访结果显示，TAM 治疗至少 5 年的年危险率为 1.7‰；与 SEER 基于人群的子宫内膜癌发病率相比，相对风险为 2.2；服用 TAM 患者发生的子宫内膜癌类型与未服用者相似，23 例子宫内膜癌患者中 18 例组织学分级低，大多数为 I 期，4 例患者死于子宫内膜癌，表明该副作用具有潜在的致命性，需要早期识别症状（特别是阴道出血）。ATLAS 试验证实，TAM 引起子宫内膜癌的风险与其服用时间较长相关，其风险在肥胖和之前接受过 HRT 的妇女中更高。延长组与 5 年组子宫内膜癌的累积风险分别为 3.1% 和 1.6%；两组死亡率都很低，分别为 0.4% 和 0.2%。TAM 还能增加子宫内膜厚度及子宫内膜增生、息肉和卵巢囊肿的发病率。临床试验及 Meta 分析证实，TAM 辅助治疗并不增加其他实体瘤的发病率。

多项研究显示，常规经阴道超声子宫内膜活检筛查子宫内膜癌弊大于利，因其假阳性率高、需要额外检查，以及可增加医源性发病率。间隔 6 个月的经阴道超声和子宫内膜活检都不能有效诊断子宫内膜癌，对于无症状患者更不合理，但对于阴道异常出血者应予以考虑。

另一种选择性雌激素受体调节剂——雷诺昔芬不增加子宫内膜癌风险，其预防乳腺癌的疗效与 TAM 相似，但治疗乳腺癌的疗效较差。更为有效的治疗模式是，在绝经前中高危复发风险乳腺癌患者中使用卵巢功能抑制剂联合 AI。

## 二、芳香化酶抑制剂

通过抑制芳香化酶活性，AI 显著降低了绝经后妇女血浆雌激素水平。与 TAM 相反，AI 不结合 ER、缺乏部分激动剂活性，与 TAM 对子宫内膜和血栓形成的副作用无关；然而，AI 也缺乏 TAM 对骨和血脂的有益作用。总体上，与 TAM 相比，AI 的缺血性脑血管事件、静脉栓塞事件、潮热和阴道出血发生率较低，但脂质紊乱、骨折和肌肉骨骼痛更为常见。

### （一）骨骼肌肉症状及其对骨的影响

**1. 骨骼肌肉症状**　AI 的骨骼肌肉症状发生率显著高于他莫昔芬和无辅助治疗，相关研究报道的关节症状（关节疼痛、关节僵硬）发生率为 20%～50%，10%～20% 的患者由于这些副作用放弃 AI 治疗。超重/肥胖（BMI 为 25～30kg/m²）与内分泌治疗引起的关节症状呈负相关。先前接受过含紫杉类药物化疗的患者，发生 AI 相关关节疼痛及僵硬的可能性比其他患者高 4 倍。

AI 引起关节痛的机制尚未明确，可能与雌激素剥夺有关。雌激素可能具有保护骨关节的作用，其水平显著下降时会出现疼痛阈值的下降。此外，AI 治疗期间关节和肌腱内的积液会增多，导致关节疼痛及腕管综合征。

AI 相关关节痛一般会在治疗 6 个月后逐渐缓解。目前尚缺乏防治 AI 相关骨关节症状的大型前瞻性临床研究，因此无法确定关节痛的最佳治疗和预防措施。既往研究报道称，抗抑郁药如度洛西汀、非类固醇抗炎药、对乙酰氨基酚、阿片类药物可能对骨关节症状具有疗效，睾酮、维生素 D、ω-3 脂肪酸、针灸对 AI 相关关节痛具有疗效。其他有助于缓解 AI 相关骨骼肌肉症状的措施还包括更换另一种 AI 药物、暂停用药或更换为 TAM，不同类别 AI（甾体类 AI 与非甾体类 AI）之间切换的疗效尚未明确。

**2. 骨质疏松症** 是一种以低骨量和骨组织结构破坏为特征，导致骨骼脆性增加和易发生骨折的骨代谢性疾病，骨密度（bone mineral density，BMD）低于正常年轻妇女骨量峰值均值超过 2.5 个标准差可诊断为骨质疏松症。AI 在绝经后乳腺癌患者的治疗中起重要作用，其无疾病生存率优于 TAM。AI 几乎能完全消除内源性雌激素产物，引起体内雌二醇和雌激素水平的急剧下降，显著地影响绝经后患者的骨代谢，导致骨丢失，明显增加骨质疏松性骨折（脆性骨折）的发生风险。欧洲肿瘤内科学会临床实践指南指出，女性乳腺癌患者骨折的危险因素包括 AI 治疗、BMD $T$ 值<-1.5、年龄>65 岁、BMI<20kg/m$^2$、髋骨骨折家族史、>50 岁有脆性骨折史、口服糖皮质激素>6 个月和吸烟（目前吸烟和有吸烟史）。

目前，国际骨质疏松基金会与欧洲骨质疏松和骨关节炎临床经济学会的临床推荐中，BMD 不再是唯一的评价骨折风险的因素，患者的个体情况对骨折风险也有很大的影响。骨折风险评价工具（the fracture risk assessment tool，FRAX）是由 WHO 研发的、结合骨密度值和临床因素来评价骨折风险的量化工具（www.shef.ac.uk/FRAX）。该工具能够根据年龄、性别、临床风险因素、股骨颈 BMD（$T$ 值）和其他因素预测、计算健康绝经后女性10 年内发生骨质疏松引起的主要骨折事件的风险，其数据也适用于我国绝经后女性。美国 NCCN 指南推荐，当 FRAX 显示 10 年内髋骨骨折风险>3%或其他主要骨折风险>20%时，患者处于高危骨折风险，建议及时进行干预治疗，并保持每年随访。需要注意的是，FRAX 并不是专门用来评估乳腺癌妇女骨折风险的，因此可能低估绝经后乳腺癌患者骨丢失的影响，使用时应结合乳腺癌患者的疾病和治疗来综合考虑骨折风险。

《绝经后早期乳腺癌芳香化酶抑制剂治疗相关的骨安全管理中国专家共识》指出，根据患者骨丢失和骨质疏松的不同风险分级，推荐采取相应的预防和处理方法，包括改善生活方式、补充钙和维生素 D 及应用双膦酸盐。使用 AI 的绝经后乳腺癌患者的骨丢失和骨质疏松问题重在预防。在开始 AI 治疗前，需常规检查 BMD，无论 BMD 值如何都应给予维生素 D 和钙剂预防。对 BMD $T$ 值≤-2.0 或 FRAX 10 年主要骨折风险>20%或髋骨骨折风险>3%的高危患者，强烈建议给予双膦酸盐药物干预治疗；对于中危患者，可以结合危险因素考虑适时药物干预治疗。绝经前妇女在接受化疗或者卵巢去势治疗时也会出现停经、卵巢功能抑制和体内雌激素降低的现象。骨丢失会在卵巢功能抑制的 6 个月后出现，并在 12 个月之后加快。建议对接受卵巢功能抑制治疗、BMD $T$ 值<-2.0 的患者同样进行双膦酸盐、钙剂和维生素 D 的干预，具体措施可参考绝经后乳腺癌患者骨丢失和骨质疏松的预防措施。

（二）血脂

雌激素可影响脂蛋白的类型和血脂水平，对于心血管系统有一定的保护作用。绝经后乳腺癌妇女的雌激素水平同时受到卵巢功能减退和药物治疗的双重影响而明显下降，血脂异常常见，罹患心血管疾病的风险也增加，心血管疾病相关死亡已跃居该类患者除乳腺癌死亡事件外的首位。

AI 相关研究均报道了接受 AI 治疗的患者存在高脂血症高发风险，接受内分泌治疗的绝经后乳腺癌患者需要严格的血脂管理。《绝经后早期乳腺癌患者血脂异常管理的中国专家共识》明确了血脂干预目标和措施，即有效降低绝经后乳腺癌患者动脉粥样硬化性心血管疾病的风险，进一步改善患者的长期生存。

建议绝经后乳腺癌患者参照上述建议，通过改善生活方式及使用调脂药物等策略达到理想血脂水平，包括戒烟、调整饮食结构、保持理想体重或减重，以及中等强度的有氧运动。

存在危险因素或出现血脂异常的患者，除上述生活方式干预外，还应给予适当的治疗措施：①结合临床疾患和（或）危险因素使用调脂药物治疗，他汀类药物是临床最常用的降脂药物，且他汀类药物与内分泌药物间无相互作用；而其他药物则多在必要时作为他汀类药物联合用药的选择。②选择适当的内分泌治疗药物，对于血脂异常的高心血管疾病风险的绝经后乳腺癌患者，治疗时可选择对血脂影响较小的药物，如甾体类 AI。对于 AI 使用前检测出血脂异常的患者，建议采用甾体类 AI 联合他汀类药物治疗；针对已经使用 AI 治疗、出现血脂异常的患者，建议采用甾体类 AI 联合他汀类药物，或同时将非甾体类 AI 换为甾体类 AI 的治疗方案。拒绝接受 AI 治疗或不能耐受 AI 类药物的绝经后乳腺癌患者，可以服用 TAM。③服用降脂药物者应在服药后 4～8 周复查血脂、肝肾功能和肌酸激酶。如果血脂达标且无肝酶和肌酶异常，此后可以 6～12 个月复查。若患者血脂管理不理想，建议与心血管专家共同制订适当的干预方案，并同时对疗效和依从性进行监测。

（三）心脑血管事件

单项临床试验未发现缺血性心血管事件的显著差异，但对 7 项试验的 Meta 分析显示，AI 与心血管疾病风险增加（26%）相关。尚不清楚该风险增加是 AI 的副作用、TAM 的保护作用或两者的叠加，但在为乳腺癌患者制订治疗方案时应将其与患者的其他伴发疾病一起考虑。TAM 可能更适合已知伴发心血管疾病的患者，除非其乳腺癌有早期高复发风险的不良指标。

（王雪儿　王永胜）

# 第四节　雄激素受体与乳腺癌

## 一、雄激素受体概述

雄激素受体（AR）与雌激素受体（ER）、孕激素受体（PR）、糖皮质激素受体（GR）

及盐皮质激素受体（MR）同属类固醇激素核受体家族。AR不仅广泛分布于男性第二性器官中，同时也分布于女性的子宫和乳腺的上皮细胞中，并在人体的肝、肾、心脏、骨骼肌、平滑肌及脑组织中都有分布。AR在乳腺导管和腺泡上皮中呈高表达，阳性率为59%～70%。

AR的编码基因位于Xq11.12，含有8个外显子和7个内含子。AR又称为NR3C4（核受体亚家族3，家族C成员4）。AR有AR-A和AR-B两个亚型。AR-A型N端截短，缺少前187个氨基酸，由体外蛋白水解产生，分子质量为87kDa；AR-B型是全长，分子质量为110kDa。

AR在结构上由结构域以模块化的形式组成。N端调节结构域（NTD）包括：①激活功能-1（AF-1）定位于残基101～307，和全长配体结合激活转录活性；②激活功能-5（AF-5）定位于残基360～485，负责组成型激活；③二聚体表面，包括残基1～36[包含FXXLF基序（F=苯丙氨酸，L=亮氨酸，X=任何氨基酸残基）]和残基370～494，两者在分子内与配体结合结构域（LBD）以头-尾相互作用。DNA结合结构域（DBD）：由两个锌指结构组成，在DNA识别和结合过程中起关键性作用。铰链区：连接DBD和LBD的区域，LBD与DBD含有配体依赖的定位信号。LBD含有激活功能-2（AF-2），负责配体诱导的活性，AF-2结合分子内的N端FXXFL基序或共激活蛋白（含有LXXLL或FXXFL基序）。

在正常的乳腺上皮细胞内，AR在胞质内与热休克蛋白（HSP）70、HSP90形成复合物。按照AR被激活的方式，将AR的作用机制分为雄激素依赖性和非雄激素依赖性机制。雄激素依赖性机制：当配体（睾酮或5α-双氢睾酮）结合后，AR则发生构象变化而活化，同时与HSP解离，活化的AR以二聚体形式与细胞核中的雄激素反应元件结合，并招募其他辅助因子、抑制因子和转录调节因子，调节靶基因的转录。非雄激素依赖性机制：当配体激活AR，AR通过诱导Wnt/β-catenin和PI3K-AKT-mTOR等信号通路，直接调节基因的转录。此外，AR可与细胞质内一些特定的信号转导蛋白如类固醇受体辅助活化因子（steroid receptor coactivator，SRC）、细胞外调节蛋白激酶（extracellular regulated protein kinase，ERK）、蛋白激酶B（protein kinase B，PKB）结合，间接调控基因转录。

# 二、AR与ER阳性乳腺癌

有70%～90%的乳腺癌患者表达AR，其中同时表达AR和ER的比例为74.8%。ER与AR表达一致者（ER$^+$/AR$^+$或ER$^-$/AR$^-$）较不一致者（ER$^+$/AR$^-$或ER$^-$/AR$^+$）具有更好的预后。AR阳性是ER阳性乳腺癌预后良好的指标，AR阳性率≥78%或者AR/ERα>0.87预后最好。ER阳性乳腺癌AR阳性与较小的肿瘤直径、较低的肿瘤分级、较少的淋巴结转移，以及初诊年龄较大和较长的DFS有关。如果ER阳性乳腺癌的AR低表达并且存在FOXA1表达时，则无复发生存期变短。出现远处转移者，超过90%存在FOXA1高表达。

## （一）AR对ER的影响

AR对ER阳性乳腺癌的细胞增殖有抑制作用，其机制包括：①在雄激素作用下，AR抑制ERα，AR与配体结合后，活化的AR通过DNA结合结构域竞争性地与雌激素反应元件结合，从而干扰 ERα 与靶基因的结合，抑制下游增殖信号通路。②在雌激素作用下，ERα 的 C 端配体结合域和 AR 的 N 端转录激活区结合，导致两者的转录活性均受到抑制。Marilena 等研究发现，ERα 与 AR 的比例不同产生的生物效应是不同的，当 ERα 过表达（ERα∶AR=5∶1）时，类固醇受体共活化剂（ARA70）可以促使 ERα 发挥致癌作用；当 AR 过表达时（ERα∶AR=1∶5），ARA70 与 AR 结合，活化 AR 与 ERα 竞争性结合雌激素反应元件，抑制雌激素的致癌作用。③活化的 AR 可以通过与 ERβ 启动子区 ARE 结合，上调 ERβ mRNA 和蛋白的表达，ERβ 的生物特性与 ERα 相反，ERβ 能抑制乳腺癌细胞的生长与侵袭。

### （二）AR 与内分泌治疗耐药

内分泌治疗是 ER 阳性乳腺癌一种重要的辅助治疗方式，但是其中 30%～50% 的患者在内分泌治疗过程中或结束后复发。其机制主要包括 ER 表达缺失，ER 通路与 GFR 通路的交叉效应，PI3K-AKT-mTOR 通路上调等。AR 与内分泌治疗耐药的关系是目前研究的热点之一，Cochrane 等研究发现，应用他莫昔芬治疗的患者中，当 AR∶ER≥2.0 时，他莫昔芬治疗失败的风险是 AR∶ER<2.0 患者的 4 倍，表明 AR 过表达时 ER 阳性患者更容易产生耐药。Andrew 等探讨其中的机制认为，他莫昔芬耐药肿瘤细胞 RHO GDI 表达降低，上调了 AR 的表达，AR 通过非激素依赖通路激活 EGFR/MEK1 通路，促进了 ERα 的表达，引发细胞增殖，此作用通路可被恩杂鲁胺联合吉非替尼抑制。临床试验也证实，不联合使用 AR 拮抗剂，单独使用 EGFR 抑制剂 AZD8931 或 AI 类药物联合吉非替尼都不能逆转内分泌耐药。AI 耐药机制的产生与其治疗后的乳腺癌组织内 5-还原酶（5Red）表达增加有关，后者能够催化睾丸激素向二氢睾丸激素（DHT）转化，经依西美坦治疗后的乳腺癌组织内 DHT/$E_2$ 值显著高于未经内分泌治疗的组织。Takagi 等研究发现，经 AI 处理后，DHT 在 AR 阳性的 T-47D 细胞中诱导了 17HSD2 mRNA 的表达，这可能导致乳腺癌组织中雄激素作用增强，而雌激素作用减弱。Rechoum 等进一步建立了 AI 类药物耐药细胞系，即在类固醇耗竭但补充睾丸激素的条件下，来自 T-47D 细胞的 V1 和 V2，模仿了 AI 治疗后睾丸激素水平升高的乳腺癌细胞。V1 和 V2 细胞丧失了 ER 表达和雌激素依赖性，而过表达 AR 和 PSA，DHT 可显著刺激 V1 和 V2 细胞的增殖，但对 T-47D 细胞无促增殖作用。由此可见，在 AI 类药物治疗过程中，乳腺癌的 AR 信号通路从雌激素依赖转化为雄激素依赖，雄激素取代雌激素成为此时的致癌因子，AI 治疗后导致的雄激素水平升高恰好可增加雄激素介导的致癌效应，导致治疗失败，即产生 AI 类药物的耐药性。

## 三、AR 与 HER2 过表达型乳腺癌

HER2 过表达型的临床特点及生物学特征并非单一亚型，具有异质性。*Her2* 基因扩增和 HER2 蛋白表达之间的一致性不强，*Her2* 基因扩增中 47% 是 HER2 过表达型，18% 为 lumimal A 型，24% 为 luminal B 型，11% 为三阴型。在 HER2 过表达型中有 46% 为非 *Her2* 基因扩增，这些 HER2 蛋白的表达不是通过 EGFR-HER2 信号通路实现的，而是由其他因

素驱动的，AR 在其中有重要作用。大约 60% HER2 阳性的乳腺癌过表达 AR，同时多伴有 ER、PR 的表达，这种 ER⁺AR⁺HER2⁺ 乳腺癌常具有肿瘤直径比较小、临床分期早、Ki-67 表达低的特点。而 ER-AR⁺HER2⁺ 乳腺癌具有 HER2 与 AR 共表达的特点，意味着肿瘤的侵袭性更低。

AR 在 HER2 过表达乳腺癌中的作用机制：在雄激素刺激下，AR 与 WNT7B 结合导致 β-catenin 发生核移位，AR/FOXA1/β-catenin 形成复合物与 *ErbB2* 基因调控区结合诱导肿瘤生长。并且有研究表明，AR 可以通过 *ErbB2* 的介导调控 ERK 磷酸化，激活 ERK 通路，上调 *Her2* 基因的转录，致 HER2 高表达而促进乳腺癌细胞的增殖。进一步的研究证明，通过恩杂鲁胺处理 HCC1954 和 SKBr3 细胞可观察到，HER2 阳性细胞的增殖明显减少，此作用是通过 AR 抑制，降低 HER2 磷酸化及其下游 AKT 和 Erk 的活化，但并不影响 HER2 和 HER3 蛋白的表达，说明 AR 对 HER2 作用可以是非基因依赖性的。此外，在前列腺癌研究中，mTOR 信号通路与 AR 之间存在交叉调节，抑制 mTOR 可以上调 AR 蛋白的表达和活性。这可以解释在 BOLFRO-1 和 BOLERO-3 试验中，HER2 阳性乳腺癌可能存在 mTOR-AR 间补偿性激活作用，从而导致依维莫司与曲妥珠单抗未能联合抑制 mTOR/HER2。

基于 ER⁻AR⁺HER2⁺ 乳腺癌由 AR 和 HER2 双靶驱动的理论，正在开展一项 II 期临床试验：曲妥珠单抗联合恩杂鲁胺对 AR⁺HER2⁺ 转移性或局部晚期乳腺癌有效性和安全性的研究（NCT02091960）。

# 四、AR 与三阴性乳腺癌

三阴性乳腺癌（TNBC）是一组具有高度侵袭性的乳腺癌，TNBC 呈明显的异质性和遗传复杂性。与其他乳腺癌亚型相比，TNBC AR 表达水平较低，为 10%～35%。表达 AR 的 TNBC 归类为管腔雄激素受体（LAR）亚型，此亚型的预后仍有争议，其原因是缺乏标准的检测方法和临界值，但多个 Meta 分析表明，AR 阳性与 DFS 延长有关，而与 OS 无显著相关性。近年大量临床前期研究表明，TNBC 中 AR 的作用与信号通路的网络（如 PI3K-AKT-mTOR、细胞周期和 MAPK 途径）及几种关键蛋白（如 FOXA1、PTEN、BRCA1 和 BRCA2）有关。根据这些基础性研究的结果已经开展了多项临床试验。AR 在三阴性乳腺癌中的作用机制如下。

**1. PI3K-AKT-mTOR 通路**　大量研究表明，AR 信号与 PI3K 通路异常在乳腺癌发生中有重要的相互作用。其中，AR 阳性的 TNBC 细胞系和肿瘤与 *PIK3CA* 突变之间有显著相关性，AR 阳性 TNBC 的 *PIK3CA* 突变更多，最高可达 40%，而 AR 阴性 TNBC 仅 4%。体外试验也发现，AR 阳性 TNBC 细胞系 PI3K 途径的激活，与 *PIK3CA* 突变和 PTEN 丢失有关。AR 在前列腺癌中可直接抑制 PTEN 的转录调控，在乳腺癌中 AR 反而可刺激 *PTEN* 基因的表达。单独抗 AR 治疗可以降低 PTEN 活性，但也会激活 PI3K 途径。因此，与 AR 拮抗剂联合使用的 PI3K 抑制剂可能对 AR 阳性的 TNBC 肿瘤具有协同治疗作用。目前正在进行三项与此相关的转移性或晚期 TNBC 临床试验：① II 期试验（NCT02457910），目的是评估 PI3K 抑制剂 taselisib 联合恩杂鲁胺治疗 AR 阳性转移性 TNBC 的疗效；② I 期试验，醋酸阿比特龙与 PI3K 抑制剂（AZD8186）治疗晚期 TNBC 的研究（NCT 01884285）；③为在 AR 阳性和 PTEN 阳性转移性乳腺癌（NCT 03207529）患者中评估 BYL719 联合恩杂鲁胺的效果。

**2. 细胞周期**　AR 与配体结合后，一方面可以直接与细胞周期蛋白 D1（cyclin D1）启动子内的雄激素反应元件（ARE）结合，并募集 DAX1 和 HDAC1 形成复合体，从而抑制乳腺癌细胞中 cyclin D1 的表达。另一方面通过激活肿瘤抑制基因 *KLLN* 的转录，上调关键细胞周期调节因子 TP53 和 TP73 的表达，抑制 cyclin D1 的作用。此外，AR 阳性 TNBC 肿瘤通常有 RB1 通路的失活，并且 AR 表达与 RB1 失活程度呈正相关。对于 AR 阳性 TNBC 细胞，TP53 和 RB1 的存在对维持其管腔细胞特性有关键性作用。一旦 *TP53* 丢失，并同时发生 *RB1* 突变，会上调 *SOX2*，促使表型向不依赖 AR 的基底样细胞转变，从而诱导对恩杂鲁胺的耐药性。由此可见，AR 拮抗治疗有激活细胞周期信号的风险，因此在拮抗 AR 的同时需要抑制细胞周期信号。近期的临床前试验表明，在 AR 阳性/RB 正常的 TNBC 细胞中，帕博西尼和恩杂鲁胺联合应用可产生协同抗癌作用，将细胞周期阻滞在 $G_1$ 期，但是对 AR 阳性/RB 阴性或 AR 阴性/RB 阴性细胞无作用。这一结果为选择联合抑制细胞周期和雄激素受体的临床试验提供了依据。目前正在进行的两项临床试验将分别评估帕博西尼（NCT02605486）或瑞博西林（NCT03090165）联合比卡鲁胺在 AR 阳性转移性 TNBC 中的效果。

**3. FOXA1 和 ERβ**　伴大汗腺化生的乳腺癌（molecular apocrine breast cancer，MABA）与 TNBC 中的 LAR 亚型有很高的重叠。在 MABA 细胞系中，FOXA1 是一个关键的转录因子，它可促进 AR 信号传递到靶基因。Guiu 等在 15% 的 TNBC 中检测到 AR 和 FOXA1 共表达，这部分肿瘤表现为管腔样肿瘤，此发现与 TNBC 中报道的 11%～15.4% 的 LAR 一致。Bernardo 发现 FOXA1 可以抑制一种基底样乳腺癌转移所需的基因，如 *Annexin 1*。FOXA1 通过诱导管腔样基因和抑制基底样基因，在 ER 阴性和 AR 阳性乳腺癌中起关键作用，这可以保证管腔样表型和基底样表型之间的可塑性。

大约 30% 的 TNBC 患者可检测到 ERβ 过表达，生物学活性降低，其预后更佳。在 TNBC 细胞中，ERβ 以配体依赖性方式起到抑制细胞生长的作用。ERβ 和 AR 在乳腺癌中存在一种重要的交叉作用，这种交叉作用是通过 ERβ 启动子将 AR 向 ARE 位点募集而发生的。AR 的激活可同时刺激 ERβ 的启动子活性和表达。ERβ 表达的沉默可部分抵消米勃龙对细胞增殖、p21 和 cyclin D1 表达的影响。AR-ERβ 相互作用可能在 TNBC 中起重要作用。

# 五、AR 及其药物治疗

AR 可以促进或抑制乳腺肿瘤细胞的生物学特征，AR 激动剂和拮抗剂都被认为是乳腺癌潜在的治疗药物。虽然天然和合成的类固醇雄激素已被用于治疗 ER 阳性乳腺癌，但由于其严重的副作用，限制了它的应用。临床上更多选用 AR 调节剂（SARM），体内研究表明，SARM 能够在 5 周内将肿瘤重量减轻 90%，可减轻肿瘤引起的恶病质，且由于对绝经后妇女的副作用较小，SARM 应用于转移性或局部晚期 ER 阳性和 AR 阳性乳腺癌的治疗正在进行Ⅱ期临床试验（NCT02463032）。

## （一）第一代 AR 拮抗剂

比卡鲁胺在 AR 阳性/ER 阴性/PgR 阴性晚期乳腺癌患者中进行的Ⅱ期临床试验显示，治疗 6 个月时患者的临床获益率为 19%，中位 PFS 为 12 周，这是 AR 阳性 TNBC 靶向治疗成功的第一个证据。目前，一项关于比卡鲁胺在转移性 TNBC 中的临床试验（NCT00468715）正在进行，其初步结果有 20%的临床获益率。

## （二）第二代 AR 拮抗剂

恩杂鲁胺已被批准用于去势耐药的前列腺癌患者。一项评价恩杂鲁胺治疗 AR 阳性 TNBC 疗效的Ⅱ期临床试验显示，治疗 16 周时患者的临床获益率为 33%，24 周时的临床获益率为 28%，中位 OS 为 16.5 个月，中位无进展生存期为 3.3 个月。另一项Ⅱ期临床研究正在评估恩杂鲁胺联合来曲唑单抗治疗 HER2$^+$AR$^+$转移性或局部晚期乳腺癌（NCT02091960）的疗效，主要目标是 24 周的临床获益率（CBR24），指患者 24 周的完全或部分缓解（CR 或 PR）或稳定疾病（SD）。正在进行的另一项Ⅱb 期试验研究（NCT02689427）将恩杂鲁胺和紫杉醇联合应用于 AR 阳性的早期 TNBC 患者。

## （三）CYP17A1 抑制剂

醋酸阿比特龙和 Seviteronel 都是靶向雄激素的生物合成物，目前正在临床评估中。醋酸阿比特龙应用于患晚期或转移性乳腺癌的绝经后妇女的Ⅱ期临床试验（NCT00755885）已经完成，患者 24 周临床获益率为 20%，中位 PFS 为 2.8 个月。醋酸阿比特龙酯与泼尼松联用的另一项研究（NCT01842321）为伴大汗腺化生的肿瘤患者提供了可喜的结果。Seviteronel 可减少雄激素和雌激素的产生，且已在Ⅰ期试验（NCT02580448）中进行了评估。第一阶段显示，TNBC 和 ER 阳性乳腺癌的女性通常耐受性良好，并且在 4 个月（CBR16）和 6 个月（CBR24）时分别有 26.3%和 11%的受试者至少达到了临床获益。

目前，晚期 TNBC 的标准治疗方法主要是非特异性的细胞毒化疗。尽管针对 AR 治疗的方案允许其应用于晚期或转移性 TNBC 患者，但仍需开发新型预测疗效的生物标志物，以识别受益最大的人群。

## （四）AR 治疗的新尝试

目前液体活检 AR 测试是一个热点研究领域。在前列腺癌中，血清/血浆或尿液中的 AR 浓度已被证实与预后判断和结果预测相关。最近，有研究评估了乳腺癌中循环肿瘤细胞（circulating tumor cell，CTC）的 AR-v7 亚型的表达，结果显示，AR-v7 表达与骨转移增加之间有直接关联。进一步的研究表明，31%的 CTC 表达 AR mRNA，其水平因乳腺癌亚型而异。这些发现提示，CTC 中的 AR 水平对疾病进展有预测价值，对于选择 AR 靶向疗法的患者也有预测价值。

AR 在前列腺癌研究中的成果可以为乳腺癌研究开拓新思路。例如，程序性死亡配体（PD-L1）阳性和 PD-L2 阳性树突状细胞在循环中的浓度，可能在选择对恩杂鲁胺耐药的乳腺癌患者中发挥作用，这已经在前列腺癌患者中得到证实。此外，针对前列腺癌的研究表明，将恩杂鲁胺与靶向 Twist 蛋白（一种调节转移的转录因子）的靶向治疗疫苗共同给药，可改善总生存率。

AR 作为乳腺癌生物标志物和治疗靶点的价值尚不清楚。临床相互矛盾的结果是由于疾病的异质性，以及没有明确的 AR 阳性的临界值等造成的。AR 具有肿瘤进展的抑制物或诱导物的双重作用，雄激素和抗雄激素药物在乳腺癌治疗方案中可以并存。目前研究应侧重于识别新的生物标志物，以便对受益于 AR 靶向治疗的患者进行亚群分层，实现更加精准的治疗。

（马灵斐　蔡振刚）

# 第五节　乳腺癌术前肿瘤穿刺组织与术后大体标本受体检测及其临床意义

乳腺癌患者肿瘤组织的雌激素受体（ER）和孕激素受体（PR）表达情况，是临床安排乳腺癌患者内分泌治疗及评估患者预后的重要依据。本节针对目前国内外对乳腺癌的 ER、PR 检测指南，以及乳腺癌同期腋窝淋巴结与复发转移灶受体检测的意义进行阐述。

## 一、乳腺癌 ER、PR 病理检测指南

为了更好地评估乳腺癌患者肿瘤组织的 ER 和 PR 表达情况，以指导临床内分泌治疗，并使患者能够最大限度地从内分泌治疗中获益，以及对患者的预后进行预测和评估，目前国内外都发布了乳腺癌 ER 和 PR 病理检测的相关指南，并不断进行更新。

（一）我国乳腺癌 ER 和 PR 病理检测指南

关于乳腺癌患者肿瘤组织的 ER 和 PR 病理检测，国内有 2011 年版、2018 年版《乳腺癌诊疗规范》，2011 年版、2015 年版、2017 年版、2019 年版《乳腺癌诊治指南与规范》，2015 年版《中华病理学杂志》的《乳腺癌雌、孕激素受体免疫组织化学检测指南》。

**1.《乳腺癌诊疗规范》**（2011 年版）　2011 年，卫生部医政司发布的《乳腺癌诊疗规范》，在分子生物学标志物和基因的检测及判定章节，就免疫组化法检测类固醇激素受体（ER、PR）提出以下几点：

（1）每批 ER、PR 的免疫组化染色都要有阳性和阴性的内、外对照。

（2）阳性及阴性对照切片均出现预期结果的同批免疫组化检测切片，可进行免疫组化染色的结果判定。

（3）显微镜下观察、评估和报告阳性细胞的百分比和着色强度（强、中、弱）。

（4）癌细胞核呈棕黄色颗粒着色，判定为 ER/PR 阳性细胞。

同时还指出，因乳腺癌本身存在异质性，且受检测系统、抗体、检测方式等因素影响，检测结果可能存在一定的不一致性。因此，复检时应提供初检所用检测系统、检测方式（全自动、半自动、人工检测）、抗体名称及浓度、探针名称等。

随后，2013 年出版的《乳腺疾病病理彩色图谱》（第二版）及《乳腺肿瘤学》两部乳腺相关专著，在乳腺癌 ER 和 PR 检测章节都对 2011 年的国家指南进行了更加详尽的阐述。

值得注意的是，2011 年版指南中关于乳腺癌 ER 和 PR 病理检测的内容，正是美国临床肿瘤学会（American Society of Clinical Oncology，ASCO）/美国病理学家学会（College of American Pathologists，CAP）于 2020 年 1 月 13 日发布的对《乳腺癌患者雌激素受体及孕酮受体免疫组织化学检测指南》中的 ER 和 PR 检测进行更新所建议的内容。我国标准比 ASCO/CAP 早了近 10 年。

**2.《乳腺癌诊治指南与规范》**（2011 年版、2015 年版、2017 年版、2019 年版）　2011 年版《乳腺癌诊治指南与规范》在免疫组化检测章节中提到：常规应检测乳腺癌原发灶的 ER、PR。检测结果的描述推荐采用半定量法，如"1+～3+""—"。

2015 年版、2017 年版、2019 年版《乳腺癌诊治指南与规范》中均提到 ER、PR 检测参考《中华病理学杂志》中的《乳腺癌雌、孕激素受体免疫组织化学检测指南》（2015 年版）。

**3.《中华病理学杂志》《乳腺癌雌、孕激素受体免疫组织化学检测指南》**（2015 年版）　2015 年，《中华病理学杂志》组织专家，基于 2010 年版 ASCO/CAP 的乳腺癌 ER、PR 免疫组化检测指南，编写发布了《乳腺癌雌、孕激素免疫组织化学检测指南》，对乳腺癌 ER、PR 免疫组织化学检测的技术路线、结果判读标准、质量控制等方面提出规范，旨在使 ER、PR 检测的操作程序和结果判读标准化，提高检测的准确性和可重复性，更准确地评估乳腺癌患者的预后，并为临床治疗提供可靠依据。

（二）国外乳腺癌 ER 和 PR 病理检测指南

到目前为止，国外的乳腺癌 ER 和 PR 病理检测指南主要是 ASCO 和 CAP 2010 年版及 2020 年版。

**1.《乳腺癌雌激素和孕激素受体检测指南》**（2010 年版）　ASCO 和 CAP 在 2010 年发布了该指南，指南包括以下 7 个方面。

（1）ER、PR 免疫组化检测结果的最佳判断标准

1）ER、PR 阳性定义为≥1%的肿瘤细胞核着色。

2）ER、PR 阴性定义为在有阳性内参对照的情况下，<1%的肿瘤细胞核着色。

3）ER、PR 不确定定义为同一标本中正常腺上皮细胞核着色而肿瘤细胞核均不着色，或同一标本多次送检均未发现肿瘤细胞核着色。

以上定义基于下列实验室相关管理规定：ER、PR 阳性及阴性的初始分类与最终临床分类结果的一致率分别达到 90%和 95%；内部质控应包括每种方法中 ER、PR 反应性的外对照、常规方法的再次评估，以及技术人员和病理诊断人员的资质认证；依据技能考核规定参加外部技能测试；每两年由评审机构进行评审。

（2）最佳检测条件

1）在保证切除组织能够代表组织学分级和病理类型的基础上，尽量采用大块、多部位取材的标本。如出现下列情况应该重新检测：①外对照不可靠（每日评分记录存在差异）；②同一张切片上没有正常乳腺组织作为阳性内对照；③标本过处理（强酸处理）；④标本呈现 ER 阴性/PR 阳性表型；⑤标本处理时间过长或者固定时间<6 小时或>72 小时；⑥在缺少阳性内对照的情况下，标本检测结果呈阴性。

2）根据指南进行以下注解：①ER、PR 阳性为≥1%的肿瘤细胞核着色，同时报告应包括平均染色强度和范围；②需进行图像分析，因其有利于分析染色范围；③应提供 H 评分、Allred 评分或 Quick 评分结果；④ER、PR 阴性应为<1%的肿瘤细胞 ER、PR 染色呈阳性；⑤结果解读应有条理性，以保证正式报告的一致性和说服力。

3）切片记录或正式报告应包括指南相关的条目。

（3）最佳标本处理条件

1）从获取标本组织到标本固定的时间间隔应尽可能短。ER、PR 检测标本应该用 10%中性甲醛液固定 6～72 小时；对标本行适当的大体检查，确定切缘后切成 5mm 厚切片并置于足量的固定液中，使标本得到充分浸泡；若标本来自外地，则应将肿瘤组织切成双份，并保存在 10%中性甲醛液中送实验室检测；处理时间、标本固定类型和甲醛处理时间均需做记录。

2）不建议对保存时间超过 6 周的标本进行检测。

3）从患者身体切取标本的时间、标本固定开始时间、整个固定时间及固定类型，均需记录并备注在切片记录或正式报告中。

（4）最佳内对照程序

1）任何检测手段的认证都应在正式实施检测前确定。

2）必须使用经临床证实的 ER、PR 检测方法进行验证检测。

3）一旦检测系统发生明显变化，应进行再次认证，如一抗的改变、新的抗原修复或检测系统的引入。

（5）最佳内部质量保证程序

1）首次检测验证。

2）后续质量控制和设备维护。

3）首次及后续的实验室人员技能培训和资格认证。

4）采用标准化操作程序，包括每一批检测均同时有外对照，常规评估内对照即正常上皮组织。如条件允许，每张检测切片均应包括正常乳腺组织。

5）至少每半年进行一次常规的质量评估。一旦检测体系发生明显变化，应进行再次认证。

6）持续的资格评估，并对病理工作者进行培训。

（6）最佳外部能力评估

1）实验室每年必须参加至少两次外部能力评估测试。

2）实验室操作人员在任意一次检测中正确率均达到 90%以上方为合格。

若测试不合格，实验室应依据鉴定委员会相关要求做出解释。

（7）最佳实验室资质鉴定：实验室每年进行自我检查和隔年进行现场检查，评估实验室资质认证结果、标本处理流程、质控情况及病理报告。考核不合格的实验室应停止检测 ER、PR。

**2.《乳腺癌雌激素和孕激素受体检测指南》**（2020 年版） 2020 年 1 月，*Journal of Clinical Oncology* 在线发表了美国斯坦福大学等 21 家肿瘤相关医院及机构联合起草的 ASCO 和 CAP 的《乳腺癌雌激素和孕激素受体检测指南》，针对 2010 年版在实际临床诊治工作中困扰病理和临床医生的主要问题进行了多中心研究和评估，就如何最大限度地确保检测结果能够指导临床内分泌治疗和患者获益，并解决目前困扰着病理和临床医生的以下 4 个主要问题达成共识。

（1）如何达到检测的最佳质量控制、如何对被检测组织进行处理、检测结果的评分系统，以及检测结果如何详尽地体现在病理报告中。

（2）如何使免疫组织化学检测的结果，通过报告充分地提供给临床，使临床能够充分、合理地进行治疗方法的选择及治疗效果的预测评估，尤其在 ER 低表达的情况下，更彰显其重要性。

（3）可否使用除免疫组织化学检测方法以外的其他激素受体表达检测方法，用于筛选可能受益于内分泌治疗的乳腺癌患者。

（4）对于乳腺的非浸润性导管癌，即导管原位癌（ductal carcinoma *in situ*，DCIS），是否也需要常规进行激素受体检测。

基于以上 4 个问题，ASCO/CAP 于 2020 年 1 月 13 日对指南中的 ER 和 PR 检测进行了更新，主要更新点（建议）包括以下方面：

（1）为争取最大限度地确保其检测结果能够指导临床的内分泌治疗，并能使患者获益。2020 年版指南针对如何进行检测的最佳质量控制、如何对被检测组织进行处理、检测结果的评分系统及检测结果如何在病理报告中体现出来，具体包括了以下几点：

1）针对如何进行检测的最佳质量控制

A. 2020 年版指南提出了用于最大可能保障 ER/PR 检测的最佳流程，ER 或 PR 阳性的定义是阳性细胞核的比例为 1%～100%。

B. 当 ER 低表达，如为 1%～10% 的肿瘤细胞核阳性表达，则应在报告中体现为"免疫组化检测结果为 ER 阳性低表达，提示该肿瘤细胞的生物学行为更近似于 ER 阴性的肿瘤，从内分泌治疗获益有限"。

C. 建议将肿瘤细胞核的 ER 表达强度分为强阳性、中等阳性、弱阳性、阴性。

2）针对最佳的测试条件：2020 年版指南无变化，但提出了"最好多个标本，需要足够大的穿刺活检材料（组织样本）以确定其可以代表肿瘤的分级及类型"的建议。

3）针对最佳的组织处理要求：2020 年版指南无变化，但提出从组织获取到固定的时间应尽可能短，要将用于 ER 和 PR 检测的样品在 10% 中性甲醛缓冲液中固定 6～72 小时。

4）针对 0～10% 染色的病例：2020 年版指南提出，应报告内对照状态（正常乳腺导管或者小叶有无阳性表达的细胞，即阳性的内对照情况）。对于没有阳性内对照，而阳性外对照的肿瘤细胞表达阳性的检测结果，建议附加注释说明。

（2）不建议使用除免疫组化检测方法以外的其他激素受体表达检测方法用于筛选可能受益于内分泌治疗的乳腺癌患者：2020 年版指南提出，经验证的免疫组化检测方法是预测内分泌治疗获益的标准检测方法。为此，不建议使用其他类型的检测方法作为受体表达情况的主要筛查检测手段。

（3）针对乳腺的非浸润性导管癌（DCIS），是否也需要常规进行激素受体检测：2020 年版指南建议对新诊断的 DCIS 患者进行 ER 检查，以确定有无进行内分泌治疗的潜在益处，以降低患者再次患乳腺癌的风险。PR 检测目前还是可选的检测项目。

## 二、乳腺癌术前肿瘤穿刺组织与术后大体标本受体检测的临床意义

### （一）乳腺癌的异质性使术前肿瘤穿刺组织进行激素受体检测可能存在弊端

肿瘤内异质性是当今癌症治疗中最大的挑战之一。肿瘤的异质性使得同一肿瘤中的肿瘤细胞之间存在差别，这些差别往往是影响甚至导致乳腺癌诊断、治疗及预后发生变化的主要因素。

乳腺癌的异质性主要体现在明显的组织病理学及分子病理学的异质性，以及用于进行组织病理诊断和分子病理诊断的肿瘤组织有限，其检测结果不能代表整个肿瘤的全貌，导致病理科医生在镜下观察到的肿瘤仅仅是一部分。也就是说，对于乳腺癌术前肿瘤穿刺组织所进行的激素受体检测，其结果仅仅体现了被检测的穿刺肿瘤组织内的肿瘤表达情况，仅仅是整个肿瘤的一小部分，不能代表整个肿瘤的激素受体表达情况。另外，不同组织学类型、不同组织学分级的乳腺癌，其激素受体的表达情况也不尽相同。即使是对手术切除的肿瘤组织进行激素受体的检测，也只能检测到一张仅 6μm 厚的组织薄片上的肿瘤细胞的受体表达情况，仅代表了肿瘤的一小部分。由于检测的局限性，患者对内分泌治疗的反应存在差异。当然，内分泌治疗效果与检测结果不一致还可以有其他原因，如肿瘤细胞不表达孕激素受体或者肿瘤细胞雄激素受体阳性等。

基于以上内容，对于手术切除的肿瘤组织一定要进行激素受体的检测，以便更全面地观察肿瘤细胞的激素受体表达情况，能为临床提供更多的内分泌治疗依据，并能对患者的预后进行较切实的预测评估。

### （二）术前肿瘤穿刺组织进行激素受体检测可能存在弊端

由于乳腺癌的显著异质性，穿刺组织的激素受体检测可能存在以下弊端：

（1）看不到肿瘤进展的先端部分，即肿瘤癌巢与正常乳腺组织的交界部分，选择这部分做检测可检测增殖最活跃的肿瘤细胞，且瘤旁的正常乳腺组织可作为阳性内对照。

（2）穿刺组织内大多为非浸润性癌，浸润性癌的部分很少，就有可能存在检测结果的局限性，尤其当激素受体低表达时，穿刺组织与手术切除肿瘤组织的差异更加明显。

（3）穿刺组织内的癌巢伴有纤维化、钙化等改变，存在所检测到的浸润性肿瘤细胞少、低评估等可能性。

（4）穿刺组织的激素受体检测，不能对混合型乳腺癌进行评估。对于同一肿瘤组织内存在两种或两种以上病理组织学类型的乳腺癌，或者不同病理组织学分级的乳腺癌，都应

进行激素受体检测和评估，还应选择转移灶进行检测评估。

（付　丽　韩芸蔚　谷　峰）

# 第六节　乳腺癌同期腋窝淋巴结及复发转移灶受体检测及其意义

本节将从乳腺癌的异质性、乳腺癌同期腋窝淋巴结及复发转移灶受体检测及其意义进行阐述。

## 一、乳腺癌的异质性

癌生物学的新观点认为肿瘤是异质性细胞的群体。癌细胞在复杂的生态微环境中经突变、选择、适应与进化而衍生成新克隆群，且依赖于在复杂的生态系统中与其他细胞及间质成分的相互作用。肿瘤异质性是指同类肿瘤的瘤间（intertumor）与同一肿瘤的瘤内（intratumor）存在形态、功能差异的瘤细胞亚群。不同乳腺癌患者的肿瘤有不同的分子谱，其表型对应了肿瘤间的异质性。同时，每位患者还存在肿瘤内的异质性，且具有时间和空间上的异质性表现。多年来，病理科医生根据肿瘤细胞核的多形性、核分裂数及肿瘤组织结构与生长方式等改变对肿瘤进行分级，而这些指标在肿瘤的不同区域常存在明显的差异。

20 世纪中后期，许多学者相继报道了一个肿瘤由多个瘤细胞亚群构成的观点。1977年，Heppner 等从小鼠自发性乳腺癌中分离出 4 个表型差异的瘤细胞亚群。同年，Fidler等报道了小鼠移植性黑色素瘤转移能力的异质性。细胞生物学家利用吉姆萨（Giemsa）染色、光谱核型和荧光原位杂交技术（FISH）可直接观察单个瘤细胞的染色体异常。近年，研究者常利用比较基因组杂交（comparative genomic hybridization，CGH）检测染色体位点得与失等的异常改变，目前该方法已得到广泛应用。乳腺癌所有可识别的形态和功能特征均可呈现异质性。例如，细胞形态、组织结构、核型与其他细胞遗传标记、信号通路活性等诸多形态和功能方面的差异。目前，克隆选择与肿瘤干细胞两种学说互补可以解释肿瘤异质性在学术界达成了共识。Proia 等指出，乳腺癌干细胞的亚群可能与肿瘤个体遗传特性相关。Park 等结合免疫荧光染色和 FISH 分析 15 例不同亚型浸润性乳腺癌患者的 8 号染色体着丝粒探针拷贝数及其他染色体改变，发现 CD44$^+$癌细胞与 CD24$^+$癌细胞在乳腺癌不同亚型的同一癌组织内及原位癌与浸润性癌病变区域均呈高度异质性，这提示 CD44$^+$与 CD24$^+$瘤细胞亚群在肿瘤演进过程中各自进化，形成彼此互不相同的异质性克隆群。Russness 等报道，乳腺癌的遗传物质具有异质性，染色体的某些位点好发生重复、缺失与重排等异常改变。Shah 等对 104 例三阴性乳腺癌患者进行基因组测序，结果发现突变数、突变类型和肿瘤样品的克隆形成能力均有质的差别。Cleary 等发现，乳腺癌基底细胞型和管腔型之间存在协作，并且 *Wnt1* 基因的改变是驱动这两种亚型相互转化的必要条件。

肿瘤异质性不仅在空间上存在于乳腺癌的不同部位，在时间上也可发生于乳腺癌演进的不同阶段，如转移与复发过程。Gupta 等从乳腺癌细胞系分离同质亚群，在培养 6 天后发现，瘤细胞群呈现出异质性状态。Aurilio 等报道在已发生转移的乳腺癌中，瘤组织的雌激素受体（ER）、孕激素受体（PR）、人表皮生长因子受体 2（HER2）的表达状态随时间及肿瘤的进展而发生改变，肿瘤细胞在转移的过程中可丧失或者获得 HER2 表型。Shah 等比较乳腺小叶癌原发瘤与转移瘤基因序列，发现多发性突变仅见于转移瘤，另有其他几种突变在转移瘤中的发生频率增高。因此，不能排除原发瘤与转移瘤的生物学标志物（分子分型）会发生改变的可能。尤其是对复发和转移灶，还要考虑之前的治疗所导致的对治疗不敏感的肿瘤细胞发生了复发和转移，如 ER 阴性肿瘤细胞从之前的内分泌治疗中逃逸、HER2 阴性肿瘤细胞从之前的曲妥珠单抗靶向治疗中逃逸等。

因此，如仅根据原发瘤的生物学标志物（分子分型）来拟定对复发/转移瘤的靶向治疗，可能导致某些病例治疗无效。因此，建议对新出现的病灶，包括复发、转移灶重新进行检测分型，以帮助临床医师给予患者精准的治疗。

## 二、腋窝淋巴结及复发转移灶受体检测及其意义

研究显示，20%～30%的早期乳腺癌患者术后会出现复发和（或）转移，其受体表达差异直接影响乳腺癌复发、转移患者的治疗及预后。到目前为止，报道的复发、转移瘤与原发瘤 ER 表达不一致率为 65%～42%、PR 表达不一致率为 21%～64%、HER2 表达不一致率为 1%～15%。有学者对 119 例乳腺癌患者进行了研究，发现复发、转移前后 ER、PR 和 HER2 的不一致率分别为 13.4%、39%和 11.8%，并提示在出现复发、转移的患者中，受体表达状态转为三阴型的患者预后最差。

近年来国内外很多临床研究亦表明，ER、PR、HER2 在乳腺癌原发灶与腋窝淋巴结转移灶中的表达也存在一定差异。Falck 等回顾性研究 262 例、257 例和 104 例乳腺癌患者的原发灶和腋窝淋巴结转移灶中 ER、PR 及 HER2 的表达变化，结果显示，ER、PR 及 HER2 的变化率分别为 7%、16%和 3%，PR 差异有统计学意义，ER 和 HER2 差异无统计学意义。Aitken 等对 385 例行乳腺癌改良根治术中 211 例有腋窝淋巴结转移患者的原发灶与转移淋巴结同时行 ER、PR 及 HER2 免疫组化检测，结果显示 ER、PR 及 HER2 在原发灶与腋窝转移淋巴结之间表达的变化率分别为 26.1%、21.3%及 8.1%。

以上乳腺癌异质性的研究报道，以及临床实践显示乳腺癌的同期腋窝淋巴结内转移癌细胞的 ER、PR 表达存在差异，即乳腺癌 ER、PR 表达的同时性异质。乳腺内原发灶肿瘤细胞与乳腺切除部位的癌局部复发灶、远处转移灶内肿瘤细胞的异时性异质病例亦不少见。图 4-1～图 4-8 所显示的是同时性的肿瘤异质性，即在同一块肿瘤组织中、不同部分（不同的病理组织学分级）的肿瘤细胞显示明显的 ER、PR、HER2、Ki-67 表达差异。图 4-9～图 4-16 所显示的是异时性的肿瘤异质性。患者左侧乳腺原发肿瘤的 ER 检测结果显示 ER 阴性、HER2（3+）。经化疗和曲妥珠单抗靶向治疗 1 年后，左侧锁骨上淋巴结内癌转移，转移癌的 ER 检测结果为阳性。

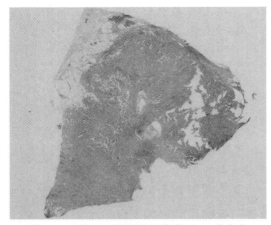

图 4-1　非特殊型浸润性导管癌（HE 染色）

显示两种病理组织学形态（分级、排列）

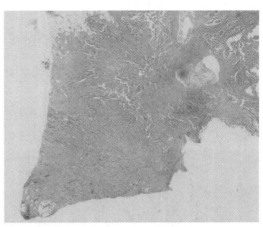

图 4-2　图 4-1 的局部放大像

组织学 I 级（左下角）和组织学 II 级（右上部分）

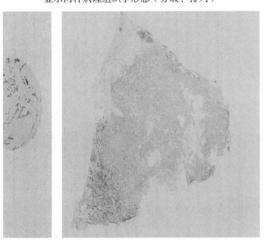

图 4-3　ER 免疫组化染色（左图为阳性外对照）

左下方（组织学 I 级）的肿瘤细胞呈 ER 阳性表达，右上方（组织学 II 级）的肿瘤细胞不表达 ER

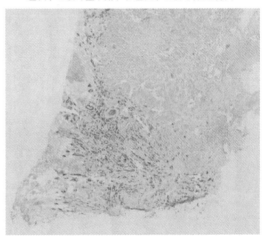

图 4-4　图 4-3 的局部放大像

左下方（组织学 I 级）的肿瘤细胞呈 ER 阳性表达，右上方（组织学 II 级）的肿瘤细胞不表达 ER

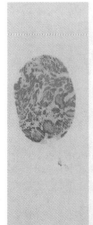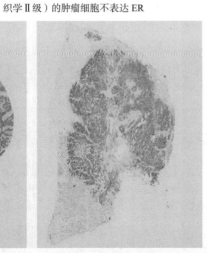

图 4-5　HER2 免疫组化染色（左图为阳性外对照）

左下方三角处（组织学 I 级）ER 阳性的肿瘤细胞不表达 HER2（0），右上方 ER 阴性的肿瘤细胞呈 HER2 阳性表达（3+）

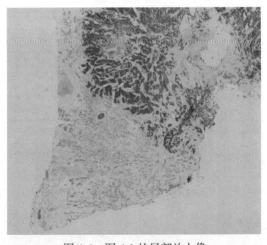

图 4-6　图 4-3 的局部放大像

左下方（组织学 I 级、ER 阳性）不表达 HER2（0）的肿瘤细胞，右上方（组织学 II 级、ER 阴性）呈 HER2 阳性表达（3+）的肿瘤细胞

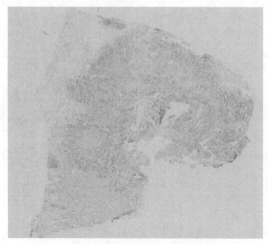

图 4-7　Ki-67 免疫组化染色

HER2 阳性（3+）的肿瘤细胞呈高增殖状态（右上方），ER 阳性的肿瘤细胞呈低增殖状态（左下方）

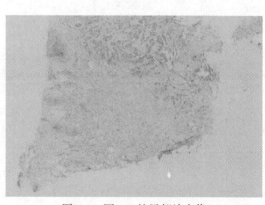

图 4-8　图 4-7 的局部放大像

ER 阳性的肿瘤细胞 Ki-67（增殖指数）约占 10%；HER2 阳性的肿瘤细胞 Ki-67（增殖指数）约占 70%

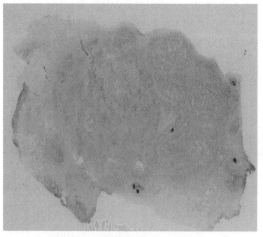

图 4-9　左乳腺肿瘤（HE 染色）

非特殊型浸润性导管癌，组织学Ⅱ～Ⅲ级

图 4-10　左乳腺肿瘤（ER 染色）

肿瘤细胞不表达 ER

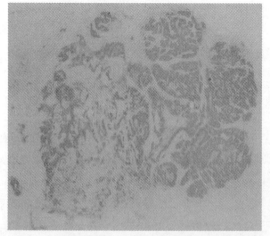

图 4-11　左乳腺肿瘤（HER2 免疫组化染色）细胞

HER2 阳性（3+）

图 4-12　左乳腺肿瘤（Ki-67 免疫组化染色）

肿瘤细胞呈高增殖状态（约占 70%，呈中、强度表达）

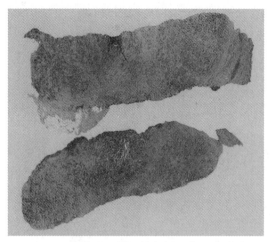

图 4-13 左侧锁骨上淋巴结穿刺活检（HE 染色）

淋巴结内见转移癌

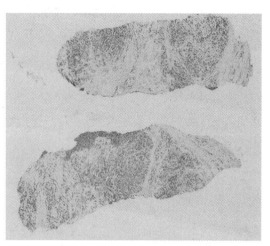

图 4-14 左侧锁骨上淋巴结穿刺活检（ER 染色）

淋巴结内的转移癌细胞高表达 ER（约占 50%，呈中、强度表达）

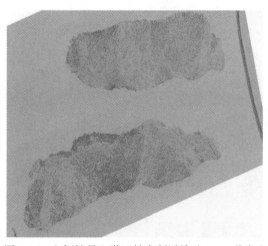

图 4-15 左侧锁骨上淋巴结穿刺活检（HER2 染色）

淋巴结内的转移癌细胞无 HER2 扩增

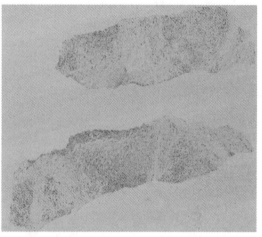

图 4-16 左侧锁骨上淋巴结穿刺活检（Ki-67 染色）

淋巴结内的转移癌细胞约占 30%，呈中、强度表达

综上所述，乳腺癌的这种异时性（时间性）、同时性（空间性）的 ER、PR 表达差异，直接影响着治疗的决策与效果。建议乳腺癌患者的复发、转移灶肿瘤组织都进行 ER、PR 检测，为临床的精准治疗提供依据，以求达到最好的治疗效果。

（付 丽 贾玉棉 李伟东）

# 第七节 化疗对激素受体状态的影响

新辅助化疗（neoadjuvant chemotherapy，NCT）是乳腺癌治疗的重要组成部分，在 NCT 前需要进行空芯针穿刺活检（core needle biopsy，CNB）以确定诊断，对所获得的乳腺肿瘤样本进行 ER、PR、HER2 及增殖指数（Ki-67）等生物标志物的免疫组化检测是制订乳腺癌综合治疗策略的基本前提。随着 NCT 相关研究的进行，临床实践中发现部分激素受体（HR）的表达在 NCT 后发生变化。目前，不同研究对 NCT 后 HR 转变的结论不尽一致，引起了人们的广泛关注。由于 ER、PR 表达状态与乳腺癌患者的内分泌治疗决策密切相关，因此研究这些生物标志物在 NCT 后发生的变化显得极为重要。然而，目前对于 NCT 是否会使肿瘤 HR 的表达发生改变，以及这种改变对预后的影响均存在争议。

# 一、乳腺癌患者的新辅助化疗

乳腺癌患者通常术后进行常规辅助化疗，而 NCT 又称为术前化疗，是指对局部晚期乳腺癌在手术治疗之前进行化疗，以达到使肿瘤缓解或降期的目的，使化疗后肿瘤缩小，手术易于切除，缩小手术范围，提高保乳率，降低局部复发率。NSABP B-18 和 B-27 等试验研究表明，80%～90%的患者在 NCT 后肿瘤会出现退缩，增加了保乳机会。其研究结果肯定了 NCT 在局部晚期乳腺癌治疗中的意义，使 NCT 在临床广泛开展。

与传统的术后辅助化疗相比，NCT 有以下优点：①可以避免体内潜伏的转移灶在原发灶切除后由于体内肿瘤总量减少而加速生长，并防止耐药细胞的产生；②可防止体内残留的肿瘤在手术后发生远处转移；③使手术时肿瘤细胞活力减低，不易播散入血；④可从后续手术切除标本中了解肿瘤对化疗的敏感性；⑤肿瘤缩小有利于手术切除。由于未经手术的肿瘤局部血管未受影响，因此更有利于药物的分布和效力发挥，并可减少手术过程中可能引起的肿瘤种植或微转移。NCT 还可直接观察到化疗前后肿瘤的大小、病理学及生物学指标的变化，直观地了解化疗药物、方案对具体肿瘤是否有效，对某些化疗药物不敏感时可以及时调整方案以提高疗效，避免了辅助化疗的盲目性，有利于肿瘤的个体化治疗。

# 二、乳腺癌与激素受体

乳腺的正常发育有赖于多种内分泌激素的相互协调，激素可维持乳腺的生长、发育及泌乳功能，同时也与乳腺癌的发生密切相关。1896 年，Bentson 发现乳腺细胞的增生及癌变与激素密切相关，并观察到切除卵巢可以控制乳腺癌进展，开创了乳腺癌的内分泌治疗。1967 年，Jensen 发现 ER 和 PR，使乳腺癌内分泌治疗的机制逐步被揭示。

（一）激素受体作用机制

ER 是一种核转录因子，在与雌激素结合之后，ER 被磷酸化，它的蛋白质构象发生改变，它同另一个受体单体形成二聚体。接着，受体复合物与靶基因借助催化剂与特异的雌激素反应元件（ERE）结合。雌激素受体有两种：ERα 和 ERβ。ERβ 在乳腺癌中的作用和功能还不是很清楚。当 ERα（本节中称为 ER）与雌激素结合后，它会激发某些基因的转录，从而抑制其他基因的转录。这些诱导基因编码了肿瘤细胞生长和存活的重要蛋白质。

PR 的合成与 ER 复合物在核内的变化过程密切相关，ER 复合物进入核内后，诱导细胞合成 PR，其合成的数量与胞核中 ER 复合物的数量有关。PR 的表达说明细胞内 ER 的作用机制是完整的，为功能性 ER。乳腺作为性激素的靶器官，其生长、发育和功能均依赖性激素的支持，雌激素是乳腺细胞增殖最主要的兴奋剂，黄体酮（孕酮）也起一定作用，可增加乳腺细胞增殖的比率，雌激素中雌酮及雌二醇与乳腺癌的发病有直接关系。

（二）激素受体与内分泌治疗

研究证明，有的肿瘤细胞恶变时，细胞可以部分或全部保留正常的雌、孕激素受体系统，肿瘤细胞激素受体的功能与正常乳腺上皮细胞相似，说明该肿瘤细胞的生长仍然依赖原来的激素环境调节，这类肿瘤称为激素依赖性肿瘤；相反，有些肿瘤在癌变过程中，其受体系统保留很少或完全丧失，不再是激素的靶细胞，其生长不受激素的控制与调节，这类属于非激素依赖性肿瘤。ER 阳性乳腺癌内分泌治疗的客观有效率达 40%～60%，而 ER 阴性乳腺癌内分泌治疗的有效率在 5% 以下。有研究证实，ER/PR 阳性患者预后明显优于 ER/PR 阴性者。因此，肿瘤细胞内 ER、PR 含量水平成为判断乳腺癌患者预后及指导内分泌治疗的重要指标。

# 三、新辅助化疗后 HR 的改变及其与预后的关系

NCT 目前已被广泛应用于晚期乳腺癌的术前治疗，在临床工作中，术前 ER、PR 测定一般是通过核心穿刺免疫组化的方式，而术后则通过对残余乳腺癌组织活检的方式。ER、PR 的表达状态多用于预测乳腺癌患者的治疗疗效，以评估预后，这意味着 NCT 可能对乳腺癌的预后评估和内分泌治疗造成影响。同为乳腺癌全身治疗的重要组成部分，NCT 对乳腺癌辅助内分泌治疗有何利弊，对乳腺癌激素受体表达究竟有何影响成为人们关注的问题。目前 NCT 后乳腺癌 ER、PR 表达的改变存在较大争议，各相关研究结果不一。

Zhang 等对 14 项研究进行 Meta 分析，对照组为 CNB 证实为乳腺癌且进行 ER 和 PR 检测后直接手术治疗，术后再次进行 ER 和 PR 检测，对照组 HR 发生改变的比例为 12.8%。实验组为 NCT 后手术并复测 HR 情况，分别有 18.1% 和 26.6% 的患者在 NCT 后发生了 ER 和 PR 的状态改变，其中 7.7% 和 17.2% 的患者表现为 ER 和 PR 下调，10.4% 和 9.4% 的患者为 ER 和 PR 上调。调整混杂因素后结果依然表明，NCT 可显著改变 ER 状态（$P=0.011$）和 PR 状态（$P=0.001$）。

有 Meta 分析评估了 CNB 和 NCT 后手术病理复核 HR 的状况，在不同临床试验中 HR 发生改变的比例为 8%～33%，PR（5.9%～51.7%）高于 ER（2.5%～17%）。

以上 Meta 分析纳入研究时间较早（分别为 1990～2008 年和 2001～2009 年），各个研究纳入标准不同，生物标志物状态存在较高的差异性，以及方法学上的偏倚，在一定程度上会影响结果的解读，故上述试验指导目前的临床实践有一定的局限性。以上研究以浸润性癌细胞核染色≥10% 为判断 HR 阳性的界值，而 2010 年 ASCO/CAP《乳腺癌雌激素和孕激素受体检测指南》更新为≥1% 阳性细胞作为阳性界值。Chen 等入组 224 名 HR 阳性 Ⅱ～Ⅲ期乳腺癌患者，应用 NCT 后再次检测 HR 情况，观察到即使以≥1% 阳性细胞作为 HR 阳性界值，HR 在 NCT 后的改变比例也与以前研究相似，15.2% 的患者由 HR 阳性转为阴性，并且这种转变更多出现在 HER2 阳性乳腺癌患者中（$P=0.001$），其中 ER 由阳性转为阴性

的比率为 7.4%（14/188），PR 由阳性转为阴性的比率为 22.2%（42/189）。在生存方面，虽然 HR 由阳性转为阴性与 HR 仍然稳定为阳性的患者均进行了内分泌治疗，但是 HR 转为阴性的患者生存质量较差，5 年无病生存率分别为 43.2%和 67.9%（$P$=0.003），总生存率分别为 60.4%和 81.8%（$P$=0.001）。该研究另外显示，未进行内分泌治疗的 HR 阳性转为阴性患者 5 年无病生存率和总生存率分别为 50.0%和 60.0%，与进行内分泌治疗的此类患者相比没有差异，似乎内分泌治疗的加入并未改善这部分患者的生存。但是研究者明确指出，该研究样本量较少，且未进行内分泌治疗的患者仅有 10 例，并不能改变当今的诊疗策略，因此仍然建议对此类患者进行内分泌治疗。为研究内分泌治疗是否改善 HR 阳性转为阴性患者的生存，Wu 等入组 97 例 NCT 后 HR 由阳性转为阴性的患者，其中 57 例患者进行内分泌治疗，40 例患者未进行内分泌治疗，结果发现内分泌治疗对 5 年的总生存率无显著影响（81.3%比 72.7%，$P$=0.053），但却显著改善了此类患者 5 年无病生存率（77.0%比 55.5%，$P$=0.018），肯定了对初始 HR 阳性、NCT 后转为阴性的患者进行内分泌治疗的价值。

葛文凯等报道将 177 例乳腺癌患者分为两组，其中 95 例接受 NCT 治疗，其余 82 例未接受 NCT 者设为对照组。对照组术前 CNB 和 NCT 后手术切除标本的 ER、PR 表达的符合率分别为 97.6%和 95.1%，呈现高度的一致性，证实了该中心 CNB 和手术切除标本对 HR 表达评估的准确性。进一步分析表明，NCT 后 PR 较 ER 更易出现表达的降低，NCT 组和对照组 PR 表达降低率分别为 24.1%和 4.9%（$P$<0.05），认为 PR 显著降低是由 NCT 所致。ER 表达降低率虽然达到 12.7%，但是与对照组相比无统计学意义（$P$>0.05）。

2015 年 Jin 等分析了 544 例接受 NCT 的乳腺癌患者，所有患者在 NCT 前均接受 CNB，明确 ER、PR 表达情况，并且术后再次进行病理检测。在 423 例 NCT 后乳腺仍有残留病变的患者中，发现有 78 例（18.4%）患者出现 HR 转变，其中 13.0%（55 例）从 HR 阳性转为 HR 阴性，5.4%（23 例）由 HR 阴性转为阳性。进一步分析 HR 转变患者的生存发现，HR 转阴者的 DFS 和 OS 均较差（$P$<0.001），多因素分析显示，HR 由阴性转为阳性者的 DFS（HR=2.400，95% CI 1.206～4.776，$P$=0.013）和 OS（HR=3.834，95% CI 1.416～10.377，$P$<0.008）较差，而 HR 由阳性转为阴性者的 DFS（HR=2.648，95% CI 1.609～4.358，$P$<0.001）和 OS（HR=3.460，95% CI 1.738～6.885，$P$<0.001）最差，HR 的转变特别是阴转提示预后不良。

Yang 等分析了 231 例 HR 阳性（ER/PR 阳性）乳腺癌患者，结果表明，NCT 后有 55 例（23.8%）患者发生了 HR 的转变，13 例（5.6%）患者发生了 ER 的转变，45 例（19.5%）患者发生了 PR 的转变。研究者主要关注 NCT 前后 ER 和 PR 均没有发生改变，即 HR 稳定组，以及 ER 或 PR 任一指标发生改变组应用内分泌之后 DFS 和 OS 的情况。两组共有 213 例患者进行了辅助内分泌治疗，与 HR 稳定组相比，ER 或 PR 转变组的 5 年 DFS 显著降低（55.2%比 73.7%，$P$=0.015），然而，5 年 OS 却没有差别（82.4%比 86.0%，$P$=0.587）。多因素分析也显示，ER 或 PR 转变组有较差的 DFS（HR=1.881，95% CI 1.058～3.342，$P$=0.031）。ER 或 PR 由阳性转为阴性患者的 DFS 较差，这部分患者并未因内分泌治疗的加入而获得与 HR 稳定为阳性组相似的 DFS，但是 ER 或 PR 转变组进行内分泌治疗的患者只有 46 例，样本量较小，也不能得出明确结论。

美国 M.D.安德森癌症中心入组 398 例 NCT 后有残余病灶可供评估 ER/PR 及 HER2 的

患者，ER/PR 阳性、HER2 阴性的患者被定义为 HR 阳性，ER/PR 阳性的判定标准以≥5% 阳性细胞作为阳性临界值，HER2 阴性且 ER/PR 阳性细胞核染色<5%者被定义为 TNBC，结果显示，即使以 5%为界值也可发现 NCT 后 HR 有变化。该研究中共有 162 例（40.7%）患者发生生物学指标的改变，193 例 HR 阳性患者中有 29 例（15.0%）在 NCT 后转变为 TNBC，128 例 TNBC 患者中有 33 例（25.8%）转变为 HR 阳性。ER 阴性转变为 ER 阳性者有 39 例（20.8%），高于 ER 阳性转变为阴性者的 23 例（10.9%），而 PR 的改变略有不同，共有 57 例（35.2%）患者由阳性转变为阴性，高于由阴性转变为阳性者的 28 例（11.9%）。整体上，HR 任何改变组 5 年的 RFS 显著优于稳定组（63%比 48%，$P=0.03$），但是 OS 无差别（73%比 63%，$P=0.07$），进一步分析发现，HR 阳性转变为阴性组与阳性稳定组之间 5 年 RFS 和 OS 均无差别（$P>0.05$），说明只有 HR 由阴性转为阳性才能改善生存。研究者对初始 TNBC 经 NCT 后仍然为 TNBC 和 NCT 后转变为 HR 阳性的患者进行分析，发现转变为 HR 阳性的患者 5 年 PFS（81%比 39%，$P=0.04$）和 OS（70%比 35%，$P=0.001$）均优于 NCT 后仍然是 TNBC 的患者，进一步说明 HR 由阴性转变为阳性者的生存可以得到显著改善。此外，在 HR 阳性患者中，对其 HR 表达百分比变化绝对值的定量分析发现，与 ER 百分比变化绝对值小于 20%的患者相比，ER 百分比变化绝对值大于 20%的患者 5 年 OS（87%比 73%，$P=0.03$）和 PFS（71%比 57%，$P=0.03$）显著提高，而 PR 的这种绝对值的变化并未显示生存的改善（$P>0.05$）。

在临床工作中，造成 NCT 前后生物因子表达不一致的原因很多：①乳腺肿瘤是一种成分混杂的异质性肿瘤，其异质性使得肿瘤内部不同的克隆体表现出对细胞毒性药物不同的反应性。②乳腺肿瘤细胞的耐受生存机制由于 NCT 发生了一系列受体及生物学特性改变。③NCT 能够杀伤特定敏感肿瘤细胞，对 NCT 不敏感者因其具有不同生物学特征得以生存。④NCT 前进行 CNB 免疫组化和手术后残余肿瘤组织免疫组化只能是整个肿瘤组织的一部分，整个肿瘤组织内部存在生物学差异，不同受体表型的细胞亚群分布不均匀。⑤实际工作中，病理科医生的主观差异因素所造成的影响。⑥新辅助化疗方案的选择不同，对激素受体检测结果判定方法的不同均可能会给研究结果带来较大差异。

目前，关于 NCT 对 HR 的影响，不同研究的结论并不一致，通过仔细对比发现，入组样本量较少的试验中化疗对 HR 水平无明显影响，而样本量较大的前瞻性或回顾性研究则多能观察到 NCT 后 HR 的改变。目前，较为广泛接受的是 ER/PR 的表达情况受 NCT 的影响，大部分试验提示，与未接受 NCT 的患者相比，NCT 可使 HR 状态发生改变。综合现有数据，剔除个别样本量较小的研究后可以发现，NCT 后 HR 由阴性转变为阳性者的发生率（5.4%～25.8%）略高于由阳性转变为阴性者（8.8%～15.2%）；PR（5.9%～29%）较 ER（2.5%～18%）更易发生变化；在 PR 发生改变的患者中，多见由阳性向阴性转变（21%～35%）；ER 的改变多呈现为由阴性向阳性的转变（2.5%～20.8%）；以 ER/PR 百分比绝对值变化大于 20%作为定义上调和下调的界值，结果也呈现为 PR 更易发生下调，而 ER 易发生上调。另外，ER 改变对预后的影响可能大于 PR。有研究认为，年龄<50 岁者更容易发生 HR 的转变，而与种族、组织学类型、TNM 分期、组织学分级、脉管癌栓无关。

针对 HR 发生改变的患者进行生存分析，目前较为肯定的是 HR 的转变是影响患者预后的因素，即使 HR 由阳性转变为阴性，其后续的内分泌治疗也会使其获益，目前仍然建议该类患者进行内分泌治疗。但是，这部分患者的预后仍显著差于 HR 仍为阳性的患者（$P<0.001$），即 HR 向阴性转变提示预后不良。HR 阴性转为阳性是预后良好的预测指标之一，与 NCT 后 HR 仍然为阴性的患者相比，有研究认为其 DFS 显著改善，后续内分泌治疗的加入会使这部分患者获益。

根据不同 HR 状态制订相应的治疗策略是乳腺癌治疗的常规和基本共识，NCT 后 HR 状态的改变影响治疗方案的制订。因此，要求对 NCT 乳腺癌患者在手术前后均需进行 HR 的检测，重新评估 HR 的表达情况，以进行预后判断和指导综合治疗方案的制订，无论 NCT 前或后，只要有一次检测为 HR 阳性，其后续治疗中均应推荐内分泌治疗，为患者争取更合理、更多元化、个体化的治疗方案，以期改善预后。

（刘永智　赵海东）

# 第八节　乳腺癌新内分泌化疗（激素增敏化疗）

乳腺癌发病率居全球女性癌症的首位，是一种多因素疾病，其具体发病原因尚不明确，可能与基因、环境、饮食等多种因素有关。随着分子生物学技术的不断发展与进步，人们对乳腺癌的发生进展、侵袭转移、治疗及预后进行了更广泛而深入的研究。乳腺作为众多内分泌激素的重要靶器官，内分泌激素在乳腺癌的发生发展和治疗中起着重要作用。化疗和内分泌治疗是乳腺癌综合治疗的重要组成部分。内分泌治疗通过降低或竞争性抑制肿瘤生长依赖的激素（主要为雌激素）或其受体，抑制肿瘤细胞增殖。化疗对增殖较活跃的肿瘤细胞更为敏感，而内环境多种内分泌激素（雌激素、孕激素、甲状腺激素、胰岛素等）均可参与乳腺肿瘤细胞周期及代谢活性的调控，应用内分泌激素联合化疗，增强化疗的敏感性，可能取得比单用化疗药物更好的疗效，即内分泌激素增敏化疗或新内分泌化疗。

## 一、性　激　素

### （一）雌激素、孕激素与乳腺癌的关系

乳腺癌是激素依赖性肿瘤，在其分子分型中，以激素受体阳性（$HR^+$）者居多，约占 70%。机体雌激素水平与乳腺癌发生风险呈正相关，雌激素广泛参与肿瘤细胞增殖、侵袭等相关途径的调控，可通过激活原癌基因、调控细胞周期，介导相关基因、蛋白和酶的异常表达，诱发乳腺癌。其作用机制主要有 3 个方面：①雌激素可刺激乳腺上皮细胞过度增殖；②通过雌激素受体介导，激活下游目的基因的转录表达，诱导细胞表型及生物学特性的改变；③雌激素代谢产物与 DNA 共价结合形成不稳定复合物，引起 DNA 损伤及基因突变。此外，雌激素还可通过促进 *C-erb-2* 基因的扩增，上调组织蛋白酶 D（cath-D）的产生，诱导细胞周期蛋白 D1（cyclin D1）的过度表达等方式促进乳腺肿瘤的发生。值得注意的是，以上机制在乳腺癌的发生过程中并非单独存在，而是相互影响、共同作用的。

目前关于孕激素在乳腺癌发生发展中的作用尚存争议，多项研究发现，不同类型孕激素对不同种系乳腺癌细胞增殖的促进或抑制作用不同，原因可能是其代谢产物具有不同的生物学特性。Beral 等通过对接受激素替代治疗的绝经后女性与乳腺癌发生风险相关性进行研究发现，联用雌激素与孕激素组，相对于单用雌激素组具有更高的乳腺癌发病率，提示孕激素可能增加乳腺癌的发病风险，雌、孕激素可能有一定的协同作用。但也有研究认为，孕激素仅在绝经后女性中增加乳腺癌的发病风险，对绝经前女性并无此效应，其主要依据是采用孕激素避孕的女性乳腺癌发病率并无显著提高。此外，部分研究提示，孕激素可能具有抑制乳腺癌细胞增殖的作用，但具体机制尚不明确。有研究认为，孕激素可以通过与细胞表面不同受体结合而发挥不同的生物学效应，与孕激素受体结合产生肿瘤增殖效应，而与其他受体如 G 蛋白偶联膜受体结合则表现出肿瘤抑制作用。Chen 等的研究则认为，通过孕激素受体介导 MAPK 磷酸酶生成而抑制 Ras-MAPK 通路，也可发挥抑制肿瘤生长的作用。

（二）雌激素、孕激素的化疗增敏作用

雌激素与乳腺癌的发生发展密切相关，内分泌治疗已成为目前 HR 阳性乳腺癌治疗的重要手段，其机制主要是降低或竞争性抑制肿瘤生长依赖的激素（主要为雌激素）或其受体，抑制肿瘤细胞增殖；而化疗则主要杀伤增殖较活跃的肿瘤细胞。John 等曾提出，肿瘤对化疗耐药并不完全归因于肿瘤细胞突变产生的耐药能力，很大程度上还取决于处于 S 期的细胞数量，因为多数化疗药物通过抑制细胞 DNA 复制而发挥作用，患者体内处于 $G_0$ 期的细胞数量的增加可能导致化疗敏感性降低。有学者综述了肿瘤细胞对化疗药物反应性的相关研究，认为增殖代谢更活跃的肿瘤细胞对化疗药物更敏感。有研究发现，乳腺癌细胞在雌激素的刺激下，进入 S 期的细胞比例显著增高，且对多柔比星的化疗敏感性明显增强。刘家硕等在乳腺癌细胞及荷瘤裸鼠模型中分析了月经周期不同时相及妊娠期的雌激素水平，对激素受体阳性乳腺癌化疗敏感性的影响，发现在不同生理时期雌激素浓度作用下，肿瘤细胞增殖活性存在显著差异，且雌激素呈剂量依赖性增强 MCF-7 细胞对表柔比星的化疗敏感性，提示在雌激素水平较高的生理时期应用化疗药物，有望提高激素受体阳性乳腺癌的化疗疗效。Hug 等研究发现，雌激素、表皮生长因子、皮质醇激素、胰岛素等促肿瘤生长激素能够提高多柔比星类化疗药对乳腺癌细胞的细胞毒性作用，并在另一项研究中报道，内分泌治疗药物他莫昔芬同时联合化疗，可降低氟尿嘧啶（5-FU）及多柔比星类化疗药对乳腺癌的细胞毒性作用。Woods 等的研究也证实，他莫昔芬呈剂量依赖性拮抗多柔比星类化疗药在乳腺癌 MCF-7 细胞中的化疗杀伤作用。笔者团队报道了 2 例关于妊娠期乳腺癌患者化疗疗效的病例分析，发现先化疗后终止妊娠患者较先终止妊娠后化疗患者的疗效更优。2 例患者的临床病理特征相似，年龄相近，新辅助化疗方案一致，但对于首疗程化疗敏感性却存在明显差异。这除可能与肿瘤个体差异有关外，还可能与终止妊娠后内环境妊娠相关激素水平显著降低，影响肿瘤细胞的增殖活性，从而降低对化疗药物的敏感性有关；而未终止妊娠患者体内大量的妊娠相关激素导致肿瘤细胞增殖代谢较为活跃，使化疗药物发挥更大的杀伤效应。由此可见，抗雌激素治疗可能通过抑制肿瘤细胞的增殖活性，降低化疗药物的敏感性及其杀伤作用，而化疗前使肿瘤细胞处于相对活跃的增殖状态可能提高药物的化疗疗效，在理论上是可行的。此外，乳腺癌患者在化疗期间易出现化疗诱发的闭经或卵巢功能损伤及早衰，这些均可能导致雌激素水平降低，使肿瘤细胞处于增殖代谢相对较缓慢的细胞周期，从而逃避化疗药物的杀伤作用而影响化疗疗效，应引起充分的重视。

关于雌激素联合化疗在乳腺癌临床治疗中的应用尚存争议，早在 20 世纪 80 年代，已有学者提出用雌激素提高乳腺癌化疗敏感性的观点，并在早期临床试验中得到证实，然而部分学者对此存有异议，部分研究通过长期随访并未发现化疗前使用雌激素具有改善乳腺癌患者预后的作用。分析总结既往研究设计及分析方法，推测以下因素可能导致当时研究的局限性：①部分研究纳入的人群中仍有较多未绝经的乳腺癌患者，随着月经周期的生理性变化，患者组间雌激素水平可能存在很大差异，研究者在化疗前 24 小时及化疗开始时给予患者口服雌激素（0.5mg），但剂量较小，且不能保证化疗时患者体内雌激素已达较高生理水平，以及是否有效促进了肿瘤细胞的增殖活性；②部分研究虽然对所有患者进行卵巢去势，降低了内源性雌激素水平波动的影响，但去势后补充外源性雌激素剂量较小，可能无法缓解乳腺癌细胞在卵巢去势后对雌激素的"饥饿"状态；③肿瘤存在一定异质性，不同患者的肿瘤对雌激素反应性不一；④进展期乳腺癌患者在研究开始前可能已存在化疗耐药等。虽然关于雌激素联合化疗是否能改善乳腺癌患者预后存在分歧，但均未发现雌激素使患者预后变差或促使乳腺癌转移增加，这提示在乳腺癌治疗中应用雌激素并不违反伦理，而其与化疗药物联合的方式（如给药剂量、给药时机及用药时间等因素）仍需进一步研究论证，探讨最优的雌激素联合化疗方式，以增加化疗敏感性，优化化疗疗效。

孕激素早期被应用于肿瘤治疗，一方面认为孕激素本身具有杀伤肿瘤细胞的作用，另一方面则认为大剂量孕激素可以抑制促性腺激素的分泌，从而抑制雌激素依赖性恶性肿瘤的生长。其治疗乳腺癌的机制如下：①孕激素可通过负反馈调节下丘脑-垂体-性腺轴，抑制促性腺激素释放激素（GnRH）、卵泡刺激素（FSH）及黄体生成素（LH）的分泌，进而降低雌激素水平；②诱导肝药酶对雄激素的降解，减少雄激素向雌激素的转化，并降低体内雌激素活性；③与孕激素受体结合，阻碍雌激素进入细胞核，影响雌激素对乳腺癌细胞的促增殖作用。临床数据显示，甲地孕酮可用于治疗绝经后女性的转移性乳腺癌，有 30%～60% 的该类乳腺癌对孕激素治疗有效。关于孕激素联合化疗是否对乳腺癌化疗敏感性及疗效产生影响，仍需进一步研究。

# 二、甲状腺激素

## （一）甲状腺激素与乳腺癌的关系

研究发现，乳腺癌的发生与甲状腺功能低下有一定的相关性，并提示合并甲状腺功能低下可能导致乳腺癌患者预后不良。Adami 等调查研究了 179 例乳腺癌患者的甲状腺功能，发现与正常人群相比，其血清促甲状腺激素（TSH）、甲状腺吸碘率较高，而三碘甲状腺原氨酸（$T_3$）水平较低。Kuijpens 等对 2775 例围绝经期妇女甲状腺功能和乳腺癌发病率的观察研究发现，甲状腺功能低下是绝经后妇女乳腺癌发生的危险因素。甲状腺功能减退可能增加乳腺上皮细胞对雌激素及催乳素的敏感性，从而增加乳腺癌的易感性。目前，乳腺癌患者常并发甲状腺功能低下的原因尚不清楚，或与乳腺上皮细胞和甲状腺滤泡中存在类似抗原及过氧化物酶活性有关。虽然仍有争议，但多数研究认为，甲状腺功能低下可能增强乳腺癌的侵袭及转移能力，而乳腺癌伴甲状腺功能亢进患者的预后相对较好。

### （二）甲状腺激素的化疗增敏作用

Suhane 等探讨了甲状腺激素联合化疗对乳腺癌细胞化疗疗效的影响，发现甲状腺激素可能通过提高肿瘤细胞的代谢水平，使增殖过程更依赖于线粒体途径，从而提高了乳腺癌 MDA-MB-231 细胞对化疗的敏感性。Huang 等在体外研究中比较了甲状腺激素与化疗在不同时期联用的疗效差异，发现化疗前 $T_3$ 预处理可以增强乳腺癌 MCF-7 细胞对 5-Fu 的敏感性，且 $T_3$ 可显著提高处于 S 期的 MCF-7 细胞的比例，降低处于 $G_0$ 期细胞的比例，证实甲状腺激素可增强乳腺癌细胞的增殖活性，提高化疗的细胞毒性作用。

## 三、胰　岛　素

### （一）胰岛素与乳腺癌的关系

胰岛素可通过与肿瘤细胞表面的胰岛素样生长因子受体（IGFR）结合，调控细胞信号通路及生物学行为，促进乳腺癌、肺癌、结肠癌等肿瘤的进展。尤其在乳腺癌中，研究表明，胰岛素主要通过 Ras-Mapk 及 PI3K-AKT 通路促进细胞增殖分裂及肿瘤生长。Gross 等的研究证实了胰岛素对乳腺癌细胞周期的影响，研究显示胰岛素处理组的 S 期细胞比例（66%）较空白对照组（37%）显著升高。Muhammet 等观察研究了 483 例乳腺癌患者，发现高胰岛素血症组患者的中位无病生存期仅为 36 个月，明显低于胰岛素水平正常组患者的 81 个月，提示高胰岛素血症是乳腺癌预后不良的独立危险因素。

### （二）胰岛素的化疗增敏作用

1981 年 Alabaste 和 Oster 等的研究发现，胰岛素联合化疗能够明显提高肿瘤细胞对化疗药物的敏感性，增加药物转入胞内的能力，增强化疗药的细胞毒性。Ayre 等认为，胰岛素及胰岛素样生长因子参与肿瘤细胞的能量代谢及生长调控，联合利用外源性胰岛素制剂可增强化疗药物的细胞毒性作用。此外也有研究认为，肿瘤细胞代谢所需能量主要依赖有氧糖酵解途径（即 Warburg 效应），而胰岛素可降低血糖水平，减少肿瘤细胞的养料供给，同时增加血氧含量，改变肿瘤细胞代谢方式，可能有一定的抑制肿瘤细胞的作用。胰岛素在肿瘤细胞生长中可能具有双重效应，其在肿瘤治疗中的作用仍需进一步研究。

## 四、内分泌激素化疗增敏的机制

内分泌激素联合化疗增强乳腺癌细胞对化疗药物敏感性的机制，主要是从细胞增殖动力学角度考虑，分为招募原则与同步化原则。招募原则是指细胞周期非特异性药物与细胞周期特异性药物的序贯联用，驱动更多 $G_0$ 期细胞进入增殖周期。对于增长缓慢的肿瘤，先采用细胞周期非特异性药物杀灭增殖期及部分 $G_0$ 期细胞，待瘤体缩小后驱动 $G_0$ 期细胞进入增殖周期，继而应用细胞周期特异性药物。对于增长快的肿瘤，则先用细胞周期特异性药物，使大量处于增殖周期的细胞被杀灭，再用细胞周期非特异性药物，待 $G_0$ 期细胞进入细胞周期时，再重复该疗法。同步化原则是指先用细胞周期特异性药物将细胞最大限度阻滞于同一时相，药物作用消失后细胞同步进入下一时相，此时再使用作用于该时相的细胞周期特异性药物。应指出，同步化原则对 $G_0$ 期细胞显然没有作用，而招募原则中促使 $G_0$ 期细胞进入细胞周期的动力则完全来自肿瘤自身的代偿能力，意味着肿瘤组织中的 $G_0$ 期细胞并不会大量进入细胞周期。因此，采用外部动力促使肿瘤组织中 $G_0$ 期细胞最大限度地进入细胞周期有助于提高化疗疗效。

众多内分泌激素或相关生长因子均可参与乳腺癌细胞周期及代谢活性的调控，若将其应用于肿瘤患者的化疗，在相关内分泌激素水平较高时期，或采用外部动力促使肿瘤组织中 $G_0$ 期细胞最大限度地进入增殖周期，提高化疗药物的敏感性及疗效，在理论上是可行的，在部分临床研究中也已得到证实，为优化乳腺癌患者的综合治疗提供了新的角度——激素增敏化疗（hormone sensitizing chemotherapy，HSCT）或新内分泌化疗（neoendocrino chemotherapy，NECT）。同时，关于内分泌激素或相关因子与化疗联用的具体方式、使用时机及用药剂量尚需进一步研究探讨。

（刘家硕　孔令泉）

## 参 考 文 献

程广源，2005. 乳腺癌内分泌治疗的现状与进展. 癌症进展，3（3）：287-292.

付丽，刘彤华，傅西林，等，2013. 乳腺疾病病理彩色图谱. 2 版. 北京：人民卫生出版社，49-71.

韩聚强，焦园园，叶棋浓，等，2005. 体内激素与乳腺癌. 国外医学：肿瘤学分册，32（7）：530-533.

侯海琴，王晓珍，夏永宁，等，2018. 雄激素受体在激素受体阳性乳腺癌中表达及意义. 中国老年学杂志，38（14）：3543-3547.

胡玮，丁宇，李良，2012. 雌激素硫酸转移酶与乳腺癌发病的研究现状. 临床外科杂志，20（11）：823-825.

江泽飞，宋三泰，2003. 乳腺癌内分泌治疗的新思路和新策略. 中华肿瘤杂志，25（4）：410，411.

李林海，2015. 线粒体 DNA 突变与乳腺癌风险相关性研究. 广州：南方医科大学.

李世超，齐晓伟，2011. 美国临床肿瘤学会和美国病理学家学会乳腺癌雌激素、孕激素受体免疫组化检测指南. 中华乳腺病杂志（电子版），5（3）：385-387.

刘家硕，孔令泉，2020. 不同生理水平雌激素对 HR⁺乳腺癌表柔比星化疗敏感性的影响. 重庆：重庆医科大学.

彭舟丽，阮祥燕，2005. 雌孕激素与乳腺癌. 国外医学（肿瘤学分册），（5）：381-384.

乳腺癌雌孕激素受体免疫组织化学检测指南编写组，2015. 中国乳腺癌雌、孕激素受体免疫组织化学检测指南. 中华病理学杂志，44（4）：237-239.

邵志敏，沈镇宙，徐兵河，2013. 乳腺肿瘤学. 上海：复旦大学出版社，278-286.

王敬华，郑美珠，李永清，2018. 乳腺癌免疫组化分子分型与新辅助化疗疗效相关性分析. 中华肿瘤防治杂志，25（10）：704-708.

邢雷，黄剑波，孔令泉，等，2013. 妊娠乳腺癌患者 2 例终止妊娠前或后行首疗程化疗的疗效分析并文献复习. 重庆医科大学学报，38（2）：220，221.

杨洁，韩为东，赵亚力，2007. 雌激素与乳腺癌. 现代肿瘤医学，15（3）：431-433.

张斌，2003. 乳腺癌新辅助化疗的意义及其应用. 实用临床医药杂志，7（2）：112-114.

张唤雨，张喜平，2020. 乳腺癌新辅助化疗对 ER、PR、Her-2 表达的影响. 中国现代医学杂志，30（12）：1-6.

张泽淳，吕海通，吴智勇，2018. 乳腺癌化疗联合内分泌治疗的新进展. 肿瘤防治研究，45（2）：114-118.

中国抗癌协会乳腺癌专业委员会，2011. 乳腺癌诊治指南与规范（2011 年版）. 中国癌症杂志，21（5）：367-417.

中国抗癌协会乳腺癌专业委员会，2015. 乳腺癌诊治指南与规范（2015 年版）. 中国癌症杂志，25（9）：692-754.

中国抗癌协会乳腺癌专业委员会，2017. 乳腺癌诊治指南与规范（2017 年版）. 中国癌症杂志，27（9）：695-760.

中国乳腺癌内分泌治疗多学科管理骨安全共识专家组，2005. 绝经后早期乳腺癌芳香化酶抑制剂治疗相关的骨安全管理中国专家共识. 中华肿瘤杂志，37（7）：554-558.

中国乳腺癌内分泌治疗多学科管理血脂异常管理共识专家组，2017. 绝经后早期乳腺癌患者血脂异常管理的中国专家共识. 中华肿瘤杂志，39（1）：72-76.

中华人民共和国卫生部医政司，2011. 乳腺癌诊治规范（2011 年版）. 北京：中华人民共和国卫生部办公厅，1-102.

中华人民共和国卫生部医政司，2018. 乳腺癌诊治规范（2018 年版）. 北京：中华人民共和国卫生部办公厅，1-108.

Adami HO，Rimsten A，Thoren L，et al，1978. Thyroid disease and function in breast cancer patients and non-hospitalized controls evaluated by determination of TSH，$T_3$，$rT_3$ and $T_4$ levels in serum. Acta chirurgica Scandinavica，144（2）：89-97.

Adams AL，Eltoum I，Krontiras H，et al，2008. The effect of neoadjuvant chemotherapy on histologic grade，hormone receptor status，and HER2/neu status in breast carcinoma. Breast J，14（2）：141-146.

Ahmed SS，Thike AA，Zhang K，et al，2017. Clinicopathological characteristics of oestrogen receptor negative，progesterone receptor positive breast cancers：re-evaluating subsets within this group. J Clin Pathol，70（4）：320-326.

Aitken SJ，Thomas JS，Langdon SP，et al，2010. Quantitative analysis of changes in ER，PR and HER2 expression in primary breast cancer and paired nodal metastases. Ann Oncol，21（6）：1254-1261.

Aktipis CA，Nesse RM，2013. Evolutionary foundations for cancer biology. Evol Appl，6（1）：144-159.

Alabaster O，Vonderhaar BK，Shafie SM，1981. Metabolic modification by insulin enhances methotrexate cytotoxicity in MCF-7 human breast cancer cells. Eur J Cancer Clin Oncol，17（11）：1223-1228.

Allegra JC，1983. Methotrexate and 5-fluorouracil following tamoxifen and premarin in advanced breast cancer. Semin Oncol，10（2 Suppl 2）：23-28.

Allison KH，Hammond MEH，Dowsett M，et al，2020. Estrogen and Progesterone Receptor Testing in Breast Cancer：American Society of Clinical Oncology/College of American Pathologists Guideline Update. Arch Pathol Lab Med，144（5）：545-563.

Amir E，Seruga B，Niraula S，et al，2011. Toxicity of adjuvant endocrine therapy in postmenopausal breast cancer patients：A systematic review and meta-analysis. J Natl Cancer Inst，103（17）：1299-1309.

Anestis A，Zoi I，Papavassiliou AG，et al，2020. Androgen receptor in breast cancer-clinical and preclinical research insights. Molecules，25（2）：358.

Ayre SG，Bellon DPY，Garcia DP，et al，2000. Insulin，chemotherapy，and the mechanisms of malignancy：The design and the demise of cancer. Medical Hypotheses，55（4）：330-334.

Baird RD，Caldas C，2013. Genetic heterogeneity in breast cancer：The road to personalized medicine. BMC Med，11：151.

Barakat RR，Gilewski TA，Almadrones L，et al，2000. Effect of adjuvant tamoxifen on the endometrium in women with breast cancer：a prospective study using office endometrial biopsy. J Clin Oncol，18（20）：3459-3463.

Bardia A，Gucalp A，DaCosta N，et al，2018. Phase 1 study of seviteronel，a selective CYP17 lyase and androgen receptor inhibitor，in women with estrogen receptor-positive or triple-negative breast cancer. Breast Cancer Res Treat，171（1）：111-120.

Basile D，Cinausero M，Iacono D，et al，2017. Androgen receptor in estrogen receptor positive breast cancer：Beyond expression. Cancer Treat Rev，61：15-22.

Baum M，Budazar AU，Cuzick J，et al，2001. Anastrozole alone or in combination with tamoxifen versus tamoxifen alone for adjuvant treatment of postmenopausal women with early breast cancer：Results of the ATAC（Arimidex，Tamoxifen Alone or in Combination）trial efficacy and safety update analyses. Cancer，98（9）：1802-1810.

Baum M，Budazar AU，Cuzick J，et al，2002. Anastrozole alone or in combination with tamoxifen versus tamoxifen alone for adjuvant treatment of postmenopausal women with early breast cancer：First results of the ATAC randommized trial.Lancet，359（9324）：2131-2139.

Bear HD，Anderson S，Brown A，et al，2003. The effect on tumor response of adding sequential preoperative docetaxel to preoperative doxorubicin and cyclophosphamide：Preliminary results from National Surgical Adjuvant Breast and Bowel Project Protocol B-27. Clin Oncol，21：4165-4174.

Bedoschi G，Navarro PA，Oktay K，2016. Chemotherapy-induced damage to ovary：mechanisms and clinical impact. Future Oncology（London，England），12（20）：2333-2344.

Beral V，Reeves G，Bull D，et al，2011. Breast cancer risk in relation to the interval between menopause and starting hormone therapy. Journal of the National Cancer Institute，103（4）：296-305.

Bernardo GM，Bebek G，Ginther CL，et al，2013. FOXA1 represses the molecular phenotype of basal breast cancer cells. Oncogene，32（5）：554-563.

Bernstein L，Deapen D，Cerhan JR，et al，1999. Tamoxifen therapy for breast cancer and endometrial cancer risk. J Natl Cancer Inst，91（19）：1654-1662.

Bertelli G，Venturini M，Del Mastro L，et al，2002. Intramuscular depot medroxyprogesterone versus oral megestrol for the control of postmenopausal hot flashes in breast cancer patients：A randomized study. Ann Oncol，13（6）：883-888.

Bhalla K，Harris WB，1998. Molecular and biologic determinants of neoadjuvant chemotherapy of locoregional breast cancer. Semin Oncol，25（3）：19-24.

Blancas I，Fontanillas M，Conde V，et al，2018. Efficacy of fulvestrant in the treatment of postmenopausal women with endocrine-resistant advanced breast cancer in routine clinical practice. Clin Transl Oncol，20（7）：862-869.

Bliss JM，Kilburn LS，Coleman RE，et al，2012. Disease-related outcomes with long-term follow-up：An updated analysis of the intergroup exemestane study. J Cli Oncol，30（7）：709-717.

Bonnefoi H，Grellety T，Tredan O，et al，2016. A phase Ⅱ trial of abiraterone acetate plus prednisone in patients with triple-negative androgen receptor positive locally advanced or metastatic breast cancer（UCBG 12-1）. Ann Oncol，27（5）：812-818.

Bontenbal M，Sonneveld P，Foekens JA，et al，1988. Oestradiol enhances doxorubicin uptake and cytotoxicity in human breast cancer cells（MCF-7）. Eur J Cancer Clin Oncol，24（9）：1409-1414.

Bontenbal M，van Putten WLJ，Burghouts JTM，et al，2000. Value of estrogenic recruitment before chemotherapy：First randomized trial in primary breast cancer. Journal of Clinical Oncology，18（4）：734-742.

Buzdar A，Hayes D，EI-Khoudary A，et al，2002. Phase Ⅲ randomized trial of droloxifene and tamoxifen as first-line endocrine treatment of ER/PgR-positive advanced breast cancer. Breast Cancer Res Treat，73（2）：161-175.

Carver BS，Chapinski C，Wongvipat J，et al，2011. Reciprocal feedback regulation of PI3K and androgen receptor signaling in PTEN-deficient prostate cancer. Cancer Cell，19（5）：575-586.

Chen CC，Hardy DB，Mendelson CR，2011. Progesterone receptor inhibits proliferation of human breast cancer cells via induction of MAPK phosphatase 1（MKP-1/DUSP1）. The Journal of Biological Chemistry，286（50）：43091-43102.

Chen S，Chen CM，Yu KD，et al，2012. Prognostic value of a positive-to-negative change in hormone receptor status after neoadjuvant chemotherapy in patients with hormone receptor-positive breast cancer. Ann Surg Oncol，19：3002-3011.

Chia KM，Liu J，Francis GD，et al，2011. A feedback loop between androgen receptor and ERK signaling in estrogen receptor-negative breast cancer. Neoplasia，13（2）：154-166.

Ciupek A，Rechoum Y，Gu GW，et al，2015. Androgen receptor promotes tamoxifen agonist activity by activation of EGFR in ERα-positive breast cancer. Breast Cancer Res Treat，154（2）：225-237.

Cleary AS，Leonard TL，Gestl SA，et al，2014. Tumour cell heterogeneity maintained by cooperating subclones in Wnt-driven mammary cancers. Natur，508（7494）：113-117.

Coleman R，Body JJ，Aapro M，et al，2014. Bone health in cancer patients：ESMO clinical practice guidelines. Ann Oncol，25（Suppl 3）：iii124-iii137.

Coombes RC，Hall E，Gibson LJ，et al，2004. A randomized trial of exemestane after two to three years of tamoxifen therapy in postmenopausal women with primary breast cancer. N Engl J Med，350：1081-1092.

Coombes RC，Kilburn LS，Snowdon CF，et al，2007. Survival and safety of exemestane versus tamoxifen after 2～3 years' tamoxifen treatment（Intergroup Exemestane Study）：A randomised controlled trial. Lancet，369（9561）：559-570.

Crew KD，Greenlee，H，Capodice J，et al，2007. Prevalence of joint symptoms in postmenopausal women taking aromatase inhibitors for early-stage breast cancer. J Clin Oncol，25（25）：3877-3883.

Curtit E，Nerich V，Mansi L，et al，2013. Discordances in estrogen receptor status，progesterone receptor status，and HER-2 status between primary breast cancer and metastasis. Oncologist，18（6）：667-674.

Cuzick J，Sestak I，Baum M，et al，2010. Effect of anastrozole and tamoxifen as adjuvant treatment for early-stage breast cancer：10-year analysis of the ATAC trial. Lancet Oncol，11（12）：1135-1141.

D'Amato NC，Gordon MA，Babbs B，et al，2016. Cooperative dynamics of AR and ER activity in breast cancer. Mol Cancer Res，14（11）：1054-1067.

Daemen A，Manning G，2018. HER2 is not a cancer subtype but rather a pan-cancer event and is highly enriched in AR-driven breast tumors. Breast Cancer Res，20（1）：8.

Davies C，Pan H，Godwin J，et al，2012. Long-term effects of continuing adjuvant tamoxifen to 10 years versus stopping at 5 years after diagnosis of oestrogen-receptor-positive breast cancer：ATLAS，a randomised trial. Lancet，381（9869）：805-816.

Derks MA，Blok EJ，Seynaeve C，et al，2017. Adjuvant tamoxifen and exemestane in women with postmenopausal early breast cancer

（TEAM）：10-year follow-up of a multicentre，open-label，randomised，phase 3 trial. Lancet Oncol，18（9）：1211-1220.

Di Leo A，Jerusalem G，Petruzelka L，et al，2010. Results of the CONFIRM phase Ⅲ trial comparing fulvestrant 250 mg with fulvestrant 500 mg in postmenopausal women with estrogen receptor-positive advanced breast cancer. J Cli Oncol，28（30）：4594-4600.

Dieci MV，Barbieri E，Piacentini F，et al，2013. Discordance in receptor status between primary and recurrent breast cancer has a prognostic impact：A single-Institution analysis. Ann Oncol，24（1）：101-108.

Early Breast Cancer Trialists Collaborative Group（EBCTCG），2005. Effects of chemotherapy and hormonal therapy for early breast cancer on recurrence and 15-year survival：an overview of the randomised trials. Lancet，365（9472）：1687-1717.

Early Breast Cancer Trialists' Collaborative Group，1998. Tamoxifen for early breast cancer：an overview of the randomised trials.Lancet，351：1451-1467.

Early Breast Cancer Trialists' Collaborative Group（EBCTCG），2015. Adjuvant bisphosphonate treatment in early breast cancer：Meta-analyses of individual patient data from randomised trials. Lancet，386（10001）：1353-1361.

Elebro K，Borgquist S，Simonsson M，et al，2015. Combined androgen and estrogen receptor status in breast cancer：Treatment prediction and prognosis in a population-based prospective cohort. Clin Cancer Res，21（16）：3640-3650.

Fabian CJ，Kimler BF，Mckittrick R，et al，1994. Recruitment with high physiological doses of estradiol preceding chemotherapy：Flow cytometric and therapeutic results in women with locally advanced breast cancers--a Southwest Oncology Group study. Cancer Research，54（20）：5357-5362.

Fadilah SA，Faridah I，Cheong SK，2000. Transient hyperthyroidism following L-asparaginase therapy for acute lymphoblastic leukemia. Med J Malaysia，55（4）：513-515.

Falck AK，Fernö M，Bendahl PO，et al，2010. Does analysis of biomarkers in tumor cells in lymph node metastases give additional prognostic information in primary breast cancer? World J Surg，34（7）：1434-1441.

Fidler I，Kripke M，1997. Metastasis results from preexisting variant cells within a malignant tumor. Science，197（4306）：893-895.

Fisher B，Bryant J，Wolmark N，et al，1998. Effect of preoperative chemotherapy on the outcome of women with operable breast cancer. J Clin Oncol，16（8）：2672-2685.

Fisher B，Costantino J，Redmond C，et al，1989. A randomized clinical trial evaluating tamoxifen in the treatment of patients with node-negative breast cancer who have estrogen-receptor-positive tumors. N Engl J Med，320（8）：479-484.

Fisher B，Costantino JP，Redmond CK，et al，1994. Endometrial cancer in tamoxifen treated breast cancer patients：Findings from the National Surgical Adjuvant Breast and Bowel Project（NSABP）B-14. J Natl Cancer Inst，86（7）：527-537.

Fisher B，Costantino JP，Wickerham DL，et al，1998. Tamoxifen for prevention of breast cancer：Report of the National Surgical Adjuvant Breast and Bowel Project P-1 study. J Natl Cancer Inst，90（18）：1371-1388.

Fisher B，Dignam J，Bryant J，et al，2001. Fice versus more than five years of tamoxifen for lymph node-negative breast cancer：Updated findings from National Surgical Adjuvant Breast and Bowel Project B-14 randomized trial. J Natl Cancer Inst，93（9）：684-690.

Fisher B，Jeong JH，Bryant J，et al，2004. Treatment of lymph-node-negative，oestrogen-receptor-positive breast cancer：Long-term findings from National Surgical Adjuvant Breast and Bowel Project randomised clinical trials. Lancet，364（9437）：858-868.

Fisher B，Redmond CK，Wickerham DL，et al，1983. Relation of estrogen and/or progesterone receptor content in breast cancer to patient outcome following adjuvant chemo therapy. Breast Cancer Res Treat，3（4）：355-364.

Fisher ER，Wang J，Bryant J，et al，2002. Pathobiology of preoperative chemotherapy：Findings from the National Surgical Adjuvant Breast and Bowel（NSABP）protocol B-18. Cancer，95：681-695.

Fjelldal R，Moe BT，Orbo A，et al，2010. MCF-7 cell apoptosis and cell cycle arrest：Non-genomic effects of progesterone and mifepristone（RU-486）. Anticancer Research，30（12）：4835-4840.

Ganz PA，Rowland JH，Desmond K，et al，1998. Life after breast cancer：Understanding women's health-related quality of life and sexual functioning. J Clin Oncol，16（2）：501-514.

Ge WK，Yang B，Zuo WS，et al，2015. Evaluation of hormone receptor，human epidermal growth factor receptor-2 and Ki-67 with core needle biopsy and neoadjuvant chemotherapy effects in breast cancer patients. Thoracic Cancer，6：（1）64-69.

Gerber B，Krause A，Müller H，et al，2000. Effects of adjuvant tamoxifen on the endometrium in postmenopausal women with breast cancer：A prospective long-term study using transvaginal ultrasound. J Clin Oncol，18（20）：3464-3470.

Giovannelli P，Di Donato M，Galasso G，et al，2018. The Androgen Receptor in Breast Cancer. Front Endocrinol（Lausanne），9：492.

Giovannucci E，Ascherio A，Rimm EB，et al，1995. Physical activity，obesity，and risk for colon cancer and adenoma in men. Ann Intern Med，122（5）：327-334.

Gnant M, Sestak I, Filipits M, et al, 2015. Identifying clinically relevant prognostic subgroups of postmenopausal women with node-positive hormone receptor-positive early-stage breast cancer treated with endocrine therapy: A combined analysis of ABCSG-8 and ATAC using the PAM50 risk of recurrence score and intrinsic subtype. Ann Oncol, 26 (8): 1685-1691.

Goldman MB, Monson RR, Maloof F, 1990. Cancer mortality in women with thyroid disease. Cancer Research, 50 (8): 2283-2289.

Goodwin RA, Jamal R, Booth CM, et al, 2016. Prognostic and predictive effects of diabetes, hypertension, and coronary artery disease among women on extended adjuvant letrozole: NCIC CTG MA.17. Eur J Cancer, 58: 97-103.

Gordon MA, D'Amato NC, Gu HH, et al, 2017. Synergy between androgen receptor antagonism and inhibition of mTOR and HER2 in breast cancer. Mol Cancer Ther, 16 (7): 1389-1400.

Goss PE, Hershman DL, Cheung AM, et al, 2014. Effects of adjuvant exemestane versus anastrozole on bone mineral density for women with early breast cancer(MA.27B): A companion analysis of a randomised controlled trial. Lancet Oncol, 15(4): 474-482.

Gralow JR, Biermann JS, Farooki A, et al, 2013. NCCN Task Force report: Bone health in cancer care. J Natl Compr Canc Netw, 11 (Suppl 3): S1-S50.

Gross GE, Boldt DH, Osborne CK, 1984. Perturbation by insulin of human breast cancer cell cycle kinetics. Cancer Res, 44 (8): 3570-3575.

Gucalp A, Tolaney S, Isakoff SJ, et al, 2013. Phase Ⅱ trial of bicalutamide in patients with androgen receptor-positive, estrogen receptor-negative metastatic breast cancer. Clin Cancer Res, 19 (19): 5505-5512.

Guiu S, Charon-Barra C, Vernerey D, et al, 2015. Coexpression of androgen receptor and FOXA1 in nonmetastatic triple-negative breast cancer: Ancillary study from PACS08 trial. Future Oncol, 11 (16): 2283-2297.

Gupta PB, Fillmor CM, Jiang AZ, et al, 2011. Stochastic state transitions give rise to phenotypic equilibrium in populations of cancer cells. Cell, 146 (4): 633-644.

Haller DG, Glick JH, 1986. Progestational agents in advanced breast cancer: An overview. Seminars in Oncology, 13 (4 Suppl 4): 2-8.

Hammond MEH, Hayes DF, Wolff AC, et al, 2010. Estrogen and progesterone receptor testing in breast cancer: American Society of Clinical Oncology/College of American Pathologists (ASCO/CAP) Guideline Recommendations for Immunohistochemical Testing of Estrogen and Progesterone Receptors in Breast Cancer. J Clin Oncol, 38: 1346-1366.

He LC, Du ZY, Xiong XS, et al, 2017. Targeting androgen receptor in treating HER2 positive breast cancer. Sci Rep, 7 (1): 14584.

Henry NL, Unger JM, Schott AF, et al, 2018. Randomized, multicenter, placebo-controlled clinical trial of duloxetine versus placebo for aromatase inhibitor-associated arthralgias in early-stage breast cancer: SWOG S1202. J Clin Oncol, 36 (4): 326-332.

Heppner GH, 1984. Tumor heterogeneity. Cancer Res, 44 (10): 2259-2265.

Hilakivi-Clarke L, 2000. Estrogens, BRCA1, and breast cancer. Cancer Research, 60 (18): 4993-5001.

Hill DA, Crider M, Hill SR, 2016. Hormone therapy and other treatments for symptoms of menopause. Am Fam Physician, 94 (11): 884-889.

Hirata T, Shimizu C, Yonemori K, et al, 2009. Change in the hormone receptor status following administration of neoadjuvant chemotherapy and its impact on the long-term outcome in patients with primary breast cancer. Br J Cancer, 101 (9): 1529-1536.

Huang JB, Ji GY, Xing L, et al, 2013. Chemosensitization role of endocrine hormones in cancer chemotherapy. Chinese Medical Journal, 126 (1): 175-180.

Huang JB, Ji GY, Xing L, et al, 2013. Neo-endocrinochemotherapy: A novel approach for enhancing chemotherapeutic efficacy in clinic? Medical Hypotheses, 80 (4): 441-446.

Hug V, Hortobagyi GN, Drewinko B, et al, 1985. Tamoxifen-citrate counteracts the antitumor effects of cytotoxic drugs in vitro. J Clin Oncol, 3 (12): 1672-1677.

Hug V, Johnston D, Finders M, et al, 1986. Use of growth-stimulatory hormones to improve the in vitro therapeutic index of doxorubicin for human breast tumors. Cancer Research, 46 (1): 147-152.

Huynh H, Yang X, Pollak M, 1996. Estradiol and antiestrogens regulate a growth inhibitory insulin-like growth factor binding protein 3 autocrine loop in human breast cancer cells. The Journal of Biological Chemistry, 271 (2): 1016-1021.

Jensen EV, Block GE, Ferguson DJ, et al, 1977. Estrogen receptors in breast cancer. World J Surg, 1 (3): 341, 342.

Jin X, Jiang YZ, Chen S, et al, 2015. Prognostic value of receptor conversion after neoadjuvant chemotherapy in breast cancer patients: A prospective observational study. Oncotarget, 6 (11): 9600-9611.

Kanis JA, Cooper C, Rizzoli R, et al, 2019. Scientific Advisory Board of the European Society for Clinical and Economic Aspects of Osteoporosis (ESCEO) and the Committees of Scientific Advisors and National Societies of the International Osteoporosis Foundation (IOF). European Guidance for The Diagnosis and Management of Osteoporosis in Postmenopausal Women. Osteoporos

Int，30（1）：3-44.

Kensler KH，Regan MM，Heng YJ，et al，2019. Prognostic and predictive value of androgen receptor expression in postmenopausal women with estrogen receptor-positive breast cancer：Results from the Breast International Group Trial 1-98. Breast Cancer Res，21（1）：30.

Koroljow S，1962. Two cases of malignant tumors with metastases apparently treated successfully with hypoglycemic coma. The Psychiatric Quarterly，36（1/2/3/4）：261-270.

Kruijff IE，Sieuwerts AM，Onstenk W，et al，2019. Androgen receptor expression in circulating tumor cells of patients with metastatic breast cancer. Int J Cancer，145（4）：1083-1089.

Kuijpens JLP，Nyklictek I，Louwman MWJ，et al，2005. Hypothyroidism might be related to breast cancer in post-menopausal women. Thyroid，15（11）：1253-1259.

Lan B，Ma F，Chen S，et al，2018. Toremifene，rather than tamoxifen，might be a better option for the adjuvant endocrine therapy in CYP2D6*10T/T genotype breast cancer patients in China. Int J Cancer，143（10）：2499-2504.

Lanzino M，De Amicis F，McPhaul MJ，et al，2005. Endogenous coactivator ARA70 interacts with estrogen receptor alpha（ER alpha）and modulates the functional ER alpha/androgen receptor interplay in MCF-7 cells. J Biol Chem，280（21）：20421-20430.

Lanzino M，Sisci D，Morelli C，et al，2010. Inhibition of cyclin D1 expression by androgen receptor in breast cancer cells—identification of a novel androgen response element. Nucleic Acids Res，38（16）：5351-5365.

Leach MJ，Moore V，2012. Black cohosh（cimicifuga spp.）for menopausal symptoms. Cochrane Database Syst Re，2012（9）：CD007244.

Lehmann BD，Bauer JA，Schafer JM，et al，2014. PIK3CA mutations in androgen receptor-positive triple negative breast cancer confer sensitivity to the combination of PI3K and androgen receptor inhibitors. Breast Cancer Res，16（4）：406.

Lippman ME，Cassidy J，Wesley M，et al，1984. A randomized attempt to increase the efficacy of cytotoxic chemotherapy in metastatic breast cancer by hormonal synchronization. Journal of Clinical Oncology，2（1）：28-36.

Liu CY，Lau KY，Hsu CC，et al，2017. Combination of palbociclib with enzalutamide shows in vitro activity in RB proficient and androgen receptor positive triple negative breast cancer cells. PLoS One，12（12）：e0189007.

Lønning PE，2009. Additive endocrine therapy for advanced breast cancer - back to the future. Acta Oncol，48（8）：1092-1101.

Lopresti M，Rizack T，Dizon DS，2018. Sexuality，fertility and pregnancy following breast cancer treatment. Gland Surg，7（4）：404-410.

Loprinzi CL，Zahasky KM，Sloa JA，et al，2000. Tamoxifen-induced hot flashes. Clin Breast Cancer，1（1）：52-56.

Love RR，1991. Symptoms associated with tamoxifen treatment in postmenopausal women. Arch Intern Med，151（9）：1842.

Luo QQ，Huang JB，Wu YT，et al，2017. Tidal chemotherapy in premenopausal patients with hormone receptor positive breast cancer. Medical Hypotheses，102：4-7.

Lupulescu A，1995. Estrogen use and cancer incidence：A review. Cancer Invest，13（3）：287-295.

Miglietta L，Vanella P，Canobbio L，et al，2009. Clinical and pathological response to primary chemotherapy in patients with locally advanced breast cancer grouped according to hormonal receptors，HER2 status，grading and Ki-67 proliferation index. Anticancer Res，29（5）：1621-1625.

Narayanan R，Ahn S，Cheney MD，et al，2014. Selective androgen receptor modulators（SARMs）negatively regulate triple-negative breast cancer growth and epithelial：Mesenchymal stem cell signaling. PLoS One，9（7）：e103202.

Nishimura R，Osako T，Okumura Y，et al，2011. Changes in the ER，PR，HER-2，p53 and Ki-67 biological markers between primary and recurrent breast cancer：Discordance rates and prognosis. World J Surg Oncol，9：131.

Osborne CK，Pippen J，Jones SE，et al，2002. Double-blind，randomized trial comparing the efficacy and tolerability of fulvestrant versus anastrozole in postmenopausal women with advanced breast cancer progressing on prior endocrine therapy：Results of a North American trial. J Clin Oncol，20（16）：3386-3395.

Oster JB，Creasey WA，1981. Enhancement of cellular uptake of ellipticine by insulin preincubation. European Journal of Cancer & Clinical Oncology，17（10）：1097-1103.

Pagani O，Gelber S，Price KN，et al，2004. Toremifene and tamoxifen are equally effective for early-stage breast cancer：First results of International Breast Cancer Study Group Trials 12-93 and 14-93. Ann Oncol，15（12）：1749-1759.

Paridaens R，Heuson JC，Julien JP，et al，1993. Assessment of estrogenic recruitment before chemotherapy in advanced breast cancer：A double-blind randomized study. European Organization for Research and Treatment of Cancer Breast Cancer Cooperative Group. J Clin Oncol，11（9）：1723-1728.

Parinyanitikul N，Lei XD，Chavez-Macgregor M，et al，2015. Receptor status change from Primary to residual breast cancer after neoadjuvant chemotherapy and analysis of survival outcomes. Clinical Breast Cancer，15（2）：153-160.

Park S Y，Gönen M，Kim H J，et al，2010. Cellular and genetic diversit in the progression of in situ human breast carcinomas to an invasive phenotype. J Clin Invest，120：636-644.

Penault F，Cayre A，Bouchet MF，et al，2003. Induction chemotherapy for breast carcinoma：predictive markers and relation with outcome. Int J Oncol，22：1319-1325.

Pike MC，Spicer DV，Dahmoush L，et al，1993. Estrogens，progestogens，normal breast cell proliferation，and breast cancer risk. Epidemiologic reviews，15（1）：17-35.

Ping M，Zhang Z，Benelli M，et al，2017. $SOX_2$ promotes lineage plasticity and antiandrogen resistance in TP53- and RB1-deficient prostate cancer. Science，355（6320）：84-88.

Planas-Silva MD，Shang Y，Donaher JL，et al，2001. AIB1 enhances estrogen-dependent induction of cyclin D1 expression. Cancer Research，61（10）：3858-3862.

Rangel N，Fortunati N，Osella-Abate S，et al，2018. FOXA1 and AR in invasive breast cancer：New findings on their co-expression and impact on prognosis in ER-positive patients. BMC Cancer，18（1）：703.

Rechoum Y，Rovito D，Iacopetta D，et al，2014. AR collaborates with ERα in aromatase inhibitor-resistant breast cancer. Breast Cancer Res Treat，147（3）：473-485.

Regan MM，Neven P，Giobbie-Harder A，et al，2011. Assessment of letrozole and tamoxifen alone and in sequence for postmenopausal women with steroid hormone receptor-positive breast cancer：The BIG 1-98 randomised clinical trial at 8.1 years median follow-up. Lancet Oncol，12（12）：1101-1108.

Rhee EJ，Lee WY，Yoon KH，et al，2010. A multicenter，randomized，placebo-controlled，double-blind phase Ⅱ trial evaluating the optimal dose，efficacy and safety of LC 15-0444 in patients with type 2 diabetes. Diabetes Obes Metab，12（12）：1113-1119.

Ricciardelli C，Bianco-Miotto T，Jindal S，et al，2018. The magnitude of androgen receptor positivity in breast cancer is critical for reliable prediction of disease outcome. Clin Cancer Res，24（10）：2328-2341.

Rizza P，Barone I，Zito D，et al，2014. Estrogen receptor beta as a novel target of androgen receptor action in breast cancer cell lines. Breast Cancer Res，16（1）：R21.

Rossi S，Basso M，Strippoli A，et al，2015. Hormone receptor status and HER-2 expression in primary breast cancer compared with synchronous axillary metastases or recurrent metastatic disease. Clin Breast Cancer，15（5）：307-312.

Russness HG，Navin N，Hicks J，et al，2011. Insight into the heterogeneity of breast cancer through next-generation sequencing. J Clin Invest，121（10）：3810-3818.

Sandhu MK，Brezden-Masley C，Lipscombe LL，et al，2009. Autoimmune hypothyroidism and breast cancer in the elderly. Breast Cancer Res Treat，115（3）：635-641.

Saunders PK，Millar MR，Williams K，et al，2002. Expression of oestrogen receptor beta（ERβ1）protein in human breast cancer biopsies. British Journal of Cancer，86（2）：250-256.

Seav SM，Dominick SA，Stepanyuk B，et al，2015. Management of sexual dysfunction in breast cancer survivors：A systematic review. Women's Midlife Health，1：9.

Senkus F，Kyriakides S，Ohno S，et al，2015. Primary breast cancer：ESMO Clinical Practice Guidelines for diagnosis，treatment and follow-up. Annals of oncology：official journal of the European Society for Medical Oncology，26（Suppl 5）：v8-v30.

Shah S P，Roth A，Goya R，et al，2012. The clonal and mutational evolution spectrum of primary triple-negative breast cancer. Nature，486（7403）：595-599.

Shah SP，Morin RD，Khattra J，et al，2009. Mutational evolution in a lobular breast tumour profiled at single nucleotide resolution. Nature，461（7265）：809-813.

Shapiro CL，Manola J，Leboff M，2001. Ovarian failure after adjuvant chemotherapy is associated with rapid bone loss in women with early-stage breast cancer. J Clin Oncol，19（14）：3306-3311.

Siegel RL，Miller KD，Jemal A，2015. Cancer statistics，2015. CA：A Cancer Journal for Clinicians，65（1）：5-29.

Smith I，Yardley D，Burris H，et al，2017. Comparative efficacy and safety of adjuvant letrozole versus anastrozole in postmenopausal patients with hormone receptor-positive，node-positive early breast cancer：Final results of the randomized phase Ⅲ Femara Versus Anastrozole Clinical Evaluation（FACE）trial. J Clin Oncol，35：1041-1048.

Smyth PPA，1997. The thyroid and breast cancer：A significant association? Annals of medicine，29（3）：189-191.

Speer JF，Petrosky VE，Retsky MW，et al，1984. A stochastic numerical model of breast cancer growth that simulates clinical data.

Cancer Research，44（9）：4124-4130.

Suhane S，Ramanujan VK，2011. Thyroid hormone differentially modulates Warburg phenotype in breast cancer cells. Biochem Biophys Res Commun，414（1）：73-78.

Takagi K，Miki Y，Nagasaki S，et al，2010. Increased intratumoral androgens in human breast carcinoma following aromatase inhibitor exemestane treatment. Endocr Relat Cancer，17（2）：415-430.

Tang D G，2012. Understanding cancer stem cell heterogeneity and plasticity. Cell Res，22（3）：457-472.

Taucher S，Rudas M，Maer RM，et al，2003. Influence of neoadjuvant therapy with epirubicin and docetaxel on the expression of HER2/neu in patients with breast cancer. Breast Cancer Res Treat，82（3）：207-213.

Tiong V，Rozita AM，Taib NA，et al，2014. Incidence of chemotherapy-induced ovarian failure in premenopausal women undergoing chemotherapy for breast cancer. World Journal of Surgery，38（9）：2288-2296.

Tran C，Ouk S，Clegg NJ，et al，2009. Development of a second-generation antiandrogen for treatment of advanced prostate cancer. Science，324（5928）：787-790.

Travis RC，Key TJ，2003. Oestrogen exposure and breast cancer risk. Breast Cancer Research：BCR，5（5）：239-247.

Umekita Y，Souda M，Ohi Y，et al，2006. Expression of wild-type estrogen receptor beta protein in human breast cancer：Specific correlation with HER2/neu overexpression. Pathology International，56（8）：423-427.

Valeriote F，Van Putten L，1975. Proliferation-dependent cytotoxicity of anticancer agents：A review. Cancer Research，35（10）：2619-2630.

van de Ven S，Smit VT HBM，Dekker TJA，et al，2011. Discordances in ER，PR and HER2 receptors after neoadjuvant chemotherapy in breast cancer. Cancer Treat Rev，37（6）：422-430.

Vera-Badillo FE，Templeton AJ，de Gouveia P，et al，2014. Androgen receptor expression and outcomes in early breast cancer：A systematic review and meta-analysis. J Natl Cancer Inst，106（1）：319.

Vorherr H，1978. Thyroid disease in relation to breast cancer. Klin Wochenschr，56（23）：1139-1145.

Wang CJ，Pan B，Zhu HJ，et al，2016. Prognostic value of androgen receptor in triple negative breast cancer：A meta-analysis. Oncotarget，7（29）：46482-46491.

Wang J，Zhang C，Chen K，et al，2015. ERβ1 inversely correlates with PTEN/PI3K/AKT pathway and predicts a favorable prognosis in triple-negative breast cancer. Breast Cancer Res Treat，152（2）：255-269.

Wang MC，Fu XD，Li MX，2006. PI-3K/Akt/GSK-3beta signaling cascades stimulated by insulin like growth factor-Ⅰ contribute to multiple myeloma cells proliferation and survival. Chinese Medical Journal，119（14）：1226-1229.

Wang Y，He X，Yu Q，et al，2013. Androgen receptor-induced tumor suppressor，KLLN，inhibits breast cancer growth and transcriptionally activates p53/p73-mediated apoptosis in breast carcinomas. Hum Mol Genet，22（11）：2263-2272.

Waxman NJ，2010. Estrogen and progestogen use in postmenopausal women：2010 position statement of The North American Menopause Society. Menopause，17（2）：242-255.

Woods KE，Randolph JK，Gewirtz DA，1994. Antagonism between tamoxifen and doxorubicin in the MCF-7 human breast tumor cell line. Biochemical pharmacology，47（8）：1449-1452.

Worroll D，Galletti G，Gjyrezi A，et al，2019. Androgen receptor nuclear localization correlates with AR-V7 mRNA expression in circulating tumor cells（CTCs）from metastatic castration resistance prostate cancer patients. Phys Biol，16（3）：036003.

Wu JY，Chen WG，Chen XS，et al，2014. Long-term outcomes following adjuvant endocrine therapy in breast cancer patients with a positive-to-negative change of hormone receptor status following neoadjuvant chemotherapy. Mol Clin Oncol，2（6）：997-1002.

Yamaguchi N，Okajima Y，Fujii T，et al，2013. The efficacy of nonestrogenic therapy to hot flashes in cancer patients under hormone manipulation therapy：A systematic review and meta-analysis. J Cancer Res Clin Oncol，139（10）：1701-1707.

Yang LB，Zhong XR，Pu TJ，et al，2018. Clinical significance and Prognostic value of receptor conversion in hormone receptor positive breast cancers after neoadjuvant chemotherapy. World J Surg Oncol，16（1）：51.

Zhang N，Moran MS，Huo Q，et al，2011. The hormonal receptor status in breast cancer can be altered by neoadjuvant chemotherapy：a meta-analysis. Cancer Investigation Nov，29（9）：594-598.

Zhu CF，Qi XL，Chen YN，et al，2011. PI3K/Akt and MAPK/ERK1/2 signaling pathways are involved in IGF-1-induced VEGF-C upregulation in breast cancer. J Cancer Res Clin Oncol，137（11）：1587-1594.

# 第五章

# 乳腺癌内分泌治疗的耐药机制及对策

激素受体阳性乳腺癌占所有乳腺癌的 60%～75%，内分泌治疗是这类患者最重要的治疗方法，它可以降低患者的复发死亡风险，延长生存时间。常用的内分泌治疗药物包括雌激素受体（ER）拮抗剂/下调剂、芳香化酶抑制剂（AI）等。随着内分泌治疗的应用，25%～30%的患者会出现内分泌治疗耐药，导致治疗失败。因此，克服乳腺癌内分泌治疗耐药是提高内分泌治疗疗效的关键。目前已有多项研究证实，内分泌治疗耐药可能与 ER 基因突变、细胞信号通路异常、细胞周期调控异常等相关。利用靶向治疗联合内分泌治疗来克服特定人群的内分泌治疗耐药，为激素受体阳性乳腺癌患者的治疗提供了新的方向。

## 一、雌激素与 ER 信号转导通路

雌激素水平与乳腺癌的发生发展密切相关。ER 主要位于细胞核，雌激素介导的 ER 信号转导主要为经典的核启动类固醇信号转导，即雌激素在细胞内与核内 ER 结合，引发受体二聚化、磷酸化，二聚体 ER 与靶基因上雌激素反应元件（ERE）结合，在转录共激活因子的协同作用下，启动基因转录；细胞膜上有极少量的 ER，另一条非经典转导通路为膜启动的类固醇信号转导，即雌激素与受体结合后激活细胞膜上受体酪氨酸激酶，通过 PI3K-AKT-mTOR、MAPK 等信号通路传递，间接调控相关基因转录，为非基因调节通路。

## 二、内分泌治疗耐药机制及对策

### （一）ER

ER 是内分泌治疗的靶点，包括 ERα 和 ERβ 两种亚型，分别由不同染色体基因编码。ER 蛋白有 5 个功能区：非配体依赖转录活化功能区（AF1）、配体依赖转录活化功能区（AF2）、DNA 结合结构域（DBD）、核定位信号（NLS）、配体结合区（LBD）。ERα 和 ERβ 结构相近，在 DBD 和 LBD 中具有高度同源性，但在其他结构区域同源性较低，提示两者在基因调控方面可能具有不同的作用。ERα 与乳腺癌关系最密切，研究较多，ER 检测是指对 ERα 的检测，而 ERβ 的功能仍不明确。有研究表明，ERβ 与 ERα 具有相反的作用，能够抑制雌激素促进细胞增殖的作用。

**1. *ESR1* 基因突变**　*ESR1* 基因是编码 ER 的基因，*ESR1* 基因的改变主要包括点突变、基因扩增、重排等形式。突变主要集中于编码 ER 配体结合域（LBD）的 536、537 或 538 位点，被称为"热点（hot spot）"区域。Toy 等证实，在该热点区域发现的 *ESR1* 基因突变能够以非配体依赖途径激活 ER 转录功能，促进肿瘤细胞生长。*ESR1* 基因突变在原发性乳腺癌中阳性率<1%，在转移性乳腺癌中阳性率为 10%～20%，在经历过至少一线 AI 内分泌治疗的患者中阳性率高于 20%，提示它是内分泌获得性耐药的预测因子。

　　临床前研究证实，存在 *ESR1* 基因突变的细胞对他莫昔芬和氟维司群部分耐药，对 AI 完全耐药，这归因于药物的不同作用机制。他莫昔芬和氟维司群通过与 ER 结合发挥作用，突变型 ER 的构象改变降低了它们与 ER 的亲和力，导致部分耐药。而 AI 主要通过降低体内雌激素水平，减少其与 ER 的结合而达到抑制肿瘤生长的目的，但热点突变型 ER 具有非配体依赖活性，可解释有此类突变的患者对 AI 的完全耐药现象。

　　SOFEA、BOLERO-2、PALOMA-3、FERGI 等后续多项研究都对 *ESR1* 基因突变进行了检测，进一步证实了 *ESR1* 基因突变与 AI 耐药相关。SOFEA 研究回顾性分析检测显示，*ESR1* 基因突变率高达 39%（63/161），在 *ESR1* 基因突变患者中接受氟维司群或依西美坦治疗后的无进展生存期（PFS）分别为 5.7 个月和 2.9 个月（HR=0.52，*P*=0.02），表明对于 *ESR1* 基因突变的 AI 耐药患者，氟维司群的治疗方案仍能使之获益。临床对 AI 耐药合并 *ESR1* 基因突变的患者，可换用氟维司群或他莫昔芬治疗；新型 SERD（如 AZD9496）通过提高药代动力学和口服生物利用度，可改善 *ESR1* 基因突变型乳腺癌患者的疗效。目前 *ESR1* 基因突变检查尚未常规应用于临床。

　　**2. ER 表达水平下降**　ER 是内分泌治疗获益的预测因子。在疾病进程中，ER 表达水平下降或缺失是内分泌治疗耐药的原因之一。DNA 甲基化、组蛋白修饰等表观遗传学改变是 ER 表达水平下降的主要原因。

　　组蛋白去乙酰化是在组蛋白脱乙酰酶（histone deacetylases，HDAC）的作用下，与染色体紧密结合的组蛋白发生去乙酰化，将染色质压缩成排列紧密的核小体，结构凝集，抑制 *ER* 基因的转录。组蛋白去乙酰化的增加，导致 ER 表达水平下降。DNA 甲基化是在 DNA 甲基转移酶（DNA-methyltransferase，DNMT）作用下，患者 *ER* 基因启动子形成高甲基化的胞嘧啶磷酸鸟嘌呤（CpG）岛，抑制 *ER* 基因表达。通过抑制 HDAC 和 DNMT，阻断组蛋白去乙酰化及 DNA 甲基化，上调 ER 的表达，可提高内分泌治疗疗效。

　　西达本胺是我国自主研发的选择性 HDAC 抑制剂，在逆转内分泌治疗耐药中取得了重要进展。ACE Ⅲ期研究入组至少经过一次内分泌治疗后进展的 ER 阳性/HER2 阴性的绝经后晚期乳腺癌患者 365 例，按照 2∶1 的比例随机分组，予以西达本胺联合依西美坦或安慰剂联合依西美坦治疗，中位随访 13.9 个月，结果显示，西达本胺联合依西美坦治疗较依西美坦可显著延长 PFS 3.6 个月（7.4 个月比 3.8 个月，*P*=0.033），最常见的 3/4 级不良反应为中性粒细胞减少[51%（西达本胺组）比 2%（安慰剂组）]。目前，西达本胺已在我国获批用于 ER 阳性/HER2 阴性晚期乳腺癌的治疗。恩替诺特（entinostat）是选择性 HDAC 抑制剂，其可通过上调 ER 表达，恢复细胞对非甾体 AI 的敏感性。ENCORE301 Ⅱ期临床试验纳入非甾体 AI 治疗后出现疾病进展的绝经后晚期乳腺癌患者 130 例，依西美坦联合恩替诺特与单用依西美坦的疗效比较显示，联合组的 PFS（4.3 个月）较单药组（2.3 个月）延长 2 个月（HR=0.73，单侧 *P*=0.055），中位 OS 提高 8.3 个月（28.1 个月比 19.8 个月，HR=0.59，

$P$=0.036）；恩替诺特正在进行Ⅲ期临床试验（E2112），结果尚未公布。其他 HDAC 抑制剂如伏立诺他（vorinostat），DNMT 抑制剂 5-氮杂-2-脱氧胞苷（5-Aza-dC）等也在进行相关临床研究。利用表观遗传学机制逆转内分泌耐药为这类患者提供了新的治疗途径。

（二）细胞信号通路异常

**1. PI3K-AKT-mTOR 通路**　是细胞内的重要信号转导通路，在调节肿瘤细胞增殖、分化、转移过程中发挥重要作用。磷脂酰肌醇 3 激酶（PI3K）由调节亚基 p85 和催化亚基 p110 组成。*PIK3CA* 基因编码 p110α 亚基。PI3K 接受来自受体酪氨酸激酶转导的信号而活化，使 PIP2（二磷酸磷脂酰肌醇）磷酸化为 PIP3，活化 AKT 蛋白后激活下游因子。mTOR 是 PI3K-AKT 信号通路下游的重要因子，可通过磷酸化下游的核糖体蛋白 S6 激酶 1 调节细胞的转录和翻译功能，或直接磷酸化 ER 的 AF1 功能域，引起非配体依赖的受体激活。PI3K 整条通路的突变率在乳腺癌中高达 70%，包括 *PIK3CA* 突变，PI3K 其他相关基因及下游 *Akt1*、*mTOR* 等基因的改变，其中 *PIK3CA* 在乳腺癌中的突变率为 40%。PI3K 通路相关基因的改变导致该通路的过度激活，促进了 ER 非雌激素依赖性的基因组转录功能，可能是获得性耐药的原因之一。

近年来，针对该通路的多个靶点抑制剂的研究取得了重要进展。目前成功应用于临床的靶向药物主要为 mTOR 抑制剂依维莫司。BOLERO-2 是首个证实依维莫司可以逆转内分泌耐药，提高内分泌治疗效果的Ⅲ期临床研究。该研究纳入了 724 例经非甾体 AI（阿那曲唑、来曲唑）治疗后疾病进展的绝经后 ER 阳性/HER2 阴性晚期乳腺癌患者，随机分为依西美坦联合依维莫司组或依西美坦联合安慰剂组，结果证实依西美坦联合依维莫司组较依西美坦联合安慰剂组显著延长 PFS 4.6 个月（7.8 个月比 3.2 个月，HR=0.45，$P$<0.0001），但依维莫司也增加了口腔炎、疲乏、高血糖及间质性肺炎等不良反应的发生率。目前，国内外指南推荐依维莫司联合依西美坦作为非甾体 AI 治疗失败的 HR 阳性晚期乳腺癌的治疗。

针对多种 PI3K 抑制剂也进行了临床研究，其中特异性抑制剂阿培利司（alpelisib）取得了较好的结果。SOLAR-1 Ⅲ期临床研究纳入了 572 例经 AI 治疗后进展的 ER 阳性/HER2 阴性晚期绝经后乳腺癌患者，其中 *PIK3CA* 突变患者 341 例，予以阿培利司联合氟维司群或安慰剂联合氟维司群；中位随访 20 个月，发现 *PIK3CA* 突变的患者，阿培利司联合氟维司群组较安慰剂联合氟维司群组显著延长 PFS 5.3 个月（11.0 个月比 5.7 个月，HR=0.65，$P$<0.001），而无 *PIK3CA* 突变者，两组的 PFS 无差异，提示 *PIK3CA* 突变是阿培利司获益的标志物。目前阿培利司已在美国上市，成为 *PIK3CA* 突变者内分泌靶向治疗的新选择。

AKT 抑制剂如 capivasertib、ipatasetib 也在临床研究中。capivasertib 是选择性 AKT 抑制剂，针对 AI 治疗进展后的晚期乳腺癌的Ⅱ期临床研究结果显示，capivasertib 联合氟维司群组的 PFS 较安慰剂联合氟维司群组显著提高（10.3 个月比 4.8 个月，HR=0.58，单侧 $P$=0.0018，双侧 $P$=0.0044）；中位 OS 延长了 6 个月（26.0 个月比 20.0 个月，HR=0.59，双侧 $P$=0.071），但未达统计学差异。虽然结果还需要Ⅲ期临床研究的验证，但提示 AKT 也可能是一个潜在的克服内分泌耐药的靶点。

**2. 生长因子受体通路**（GFR）　是能够与多种细胞因子、生长因子、激素结合的跨膜蛋白，同时也具有酪氨酸激酶活性，能够激活一系列信号级联反应，包括表皮生长因子受体

（EGFR）、人表皮生长因子受体 2（HER2）、胰岛素样生长因子受体（IGF-IR）、成纤维细胞生长因子受体（FGFR）等。GFR 下游的信号通路主要为 PI3K-AKT-mTOR 和 RAF-MAPK-ERK 信号通路，其与 ER 通路之间的双向串扰和内分泌耐药有关。这些生长因子受体过表达或基因扩增/突变等可通过级联反应激活信号通路，使 ER 磷酸化，以非雌激素依赖途径激活 ER 转录功能，导致内分泌治疗耐药。此外，HER2 过表达也可同时下调 ER 表达水平，降低 ER 对雌激素的依赖性，进而导致内分泌治疗耐药。

对于 ER 阳性/HER2 阳性患者，内分泌治疗的敏感性较差；内分泌治疗联合抗 HER2 靶向治疗有助于提高疗效，克服耐药。TAnDEM Ⅲ期临床研究纳入了 207 例一线治疗的 ER 阳性/HER2 阳性绝经后转移性乳腺癌患者，随机接受阿那曲唑联合曲妥珠单抗或阿那曲唑治疗；结果显示，曲妥珠单抗联合组较单药阿那曲唑组延长 PFS 1 倍（4.8 个月比 2.4 个月，$P=0.0016$）。拉帕替尼（lapatinib）是小分子 EGFR 和 HER2 的双重抑制剂。EGF30008 Ⅲ期试验入组初治的绝经后 ER 阳性/HER2 阳性晚期乳腺癌患者 219 例，结果提示拉帕替尼联合来曲唑较单药来曲唑延长 PFS 5.2 个月（8.2 个月比 3.0 个月，HR=0.71，$P=0.019$）。最近的研究显示，AI 联合双靶（曲妥珠单抗+帕妥珠单抗/拉帕替尼）治疗较单靶（曲妥珠单抗或拉帕替尼）能进一步提高疗效。ALTERNATIVE Ⅲ期研究纳入了 355 例经治的 ER 阳性/HER2 阳性晚期乳腺癌患者，分别予以 AI 联合双靶（拉帕替尼+曲妥珠单抗）或单靶（曲妥珠单抗/拉帕替尼），结果显示 AI 联合双靶组达到了明显的 PFS 获益，双靶联合组 PFS 达 11 个月，曲妥珠单抗联合组仅为 5.7 个月（HR=0.62，$P=0.0064$），拉帕替尼联合组为 8.3 个月（HR=0.71，$P=0.0361$）。PERTAIN Ⅱ期临床研究同样评估了双靶（帕妥珠单抗+曲妥珠单抗）联合 AI 治疗的疗效。研究终点显示，双靶（帕妥珠单抗+曲妥珠单抗）联合 AI 对比曲妥珠单抗联合 AI，显著延长了 PFS（18.89 个月比 15.8 个月，HR=0.65，$P=0.007$）。目前对 ER 阳性/HER2 阳性患者，内分泌治疗联合抗 HER2 靶向治疗（双靶或单靶）是标准的选择。

8%～15%的乳腺癌患者发生 *FGFR* 基因扩增，这部分患者更易对内分泌治疗耐药。FGFR 抑制剂多韦替尼（dovitinib）针对内分泌治疗进展后的绝经后晚期乳腺癌进行的Ⅱ期临床研究显示，在 *FGFR* 扩增亚组中，多韦替尼联合氟维司群较安慰剂联合氟维司群能延长患者 PFS 5.4 个月（10.9 个月比 5.5 个月，HR=0.64），因入组人数较少，该研究终止。其他 FGFR 抑制剂如 ZAD4547、lucitanib 的Ⅱ期临床研究正在进行中。

**3. MAPK-ERK 通路**　丝裂原活化蛋白激酶（MAPK）是细胞生物信号传递链中重要的激酶，在细胞的增殖、分化、凋亡过程中起着重要作用，与肿瘤进展和药物耐药密切相关。MAPK 通路主要包括 ERK1/2、JNK、P38、ERK5 等多条通路，其中与 ERK 相关的细胞内信号通路被认为是经典 MAPK 信号通路。丝氨酸/苏氨酸蛋白激酶（RAF）过度激活 MAPK 信号通路后，诱导 ER 的 AF-1 区的主要位点，如 Ser118、Ser167 磷酸化，增加了 ER 对雌激素的敏感性，可能导致内分泌治疗获得性耐药。

一项Ⅱ期临床研究纳入 AI 治疗后进展的晚期乳腺癌患者 46 例，比较氟维司群联合司美替尼（selumetinib）（MAPK 抑制剂）与单药氟维司群的疗效，结果显示联合组疾病控制率低于对照组。其他 MAPK 抑制剂如 GSK1120212、PD-325901、MEK162 等正在进行临床研究。对于 MAPK/ERK 通路，尚存在未明确的机制，其在内分泌耐药中的作用还需进一步的临床研究。

### （三）细胞周期调控异常

细胞周期是细胞增殖、分化的基础，受多种细胞因子的调控。细胞周期蛋白 D1（cyclin D1）-细胞周期蛋白依赖性激酶（CDK）4/6-视网膜母细胞瘤（RB）轴在细胞周期调控中起重要作用，可促进细胞周期从 $G_1$ 期进入 S 期。蛋白周期 D1 接收来自上游通路的转导信号，与 CDK4/6 结合形成蛋白周期 D1-CDK4/6 复合物，诱导 Rb 蛋白磷酸化，释放 E2F，使细胞进入 DNA 合成期。在乳腺癌中常见蛋白周期 D1 扩增和过度表达，尤其是激素受体阳性乳腺癌。约 58% Luminal B 型乳腺癌和 29% Luminal A 型乳腺癌存在蛋白周期 D1 过度表达，导致蛋白周期 D1-CDK4/6 高活性，促使 Rb 蛋白磷酸化，使肿瘤细胞增殖加快。利用该通路中 CDK4/6 的重要作用进行靶向抑制，已成为提高内分泌治疗疗效的新手段。目前 FDA 已经批准上市的 CDK4/6 抑制剂有 3 种，分别是帕博西利（palbociclib，爱博新）、瑞博西利（ribociclib）和阿贝西利（abemaciclib）。

帕博西利是首个进入临床研究的 CDK4/6 抑制剂。PALOMA-2 Ⅲ期临床研究纳入了 666 例未经过治疗的 ER 阳性/HER2 阴性绝经后晚期乳腺癌患者，随机分组予以来曲唑联合帕博西利或来曲唑联合安慰剂治疗，结果显示帕博西利组 PFS 显著高于安慰剂组（24.8 个月比 14.5 个月，HR 0.58，$P<0.001$），延长 PFS 达 10.3 个月；临床获益率也提高，分别为 84.9%、70.3%（OR=2.39，$P<0.001$）。最常见的 3/4 级不良反应为中性粒细胞减少[66.4%（帕博西利组）比 1.4%（安慰剂组）]，但易处理。随后报告的 MONALEESA-2 及 MONARCH-3 的 Ⅲ 期临床研究进一步肯定了瑞博西利和阿贝西利与帕博西利有相似的疗效。MONALEESA-2 研究中来曲唑联合瑞博西利较单药来曲唑延长 PFS 9.3 个月（25.3 月比 16.0 个月，HR=0.568，$P=9.63\times10^{-8}$）；MONARCH-3 研究中阿贝西利联合非甾体芳香化酶抑制剂（NSAI）与安慰剂联合 NSAI 的 PFS 分别为 28.1 个月、14.7 个月，延长 PFS 13.4 个月（HR=0.54，$P=0.000\ 002$）；与阿贝西利和瑞博西利不同，阿贝西利的主要不良反应为腹泻（81%，3/4 级 9.5%）。此外，对于绝经前 HR 阳性/HER2 阴性晚期乳腺癌，MONALEESA-7 Ⅲ期临床研究也证实，采用药物性卵巢功能抑制联合内分泌治疗（他莫昔芬或 AI）或瑞博西利可同样获益，瑞博西利联合组较安慰剂组延长 PFS 10.8 个月（HR=0.55，$P<0.0001$），同时改善总生存（HR=0.71，$P=0.00973$）。

三种 CDK4/6 抑制剂在一线内分泌治疗中均延长 PFS 10 个月以上，显著推迟了化疗的时间，使患者获得了好的生活质量。目前，CDK4/6 抑制剂已成为 ER 阳性/HER2 阴性晚期乳腺癌一线内分泌治疗的标准选择。

对既往内分泌治疗失败的晚期乳腺癌患者，CDK4/6 抑制剂同样显示了较好疗效。PALOMA-3 Ⅲ期临床研究纳入了 521 例 AI 治疗失败的 HR 阳性/HER2 阴性晚期乳腺癌患者，使用氟维司群联合帕博西利或安慰剂，结果显示帕博西利联合组较安慰剂组 PFS 延长 4.9 个月（9.5 个月比 4.6 个月，HR=0.46，$P<0.0001$），OS 延长 6.9 个月（34.9 个月比 28.0 个月，HR=0.81，$P=0.09$），虽未达统计学差异，但接近 7 个月的改善具有临床意义。随后进行的 MONARCH-2、MONALEESA-3 研究进一步证实了 CDK4/6 抑制剂的作用。MONARCH-2 中阿贝西利联合氟维司群较单用氟维司群延长 PFS 5 个多月（16.4 个月比 9.3 个月，

HR=0.553，$P<0.001$），延长 OS 9.4 个月（46.7 个月比 37.3 个月，HR=0.757，$P$=0.0137）。MONALEESA-3 研究中二线及早期复发亚组 PFS 显著提高（14.6 个月比 9.1 个月，HR=0.571），OS 延长 7.7 个月，分别为 40.2 个月、32.5 个月（HR=0.730）。三种 CDK4/6 抑制剂联合氟维司群均延长了患者的 PFS 和 OS，改善了患者预后，是这类患者优选的治疗方案。

CDK4/6 抑制剂是近年来内分泌治疗的重要进展，它改变了 ER 阳性/HER2 阴性晚期乳腺癌内分泌治疗的模式，但尚需寻找疗效相关的生物标志物，精准地选择获益人群。

（四）其他

内分泌治疗耐药还可能与雄激素受体（AR）、缺氧诱导因子（hypoxia inducible factor，HIF）、微 RNA（miRNA）等相关。

在 ER 阳性乳腺癌中 AR 表达高达 70%，AR 高表达与他莫昔芬耐药有关。Cochrane 等报道，在 192 例接受他莫昔芬治疗的患者中，AR/ERα≥2.0 的患者接受他莫昔芬治疗失败的风险比 AR/ERα<2.0 的患者增加了 4 倍。其原因可能是 AR 与 EGFR 相互作用，通过其下游信号通路激活 ER；也有研究认为，在 AR 的诱导下，乳腺肿瘤从雌激素依赖转化为雄激素依赖。恩杂鲁胺（enzalutamide）是口服 AR 抑制剂，恩杂鲁胺联合依西美坦治疗 HR 阳性晚期乳腺癌Ⅱ期临床研究（NCT02007512），以及恩杂鲁胺联合氟维司群治疗 ER 阳性/HER2 阴性晚期乳腺癌（NCT02953860）的研究正在进行中。

HIF 与细胞的增殖分化、肿瘤的发生发展、转移及血管生成等相关。肿瘤细胞由于低灌注而缺氧，诱导 HIF-1α 产生并逐渐累积。基础实验证实，稳定表达 HIF-1α 的 MCF7 细胞对内分泌治疗耐药。目前还未进行 HIF 抑制剂在乳腺癌治疗中的相关临床试验。miRNA 作为转录后调节因子，可调节细胞增殖、分化，在肿瘤发生过程中起重要作用。miRNA 的异常表达，如 miRNA-519a、miRNA-301、miRNA-101 等分子的高表达被证实与内分泌治疗耐药相关，但目前仅限于基础研究。

乳腺癌内分泌治疗耐药是多种信号通路、生长因子及相关基因共同作用的结果，许多通路的深层次调节机制及相互作用还未明了，难以界定具体患者的耐药原因。除 PI3K 抑制剂外，多种靶向药物还缺乏特异的疗效预测标志物，治疗选择难以精准。临床选用时需要考虑患者的病情，药物的可用性及经费，平衡获益和毒性等多个因素。由于 CDK4/6 抑制剂在一线和二线治疗中生存获益显著，不良反应较轻，是优选的药物。mTOR 抑制剂、HDAC 抑制剂等可在后线治疗中选择，最佳的靶向药物应用顺序目前尚未达成共识，建议参考临床试验的入选人群选择相应的靶向药物。

由于细胞通路是一个相互交通的复杂网络，多个靶点联合抑制或许能带来更大的获益。积极开展转化性研究，寻找新的靶点及获益的生物标志物，实施精准医疗，是今后的方向。

（张　频　陈　茜）

## 参 考 文 献

André F，Ciruelos E，Rubovszky G，et al，2019. Alpelisib for PIK3CA-mutated，hormone receptor-positive advanced breast cancer.

N Engl J Med, 380 ( 20 ): 1929-1940.

Cristofanilli M, Turner NC, Bondarenko I, et al, 2016. Fulvestrant plus palbociclib versus fulvestrant plus placebo for treatment of hormone-receptor-positive, HER2-negative metastatic breast cancer that progressed on previous endocrine therapy ( PALOMA-3 ): Final analysis of the multicentre, double-blind, phase 3 randomised controlled trial. Lancet Oncol, 17 ( 4 ): 425-439.

de Santo I, McCartney A, Migliaccio I, et al, 2019. The emerging role of ESR1 mutations in luminal breast cancer as a prognostic and predictive biomarker of response to endocrine therapy. Cancers, 11 ( 12 ): 1894.

Finn RS, Martin M, Rugo HS, et al, 2016. Palbociclib and letrozole in advanced breast cancer. N Engl J Med, 375 ( 20 ): 1925-1936.

Fribbens C, O'Leary BO, Kilburn L, et al, 2016. Plasma ESR1 mutations and the treatment of estrogen receptor-positive advanced breast cancer. J Clin Oncol, 34 ( 25 ): 2961-2968.

Goetz MP, Toi M, Campone M, et al, 2017. MONARCH 3: Abemaciclib as initial therapy for advanced breast cancer. J Clin Oncol, 35 ( 32 ): 3638-3646.

Hortobagyi GN, Stemmer SM, Burris HA, et al, 2016. Ribociclib as first-line therapy for HR-positive, advanced breast cancer. N Engl J Med, 375 ( 18 ): 1738-1748.

Hortobagyi GN, Stemmer SM, Burris HA, et al, 2018. Updated results from MONALEESA-2, a phase Ⅲ trial of first-line ribociclib plus letrozole versus placebo plus letrozole in hormone receptor-positive, HER2-negative advanced breast cancer. Ann Oncol, 29 ( 7 ): 1541-1547.

Jiang ZF, Li W, Hu XC, et al, 2019. Tucidinostat plus exemestane for postmenopausal patients with advanced, hormone receptor-positive breast cancer ( ACE ): A randomised, double-blind, placebo-controlled, phase 3 trial. Lancet Oncol, 20 ( 6 ): 806-815.

Johnston S, Martin M, Di Leo A, et al, 2019. MONARCH 3 final PFS: A randomized study of abemaciclib as initial therapy for advanced breast cancer. NPJ Breast Cancer, 5 ( 1 ): 5-8.

Johnston S, Pippen J, Pivot X, et al, 2009. Lapatinib combined with letrozole versus letrozole and placebo as first-line therapy for postmenopausal hormone receptor-positive metastatic breast cancer. J Clin Oncol, 27 ( 33 ): 5538-5546.

Jones RH, Casbard A, Carucci M, et al, 2020. Fulvestrant plus capivasertib versus placebo after relapse or progression on an aromatase inhibitor in metastatic, oestrogen receptor-positive breast cancer ( FAKTION ): A multicentre, randomised, controlled, phase 2 trial. The Lancet Oncology, 21 ( 3 ): 345-357.

Kaufman B, Mackey JR, Clemens MR, et al, 2009. Trastuzumab plus anastrozole versus anastrozole alone for the treatment of postmenopausal women with human epidermal growth factor receptor 2-positive, hormone receptor-positive metastatic breast cancer: Results from the randomized phase Ⅲ TAnDEM study. J Clin Oncol, 27 ( 33 ): 5529-5537.

Klein ME, Kovatcheva M, Davis LE, et al, 2018. CDK4/6 inhibitors: The mechanism of action may not be as simple as once thought. Cancer Cell, 34 ( 1 ): 9-20.

Musolino A, Campone M, Neven P, et al, 2017. Phase Ⅱ, randomized, placebo-controlled study of dovitinib in combination with fulvestrant in postmenopausal patients with HR+, HER2− breast cancer that had progressed during or after prior endocrine therapy. Breast Cancer Res, 19 ( 1 ): 18.

Pasculli B, Barbano R, Parrella P, 2018. Epigenetics of breast cancer: Biology and clinical implication in the era of precision medicine. Semin Cancer Biol, 51: 22-35.

Perez-Garcia J, Muñoz-Couselo E, Soberino J, et al, 2018. Targeting FGFR pathway in breast cancer. Breast, 37: 126-133.

Presti D, Quaquarini E, 2019. The PI3K/AKT/mTOR and CDK4/6 pathways in endocrine resistant HR+/HER2− metastatic breast cancer: Biological mechanisms and new treatments. Cancers ( Basel ), 11 ( 9 ): 1242.

Rani A, Stebbing J, Giamas G, et al, 2019. Endocrine resistance in hormone receptor positive breast cancer-from mechanism to therapy. Front Endocrinol ( Lausanne ), 10: 245.

Slamon DJ, Neven P, Chia S, et al, 2018. Phase Ⅲ randomized study of ribociclib and fulvestrant in hormone receptor-positive, human epidermal growth factor receptor 2-negative advanced breast cancer: MONALEESA-3. J Clin Oncol, 36 ( 24 ): 2465-2472.

Slamon DJ, Neven P, Chia S, et al, 2020. Overall survival with ribociclib plus fulvestrant in advanced breast cancer. N Engl J Med, 382 ( 6 ): 514-524.

Sledge GW Jr., Toi M, Neven P, et al, 2017. MONARCH 2: Abemaciclib in combination with fulvestrant in women with HR+/HER2− advanced breast cancer who had progressed while receiving endocrine therapy. J Clin Oncol, 35 ( 25 ): 2875-2884.

Sledge GW, Toi M, Neven P, et al, 2020. The effect of abemaciclib plus fulvestrant on overall survival in hormone receptor-positive, ERBB2-negative breast cancer that progressed on endocrine therapy—MONARCH 2.JAMA Oncology, 6 ( 1 ): 116-124.

Toy W，Shen Y，Won H，et al，2013. ESR1 ligand-binding domain mutations in hormone-resistant breast cancer. Nature Genetics，45（12）：1439-1445.

Tripathy D，Im S，Colleoni M，et al，2018. Ribociclib plus endocrine therapy for premenopausal women with hormone-receptor-positive，advanced breast cancer（MONALEESA-7）：A randomised phase 3 trial. Lancet Oncol，19（7）：904-915.

Turner NC，Slamon DJ，Ro J，et al，2018. Overall survival with palbociclib and fulvestrant in advanced breast cancer. New Engl J Med，379（20）：1926-1936.

Yardley DA，Ismail-Khan RR，Melichar B，et al，2013. Randomized Phase Ⅱ，double-blind，placebo-controlled study of exemestane with or without entinostat in postmenopausal women with locally recurrent or metastatic estrogen receptor-positive breast cancer progressing on treatment with a nonsteroidal aromatase inhibitor. J Clin Oncol，31（17）：2128-2135.

Yardley DA，Noguchi S，Pritchard KI，et al，2013. Everolimus plus exemestane in postmenopausal patients with HR+ breast cancer：BOLERO-2 final progression-free survival analysis. Adv Ther，30（10）：870-884.

Zaman K，Winterhalder R，Mamot C，et al，2015. Fulvestrant with or without selumetinib，a MEK 1/2 inhibitor，in breast cancer progressing after aromatase inhibitor therapy：A multicentre randomised placebo-controlled double-blind phase Ⅱ trial，SAKK 21/08. Eur J Cancer，51（10）：1212-1220.

Zundelevich A，Dadiani M，Kahana-Edwin S，et al. 2020. ESR1 mutations are frequent in newly diagnosed metastatic and loco-regional recurrence of endocrine-treated breast cancer and carry worse prognosis. Breast Cancer Res，22（1）：16.

# 第六章

# HER2/neu 及其受体与乳腺癌

HER2 阳性乳腺癌占浸润性乳腺癌的 20%~30%，相对而言，其侵袭性更高、更易复发，且预后较差。大量针对 HER2 靶点药物的研发及临床应用，显著改善了此类患者的预后。曲妥珠单抗是首个治疗 HER2 阳性乳腺癌的靶向药物。近年来，随着其他单克隆抗体、抗体偶联药物、小分子酪氨酸激酶抑制剂等多种抗 HER2 靶向药物的相继问世，HER2 阳性乳腺癌的治疗策略不断得到优化，疗效进一步提高。本章将围绕 HER2 阳性乳腺癌分子靶向治疗原理，*Her2* 基因扩增和蛋白表达的检测，抗 HER2 治疗药物及其相关循证医学证据展开，有助于从业者熟悉、掌握该类乳腺癌精准诊治的原则和方法。

## 第一节 乳腺癌分子靶向治疗的原理及方法

### 一、*Her2* 基因及其受体

*Her2* 基因是一种原癌基因，又称 *ErbB2/Neu* 基因，位于人类第 17 号染色体长臂（17q21—q22），是 *ErbB* 家族中的一员，该家族成员还包括 *ErbB1*（*EGFR/Her1*）、*ErbB3*（*Her3*）和 *ErbB4*（*Her4*），该家族在许多正常或异常细胞的生长、分化和转移过程中起重要调控作用。*Her2* 基因编码分子质量为 185kDa 的跨膜受体蛋白 HER2。该受体由胞外配体结合域、跨膜域和胞内域构成，具有酪氨酸激酶活性。HER2 目前未发现高亲和力配体，其通过与自身或 *ErbB* 家族其他成员结合形成同源或异源二聚体。受体二聚化后构象发生改变，与腺苷三磷酸（adenosine triphosphate，ATP）结合并激活胞内的酪氨酸激酶活性，从而启动多条下游信号转导通路，诱发乳腺癌细胞分裂、增殖、迁移等恶性生物学行为。

### 二、HER2 阳性乳腺癌分子靶向治疗种类及原理

HER2 阳性乳腺癌分子靶向治疗主要包括药物治疗和肿瘤免疫治疗。靶向 HER2 的药物主要分为单克隆抗体、抗体偶联药物及小分子酪氨酸激酶抑制剂三大类。除此之外，利用细胞免疫作用来杀伤肿瘤的治疗性疫苗也在研究中。现就上述治疗手段的原理及代表药物进行分述。

（一）单克隆抗体

HER2 单克隆抗体（monoclonal antibody，mAb）能够特异性地识别 HER2 受体胞外区域，与配体竞争性结合，从而阻断表皮生长因子受体（EGFR）家族的激活及其下游信号蛋白的磷酸化；还能够引发受体的内吞降解，降低受体密度，进而减弱细胞生长信号的转导。此外，mAb 与受体结合可以激发补体依赖性细胞毒作用（CDC），以及抗体依赖性细胞毒作用（ADCC），发挥间接抗肿瘤作用。主要代表药物包括曲妥珠单抗和帕妥珠单抗。

**1. 曲妥珠单抗**（trastuzumab）　是一种抗 HER2 的人源化单克隆抗体。它能够特异性地结合 HER2 受体胞外结构域Ⅳ区，抑制 HER2 的二聚化，进而诱导其胞外段产生裂解，抑制癌细胞生长信号的传递，使癌细胞在细胞周期 $G_1$ 期停滞，减少细胞增殖；还能够抑制肿瘤血管表皮生长因子，减少新生血管生成；除此之外，曲妥珠单抗还可以抑制 PI3K-AKT 信号通路以减少肿瘤的生长和迁移，并通过 ADCC 效应发挥间接抗肿瘤作用。

1998 年曲妥珠单抗获美国 FDA 批准应用于临床。为期 1 年的曲妥珠单抗为基础的靶向治疗，已成为早期 HER2 阳性乳腺癌的标准辅助/新辅助治疗手段；其与紫杉醇/多西他赛/卡培他滨等药物的联合，也是 HER2 阳性转移性乳腺癌治疗的基础。

**2. 帕妥珠单抗**（pertuzumab）　是一种重组人源化单克隆抗体，能够特异性地结合 HER2 胞外结构域Ⅱ区，阻滞配体依赖的 HER2 激活模式，抑制异源二聚体的形成。而曲妥珠单抗与 HER2 胞外结构域Ⅳ区结合，阻滞非配体依赖的 HER2 激活模式。两者结合于 HER2 的不同抗原表位，作用机制互补，具有协同抗肿瘤作用。

目前我国已批准帕妥珠单抗与曲妥珠单抗联合化疗，用于 HER2 阳性早期、局部晚期或炎性乳腺癌患者（直径＞2cm 或淋巴结阳性）的新辅助治疗，也可用于具有高复发风险 HER2 阳性早期乳腺癌患者的辅助治疗。2019 年 12 月 10 日，国家药品监督管理局（NMPA）正式批准了曲妥珠单抗和帕妥珠单抗联合多西他赛用于初治的 HER2 阳性转移性乳腺癌患者的一线标准治疗方案。

**3. Margetuximab**（MGAH22）　是一种具有优化新型 Fc 结构域的单克隆抗体。该药具有与曲妥珠单抗相似的 HER2 结合和抗增殖作用，通过与 HER2 胞外区域结合，阻断信号通路转导；同时经过优化的 Fc 结构域，不仅能够增加它对免疫细胞上激活型 Fc 受体 CD16A 的亲和力，还能够降低对抑制型 Fc 受体 CD32B 的亲和力，使得免疫细胞抗肿瘤效应显著增强。

（二）抗体偶联药物

抗体偶联药物（antibody-drug conjugate，ADC）是通过连接子（linker）将单克隆抗体药物和小分子细胞毒性药物结合的药物，可提高肿瘤药物的靶向性，减少毒副作用。治疗 HER2 阳性乳腺癌的主要代表药物是 T-DM1。

**1. T-DM1**（ado-trastuzumab emtansine；Kadcyla®）　是一种选择性作用于 HER2 的抗体偶联药物。该药由曲妥珠单抗和细胞毒性药物美坦新（DM1）组成，两者通过琥珀酰亚胺酯连接子（MCC linker）相偶联。T-DM1 结合于 HER2 胞外结构域Ⅳ区，进而通过抗体介导的细胞内吞作用进入细胞，经溶酶体降解释放 DM1。DM1 是一种微管抑制剂，它通过结合微管蛋白，破坏细胞内的微管网络，导致细胞周期阻滞，阻断细胞有丝分裂并引发细胞凋亡。T-DM1 不仅具有曲妥珠单抗的靶向作用及 ADCC 作用，还能促进细胞毒性药物发挥对肿瘤细胞的杀伤作用。

T-DM1 被肿瘤细胞内吞后再释放 DM1，能减轻不良反应；而且其作用不完全依赖于 HER2 下游信号通路，可以克服因细胞通路异常所致的曲妥珠单抗耐药。T-DM1 最常见的不良反应是血小板减少。目前其机制尚未阐明，但有研究认为可能是由于巨核细胞内吞 T-DM1，影响其分化，导致其成熟障碍及产生血小板功能受损。T-DM1 适用于既往曾接受曲妥珠单抗单药或联用紫杉烷类的 HER2 阳性转移性乳腺癌患者的治疗。2019 年 T-DM1 又获批用于接受紫杉烷和曲妥珠单抗新辅助治疗后残留浸润性癌的 HER2 阳性早期乳腺癌患者的辅助治疗。

**2. Trastuzumab Deruxtecan**（DS-8201）　由曲妥珠单抗和一种新型的拓扑异构酶Ⅰ抑制剂（DXd）构成，两者通过一个四肽接头连接，具有直接和间接双重抗肿瘤效应。相较于 T-DM1，该药不仅提高了载药量，而且 DXd 的安全性也比 DM1 更高，肝损伤和心肌炎等不良反应较少。

Trastuzumab Deruxtecan 已于 2019 年 12 月 20 日被美国 FDA 快速批准上市，适用于既往 HER2 靶向治疗至少二线失败之后的转移性乳腺癌患者。值得一提的是，该药对 HER2 低表达晚期乳腺癌患者疗效良好。

### （三）酪氨酸激酶抑制剂

酪氨酸激酶在维持细胞正常生理功能中起重要作用，其异常激活可导致肿瘤恶变及进展。酪氨酸激酶抑制剂（tyrosine kinase inhibitor，TKI）属于小分子化合物，其通过与 HER2 特异性结合，封闭细胞内酪氨酸激酶 ATP 结合位点，阻止有丝分裂信号向细胞内传递，从而起到抗肿瘤作用。

**1. 拉帕替尼**　是一种小分子酪氨酸激酶抑制剂，它能够直接作用于细胞内的酪氨酸激酶结构域，可逆地与 ATP 结合位点结合，抑制受体的磷酸化和活化，从而阻断下游区的信号转导，干预肿瘤细胞的增殖、分化等过程。

2013 年拉帕替尼在国内获批上市，在国内，目前其与卡培他滨联用，适用于 HER2 过表达且接受过蒽环类、紫杉类药物和曲妥珠单抗治疗的晚期或转移性乳腺癌患者。

**2. 奈拉替尼**（neratinib）　部分 HER2 阳性晚期乳腺癌患者可对曲妥珠单抗、帕妥珠单抗或 T-DM1 产生耐药，其原因之一可能是由于部分 HER2 细胞膜外结构区消失，分子质量减小为 95kDa，即 p95 HER2，使得上述药物无法靶向作用于肿瘤细胞。

奈拉替尼是针对 HER1、HER2 和 HER4 多靶点的胞内小分子口服 TKI，能够不可逆地与 HER2 细胞膜内结构区结合，对于 p95 HER2 阳性乳腺癌具有潜在优势。NALA 研究显示，其在 HER2 阳性晚期乳腺癌的治疗中已经获得较好的效果。基于 ExteNET 研究的结果，该药还适用于部分 HER2 阳性早期乳腺癌高危患者在完成曲妥珠单抗标准治疗后的后续强化辅助治疗。

**3. 吡咯替尼**（pyrotinib）　是我国自主研发的一种小分子 TKI，能与 HER1、HER2 及 HER4 的胞内酪氨酸激酶区 ATP 结合位点不可逆地共价结合，抑制同源和异源二聚体的形成，从而抑制肿瘤细胞生长。相较于奈拉替尼，吡咯替尼生物利用度更高。2018 年国家药品监督管理局批准吡咯替尼联合卡培他滨，用于 HER2 阳性、既往未接受或接受过曲妥珠单抗的复发或转移性乳腺癌患者的治疗。目前，多项基于吡咯替尼在乳腺癌新辅助及辅助延长中的研究正在进行中。

（四）治疗性癌症疫苗

不同于靶向药物的直接抗肿瘤作用，治疗性癌症疫苗的原理是向体内注射肿瘤抗原物质，通过激活患者自身免疫系统，诱导机体的特异性细胞免疫和体液免疫反应，以阻止肿瘤的生长、扩散和复发。

目前，有数项针对 HER2 阳性乳腺癌治疗性疫苗的研究正在进行。VRP-HER2 是一种采用病毒载体携带针对 HER2 蛋白的基因信息的疫苗，其 I 期临床试验结果表明，该疫苗能够促进 HER2 特异性记忆 CD8 阳性 T 细胞的增殖，并在临床前和临床研究中具有抗肿瘤作用。该疫苗目前已进入 II 期临床试验。Nelipepimut-S 是一种合成的多肽治疗性癌症疫苗，其能结合抗原提呈细胞和表达 HER2 的肿瘤细胞，激活 CD8 阳性细胞毒性 T 细胞，从而攻击相应癌细胞。其 III 期临床试验结果表明，Nelipepimut-S 联合曲妥珠单抗对于 HER2 低表达乳腺癌患者疗效良好。

多种抗 HER2 药物的出现显著改善了 HER2 阳性乳腺癌患者的预后，临床上仍然有部分患者出现转移、复发和治疗期间的耐药及疾病进展。乳腺癌细胞内部信号通路及微环境错综复杂，抗 HER2 阳性乳腺癌的治疗，除了上述药物常规与细胞毒性药物联合使用外，根据肿瘤的类型、肿瘤治疗的需要、患者的身体状态，还会出现抗 HER2 药物之间的联合，以及抗 HER2 药物与内分泌治疗药物的联合。目前也有许多临床研究在关注抗 HER2 与 CDK4/6 抑制剂、免疫检查点抑制单抗的组合，以更为精细化的治疗策略改善疗效。

（李寒露　吴　炅）

# 第二节　HER2/neu 免疫组化与 FISH 检测的一致性

准确评估乳腺癌患者 HER2 蛋白表达及基因扩增状态对于指导临床实践及患者预后判断至关重要。国内外指南均指出，所有原发性浸润性乳腺癌都应进行 HER2 检测。若能获取合适的肿瘤组织，还需对复发灶或转移灶进行 HER2 检测。

## 一、HER2 检测的方法

临床常采用免疫组织化学法检测 HER2 受体蛋白的表达水平，利用原位杂交法检测 *Her2* 基因扩增水平。对于乳腺癌 HER2 状态的检测，我国《乳腺癌 HER2 检测指南（2019 版）》推荐采用上述两种方法相结合的检测策略。现就这两类方法进行分述。

（一）免疫组织化学法

乳腺癌标本一般可先进行免疫组织化学法（IHC，简称免疫组化）检测，这是乳腺癌 HER2 表达初筛最常用的方法。《乳腺癌 HER2 检测指南（2019 版）》判读标准提出，无着色或≤10%的浸润癌细胞呈现不完整的、微弱的细胞膜染色，判定为 IHC 0；＞10%的浸润癌细胞呈现不完整的、微弱的细胞膜染色，判定为 IHC 1+；IHC 2+有两种情况：第一种为＞10%的浸润癌细胞呈现弱至中等强度的完整细胞膜染色，第二种为≤10%的浸润癌细胞呈现强而完整的细胞膜染色；＞10%的浸润癌细胞呈现强、完整且均匀的细胞膜染色则被判定为 IHC 3+。

IHC 3+判断为 HER2 阳性，IHC 0 和 1+则为 HER2 阴性。2018 年 ASCO/CAP 发布的《乳腺癌 HER2 检测指南》及《乳腺癌 HER2 检测指南（2019 版）》均推荐对于 IHC 2+的病例需用原位杂交法进行 *Her2* 基因扩增状态检测，也可以选取不同的组织块重新检测或送其他实验室进行检测。

（二）原位杂交

原位杂交（*in situ* hybridization，ISH）技术是利用核酸探针检测 *Her2* 基因扩增的方法。ISH 包括原位荧光杂交和亮视野原位杂交，而常用的亮视野原位杂交方法主要有显色原位杂交和银增强原位杂交两种方法。

**1. 原位荧光杂交**（fluorescence *in situ* hybridization，FISH）　FISH 技术的原理是通过荧光标记的 DNA 探针与细胞核内的 DNA 靶序列杂交，在荧光显微镜下观察并分析核内探针信号，以获得染色体或染色体片段上基因状态的信息。目前多用双探针法对 *Her2* 基因扩增状态进行检测，即同时含有 *Her2* 基因和该基因所在的第 17 号染色体着丝粒（CEP17）序列的 DNA 探针。FISH 常用于 IHC 2+情况下的进一步检测，因此被认为是 HER2 状态判定的金标准。根据《乳腺癌 HER2 检测指南（2019 版）》，双探针 FISH 的判读标准根据 *Her2/CEP17* 值，以及每个肿瘤细胞的平均 *Her2* 拷贝数不同，可分为以下 5 种情况：

（1）比值≥2.0，拷贝数/细胞≥4.0：判断为 FISH 阳性。

（2）比值≥2.0，拷贝数/细胞＜4.0：建议增加计数细胞，若结果不变，则判为 FISH 阴性。

（3）比值＜2.0，拷贝数/细胞≥6.0：建议增加计数细胞，如果结果不变，则判为 FISH 阳性。

（4）比值＜2.0，拷贝数/细胞≥4.0 且＜6.0：重新计数后，结合 IHC 结果进行判断。IHC 3+判断为 FISH 阳性，IHC 0/1+判断为 FISH 阴性，IHC 2+则视情况进行综合判断。

（5）比值＜2.0，拷贝数/细胞＜4.0：判为 FISH 阴性。

**2. 亮视野原位杂交**（bright-field *in situ* hybridization）　FISH 是目前最常用的检测 *Her2* 基因扩增状态的手段，但其需要通过荧光显微镜在暗视野下观察结果，组织结构不够清晰，并且由于荧光易猝灭，故染色切片不易长期保存。亮视野原位杂交检测可解决上述缺陷，为 *Her2* 状态评估提供了新的检测手段。亮视野原位杂交主要包括显色原位杂交（chromogenic *in situ* hybridization，CISH）及银增强原位杂交（silver enhanced *in situ* hybridization，SISH）。

其中，SISH 中目前应用最多的是双色原位杂交（dual-color *in situ* hybridization，DISH）。研究显示，DISH 与 FISH 和 CISH 的一致率可达 94%～99%。但目前此类检测方法尚未在临床广泛使用，如何规范和推广这类技术还需进一步探索。

## 二、HER2 检测免疫组化与 FISH 检测的一致性

临床实践中，乳腺癌 HER2 主要检测技术包括 IHC 和 FISH，两者检测结果显著相关，但不完全一致。出现检测结果不一致时，根据《乳腺癌 HER2 检测指南（2019 版）》推荐，应由多学科团队根据患者病史特点、临床病理特征、疾病发展综合判断，与患者进行充分的沟通，并制订相应的治疗策略。

### （一）HER2 IHC 与 FISH 检测结果一致性现状

*Her2* 基因扩增是 HER2 蛋白过表达的主要机制。研究表明，约 90% *Her2* 基因扩增的患者存在蛋白过表达的现象。因此，HER2 IHC 与 FISH 检测结果通常会显现出高度一致性。一项纳入了 6629 例样本的荟萃分析显示，IHC 0/1+ 时，FISH 无扩增的比例达 96%；IHC 2+ 时，FISH 扩增比例达 36%；IHC 3+ 的情况下 FISH 扩增比例为 91%。李昕等根据《乳腺癌 HER2 检测指南（2014 版）》判读标准，对 898 例样本进行了检测，发现 FISH 与 ISH（–/+）的一致率达 93.79%。

### （二）两者检测结果差异性原因的探讨

尽管 HER2 IHC 与 FISH 检测结果显著相关，但仍存在不一致的情况，原因可能有以下几点：其一，*Her2* 基因扩增并不一定会导致其蛋白过表达，反之亦然。此外，蛋白质的表达也可能与基因或 mRNA 水平不一致，其过表达可能是由于转录上调所致。其二，HER2 状态有异质性。浸润性乳腺癌中 HER2 表达或扩增可存在异质性，导致 IHC 与 FISH 的检测结果不一致。因此，检测指南也强调在判读环节需对 HER2 的异质性加以关注。其三，第 17 号染色体倍体数对 HER2 检测结果存在影响。FISH 双探针检测中加入 CEP17 探针的目的是在检测 *Her2* 基因的同时检测第 17 号染色体数目，从而将第 17 号染色体的多倍体与单纯的 *Her2* 基因扩增（尤其是低水平扩增）区分开。*Her2* 基因位于第 17 号染色体上，研究表明，少数患者存在第 17 号染色体倍体数的改变，而这种倍体多样性可能是导致 IHC 和 FISH 结果不同的因素之一。其四，检测过程中存在各种问题。免疫组化检测过程中，受组织固定质量、抗体质量、判读准确性等影响，可能导致假阳性或假阴性结果。同理，FISH 检测过程中各个环节均可能受到多种因素干扰，造成其与 IHC 检测结果不一致的情况。

### （三）IHC 与 FISH 不一致时的检测手段

有文献报道，可使用第 17 号染色体上的其他基因探针替代 CEP17 进行 FISH 检测，以此来解决 FISH 结果特殊的困难病例的判读问题。但这种检测经常会由于采用多个不同探针而获得多个不同结果，最后如何综合判断缺乏依据，因此目前指南不推荐常规应用。

免疫组织化学和 FISH 是乳腺癌 HER2 检测的主要方法，FISH 检测应该是蛋白表达较低情况下的确认技术，尤其适用于 IHC 2+患者。两类检测方法并无主次之分，对其检测结果的不一致性，应该进行具体分析。2018 年 ASCO/CAP《乳腺癌 HER2 检测指南》及《乳腺癌 HER2 检测指南（2019 版）》阐释了检测过程中出现的各种问题，以期提高临床结果判读的规范性。当然，临床病程中分析疾病进展，转移病灶累积的部位、脏器，病理组织学类型、级别等，也提示我们在某些情况下，要更为慎重地对待实验室检测的结果，进行综合的研判。

（李寒露　吴　炅）

# 第三节　常用乳腺癌靶向治疗药物及应用

## 一、常用乳腺癌靶向治疗药物

（一）单克隆抗体类

**1. 曲妥珠单抗**　是第一种针对 HER2 阳性乳腺癌的靶向药物，其通过与 HER2 胞外子结构域Ⅳ结合而发挥作用。Ⅲ期临床试验结果证实，该药物与化疗药联用可减缓乳腺癌患者的肿瘤进展，延长生存期。自此，曲妥珠单抗作为 HER2 阳性乳腺癌有效的靶向药物逐渐在各期患者中具备了适应证，在乳腺癌靶向治疗中具有不可撼动的地位。近年来，随着相关研究的不断充实，曲妥珠单抗的应用范围也随之扩大、明晰。NOAH 试验证实了曲妥珠单抗联合蒽环类药物用于新辅助治疗的优势，对比单纯新辅助化疗，联合靶向治疗可提高患者的病理完全缓解（pCR）率，而 pCR 率与 HER2 阳性乳腺癌患者的预后密切相关。亦有大量临床证据支持曲妥珠单抗联合蒽环类或紫杉类化疗药物与单纯化疗比较，可降低患者的复发、死亡风险。

**2. 帕妥珠单抗**　其问世及广泛应用开启了 HER2 阳性乳腺癌治疗的新纪元，但仍有一部分患者存在药物反应欠佳甚至耐药等问题，靶向药物的研究仍需继续推进。2012 年，第二种抗 HER2 单克隆抗体——帕妥珠单抗上市。帕妥珠单抗的出现为 HER2 阳性乳腺癌患者提供了更多的治疗选择，在临床中，帕妥珠单抗与曲妥珠单抗联合化疗已成为该亚型晚期患者的一线治疗方案。CLEOPATRA 研究支持曲妥珠单抗加帕妥珠单抗联合化疗可为晚期乳腺癌患者带来可观的生存延长。NeoSphere、PEONY 及 APHINITY 等研究从各方面聚焦了双靶药物联合化疗带来的患者获益，后文将详细介绍这些研究的结果。

（二）抗体-药物偶联药

2013 年，一种名为 Kadcyla 的药物被 FDA 批准用于治疗曲妥珠单抗联合化疗失败的 HER2 阳性乳腺癌患者，该药物为人源化曲妥珠单抗和微管抑制剂 DM1 的偶联剂，根据药物结构简写名称为 T-DM1。目前，T-DM1 已成为 HER2 阳性乳腺癌患者曲妥珠单抗耐药后的治疗首选。全球多中心 KAMILLA 研究证实了 T-DM1 用于晚期乳腺癌治疗的安全性及有效性，结果显示 T-DM1 作为二线药物的方案可达到较好预后。HURVITZ 等开展的Ⅱ期临床试验证实，在曲妥珠单抗治疗后进展的转移性乳腺癌中，T-DM1 可为此类患者带来显著生存获益。新辅助治疗方面，T-DM1 同样可与单抗及化疗药物联合使用，KRISTINE 研究结果显示，T-DM1 与经典双靶方案相比并未表现出疗效优势；而 KATHERINE 研究支持对于一线新辅助治疗后存在残余病灶的患者，术后予以 T-DM1 辅助治疗可显著降低复发风险。

### （三）小分子酪氨酸激酶抑制剂

**1. 拉帕替尼**　是一种口服的小分子酪氨酸激酶抑制剂（TKI）。早在 2008 年，Cameron 等开展的Ⅲ期临床试验就证实了拉帕替尼联合卡培他滨对曲妥珠单抗治疗后进展的晚期乳腺癌的疗效优于单纯化疗，该方案后续被推广使用。对于转移性乳腺癌，拉帕替尼联合卡培他滨或曲妥珠单抗的疗效亦被证实。但在早期乳腺癌治疗方面，ALTTO 试验的结果显示，拉帕替尼联合曲妥珠单抗的疗效与曲妥珠单药相似，无显著生存获益。

**2. 奈拉替尼**　2017 年，FDA 批准上市了一种新型 TKI 药物——奈拉替尼，与传统 TKI 拉帕替尼不同的是，奈拉替尼与激酶结构域的结合是不可逆的。ExteNET 试验结果证实，对于早期 HER2 阳性乳腺癌患者，用奈拉替尼维持治疗，可达 94.2% 的两年无病生存率。随后该药物被批准用于早期 HER2 阳性乳腺癌术后曲妥珠单抗辅助治疗后的长期维持治疗。另外，2019 年 ASCO 发表了 NALA 研究的结果：对于既往经过两种以上靶向药物治疗的晚期 HER2 阳性转移性乳腺癌患者，相对于拉帕替尼联合卡培他滨，奈拉替尼联合卡培他滨可显著改善无进展生存期。

**3. 阿法替尼**　是 HER2 与表皮生长因子受体（EGFR）的一种双重不可逆酪氨酸激酶抑制剂。全球多中心Ⅲ期临床研究 LUX-Breast 探究了阿法替尼与长春瑞滨联用于曲妥珠单抗耐药的晚期乳腺癌患者的效果，中期分析示，阿法替尼联合长春瑞滨相较于曲妥珠单抗联合长春瑞滨，安全性及疗效稍差。阿法替尼作为在肺癌治疗中效果显著的 TKI，目前在乳腺癌治疗中的效能则仍需进一步探索。

**4. 吡咯替尼**　是我国自主研发的一个全新的以 EGFR 及 HER2 为靶点的小分子酪氨酸激酶不可逆抑制剂。目前，吡咯替尼已在国内开展了多期临床研究，多中心Ⅱ期试验对比了吡咯替尼或拉帕替尼联合卡培他滨用于先前接受过紫杉醇、蒽环类和（或）曲妥珠单抗治疗的转移性乳腺癌患者，结果显示吡咯替尼组无进展生存期及客观缓解率均较优。吡咯替尼作为国产抗 HER2 新药，在乳腺癌治疗中展现了广阔的潜力与前景，目前仍有多项相关临床试验正在开展，涵盖辅助治疗及新辅助治疗等领域。

**5. 妥卡替尼**　是一种新型高选择性 HER2 口服 TKI，2019 年获得 FDA 的突破性疗法认定。一项研究将妥卡替尼与曲妥珠单抗及卡培他滨联合，用于治疗既往曲妥珠单抗、帕妥珠单抗、T-DM1 等多种靶向药物治疗后进展的 HER2 阳性乳腺癌患者。中位随访 14.1 个月，妥卡替尼组较安慰剂组具有更长的无进展生存期及总生存期。该药物为多种一、二线靶向药物治疗效果不佳的患者提供了新的治疗机会。

### （四）其他新型抗 HER2 靶向药物

在 2019 年 ASCO 年会中，研究者公布了新型靶向药物 margetuximab 的 SOPHIA 研究的结果，该研究评估了 margetuximab 联合化疗对比曲妥珠单抗联合化疗用于经治的转移性乳腺癌患者的疗效及安全性。结果显示，前者的无进展生存期具有显著优势。因此，margetuximab 的潜在适应证应是接受靶向治疗之后复发的乳腺癌。

2019 年圣安东尼奥乳腺癌会议（SABCS）亦报道了新药 DS-8201 相关的研究成果。DS-8201 是一种抗体偶联细胞毒性药物，其结构中除了曲妥珠单抗外，还有一部分是高活性毒素德鲁替康。Destiny-Breast01 Ⅱ 期临床试验结果显示，在 184 例平均经历过 6 种疗法失败的患者中，客观缓解率达 60.9%。该药有望填补多线靶向治疗失败后备选方案的空白。

# 二、靶向药物在 HER2 阳性乳腺癌治疗中的应用

## （一）新辅助治疗

近年来，新辅助治疗已成为局部晚期乳腺癌的一种标准治疗方式。通过新辅助治疗，可使部分不可手术或不可保乳的患者重新获得手术或保乳机会。在新辅助治疗的过程中所获得的药物敏感性信息，有助于指导后续治疗，改善患者预后。

**1. 单抗类药物联合化疗**　目前，曲妥珠单抗联合化疗已经成为 HER2 阳性乳腺癌新辅助治疗的首选方案。NOAH 临床试验数据显示，相比于单纯化疗，联合曲妥珠单抗靶向治疗能将 pCR 率提高 19.0%，3 年无进展生存率提高 15.0%。另外，有较多经典临床试验探讨了基于曲妥珠单抗的新辅助治疗，详见表 6-1。

表 6-1　基于曲妥珠单抗的新辅助治疗的相关临床试验

| 研究者 | 研究名称 | 方案 | pCR 率（%） | 生存差异 |
| --- | --- | --- | --- | --- |
| Gianni 等 | NOAH | 单纯新辅助化疗组：AP×3（q3w）→P×4（q3w）→CMF×3（q4w）<br>新辅助化疗联合曲妥珠单抗组 | 单纯化疗：22<br>联合靶向：43<br>P=0.0007 | 3 年 DFS<br>单纯化疗：56%<br>联合靶向：71%<br>P=0.013 |
| Buzdar 等 | MDACC | 单纯新辅助化疗组：P×4（q3w）→FEC×4（q3w）<br>新辅助化疗联合曲妥珠单抗组 | 单纯化疗：26<br>联合靶向：65<br>P=0.016 | 3 年 DFS<br>单纯化疗：85.3%<br>联合靶向：100%<br>P=0.041 |
| Untch 等 | TECHNO | EC×4（q3w）→PH×4（q3w） | 40 | 3 年 DFS：77.9%<br>3 年 OS：89.4% |
| von Minckwitz 等 | GeparQuinto | EC×4（q3w）→T×4（q3w）新辅助化疗联合曲妥珠单抗组<br>EC×4（q3w）→TX×4（q3w）新辅助化疗联合曲妥珠单抗组<br>EC×4（q3w）→T×4（q3w）→X×4（q3w）新辅助化疗联合曲妥珠单抗组 | EC→T：22<br>EC→TX：20<br>EC→T→X：22<br>P=0.298 | / |

注：AP. 多柔比星+紫杉醇；P. 紫杉醇；CMF. 环磷酰胺+甲氨蝶呤+氟尿嘧啶；FEC. 氟尿嘧啶+表柔比星+环磷酰胺；EC. 表柔比星+环磷酰胺；PH. 紫杉醇+曲妥珠单抗；T. 多西他赛；TX. 多西他赛+卡培他滨；X. 卡培他滨；q3w. 3 周为一周期；q4w. 4 周为一周期。

**2. 双靶治疗**　近年来，通过双靶向药物联合进行双重阻断的抗 HER2 治疗模式逐渐成为临床研究热点，其疗效及安全性数据不断在临床试验中得到验证。NeoALTTO 研究证实了拉帕替尼与曲妥珠单抗联用并配合紫杉醇新辅助化疗的效果，结果显示双靶方案较单靶方案实现了更高的 pCR 率。而 NeoSphere 研究则证实了帕妥珠单抗与曲妥珠单抗联用相对于单药的 pCR 率更高，基于此结果，FDA 批准了帕妥珠单抗联合曲妥珠单抗和多西他赛用于 HER2 过表达的局部晚期、进展期或早期的乳腺癌患者的新辅助治疗。除此之外，基于国产新药吡咯替尼的双靶新辅助治疗的临床研究也正在开展之中。双靶新辅助治疗表现出的强大疗效为 HER2 阳性乳腺癌新辅助治疗提供了新的选择，但仍面临许多亟待解决的问题，如 pCR 率的增加能否转化为临床生存获益、治疗中出现的靶向药耐药问题及经济成本与药物的可及性等。

（二）辅助治疗

HER2 阳性乳腺癌患者的辅助治疗通常采用化疗联合曲妥珠单抗的方案，化疗药物的配伍多首选蒽环联合环磷酰胺序贯紫杉（AC-TH 方案）或多西紫杉醇联合卡铂（TCH 方案）。前文提到的双靶治疗在辅助治疗中亦有所探索，ALTTO 试验结果未显示拉帕替尼联合曲妥珠单抗辅助治疗相对于单靶方案的优势，但 APHINITY 研究的随访结果则证实了帕妥珠单抗联合曲妥珠单抗辅助治疗相对于单靶方案的无病生存优势。另外，在亚组分析中，研究者发现辅助治疗中帕妥珠单抗的加用对高危亚组，即 ER 状态为阴性、存在腋窝淋巴结转移的患者更有效，该结果提示高危患者可能更容易在双靶辅助治疗方案中获益，也是针对不同特点的 HER2 阳性乳腺癌进行个体化治疗的循证基础。

（三）强化治疗

曲妥珠单抗作为目前 HER2 阳性乳腺癌靶向治疗的一线药物，使一部分患者获得治愈，但仍有相当一部分患者在接受了曲妥珠单抗治疗后未能达到理想的效果。强化靶向治疗是进一步提高疗效的策略之一。KATHERINE 研究显示，HER2 阳性乳腺癌新辅助治疗后未达到 pCR 的患者，术后可予 T-DM1 强化治疗。TKI 药物应用方面，1 年曲妥珠单抗序贯 1 年奈拉替尼是另一种强化治疗策略。该方案的依据是 ExteNET 试验的结果：1 年奈拉替尼强化治疗可显著延长无病生存时间，且在亚组分析中，性激素受体阳性的患者在强化治疗中获益最显著。该结果亦提示，奈拉替尼强化治疗对于性激素受体及 HER2 双阳性患者可能存在抗 HER2 和内分泌治疗的双重作用。

靶向治疗已成为 HER2 阳性乳腺癌的标准治疗，随着我们对 HER2 阳性乳腺癌认识的不断加深，不同类型的靶向药物也陆续面世。靶向药物的选择更加丰富，也为更加精准化、个体化治疗的实现提供了基础。随着大型临床试验的开展，不同靶向药物的适应证不断明晰，也为越来越多标准治疗方案提供了循证支持。HER2 阳性乳腺癌作为一种特殊的疾病亚型，随着相关研究的不断深入，临床医生可能根据不同患者的疾病特征进行药物配伍及方案制订。

（马雨薇　吴　炅）

# 第四节　乳腺癌分子靶向治疗的副作用及处理

## 一、血液系统

在抗 HER2 靶向药物中，会导致血小板减少的药物主要是 T-DM1。EMILIA 研究显示，T-DM1 所致血小板减少的发生率高达 31%，≥3 级（血小板计数 $<50\times10^9$/L）血小板减少的发生率达 15%；而来自日本的数据则显示出高达 29.7% 的 3 级及以上血小板减少的发生率，该比例明显高于全球平均水平。T-DM1 所致血小板减少通常为一过性，大多可在再次用药前恢复，但仍有部分患者存在恢复后再次用药后发展为持续性血小板减少的风险。根据 FDA 的剂量调整建议，2 级及 3 级血小板减少的患者先暂停给药，待血小板水平恢复至 0~1 级后才可再次给药；4 级血小板减少患者或因血小板减少多次推迟给药的患者需考虑减量，当减至最低剂量（2.4mg/kg）仍无法缓解时，则需考虑停药。在 T-DM1 给药前、每周期给药时及治疗完成后一段时间均需进行血小板水平的监测。当临床出现 2 级以上的血小板减少或显性出血时，应考虑予以重组人血小板生成素（如特比澳）或 IL-11 升血小板治疗；对于以上药物反应不佳的患者，可选用血小板生成素受体激动剂如罗米司亭或艾曲波帕等，必要时请血液科专家会诊。

## 二、消　化　系　统

抗 HER2 靶向药物的消化系统不良反应包括腹泻、恶心、呕吐等消化道症状及肝功能下降。腹泻是 TKI 类药物常见的消化道不良反应之一，其机制在于 TKI 对 EGFR 的抑制导致了肠黏膜电解质吸收障碍及黏膜上皮愈合障碍，从而引起腹泻。以拉帕替尼为例，Meta 分析显示 51% 接受拉帕替尼单一靶向治疗的患者出现了腹泻症状，而该比例在接受拉帕替尼联合卡培他滨治疗的患者中则高达 65%。但腹泻症状大多轻微，3 级及以上腹泻的发生率不足 10%。对于 TKI 引起的腹泻，临床多采用饮食调整及补液等对症治疗方法，可使用阿片类药物或抗胆碱能药物如洛哌丁胺等来控制非感染性腹泻；对于 4 级以上的严重腹泻，则需停用 TKI 治疗。靶向药物尤其是 TKI 的肝脏毒性常见，表现为相关实验室指标如 ALT 及 AST 的升高，较为严重的肝炎及肝衰竭则比较罕见。在靶向治疗前，应对患者的肝功能及感染指标进行全面的检测，并在治疗过程中持续动态地监测肝功能相关指标。对于轻度的转氨酶升高，可采用暂停用药待指标回常的方式，但若转氨酶升高严重或持续，则需考虑暂停或终止靶向治疗，同时进行保肝及对症治疗。

## 三、心血管系统

抗 HER2 靶向药物中，曲妥珠单抗具有一定的心脏毒性，与化疗药物尤其是蒽环类药物联合使用时更易发生。与传统化疗药物诱导的 I 型心脏毒性有所不同，曲妥珠单抗等靶向药物通常诱导出的是Ⅱ型心脏毒性，即其导致的心功能损害常是可逆的，极少出现心肌细胞排列紊乱、坏死等不可逆改变。

根据临床所见，曲妥珠单抗的心脏毒性绝大多数表现为无症状的左心室射血分数（LVEF）下降，而先前使用或目前联合使用蒽环类化疗药物的患者、老年患者及基础 LVEF 处于临界值的患者为出现心功能损害的相对高危人群。根据现有指南共识，LVEF 较基线下降 15% 以内但仍在正常范围者可在监测 LVEF 的前提下继续用药；LVEF 值下降至 50%以下或较基线下降超过 16%，则推荐暂停使用曲妥珠单抗至下次评估，并早期使用 ACEI 及 β 受体阻滞剂治疗；LVEF 值若持续下降，则需停止靶向治疗，继续强心治疗。曲妥珠单抗因其心脏毒性，在应用中应注意心功能的及时监测，同时在用药之前需对患者进行个体化的筛选及评估，并尽量减少具有协同损害的药物的应用，将预防和监测放在首位。

## 四、泌 尿 系 统

较少见肾毒性的报道，但应注意对使用曲妥珠单抗尤其是合并慢性肾脏疾病的患者进行肾功能的监测，避免因基础肾功能较差或心脏毒性导致的心功能下降引起肾功能的继发损伤。

## 五、呼 吸 系 统

在抗 HER2 靶向药物中，呼吸系统不良反应通常表现为轻度的呼吸困难。严重的不良反应如间质性肺病较少见，主要出现于有肿瘤病史且使用过可引起该不良反应协同作用的药物。在治疗前需详尽掌握患者的病史及基础肺功能，对于高危患者提前筛查或排除；治疗过程中监测是否出现提示间质性肺疾病或感染的征象，一旦出现则暂停靶向治疗。

## 六、神 经 系 统

神经系统不良反应主要包括头痛、头晕、周围神经感觉异常等。靶向药物 T-DM1 及拉帕替尼可造成轻微的头晕、头痛等症状，严重的周围神经病变较为罕见。一旦出现，需进行对症处理，并暂停或终止靶向治疗。

## 七、运 动 系 统

运动系统不良反应如肌肉骨骼疼痛常见于 T-DM1，通常表现较为轻微，无须特殊处理或调整治疗方案，必要时对症治疗即可。

## 八、皮肤和黏膜

TKI 对 EGFR 的抑制作用可能干扰皮肤角质细胞的增殖及分化，从而引发皮疹。在治疗过程中，皮疹多发于治疗早期，且程度较轻微，无须特殊处理；皮肤损伤严重或症状明显时，酌情考虑使用糖皮质激素治疗或暂缓靶向治疗。

靶向药物的应用在 HER2 阳性乳腺癌的治疗中占有重要位置，并显示出高选择性、低毒性的优势。但在临床应用中，不良反应不可避免，这些不良反应可能涉及全身各器官系统，严重程度不一，可影响治疗效果及患者健康。因此，在用药前及用药中，都应密切监测患者的药物反应及相关器官系统的功能，尽可能预防严重不良反应的发生。同时应规范靶向药物的应用，严格考察适应证，并加强患者宣教，提高依从性。

HER2 阳性乳腺癌被认为是乳腺癌中预后较差的亚型，而以曲妥珠单抗为代表的抗HER2 靶向药物的诞生显著改善了此类患者的预后。随着科学家们对乳腺癌生物学行为和耐药机制的不懈探索，其他单克隆抗体、抗体偶联药物、小分子 TKI 等多种抗 HER2 靶向药物的相继问世，不断优化了 HER2 阳性患者的治疗策略，使患者预后与生活质量得到改善。准确检测 HER2 蛋白表达水平及基因扩增状态，是制订治疗策略的关键。近年来，检测水平的提高、检测标准的优化、检测手段的发展，乃至于对 *Her2* 基因突变开展的检测，为临床医生提供了更有力的指导。基础与临床并进，靶向药物的研发与临床试验的开展为HER2 阳性乳腺癌的治疗提出了更多的可能性。不同药物的适应证在探索中逐渐完善，不同治疗方案的优劣对比亦不断明晰。然而，传统靶向药物的耐药问题、靶向治疗投入-获益的平衡问题仍需更多的临床实践与研究来解决。如今，HER2 阳性乳腺癌的靶向治疗正向精准化、个体化迈进，如何依据患者的临床特征选择合适的药物，如何筛选适合某种治疗方案的患者，真正使患者从靶向治疗中获益，将是未来本领域需要不断求索的命题。

（马雨薇 吴 灵）

## 参 考 文 献

李昕，阮思蓓，唐晓琴，等，2019. 川南地区乳腺癌患者 HER2 基因状态及其蛋白表达与临床病理特征的关系分析. 重庆医学，48（11）：1937-1940.

史艳侠，邢镨元，张俊，等，2019. 中国肿瘤化疗相关性血小板减少症专家诊疗共识（2019 版）. 中国肿瘤临床，46（18）：923-929.

《乳腺癌 HER2 检测指南》编写组，2019. 乳腺癌 HER2 检测指南（2019 版）. 中华病理学杂志，48（3）：169-175.

Bahreini F，Soltanian AR，Mehdipour P，2015. A meta-analysis on concordance between immunohistochemistry（IHC）and fluorescence in situ hybridization（FISH）to detect HER2 gene overexpression in breast cancer. Breast Cancer，22（6）：615-625.

Bang YJ，Giaccone G，Im SA，et al，2017. First-in-human phase 1 study of margetuximab（MGAH22），an Fc-modified chimeric monoclonal antibody，in patients with HER2-positive advanced solid tumors. Ann Oncol，28（4）：855-861.

Baselga J，Bradbury I，Eidtmann H，et al，2012. Lapatinib with trastuzumab for HER2-positive early breast cancer（NeoALTTO）：A randomised，open-label，multicentre，phase 3 trial. Lancet，379（9816）：633-640.

Baselga J，Cortés J，Im SA，et al，2014. Biomarker analyses in CLEOPATRA：A phase Ⅲ，placebo-controlled study of pertuzumab in human epidermal growth factor receptor 2-positive，first-line metastatic breast cancer. J Clin Oncol，32（33）：3753-3761.

Burstein HJ，Storniolo AM，Franco S，et al，2008. A phase Ⅱ study of lapatinib monotherapy in chemotherapy-refractory HER2-positive and HER2-negative advanced or metastatic breast cancer. Ann Oncol，19（6）：1068-1074.

Buzdar AU，Valero V，Ibrahim NK，et al，2007. Neoadjuvant therapy with paclitaxel followed by 5-fluorouracil，epirubicin，and cyclophosphamide chemotherapy and concurrent trastuzumab in human epidermal growth factor receptor 2-positive operable breast cancer：An update of the initial randomized study population and data of additional patients treated with the same regimen. Clin Cancer Res，13（1）：228-233.

Cameron D，Casey M，Press M，et al，2008. A phase Ⅲ randomized comparison of lapatinib plus capecitabine versus capecitabine alone in women with advanced breast cancer that has progressed on trastuzumab: Updated efficacy and biomarker analyses. Breast Cancer Res Treat, 112（3）: 533-543.

Cameron D, Piccart MJ, Gelber RD, et al, 2017. 11 years' follow-up of trastuzumab after adjuvant chemotherapy in HER2-positive early breast cancer: final analysis of the HERceptin Adjuvant（HERA）trial. Lancet, 389（10075）: 1195-205.

Carey LA, Berry DA, Cirrincione CT, et al, 2016. Molecular heterogeneity and response to neoadjuvant human epidermal growth factor receptor 2 targeting in CALGB 40601, a randomized phase Ⅲ trial of paclitaxel plus trastuzumab with or without lapatinib. J Clin Oncol, 34（6）: 542-549.

Chan A, Delaloge S, Holmes FA, et al, 2016. Neratinib after trastuzumab-based adjuvant therapy in patients with HER2-positive breast cancer（ExteNET）: a multicentre, randomised, double-blind, placebo-controlled, phase 3 trial. Lancet Oncol, 17（3）: 367-377.

Crosby EJ, Gwin W, Blackwell K, et al, 2019. Vaccine-induced memory CD8（+）T cells provide clinical benefit in HER2 expressing breast cancer: A mouse to human translational study. Clin Cancer Res, 25（9）: 2725-2736.

Crown JP, Burris HA, Boyle F, et al, 2008. Pooled analysis of diarrhea events in patients with cancer treated with lapatinib. Breast Cancer Res Trea, 112（2）: 317-325.

Diéras V, Bachelot T, 2014. The success story of trastuzumab emtansine, a targeted therapy in HER2-positive breast cancer. Target Oncol, 9（2）: 111-122.

Diéras V, Miles D, Verma S, et al, 2017. Trastuzumab emtansine versus capecitabine plus lapatinib in patients with previously treated HER2-positive advanced breast cancer（EMILIA）: A descriptive analysis of final overall survival results from a randomised, open-label, phase 3 trial. Lancet Oncology, 18（6）: 732-742.

Gianni L, Eiermann W, Semiglazov V, et al, 2010. Neoadjuvant chemotherapy with trastuzumab followed by adjuvant trastuzumab versus neoadjuvant chemotherapy alone, in patients with HER2-positive locally advanced breast cancer（the NOAH trial）: A randomised controlled superiority trial with a parallel HER2-negative cohort. Lancet, 375（9712）: 377-384.

Gianni L, Pienkowski T, Im YH, et al, 2012. Efficacy and safety of neoadjuvant pertuzumab and trastuzumab in women with locally advanced, inflammatory, or early HER2-positive breast cancer（NeoSphere）: A randomised multicentre, open-label, phase 2 trial. Lancet Oncol, 13（1）: 25-32.

Gourd E, 2019. Pyrotinib versus lapatinib in HER2-positive breast cancer. Lancet Oncol, 20（10）: e562.

Harbeck N, Huang C-S, Hurvitz S, et al, 2016. Afatinib plus vinorelbine versus trastuzumab plus vinorelbine in patients with HER2-overexpressing metastatic breast cancer who had progressed on one previous trastuzumab treatment（LUX-Breast 1）: An open-label, randomised, phase 3 trial. Lancet Oncology, 17（3）: 357-366.

Herrera JC, Isaza LF, Ramirez JL, et al, 2010. Detection of chromosome 17 aneuplody and TP53 gene deletion in a broad variety of solid tumors by dual-color fluorescence in situ hybridization（FISH）. Biomedica, 30（3）: 390-400.

Howie LJ, Scher NS, Amiri-Kordestani L, et al, 2019. FDA Approval Summary: Pertuzumab for Adjuvant Treatment of HER2-Positive Early Breast Cancer. Clin Cancer Res, 25（10）: 2949-2955.

Hunter FW, Barker HR, Lipert B, et al, 2019. Mechanisms of resistance to trastuzumab emtansine（T-DM1）in HER2-positive breast cancer. Br J Cancer, 122（5）: 603-612.

Hurvitz SA, Dirix L, Kocsis J, et al, 2013. Phase Ⅱ randomized study of trastuzumab emtansine versus trastuzumab plus docetaxel in patients with human epidermal growth factor receptor 2-positive metastatic breast cancer. J Clin Oncol, 31（9）: 1157-1163.

Kirschbrown WP, Kagedal M, Wang B, et al, 2019. Pharmacokinetic and exploratory exposure-response analysis of pertuzumab in patients with operable HER2-positive early breast cancer in the APHINITY study. Cancer Chemother Pharmacol, 83（6）: 1147-1158.

Lee Y, Ryu Y, Jeong H, et al, 2012. Effectiveness of silver-enhanced in situ hybridization for evaluating HER2 gene status in invasive breast carcinoma: a comparative study. Arch Med Res, 43（2）: 139-144.

Ma F, Ouyang Q, Li W, et al, 2019. Pyrotinib or lapatinib combined with capecitabine in HER2-positive metastatic breast cancer with prior taxanes, anthracyclines, and/or trastuzumab: A randomized, phase Ⅱ study. J Clin Oncol, 37（29）: 2610-2619.

Martin M, Holmes FA, Ejlertsen B, et al, 2017. Neratinib after trastuzumab-based adjuvant therapy in HER2-positive breast cancer（ExteNET）: 5-year analysis of a randomised, double-blind, placebo-controlled, phase 3 trial. Lancet Oncology, 18（12）: 1688-1700.

Mertins P, Mani DR, Ruggles KV, et al, 2016. Proteogenomics connects somatic mutations to signalling in breast cancer. Nature, 534（7605）: 55-62.

Mittendorf EA, Lu B, Melisko M, et al, 2019. Efficacy and safety analysis of nelipepimut-S vaccine to prevent breast cancer recurrence: A randomized, multicenter, phase Ⅲ clinical trial. Clin Cancer Res, 25（14）: 4248-4254.

Modi S, Saura C, Yamashita T, et al, 2020. Trastuzumab deruxtecan in previously treated HER2-positive breast cancer. N Engl J Med,

382（7）：610-621.

Montemurro F，Ellis P，Anton A，et al，2019. Safety of trastuzumab emtansine（T-DM1）in patients with HER2-positive advanced breast cancer：Primary results from the KAMILLA study cohort 1. Eur J Cancer，109：92-102.

Murthy RK，Loi S，Okines A，et al，2020. Tucatinib, trastuzumab, and capecitabine for HER2-positive metastatic breast cancer. N Engl J Med，382（7）：597-609.

Piccart-Gebhart M，Holmes E，Baselga J，et al，2016. Adjuvant lapatinib and trastuzumab for early human epidermal growth factor receptor 2-positive breast cancer：Results from the randomized phase Ⅲ adjuvant lapatinib and/or trastuzumab treatment optimization trial. J Clin Oncol，34（10）：1034-1042.

Robidoux A，Tang G，Rastogi P，et al，2013. Lapatinib as a component of neoadjuvant therapy for HER2-positive operable breast cancer（NSABP protocol B-41）：An open-label，randomised phase 3 trial. Lancet Oncol，14（12）：1183-1192.

Rye IH，Trinh A，Saetersdal AB，et al，2018. Intratumor heterogeneity defines treatment-resistant HER2+ breast tumors.Mol Oncol，12（11）：1838-1855.

Schneeweiss A，Chia S，Hickish T，et al，2013. Pertuzumab plus trastuzumab in combination with standard neoadjuvant anthracycline-containing and anthracycline-free chemotherapy regimens in patients with HER2-positive early breast cancer：A randomized phase Ⅱ cardiac safety study（TRYPHAENA）. Ann Oncol，24（9）：2278-2284.

Shao ZM，Pang D，Yang HJ，et al，2020. Efficacy，safety，and tolerability of pertuzumab，trastuzumab，and docetaxel for patients with early or locally advanced ERBB2-positive breast cancer in Asia：The PEONY Phase 3 Randomized Clinical Trial. JAMA Oncol，6（3）：e193692.

Slamon D，Clark G，Wong S，et al，1987. Human breast cancer：correlation of relapse and survival with amplification of the HER-2/neu oncogene. Science，235（4785）：177-182.

Slamon D，Godolphin W，Jones L，et al，1989. Studies of the HER-2/neu proto-oncogene in human breast and ovarian cancer. Science，244（4905）：707-712.

Untch M，Fasching PA，Konecny GE，et al，2011. Pathologic complete response after neoadjuvant chemotherapy plus trastuzumab predicts favorable survival in human epidermal growth factor receptor 2-overexpressing breast cancer：Results from the TECHNO trial of the AGO and GBG study groups. J Clin Oncol，29（25）：3351-3357.

Varga Z，Tubbs RR，Wang Z，et al，2012. Co-amplification of the HER2 gene and chromosome 17 centromere：A potential diagnostic pitfall in HER2 testing in breast cancer. Breast Cancer Res Treat，132（3）：925-935.

von Minckwitz G，Huang CS，Mano MS，et al，2019. Trastuzumab emtansine for residual invasive HER2-positive breast cancer. N Engl J Med，380（7）：617-628.

von Minckwitz G，Rezai M，Loibl S，et al，2010. Capecitabine in addition to anthracycline- and taxane-based neoadjuvant treatment in patients with primary breast cancer：Phase Ⅲ GeparQuattro study. J Clin Oncol，28（12）：2015-2023.

Watanabe J，Ito Y，Saeki T，et al，2017. Safety evaluation of trastuzumab emtansine in Japanese patients with HER2-positive advanced breast cancer. In Vivo，31（3）：493-500.

Wieduwilt MJ，Moasser MM，2008. The epidermal growth factor receptor family：biology driving targeted therapeutics. Cell Mol Life Sci，65（10）：1566-1584.

Wolff AC，Hammond MEH，Allison KH，et al，2018. Human epidermal growth factor receptor 2 testing in breast cancer：American Society of Clinical Oncology/College of American Pathologists Clinical Practice Guideline Focused Update. J Clin Oncol，36（20）：2105-2122.

Xuhong JC，Qi XW，Zhang Y，et al，2019. Mechanism，safety and efficacy of three tyrosine kinase inhibitors lapatinib，neratinib and pyrotinib in HER2-positive breast cancer. Am J Cancer Res，9（10）：2103-2119.

# 第七章

# 血管内皮生长因子与乳腺癌

乳腺癌是女性最常见的恶性肿瘤，也是癌性死亡率最高的肿瘤之一，占女性新发恶性肿瘤的 15%。肿瘤的生长、浸润和转移均依赖于自身新生血管网络的形成，该血管网可为肿瘤细胞提供氧气和营养，并为肿瘤细胞向远处转移提供途径。血管生成是指活体组织在现有脉管系统的基础上芽生出新生血管网络的复杂过程，是肿瘤赖以生长和转移的基础。血管生成的启动需要血管生成刺激因子和血管生成抑制因子共同调节，其中血管内皮生长因子是最重要的促血管生成因子，对于乳腺癌的发生、发展有着非常重要的意义。

## 一、血管内皮生长因子在乳腺癌进展中的作用

### （一）血管内皮生长因子的生物学作用

1989 年，Leung 等从牛垂体滤泡星状细胞中分离出一种能促进血管内皮细胞增殖，诱导体内血管生成的肝素结合因子，将其命名为血管内皮生长因子（VEGF）。VEGF 可在成年人的多种正常组织中表达，一般表达水平较低，但在一些代谢旺盛、血供丰富的组织中，其表达水平较高。VEGF 是一种特异性结合血管内皮细胞的同源二聚体糖蛋白，由 2 个相同亚单位通过二硫键交联形成，保留了切割纤溶酶、结合肝素和神经纤毛蛋白的功能，具有明显的促血管生成特性。人的 *VEGF* 基因定位于染色体 6p21.3，跨度超过 16kb，具有高度多态性。其编码区由 8 个外显子和 7 个内含子构成，这些外显子以不同的组合方式选择性剪接 mRNA，形成多种编码产物，如 VEGF206、VEGF189、VEGF165、VEGF183、VEGF145、VEGF121、VEGF165、VEGF148 等。在乳腺癌中，VEGF121 和 VEGF165 是最普遍的存在形式。VEGF 家族包括 5 个同源成员：VEGF-A（通常称为 VEGF）、VEGF-B、VEGF-C、VEGF-D 和胎盘生长因子（placental growth factor，PLGF）。

VEGF 通过与其受体特异性结合来发挥多种生物学功能：①促进内皮细胞有丝分裂；②抑制内皮细胞凋亡；③增加血管通透性；④舒张血管；⑤趋化作用；⑥增加蛋白水解酶活性，促进间质降解；⑦阻碍抗原提呈细胞成熟，使肿瘤细胞逃避免疫应答等。

VEGF 通过与 VEGF 受体（VEGFR）结合特异性地作用于内皮细胞，发挥其生物学作用。VEGFR 属于酪氨酸激酶受体家族成员，主要在内皮细胞中表达，是一种膜镶嵌蛋白，包括 VEGFR-1、VEGFR-2 和 VEGFR-3。VEGFR-1 主要与 VEGF、VEGF-B 和 PlGF 结合，

VEGFR-2 主要与 VEGF、VEGF-C、VEGF-D 和 VEGF-E 结合，VEGFR-3 主要与 VEGF-C 和 VEGF-D 结合。VEGF 与 VEGFR 的胞外结构域特异性结合导致受体二聚化，形成同源或异源二聚体，进而激活受体的细胞质内催化功能，导致酪氨酸残基的自磷酸化。这种受体的自磷酸化可激活一系列下游信号通路，包括 PI3K-AKT 通路和 RAS-RAF-MEK-MAPK 依赖通路。最终促进内皮细胞分裂、增殖及趋化，抑制内皮细胞凋亡，诱导新血管生成并增强血管通透性，从而有利于乳腺肿瘤细胞的生长、浸润和转移。

（二）血管内皮生长因子的实验室检测方法

**1. 酶联免疫吸附试验**（ELISA）　通常用于循环（包括血清和血浆）和组织标本中 VEGF 的检测。以免疫学为理论基础，通过抗原抗体特异性反应，将细胞因子作为抗原，用抗细胞因子的单克隆抗体或多克隆抗体进行定量检测。此方法特异度高，操作简便。

**2. 免疫组化法**　该方法主要用于组织和细胞内 VEGF 的检测，具有直接、精确及原位的特点。其原理是用标志物或显色物标记抗体，通过免疫学中的抗原抗体反应来检测组织或细胞内的抗原成分。免疫组化法目前在临床和基础研究中应用最为广泛。

**3. 聚合酶链反应**（PCR）　是一种在体外扩增特定 DNA 片段的分子生物学技术。在反转录酶作用下，将细胞因子的 mRNA 转录成相应的互补 DNA（cDNA）；通过 DNA PCR 将 cDNA 扩增 $10^6 \sim 10^7$ 倍，定量测定 cDNA 的含量以反映细胞因子在 mRNA 水平上的表达；以已知为标准，定量测出细胞因子的 mRNA。此方法具有特异性强、敏感度高、快速简便、对待测样品的质量要求不严格等特点。

**4. 分子杂交技术**　是在核酸变性及复性原理基础上建立的实验技术，指互补的两条单链在一定条件下按碱基互补配对原则形成稳定杂合双链的过程，包括原位杂交、斑点杂交等。分子杂交是一种具有高敏感度和高特异度的技术，目前在实验室研究中使用广泛。

**5. 其他**　有免疫印迹法、斑点印迹法和蛋白印迹分析法等。

（三）血管内皮生长因子在乳腺癌中的临床意义

研究表明，乳腺癌细胞常过度表达 VEGF。在包括乳腺癌在内的多种恶性肿瘤中，VEGF 的高表达与肿瘤的不良预后密切相关。Pidgeon 等在实验中发现，VEGF 不仅可抑制内皮细胞的凋亡，也能阻止乳腺癌细胞的凋亡。Linderholm 等通过对大量试验数据进行多因素分析后发现，VEGF 是无病生存期和总生存期的独立危险因子。Adam 等通过检测乳腺癌治疗后远处转移、局限期乳腺癌和乳腺良性疾病患者的 VEGF 水平，并与正常对照组比较，发现远处转移者与其他三组相比，血清 VEGF 水平显著升高。Foekens 等发现，VEGF 的高表达与乳腺癌的远处高转移率明显相关。同时，他们对 845 例接受内分泌治疗或化疗的乳腺癌患者进行定期随访，结果 VEGF 的表达水平与治疗效果呈明显负相关，VEGF 的水平越高，患者的无病生存期和总生存期越短。以上结果均提示 VEGF 或与乳腺癌不良预后相关。此外，乳腺癌术后复查时，复发转移患者血清 VEGF 的表达水平大多显著高于无复发转移患者，提示术后定期检测血清 VEGF 水平变化有助于判断患者预后。

# 二、以血管内皮生长因子为靶分子的乳腺癌靶向治疗

随着分子生物学和药理学研究的深入，乳腺癌靶向药物研究和临床应用取得了突破性进展。作为继手术、放疗、化疗三大传统治疗手段之外的另一种不可或缺的治疗手段，靶向治疗具有非细胞毒性和靶向选择性等特点，疗效显著，不良反应少，可为临床治疗提供选择。其中，VEGF 及其受体是目前乳腺癌抗新生血管靶向治疗的主要靶点，为乳腺癌的治疗提供了新手段。目前主要有三种抗 VEGF 功能的药物，包括靶向针对 VEGF 的药物（如贝伐珠单抗）、靶向针对 VEGFR 的药物（如雷莫卢单抗）和靶向针对 VEGFR 细胞内信号通路的药物（索拉非尼）。

## （一）贝伐珠单抗

贝伐珠单抗（bevacizumab）是一种人源性的重组 IgG1 单克隆抗体，可选择性地与人 VEGF 的主要亚型高亲和力结合并阻断其生物学活性。这种相互作用阻断了 VEGF 与 VEGFR 的结合，从而影响对 VEGFR 下游通路的激活，抑制内皮细胞的迁移和增殖，从而抑制肿瘤中新生血管的生成。虽然确切的作用机制尚未完全阐明，但目前的数据表明，抗 VEGF 靶向治疗具有广泛的抗肿瘤特性。有研究证实，贝伐珠单抗对 VEGF 的靶向治疗可促进内皮细胞的凋亡，使肿瘤原有的异常血管网络退化。此外，Jain 等发现对 VEGF 的抑制可使肿瘤残余血管组织异常的结构和功能正常化，从而增加化疗药物在癌细胞内的渗透，改善疗效。

在临床上，贝伐珠单抗主要与化疗药物联合使用。一项前瞻性Ⅲ期临床研究显示，在一线或二线化疗方案中添加贝伐珠单抗可显著延长转移性乳腺癌患者的无进展生存期（PFS）。另有研究证实，与单药紫杉醇相比，贝伐珠单抗联合紫杉醇使乳腺癌患者的客观反应率（objective response rate，ORR）明显提高，PFS 也显著延长，但是总生存期（OS）并没有明显改变。然而，接受贝伐珠单抗或其他抗 VEGF 药物治疗的患者中，有相当大比例的人群由于原发性耐药而没有疗效。此外，即使患者对抗 VEGF 治疗初始有反应，后续由于继发耐药的出现，效果持续时间也较短。

2011 年 11 月，美国 FDA 出于对其有效性的考虑撤销了贝伐珠单抗在乳腺癌治疗中的适应证。尽管患者对贝伐珠单抗的治疗通常耐受良好，但仍有一小部分患者会发生严重的、可能危及生命的不良事件。此外，贝伐珠单抗治疗的药物成本较高，因此，确定哪些患者可能从这种治疗中获益将对乳腺癌患者具有重要的经济学意义。然而，目前还没有明确的生物标志物可以预测贝伐珠单抗或其他抗 VEGF 药物的疗效。

## （二）雷莫卢单抗

雷莫卢单抗（ramucirumab）是一种针对 VEGFR-2 的人源化单克隆抗体，与 VEGFR-2 具有很强的亲和力，可抑制肿瘤组织中 VEGF 与 VEGFR-2 之间的相互作用。2010 年一项 Ⅰ 期研究评估了雷莫卢单抗对不同恶性肿瘤的疗效，虽然研究人群相对较少且具有异质性，但在 69% 的研究对象中，雷莫卢单抗显著降低了肿瘤内的血管分布和血流灌注。雷莫卢单抗联合化疗的Ⅲ期临床试验开始于 2009 年，该试验入组了 HER2 阴性的转移性乳腺癌患者。

在整个研究期间,患者被随机分为接受多西他赛+雷莫卢单抗组和多西他赛+安慰剂治疗组。该研究于 2015 年截止,结果表明,雷莫卢单抗联合多西他赛一线治疗 HER2 阴性转移性乳腺癌患者,与对照组相比,患者的 PFS 有一定程度的提高（9.5 个月比 8.2 个月,$P=0.077$）,但差异并无统计学意义。

### （三）索拉非尼

索拉非尼（sorafenib）是一种酪氨酸激酶抑制剂,其通过阻断内皮细胞中 VEGFR 的细胞内信号转导通路而发挥抗血管生成活性。试验结果表明,索拉非尼联合吉西他滨/卡培他滨时,患者的 PFS 显著延长。一些相关的 II 期研究[即索拉非尼疗效调查试验（the trials to investigate the efficacy of sorafenib,TIES）],已经探索了索拉非尼对 HER2 阴性晚期乳腺癌患者的疗效。这些研究的共同结论是,索拉非尼与部分化疗药物联用时,可改善患者 PFS 和客观反应率。但索拉非尼单药治疗在晚期乳腺癌中未取得显著疗效。索拉非尼常见不良反应包括高血压、贫血、皮疹、中性粒细胞减少、血小板减少、发热、感染和疲劳等。

总得来说,VEGF 在乳腺癌血管生成过程中发挥非常重要的调控作用,但其具体作用机制及 VEGF 在乳腺癌患者中的预后价值,在很大程度上仍不确定,需要在未来进一步探索。目前围绕 VEGF 的乳腺癌靶向治疗药物仍存在疗效欠佳、价格高的缺点,耐药性问题也亟待解决。化疗联合分子靶向治疗方案虽可提高晚期乳腺癌的治疗效果,但两者联合应用的机制、安全性、有效性等问题仍需更多的临床试验去证实。发现可靠的生物标志物,以确定哪些乳腺癌患者可能从抗血管生成治疗中获益,可有助于选择合适的治疗方案,提高疗效。

（王　翔）

## 参 考 文 献

Adams J, Carder PJ, Downey S, et al, 2000. Vascular endothelial growth factor in breast cancer: Comparison of plasma, serum, and tissue VEGF and micro vessel density and effects of tamoxifen. Cancer Res, 60（11）: 898-2905.

Angelos K, Vasiliki K, George F, et al, 2015. Prognostic and predictive role of vascular endothelial growth factor polymorphisms in breast cancer. Pharmacogenomics, 16（1）: 79-94.

Arcondeguy T, Lacazette E, Millevoi S, et al, 2013. VEGF-A mRNA processing, stability and translation: A paradigm for intricate regulation of gene expression at the post-transcriptional level. Nucleic Acids Res, 41（17）: 7997-8010.

Baselga J, Segalla JG, Roch é H, et al, 2012. Sorafenib in combination with capecitabine: An oral regimen for patients with HER2-negative locally advanced or metastatic breast cancer. J Clin Oncol, 30（13）: 1484-1491.

Bergers G, Hanahan D, 2008. Modes of resistance to anti-angiogenic therapy. Nat Rev Cancer, 8（8）: 592-603.

Carmeliet P, Ferreira V, Breier G, et al, 1996. Abnormal blood vessel development and lethality in embryos lacking a single VEGF allele. Nature, 380（6573）: 435-439.

Cross MJ, Claesson-Welsh L, 2001. FGF and VEGF function in angiogenesis: Signaling pathways, biological response and therapeutic inhibition. Trends Pharmacol Sci, 22（4）: 201-207.

Foekens JA, Peters HA, Grebencht chikov N, et al, 2001. High tumor levels of vascular endothelial growth factor predict poor response to systemic therapy in advanced breast cancer. Cancer Res, 61: 5407-5414.

Folkman J, 1971. Tumor angiogenesis: Therapeutic implications. N Engl J Med, 285: 1182-1186.

Folkman J, 1995. Angiogenesis in cancer, vascular, rheumatoid and other disease. Nat Med, 1（1）: 27-31.

Inai T, Mancuso M, Hashizume H, et al, 2004. Inhibition of vascular endothelial growth factor（VEGF）signaling in cancer causes loss of endothelial fenestrations, regression of tumor vessels, and appearance of basement membrane ghosts. Am J Pathol, 165 ( 1 ): 35-52.

Jain RK, 2005. Normalization of tumor vasculature: An emerging concept in antiangiogenic therapy. Science, 307 ( 5706 ): 58-62.

Leung D, Cachianes G, Kuang W, et al, 1989. Vascular endothelial growth factor is a secreted angiogenic mitogen. Science, 246 ( 4935 ): 1306-1309.

Linderholm B, Lindh B, Beckman L, et al, 2001. The prognostic value of vascular endothelial growth factor( VEGF )and basic fibroblast growth factor and associations to first metastasis site in 1307 patients with primary breast cancer. Proc Am Soc Clin Oncol, 20: 4a.

Mackey JR, Ramos-Vazquez M, Lipatov O, et al, 2015. Primary results of ROSE/TRIO-12, a randomized placebo-controlled phase Ⅲ trial evaluating the addition of ramucirumab to first-line docetaxel chemotherapy in metastatic breast cancer. J Clin Oncol, 33( 2 ): 141-148.

Miller K, Wang M, Gralow J, et al, 2007. Paclitaxel plus bevacizumab versus paclitaxel alone for metastatic breast cancer. N Engl J Med, 357 ( 26 ): 2666-2676.

Pegram MD, Reese DM, 2002. Combined biological therapy of breast cancer using monoclonal antibodies directed against HER2/neu protein and vascular endothelial growth factor. Semin Oncol, 29 ( 3 Suppl 11 ): 29-37.

Pidgeon GP, Barr MP, Harmey JH, et al, 2001. Vascular endothelial growth factor ( VEGF ) up regulates Bcl-2 and inhibits apoptosis in human and murine mammary adenocarcinoma cells. Br J Cancer, 85: 273-278.

Relf M, Lejeune S, Scott PA, et al, 1997. Expression of the angiogenic factors vascular endothelial cell growth factor, acidic and basic fibroblast growth factor, tumor growth factor beta-1, platelet- derived endothelial cell growth factor, placenta growth factor, and pleiotrophin in human primary breast cancer and its relation to angiogenesis. Cancer Res, 57 ( 5 ): 963-969.

Siegel RL, Miller KD, Jemal A, et al, 2018. Cancer statistics, 2018. Ca Cancer J Clin, 68 ( 1 ): 7-30.

Sledge GW, 2002. Vascular endothelial growth factor in breast cancer: Biologic and therapeutic aspects. Semin Oncol, 29 ( 3 Suppl 11 ): 104-110.

Tina BK, Malin LTK, Markus W, et al, 2014. Anti-vascular endothelial growth factor therapy in breast cancer. Int J Mol Sci, 15( 12 ): 23024-23041.

Vincenti V, Cassano C, Rocchi M, et al, 1996. Assignment of the vascular endothelial growth-factor gene to human chromosome 6p21.3. Circulation, 93 ( 8 ): 1493-1495.

Wehland M, Bauer J, Magnusson NE, et al, 2013. Biomarkers for anti-angiogenic therapy in cancer. Int J Mol Sci, 14: 9338-9364.

# 第八章

# 信号转导系统与乳腺癌

多细胞生物体内都存在细胞间的通信。在细胞通信系统中，细胞感受信号通过检测、放大、整合细胞内外多种分子的作用，使细胞的代谢、基因复制和转录、细胞分裂等行为发生改变。这种针对外源信息所发生的细胞应答反应的全过程即信号转导（signal transduction）。阐明细胞信号转导的机制，对于认识各种细胞在增殖、分化、代谢及死亡等生命过程中的作用具有重要意义。诸多研究已表明，多种信号转导通路与肿瘤的发生和发展有关。本章将对信号转导系统的构成、机制、分类和乳腺癌相关信号转导通路的作用及应用进行简要介绍。

## 一、信号转导系统的基本构成

信号转导是细胞通信的最主要环节，在细胞外信息传递到细胞内各种效应分子的过程中，细胞通过多种分子相互作用并引起一系列的序贯反应。

### （一）细胞外信号分子

细胞所接收的信号分子称为配体（ligand），包括激素、神经递质、药物、光子等化学与物理信号。化学信号是多细胞生物体内调节细胞活动的主要信号，通常又称为信号转导途径中的第一信使（first messenger）。根据配体的化学性质可以分为短肽、蛋白质、气体分子、氨基酸、核苷酸、脂类和胆固醇衍生物等；根据产生和作用的方式来看，可将细胞外的化学信号分为内分泌激素、神经递质、局部化学介导因子和气体分子等。细胞外化学信号分子有可溶型和膜结合型两种形式，可溶型信号分子作为游离分子在细胞间传递。根据可溶型信号分子的溶解特性将其分为脂溶性化学信号和水溶性化学信号；根据其在体内的作用距离，则可分为内分泌、神经突触分泌、旁分泌和自分泌类别。而膜结合型信号分子需要细胞间接触才能传递信号。细胞表面的蛋白质、糖蛋白、蛋白聚糖和糖脂等分子均具有一定的特殊结构，这些结构能够识别和传递信息，进而发生相应的功能变化。

### （二）细胞表面和内部接收化学信号分子的受体

受体（receptor）是存在于细胞表面或内部的蛋白质，能够接收外界的信号并将其转化为细胞内一系列生物化学反应。受体按照其在细胞的位置，可以分为细胞内受体和细胞表面受体或膜受体。细胞内受体包括位于细胞质或细胞核内的受体，其相应配体主要是脂溶性信号分子；细胞膜受体的相应配体多为水溶性信号分子和膜结合型信号分子，主要分为三大类：G蛋白偶联受体、酶偶联受体和离子通道偶联受体[又称配体门控离子通道]。受体与配体的识别和结合是细胞信号转导的第一步反应，其相互作用具有高度专一性、高亲和力、可饱和性和可逆性的特点。

（三）细胞内信号分子

受体将信号分子所携带的信号转变为细胞内信号分子，这些细胞内信号分子又称为第二信使（second messenger），如环腺苷酸（cAMP）、环鸟苷酸（cGMP）、三酰甘油、三磷酸肌醇（IP3）、磷脂酰肌醇（phosphatidylinositol，PI）、3,4,5-三磷酸磷脂酰肌醇-（PIP3）、$Ca^{2+}$ 等都是典型的细胞内第二信使，此外细胞内还存在其他一些小分子信使，如神经酰胺、一氧化氮等。

每一条信号转导通路都是由多种信号转导分子组成，不同分子间有序相互作用，上游分子会引起下游分子数量、分布或活性状态的变化，从而使信号向下游传递。最后，信号转导将触发一系列细胞内生化反应和基因表达变化，导致细胞行为的改变。

# 二、细胞信号转导的主要机制和类型

在细胞中，多种信号转导分子依次相互识别、相互作用，有序转换和传递信号。由一组信号分子完成的序贯分子变化称为信号转导通路（signal transduction pathway）。细胞外信号经过与受体结合和转换，通过细胞内蛋白质分子和小分子活性物质进行传递。受体和这些信号分子的基本传递方式：改变细胞内信号转导及效应蛋白分子的构象；改变信号转导和效应蛋白分子的亚细胞定位；信号转导分子蛋白质复合体的形成或解聚；改变第二信使的细胞内浓度或分布等。细胞内主要的信号转导通路如下。

（一）G蛋白偶联受体介导的信号转导

G蛋白偶联受体（G protein-coupled receptor，GPCR）是细胞表面最大的受体超家族，是一种与三聚体G蛋白偶联的细胞膜受体，结构上包含7个跨膜区。这些受体介导多种细胞外信号分子的反应，与配体结合后激活G蛋白，然后通过激活或抑制腺苷酸环化酶、调控离子通道、激活蛋白激酶C、激活基因转录等方式，启动细胞内信号级联，从而调控诸多生理过程。GPCR介导的信号传递可通过不同的途径产生不同的效应，但是信号转导通路的基本模式大致相同，主要包括以下几个阶段：

（1）受体与细胞外信号分子结合并被激活。

（2）G蛋白激活/失活循环。

（3）活化的G蛋白激活下游效应分子。

（4）G蛋白的效应分子催化第二信使产生，第二信使的产生或分布变化。

（5）第二信使作用于相应的靶分子（主要是蛋白激酶）使之构象改变而激活。

（6）蛋白激酶通过磷酸化作用激活酶、转录因子及效应蛋白，产生各种细胞应答反应。

## （二）酶偶联受体介导的信号转导

酶偶联受体可以作为酶或与细胞内的酶相结合，当受到刺激时，其可以激活多种细胞内信号通路。这类受体与 GPCR 不同，大多数只有 1 个跨膜区段的糖蛋白，故亦称单跨膜受体。酶偶联受体种类繁多，主要包括受体酪氨酸激酶、受体丝氨酸/苏氨酸激酶、受体鸟苷酸环化酶、受体酪氨酸磷酸酶等。不同的蛋白激酶组合形成不同的信号转导通路，各种通路的具体作用虽有差异，但是基本模式大致相同，主要包括以下几个阶段：

（1）细胞外信号分子与受体结合。

（2）第一个蛋白激酶被激活。

（3）下游信号转导分子的序贯激活。

## （三）离子通道偶联受体介导的信号转导通路

离子通道偶联受体是一类本身为离子通道的受体，通道的开放或关闭直接受化学配体的控制。离子通道是由寡聚体形成的孔道，每个单体都有 4 个跨膜区段。在所有类型的细胞膜受体中，离子通道偶联受体以最简单和最直接的方式发挥作用。离子通道偶联受体信号转导的作用是改变细胞膜电位，其引起的应答反应主要为去极化和超极化。离子通道偶联受体在神经细胞和肌肉细胞等其他电兴奋细胞中尤为重要。

# 三、信号转导系统在乳腺癌进展中的作用

随着生命科学领域的进步和发展，有关乳腺癌相关信号转导通路的研究也逐步深入。诸多研究表明，人体细胞中存在着数条与乳腺癌的发生和转移紧密相关的信号转导通路。

## （一）雌激素受体信号转导通路

在乳腺癌的发生发展中，雌激素和雌激素受体（ER）都起到了很关键的作用。其中雌激素的作用主要受到以下 3 种雌激素受体调节：雌激素受体 α（ERα）、雌激素受体 β（ERβ）、G 蛋白偶联的雌激素受体（G protein-coupled estrogen receptor，GPER）。ERα 和 ERβ 为雌激素细胞核受体，其可以与雌激素结合形成二聚体，然后该二聚体通过与 DNA 直接结合或与其相应的转录因子结合（与 DNA 非直接结合），进而影响下游靶基因的表达。其具体作用模式包括经典雌激素反应原件（estrogen response element，ERE）基因组模式、非 ERE 依赖基因组模式和非配体依赖基因组模式 3 种形式。

ERα 可与细胞周期蛋白 D1 互相作用。周期蛋白 D1 通过与 ER 的雌激素配体结合域结合，导致受体与 ERE 之间的结合增加，从而导致雌激素介导的转录增加，进而导致乳腺上皮细胞的异常增殖。另外，雌激素与其他信号转导通路也有着密切联系，如生长因子介导的信号转导通路等，众多通路相互影响，形成了复杂的信号转导通路网络。

## （二）受体酪氨酸激酶信号转导通路

受体酪氨酸激酶（receptor tyrosine kinase，RTK）信号转导通路在细胞生命活动中扮演

着重要角色，参与细胞增殖、分化及细胞周期调控等多种细胞活动，也是细胞将胞外信号传入胞内的主要路径之一。RTK 信号转导通路包括表皮生长因子受体（EGFR）、胰岛素样生长因子受体（IGFR）、血小板衍生生长因子（PDGF）、成纤维细胞生长因子（FGF）和血管内皮生长因子（VEGF）等信号通路。RTK 与配体结合后，激活 RTK 的酪氨酸激酶活性发挥作用。

**1. 表皮生长因子受体**（EGFR）　广泛分布于各种细胞膜，其介导的信号转导通路与肿瘤的发生和转移紧密相关。EGFR 家族包括 EGFR/HER1、ErbB-2/HER2/Neu、ErbB-3/HER3 和 ErbB-4/HER4。HER2 是原癌基因 *ErbB-2* 的产物，其过表达造成了乳腺上皮细胞的恶性增殖和癌细胞转移及侵袭能力的增加。EGFR 经配体活化后，与细胞内的各种效应分子发生相关反应，如 Ras、Raf、MAPK、AKT 等。在 HER2 阳性乳腺癌细胞中，HER2 的过表达同时也伴有其他 EGFR 家族成员的过表达，进而激活了多条下游信号通路，如 Ras-MAPK 通路和 PI3K-PKC-IKK 通路。研究结果显示，激活 MAPK 途径主要影响癌细胞的分化、增殖，而 PI3K-AKT 途径则在促进细胞增殖、转移，促进肿瘤血管生成，抑制肿瘤细胞凋亡和耐药等诸多方面起到关键作用。

**2. 胰岛素样生长因子**（IGF）**受体**　IGF 系统包括复杂的配体网络（IGF-1 和 IGF-2）、其同源受体、IGF 结合蛋白（IGFBP）和 IGFBP 蛋白酶。IGF 受体主要包括 IGF-1R、IGF-2R 和胰岛素受体（IR）。外源性 IGF-1 与其受体结合后，引起细胞内受体酪氨酸激酶活性的变化，进而使下游一系列信号分子发生磷酸化反应，使相应的信号转导通路被激活，促进细胞增殖和抑制凋亡。既往研究显示，IGF-1 和 IGF-2 是乳腺癌细胞较强的有丝分裂原信号因子，其可以与雌激素共同作用促使肿瘤细胞生长，阻断其作用可以有效抑制肿瘤增殖。

### （三）PI3K-AKT-mTOR 信号转导通路

PI3K-AKT-mTOR 信号转导通路在乳腺癌的发生发展及治疗中起重要作用，其在乳腺癌细胞中的异常激活，可导致细胞的恶性增殖、耐药和转移等现象发生。研究结果显示，约 60% 乳腺癌存在 PI3K 信号通路异常。PI3K 根据其结构和底物的不同可以分为 Ⅰ 型、Ⅱ 型和Ⅲ型，其中 Ⅰ 型研究较多。PI3K Ⅰ 型为异源二聚体，由一个调节亚基 p85 和一个催化亚基 p110 组成。

PI3K 作为 PI3K-AKT-mTOR 信号转导通路的上游分子，其异常激活会引起该通路的一系列复杂反应。当它被受体激活时，活化后的 p110 亚基催化磷脂酰肌醇-4，5-二磷酸（PIP2）磷酸化形成脂酰肌醇-3，4，5-三磷酸（PIP3），PIP3 与细胞内含有 PH 结构域的信号蛋白 AKT 和 PDK1 结合，促使 PDK1 磷酸化 AKT 蛋白的 Ser308 位点而导致 AKT 活化。活化的 AKT 可以通过抑制糖原合成激酶 3（GSK3）以稳定细胞周期蛋白 D1，从而调节细胞周期；也可通过抑制 Bad（BCL-2 细胞死亡受体拮抗剂），抑制细胞凋亡；还可以磷酸化 IκB，使其降解并与 NF-κB 分离后释放进入细胞核，导致增殖基因的表达，从而促进细胞生长。

哺乳动物雷帕霉素靶蛋白（mTOR）是一种非典型的丝氨酸/苏氨酸激酶，是 PI3K-AKT-mTOR 信号转导通路下游的主要蛋白激酶，存在于两种形式的复合体中：mTOR 复合体 1（mTORC1）和 mTOR 复合体 2（mTORC2）。AKT 可以直接通过磷酸化激活

mTORC1，也可以通过磷酸化和失活 TSC2 间接激活 mTORC1，主要调控肿瘤细胞的生长和增殖等。

### （四）Wnt 信号转导通路

Wnt 信号转导通路主要包括三种：经典 Wnt 信号途径，即 Wnt/β-联蛋白（β-catenin）信号途径；Wnt/PCP 途径；Wnt/Ca$^{2+}$途径。其中经典 Wnt/β-联蛋白信号途径与肿瘤相关研究较多。在正常细胞中，Wnt 信号通路未开放时，大部分细胞质中的 β-联蛋白与 GSK-3β、APC、Axin 形成蛋白多聚体，多聚体中的 β-联蛋白被磷酸化后可与小分子蛋白质 Ub 共价结合而被降解；当 Wnt 通路被激活时，Wnt 蛋白与细胞膜受体 Fz 结合，降解复合体失活，β-联蛋白无法被降解，逐渐累积进入细胞核，并与相应的转录因子结合，启动下游基因的表达，进而影响细胞的增殖和侵袭。

有研究表明，β-联蛋白的异常表达与乳腺癌的发生有一定关系。其在乳腺癌组织中主要存在异常表达，且大多数为在细胞质或细胞核内的表达，这表明乳腺癌组织中存在 Wnt 通路的异常活化。另外，细胞质内积聚的游离 β-联蛋白也可通过激活细胞周期蛋白 D1 的过表达，导致乳腺细胞的恶性增殖和分化，从而使乳腺组织发生恶变。

### （五）Notch 信号转导通路

Notch 信号转导通路由三部分组成，除其相应的受体和配体外，还包括 CSL（CBF-1、suppressor of hairless、Lag 的合称）DNA 结合蛋白。Notch 信号转导通路有 4 种单跨膜受体，分别为 Notch1、Notch2、Notch3、Notch4；5 种配体分别为 Jagged1、Jagged2，以及 δ-like1、δ-like3、δ-like4。Notch 信号转导通路的配体与受体结合后，通过胞吞的方式进入细胞质后激活 CSL，然后 CSL 与 NICD 结合形成 NICD-CSL 复合体，该复合体的 Re 同源区（RHR）及其 N 端的 31～435 位氨基酸残基可以与 GTGGGAA 序列结合，激活靶基因表达。

Notch 信号转导通路的异常活化可促进乳腺癌的发生，上调外源性 Notch1 细胞内结构域表达后，可导致乳腺癌上皮细胞钙粘连蛋白的表达减少，进而增加细胞的迁移和侵袭能力。并且 Notch 基因的异常表达可以抑制乳腺组织干细胞的正常分化，其基因突变也可以使乳腺上皮细胞持续处于分裂状态，导致肿瘤的发生。

### （六）其他信号转导通路

NF-κB 是一个转录因子家族，其在细胞增殖、分化及炎症、免疫等过程中发挥重要作用。在细胞质中，IκB 可以与 NF-κB 结合，起到抑制 NF-κB 的作用。而当 IκB 激酶（IKK）被外界刺激激活时，它可以使 IκB 发生磷酸化，并导致其降解和 NF-κB 的异常活化。NF-κB 的异常活化与肿瘤微环境的炎症性改变密切相关，它的发生可以促进肿瘤细胞的浸润性生长和侵袭、转移。

另外，雄激素受体（AR）信号转导通路、Hedgehog 信号转导通路、肿瘤转化生长因子 β（TGF-β）信号转导通路、MAPK-ERK 信号转导通路等多条信号转导通路也与乳腺癌的发生、发展有关。

# 四、信号转导系统在乳腺癌治疗中的应用

## （一）雌激素受体信号通路与乳腺癌内分泌治疗

对于激素依赖性乳腺癌，内分泌治疗是乳腺癌综合治疗中非常重要的一种方式。乳腺癌内分泌治疗主要是通过抑制体内雌激素的产生，或者以 ER 作为治疗靶点与 ER 结合，从而阻断雌激素相关信号通路的转导，达到治疗乳腺癌的目的。

选择性雌激素受体调节剂（SERM）代表药物为他莫昔芬，其结构类似于雌激素，通过在细胞内与雌激素竞争性结合 ERα，阻断下游信号转导途径，从而抑制乳腺癌细胞的增殖。选择性雌激素受体下调剂（SERD）代表药物为氟维司群。氟维司群具有甾体类化学结构，类似于雌激素，与细胞膜上的 ER 具有高度亲和力，两者结合后形成 FER 复合物降解 ER，可有效抑制雌激素相关信号转导，进而降低乳腺癌细胞的增殖作用。芳香化酶抑制剂（AI）代表药物为来曲唑、阿那曲唑、依西美坦。AI 可以通过特异性抑制或灭活芳香化酶，减少雄烯二酮及睾酮转化为雌激素，抑制体内雌激素的合成。药物性卵巢去势药物，又称为促性腺激素释放激素类似物（GnRHa），包括戈舍瑞林、亮丙瑞林、曲普瑞林，不仅可通过对下丘脑的负反馈作用，阻止下丘脑促性腺激素释放激素的产生，还可通过与垂体上促性腺激素释放激素受体竞争性结合，抑制垂体产生 LH，从而影响卵巢分泌雌激素。

## （二）受体酪氨酸激酶信号转导通路相关抑制剂

**1. 人表皮生长因子受体 2（HER2）抑制剂**　曲妥珠单抗（trastuzumab）是第一个被批准用于 HER2 阳性乳腺癌患者的靶向治疗药物。其具有多方面的抗肿瘤作用，包括通过有选择性地与 HER2 受体的胞外 p185 糖蛋白结合，抑制胞内酪氨酸激酶的活化，进而抑制肿瘤细胞的增殖；通过抗体依赖性细胞介导的细胞毒作用（ADCC），使免疫细胞在靶细胞周围聚集，起到杀伤肿瘤细胞的作用；还能通过抑制 HER2/neu 蛋白与 RTK 家族的其他成员发生交联形成异质二聚体，阻断相关信号通路的转导等。目前曲妥珠单抗已是 HER2 阳性乳腺癌的标准治疗药物。帕妥珠单抗（pertuzumab）能与 HER2 受体胞外结构域Ⅱ区结合，抑制二聚体的形成，从而抑制受体介导的信号转导通路。帕妥珠单抗和曲妥珠单抗联合应用能够发挥协同作用，进一步阻断 HER2 信号通路的转导。抗体偶联药物曲妥珠单抗-美坦新偶联物（ado-trastuzumab emtansine，TDM-1），通过将细胞毒类化合物美坦新偶联到曲妥珠单抗上，利用曲妥珠单抗对 HER2 阳性细胞的高选择性，将 emtansine 这种强效微管抑制剂有选择性地带到 HER2 阳性乳腺癌细胞中，并通过 HER2 的内化，将细胞毒性极强的小分子药物带入细胞后释放，起到治疗作用。对其作用机制的研究表明，TDM-1 可干扰 HER2-HER3 复合物的形成，抑制 PI3K 信号转导，阻止 HER2 胞外区脱落和 p95-HER2 的形成，并促进 ADCC 作用。另外，一种新药 margetuximab 具有与曲妥珠单抗相似的亲和力，并可与 HER2 的相同表位结合，产生与曲妥珠单抗类似的作用。但与曲妥珠单抗不同的是，通过技术优化了 margetuximab Fc 结构域多个位点，显著提高了其与 CD16A 的结合能力，使得 ADCC 效应进一步增强，增加其抗肿瘤作用。

**2. 酪氨酸激酶抑制剂（TKI）**　拉帕替尼是一种小分子酪氨酸激酶抑制剂，是 HER2 和 HER1 的双靶抑制剂，能与 HER2 和 HER1 胞内的 ATP 结构域结合，阻断 ATP 分子与其

位点的结合，从而抑制这两种受体的自磷酸化过程，进而阻止细胞内下游信号通路的转导，实现抑制肿瘤细胞增殖和促进凋亡作用等。来那替尼（neratinib）是一种不可逆的酪氨酸激酶抑制剂，与拉帕替尼不同，来那替尼通过与 HER1、HER2 和 HER4 的 ATP 结合域的半胱氨酸残基共价结合，抑制表皮生长因子受体和下游信号转导通路重要分子的磷酸化，发挥抗肿瘤作用。吡咯替尼（pyrotinib）是一种新型不可逆的口服酪氨酸激酶抑制剂，同时具备抗 HER1、HER2 及 HER4 活性，为我国自主研发的创新药，其通过与细胞内 ATP 结合位点共价结合，抑制其同源或异源二聚体的形成和自身磷酸化，从而阻断 RAS-RAF-MEK-MAPK 和 PI3K-AKT 信号通路的转导、抑制 $G_1$ 期肿瘤细胞周期的激活。另外，妥卡替尼（tucatinib）也是一种新型口服酪氨酸激酶抑制剂，其对 HER2 具有更高的选择性，并且对同属人表皮生长因子受体家族的 EGFR 没有明显抑制作用。最新的相关研究结果显示，妥卡替尼对于既往接受过曲妥珠单抗、帕妥珠单抗、T-DM1 治疗的 HER2 阳性脑转移乳腺癌患者具有良好的治疗效果。

**3. 血管内皮生长因子受体（VEGFR）抑制剂** 贝伐单抗是一种重组的人源化单克隆抗体，能够与人血管内皮生长因子（VEGF）结合，阻断其与血管内皮生长因子受体 2（VEGFR-2）的结合，抑制肿瘤血管生成，发挥抗肿瘤作用。另外，其他 VEGFR 抑制剂，如雷莫卢单抗、索拉非尼、舒尼替尼（sunitinib）等，通过阻断 VEGFR 或 PDGFR，阻断相应受体激活和下游信号转导，达到抗肿瘤生长的效果。但在乳腺癌治疗中，VEGFR 抑制剂作用十分有限，有待于进一步研究结果证实。

### （三）PI3K/mTOR 抑制剂

**1. PI3K 抑制剂** 已经有三代，主要分为泛 PI3K（pan-PI3K）抑制剂，如 buparlisib（BKM120），以及 PI3K 异构体特异性抑制剂。阿培利司（BYL719）是一种选择性磷脂酰肌醇 3-激酶 α（PI3Kα）抑制剂，也是第一个用于治疗乳腺癌的 PI3K 抑制剂。阿培利司可通过抑制 PI3Kα，抑制 PI3K-AKT 信号通路的异常激活，抑制肿瘤发展。研究表明，对于携带 *PIK3CA* 突变的激素受体阳性 HER2 阴性的 AI 耐药晚期乳腺癌患者，阿培利司治疗效果良好。同样，PI3K 特异性抑制剂（p110α-PIK3CA 抑制剂）还有 taselisib（GDC-0032），其他 PI3K 抑制剂如 capivasertib（AZD5363）和 ipatasertib 也处于研究阶段。

**2. mTOR 抑制剂** mTOR 是 PI3K-AKT-mTOR 信号转导通路下游的重要效应分子。依维莫司是一种新型的小分子 mTOR 抑制剂，其可以通过与细胞内 FK506 结合蛋白 12（FK506 binding protein-12，FKBP-12）结合，直接与 mTOR 蛋白复合体 1（mTORC1）相互作用，抑制 mTOR 下游信号因子的调节作用，同时也可影响细胞周期及肿瘤代谢相关因子的表达，进而发挥抑制肿瘤细胞生长的作用。2012 年依维莫司第一次被美国 FDA 批准用于激素受体阳性 HER2 阴性的绝经后晚期乳腺癌患者的治疗。

阐明细胞信号转导系统机制对于乳腺癌发病机制的研究具有重要意义。目前，对于乳腺癌信号转导系统的研究已经取得了一定的进展，然而信号转导系统是多分子参与的序贯级联反应，具有高度的复杂性和多样性，我们对其不同环节的异常与乳腺癌发生发展的关系的认识并不十分全面。随着分子生物学技术的发展，对于乳腺癌信号转导系统的深入研究将有助于对疾病本质的探索，同时也为开发乳腺癌新的诊断和治疗方法提供了关键的科学依据。

（张文戎　于鑫淼　金　锋）

## 参 考 文 献

邵志敏，沈镇宙，2016. 乳腺癌：基础与临床的转化. 上海：上海交通大学出版社.

周春燕，药立波，2018. 生物化学与分子生物学. 第9版. 北京：人民卫生出版社.

左伋，刘艳平，2015. 细胞生物学. 第3版. 北京：人民卫生出版社.

Alberts B，Bray D，Hopkin K，et al，2014. Essential cell biology. 4th ed. New York：Garland Science.

Alberts B，Johnson A，Lewis J，et al，2015. Molecular Biology of the Cell. 6th ed. New York：Garland Science.

Chaturvedi MM，Sung B，Yadav VR，et al，2011. NF-κB addiction and its role in cancer：'one size does not fit all'. Oncogene, 30（14）：1615-1630.

Cheskis BJ，Greger JG，Nagpal S，et al，2007. Signaling by estrogens. J Cell Physiol, 213（3）：610-617.

Engelman JA，2009. Targeting PI3K signalling in cancer：opportunities, challenges and limitations. Nat Rev Cancer, 9（8）：550-562.

Ferrara N，Hillan KJ，Gerber HP，et al. 2004. Discovery and development of bevacizumab, an anti-VEGF antibody for treating cancer. Nat Rev Drug Discov, 3（5）：391-400.

Franke TF，Kaplan DR，Cantley LC，1997. PI3K：downstream AKTion blocks apoptosis. Cell, 88（4）：435-437.

Fruman DA，Rommel C，2014. PI3K and cancer：lessons, challenges and opportunities. Nat Rev Drug Discov, 13（2）：140-156.

Koren S，Reavie L，Couto JP，et al，2015. PIK3CA（H1047R）induces multipotency and multi-lineage mammary tumours. Nature, 525（7567）：114-118.

Kumar V，Green S，Stack G，et al，1987. Functional domains of the human estrogen receptor. Cell, 51（6）：941-951.

Lewis PGD，Li GM，Dugger DL，et al，2008. Targeting HER2-positive breast cancer with trastuzumab-DM1, an antibody-cytotoxic drug conjugate. Cancer Res, 68（22）：9280-9290.

Liu PX，Cheng HL，Roberts TM，et al，2009. Targeting the phosphoinositide 3-kinase pathway in cancer. Nat Rev Drug Discov, 8（8）：627-644.

MacDonald BT，Tamai K，He X，2009. Wnt/beta-catenin signaling：components, mechanisms, and diseases. Dev Cell, 17（1）：9-26.

Murthy RK，Loi S，Okines A，et al，2020. Tucatinib, trastuzumab, and capecitabine for HER2-positive metastatic breast cancer. N Engl J Med, 382（7）：597-609.

Nordstrom JL，Gorlatov S，Zhang W，et al，2011. Anti-tumor activity and toxicokinetics analysis of MGAH22, an anti-HER2 monoclonal antibody with enhanced Fcγ receptor binding properties. Breast Cancer Res, 13（6）：R123.

Nusse R，Clevers H，2017. Wnt/β-catenin signaling, disease, and emerging therapeutic modalities. Cell, 169（6）：985-999.

Oda K，Matsuoka Y，Funahashi A，et al，2005. A comprehensive pathway map of epidermal growth factor receptor signaling. Mol Syst Biol, 1：2005.0010.

Osborne CK，Schiff R，Fuqua SA，et al，2001. Estrogen receptor：current understanding of its activation and modulation. Clin Cancer Res, 7（12 Suppl）：4338s-4342s；discussion 4411s, 4412s.

Patel HK，Bihani T，2018. Selective estrogen receptor modulators（SERMs）and selective estrogen receptor degraders（SERDs）in cancer treatment. Pharmacol Ther, 186：1-24.

Radtke F，Raj K，2003. The role of Notch in tumorigenesis：oncogene or tumour suppressor. Nat Rev Cancer, 3（10）：756-767.

Sachdev D，Yee D，2001. The IGF system and breast cancer. Endocr Relat Cancer, 8（3）：197-209.

Samuels Y，Wang Z，Bardelli A，et al，2004. High frequency of mutations of the PIK3CA gene in human cancers. Science, 304（5670）：554.

Sergina NV，Moasser MM，2007. The HER family and cancer：emerging molecular mechanisms and therapeutic targets. Trends Mol Med, 13（12）：527-534.

Sever R，Brugge JS，2015. Signal transduction in cancer. Cold Spring Harb Perspect Med, 5（4）：a006098.

Xuhong JC，Qi XW，Zhang Y，et al，2019. Mechanism, safety and efficacy of three tyrosine kinase inhibitors lapatinib, neratinib and pyrotinib in HER2-positive breast cancer. Am J Cancer Res, 9（10）：2103-2119.

Zwijsen RM，Wientjens E，Klompmaker R，et al，1997. CDK-independent activation of estrogen receptor by cyclin D1. Cell, 88（3）：405-415.

# 第九章

# 趋化因子与乳腺癌

目前，乳腺癌仍然是世界范围内女性最常见的恶性肿瘤，也是女性恶性肿瘤相关死亡的主要原因。目前，乳腺癌的预防和诊治已成为全世界共同面临的重大公共卫生问题，因此对其发生、发展机制的研究十分重要。乳腺癌是一种血管高度依赖性实体肿瘤，其发生、发展及转移依赖于一系列复杂的生物学事件，包括细胞的恶性转变及增殖，局部微血管生成和肿瘤微环境的形成及改变，肿瘤细胞突破细胞外基质及基底膜进入循环系统等。这些环节均与趋化因子（chemokine）及其受体密切相关。

趋化因子作为细胞因子的一个超家族，是对细胞具有趋化作用的一类小分子蛋白多肽。自 20 世纪 80 年代末被首次分离和克隆鉴定以来，趋化因子家族与肿瘤的关系逐渐受到关注。现有研究发现，趋化因子及其受体不仅在炎症反应中发挥重要作用，还可以促进血管生成及肿瘤细胞的增殖和转移，以及通过吸引白细胞激活肿瘤特异性免疫反应，从而调控肿瘤的生物学行为。在乳腺癌中，趋化因子与受体的结合可激活并介导下游效应分子的活化，启动信号转导通路，显著提高肿瘤细胞的增殖和侵袭转移能力。本章探讨趋化因子及其受体与乳腺癌发生发展机制、治疗及预后的关系，以期为乳腺癌患者的精准治疗策略提供新思路。

## 一、趋化因子概述

趋化因子是主要由组织细胞或免疫活性细胞分泌的一类结构同源、功能相似的小细胞因子或信号蛋白，能在周围环境中诱导定向趋化行为。迄今为止，人体中已经发现了 50 余种趋化因子和超过 20 种趋化因子受体。趋化因子的分子质量为 $8\sim12kDa$，在特定位置具有四个半胱氨酸残基，是形成其三维结构的关键。趋化因子含有保守的蛋白质结构，称为趋化因子支架。趋化因子的分子结构严格依赖于连接半胱氨酸残基的两个保守的二硫键，按其相对位置将趋化因子划分为四个亚家族：CC、CXC、C 和 CX3C 类趋化因子。CC 类趋化因子的前两个半胱氨酸残基在相邻位置；CXC 类趋化因子的半胱氨酸残基被一个中间氨基酸所分隔；C 类趋化因子的 N 端具有一个半胱氨酸残基；而 CX3C 类趋化因子的半胱氨酸串联被三个残基所分隔。在这些趋化因子亚家族中，CC 和 CXC 类占绝大多数。趋化因子通过与选择性表达于靶细胞表面的 G 蛋白偶联受体（趋化因子受体）相互作用而发挥其生物学作用。趋化因子及其受体可形成同源二聚体或异源二聚体，且二者的相互作用过程具有多样性，这使得趋化因子家族参与的生物信号网络具有可塑性和复杂性。

趋化因子可以分为内环境稳定性趋化因子和炎症性趋化因子。内环境稳定性趋化因子在组织维持或发育的生理过程中参与细胞迁移的调控，包括白细胞归巢和淋巴细胞再循环；而炎症性趋化因子是响应炎症和免疫刺激而产生的，可以在免疫反应中趋化免疫细胞募集到炎症部位。细胞定向迁移在肿瘤生物学多个方面发挥作用，包括肿瘤细胞的扩散、白细胞浸润和血管生成等，而趋化因子及其受体作用于肿瘤细胞和肿瘤微环境中的其他细胞，包括成纤维细胞、内皮细胞、骨髓来源干细胞、肿瘤浸润性白细胞等，是诱导细胞定向迁移的主要分子。

肿瘤具有由多种不同类型细胞组成的复杂微环境，它们在复杂的信号网络中共同作用并相互交流。在肿瘤微环境中，肿瘤相关的宿主细胞和肿瘤细胞释放一系列趋化因子，激活和招募不同类型的细胞，从而调节抗肿瘤和促肿瘤作用之间的平衡。除了调控细胞的迁移路径，趋化因子还以细胞自主性或非细胞自主性的方式参与其他肿瘤相关进程。一方面，趋化因子通过促进血管生成，调控肿瘤细胞存活、增殖及凋亡，以及消化细胞外基质等作用，促进肿瘤的生长和转移；另一方面，趋化因子通过趋化免疫活性细胞，调控宿主对肿瘤的特殊免疫应答，起到抑制肿瘤生长和转移的作用，故可作为肿瘤治疗的潜在靶点。

# 二、趋化因子及其受体与乳腺癌的关系

**1. 趋化因子与肿瘤微环境**　肿瘤微环境在肿瘤的生长和浸润过程中发挥着重要作用。多种癌症具有复杂的趋化因子网络，可影响肿瘤的免疫细胞浸润及肿瘤细胞的生物学行为。免疫细胞的精确运动是由趋化因子的时间依赖性和空间依赖性表达来协调的。CC 类趋化因子配体 2（chemokine CC motif ligand 2，CCL2）及 CC 类趋化因子配体 5（CCL5）与其受体结合，可靶向招募单核细胞、Th2 细胞、嗜酸性粒细胞至病灶部位，诱导肿瘤免疫耐受微环境的形成。这些趋化因子的表达模式相似，如在原发乳腺癌肿瘤灶、淋巴结转移灶、远处转移灶及肿瘤周围组织中表达，而在正常乳腺组织中低或无表达。CC（CCL2、CCL3 和 CCL5）和 CXC（CXCL1、CXCL2、CXCL5、CXCL6 和 CXCL8）类炎性趋化因子在肿瘤部位募集 $CCR2^+$ 单核细胞和 $CXCR2^+$ 中性粒细胞，可分化为肿瘤相关巨噬细胞（tumor-associated macrophage，TAM）和肿瘤相关中性粒细胞，影响肿瘤的生长。CXCL9 和 CXCL10 通过招募 NK 细胞、$CD4^+$ Th1 和 $CD8^+$ 细胞毒性 T 细胞而加强其抗肿瘤免疫反应。此外，CCL20、CCL5 和 CXCL12 可有效趋化树突状细胞（dendritic cell，DC），CCL21 和 CCL19 可招募 $CCR7^+$ DC 和调节性 T 细胞（regulatory T cell，Treg），CCL17 和 CCL22 可以直接招募 Treg 和 Th2 淋巴细胞，以促进肿瘤细胞增殖。在乳腺癌组织中，过度表达的 CXCL12 可以强化 $CD8^+$ 细胞毒性 T 细胞的活性。$CD4^+CD25^+$ Treg 表达特定的趋化因子受体，参与 CCL5 介导的肿瘤细胞浸润。当 Treg 募集到肿瘤周围时，便通过效应性 T 细胞分泌 TGF-β 和 IL-10，或采取细胞间直接接触方式来抑制肿瘤相关抗原的特异性免疫。肿瘤细胞分泌的 CCL22 能够诱导 CCR4 介导的 Treg 向原发性乳腺癌特别是三阴性乳腺癌肿瘤部位募集。因此，CCR4 可以作为一种潜在治疗靶标来抑制 Treg 介导的免疫抑制。

**2. 趋化因子与血管生成**　新生血管为肿瘤生长提供营养和氧气，是肿瘤的重要特征之一。趋化因子及其受体是肿瘤血管生成的重要调节因子，并在肿瘤血管生成中具有双重功能。趋化因子促进肿瘤血管生成主要通过两种方式：①与内皮细胞上表达的受体结合，直接促进血管生成；②招募白细胞提供促血管生成因子，间接促进血管生成并抑制内皮细胞凋亡。CC 和 CXC 类趋化因子均在肿瘤血管生成中起关键作用。根据肽链的 N 端存在的谷氨酸-亮氨酸-精氨酸（ELR）的结构层次[又称基序（motif）]，CXC 类趋化因子可分为促血管生成的 ELR$^+$趋化因子（CXCL1、CXCL2、CXCL3、CXCL5、CXCL6 和 CXCL8）和抑血管生成的 ELR$^-$趋化因子（CXCL4、CXCL9、CXCL10、CXCL11 和 CXCL14）。促血管生成趋化因子通过与其受体结合，或通过其他血管生成因子如血管内皮生长因子（VEGF）等促进血管新生。ELR$^+$ CXC 类趋化因子已被证实与乳腺癌的肿瘤血管生成和进展相关。与之相对，血管生成抑制因子成员，如 CCL21 和 ELR$^-$趋化因子可抑制微血管内皮细胞的迁移和增殖活性。此外，趋化因子 CXCL12 虽然属于 ELR$^-$CXC 类趋化因子家族，但是它可以通过诱导内皮细胞的迁移及促进 VEGF 的释放促进血管新生。ELR$^+$ CXC 类趋化因子和 ELR$^-$ CXC 类趋化因子之间的平衡关系与肿瘤周边及内部的血管增生程度密切相关，从而在一定程度上影响了肿瘤的生长及侵袭能力。此外，趋化因子通过调节白细胞的迁移间接作用于肿瘤血管生成。肿瘤相关巨噬细胞、髓系来源抑制性细胞（myeloid-derived suppressor cell，MDSC）和 DC 髓系单核细胞能够通过产生 VEGF、血小板衍生生长因子（PDGF）、TGF-β 等血管生成因子或基质金属蛋白酶[如基质金属蛋白酶 2（matrix metalloproteinase 2，MMP-2）和 MMP-9]来促进血管生成。

**3. 趋化因子与乳腺癌细胞增殖及肿瘤生长** 趋化因子可以通过多种方式促进肿瘤细胞的增殖。肿瘤细胞、肿瘤相关成纤维细胞和肿瘤浸润性白细胞产生的趋化因子与肿瘤细胞上的趋化因子受体结合，激活 PI3K-AKT-NF-κB、MAPK-Erk 信号通路，产生细胞周期蛋白 D1 和肝素结合表皮生长因子（heparin-binding epidermal growth factor，HB-EGF）等关键生长刺激因子，直接促进肿瘤细胞增殖。此外，趋化因子还可以通过抑制细胞凋亡及调节促凋亡和抗凋亡分子之间的平衡来促进肿瘤细胞的存活。肿瘤细胞也可过表达趋化因子受体，从而形成一个反馈环路，使得更多的肿瘤细胞受到肿瘤微环境中促生长的趋化因子的作用而分裂。例如，CXCR4 通常在乳腺上皮细胞中不表达，而在乳腺癌细胞中表达。CXCR4 过表达使得肿瘤细胞响应其配体 CXCL12。此外，肿瘤细胞可以刺激基质细胞合成并分泌促进生长的趋化因子，从而建立有利于肿瘤生长的肿瘤-基质相互作用体系。细胞周期调控在乳腺癌进展过程中也至关重要。CXCL8 作为 CXC 家族的一员，在细胞周期调控中扮演了启动子的角色，可调控乳腺癌细胞周期从 G$_1$ 期进入 S 期的过程。此外，CXCL8 与乳腺癌干细胞表达的趋化因子受体 CXCR1 结合，可增强肿瘤干细胞的活力及自我更新的能力，进而促进肿瘤生长。

**4. 趋化因子与乳腺癌侵袭及转移** 转移是乳腺癌患者死亡的主要原因，而趋化因子在肿瘤转移中起着不可或缺的作用。趋化因子与肿瘤细胞表达的特定趋化因子受体结合，促进肿瘤细胞迁移至特定的解剖部位以形成转移灶。这些转移部位会产生特定的趋化因子，从而将循环肿瘤细胞吸引到具有支持转移性肿瘤细胞生长的微环境中来。涉及这种现象的趋化因子和趋化因子受体有以下几种：CXCL12 与其特异性受体 CXCR4 结合，激活多种细胞内的信号转导通路及调节趋化作用、转移和黏附的效应分子，从而调节乳腺癌向肺等目标器官的转移；CCR7 介导肿瘤细胞向淋巴结的迁移，在淋巴结中有其配体 CCL19 和 CCL21；而 CCL28 则通过 MAPK-Erk 途径促进乳腺癌细胞的生长和转移扩散。除此以外，肿瘤相关巨噬细胞可促进肿瘤转移灶的形成，并有助于耐药形成。而已有研究表明，这些巨噬细胞受肿瘤微环境中的趋化因子网络调节。

# 三、乳腺癌中关键趋化因子的作用

在乳腺癌中，多种趋化因子及其受体已显示出明确作用，下文重点阐述在乳腺癌领域研究较多的几种趋化因子。

**1. CXCL12/CXCR4** CXCL12 是 CXC 类趋化因子的一种，又称为基质细胞衍生因子-1（stromal cell derived factor-1，SDF-1），于 1988 年被首次克隆发现。CXCL12 在淋巴造血系统的演化、发育、组织稳态及疾病过程中扮演着重要角色，可以维持特定肿瘤细胞的存活或刺激生长。CXCL12 的受体 CXCR4 是不同癌症类型的恶性细胞的趋化因子受体表达谱中最常见的类型，主要分布在淋巴组织、脑、脾、胃、小肠和胸腺，同时也存在于包括乳腺干细胞在内的正常干细胞中。研究显示，CXCR4 蛋白在正常乳腺上皮中是低表达或缺失的，而在乳腺导管上皮增生、重度不典型导管上皮增生、乳腺导管内癌、浸润性导管癌组织中的阳性表达水平呈现逐渐增高趋势，说明 CXCR4 的表达可能是乳腺癌发生的早期分子事件。CXCL12 与受体 CXCR4 的结合激活了一系列细胞内信号转导通路和效应分子，引起多种乳腺癌的病理过程，在转移事件中起重要作用。在涉及的效应分子中，最主要的有 PI3K 通路中的 AKT，MAPK 通路中的 Erkl/2，以及 JAK-STAT 通路中的 JAK2 和 JAK3。CXCR4 还能激活细胞内其他转移相关的效应分子，因此为乳腺癌细胞的侵袭、转移提供了条件。另外，CXCL12 可激活 CXCR4 的自分泌通路，能显著增加体外培养的乳腺癌细胞的侵袭能力。CXCL12 可在乳腺癌中通过自分泌和旁分泌，促进乳腺癌细胞的生长并抑制凋亡，同时还能通过吸引内皮细胞向肿瘤病灶聚集，从而促进肿瘤血管的形成。由成纤维细胞分泌的 CXCL12 能够募集循环中的内皮祖细胞到原发灶区域。这些内皮祖细胞对于原发肿瘤的血管生成有一定的作用，同时通过 CXCR4 增加肿瘤的微血管密度，从而达到依赖于肿瘤微环境的间接促癌效果。最后，CXCR4 能直接促进血管生成，这对于正常的生理过程或是原发性和转移性肿瘤的形成和生长是至关重要的。

研究表明，CXCR4 可能作为乳腺癌患者预后的预测因子。在乳腺癌中，CXCR4 的表达与腋窝淋巴结数目、临床分期呈正相关。淋巴结阳性的浸润性乳腺癌中 CXCR4 阳性表达率高于淋巴结阴性的乳腺癌。CXCR4 的聚集度越高，含转移性肿瘤的淋巴结越多。此外，CXCR4 的量与患者的整体生存率呈负相关。与其他亚型相比，CXCR4 在预后最差的三阴性乳腺癌中表达水平更高，而 CXCR4 阳性患者具有更高的转移率和病死率。这些结果表明，CXCR4 在浸润性乳腺癌中的表达与乳腺癌进展的临床病理指标相关，可能作为乳腺癌的诊断指标之一，也可能是潜在的新型临床治疗靶点。现有研究结果显示，单独阻断 CXCR4 并不能完全阻断肿瘤的发生发展，临床上对于肿瘤的治疗仍然需要 CXCR4 抑制剂和其他化疗药物共同作用，才能起到显著的效果。值得注意的是，CXCR4 拮抗剂可促进造血干细胞从骨髓向外周血的动员，且 CXCL12/CXCR4 参与了大量生理功能的调控。因此，将

CXCL12/CXCR4 信号轴作为干预乳腺癌的关键还需要克服其副作用，尤其是免疫系统的副作用。

**2. CCL2/CCR2**  CCL2 又称为单核细胞趋化蛋白 1（monocyte chemoattractant protein 1, MCP-1），属于 CC 亚类。CCL2 通过影响单核/巨噬细胞募集和活化，诱导血管生成和促进转移而发挥强大的致癌作用。在正常状态下，正常乳腺上皮细胞缺乏 CCL2 的表达，而在乳腺肿瘤微环境的肿瘤细胞和基质细胞中，CCL2 的表达水平均显著升高。CCL2 的表达是在肿瘤发生过程中获得的一种特征，提示它是一种促癌因素。由于肿瘤微环境中的多种细胞表达并响应 CCL2，因此它同时表现出自分泌和旁分泌的生长促进作用。在原发性乳腺癌中，CCL2 表达对于无复发生存率具有重要的预后价值，它与高肿瘤分期、淋巴结转移低分化水平及预后不良密切相关。

CCL2 发挥其促肿瘤作用的主要途径是作为单核/巨噬细胞的有效趋化剂。肿瘤相关巨噬细胞（TAM）与乳腺癌中 CCL2 的表达呈正相关，且 TAM 本身也是 CCL2 的有效来源，CCL2 可导致 TAM 持续募集，形成信号级联反应。TAM 定位于肿瘤内的缺氧区域，并表达几种促血管生成和促癌因子，这些分子的释放有助于内皮细胞的增殖和迁移，细胞外基质的重塑及血管的形成。TAM 也被认为是乳腺癌血管生成转换的调节剂，TAM 的增加会导致血管的过早形成和恶性转移加速。在肿瘤微环境中，TAM 产生促血管生成因子，间接地将 CCL2 和血管生成联系起来。TAM 浓度增加为 CCL2 间接促进血管生成提供了途径。在血管系统丰富的乳腺肿瘤中，巨噬细胞的数量更多，这是由于单核细胞更容易通过扩张的血管转运到肿瘤中，也可能是因为 TAM 数量增加强化了促血管生成刺激。CCL2 可通过直接和间接的方式调节血管生成以促进乳腺癌发生，是乳腺癌血管生成的关键介质。除此以外，CCL2 也可独立于 TAM 募集而直接刺激血管生成。CCL2 与 VEGF、IL-8、TNF-α 等乳腺癌中典型血管生成因子的水平显著相关。由此可见，CCL2、TAM 和 VEGF 的相互作用有可能在肿瘤微环境中形成调节反馈回路，并极大地促进肿瘤的进展。

CCL2 可促进乳腺癌的转移。单核/巨噬细胞的募集是 CCL2 促进乳腺癌转移的主要机制。在肿瘤中，巨噬细胞有助于基质重塑，增强细胞迁移，以强化肿瘤侵袭能力。巨噬细胞还加强了肿瘤细胞侵入血管的过程，随后将肿瘤细胞转运到远处。进入转移部位后，巨噬细胞促进了肿瘤细胞向转移前表型的转变，这是肿瘤转移灶形成的必经步骤。由于转移性乳腺肿瘤和基质释放的 CCL2 对单核细胞募集至关重要，因此抑制 CCL2/CCR2 信号以阻止炎性单核细胞的募集并阻止肿瘤细胞的扩散和转移成为提高转移性乳腺癌生存率的探索方向之一。

总的来说，CCL2/CCR2 信号轴通过多种途径促进乳腺癌的发生和发展，包括单核/巨噬细胞募集、血管生成、促进转移和增强机体炎症状态。但是，目前将 CCL2 作为乳腺癌的预后指标和（或）治疗靶标的证据尚不充分。

**3. CCL5/CCR5**  CCL5 又称调节活化正常 T 细胞表达和分泌因子（RANTES），是趋化因子 CC 家族成员之一。它在 T 细胞、血小板、巨噬细胞、滑膜成纤维细胞、内皮细胞和部分肿瘤细胞中表达。CCL5 在 30% 的乳腺癌患者中扩增，它位于人第 17 号染色体的长臂上，与 Her2/neu 的基因编码区域一致。研究表明，CCL5/CCR5 信号轴对乳腺癌细胞的增殖作用依赖于细胞表型。乳腺癌中 CCR5 的表达与 HER2 表达相关，而与雌激素受体或孕激素受体无关。与疾病缓解期相比，进展期和晚期乳腺癌患者的 CCL5 血浆水平更高。同时，它也是炎性乳腺癌预后不良的重要原因之一。

CCL5 在乳腺癌与正常细胞之间的信号交流中起双向调节作用。一方面，CCL5 可以由乳腺癌细胞或归巢至肿瘤区域的间充质干细胞（mesenchymal stromal cell，MSC）分泌，并根据靶细胞的表型产生不同响应；CCR5 受体在乳腺癌细胞中的激活可调节癌细胞的侵袭性和转移能力。另一方面，CCL5 能招募 Treg 和 MDSC 至特定区域，进而改变肿瘤微环境，诱导免疫抑制并增强肿瘤细胞的侵袭力，从而促进肿瘤进展。CCL5 可在与 GPCR、CCR1、CCR3、CCR5、CCR4 和 GPR75 等受体相互作用的同时，也与非典型性趋化因子受体（atypical chemokine receptor，ACKR）家族中的 ACKR1 和 ACKR2 相互作用，具有一定的复杂性，因此 CCL5 激活的信号更大程度上取决于体内环境。目前，靶向 CCL5/CCR5 轴和抑制 CCL5 表达的干预策略在乳腺癌中的作用尚有待进一步研究验证。

乳腺癌的发生、发展和转移是一个复杂的过程。尽管影响乳腺癌发生、发展及转移的因素多种多样，但趋化因子及受体的相互作用对乳腺癌进程的影响日益明晰。趋化因子及其受体不但与肿瘤微环境的建立及肿瘤转移密切相关，还可以促进肿瘤细胞的生长及增殖。趋化因子与其受体结合发挥效应受到多种因素的影响，尽管其在乳腺癌发生和发展机制中的角色尚未完全阐明，但它显然是乳腺癌领域探索的重要方向之一。一方面，可尝试利用趋化因子受体拮抗剂、抑制剂、中和抗体及趋化因子修饰物来阻断异常的信号转导通路；另一方面，趋化因子受体可以作为药物或基因治疗的潜在特异性靶点。总而言之，一系列关于趋化因子及其受体的研究为乳腺癌的机制探索揭开了新篇章，也为乳腺癌生物标志物及治疗靶点的筛选提供了新思路。

（杨济桥 吕 青）

## 参 考 文 献

王绪娟，邹天宁，2009. 趋化因子及其受体在乳腺癌中的研究进展. 中华乳腺病杂志（电子版），3（1）：82-91.

周玉丽，刘莹莹，徐金锋，2015. 趋化因子与乳腺癌关系的研究进展. 广东医学，36（24）：3880-3883.

Balkwill F，2004. Cancer and the chemokine network. Nat Rev Cancer，4（7）：540-550.

Ben-Baruch A，2006. The multifaceted roles of chemokines in malignancy. Cancer Metastasis Rev，25（3）：357-371.

Bonecchi R，Mollica Poeta V，Capucetti A，et al，2019. Chemokines and chemokine receptors：New targets for cancer immunotherapy. Front Immunol，10：379.

Bray F，Ferlay J，Soerjomataram I，et al，2018. Global cancer statistics 2018：GLOBOCAN estimates of incidence and mortality worldwide for 36 cancers in 185 countries. CA Cancer J Clin，68（6）：394-424.

Chow MT，Luster AD，2014. Chemokines in cancer. Cancer Immunol Res，2（12）：1125-1131.

Gobert M，Treilleux I，Bendriss-Vermare N，et al，2009. Regulatory T cells recruited through CCL22/CCR4 are selectively activated in lymphoid infiltrates surrounding primary breast tumors and lead to an adverse clinical outcome. Cancer Res，69（5）：2000-2009.

Griffith JW，Sokol CL，Luster AD，2014. Chemokines and chemokine receptors：Positioning cells for host defense and immunity. Annu Rev Immunol，32：659-702.

Hanahan D，Weinberg RA，2011. Hallmarks of cancer：The next generation. Cell，144：646-674.

Khalid A，Wolfram J，Ferrari I，et al，2015. Recent advances in discovering the role of CCL5 in metastatic breast cancer. Mini Rev Med Chem，15：1063-1072.

Kitamura T，Pollard JW，2015. Therapeutic potential of chemokine signal inhibition for metastatic breast cancer. Pharmacol Res，100：266-270.

Lacalle RA，Blanco R，Carmona-Rodriguez L，et al，2017. Chemokine receptor signaling and the hallmarks of cancer. In Int Rev Cell Biol，331：181-244.

Li YQ，Liu FF，Zhang XM，et al，2013. Tumor secretion of CCL22 activates intratumoral Treg infiltration and is independent prognostic predictor of breast cancer. PloS One，8（10）：e76379.

Mantovani A，Allavena P，Sica A，et al，2008. Cancer-related inflammation. Nature，454：436-444.

Mantovani A，Savino B，Locati M，et al，2010. The chemokine system in cancer biology and therapy. Cytokine Growth Factor Rev，21（1）：27-39.

Mishra P，Banerjee D，Ben-Baruch A，2011. Chemokines at the crossroads of tumor - fibroblast interactions that promote malignancy. J Leukoc Biol，89（1）：31-39.

Müller A，Homey B，Soto H，et al，2001. Involvement of chemokine receptors in breast cancer metastasis. Nature，410（6824）：50-56.

Ochoa O，Torres FM，Shireman PK，2007. Chemokines and diabetic wound healing. Vascular，15（6）：350-355.

Salvucci O，Yao L，Villalba S，et al，2002. Regulation of endothelial cell branching morphogenesis by endogenous chemokine stromal-derived factor-1. Blood，99（18）：2703-2711.

Shao N，Chen LH，Ye RY，et al，2013. The depletion of interleukin-8 causes cell cycle arrest and increases the efficacy of docetaxel in breast cancer cells. Biochemi Biophys Res Commun，431：535-541.

Singh JK，Farnie G，Bundred NJ，et al，2013. Targeting CXCR1/2 significantly reduces breast cancer stem cell activity and increases the efficacy of inhibiting HER2 via HER2-dependent and-independent mechanisms. Clin Cancer Res，19（3）：643-656.

Soria G，Ben-Baruch A，2008. The inflammatory chemokines CCL2 and CCL5 in breast cancer. Cancer Lett，267（2）：271-285.

Steiner JL，Murphy EA，2012. Importance of chemokine（CC-motif）ligand 2 in breast cancer. Int J Biol Markers，27（3）：179-185.

Strieter RM，Burdick MD，Mestas J，et al，2006. Cancer CXC chemokine networks and tumour angiogenesis. Eur J Cancer，42（6）：768-778.

Williams SA，Harata-Lee Y，Comerford I，et al，2010. Multiple functions of CXCL12 in a syngeneic model of breast cancer. Mol Cancer，9（1）：250.

Xu TP，Shen H，Liu LX，et al，2013. The impact of chemokine receptor CXCR4 on breast cancer prognosis：A meta-analysis. Cancer Epidemiol，37（15）：725-731.

Zhang J，Patel L，Pienta KJ，2010. Targeting chemokine（CC motif）ligand 2（CCL2）as an example of translation of cancer molecular biology to the clinic. In Prog Mol Biol Transl Sci，95：1-53.

Zlotnik A，Burkhardt AM，Homey B，2011. Homeostatic chemokine receptors and organ-specific metastasis. Nat Rev Immunol，11（9）：597-606.

Zou W，2006. Regulatory T cells，tumour immunity and immunotherapy. Nat Rev Immunol，6（4）：295-307.

# 第十章

# 多发性内分泌肿瘤 1 型与乳腺癌

## 一、多发性内分泌肿瘤 1 型

多发性内分泌肿瘤（multiple endocrine neoplasia，MEN）是在同一例患者身上同时或先后出现两个或两个以上的内分泌腺体肿瘤或增生为主要特征的一组临床综合征，为常染色体显性遗传病，可呈家族性发病。该综合征可分为 3 型，其中最常见的为 MEN-1，且有报道称 MEN-1 与乳腺癌有关。MEN-1 是一种合并内分泌及非内分泌肿瘤的肿瘤异质综合征，该综合征是一种罕见的常染色体显性遗传病。其发病率仅有 2/10 万，致病基因 *MEN-1* 在 1988 年就被发现定位于染色体 11q12—q13，且在 1997 年被成功克隆。该综合征主要是由于编码蛋白 menin 的 *MEN-1* 基因在染色体 11q13 发生突变 。在相关肿瘤中，*MEN-1* 位点的杂合性缺失可使其有肿瘤抑制基因的作用。典型的 MEN-1 相关肿瘤包括原发性甲状旁腺功能亢进症（MEN-1 的主要内分泌病理征）、腺垂体肿瘤、胃十二指肠胰腺的神经内分泌瘤、高分化的内分泌肿瘤（支气管及胸腺良性肿瘤）及无功能性肾上腺皮质腺瘤。更多的证据表明，MEN-1 相关肿瘤还包含了多种非神经内分泌肿瘤，如面部的血管纤维瘤、胶质瘤、脂肪瘤、脑膜瘤、室管膜瘤及平滑肌瘤等。

尽管 MEN-1 相关肿瘤通常为良性，但是也有恶变的风险，特别是胃泌素瘤，常多发且可能含恶性成分。其他较常见的肿瘤有支气管及胸腺瘤，其侵袭性较强且是 MEN-1 相关肿瘤中唯一有性别差异者，支气管瘤多见于男性，胸腺瘤多见于女性。这两种肿瘤抑制基因复制失败后肿瘤常在体细胞出现。

## 二、MEN-1 与 *BRAC* 基因突变乳腺癌

MEN 与乳腺癌的发病机制相差甚远，两者同时出现临床罕见，至今只有极少个案报道。2004 年 Honda 等团队曾报道一例乳腺癌切除术后伴原发的甲状旁腺功能亢进症及原发性醛固酮增多症，但其家族中没有已知的 MEN-1 家族史，也无乳腺癌家族史。该患者被确定为 *MEN-1* 基因突变的携带者，但未进行 *BRCA1/2* 基因检测，在患者两处肿瘤样本中都发现了位于染色体 11q13 处的杂合性缺失，从而确定了 *MEN-1* 的胚系突变，该作者推断乳腺癌或许是多发性内分泌腺瘤病的并发症；或者乳腺癌也是 MEN-1 的一员，然而没有其他的案例支持此假设。

2007 年，一名 33 岁的非阿什肯纳齐犹太后裔的白人女性被诊断为 MEN-1 且有卵巢癌、胰腺癌及男性乳腺癌的家族史。其家族当时已被确定有 MEN-1 及 BRCA2 基因突变，而其妹妹随后也被确定携有这两种基因突变。该患者家族中多名父系成员都患有一系列 MEN-1 相关疾病，包括甲状旁腺功能亢进症、卓艾综合征、垂体腺瘤及胰腺神经内分泌肿瘤。这个家族最先是通过谱系分析进行评估，随后进行了 MEN-1 基因的克隆检测，在后续的研究中确定了其 MEN-1 基因突变；除了已知的 MEN-1 及胰腺神经内分泌肿瘤，还有胰腺癌、卵巢癌及男性乳腺癌家族史。根据此家族史，该作者曾建议进行 BRCA1 及 BRCA2 基因检测，并发现了 BRCA2 基因突变（3036del4）。鉴于当时的诊疗史，又建议患者进行了 MEN-1 及 BRCA2 的常规检测，以及家族 BRCA2 及 MEN-1 基因突变的检测。患者的 IVS7+1-delGT MEN-1 被测定为突变型，这种突变会影响内含子 7 的典型剪切供体位点，从而导致 MEN-1 mRNA 的异常剪切。同样，患者的 3036del4 BRCA2 被检出为突变型，这导致 BRCA2 蛋白的氨基酸序列 958 处出现一个终止密码子。

2009 年意大利 Laura 等报道了一名女性，其 MEN-1 及 BRCA1 基因遗传突变带来了双重的基因杂合性。多个 MEN-1 相关肿瘤出现在其父系家族，而多个乳腺癌及卵巢癌则在其母系家族中遗传。这是第一例报道兼有 MEN-1 及 BRCA1 基因胚系突变且有原发性甲状旁腺功能亢进症、胰腺神经内分泌肿瘤及纵隔脂肪瘤个人史的患者。患者在 38 岁时因垂体微泌乳素瘤、原发性甲状旁腺功能亢进症及高泌乳素血症，进行了全甲状旁腺切除术并将新鲜的甲状旁腺残余组织植入了前臂的桡肱肌中。家族史提示其父亲（Ⅲ-3）54 岁时因一般胰腺癌逝世；其 64 岁的伯父也确诊有甲状旁腺功能亢进症，疑似 MEN-1。根据其个人史及家族史，作者对该患者进行了 MEN-1 遗传突变的基因检测。

32 岁前该患者无任何症状，而常规 MEN-1 生化检测提示她患有原发性甲状旁腺功能亢进症，因此在 33 岁时进行了甲状旁腺切除术并将新鲜的甲状旁腺残余组织植入了前臂的桡肱肌中。同年，患者被发现患有高泌乳素血症但 MRI 未发现腺垂体腺瘤；此外，因患者曾空腹测定低血糖危急值使该作者怀疑其患有 MEN-1 相关的胰岛素瘤，随后腹部 CT 提示胰腺两处占位，外科手术将其切除后病检为胰岛素瘤。该作者采集了患者家族成员的外周血样本，对其进行了直接测序并对 MEN-1 基因的编码区及外显子-内含子连接区也进行了直接测序。结果 MEN-1 基因胚系突变分析提示，患者（Ⅳ-3）、患者妹妹（Ⅳ-4）及其伯父（Ⅲ-2）MEN1 基因的外显子 5 处有 3bp 的缺失突变（c.908delGCT）。患者女儿（Ⅴ-5）未遗传此突变。同时，BRCA1/BRCA2 突变分析提示，该患者母亲 BRCA1 基因外显子 11 处有移码突变（意大利最先发现的突变），名为 c.3228_3229delAG，而这与家族中的遗传基本不相关。该患者为 BRCA1 野生型等位基因，而其妹妹被发现有杂合的 BRCA1 突变等位基因。患者妹妹有 MEN-1（c.908delGCT）及 BRCA1（c.3228_3229delAG）的双重基因杂合性。

该文作者用 siRNA 敲除 MEN-1 后，MEN-1 和 ERα 的交互也消失了。他们推测，若修复患者由 MEN-1 突变所缺失的对 ERα 介导的转录活性的调控，或可抵消 BRCA1 突变所介导的对肿瘤生成的作用。尽管 BRCA1 相关肿瘤常表现为 ER 及 PR 阴性表型，但仍不明确是因疾病进展晚期基因不稳定性带来的激素受体丢失，还是肿瘤生长的源头为 ER 细胞。多项证据表明，在任一种情况下，对于 BRCA1 突变的女性患者，雌激素是调节乳腺癌发生风险的重要因素。首先，绝经前，预防性卵巢切除术是雌激素依赖性肿瘤的有效防范方案。其次，特定的雌激素受体调节剂，如他莫昔芬及雷洛昔芬，可以有效降低新发肿瘤的风险并可延长 OS。

2014 年韩国学者 Young 报道了一例 45 岁女性患者，因发现右乳包块 2 个月就诊于医院，既往无重大疾病史，无已知的家族恶性肿瘤史（包括乳腺癌）。患者母亲既往有糖尿病，家族中也无 MEN-1 相关疾病史。体格检查发现，在患者右乳可扪及一直径约 2cm 的包块，质硬且不易推动。临床证据均不支持其有局部淋巴结肿大。乳腺 X 线摄影（钼靶）提示，患者右乳上方探及一毛刺状高密度影，核心穿刺病理结果提示浸润性导管癌。PET/CT 提示右乳、前纵隔、胰腺上份、左侧肾上腺处均探及高代谢活性病灶。CT 平扫发现肺可疑转移结节。这些结果加腹部 CT 平扫明确了患者胰腺神经内分泌肿瘤、副神经节瘤、左肾上腺腺瘤、胆囊结石及子宫肌瘤的诊断。同样，实验室检查提示高钙血症（11.8mg/dl）、低磷酸盐血症（2.0mg/dl）及血甲状旁腺素（340.8pg/ml）水平升高。考虑为 MEN，行相关检查后发现血浆中胰岛素样生长因子 1（430ng/ml）、泌乳素（43.9ng/ml）及降钙素（286.3pg/ml）等水平均有升高，尿游离皮质醇（563.5μg/24h）水平也升高。头部 MRI 提示，在腺垂体的背侧有一大小约 1.4cm×0.9cm 的肿瘤，考虑为垂体大腺瘤。颈部超声发现双侧甲状腺低密度结节。双侧甲状腺细针穿刺后病理示非典型上皮细胞，考虑甲状旁腺来源。

患者进行了多处手术，包括胰腺占位切除术、左侧肾上腺切除术、胆囊切除及子宫切除术。1 个月后患者进行了右乳包块切除术+右侧腋窝淋巴结探查、双侧甲状腺+甲状旁腺全切术、胸腺扩大切除术及肺叶切除术。术后病理检查提示胰腺内分泌癌、肾上腺皮质腺瘤、胆囊结石、子宫肌瘤及子宫内膜异位、右乳浸润性导管癌伴部分导管原位癌、双侧甲状腺乳头状癌、甲状旁腺腺瘤、胸腺良性肿瘤及肺部血肿。

DNA 测序结果：MEN-1 胚系突变分析提示，在外显子 3 出现一个 5bp 的重复序列，名为 c.196_200dupAGCCC，它可引起 MEN-1 基因的移码突变，这是一种 MEN-1 相关肿瘤患者中已知的 MEN-1 突变。此外还在 MEN-1 基因外显子 10 的 423 处发现了不同的密码子，由胞苷代替了胸苷，但并未引起编码氨基酸的改变。其他基因检测发现了 RET 及 BRCA1 的多态性，但是并无明显突变。

## 三、MEN-1 和 BRAC 基因突变乳腺癌同时出现的可能机制

MEN-1 是一种肿瘤抑制基因，而 MEN-1 患者出现肿瘤的机制主要有两种：第一种是胚系突变，第二种是在某些组织的单细胞中发生了野生型等位基因的去激活，从而引起了新生物的生成。目前已明确有多重 MEN-1 基因的胚系突变，这些突变贯穿了整个编码区，包括无义突变、错义突变及移码突变。遗传性乳腺及卵巢癌常伴随 BRCA1 及 BRCA2 基因的突变。携带 BRCA1 及 BRCA2 基因突变的女性，其一生乳腺癌的发病风险分别约为 60% 及 80%，而卵巢癌的发病风险则分别为 26%～54% 及 10%～23%。如同 MEN-1 基因，BRCA1 及 BRCA2 的肿瘤易感突变常为常染色体显性遗传。

同时出现两种高度易感癌基因突变实属罕见，由 *MEN-1* 基因编码的蛋白 MENIN 可作为 ERα 的共同激活子来调控转录，同时它还可以调节基因组稳定性。资料表明，MENIN 可作为活化的 ERα 同 H3K4 三甲基化之间的重要桥梁，并参与雌激素调节基因 *TFF1* 的转录激活。有研究证实，通过 siRNA 敲除实验明确了 MENIN 与配体激活的核受体之间直接交互对于增强 H3K4 三甲基化的重要性。此外，MENIN 还可与染色质交互，且在 DNA 损伤时增加其附着于 FANCD2 蛋白的能力，从而增强基因组稳定性。

BRCA1 抑癌蛋白同样参与了 DNA 损伤修复的细胞应答，且其对于维持基因的稳定性有重要作用。BRCA1 C 端的两处结构域在 DNA 损伤应答中参与了细胞周期检查监控，单泛素化的 FANCD2 可与其共定位于核内，参与 DNA 损伤修复，其他还包括 FANCD1/BRCA2、FANCN/PALB2 及 RAD51 等蛋白。此外，BRCA1 可通过与 ERα 蛋白直接交互抑制 ERα 的转录活性，而 ERα 是乳腺上皮细胞中主要的雌激素受体。BRCA1 另一种抑制 ERα 活性的方式是下调 ERα 共同激活子 p300 的表达。生理上 BRCA1 抑制 ERα 的原因：在妊娠期及哺乳期乳腺迅速增殖的过程中，其可减少 DNA 损伤。在 BRCA1 存在时，ERα 的激活必须依赖雌激素，而 *BRCA1* 基因突变后，ERα 则不需要雌激素来保持其转录活性。

总之，兼有 MEN-1 及乳腺癌且出现 *MEN-1* 基因胚系突变的病例，罕有报道。对于这类患者，或许正是 MEN-1 引发了乳腺癌。尽管有一些报道已经指出了这两种疾病之间潜在的关联，但要进一步明确这种关系尚需更多的临床和基础研究。

（曲　驰　刘胜春）

## 参 考 文 献

Brandi ML, Gagel RF, Angeli A, et al, 2001. Guidelines for diagnosis and therapy of MEN type 1 and type 2. J Clin Endocrinol Metab, 86（12）: 5658-5671.

Chandrasekharappa SC, Guru SC, Manickam P, et al, 1997. Positional cloning of the gene for multiple endocrine neoplasia-type 1. Science, 276（5311）: 404-407.

Chandrasekharappa SC, Teh BT, 2003. Functional studies of the MEN1 gene. J Intern Med, 253: 606-615.

Dreijerink KMA, Mulder KW, Winkler GS, et al, 2006. Menin links estrogen receptor activation to histone H3K4 trimethylation. Cancer Res, 66（8）: 4929-4935.

Fan SJ, Yuan RQ, Ma YX, et al, 2001. Mutant BRCA1 genes antagonize phenotype of wild type BRCA1. Oncogene, 20（57）: 8215-8235.

Ghataorhe P, Kurian AW, Pickart A, et al, 2007. A carrier of both *MEN1* and *BRCA2* mutations: Case report and review of the literature. Cancer Genet Cytogenet, 179（2）: 89-92.

Gibril F, Chen YJ, Schrump DS, et al, 2003. Prospective study of thymic carcinoids in patients with multiple endocrine neoplasia type 1. J Clin Endocrinol Metab, 88（3）: 1066-1081.

Honda M, Tsukada T, Horiuchi T, et al, 2004. Primary hyperparathyroidism associated with aldosterone-producing adrenocortical adenoma and breast cancer: Relation to MEN1 gene. Intern Med, 43（4）: 310-314.

Jeong YJ, Oh HK, Bong JG, 2014. Multiple endocrine neoplasia type 1 associated with breast cancer: A case report and review of the literature. Oncol Lett, 8（1）: 230-234.

Kawai H, Li HC, Chun P, et al, 2002. Direct interaction between BRCA1 and the estrogen receptor regulates vascular endothelial growth factor（VEGF）transcription and secretion in breast cancer cells. Oncogene, 21（50）: 7730-7739.

Knudson AG, 1971. Mutation and cancer: Statistical study of retinoblastoma. Proc Natl Acad Sci USA, 68（4）: 820-823.

Larsson C, Skogseid B, öberg K, et al, 1988. Multiple endocrine neoplasia type Ⅰ gene maps to chromosome 11 and is lost in insulinoma. Nature, 332（6159）: 85e7.

Laura P，Domenico P，Laura M，et al，2009. Germline mutations in MEN1 and BRCA1 genes in a woman with familial multiple endocrine neoplasia type 1 and inherited breast ovarian cancer syndromes：A case report. Cancer Genet Cytogenet，195（1）75-79.

Lemos MC ，Thakker RV，2008. Multiple endocrine neoplasia type 1（MEN1）：Analysis of 1336 mutations reported in the first decade following identification of the gene. Hum Mutat，29（1）：22-32.

Zheng L，Annab LA，Afshari CA，et al，2001. BRCA1 mediates ligand-independent transcriptional repression of the estrogen receptor. Proc Natl Acad Sci USA，98：9587-9592.

第三篇

乳腺肿瘤心理学

# 第十一章

# 乳腺肿瘤心理学概述

"有时去治愈，常常去帮助，总是去安慰（to cure sometimes，to relieve often，to comfort always）。"美国医生特鲁多的这句名言对目前人类恶性肿瘤的治疗仍具有重要指导意义。乳腺癌是严重影响女性身心健康的最常见恶性肿瘤之一。心理社会因素通过下丘脑-垂体-肾上腺轴、交感神经系统和非肾上腺应激激素影响肿瘤微环境（周围免疫细胞和炎症过程），影响乳腺癌患者肿瘤的发生、发展及预后。诊断为乳腺癌可能使患者产生心理应激反应，对患者心理造成创伤，而后可能会因为对疾病的恐惧、对肿瘤进展的担忧、对未来生活的未知、对乳腺缺失及脱发的自卑等问题产生焦虑、恐惧、绝望等负性情绪，接受治疗的患者可能因综合治疗的痛苦、对癌症复发的担心而加重焦虑、抑郁等不良情绪，这不仅影响患者的机体状态和治疗后的康复情况，也会造成其行为退化及治疗中断，导致患者出现更多的临床不适，影响其生活质量和治疗效果，甚至对预后产生不良影响。研究显示，31.8%的癌症患者符合严格意义的精神障碍诊断标准，而乳腺癌患者精神心理问题发生率最高，达到42%，以抑郁与焦虑最常见，但多数患者并未得到及时诊治，精神心理问题严重影响其长期治疗依从性，并成为导致近远期复发的重要因素之一。有报道，癌症患者确诊后第一周的自杀风险是一般人群的12.6倍，确诊后第一年的自杀风险是一般人群的3.1倍，这一流行病学数据并不被精神科医生和肿瘤科医生所熟知。癌症晚期患者在接受姑息性治疗或在终末期时，更容易自杀。通常认为，癌性疼痛、抑郁、精神错乱、孤独和失去生活质量被认为是导致自杀的高风险因素。

在乳腺癌的诊治及随访过程中，积极的心理干预可以改善其负性情绪，提高患者对治疗的依从性，减轻躯体症状如疼痛及化疗引起的恶心、呕吐，甚至可以提高患者的免疫功能，抑制癌症的发展。乳腺癌患者的心理障碍发生率远高于其他癌症患者，提示心理因素对乳腺癌有重要影响。心理社会应激，包括心理应激、负性情绪的压抑和不表达等，可通过神经、内分泌抑制使免疫系统受损，导致恶性肿瘤的生长并影响其病程和转归。有研究表明，不良的社会心理因素是一种强烈的"促癌剂"。长期慢性的身心应激可通过下丘脑-垂体-肾上腺轴和交感神经系统负向调节抑制机体的免疫功能。免疫功能的紊乱造成机体免疫监视和免疫清除功能下降，使机体容易发生感染、自身免疫性疾病和肿瘤等。

癌症患者中，乳腺癌患者伴有的心理障碍最多，主要表现为睡眠障碍。笔者等采用匹兹堡睡眠质量指数量表（PSQI）对首次确诊的194例和化疗期间的114例乳腺癌患者进行检测，发现首次确诊时有睡眠障碍者约占50%，而化疗后达65.8%；主要睡眠问题有入睡时间长、睡眠效率低及日间功能障碍等，它将影响患者的情绪、生活质量和治疗效果。

　　乳腺癌患者在治疗及随访过程中，常向医生诉说记忆力减退、注意力不集中等认知功能下降问题。认知是人脑接收外界信息，经过加工处理，转换成内在的心理活动，从而获取知识或应用知识的过程。认知障碍是指记忆、语言、视空间、执行、计算和理解判断等方面一项或多项受损，并影响个体的日常或社会能力。化疗相关认知功能障碍（chemotherapy-related cognitive impairment，CRCI），又称为"化疗脑"，是患者在化疗期间或化疗后出现的认知功能下降现象，主要有记忆力减退、注意力不集中、空间感受损、执行能力下降及推理学习能力受损等。有研究显示，接受化疗的乳腺癌患者可出现认知功能下降，16%～75%会在治疗过程中出现中至重度的认知损伤，其中有 35%的患者在治疗结束数月到数年的时间内症状持续存在，它不仅严重影响患者的生活质量，还会影响其重返职场。笔者等应用事件相关电位 P300 评估乳腺癌患者 CRCI 状况：首次确诊达 48.8%，化疗后达 79%，随访 2.4 年达 69.0%（$P<0.05$）；50 岁以下乳腺癌患者更为显著且不易恢复。CRCI 重在预防。小样本研究提示认知行为治疗对认知改善有一定的作用。

　　随着科学技术的发展，医学模式已经由单一的生物医学模式转变为生物-心理-社会医学模式，对于肿瘤的研究也越来越重视社会心理因素在肿瘤发生、发展、治疗、康复中的作用，从而逐步形成了一个新兴的肿瘤学分支——心理社会肿瘤学（psychosocial oncology），简称心理肿瘤学（psycho-oncology）。心理肿瘤学从心理学的角度阐述肿瘤的病因，对正常人群给予心理指导，以预防肿瘤的发生；给予肿瘤患者心理支持、康复指导，以至临终关怀。心理治疗是指利用人的心理活动对体内的生理、生化过程产生积极的效果，帮助患者向痊愈的方面发展。癌症是一种身心疾病，在对癌症患者的治疗中应该提高其对心理治疗意义的认识，通过提高患者的信心，使之产生开朗、乐观的情绪和积极向上的精神，增强机体的免疫功能和抗病能力，通过调整使体内各种组织细胞的功能恢复正常，各种器官间重新趋于协调。乳腺癌综合治疗明显提高了患者的治愈率，但也有不同程度的副作用，给患者带来了精神上和物质上的压力。要渡过这些难关，患者需要相应的支持疗法。除了药物和营养等的支持，患者的心理治疗和心理支持也应是乳腺癌综合治疗的一个重要组成部分。

　　心理医师或精神科医师的任务是，帮助患者学习如何处理心中"颓丧"和"无助"的情绪。心理医师可帮助患者面对和处理癌症治疗中的并发症或副作用，帮助患者减轻化疗过程中引起的恶心、呕吐，用不同的心理技术，包括放松训练、催眠疗法、音乐疗法、分散注意力的方法等，针对患者所产生的负性情绪进行疏导。有研究显示，化疗期选择心理干预可提高乳腺癌患者外周血 NK 细胞及 T 细胞亚群数量和降低焦虑抑郁情绪。服用低剂量的抗焦虑、抗抑郁药物，可帮助部分患者减轻疼痛和改善心情。应鼓励乳腺癌患者寻求精神科医师或心理医师的帮助，以增强其抗癌的信心和斗志，用正确的心态面对逆境。

　　心理治疗是多方面和多层次的，需要医护人员、患者本人及家属的积极配合，单独一方是难以完成的。在发达国家，癌症治疗时常成立一个治疗小组，包括肿瘤治疗医生、护士，还配有专门的心理医生。目前我国已逐渐开展乳腺癌多学科协作（multi-disciplinary team，MDT）的诊疗服务模式，但国内多数医院对癌症患者的抗肿瘤治疗和心理治疗仍处于分割状态，很少对乳腺癌患者开展心理治疗服务，也缺少对乳腺癌患者进行心理诊断的相关记录。因此，有必要开展针对乳腺肿瘤心理学的 MDT 诊疗模式。心理治疗前还应对患者的生活习惯、文化水平、病情变化、思想情绪及家庭环境等做充分的评估，根据患者的文化程度、性格特征及心理特点，选择适当的心理治疗方式，因人而异。同时，心理治疗作为乳腺癌综合治疗的一个重要组成部分，应该和其他治疗相互配合、互相促进。

乳腺癌患者心血管病变与心理精神障碍在临床上常共存，判断是否为心血管质性病变，做出准确、全面的诊断对疾病的治疗有重要作用。在就诊的心血管病患者中，针对疑似有心理问题的患者，应注意询问其近期的情绪状态及是否对很多事物的兴趣减弱，在明确有无器质性心脏病的同时还应关注其心理问题，以期达到最佳的疗效。乳腺癌临床应加强"双心医学"，即乳腺肿瘤心理心脏病学的建设及多学科协作，使更多医务工作者在治疗躯体病变的同时，对心理问题给予更多的关注。

（李　欣　孔令泉）

## 参 考 文 献

龚蕉椒，周颖清，罗凤，等，2008. 选择性心理干预对乳腺癌患者 T 细胞亚群和情绪的影响. 重庆医科大学学报，33（7）：875-877，896.

龚蕉椒，周颖清，吴凯南，等，2008. 乳腺癌患者心理社会因素与免疫功能的变化及其相关性. 中国全科医学，11（5）：838-840.

龚蕉椒，周颖清，吴凯南，等，2008. 乳腺癌患者心理社会因素与免疫功能的相关性. 现代肿瘤医学，16（2）：320-322.

孔令泉，李欣，厉红元，等，2016. 关注乳腺癌患者的心理问题和心理治疗. 中华内分泌外科杂志，10（5）：356-359，364.

孔令泉，李欣，2016. 乳腺癌患者的心理治疗//实用乳腺肿瘤学. 北京：科学出版社.

孔令泉，吴凯南，厉红元，2018. 乳腺肿瘤心脏病学. 北京：科学出版社.

孔令泉，吴凯南，2016. 乳腺肿瘤心理学. 北京：科学出版社.

孔令泉，邹宝山，2018. 乳腺癌患者首次确诊和化疗期间睡眠障碍状况研究. 中国肿瘤学大会，862724.

李浩，孔令泉，吴凯南，2018. 乳腺肿瘤心脏病学的建立及多学科协作的意义. 中国临床新医学，11（1）：94-97.

李少林，周琦，2013. 实用临床肿瘤学. 北京：科学出版社，730-740.

沈雁英，2010. 肿瘤心理学. 北京：人民卫生出版社.

唐丽丽，王建平，2012. 心理社会肿瘤学. 北京：北京大学医学出版社.

郑燕梅，罗斌，2015. 乳腺癌化疗相关认知功能障碍研究进展. 中华临床医师杂志：电子版，9（1）：105-110.

Arshad B，Kong LQ，Bibi N，2014. Psychotherapy for breast cancer patients. Int Res J Medical Sci，2（12）：15-18.

Bilal Arshad，2018. Cognitive impairments in breast cancer survivors treated with chemotherapy：An event related potentials study. 重庆医科大学硕士学位论文.

Gönzález S，2012. Suicide and cardiovascular death after a cancer diagnosis. Revista Clínica Espaola，212（9）：459.

Görlach A，2009. Regulation of HIF-1 alpha at the transcriptional level. Curr Pharm Design，15（33）：3844-3552.

Heck JE，Albert SM，Franco R，et al，2008. Patterns of dementia diagnosis in surveillance, epidemiology, and end results breast cancer survivors who use chemotherapy. J Am Geriatr Soc，56（9）：1687-1692.

Hurria A，Rosen C，Hudis C，et al，2006. Cognitive function of older patients receiving adjuvant chemotherapy for breast cancer：A pilot prospective longitudinal study. J Am Geriatr Soc，54（6）：925-931.

Mehnert A，Brahler E，Faller H，et al，2014. Four-week prevalence of mental disorders in patients with cancer across major tumor entities. J Clin Oncol，32：3540-3546.

Nagel S，Talbot NP，Mecinovic J，et al，2010. Therapeutic manipulation of the HIF hydroxylases. Antioxid Redox Signal，12（4）：481-501.

Qing Y，2016. Biological rhythms and the HPA axis in psychoneuroimmunology. Psychoneuroimmunology，19-26.

Riba M，2006. Breast cancer：What psychiatrists need to know. Psychiatric Times，23（4）：30-32.

Semenza GL，2009. HIF-1 inhibitors for cancer therapy：From gene expression to drug discovery. Curr Pharm Design，15（33）：3839-3843.

Straub RH，Cutolo M，2018. Psychoneuroimmunology-developments in stress research. Wien Med Wochenschr，168：76-84.

Zhang P，Mo L，Li X，et al，2019. Psychological intervention and its immune effect in cancer patients：A meta-analysis.Medicine（Baltimore），98（38）：e17228.

# 第十二章

# 心理神经内分泌与乳腺癌

## 一、神经内分泌系统

（一）神经内分泌系统概述

神经系统由脑、脊髓、神经节及全身的神经组成，内分泌系统包括脑垂体、肾上腺、甲状腺、性腺等。两个系统各有其特点又密切相关，形成了统一的体系——神经内分泌系统。神经系统接收体内外各种刺激，并将刺激转变为神经冲动进行传导，调节机体各器官包括内分泌腺体的生理活动，以发生适宜的反应，使机体在保持内外环境稳定的情况下进行生命活动。

下丘脑-垂体系统是神经内分泌系统最重要的组成部分。此系统可分为两部分：①下丘脑-腺垂体系统。两者间是神经、体液性联系，即下丘脑促垂体区的肽能神经元通过所分泌的肽类神经激素（即释放激素和释放抑制激素），经垂体门脉系统转运到腺垂体，调节相应的腺垂体激素的分泌。②下丘脑-神经垂体系统。有直接神经联系，下丘脑视上核和室旁核的神经内分泌细胞所分泌的肽类神经激素通过轴浆流动方式，经轴突直接到达神经垂体，并贮存于此，需要时再释放入血液循环。垂体激素通过直接作用于靶细胞或调节其靶腺，如甲状腺、肾上腺、性腺的激素分泌，使机体适应周围环境的变化。各种不同的刺激均可引起机体的一系列相似的非特异性全身反应，即应激反应；其主要特征是下丘脑-垂体-靶腺轴[尤其是下丘脑-垂体-肾上腺（hypothalamic-pituitary-adrenal，HPA）轴]和交感-肾上腺髓质系统（sympatho-adrenomedullary system，SAM）的激活，HPA 轴释放糖皮质激素，SAM 释放儿茶酚胺发挥作用。

（二）下丘脑-垂体-肾上腺轴与糖皮质激素

**1. 下丘脑-垂体-肾上腺轴**　各种内、外刺激兴奋下丘脑室旁核神经元，合成与分泌促肾上腺皮质激素释放激素（CRH）。CRH 通过垂体门静脉循环运送至腺垂体，刺激促肾上腺皮质激素（ACTH）释放，ACTH 经周围循环至肾上腺皮质，促进合成、释放糖皮质激素。糖皮质激素几乎在全身每个系统、器官发挥作用，维护机体内环境稳定，并反馈抑制下丘脑、垂体分泌 CRH 和 ACTH。

**2. 糖皮质激素**（GC）　具有多种作用，涉及机体每一器官、每一有核细胞。GC 的多种生物学效应与糖皮质激素受体（glucocorticoid receptor，GR）有关。GR 属细胞质受体，当它与甾醇类配基（如皮质醇）结合后发生构型改变，转移至细胞核内，通过与 DNA 上糖皮质激素反应元件（glucocorticoid response element，GRE）结合或作用于转录因子调控靶基因的表达，调节机体代谢、行为、生长、免疫及细胞凋亡等。GR 可以产生多种生物学效应，是因为 GR 存在多个转录和翻译异构体，此外 GR 的异构体翻译后进行包括泛素化、甲基化、乙酰化多种修饰作用。下文将阐述 GC 与肿瘤、免疫功能的关系。

（1）GC 与肿瘤：GC 刺激上皮肿瘤细胞表达抗凋亡基因，拮抗抗癌药物诱导的细胞凋亡。用无血清培养基培养永生化乳腺上皮细胞 MCF10A 和 MCF10A-Myc，细胞发生凋亡，加入氢化可的松后，可使细胞通过激活 PI3K 和 AKT 信号通路而抵抗无血清诱导的凋亡。应用其他多个乳腺癌细胞系的研究也证明了同样的结果。GR 对抗无血清诱导的细胞凋亡，与糖皮质激素调节蛋白激酶 1（serum and glucocorticoid-regulated protein kinase 1，SGK1）有关，SGK1 是 GR 靶基因编码的蛋白激酶。微阵列分析使用地塞米松后，除了 SGK1 外，促分裂素原活化蛋白激酶（mitogen-activated protein kinases，MKP1/DUSP1）等的基因表达水平增高。地塞米松对抗紫杉醇或多柔比星诱导的乳腺癌细胞凋亡，需要 MKP1/DUSP1 或 SGK1 参与。地塞米松在 mRNA 和蛋白水平上调促生存转录因子（Krüppel-like factor 5，KLF5）的表达，体内外均能诱导三阴性乳腺癌细胞对多西他赛和顺铂耐药。糖皮质激素通过诱导肌上皮细胞凋亡，促进乳腺导管原位癌转化成浸润性导管癌。

动物实验证实，地塞米松可增强肿瘤细胞抗凋亡作用，接种肺癌或宫颈癌细胞的动物接受顺铂治疗，一部分动物饮用水中加入地塞米松，发现动物对顺铂耐药。地塞米松可促进肺癌小鼠肿瘤细胞的增殖，是通过 GR 和激活蛋白激酶 B 及丝裂原活化蛋白激酶 p38 的信号途径实现的。回顾性分析显示，使用了 GC 的乳腺癌、肺癌患者更易对化疗耐药，并且其患皮肤癌、淋巴瘤的风险增加。Meta 分析发现，高表达的人糖皮质激素受体基因与早期雌激素受体（ER）阴性乳腺癌患者的无复发生存时间呈负相关；但 ER 阳性患者，由于 GR 介导雌激素磺基转移酶上调，而雌激素磺基转移酶参与雌激素的灭活，所以高水平 GR 表达的 ER 阳性乳腺癌患者预后更好。

（2）GC 与免疫功能：GC 对免疫过程的多个环节均有抑制作用，其具体机制如下。

1）重新分布周围血免疫细胞：GC 使淋巴细胞重新分布，从血循环转移到脾、淋巴结、胸导管和骨髓内。GC 对单核细胞有相似作用，但对粒细胞的作用相反，可增加周围血中粒细胞的含量。

2）抑制 T 细胞功能：IL-2 具有使激活的 T 细胞不断分裂增殖的作用，GC 能抑制 IL-2 编码基因的表达，从而抑制 T 细胞功能。

3）抑制 B 细胞功能：GC 主要作用于 B 细胞分化增殖阶段，既可直接作用于 B 细胞，又可通过抑制 T 细胞和巨噬细胞功能达到抑制 B 细胞的作用。

4）抑制单核/巨噬细胞功能：单核/巨噬细胞内有特异性 GR，超生理量的甲泼尼龙可抑制它们处理和提呈抗原，生理量的 GC 可抑制单核细胞增殖和分化为巨噬细胞的过程，同时也可抑制巨噬细胞吞噬和释放单核因子等功能。

5）抑制 NK 细胞功能：GC 可通过两种途径降低 NK 细胞活性，一是直接作用于 NK 细胞，二是拮抗 NK 细胞活性增强剂（如 IFN-γ）。

6）细胞因子：GC 可通过抑制 DNA 的转录，抑制 IL-l、IL-2、IL-3、IL-6、IL-8、IFN-γ

和集落刺激因子的合成。另一方面，GC 还可影响细胞膜内细胞因子受体的表达。

### （三）交感-肾上腺髓质系统与肾上腺素、去甲肾上腺素

**1. 交感-肾上腺髓质系统（SAM）** 支配肾上腺髓质的内脏大神经，属交感节前纤维，可直接刺激髓质嗜铬细胞释放肾上腺素（adrenaline/epinephrine，A 或 E）和去甲肾上腺素（norepinephrine，noradrenaline，NE 或 NA）。E 和 NE 都作用于肾上腺素能受体，两者生理功能基本相同，并且互相补充和配合，使交感神经的生理效应得到延续和加强，扩大和增强机体适应环境的能力。SAM 的强烈兴奋主要参与调控机体对应激的急性反应，介导一系列的代谢和心血管代偿机制以克服应激原对机体的威胁或对内环境的扰乱作用，有利于应对各种变化的环境。

**2. 肾上腺素和去甲肾上腺素** E 和 NE 除对心血管起重要作用外，还可以促进肿瘤生长和抑制免疫功能。多个研究表明，长期的心理压力对肿瘤患者的免疫系统有特定影响。尽管心理压力不能直接促进肿瘤的发生、发展，但可促进 E 和 NE 的分泌。E 和 NE 可与 β 肾上腺素能受体（β-adrenergic receptor，β-AR）结合，调节肿瘤生长、进展和转移。

（1）E、NE 与肿瘤：E 和 NE 对肿瘤的生长和转移具有促进作用。E 和 NE 的许多生理效应是由 β-AR 介导的。β-AR 激动剂（如间羟异丙肾上腺素）呈剂量依赖性促进肺部肿瘤转移。上皮细胞、血管细胞和周细胞均表达 β-AR，在多种肿瘤细胞中，E 和 NE 可通过 β-AR 上调血管内皮生长因子（VEGF）的表达，促进肿瘤血管生成、生长。对原位卵巢癌小鼠进行束缚应激实验，发现应激使小鼠体内 E 和 NE 水平升高、瘤体的重量增加，并且使 VEGF 生成增多，促进了肿瘤血管生成，这些作用主要是通过 β-AR 激活肿瘤细胞的 cAMP-蛋白激酶 A 信号途径实现的。

在肿瘤模型中，慢性应激增加肿瘤 VEGF、基质金属蛋白酶 2（MMP-2）、MMP-9 和促炎细胞因子 IL-6、IL-8 的表达。NE 可通过相同的机制促进多发性骨髓瘤、鼻咽肿瘤、胰腺癌细胞系 VEGF 的表达。β 受体阻滞剂普萘洛尔可抑制 β-AR，减少肿瘤血管生成和抑制肿瘤生长。普萘洛尔也可增强乳腺癌对化疗药物的敏感性。NE 还通过诱导缺氧诱导因子 1α，促进癌细胞表达 VEGF，该作用不仅与 β-AR 有关，还和 α 肾上腺素能受体有关。刺激 α 肾上腺素能受体可以促进内皮细胞增殖、迁移和形成毛细血管。此外，E 和 NE 还可影响肿瘤微环境，促进肿瘤血管生成。

（2）E、NE 和肿瘤免疫：辅助性 T 细胞、抑制性 T 细胞、B 细胞、NK 细胞、单核/巨噬细胞和树突状细胞表面均表达 β-AR。刺激 β-AR 通常可抑制淋巴细胞反应、NK 细胞的细胞毒性和树突状细胞的抗原提呈功能。在卵巢癌细胞，E 和 NE 通过 β-AR 促进促炎细胞因子 IL-6、IL-8 产生，IL-6、IL-8 可刺激肿瘤的生长。动物实验也证明，刺激 β-AR 可抑制 NK 细胞活性，促进肿瘤细胞转移。刺激 β-AR 可抑制抗原特异性 CD8$^+$T 细胞的增殖、IFN-γ 的产生和杀伤肿瘤细胞的能力，使小鼠 B 细胞淋巴瘤的控制效果欠佳。压力激活神经内分泌系统，NE 分泌增加，可促进乳腺癌原发性肿瘤的 CD11b$^+$ F4/80$^+$细胞浸润并促进其向 M2 巨噬细胞分化，促进乳腺癌细胞转移到淋巴结和肺，而不影响原发肿瘤的生长。

## （四）应急反应与神经内分泌

生命体内部环境的稳定是一个复杂的平衡过程的结果。内部环境趋向于稳定的趋势称为内稳态。相应的，在内稳态受到威胁时，为了保持内部平衡产生的一系列适应性反应即应激。应激反应（stress reaction），也称为狩猎式反应（hunting type reaction），指机体突然受到强烈的有害刺激（如创伤、手术、失血、感染、中毒、缺氧、饥饿等）时，通过下丘脑引起血中促肾上腺皮质激素浓度迅速升高，糖皮质激素大量分泌。应急反应（emergency reaction）是指机体突然受到强烈的有害刺激时，交感-肾上腺髓质系统的活动适应性反应。当人的感觉器官接收到警觉刺激（如天敌的出现）后，会启动一种复杂的行为和生理反应，称为战斗或逃跑反应，这是神经系统和内分泌系统共同作用的结果。人的应急反应和应激反应是生命有机体适应外界环境变化的重要机制。

**1. 应急与交感-肾上腺髓质系统** 外界危险信号出现时，感觉神经发出信号到达大脑。大脑对来自各种感觉器官的信号进行整合后，决定对刺激进行处理的水平。下丘脑激活交感神经系统，使心率加快，血压升高，皮肤和内脏血管收缩，支气管通气量加大，瞳孔扩大，血糖升高等。交感神经系统除了发挥直接支配心血管系统的作用外，还影响其他内分泌器官的活性。例如，交感神经活动可减少胰岛素的分泌而增加胰高血糖素的分泌，结果使血糖升高，为战斗或逃跑时的能量需求做准备。交感神经还可以刺激肾上腺髓质释放去甲肾上腺素或肾上腺素，去甲肾上腺素或肾上腺素与靶器官（如心脏和血管平滑肌等组织）的肾上腺素能受体结合，引起这些组织的血流量增加，并调整血流的分配，如减少流经消化系统的血液而增加骨骼肌的血流量，增加呼吸的深度和频率，为战斗或逃跑提供更多的氧气和能量。

**2. 应激与 HPA 轴** 前述通过交感-肾上腺髓质系统所做的调节性反应，持续时间较短。有时面临的环境变化持续时间较长，如恶劣的天气变化、长途运输、生活环境的拥挤、疲劳过度，以及精神严重创伤等，此时仅仅应急反应是不够的。因此，20 世纪 30 年代，病理生理学家 Seyle 又提出了"应激反应"调节，即"抗紧张作用"，包括下丘脑-垂体内分泌反应。当下丘脑受到应激刺激时，会增加 CRH 的分泌，CRH 通过垂体门脉系统作用到腺垂体而促进 ACTH 的分泌。通过血液循环，ACTH 到肾上腺皮质细胞以促进胆固醇在线粒体中被利用合成糖皮质激素。糖皮质激素有许多功能，包括促进脂类和蛋白质的裂解、促进血糖升高等。由于这些作用都是通过基因转录和翻译的变化实现的，其效果要比与膜受体结合的激素起效慢。因此，糖皮质激素在应激反应中的作用主要是参与战斗或逃跑反应后的恢复过程及适应过程。糖皮质激素的促代谢功能有助于机体在剧烈反应后恢复能量的平衡。

**3. 慢性应激** 是指个体长期面对特殊环境变化而不能调整和稳定内稳态时，所经历的持续的情感变化及心理压力。慢性应激时应激原刺激持续或反复存在，则应激的效应累积形成稳态应变负荷，循环和组织中的应激相关神经内分泌介质和细胞因子持续升高，导致各系统器官、组织和细胞功能异常，即使应激原去除，正常功能仍难以恢复。这些神经内分泌介质可以通过结合位于癌细胞上的相应受体直接调节肿瘤的生长、侵袭和转移，还可以通过抑制免疫功能，促进肿瘤进展。

慢性应激环境中，糖皮质激素对 HPA 轴的负反馈作用受到抑制，导致 CRH、ACTH 持续升高，糖皮质激素过度释放，强化了 HPA 轴亢进，引起大脑结构尤其是海马的损伤。海马内富含糖皮质激素受体，极易受到糖皮质激素攻击造成损伤；海马含有大量谷氨酸能神经元，过量糖皮质激素会使胞外谷氨酸水平升高，导致谷氨酸离子型受体（NMDA 受体）过度激活，引起 $Ca^{2+}$ 超载，催化一氧化氮（NO）生成，进一步促进糖皮质激素的释放；作为 HPA 轴高位调节中枢，海马的损害会降低其对 HPA 轴的负反馈作用，更加剧糖皮质激素释放，加重海马损伤，引起恶性循环。

# 二、心理社会肿瘤学

## （一）心理社会肿瘤学

心理社会肿瘤学始于 20 世纪 70 年代中期，其研究恶性肿瘤患者及其家属在疾病发展的各阶段所承受的压力和他们所出现的心理反应，以及心理、行为因素在恶性肿瘤的发生、发展及转归中的作用。

## （二）心理社会因素与乳腺癌

心理方面是个体的内在特征，社会方面是指个体所生活着的人际环境。心理因素和社会因素密不可分，共同作用于个体，可引起机体的生理功能改变，如果作用时间持久或过强，则引起病理性改变并导致疾病。乳腺癌的发生发展与心理社会因素密不可分。

**1. 不良生活事件与乳腺癌**　不良生活事件包括应激性生活事件、配偶死亡、亲人或朋友的死亡、个人健康问题、离婚、收入变化和环境变化等。一般认为不良生活事件使机体产生应激，过度或持久的应激会导致机体内环境失衡、神经内分泌功能紊乱，是乳腺癌发病的重要危险因素之一。关于不良生活事件是否促进乳腺癌发生，流行病学方面有很多研究。有学者对 84 334 名妇女进行的相关性研究结果显示，配偶死亡与乳腺癌风险之间有一定的相关性可能，严重的生活事件可能与乳腺癌的发生有明显的相关性。但也有 Meta 分析显示相反的结论。

不良生活事件是否促使乳腺癌发生，用流行病学的方法无法找到明确的答案，但实验室研究可以弥补此缺陷。对于已经绝经的妇女，雌激素主要是雄激素在芳香化酶的作用下转换而成。皮质醇具有芳香化酶活性诱导剂的作用。糖皮质激素抑制剂 RU486 可使芳香化酶失去活性。*BRCA1* 是重要的乳腺癌肿瘤抑制基因，包含雌激素结合区域，BRCA1 和雌激素结合后可以抑制雌激素作用，抑制雌激素信号通路和乳腺细胞增殖。过高水平的雌激素可以通过反馈作用使 *BRCA1* 表达增加。但如果皮质醇升高，可导致雌激素无法诱导 *BRCA1* 的表达。不良生活事件可导致皮质醇分泌增多，从而会促进雌激素的生成而诱导乳腺癌的发生、发展。

**2. 负性情绪与乳腺癌**　早在公元前 2 世纪，古希腊医生盖伦（Clauolius Calen）就观察到抑郁妇女较性格开朗者易患乳腺癌。近年来的多项研究显示，15%～29%新确诊的癌症患者有抑郁或抑郁相关的情绪调节紊乱，是正常人群的 4～6 倍，这些患者一般抑郁在先，肿瘤在后。对 Last Baltimore 地区患有严重抑郁症的 2017 人进行的 13 年的随访调查结果显示，患有抑郁症的妇女乳腺癌的发生率明显增加。在一项随机对照研究中，对 243 例乳腺癌和 486 例良性乳腺包块患者进行了对照研究，发现抑郁相关症状，如对生活丧失信心、失去乐趣等在乳腺癌患者中的发生率明显较高。尽管目前有一些 Meta 分析显示，抑郁与乳腺癌的发生没有相关性，认为抑郁患者乳腺癌发病率增加可能因嗜酒、抽烟间接导致，或者因发现乳腺包块后不积极进行乳腺 X 线摄影检查而延误病情，从而导致预后更差。但实验室的一些证据可以证明，抑郁的确可能促使乳腺癌的发生、发展。抑郁患者和非抑郁患者之间的免疫功能和激素水平存在一定的差异：在促分裂素的作用下，抑郁患者体内淋巴细胞增殖率和分泌促进免疫系统及 NK 细胞增殖的细胞因子水平相对正常人低。可的松可以抑制淋巴细胞增殖和分泌细胞因子，失去可的松昼夜分泌节奏的转移性乳腺癌患者，NK 细胞功能降低，生存时间更短。

**3. 个性特征与乳腺癌** 个性是指一个人由于生活环境、教育等背景不同形成的对于事物的固定看法和反应形式。Temoshok 提出 C 型性格（C 是癌症 Cancer 的第一个字母，即易患癌症的行为模式）与癌症发生有关。C 型性格易于抑郁烦恼，绝望或悲痛，情绪不稳定，谨慎，孤独，屈从于权威，表面逆来顺受、毫无怨言，内心却怨气冲天、愤怒无助，苦苦挣扎，情感表达极度不良，久而久之在体内产生一系列的神经内分泌变化，破坏人体的免疫功能，免疫监控失衡导致恶性肿瘤的发生。1962 年，Kissen 等进行了第一个关于个性特征与癌症相关关系的研究，发现肺癌与情感释放受到限制有关，这种属性与吸烟无关，他认为肺癌的发生是吸烟和个性特征这两个因素共同作用的结果。Greer 等发现乳腺癌患者的生活过程中常过度压抑自己愤怒的情感致使情感释放异常。但也有一些研究认为个性特征和乳腺癌患病风险之间无明显联系。个性特征与乳腺癌之间的关系尚需要更多的临床和实验室研究来明确。

（三）心理神经免疫学与乳腺癌

**1. 心理神经免疫学**（psychoneuroimmunology） 融合了心理学、生物化学、免疫学、行为学、解剖学、分子生物学和临床医学等多种学科，其研究神经系统如何将心理因素转换为可以影响健康的生理状态的机制，特别是大脑和行为如何影响免疫系统，又如何受到免疫系统的影响。

**2. 神经-内分泌-免疫网络** 于 1977 年由 Basedovsky 首先提出。神经、内分泌与免疫系统之间存在双向调节作用。神经系统通过广泛的外周神经突触及其分泌的神经递质、众多的内分泌激素，以及神经细胞分泌的细胞因子共同调控免疫系统的功能；免疫系统通过免疫细胞产生的多种细胞因子和激素样物质反馈作用于神经、内分泌系统，这种双向的复杂作用使两个系统内或系统之间得以相互交通、调节，构成神经-内分泌-免疫网络，在整体水平调节机体的正常生理功能，维持机体的稳态。

**3. 神经、内分泌系统对免疫系统的调节** 目前认为中枢神经系统主要通过两条途径调节免疫系统。一条是自主神经系统，自主神经系统分布于免疫器官，通过神经末梢释放儿茶酚胺等控制免疫器官的活动；另一条是下丘脑-垂体-靶腺轴，下丘脑合成、释放因子作用于垂体，影响垂体分泌促激素，这些促激素又影响远处内分泌器官激素的形成，而最终改变免疫器官的功能。现已经在免疫系统的器官和细胞上发现类固醇激素受体、儿茶酚胺受体、阿片样受体、肽类受体等多种受神经内分泌调节的受体。

糖皮质激素是一种免疫抑制剂，它可以抑制细胞因子释放、合成和发挥作用，以及抑制其他调节免疫和炎症反应的物质，糖皮质激素能够抑制 MHC-Ⅱ类分子的表达，降低 T、B 细胞的活性和增殖。另外，它能增加转化生长因子 β 的活性，抑制 T 细胞和巨噬细胞功能。糖皮质激素还能够短暂地改变外周血免疫细胞的数量和功能，能迅速降低外周血的淋巴细胞、红细胞、嗜碱性粒细胞、巨噬细胞和单核细胞水平，但可升高中性粒细胞水平。

**4. 免疫系统对神经、内分泌系统的调节作用**　免疫系统可通过多种途径影响神经、内分泌系统。免疫细胞本身可以产生和释放内分泌激素，也可通过它们所产生的细胞因子作用于神经、内分泌及全身各器官系统。研究证实，免疫细胞能够合成的神经递质样物质和激素可达 20 多种，包括脑啡肽、ACTH、促甲状腺素、生长激素、生长抑素、催乳素、催产素、绒毛膜促性腺激素和血管活性肠肽等。这些免疫递质可直接作用于神经细胞和内分泌细胞表面的相应受体，发挥对神经、内分泌系统的调节作用。免疫细胞活化后产生的细胞因子对神经、内分泌系统同样具有反馈调节作用。临床研究发现，IL-2 可以升高血中ACTH 含量并使血中肾上腺皮质激素水平升高，而肾上腺皮质激素具有免疫抑制作用，因此 IL-2 促进 ACTH 的分泌可能是免疫应答反应的一条重要的负反馈调节通路。

## （四）心理对神经、内分泌和免疫功能的影响

**1. 心理应激通过神经、内分泌系统调节免疫功能**　长期慢性的心理应激会严重损害人体健康，诱发包括肿瘤在内的多系统疾病。心理应激主要通过下丘脑-垂体-肾上腺（HPA）轴和交感-肾上腺髓质系统（SAM）抑制免疫功能，并主要通过间接途径激活室旁核的 CRH 神经元分泌 CRH。应激后数分钟 CRH 分泌被激活，进而促进 ACTH 的分泌，一般一次应激刺激引起 ACTH 分泌持续数小时，刺激越强烈，ACTH 的分泌增加越显著，持续越长久。ACTH 的大量分泌促使糖皮质激素分泌增加。糖皮质激素不仅是免疫抑制激素，而且可以通过直接和间接途径促进肿瘤生长。心理应激激活交感神经系统后，从交感神经末梢和肾上腺髓质释放的儿茶酚胺（主要包括 E 和 NE），主要通过肾上腺素能受体和细胞因子途径影响免疫功能。

**2. 免疫与肿瘤**　临床早已发现一些恶性肿瘤如黑色素瘤、神经母细胞瘤、肾上腺瘤、绒毛膜癌等出现自然消退的现象。少数病例在切除原发灶后，转移灶也随之消退。有些肿瘤经免疫治疗后病情得到缓解。这些事实都说明，机体对肿瘤有着天然的或诱导的抗肿瘤免疫机制。早在 1904 年，Ehrlich 提出免疫系统不仅负责防御微生物侵犯，而且能从机体内清除变化了的原宿主成分。此后人们认识到肿瘤细胞就是一种变化了的原宿主成分。20 世纪 60年代，Thomas、Burnet 和 Good 等进一步提出了免疫监视学说，其中心思想是：免疫系统具有一个十分完备的监视功能，能精确地分辨"自己"和"非己"的成分；它不仅能清除外界入侵的各种微生物，排斥同种异体移植物，而且能消灭机体内突变的细胞，防止肿瘤的生长，保护机体的健康。每当免疫监视功能由于各种原因被削弱时，便为肿瘤的发生提供了有利的条件。在肿瘤的发生、发展过程中，免疫监视的作用在于识别和破坏临床难以识别的原位癌，当肿瘤生长超过了机体免疫监视的控制时，肿瘤细胞快速增长形成临床肿瘤。

心理因素通过影响神经、内分泌系统影响机体的免疫监视功能，能影响肿瘤发病，但

目前的研究显示，心理社会因素对肿瘤发病的具体影响并不确切，至少缺乏前瞻性研究，但心理社会因素对肿瘤发展的影响却是肯定的。研究表明，心理社会因素可通过神经、内分泌系统使免疫系统受损，导致恶性肿瘤的生长并影响其病程和转归。

**3. 乳腺癌患者的心理与神经、内分泌系统和免疫功能** 乳腺癌患者不仅要承受来自癌症本身的打击，还将面对乳腺缺失所致躯体形象受损带来的巨大心理冲击。多数患者认为癌症无法治愈，"癌症等于死亡"，化疗药物常引起胃肠道反应、脱发、骨髓抑制和肝功能损害等，放疗导致皮肤损伤，靶向药物的心脏毒性，都会使患者产生极大的恐惧心理。手术后乳腺缺如，两侧胸部不对称，破坏患者的形体美，加重了患者的恐惧、疑虑、抑郁、绝望等负性情绪反应。乳腺癌患者普遍存在抑郁、焦虑、绝望等心理困扰，而且心理困扰与年龄、文化程度、城乡差异有明显关系，患者年龄越轻，受教育程度越高，生活条件越优越，其乳腺癌术后心理困扰越大。在一项针对乳腺癌患者的近 5 年的研究中发现，45%的乳腺癌患者有精神障碍，其中 42%为抑郁或焦虑障碍，20%的患者存有两种以上的精神障碍。国内有学者报道，乳腺癌患者手术 2 年后仍有高达 45%左右的焦虑及 60%左右的抑郁。焦虑、抑郁等心理问题的出现对乳腺癌的诊断和治疗常有不良影响，这些症状严重扰乱了患者的生活质量。负性情绪不仅影响患者手术时的机体状态和术后机体的恢复，甚至对疾病预后产生不良影响。心理因素通过 HPA 轴促进糖皮质激素分泌，通过 SAM 促进肾上腺素和去甲肾上腺素分泌，使免疫功能受到抑制，从而促进肿瘤发展。乳腺癌患者的心理障碍发生率远高于其他恶性肿瘤患者，因此心理因素对于乳腺癌患者的影响十分重要。

## （五）心理神经内分泌免疫学与乳腺癌的综合治疗

乳腺癌患者遭受着癌症和切除乳腺的双重心理创伤，常产生焦虑、抑郁和恐惧等心理反应，造成内分泌、免疫系统等多种调控系统的紊乱，降低了自身免疫力及抵抗肿瘤的能力，促进了肿瘤的发展、转移。传统的肿瘤治疗模式是外科切除肿瘤加化放疗等辅助治疗，往往忽视了肿瘤患者由于恶性肿瘤所造成的严重的身心应激状态。在传统治疗的基础上，重视患者的心理治疗，重视神经、内分泌、免疫功能改变，可提高乳腺癌的治疗效果。

近年研究发现，心理治疗对改善乳腺癌患者的生活质量，减轻患者的痛苦，延长生命具有一定的作用。首先，医务人员应以热情、体贴、和蔼、充满信心的语言和态度接待患者，给患者以深切的同情和安慰，增加其治愈疾病的信心，唤起患者对未来生活的希望，逐渐缓解患者的负性情绪，增强其面对现实、战胜疾病的信心和勇气。乳腺癌治疗具有长期性、复杂性等特点，需要取得患者的积极配合，方能实施各种有效的治疗。对于伴有抑郁症的患者，需要进行抗抑郁治疗。其次，医护人员必须做好患者家属的思想工作，要让其家属明白他们的支持在疾病治疗中的重要作用，创造和谐家庭和社会环境以延长患者生存期。多给予患者生活上的关心和照顾，以及精神上的鼓励，以增强患者战胜疾病的信心。家庭在给予患者关心和爱护的同时，也应让患者力所能及地参与家庭事务，治疗完成后可让患者重返工作岗位。单位领导与同事应给予关心，并根据情况对患者工作作出调整，不使其过度劳累。

心理、神经内分泌、免疫是一个复杂的网络系统，它们与乳腺癌的发生、发展有密切联系，对于这种联系的研究已经取得了一系列成果，相信随着分子生物学、免疫学、心理学等的不断发展，对该系统的认识将进一步加深，将会为乳腺癌的治疗提供更多的理论基础和治疗方式。

（李春燕）

# 参 考 文 献

马兴铭，丁剑冰，2013. 医学免疫学. 北京：清华大学出版社.

孙葳，陆大祥，2000. 神经-内分泌-免疫调节网络与疾病. 中国病理生理杂志，16（8）：761-763.

邹艳萍，2005. 抑郁症海马神经元损伤的机制. 锦州医学院学报，26（6）：57-60.

Antoni MH, Lutgendorf SK, Cole SW, et al, 2006. The influence of bio-behavioural factors on tumor biology: Pathways and mechanisms. Nat Rev Cancer, 6（3）: 240-248.

Antonova L, Mueller C, 2008. Hydrocortisone down-regulates the tumor suppressor gene BRCA1 in mammary cells: A possible molecular link between stress and breast cancer. Genes Chromosomes Cancer, 47: 341-352.

Beatrice B, Thomas NH, Sara V, et al, 2017. Depression in cancer: The many biobehavioral pathways driving tumor progression. Cancer Treat Rev, 52: 58-70.

Ben-Eliyahu S, Shakhar G, Page GG, et al, 2000. Suppression of NK cell activity and of resistance to metastasis by stress: A role for adrenal catecholamines and beta-adrenoceptors. Neuroimmunemodulation, 8: 154-164.

Brattsand R, Linden M, 1996. Cytokine modulation by glucocorticoids: Mechanisms and actions in cellular studies. Aliment Pharmacol Ther, 10: 81-92.

Bunevicius A, 2018. Personality traits, patient-centered health status and prognosis of brain tumor patients. J Neurooncol, 137（3）: 593-600.

Cronstein BN, Kimmel SC, Levin RI, et al, 1992. A mechanism for the anti-inflammatory effects of corticosteroids: The glucocorticoid receptor regulates leukocyte adhesion to endothelial cells and expression of endothelial-leukocyte adhesion molecule 1 and intercellular adhesion molecule 1. Proc Natl Acad Sci, 89: 9991-9995.

Duijts S, Zeegers M, Borne B, et al, 2003. The association between stressful life events and breast cancer risk: A meta-analysis. Int J Cancer, 107（6）: 1023-1029.

Dunn G, Bruce A, 2002. Cancer immune editing: From immune surveillance to tumor escape. Nal Immunol, 3: 991-998.

Fredman L, Sexton M, Cui Y, et al, 1999. Cigarette smoking, alcohol consumption, and screening mammography among women ages 50 and older. Prev Med, 28（4）: 407-417.

Gündisch S, Boeckeler E, Behrends U, et al, 2012. Glucocorticoid augment survival and proliferation of tumor cells. Anticancer Res, 32（10）: 4251-4262.

Herr I, Pfitzenmaier J, 2006. Glucocorticoid use in prostate cancer and other solid tumours: Implications for effectiveness of cytotoxic treatment and metastases. Lancet Oncol, 7: 425-430.

Herr I, Ucur E, Herzer K, et al, 2003. Glucocorticoid cotreatment induces apoptosis resistance toward cancer therapy in carcinomas. Cancer Res, 63: 3112-3120.

Jacques JM, 1998. The black bile in Greek antiquity: Medicine and literature. Rev E tud Anc, 100（1-2）: 217-234.

Joseph J, Gallo, Haroutune K, et al, 2000. Major depression and cancer: The 13-year follow-up of the Baltimore Epidemiologic Catchment Area sample. Cancer Causes Control, 11（8）: 751-758.

Kissen DM, Eysenck HJ, 1962. Personality in male lung cancer patients. J Psychosom Res, 6（2）: 123-127.

Li Z, Dong J, Zou T, et al, 2017. Dexamethasone induces docetaxel and cisplatin resistance partially through up-regulating Krüppel-like factor 5 in triple-negative breast cancer. Oncotarget, 8（7）: 11555-11565.

Lutgendorf SK, Lamkin DM, Jennings NB, et al, 2008. Biobehavioral influences on matrix metalloproteinase expression in ovarian carcinoma. Clin Cancer Res, 14（21）: 6839-6846.

Melhem-Bertrandt A, Chavez-Macgregor M, Lei X, et al, 2011. Beta-blocker use is associated with improved relapse-free survival in patients with triple-negative breast cancer. J Clin Oncol, 29（19）: 2645-2652.

Michael DN, Erica KS, Stephen RM, et al, 2018. β-adrenergic signaling impairs antitumor CD8+ T-cell responses to B-cell lymphoma immunotherapy. Cancer Immunol Res, 6（1）: 98-109.

Mikosz CA, Brickley DR, Sharkey MS, et al, 2001. Glucocorticoid receptor-mediated protection from apoptosis is associated with induction of the serine/threonine survival kinase gene，sgk-1. J Biol Chem，276（20）：16649-16654.

Montazeri A，Jarvandi S，Ebrahimi M，et al，2004. The role of depression in the development of breast cancer：Analysis of registry data from a single institute. Asian Pac J Cancer Prev，5（3）：316-319.

Moore M，Piazza A，Nolan Y，et al，2007. Treatment with dexamethasone and vitamin D$_3$ attenuates neuroinflammatory age-related changes in rat hippocampus. Synapse，61（10）：851-861.

Moran TJ，Gray S，Mikosz，et al，2000. The glucocorticoid receptor mediates a survival signal in human mammary epithelial cells.Cancer Res，60（4）：867-872.

Morris T，Greer S，Pettingale KW，et al，1981. Patterns of expression of anger and their psychological correlates in women with breast cancer. J Psychosom Res，25（2）：111-117.

Moynihan JA，2003. Mechanisms of stress induced modulation of immunity. Brain Behav Immun，17：11-16.

Pan D，Kocherginsky M，Conzen SD，2011. Activation of the glucocorticoid receptor is associated with poor prognosis in estrogen receptor-negative breast cancer. Cancer Res，71（20）：6360-6370.

Park SY，Kang JH，Jeong KJ，et al，2011. Retracted：Norepinephrine induces VEGF expression and angiogenesis by a hypoxia-inducible factor-1α protein-dependent mechanism. Int J Cancer，128（10）：2306-2316.

Pozzesi N，Gizzi S，Gori F，et al，2007. IL-2 induces and altered CD4/CD8 ratio of splenic T lymphocytes from transgenic mice overexpressing the glucocorticoid-induced protein GILZ. Chemother，19（5）：562-569.

Razandi M，Pedram A，Rosen E，et al，2004. BRCA1 inhibits membrane estrogen and growth factor receptor signaling to cell proliferation in breast cancer. Mol Cell Biol，24（13）：5900-5913.

Romagnolo D，Annab L，Thompson T，et al，1998. Estrogen upregulation of BRCA1 expression with no effect on localization. Mol Carcinog，22（12）：102-109.

Schmidt M，Löffler G，1994. Induction of aromatase in stromal vascular cells from human breast adipose tissue depends on cortisol and growth factors. FEBS Lett，341（2/3）：177-181.

Schmidt M，Löffler G，1997. RU486 is a potent inhibitor of aromatase induction in human breast adipose tissue stromal cells. J Steroid Biochem Mol Biol，60（3/4）：197-204.

Sephton SE，Sapolsky RM，Kraemer HC，et al，2002. Diurnal cortisol rhythm as a predictor of breast cancer survival. J Natl Cancer Inst，92（12）：994-1000.

Shahzad MMK，Arevalo JM，Armaiz GN，et al，2010. Stress effects on FosB- and interleukin-8（IL-8）-driven ovarian cancer growth and metastasis. J Biol Chem，285（46）：35462-35470.

Sloan EK，Priceman SJ，Cox BF，et al，2010. The sympathetic nervous system induces a metastatic switch in primary breast cancer. Cancer Res，70：7042-7052.

Spiegel D，Giese-Davis J，2003. Depression and cancer：Mechanisms and disease progression. Biol Psychiatry，54（3）：269-282.

Surtees PG，Wainwright NWJ，Luben RN，et al，2010. No evidence that social stress is associated with breast cancer incidence. Breast Cancer Res Treat，120（1）：169-174.

Tercyak KP，Davis KM，Loffredo CA，2007. Behavioral risk factors among black and white women newly diagnosed with breast cancer. Psychooncology，16（3）：224-231.

Thaker PH，Han LY，Kamat AA，et al，2006. Chronic stress promotes tumor growth and angiogenesis in mouse model of ovarian carcinoma.Nat Med，12（8）：939-944.

Tilan J，Kitlinska J，2010. Sympathetic neurotransmitters and tumor angiogenesis-link between stress and cancer progression. J Oncol，539706.

Wu W，Chaudhuri S，Brickley DR，et al，2004. Microarray analysis reveals glucocorticoid-regulated survival genes that are associated with inhibition of apoptosis in breast epithelial cells. Cancer Res，64（5）：1757-1764.

Yan L，Changjun W，Ying Z，et al，2013. Striking life events associated with primary breast cancer susceptibility in women：A meta-analysis study. J Exp Clin Cancer Res，32（1）：53.

Yang EV，Kim SJ，Donovan EL，et al，2009. Norepinephrine upregulates VEGF，IL-8，and IL-6 expression in human melanoma tumor cell lines：Implications for stress-related enhancement of tumor progression. Brain Behav Immun，23：267-275.

Zhang C，Wenger T，Mattern J，et al，2007. Clinical and mechanistic aspects of glucocorticoid-induced chemotherapy resistance in the majority of solid tumors. Cancer Biol Ther，6（2）：278-287.

Zubeldia-Plazaola A，Recalde-Percaz L，Moragas N，et al，2018. Glucocorticoids promote transition of ductal carcinoma in situ to invasive ductal carcinoma by inducing myoepithelial cell apoptosis. Breast Cancer Res，20：65.

# 第十三章

# 乳腺癌患者心理问题的问诊及诊断

心身疾病是指心理因素在疾病的发生、发展过程中起重要作用的疾病。乳腺癌是一种典型的心身疾病，因此心理问题对于乳腺癌的发生、发展及转归有着不可忽视的作用，积极心理有利于病情的恢复，而负性（消极）心理会使患者免疫力下降，加重治疗不良反应，还可能促进肿瘤的复发、恶化，影响患者的治疗效果和预后。心理问题贯穿于乳腺癌的诊断、治疗、康复及肿瘤复发的全过程，应该重视乳腺癌患者的心理问题。本章简要介绍乳腺癌病程各阶段可能导致的心理问题及其相关问诊和诊断。

## 一、乳腺癌病程各阶段相关心理问题

（一）疾病诊断时的心理问题

乳腺癌患者在疾病诊断时，特别是确诊后，即可出现不同程度的抑郁、焦虑、恐惧、怀疑、否认、愤怒、悲观、绝望等心理反应。李爱珍等对 392 例乳腺癌初诊患者采用心理痛苦管理筛查工具（DSSM）等问卷调查后，结果显示：当确诊为乳腺癌后，62.24%的患者存在显著心理痛苦。张丽娟在对 452 例乳腺癌初诊患者的问卷调查中发现：61.6%的患者达到焦虑症诊断标准，50.6%的患者可被诊断为抑郁症。石静静对 50 例乳腺癌患者心理特点进行分析，发现了不同程度的恐惧、猜疑、焦虑、悲观、抗药心理等问题。

（二）疾病治疗过程中的心理问题

乳腺癌诊断明确后，其治疗是以手术切除为主，辅以化疗、放疗等综合治疗。患者在不同的治疗时段可出现不同的心理问题。

**1. 术前因素和心理问题**  术前患者情绪多以焦虑、恐惧为主。多数患者对自身乳腺肿瘤的恶性程度感到无助，害怕癌细胞已发生转移、扩散，担心手术不能彻底清除病灶或医生的能力及手术条件不理想而使手术失败。因此，患者往往情绪紧张，不思饮食，并多方打听主刀医生情况，询问类似患者手术结果。部分患者还因疾病让家庭背负经济负担而感内疚和不安。

**2. 术后因素和心理问题**  手术对患者的心理和生理都是一次重大的应激。术中全身麻醉、镇痛泵的使用，以及年老等均可能作为诱因，导致一过性的术后谵妄，表现为感知觉障碍（如幻觉），思维障碍（如被害关系妄想、思维不连贯），不协调的精神运动性兴奋（如挣扎起床、拉扯输液器等）。

手术切除肿瘤的同时，将对患者形体造成较大的破坏，使患者为失去女性第二性征而深感悲痛。徐艳华调查了 130 例乳腺癌术后患者，发现术后抑郁发生率为 61.54%，原因主要为患者遭受乳腺癌创伤及手术应激后心理负性情绪增加；术后乳腺缺失导致整体形象发生变化；术后需配合化疗，常伴胃肠道反应、脱发等不良反应；乳腺癌手术及术后化疗患者需承担的治疗费用较高；对家属的依赖、对癌症的恐惧，以及对术后恢复的不确定感。张锦玲对 263 例乳腺癌患者采用心理痛苦温度计（DT）筛查，结果显示：16% 的乳腺癌患者存在持久心理困扰，困扰原因中疲乏占 22.4%，睡眠障碍占 19.4%，紧张占 18.2%，焦虑占 9.1%，担心外表占 8.7% 等。

**3. 放疗、化疗因素和心理问题**　由于缺乏放疗、化疗相关知识，多数患者出现明显焦虑、惧怕等情绪。化疗和放疗具有一定的毒副作用，因此患者往往会十分担心自己身体的承受能力。一旦出现恶心呕吐、食欲缺乏、脱发、白细胞下降、抵抗力减弱等不良反应，患者便会表现出明显的惧怕和焦虑心理。陈丽等报道：78.8% 的患者存在"害怕癌症扩散"的担忧，其中 93.2% 的患者害怕癌症复发，90.5% 的患者害怕癌症扩散，73.5% 的患者感到悲伤，75.2% 的患者对任何治疗都感到焦虑，81.2% 的患者对经济状况有担忧。

（三）康复及复发因素和心理问题

经过检查、确诊、手术、化疗等阶段，进入康复期，多数患者心理趋于平和，但少数患者会面临复发及再次手术带来的更严重的打击。部分患者会担心治疗不彻底出现病情复发或癌细胞转移，或者很难适应乳腺切除后的形体改变从而影响生活质量，因此表现为焦虑、恐惧、自卑、失落。

（四）性生活相关因素和心理问题

乳腺癌患者的丈夫在妻子患病期间也存在不同程度的心理状态改变。患乳腺癌的妇女在面临重新恢复正常生活或建立新的生活方式的挑战时，会更多地关注其配偶对她们的反应，很多女性担心自己对丈夫缺乏吸引力，导致性生活主动性差，也有人担心性生活会影响康复而停止性生活。李体明等报道，乳腺切除术后患者的心理变化主要表现为性生活的损害，近半数（48.4%）的患者认为性生活并不重要，并且术后绝大多数患者对自己的性生活状态感到不满意。因此，在必要时，乳腺癌患者术后需要与专业人员及其伴侣进行对话，以改善术后的亲密关系。

# 二、诊断及问诊

一般可将乳腺癌的心理问题分为心理反应和心理障碍，这两者之间并没有严格的界限，只是为便于识别不同的阶段以更好地进行观察和处理而划分。每个人处于应激状态时都会出现相应的心理反应，患病后的心理反应是一种普遍的心理现象，是面对乳腺癌的心理活动，包括人的认知过程、情绪和情感过程、意志过程。而心理障碍是指心理活动不能适应环境变化，从而没有能力按社会规范的方式去思维和行动，产生的后果对个人和社会都是不相适应的，即若患者的心理反应达到一定程度、持续一定的时间，影响了其社会功能和角色适应，心理反应就会发展成为心理障碍；或者由于疾病本身的影响，出现生物学变化从而引起神经内分泌的改变，造成认知、情绪、意志行为变化的心理障碍。

从心理反应到心理障碍，因为病情严重程度、时间长短、影响大小不同，外界干预各异。因此，如能早期识别乳腺癌患者对疾病的心理反应，就可能避免其发展为严重的心理障碍；即使患者已经出现了心理障碍，若能及时地让其接受有效的治疗，完全有可能回归角色和社会。心理障碍可能引发患者伤人、自杀、毁物等不良行为，影响公共安全，这也是人们应重视和防范乳腺癌患者心理反应和心理障碍的重要原因。

## （一）乳腺癌常见的心理反应

个人在健康和疾病状态下，心理活动是不同的。患病对个体是一种应激刺激，尤其是治疗疗程长的乳腺癌，对于患者是慢性的应激源，可能导致其出现各种消极的认知、情绪和意志行为。若能在早期识别心理反应，有助于避免患者对于异常事件的正常心理反应向心理障碍进展。

**1. 感知觉异常**　人在日常生活中，每时每刻都会有许多刺激作用于感官，但人会选择那些对自己有意义的事物或者事物的变化加以注意。健康人一般对自身躯体的状况不大留意，但乳腺癌患者由于长期的病体反应，以及自我的心理冲突、家人的关注增加，往往把较多的注意力转向自身，潜意识里非常认可自己的患者角色，由此会将机体某些正常生理活动视为异常情况，形成对客观事物或自身的错误感觉，甚至能感觉到自己呼吸、心跳、胃肠蠕动，感受阈值降低，感觉异常灵敏，如感觉自己呼吸急促、喉部存在异物，将内衣与皮肤之间的摩擦视为有虫子在身上爬动。此外，慢性患者可产生扭曲的知觉（错觉），如对正常的声音、色彩、味道产生其他错觉，如病后吃东西感到有苦味，有时还有时间和空间方面的知觉异常，如度日如年、旧事如新、似曾相识等。

医务人员或其监护者对以上错误的感知觉不能简单给予否定，应从心理上给予耐心的疏导，尽量在与患者的交流中将其正常化（"我理解你的感受""很多人都有类似的体验""这个是正常的""不用担心"）。若患者的体验过于荒谬（如总是感觉自己的胃里有石头在搅动），持续时间过长，或对于患者的正常生活已有严重的影响，则可能已发展为心理障碍，需请精神科或者专科会诊，必要时需采用医疗手段干预（如用药等）。同时，需对其进行24 小时的谨慎陪伴，防止意外发生也是有必要的。

**2. 退化**　即幼稚化，患者行为表现与年龄、社会身份不相称，主要有自我中心、兴趣狭窄和依赖性增加。退化是病患的常见反应，由于患病，特别是在某些病程迁延、病情反复的疾病中，患者自然受到家人和周围人格外的关心照顾，即使在家中或单位中地位不高的人，也会成为人们关注的焦点。同时通过自我暗示，患者会变得被动、服从、依赖、情感脆弱，甚至带有幼稚的色彩，本来自己可以独立完成的事情需要别人帮助，希望得到更多亲友的探望、关心和温暖，否则就会感到孤独自怜。当然退化并非有害的反应，它可使患者重新分配其能量，有利于痊愈和康复。所以在其患病期间，医务人员应当理解和允许患者适宜的退化行为，但也应该在病情缓解时，引导患者从事力所能及的活动，尽可能恢复到有一定价值的社会角色。

**3. 猜疑**　较长的疗程可导致患者对疾病预后产生负面想法，常出现猜疑的心理反应。猜疑是一种消极的自我暗示，缺乏事实依据，可影响人对客观事物的正确判断。部分个体在患病后变得异常敏感，怀疑疾病被误诊；听到别人低声细语，就以为是在议论自己的病情，曲解他人劝解；担心用错药和药物的副作用；对机体的各种生理现象产生胡乱的、无根据的解释等。患者的这些猜疑可泛化到整个医疗过程中，对此医务人员的谈吐应尽可能做到大方、自然，应给予耐心的解释。

猜疑是乳腺癌患者正常的心理反应，但鉴于某些患者的个性基础（如个性多疑善嫉，好求完美，对自身健康状况过度关注等），或者表现出与客观医学基础不相符的荒谬猜忌，甚至敌对，不配合治疗，或者持续时间过长，则需要到精神心理专科就诊，明确是心理反应还是心理障碍，以确定下一步处理方法。

**4. 易怒**　有些患者可因乳腺癌的折磨出现易怒情况，常表现为攻击自身或他人，拒绝别人的关心照顾，拒绝正当的治疗和护理，逃避服药，甚至破坏正在采取的医护措施；有时表现为攻击周围的人，向亲人、朋友、同事，甚至医务人员发泄，这就要求医务人员和照顾者有足够的耐心和容忍度。

**5. 失助感与自怜**　当一个人对自己的状况失去控制力时，就会产生失助感。乳腺癌患者往往有类似的心理体验，表现为无能为力，听之任之，甚至失望被动，这是自我价值感丧失、信心降低所造成的。对此，医务人员要激发其能动性，帮助患者树立正面思维（如告知预后成功率）以增强患者战胜疾病的信心。

**6. 期待**　是指对未来的美好想象及追求，是一种积极的、有助于治疗的心理状态。患者期望给自己看病的是医德高尚、医术高明的医生，期望医院有方便、舒适的就医环境，期望疾病尽快恢复。即使所患疾病难以痊愈或预后不佳，需长期治疗，医务人员也应尽量培养患者期待的能力，使其感到生活的希望。

（二）乳腺癌患者常见的心理障碍

情绪障碍、人格改变是乳腺癌患者最常见的心理障碍。

**1. 情绪障碍**

（1）情绪性质改变：由于乳腺癌病程迁延，往往给患者造成极大的心理压力，产生焦虑、抑郁、疑病、惊恐等情绪改变。

1）焦虑：是指预感要发生不良后果时的一种复杂情绪反应，表现为惴惴不安、恐惧、预感凶事、坐卧不宁。而乳腺癌患者往往存在身体和精神的长期双重负担，因此焦虑是乳腺癌患者十分常见的心理障碍。乳腺癌患者的焦虑主要表现为两个方面：一方面是交感神经系统功能亢进表现，又称为躯体性焦虑，如心跳加快、面色苍白或潮红、皮肤发冷、肌肉紧张。另一方面是心理表现（心理性焦虑），有些患者承认自己紧张，担心病情及预后，而有些患者故作姿态掩饰自己的焦虑；有的则过度保护自己，充满敌意、有攻击性或者提出不合理的要求。适度的焦虑对于个体是有利的，它可以调动机体生理和心理的防御机制，发挥人的潜能，使人处于警觉防卫状态，采取适当的措施达到自我保护的目的。但过度的焦虑则可能造成精神崩溃，主要表现为个体处于惊慌、错乱状态，从而无法产生适当的目标行为用以保护、维持自身平衡状态。持续的焦虑状态可使机体免疫功能降低，激素调节紊乱，影响乳腺癌治疗的效果和身体的康复，甚至造成严重并发症。

面对患者的焦虑情绪，医护人员要细致地观察和分析，如果只是现实层面的焦虑（如担心疾病本身、治疗措施、预后等现实问题），且患者社会功能保持完好，只需予以同情和理解，耐心地倾听和适当地引导以疏导其紧张和焦虑情绪。若持续时间较长，出现和疾病本身严重程度不相关的焦虑（如天天担心自己即将死亡，坐立不安，甚至反复向家属交代后事），则可能为广泛性焦虑症。而若在特殊场合或情境中感觉到紧张、焦虑，则可能存在恐惧症。忽然产生强烈不适感或心慌、眩晕，感到憋气或呼吸困难等症状，而反复实验室检查并未发现与症状平行的阳性结果，则警惕可能是惊恐障碍。相对于恐惧症和惊恐障碍，广泛性焦虑症在乳腺癌的心理障碍中发生率更高，但这几类情况都会影响患者必要的社会功能，因此可以向精神心理专科寻求专科诊疗。

2）抑郁：由于乳腺癌需要长时间的治疗和恢复，部分慢性患者会产生消极抑郁情绪。抑郁是一种由现实丧失或预期丧失而引起的消极情绪。患者因失去健康，器官组织或社会功能受损而对现状无力改变，产生抑郁情绪。加之乳腺癌长疗程的治疗会影响工作和经济收入，生活中的诸多顾虑，疾病不易治愈等都会使患者的抑郁情绪进一步加重。鉴于抑郁在乳腺癌患者群体内较为常见，若患者出现以下表现，医护人员应在怀疑原来躯体疾病波动的同时，想到抑郁情绪出现的可能：①失去兴趣和乐趣，出现悲观、消极情绪，心情压抑，出现如度日如年、绝望无助、自责自罪等情绪。②自述思维迟钝、缓慢，记忆力差，注意力不集中。③语言减少，缺乏动力，与人交往减少，工作（家务）能力下降，力不从心等。④新近出现躯体症状，如睡眠障碍，尤其是早醒，另有难以入睡、多醒；消化系统出现食欲缺乏、便秘、口干、胃肠功能紊乱；性欲减退、月经紊乱；慢性疼痛，如头痛、眼痛、胃痛、四肢酸痛、颈肩疼痛、腰痛等。⑤全身症状，如容易疲乏、体重减轻等。

应对抑郁症状引起足够的重视，因为约 80% 的抑郁患者有过自杀意念，20%～40% 有致死或非致死性自杀企图和行为，15% 反复发作抑郁情绪的患者最终自杀身亡。因此，一旦出现抑郁情绪的信号，人们在加强看护、防止意外事件发生的同时，应及时引导患者到心理精神专科就诊。

（2）情绪稳定性改变：乳腺癌患者经历漫长的治疗过程，且治疗见效慢、易反复，使患者情绪的稳定性差；某些患者情绪障碍的发生阈值很低，遭遇极小的消极暗示则迅速出现抑郁心境。

**2. 人格改变** 某些患者因长期的疾病经历，出现情感脆弱、谨小慎微、被动依赖、敏感多疑、自我中心等人格改变。上述种种，轻则影响主观幸福感和生活质量，重则出现睡眠障碍，可导致其无法正常地生活、学习或工作，影响社会功能，反之又会加重疾病的程度，甚至出现伤人、自杀、毁物、影响公共安全等危机事件。

（三）心理障碍的筛选问诊法

**1. 抑郁症状的筛选问诊法**

（1）过去几周（或几个月）你是否感到无精打采、伤感，对生活的乐趣减少（回答"是"则为阳性）。

（2）除了不开心之外，是否比平时更悲观或者想哭（回答"是"则为阳性）。

（3）你经常早醒吗（事实上你并不需要那么早醒来）（回答"是"则为阳性）。

（4）你最近是否经常想到活着没有意思（回答"是"则为阳性）。

**2. 焦虑症状的筛选问诊法**

（1）你认为你是一个容易焦虑或者紧张的人吗（了解是否有焦虑性人格或特质）。

（2）最近一段时间，你是否比平时更容易感到焦虑或者忐忑不安（了解有无广泛性焦虑症）。

（3）是否有一些特殊场合或情景更容易使你紧张、焦虑（了解是否有恐惧症）。

（4）你曾经有过惊恐发作吗，即忽然发生强烈不适感或心慌、眩晕、感到憋气或呼吸困难等症状（了解是否有惊恐障碍）。

对于乳腺癌患者，不仅要关注乳腺癌本身，还要转变治疗模式，重视患者生活质量，关注其心理状况。另外，要区分乳腺癌患者各种心理问题，是每个人都可能遭遇的心理反应，还是需要精神心理专科干预的心理障碍。做好心理反应的健康教育和心理支持，在疾病早期鼓励患者了解自身的疾病发展和心理反应，可避免因对疾病不了解而产生的预期性焦虑和不必要的恐惧，也有助于早期识别，及时处理出现的心理问题。特别要强调的是，对于程度较重、持续时间长、影响患者社会功能和生活质量的心理障碍，应及时到精神心理卫生专科就诊。

（傅一笑 易 立）

# 参 考 文 献

陈丽，程亮，王平，等，2020. 乳腺癌化疗患者支持性照顾需求与情绪的现状及相关性分析. 当代护士（下旬刊），27（3）：20-22.

李爱珍，夏胡娜，董明芬，等，2018. 初诊乳腺癌患者心理痛苦状况及其影响因素分析. 医院管理论坛，35（6）：29-32.

李体明，黄嘉玲，胡雁，2011. 乳腺癌患者性生活满意度及其影响因素调查. 护理学杂志，26（14）：38-40.

李文芳，2019. 心理护理对乳腺癌切除术患者围手术期焦虑情绪的影响评价. 中国社区医师，35（29）：129，130.

石静静，2016. 50 例乳腺癌患者心理分析与护理对策. 中外女性健康研究，6：139-146.

徐艳华，张帅，张华，2019. 乳腺癌患者术后抑郁状态及影响因素. 中国健康心理学杂志，27（3）：55-58.

张辉，李果，刘扬帆，等，2019. 217 例乳腺癌患者配偶的压力及生活质量调查. 实用预防医学，26（4）：484-486.

张锦玲，蔡伟，汪小华，等，2018. 乳腺癌患者术后持久心理困扰的现状调查. 中国实用护理杂志，34（29）：2276.

张丽娟，辛明珠，颜君，等，2015. 初诊乳腺癌患者社会支持与心理压力、焦虑抑郁的相关性. 实用医学杂志，31（21）：3601-3605.

Den MEM，Pelgrum MN，Uitdehaag MJ，et al，2019. Intimacy and sexuality in women with breast cancer: Professional guidance needed. Breast Cancer，26（3）：326-332.

# 第十四章

# 乳腺癌患者心理状态与应对策略

## 第一节 概 述

乳腺癌是一种常见的恶性肿瘤，从发现乳腺包块或出现症状开始，经历确诊、手术、化疗、放疗等综合治疗直至进入治疗康复期的每个阶段，乳腺癌患者都有其特殊的心理状态。了解患者各时期的心理状态并采取有效的应对策略，有利于保障治疗的顺利进行并促进患者的康复，对于改善其生活质量有着非常重要的作用。

### 一、乳腺癌患者的心理状态

Ross（1969年）将患者的心理发展过程分为五期，即否认期（denial stage）、愤怒期（anger stage）、讨价还价期（bargaining stage）、抑郁期（depression stage）和接受期（acceptance stage），尽管存在异议，但从临床观察到患者心理变化的现象来看，这一分期还是能反映患者心理发展过程的一些共同规律的。医务人员应了解乳腺癌患者一般心理规律的基础，从尊重患者着手，无论其处于哪一疾病阶段，都将她们看作有生命、有希望的人而尽力医治，尽量采取各种措施给予其最大的精神安慰，减少其痛苦体验。

### 二、与乳腺癌患者心理状态密切相关的因素

（一）应对方式

否认（denial）机制是指个体无意识地将不幸现实或经历"忘掉"，从而避免产生焦虑等情绪反应。患者往往表现为否定诊断，照常工作，保持相对的心理平衡。否认心理有时可降低患者心理压力，属于有效的心理防御方式，不过其也可能影响患者对疾病的正确判断，影响治疗计划的执行。

有学者探讨癌症患者的疾病应对特点及其与心身症状、睡眠等生活质量的关系时发现，应对方式与癌症患者的临床过程有关，消极应对（NC）和"屈服"应对是较明显的负性因素。

## （二）情感压制

Dansak 等指出，在许多情况下，癌症患者是有意识地强行控制自己的情绪，仅在表面上表现为无所谓。这类患者较常见，这不是否认，而是情感压制（suppression）。患者面对探望者时，表现出轻松、开心，最常见的自我评价是"我不在乎"。但是到了夜晚，患者常感到孤独、失眠，希望有人倾诉。

癌症是恶性的消耗性疾病，多数患者认为，癌症结局常常是患者饱受病痛折磨，形容枯槁而死，意味着"不得善终"。与肺结核、艾滋病类似，癌症患者容易被"疾病文化"所贬低。因此，当一个人患了癌症以后，自我意识（如自信、自尊）受到冲击，情感压制则是对这种冲击的一种自动的（非意识性）应对策略。情感压制往往会进一步恶化患者的心理环境，使之产生更多复杂的心身反应。

## （三）焦虑、恐惧及抑郁

焦虑和恐惧是乳腺癌患者常见的心理反应。"乳腺癌是绝症"的观念深入人心，患者常常沉浸在对死亡的预期性焦虑之中。在临床上，乳腺癌患者有时主诉自己脾气改变是躯体不适造成的，但通过深层分析往往可以发现，这是由于对死亡、疼痛或残疾等后果的担心和恐惧所造成的，是一种焦虑反应。

抑郁也是癌症患者常见的心理反应，是严重影响乳腺癌患者康复的一种负性心理因素，甚至可致部分患者产生自杀动机或行为。抑郁的产生有身体或医学原因，但乳腺癌患者抑郁反应更重要的原因是心理社会因素，抑郁通常是绝望、悲伤和失助的反映，并表现出孤独、活动减少或敌意倾向，这些又可进一步加重抑郁体验。

## （四）疼痛、呕吐和失眠

有学者认为，有时癌症患者的疼痛本身并不一定严重，而是疼痛伴随的害怕、绝望和孤独感等心理反应使其无法忍受。患者一旦感觉到病变处的疼痛感，就会迅速升级为"夺命"信号，也就是绝望的疼痛。恶心、呕吐等消化道症状常见于接受化疗的患者，是暂时性不良反应，一般在 24~48 小时内消失。焦虑和失望情绪可明显加重这些症状。部分患者的症状还受医务人员和家人的注意、治疗环境、药物性状等因素的影响而强化，因此具有条件反射属性。

除了躯体因素，患者的失眠通常是心理反应的结果，继而又导致白天精神不振，甚至昼夜颠倒，进一步加重心理反应。

# 三、乳腺癌患者心理问题的应对策略

乳腺癌患者的心理问题复杂而多变，医务人员需深入仔细地了解每一位患者的具体心理行为问题，并给予及时准确的心理帮助。患者的心理问题与疾病本身治疗问题同等重要，甚至在某一阶段更为重要。

## （一）告知患者真实信息

乳腺癌诊断本身就是对患者的一种沉重的心理打击。随后，有关乳腺癌的治疗和预后问题，如疼痛、形体损害等成为患者关注的关键问题，同时会使其产生一系列情绪反应，后者又会影响机体的"抗病力"，不利于康复。但对患者"保密"会使医务人员在心理上与患者保持距离，而患者对医务人员反映出的任何信息包括语气、表情、态度都非常敏感，一旦患者（特别是有一定文化程度的人）得知部分真相，可能会产生严重的被抛弃感和被蒙骗感，以及孤独、抑郁、绝望等强烈情绪反应。

提供真实信息的原则是"热忱加诚实"。既要对患者实行信息开放，又要避免"残忍的诚实"。医务人员应在了解其具体心理条件的基础上，有计划地告诉患者其病情及相应的各种真实信息，同时要始终保护患者的期望和信念，这有利于患者逐渐在心理上做出调整，以积极的心理条件配合医疗。

总之，告知患者真实信息不等于权威式的"宣判"。同时，在告知时更要避免反应迟钝、闪烁其词或表现出无能为力的态度。

## （二）疏导情感压制

医务人员要善于识别患者是真正的"否认"还是情感压制，并要及时引导有严重情感压制的患者的情感表达或给予疏导式的心理指导。具体做法如下。

（1）关心和理解患者，形成良好的医患关系，患者才愿意表达自己深层次的负性情感体验。

（2）有意识地向患者指导或示范公开表达情感的方式。

（3）对患者偶尔的情感表达做出从容、理解和友好的反应，并以言语、表情或触摸立即加以强化，促使其进一步表达。

（4）对患者暂不愿讨论的情感问题表示理解，欢迎随时再讨论。

（5）认真分析患者每次表达的问题，及时提供正确的心理指导，从根本上减少负性情绪的产生，增强患者的期望和信心。

（6）其他医务人员及家属也应用同样的方式对待患者。

（7）加强患者的社会支持系统功能。

（8）向患者介绍治疗成功的范例。

## （三）处理焦虑、恐惧、抑郁和敌意情绪

对于焦虑和恐惧情绪，首先应辨别患者认知方式上的原因（焦虑是特定认知评价活动的结果），然后通过心理支持和认知疗法与患者进行公开讨论并提供一定的保证，以降低其恐惧程度，同时结合放松训练和其他应对技巧指导患者。

对于一般抑郁情绪，应指导患者进行积极的想象（想象疗法），用鼓励或强化的方法增加患者的活动，增加新异刺激，提高社会支持，从而降低患者的抑郁反应程度。个别严重抑郁患者可使用抗抑郁药物。

对于敌意情绪，医务人员与家人不应采取压制的方法，也不应对患者持疏远或讨厌的

态度。医务人员可帮助患者直接谈出敌意情绪体验，医生的倾听和理解态度有助于降低其失助感，也可降低敌意情绪。有研究表明，有敌意情绪的患者预后反而要比抑郁者好。

（四）缓解疼痛、恶心、呕吐和失眠等症状问题

对于"绝望疼痛"者，医务人员应向患者解释清楚疼痛的实质，并在可能时使用催眠或其他心理干预技术以减轻疼痛程度及部分"绝望"成分。也有用抗焦虑药物降低癌症疼痛的报道。Saunders等强调，对于癌症患者首先要考虑尽量避免疼痛的出现，然后才考虑疼痛出现后的其他心理行为问题。因为疼痛会加剧恐惧情绪，后者又会加剧疼痛的痛苦体验。因此，对晚期癌症患者应及早用药控制疼痛，不必过多考虑镇痛药的各种禁忌。

对于存在恶心、呕吐等消化系统症状的患者，可以指导其少量多次进食无刺激而又令人愉快的食物以降低这些症状的频度和强度。此外，愉快的想象、放松训练和其他带有催眠性质的行为学方法（如音乐诱导下的自我放松训练），也能不同程度地降低上述胃肠道反应。凡是胃肠道反应与医疗活动的强化明显相关的病例，有学者建议可用条件反射消退法。

失眠作为乳腺癌患者的常见症状，除了支持性心理治疗外，放松训练、劝阻白天睡觉，以及鼓励参加各种人际活动等行为学方法，对某些患者有一定效果。

（五）心理干预技术

乳腺癌患者因手术所致乳腺缺失，可能会出现自卑、情绪波动、焦虑抑郁等。使用正念减压技术，教导患者不对各种身心现象做价值判断（即不评判），与当下的各种状态和平相处，接受现状、相信自己，将注意力集中于此时此刻（关注当下），不对过去和未来做评判，促进患者自我接纳和提高自尊。

正念减压技术又称正念减压疗法，主要通过提供正念冥想训练来缓解主体的压力和加强个体情绪管理。将正念减压疗法应用于乳腺癌患者，能明显降低其知觉压力水平，缓解疼痛和改善焦虑抑郁情绪，帮助其避免陷入心理困扰和盲目的反应模式中，从根本上改善患者对负性事件的看法和态度，提高其健康水平。正念减压疗法主要如下。

（1）正念呼吸：集中注意力于呼吸本身，关注当下的感觉，感受气息从鼻孔进入，经过咽喉下沉到胸腔、腹部，再逆序离开身体。当思绪飘远时，通过关注呼吸将思绪带回当下。正念呼吸是让重复不停或执着萦绕于心的念头停歇下来的有效方法，也有助于更好地觉察困扰自己的问题，同时也是其他正念练习的重要基础。

（2）身体扫描：是对自我身体每一片刻体验的深入觉察。在练习中，有意识地把注意力从一侧脚趾开始沿着躯干依次经过身体的每个部位直到头顶。通过探索身体的本有感受，唤醒对身体的知觉，感觉和承认当下的任何感受。通过身体扫描建立身体和心理的联系。

（3）正念瑜伽：在做瑜伽动作时，将注意力集中于姿势的变化、身体的感受或呼吸，不对姿势的标准与否做评判，完全真实地感受身体的感觉，提高对身体的意识，平衡和加强肌肉骨骼系统。

（4）慈悲冥想：集中注意力，不断地在心中祝福他人和自己，包括慈爱、悲悯、随喜、平等心四种态度，通过不断地练习，可以产生亲社会态度，增加积极态度和积极情绪，从而提升幸福感。

（5）非正式的练习：强调把正念带入日常生活。

## 四、乳腺癌患者照料者认知行为的心理干预

乳腺癌需要长期、综合的治疗，治疗期间其家庭，特别是配偶，是为患者提供经济和精神等方面支持的主要人员，配偶和直系亲属的照顾，可以增加患者的自尊和被爱的感觉。因此，在治疗期间需对患者的配偶进行一些必要的认知、行为和心理的指导及干预，提高患者配偶对该疾病的认知程度，使其能在治疗过程中更好地配合医护人员，有助于改善和提高患者的生命质量。

（1）定期举办针对患者配偶的专题讲座，讲解乳腺癌的预防、治疗和护理要点等内容，加深其对乳腺癌相关知识的了解。

（2）心理卫生工作者协助患者及其配偶建立良好的互动关系，给患者有效的精神支持，帮助患者树立良好的心态。

（3）要求患者配偶每天能陪伴患者 3 小时以上，并与患者一同进行散步等力所能及的锻炼等半小时以上，每周至少 5 天能做到以上要求。

（罗庆华）

# 第二节 乳腺癌患者治疗期间的心理状态及应对措施

乳腺癌是一种全身性疾病，其治疗主要是综合性治疗，包括手术治疗、化疗、放疗、靶向治疗、内分泌治疗等。然而治疗周期长、费用高、对肿瘤复发的担忧等问题，给患者及其家属均带来极大的心理负担，乳腺的缺失使患者更易出现比其他癌症患者更强的自卑感。这些影响贯穿了乳腺癌患者诊断、治疗、康复及随访的全过程。同样，在此过程中，积极的心理干预可以改善其负性情绪，提高患者对治疗的依从性，减轻躯体症状如疼痛及化疗引起的恶心、呕吐，甚至可以提高患者的免疫功能，抑制癌症的发展，有效提高乳腺癌患者的生活质量和改善预后。

## 一、围手术期乳腺癌患者的心理状态及应对措施

手术作为一种应激原，可严重影响围手术期患者的精神心理。因此，应该了解乳腺癌手术患者的心理特点，采取相应的干预措施，消除或减轻其消极心理。

### （一）乳腺癌手术患者的心理

几乎所有乳腺癌患者在确诊乳腺癌后均需行手术治疗，手术患者的心理主要指患者围手术期的心理活动情况。

**1. 术前乳腺癌患者的心理**　手术是一种有创性的治疗手段，多数乳腺癌患者入院后，得知必须接受手术等治疗，首先产生的心理反应是恐惧、焦虑和抑郁，原因有以下几点：①认为乳腺癌是不治之症；②对乳腺手术造成的乳腺功能、形态改变，以及患病侧肢体功能障碍的顾虑；③经济负担问题；④个人婚姻、家庭的不幸，缺少亲人和朋友关心的痛苦；⑤对术后化疗、放疗等综合治疗的顾虑；⑥对日后婚姻、生育、工作及生活质量的担心。

**2. 术后乳腺癌患者的心理**　乳腺癌术后患者的心理负担与其年龄、病期、性格类型、社会支持和文化程度等有关。虽然患者术前已经做好乳腺缺失的准备，但术后面对缺失的乳腺仍感到伤心、自卑，心理上的失落使患者容易出现抑郁和焦虑情绪。

（二）乳腺癌手术患者主要的心理干预措施

乳腺癌手术患者的心理干预就是对围手术期患者进行的心理调节，维持和增进其心理平衡，以良好的心理状态促进手术治疗效果。

**1. 术前患者的心理干预**

（1）保护性心理干预：即不急于纠正患者的否认心理，以减缓由癌症诊断信息带来的突然沉重打击，以利于患者做好身心两方面的应变准备。

（2）建立良好的医患关系：积极主动与患者沟通，倾听其诉说心中的焦虑，有针对性地向患者及其家属说明手术的必要性、围手术期准备及术后情况，以消除患者恐惧、紧张的心理。主刀医生术前探视患者，以及麻醉前后相关人员良好的言语和态度是一项重要的心理干预。

（3）积极的心理暗示：告知乳腺癌患者患病的真相，但在乳腺癌分期和患病严重程度等细节方面予以略带含糊的说法，尽量采用安慰性的语言。

（4）营造积极乐观的治疗氛围：可请术后康复的患者现身说法，消除患者对手术的恐惧感，使患者建立乳腺缺如并非残废的观念。

（5）鼓励患者参与治疗计划：医务人员有责任向患者介绍各种治疗方式的利弊，并允许和鼓励患者参与治疗方式的选择。

（6）鼓励家属参与治疗计划：应鼓励和安排家属及朋友及时探视、安慰患者，并同患者一起参与治疗方式的选择，以增强患者治疗疾病的信心，减轻患者的术前恐惧。

（7）行为控制：减轻患者术前焦虑的常用行为控制方法有放松练习、示范法。通过了解取得良好手术效果的案例，掌握一些战胜术前焦虑的方法。一般可采用观看录像或请手术成功患者介绍经验的方式进行。

（8）抗焦虑药物的应用：对调控失败的过度焦虑和失眠患者，应适当给予抗焦虑或镇静安眠药物，防止失眠影响其耐手术能力。

**2. 术后乳腺癌患者的心理干预**

（1）及时告知手术信息：术后患者渴望知道自己患病的真实情况和手术情况及效果，因此在患者麻醉清醒后，应立即告知其手术的有利信息，给予鼓励和支持，减轻其心理负担。

（2）及时处理术后疼痛等不适：正确评估切口疼痛程度，可给予镇痛药减轻疼痛，还可采用非药物的镇痛方法，鼓励患者学习和运用放松技术缓解疼痛，暗示疗法和音乐疗法在某种程度上也能缓解患者的疼痛。

（3）心理疏导：多以鼓励性的语言激励患者，让其家人及朋友多陪伴患者，夫妻之间坦诚相待，理解失去一侧乳腺比失去生命代价小得多。医生应在了解病情的过程中有意识地了解患者的心理问题并进行疏导，常能取得良好效果。

（4）术后早期活动和功能锻炼：乳腺癌患者术后若无明确禁忌，应鼓励其及早活动，减少术后并发症发生。乳腺癌患者由于手术创面较大，如不及时进行患肢锻炼，瘢痕形成后将导致患侧上肢功能障碍，肩关节运动受限，形成"冻结肩"；同时因腋窝淋巴结被切除，上肢淋巴回流受阻可致患肢水肿。术后患肢的锻炼既可防止"冻结肩"又可预防水肿。早期活动有利于增加肺活量，减少肺不张、肺炎等肺部并发症，改善全身血液循环，促进切口愈合，降低因静脉血流缓慢并发深静脉血栓形成的发生率，还有利于肠道蠕动和膀胱收缩功能的恢复，从而减少腹胀及尿潴留的发生。功能锻炼必须严格遵守循序渐进的原则，不可随意提前，以免影响伤口的愈合。

（5）做好出院准备：多数患者术后1周内或化疗结束第2天便可出院，应向患者详细介绍出院后的相关保健知识，如血常规和体温的监测、伤口和引流管的护理、活动、工作和饮食等方面的注意点等。主治医生应与患者沟通，了解患者需求，进行心理疏导，鼓励患者积极治疗、乐观生活。

### （三）乳腺重建患者的心理状态及应对措施

乳腺重建的目的是帮助患者恢复心理平衡，增强自信心，使患者康复后重新以完整的自我进入手术前的生活状态和社会角色。

**1. 患者对乳腺重建术的认识**

（1）对于乳腺重建术的不了解：乳腺重建术虽然属于安全、可行的整形手术，但由于相关医学知识普及不够，患者对其缺乏了解，甚至一些医生也不赞成此项手术。

（2）对于乳腺重建术的疑虑心理：乳腺癌患者常担心乳腺重建术是否会影响乳腺癌的复发、影响预后及复查、其美容效果如何、费用是否高等问题。

**2. 乳腺重建患者的心理干预**

（1）了解患者对乳腺重建要求的迫切程度：要求强烈的患者，多会心甘情愿地接受由重建手术所带来的各种不适及并发症，能坦然地接受手术的创伤及重建的效果。

（2）加强宣传教育，详尽讲解乳腺重建的意义和治疗计划：根据患者的理解及承受能力向患者介绍乳腺重建的意义、方法及可能出现的并发症，以及详细的治疗计划，使患者有充分的心理准备，决定是否选择乳腺重建术。患者往往对乳腺重建寄于过高的期望，多以健侧乳腺去衡量重建侧乳腺，容易造成心理不平衡。医务人员必须向患者交代清楚重建手术的类型、效果、利弊及并发症。主治医生不能确切地预言重建的效果，必须纠正患者错误的观念，使患者的希望和要求切合实际。

（3）恰当选择乳腺重建的方式：根据患者自身的病情特点、意愿和职业特点等选择乳腺重建的方式，为患者提供最合理的选择，最终决策由患者、患者家属及医生共同制定。

## 二、乳腺癌患者放、化疗期间的心理问题及应对措施

化疗和放疗是乳腺癌综合治疗的重要手段。由于放、化疗周期较长且具有较明显的副作用，常给患者造成严重的身体损害和沉重的精神压力，使患者出现心理障碍，产生恐惧、烦躁、焦虑、抑郁等负性情绪。而这些负性情绪又会影响患者的生活质量和身体康复，并有可能引起病情的恶化。因此，应重视乳腺癌患者放、化疗期间出现的心理问题并及时采取应对措施，给予患者关怀、支持和帮助，解决其心理问题，进而提高其对放、化疗的信心，促进患者康复。

（一）乳腺癌患者放、化疗期间的心理问题

（1）烦躁情绪：确诊为癌症对患者而言是很大的精神打击，易使患者变得脆弱而敏感，再加之化疗及放疗期间不良反应多，治疗时间长，患者长期治疗过程中自我控制能力逐渐下降，容易被激怒。

（2）恐惧和焦虑心理：乳腺癌患者担心身体刚刚从手术中恢复而不能承受化疗或放疗，担心护士注射技术欠佳，多次化疗的患者由于静脉炎、静脉硬化造成穿刺困难，脱发及恶心、呕吐症状逐渐加重，放疗后皮肤变黑，放射性肺炎等问题使患者产生紧张、恐惧和焦虑的心理。

（3）抑郁心理：有的患者对放、化疗过于敏感，对其产生的不良反应无法耐受，害怕放、化疗对身体的影响，对放、化疗的疗效缺乏信心等，都会令其意志消沉，产生自卑、失望，甚至抑郁、猜疑心理。

（4）化疗药物的依赖心理：患者经过一个阶段的适应过程后，承认了自己的"患者角色"，心情较平静，把希望寄托在各种治疗上。尤其是某些晚期患者或家属对化疗产生盲目的依赖心理，单纯追求化疗药物治疗，较少考虑综合疗法和身体的整体免疫状况。

（5）反复心理：少数患者本应进行放疗或化疗，但由于患者思想反复，不愿接受放、化疗，延误了最佳治疗时机，导致病灶复发或出现远处转移而使病情恶化。

（6）自尊心理：某些心理状态稳定的乳腺癌患者，他们对疾病认识清晰，但由于自尊心较强，对医生和家属的过分安慰感到反感，认为这是对其自尊心的伤害，希望同健康人一样受到尊重。

（二）乳腺癌患者放、化疗期间的心理干预措施

（1）加强宣传教育，详尽讲解放、化疗的意义和治疗计划：告知患者放、化疗的重要性和可能发生的不良反应，让患者有足够时间调整心态，应对治疗。

（2）心理疏导：建立良好的医患关系，尽量满足患者的心理需求。

（3）保证充足的睡眠和休息：对于放、化疗期间失眠的患者，应给予积极的心理支持治疗，必要时需给予药物治疗。

（4）积极给予对症支持治疗：对放、化疗期间出现的并发症要及时治疗，以免躯体不适给患者造成更沉重的负性心理应激。积极干预患者治疗前及治疗过程中的不良心理反应。

（5）心理支持治疗：对患者的焦虑和抑郁等精神障碍，需给予心理支持治疗，如心理

疏导、药物治疗等。

（6）鼓励患者体现自我价值：指导家属如何关心和照顾患者，争取家属的配合，积极引导放、化疗患者尽量生活自理，以淡化患者角色，增强其家庭和社会角色的作用。

# 三、乳腺癌患者内分泌治疗期间的心理问题及应对措施

乳腺癌的内分泌治疗相比化疗毒副作用较轻且少，有利于长期治疗。但乳腺癌的内分泌治疗周期较长，也具有一定的副作用，部分乳腺癌患者不能正确地认识和对待内分泌治疗的意义和不良反应，而拒绝或随意停止内分泌治疗，致癌症复发转移。因此，应重视内分泌治疗期间患者的心理问题，并予以干预。

## （一）乳腺癌患者内分泌治疗期间的心理问题

（1）盲目乐观和侥幸的心理：部分性激素受体阳性的乳腺癌患者认为，在经历了手术、放疗、化疗后，已完成乳腺癌的治疗，不了解内分泌治疗的必要性，从而放弃内分泌治疗，使治疗的连续性和疗效大打折扣，甚至出现癌症复发。

（2）对内分泌治疗的不良反应产生心理障碍：绝经前内分泌治疗药物（他莫昔芬）的主要不良反应有面部潮红、月经紊乱等，绝经后的主要内分泌治疗药物，如芳香化酶抑制剂等可导致骨质疏松、全身肌肉关节疼痛等。以上不良反应使部分患者出现心理障碍，产生恐惧、焦虑、抑郁等负性情绪。

（3）内分泌治疗的依从性差：内分泌治疗要求5年甚至更长久，芳香化酶抑制剂的价格高，使某些患者治疗的依从性受到影响。

（4）反复心理：内分泌治疗耗时长，由于患者思想反复，幻想病情已得到控制或已治愈，不愿接受内分泌治疗或间断服用而延误了治疗的最佳时机，使病情恶化。

（5）焦虑和抑郁的心理：部分患者在长达5年的内分泌治疗中，把任何不适都与内分泌治疗的不良反应或肿瘤复发相联系，而出现焦虑和抑郁的情绪。

## （二）乳腺癌患者内分泌治疗期间的心理干预措施

**1. 加强心理疏导，详尽讲解内分泌治疗的意义和治疗计划** 根据患者的理解及承受能力，向其介绍内分泌治疗的意义、作用机制、可能出现的不良反应和应对措施，以及详细的治疗计划，同时运用心理学知识对患者进行心理治疗，缓解其焦虑和郁闷的情绪。

**2. 积极防治内分泌治疗的不良反应** 内分泌治疗的不良反应也会对患者的身心造成影响，使之出现心理障碍，产生恐惧、焦虑、抑郁等负性情绪。内分泌治疗间期应积极防治各种药物不良反应，加强对症支持治疗，并积极干预患者在此期间出现的各种不良心理反应。

**3. 心理支持治疗** 对患者内分泌治疗期间出现的焦虑和抑郁等精神障碍，需给予积极的心理支持治疗，如心理疏导、药物治疗等。

在乳腺癌的综合治疗中，免疫治疗、靶向治疗、中医治疗等也有一定的作用和前景。对于这些治疗过程中的心理问题及心理干预需进一步研究。

# 四、乳腺癌患者康复随访期间的心理问题及应对措施

（一）乳腺癌患者康复随访期间的心理问题

（1）盲目乐观和松懈的心理：部分患者认为手术、放疗和化疗结束就等于完成乳腺癌的治疗，从而产生松懈的心理。

（2）焦虑和抑郁的心理：将后续治疗和随访中出现的任何不适都与肿瘤复发相联系而引起焦虑、烦躁和抑郁的情绪。随访期间部分患者回归社会时无法适应，产生自卑、焦虑等情绪，可表现为：①生活规律紊乱，吃不香，睡不好；②四处求医，盲目服用各种药物、保健品、民间偏方等；③反复门诊检查，对身体的细微异常症状和检测指标特别敏感，过度担心乳腺癌的复发和转移；④自我封闭，拒绝人际交往，脱离正常的生活轨道；⑤过于强化自己的患者角色，害怕劳累而长期休息，放弃工作，夫妻生活冷淡，甚至拒绝性生活。

（3）受歧视感和自卑感：某些患者因失去乳腺或乳腺形态发生改变而感觉自己失去女性魅力、自我价值降低甚至有受歧视感和自卑感。

（4）悲观绝望的心理：当患者经历了痛苦的放、化疗反应后，却发现癌灶并未被很好地控制，甚至出现了进展，使其精神崩溃，从而出现悲观、绝望的心理，严重影响后续的治疗效果。

（二）乳腺癌患者康复随访期间的心理干预措施

（1）加强健康宣教和心理疏导：提醒患者定期随访，若发现患者出现负性情绪，应根据其表述的具体内容，提供心理疏导。指导患者循序渐进地回归社会角色，承担力所能及的工作，保持积极乐观的生活态度。

（2）鼓励和指导患者家属参与心理支持治疗：鼓励患者体现自我价值，淡化患者角色，如病情允许，家属最好把患者当作健康人看待，因为过分的照顾有时反而会让患者感到自卑。

（3）适当的夸大反面病例教育：对盲目乐观和对后续治疗随访有松懈心理的患者，应与家属共同监督其治疗和随访情况，必要时可适当夸大反面病例教育。

（4）改善患者的自我形象：帮助患者通过改善自我形象来克服自卑感，提高自信心，如指导佩戴适宜的义乳。在疾病允许的情况下，帮助其选择乳腺重建的适宜时机与方式。

（5）促进患者家庭和谐、正确指导性生活：做好患者配偶的思想工作，配偶要给予患者无微不至的关怀，让患者知道配偶能够接受自己形体上的改变。在性生活方面，尽量为患者和其配偶提供乳腺癌治疗对性生活影响的相关信息及改善方法，解除患者认为性生活会引起癌症复发和转移的错误观念，树立其恢复性生活的信心。

（6）心理支持治疗：对乳腺癌患者的焦虑和抑郁等精神障碍，以及康复随访期间出现的睡眠障碍，需给予积极的心理治疗，如心理疏导、放松疗法、心理支持治疗、药物治疗等。

（刘自力　李　欣　孔令泉）

# 参 考 文 献

龚耀先，2001. 医学心理学. 北京：人民卫生出版社，108-134.

姜乾金，2005. 医学心理学. 北京：人民卫生出版社.

姜乾金，2012. 医学心理学：理论，方法与临床. 北京：人民卫生出版社.

康秀芹，2013. 乳腺癌患者康复期的心理问题分析及心理干预. 中外健康文摘，（18）：84-86.

林世芬，毕杰，1999. 乳腺癌患者心理状态及心理支持研究进展译文综述. 中华护理杂志，34（6）：277，278.

沈雁英，2010. 肿瘤心理学. 北京：人民卫生出版社，106-109.

孙学礼，2013. 医学心理学. 北京：高等教育出版社.

唐秀英，罗凤，石果，等，2014. 乳腺癌患者配偶认知行为的心理干预对乳腺癌化疗患者生命质量的影响. 重庆医学，43（22）：2848-2850.

张佳媛，周郁秋，2015. 正念减压疗法对乳腺癌患者知觉压力及焦虑抑郁水平的影响. 中华护理杂志，50（2）：189-192.

Fleming L，Randell K，Stewart E，et al，2018. Insomnia in breast cancer：A prospective observational study. SLEEP，41（3）：245-251.

Kessler D，Kübler-Ross E，2005. On Grief and Grieving：Finding the Meaning of Grief Through the Five Stages of Loss. New York：Simon & Schuster Ltd.

Park S，Sato Y，Takita Y，et al，2020. Mindfulness-based cognitive therapy for psychological distress，fear of cancer recurrence，fatigue，spiritual well-being and quality of life in patients with breast cancer—A randomized controlled trial. J Pain Symptom Manage，60（2）：381-389.

Singh R P B，Singh H，Singh C J，et al，2015. Screening of psychological distress in cancer patients during chemotherapy：A cross-sectional study. Indian J Palliat Care，21（3）：305-310.

# 第十五章

# 乳腺癌患者常用的心理治疗方法

## 一、乳腺癌患者心理治疗的指征和目标

有学者指出，在制定心理治疗的指征时，需要考虑患者的健康信念、个体应激能力、起主导作用的防御和应对过程，以及患者的个人治疗目标。接受心理治疗的指征包括：①对肿瘤及其治疗的焦虑和抑郁反应；②自主神经性精神症状，如睡眠障碍、注意力集中困难、内在的坐立不安、无躯体原因的疼痛、恶心、非特异性虚弱和疲乏，尤其在化疗和放疗期间；③创伤后应激反应，如乳腺癌根治手术后；④由于患癌症而趋于明显的潜在冲突或人格障碍；⑤配偶关系和家庭中的冲突及接受问题。对癌症患者心理干预的主要目的在于疾病应对中的支持和改善生活质量，具体目标：①减轻情绪症状，如焦虑和抑郁；②鼓励患者将应激性情感，如愤怒、恐惧和失望用语言表达出来；③学习应对疾病的行为方法和技巧；④学习恢复正常的生活；⑤减少家庭或伴侣关系中的情绪应激；⑥解除对死亡讨论的禁忌；⑦学习放松技术以减轻疼痛、失眠和恶心等不良症状。

## 二、乳腺癌患者常用的心理治疗方法

（一）健康教育

健康是一种身体、心理和社会功能都良好的状态，并非"无病就是健康"。通过健康教育使乳腺癌患者建立健康的精神生活和良好的生活方式，戒除吸烟、过量饮酒、熬夜等不良习惯；避免高脂及高热量饮食，加强体育锻炼，控制肥胖，减轻环境污染；营造和谐的社会环境，改善人际关系，科学应对不良刺激和负性生活事件，积极配合有关乳腺癌的各项治疗，并定期随访检查。当乳腺癌患者不能完全了解自身的疾病时，可能产生焦虑情绪，甚至对治疗产生疑虑。因此，患者及家属最好能有针对性地了解乳腺癌的疾病特点、病程、预后及各种治疗的方法等相关知识，了解与乳腺癌有关的信息，提高患者对乳腺癌手术、化疗、放疗、内分泌治疗、分子靶向治疗、生物细胞免疫治疗、心理治疗和中医药治疗等各项综合治疗的依从性，提高治疗效果。还应教育患者如何掌握良好的应对技巧、寻求社会支持、学会有效控制自己的不良情绪对身心的影响等，让患者形成比较客观、正确的认识，从而提高治疗的依从性，获得最佳的疗效。Richardson 等对 94 例白血病患者对化疗药物的依从性进行健康教育干预，结果显示，干预组对化疗药物的依从性显著提高，患者生

存期延长。Mukherjee 等提出，心理干预可有效减轻乳腺癌患者化疗期间的焦虑情绪，提高其生活质量，并有利于提高患者物理治疗疗效。

## （二）认知治疗

所谓认知是指一个人对某个对象或事物的看法。如果一个人的认知评价存在错误，就有可能产生各种不适当行为和不良情绪，导致或加重身心症状。患者因患癌症而产生的惊恐、焦虑、紧张等心理反应，往往出现对现实和自身认知评价不符合客观现实的负性认识，以致产生不良情绪。通过认知治疗，心理医师可以纠正患者在诊断、治疗中出现的各种错误认知。通过与患者交谈，倾听患者内心的痛苦和心理感受，找出影响其心理行为的错误思维方式和认知，并纠正、重建患者的错误认知，帮助其以正确的看法、观点和态度更换错误认知，建立起正确的认知模式，明确自身的不良认知带来的不良后果，从而达到治疗目的。日本学者研究指出，非转移性乳腺癌患者中，以正念为基础的认知疗法可以改善包括心理、生理和精神领域在内的健康状况，且在干预完成后的 4 周内仍保持良好的效果。Lovejoy 等总结分析以往公开及未公开的资料，指出认知行为治疗技术的应用能加快癌症相关抑郁的恢复，改善患者生活质量；对患者环境的认知行为治疗技术的应用也可减轻和预防抑郁。在进行认知治疗时，心理医师会根据患者的具体情况施行必要的行为纠正技术，以增强治疗效果。

## （三）心理支持治疗

心理支持治疗是心理治疗的基础，其基本原则是运用正确的医学知识和心理治疗，帮助患者获取积极的认知和行为应对，鼓励患者面对现实，树立战胜癌症的信心，采取乐观的态度，争取来自亲属、医务人员及社会的支持，为治疗创造良好的心理条件，增强其自身免疫力，提高治疗效果。治疗前，主管医生应向患者及家属告知针对患者病情的具体治疗方案、治疗效果、可能出现的副作用及处理方法。乳腺癌综合治疗中，如手术、化疗、放疗等均对患者是一种明显的应激反应。主管医生应详细告知患者及家属这些治疗的不良反应及处理方法，以便于患者面对治疗并发症时有心理准备。即使患者治疗前已知晓相应的副作用并有一定的心理准备，但当治疗的不良反应较多、较重时，某些患者会感到极大的痛苦，并出现严重的心理障碍，情绪低落，对治疗丧失信心，甚至放弃治疗。此时，医生应积极治疗患者的不良反应，帮助患者建立战胜疾病的信心。心理支持治疗还体现在指导患者学习如何与医务人员和家属合作，积极应对各种不良反应，变被动治疗为自知、自治式治疗。

## （四）行为心理治疗

行为是指人体骨骼肌活动的现象，包括语言行为、运动行为和隐匿性行为（思维、认知和情感）。行为心理治疗可帮助患者减轻心理应激和躯体并发症，减轻化疗等治疗的不良反应。用于行为心理治疗的干预措施有松弛反应训练、深呼吸、音乐疗法、暗示疗法、安慰疗法、催眠疗法、系统脱敏疗法、生物反馈疗法等。

**1. 松弛反应训练**　又称自我调整疗法，包括气功、坐禅、瑜伽，以及近代西方的自坐训练和渐进性肌肉放松训练等。放松训练对解除精神紧张、缓解焦虑有明显的疗效，产生松弛反应需以下 4 个条件：①安静的环境；②被动、舒适的姿势；③心情平静，肌肉放松；④精神内守（一般通过重复默念一种声音、一个词或一个短句来实现）。其原理：在放松状态下，通过神经、内分泌和自主神经系统的调节，使精神放松，解除焦虑、抑郁、失眠、饮食困难及疼痛等，增强患者对疾病的控制感，提高治疗效果。有研究指出，瑜伽对于提高乳腺癌患者生活质量，减轻因手术造成的上肢水肿及帮助患者调节心理状态均有益处。渐进性肌肉放松训练将使患者全身肌肉逐渐紧张和放松，从手部开始，依次是上肢、肩部、头部、颈部、胸部、腹部、下肢，直到双脚，并将注意力依次集中在以上各部位，集中依次对各组肌群进行先紧后松的练习，最后达到全身放松的目的。

**2. 深呼吸**　首先吸气，吸气时用腹部带动胸腔，尽可能多地吸入空气，直到整个胸腔和腹部完全鼓起，然后暂停两秒，再缓缓地将空气从胸部和腹部排出；吐气时尽可能排出胸部和腹部的空气，然后暂停几秒钟；接着，再开始缓缓地吸气，重复循环以上动作5～7次。深呼吸时，尽可能使身体保持正直的姿势。不用很刻意地做，让深呼吸自然而然地发生，并可察觉随着深呼吸的进行，身心变得越来越宁静和放松。

**3. 音乐疗法**　通过聆听、欣赏乐曲，引起人体心理生理状态改变，引发情绪反应，从而对心理状态产生影响。近期有研究表明，音乐治疗有益于减轻患者化疗及放疗期间焦虑、抑郁的情绪，提高生活质量。蔡光蓉等采用音乐疗法配合抗肿瘤治疗观察 116 例肿瘤患者，发现治疗组心理测试（抑郁自评量表、焦虑自评量表、明尼苏达多相个性测定、汉密尔顿抑郁量表）及免疫指标（T 细胞亚群、自然杀伤细胞活性）均优于对照组（$P<0.05$），认为音乐疗法能调节肿瘤患者情绪，优化情感效应，改善躯体症状，增强免疫功能，调动体内积极因素，提高自我调解能力。

**4. 暗示疗法**　是利用语言、动作或其他方式，也可以结合其他治疗方法，使患者在不知不觉中受到积极暗示的影响，从而不加主观意志地接受心理医生的某种观念或指令，以解除其心理上的压力和负担，实现消除疾病症状或加强某种治疗效果的目的。临床常用的暗示疗法有言语暗示、药物暗示、手术暗示、情境暗示等。心理医生对患者的鼓励、安慰、解释、保证等也都有暗示的成分。暗示疗法可分他人暗示和自我暗示（想象疗法）两类。他人暗示主要是通过主治医生或心理医生在患者心目中的威望，把某种观念暗示给患者，从而改善患者的心理状态，减轻或消除其心理或生理的症状。自我暗示又称想象疗法，如在化疗和放疗时，可以想象化疗药和射线在杀死身体里的癌细胞。在进行想象疗法时，身体要放松，应抛弃杂念。通过想象，认为自己战胜了疾病，不断这样的想象，有可能增强免疫力，改善部分癌症患者的预后。

**5. 安慰疗法**　是治疗癌症的一剂良药。癌症患者不仅需要医护人员的精心治疗和细心护理，还需要得到医护人员和亲朋好友的安慰。安慰疗法内容十分广泛，如陪患者聊天、散步、练功、娱乐，正确解答患者所关心的问题，及时解决患者思想上的疑问，共同回忆和讲述患者与亲朋好友一生中所做过的好事，以及国内外值得庆贺的大事等，使患者思想上得到安慰。有研究表明，患者得到安慰后机体免疫功能会提高，有助于癌症患者的康复。

**6. 催眠疗法**　是通过言语暗示或催眠术使患者处于类似睡眠的状态（催眠状态），然后进行暗示或精神分析来治病的一种心理治疗方法，可解除或缓解患者的疼痛、压力、痛苦和忧郁等。一般催眠疗法只有经过专门训练的心理医生和精神科医生，在出于治疗的需要时，并在患者自愿配合的情况下，方可使用。催眠疗法除具有疗效快、疗程短的优点，也有其缺点：并非任何患者都能成功地接受催眠疗法，而且部分患者的疗效不一定持久。

**7. 系统脱敏疗法**　又称交互抑制法，主要是诱导患者缓慢地暴露出导致焦虑、恐惧的情境，并通过心理的放松状态来对抗这种焦虑和恐惧情绪，从而使其逐渐消除焦虑与恐惧，不再对有害刺激敏感而产生病理性反应。其实质就是由心理医生通过一系列步骤，按照刺激强度由弱到强逐渐训练患者的心理承受力，增强其适应力，最后达到对真实体验不产生"过敏"反应，从而保持身心的正常或接近正常状态。

**8. 生物反馈疗法**　人体的每一项运动都是由各系统协调配合完成的复杂生理过程，但这种生理过程并不为人所察觉。生物反馈疗法就是将肌电活动、脑电、心率、血压等人体不能察觉的生理信息通过仪器转变成可以读懂的信号，借助这种仪器的帮助，训练患者进入放松状态，调节和纠正生理障碍，使其能够有意识地控制自己的心理活动，以达到调整机体功能、防病治病的目的。生物反馈疗法将放松水平提高到了一个新的水平，可最终使患者学会在没有反馈仪的帮助下，也能完全自觉地运用放松技术。

（五）个别心理治疗

个别心理治疗是以单个患者为对象，通过一般心理治疗或心理咨询，改变其不良认知并降低患者在乳腺癌诊治过程中的焦虑、抑郁等消极情绪反应，同时利用一定的行为训练来调整不良心理状态。通过一般心理治疗或心理咨询即可迅速减轻患者的负性情绪，使患者更主动地珍惜有限的生命。个别心理治疗适用于存在各种心理障碍的患者，其优点是可以观察患者内心的心理活动，并根据患者的心理行为反应来调整治疗方法，以达到较好的治疗效果。

（六）集体心理治疗

集体心理治疗是指多个乳腺癌患者组成一个治疗团体，向其提供关于乳腺癌诊治、康复的正确知识信息，给予发泄负性情绪的机会，教给患者应对技巧，使得患者之间形成小组内的凝聚力，相互支持，共同分担苦恼，自我宣泄，并请"抗癌明星"现身说法，增加患者康复的信心和抗病的意志力。在集体治疗中，有效、适当的方法应该是多种技术的有机结合，而且集体中患者间的相互作用为情感支持提供了重要基础。集体心理治疗能缓解患者焦虑、恐惧、抑郁情绪，改善睡眠，使彼此的心情趋于平静，促进患者对治疗的依从性，有利于康复。有报道，在进行集体心理治疗的98例患者中发现，实验组在身体训练、生理强度、人体想象和睡眠方面改善明显，显示集体心理治疗对患者有很多益处。

（七）家庭心理治疗

癌症是一个家庭事件，不仅给患者个人带来严重的心理创伤，也造成其家庭成员包括配偶、父母及子女的痛苦和心理压力，由此产生一系列的不良行为，可能进一步对患者的心理产生负面作用，影响其治疗效果。对于乳腺癌患者及其配偶，在最初 6 个月，心理肿瘤学干预显得十分重要。对患者及其配偶的心理治疗（也包括性康复的咨询和指导），对他们提高彼此交流能力，维持良好的夫妻关系，促进患者心理和机体功能的康复有重要意义。家属是癌症患者力量的源泉和强大的精神支柱。家属和亲人所能起到的作用在某些方面是任何人取代不了的。家属在调整好自己心理状态的同时，还应做好患者的心理护理。有时患者因心情不好、家属照顾不周，还会对家属发脾气。家属应该了解到患者这样做是一种痛苦的发泄方式，而并非敌意，应该回避顶撞和争吵，给予同情、理解和帮助，方有利于其康复。

## （八）精神心理药物治疗

通过使用抗抑郁药、抗焦虑药等可减轻乳腺癌诊治过程中出现的抑郁、焦虑、睡眠障碍等。但精神心理药物的使用应视病情而定，对于心理治疗无效的乳腺癌患者或存在持续疼痛、疲劳、睡眠障碍、强迫症、意识混乱、恶心、呕吐，以及中重度抑郁、焦虑等的患者，使用精神心理药物治疗可起到明显的改善作用。睡眠障碍患者可使用佐匹克隆、酒石酸唑吡坦（思诺思）、艾司唑仑、阿普唑仑等。常用的抗抑郁药有选择性 5-羟色胺再摄取抑制剂，如氟西汀、帕罗西汀、舍曲林、氟伏沙明、西酞普兰和艾司西酞普兰等。常用的抗焦虑药物有苯二氮䓬类如硝西泮、地西泮等，氨甲酸酯类如甲丙氨酯、卡立普多等，二苯甲烷类如定泰乐，其他类如氯美扎酮、谷维素。

（常晓飞　孔令泉）

## 参 考 文 献

蔡光蓉，李佩文，焦丽平，2001. 音乐疗法配合抗肿瘤治疗 116 例肿瘤患者的临床观察. 中国中西医结合杂志，21（12）：891-894.

季建林，1999. 癌症康复病人的心理社会治疗干预. 中国心理卫生杂志，13（2）：83，84.

Alcantara S，Tereza R，Junior F，et al，2018. Music therapy reduces radiotherapy-induced fatigue in patients with breast or gynecological cancer：A randomized trial. Integr Cancer Ther，17（3）：628-635.

Berglund G，Bolund C，Gustafsson U，et al，1994. A randomized study of a rehabilitation program for cancer patients：The "starting again" group. Psycho-Oncology，3：109-120.

Chirico A，Maiorano P，Indovina P，et al，2020. Virtual reality and music therapy as distraction interventions to alleviate anxiety and improve mood states in breast cancer patients during chemotherapy. J Cell Physiol，235（1）：5353-5362.

Kurt F，Michael W，2003. Psychotherapeutic interventions in cancer patients. The Chinese German Journal Oncology，2（1）：53-55.

Lovejoy NC，Tabor D，Matteis M，et al. 2000. Cancer-related depression：Part I --Neurologic alterations and cognitive-behavioral therapy. Oncol Nurs Forum，27（4）：667-678.

Moorey S，Greer S，Watson M，et al，1994. Adjuvant psychological therapy for patients with cancer：Outcome at one year. Psychol-oncology，3：36-39.

Mukherjee A，Mazumder K，Kaushal V，et al，2017. Effect of supportive psychotherapy on mental health status and quality of life of female cancer patients receiving chemotherapy for recurrent disease. Indian J Palliat Care，23（4）：399.

Park S，Sato Y，Takita Y，et al，2020. Mindfulness-based cognitive therapy for psychological distress, fear of cancer recurrence, fatigue, spiritual well-being and quality of life in patients with breast cancer —A randomized controlled trial. J Pain Symptom Manage，60（2）：381-389.

Pasyar N，Barshan TN，Mansouri P，et al，2019. Effect of yoga exercise on the quality of life and upper extremity volume among women with breast cancer related lymphedema：A pilot study. Eur J Oncol Nurs，42：103-109.

Richardson JL，Shelton DR，Krailo M，et al，1990. The effect of compliance with treatment on survival among patients with hematologic malignancies. J Clin Oncol，8（2）：356-364.

Sulaiman RJ，Bener A，Doodson L，et al，2018. Exploring the effectiveness of crisis counseling and psychoeducation in relation to improving mental well-being，quality of life and treatment compliance of breast cancer patients in Qatar. Int J Womens Health，10：285-298.

# 第十六章

# 音乐治疗在乳腺癌患者辅助治疗中的应用

## 一、音乐治疗概述

（一）音乐治疗的概念

音乐治疗是新兴的交叉综合学科，全世界各国的学术团体、专家、学者及相关辞书都对其进行了界定。前美国治疗协会主席、美国天普大学的布鲁夏（Bruscia）教授提出的音乐治疗概念，目前应用得最广泛。

布鲁夏在 1989 年提出：音乐治疗是一个系统的干预过程，在此过程中，治疗师运用各种形式的音乐体验及在治疗过程中发展起来的作为治疗动力的治疗关系，来帮助治疗对象提升其健康水平。布鲁夏在 2014 年又提出：音乐治疗是一个反射性的过程，在此过程中，治疗师运用不同层次和维度的音乐体验，以及形成的治疗关系（作为改变的推动力），尽可能帮助治疗对象提升其健康水平。

（二）音乐治疗的特性

**1. 治疗过程的系统性** 音乐治疗是由多个紧密联系的步骤和阶段构成的有机整体。首先治疗师要了解治疗对象的生理心理特点、家庭社会支持系统、音乐爱好及音乐能力等，而后制定治疗目标与方案，开展适宜的音乐治疗活动，同时运用相应的量表、问卷或生理性指标等进行效果评价。

**2. 治疗方法的多样性** 音乐治疗方法不仅包括聆听、歌唱、演奏，还包括歌（乐）曲改编、身体打击乐、嗓音打击乐、音乐心理剧、鼓圈等。在临床实践中，音乐治疗方法的使用存在特殊性与交融性，这源于治疗对象的功能状态、治疗师的风格特点及音乐治疗目标的差异性等因素。

**3. 治疗师的专业性** 治疗师不仅应具备专业的音乐基础知识、演唱演奏技能等音乐素养，也应具备医学、心理学等专业素养，还应有出色的领导能力、灵活的应变能力、稳定的人格特征、健康的心理状态，以及真诚、可信、良好的价值观。

**4. 治疗对象的广泛性** 音乐治疗的目标是达到或促进健康，而健康的意义不仅仅指没有躯体上的疾病，心理健康也是健康的重要组成部分。因此，音乐治疗的对象非常广泛，不仅包括受躯体疾病困扰的患者，还包括有认知、情绪、行为等心理支持需求的大众群体。

**5. 治疗关系的特殊性** 在音乐治疗中，治疗师设计的音乐活动和营造的音乐环境，是为了帮助治疗对象内省和成长，提升其健康水平，而不是为了培养治疗对象的某项音乐技能，或向其展示高超的音乐水平。因此，治疗师与治疗对象之间是平等、尊重、接纳的治疗关系，不是音乐教育中的师生关系，也不是音乐表演中的音乐家与听众的关系。

（三）音乐治疗的方法

音乐治疗的方法可分为接受式、再创造式、创造式与即兴式四大类。每一类方法又包含很多具体的技术。

**1. 接受式音乐治疗**（receptive music therapy）　指治疗对象在聆听音乐的同时，以语言、非语言或其他媒介对音乐给予反应。接受式音乐治疗可以帮助治疗对象放松入静、身心愉悦（如音乐呼吸、指导性音乐想象、音乐渐进放松等），也可以帮助其探索深层的潜意识、疗愈创伤（如音乐绘画、非指导性音乐想象等）。

**2. 再创造式音乐治疗**（re-creative music therapy）　强调治疗对象参与各种音乐活动，如乐器演奏、演唱、舞蹈等。再创造式音乐治疗通常以现有的音乐为素材，在此基础上歌唱、演奏（二度创作，即再创造）。再创造式音乐治疗可以帮助治疗对象提高注意力、记忆力，增进机体活动能力，提升积极情绪，促进团队协作能力。

**3. 创造式音乐治疗**（creative music therapy）　包括声乐类和器乐类作品的创作，可以创作出新的作品，也可以对已有的音乐作品进行改编。创造式音乐治疗可以帮助治疗对象在无意识状态下表达自己的想法、抒发自己的情感，提升学习、生活等多方面的功能水平；同时也是治疗对象思考和创新的过程，是提高认知、理解及表达能力的综合性训练。

**4. 即兴式音乐治疗**（improvisation music therapy）　指治疗对象独自或与他人共同即兴创作音乐片段（节奏、乐句、旋律）或完整的音乐作品。在即兴音乐治疗过程中，治疗师可以用乐器或语言引导、推动，也可以仅仅提供环境让治疗对象自由即兴发挥；治疗师可以提供音乐素材（如节奏、主题、旋律、曲式结构等），也可以提供非音乐的素材（如图像、创设故事情节等）。

（四）音乐治疗的乐器

音乐治疗的乐器通常包含旋律类乐器、节奏类乐器和音效类乐器。治疗师需要熟悉各类乐器的音色特点与演奏方法，尤其需要具备钢琴与吉他的演奏及伴奏能力。音乐治疗对象则不必具备相应的乐器演奏技巧，仅在需要的时候在治疗师的引导下演奏。

（1）旋律类乐器：指具有高音的乐器，如吉他、钢琴、电钢琴、电子琴、竖笛、口风琴、卡祖笛、尤克里里、自鸣琴、箱型金属琴、箱型木琴等。

（2）节奏类乐器：指以敲打、摇动、摩擦等方式发出声响的乐器，如沙槌、棒铃、双响筒、卡宏鼓、铃鼓、卡巴萨滚珠、蛙鸣筒、木制响板、钹、金杯鼓、沙蛋等。

（3）音效类乐器：指能够模仿大自然的声音、动物叫声或交通工具等声音的乐器，如海洋鼓、雨声筒、三音桑巴哨、溜溜笛、火车笛、震荡音效器、春雷鼓等。

（五）音乐治疗的流程

音乐治疗的流程：前期准备，计划制定，干预实施，效果评价，结束/总结。在临床实践中，这些流程并非依次按顺序开展，有些环节会存在并行或交叉重叠。

**1. 前期准备**　治疗前期准备通常包括转介、资料搜集、访谈和评估。通过前期准备，治疗师了解治疗对象的基本信息、兴趣爱好、生活习惯、受教育经历、家庭支持系统、职业背景等；了解治疗对象的病史、诊断、心理测量结果等；评估治疗对象的音乐知识、音乐能力与音乐喜好等；同时向其介绍音乐治疗的特点与设置。

**2. 计划制定**　是指治疗师根据前期准备的信息，为治疗对象制定个性化治疗计划。①长期目标：根据治疗对象的需求，制定预期的最终治疗目标。②短期目标：以实现长期治疗目标为目的的阶段性目标。③治疗方案：音乐治疗活动的类型、频率和持续时间；开展音乐活动所需要的音乐、乐器、画板等。

**3. 干预实施**　治疗干预是指治疗师根据治疗计划为治疗对象提供的音乐治疗服务。治疗前，治疗师需要设计单次治疗方案（目的、流程等）。治疗中，由治疗师为治疗对象提供高质量的音乐治疗活动，使治疗对象获得美的感受与成功的体验，促进其朝着治疗目标优化发展。治疗后，治疗师评估治疗效果，分析反思已制定的治疗计划。

**4. 效果评价**　治疗效果评价依据不同的时段可分为三种。①单次治疗评价：治疗师回忆和整合治疗对象在单次治疗过程中的表现等，从而改进设置，完善计划。②阶段性治疗评价：治疗师评估治疗对象阶段性的治疗数据，判断治疗进度与治疗目标之间的符合程度，及时调整治疗方案以更好地适应治疗对象的需要。③最终评价：评价整个治疗方案和治疗进度，评估治疗师的临床实践能力等。

**5. 结束/总结**　治疗结束是指治疗师重新评估治疗对象，并确认即将终止治疗而进行的工作。治疗师和治疗对象一起回顾整个治疗过程，总结治疗对象在治疗过程中的发展变化，疏导其在治疗结束时可能产生的负面情绪（如失落、离别的感伤等），帮助其逐步适应正常生活环境，或使其做好接受其他治疗项目的心理准备。

# 二、乳腺癌患者音乐治疗的意义

乳腺癌的治疗综合了各种治疗措施，治疗方案包括手术、放疗、化疗、内分泌治疗及靶向治疗等。音乐治疗正体现了乳腺癌治疗的整体观念：患者的生理状态和心理状态是一个整体，患者与其家属是一个整体。通过同时作用于患者的生理、心理状态，音乐治疗将患者与家属、医护人员联结在一起，在乳腺癌的治疗中发挥着独特的功能，其中最主要的是情绪调节作用与免疫功能调节作用。

## （一）音乐治疗对患者的情绪调节作用

在乳腺癌综合治疗过程中，患者往往要经历种种不良反应，如恶心、呕吐、脱发、疲乏、体重增加、过早绝经、性功能改变等，这不仅给患者带来巨大的生理痛苦，也影响其事业发展、社会角色、家庭生活等方面。乳腺癌患者除了具有一般肿瘤患者共有的心理问题，还会承受因为自我形象改变而导致的心理压力，其中以焦虑、抑郁较为明显。有调查显示，乳腺癌患者术后有焦虑情绪者占 82.4%，抑郁反应者占 61.9%，焦虑、抑郁同时存在者占 52.9%。

笔者曾就国内音乐疗法对肿瘤患者抑郁症状干预效果进行 Meta 分析。在纳入的 19 项研究中，有 16 项研究的结果均表明音乐治疗对肿瘤患者有改善抑郁的显著效果，充分说明音乐治疗应用于肿瘤患者的临床治疗有积极意义。

### （二）音乐治疗对患者的免疫功能调节作用

在乳腺癌的诊断、治疗、复发等不同阶段，患者都可能出现一定的心理应激。应激状态下的免疫失调可能导致体液免疫和细胞免疫变化，进而增加患病风险。免疫功能低下是肿瘤发生和发展的最重要内在因素，而肿瘤的发展又会抑制机体的免疫功能，所以增强机体的免疫功能可能成为预防与治疗肿瘤的途径之一。

现代医学研究发现，精神状态也会影响机体的免疫功能。其原因可能是，负性情绪反应造成了抗体和干扰素生成不足，吞噬细胞吞噬能力下降，免疫系统识别能力减弱，不能胜任对突变细胞的监视工作。有研究显示，围手术期乳腺癌患者的焦虑和抑郁情绪与 T 细胞亚群功能呈明显负相关，即患者的焦虑或抑郁评分越高，其免疫功能越低。

当优美动听的音乐经神经系统的听觉传导通路上传入大脑边缘系统和脑干网状系统之后，在神经调节及体液调节的作用下，一些神经递质的分泌和转化发生了改变，进而调整机体内环境稳定，生理平衡得到恢复，机体免疫力得到增强。唱歌也有助于提高人的免疫力。德国法兰克福大学的一项研究表明，唱歌有利于改善心情，提高体内抗体水平。专家们在当地一个职业唱诗班中开展了一项研究：歌手排练 1 小时莫扎特的歌曲，专家们对他们排练之前和之后的血液进行检验。结果发现，在排练之后，这些歌手的免疫球蛋白和抗压力激素——氢化可的松的浓度都有了显著提高。美国威拉姆特大学的一项研究也发现，如果人们在演奏打击乐的同时跟着哼唱，抗体水平更高。

## 三、乳腺癌患者音乐治疗的科普活动

乳腺癌患者音乐治疗的科普活动建议按月循环，每月 4 次，每次 40～60 分钟。第一次为理论宣教，其余三次为音乐活动。理论宣教侧重于音乐-情绪-疾病、音乐-压力-健康等知识的宣教。三次音乐活动分别以聆听、律动、歌唱为主，对应主题为心之宁静、身之跃动、唱响希望。

### （一）理论宣教

由音乐治疗师或主管医护讲授，鼓励患者及其家属一起参加。理论宣教的内容包括健康意识，疾病观念，以及音乐治疗的理论基础、临床意义及团体音乐治疗活动的原则与目的等。理论宣教不仅可以帮助患者树立正确的健康观、疾病观、音乐治疗观，还可以提升患者参与团体音乐治疗的依从性。

理论宣教之后，调查患者理解宣教知识的程度、接纳讲授形式的程度、参与团体音乐治疗活动的意愿水平、觉得被支持的水平等，便于及时调整理论宣教内容，提升患者对音乐治疗的依从性。

（二）心之宁静——聆听

选择大自然音乐，配上指导语，将患者带入到森林、田园、大海等场景。患者将外部的感觉刺激（音乐）和内部的生理、心理刺激相结合，使心灵脱离让人紧张、焦虑的现实环境，使身体进入自然、舒适的放松状态。例如，乐曲"A New Beginning"，流水声贯穿全曲，可以配上相应的指导语，带领乳腺癌患者进入想象的森林，呼吸新鲜空气、感受温暖阳光、注入生命能量。

（三）身之跃动——律动

选择结构规整、节奏动感、风格欢快的乐曲，配以跺脚、拍腿、拍手、捻指等动作。律动不仅能帮助患者提升肌肉、关节的活动能力，也能让患者感受身体动作的舒展，以及空间位置的改变，体会"此时此地"的觉知，有效地缓解紧张、焦虑的消极情绪，激发开朗、乐观的积极情绪。

（四）唱响希望——歌唱

选择积极乐观、富有正能量的歌曲，带领患者高声歌唱，可以促进患者的血液循环，增强心肺功能，提升免疫力，宣泄负面情绪，培养积极情绪，促进自我表达，树立疾病康复信心。

# 四、乳腺癌患者音乐治疗的实施方案

乳腺癌患者的音乐治疗实施方案分为个体音乐治疗与团体音乐治疗。实施者为专业知识深厚与临床经验丰富的音乐治疗师与心理咨询师。

（一）个体音乐治疗

根据患者手术、放疗和化疗的时间，以及个体的身心反应，量身设计并具体实施个体化音乐治疗，治疗目标通常为缓解疼痛、调节情绪。

**1. 缓解疼痛**

目的：减缓患者化疗过程中出现的疼痛等其他不适的身心反应。

播放患者喜欢的轻柔型音乐，同时引导患者进行呼吸训练。患者刚开始接触音乐呼吸训练，可能无法适应慢呼吸的感觉，要不断地引导、支持和陪伴。

**2. 调节情绪**

目的：缓解患者在诊断、治疗、康复过程中出现的担心、焦虑等负面情绪。

音乐是能让人打破社交壁垒、快速建立联系的工具，选用"歌曲讨论"等形式开展焦虑情绪的缓解治疗，从日常的聊天式话题入手，如"你平常听音乐吗？""听什么类型的音乐呢？""听过这首歌曲吗？"，与患者建立社交联结。在患者心情较为平复的日子，选择其喜欢的歌曲或者音乐片段，治疗师陪同患者一起聆听、讨论其选择的歌曲。开始的一两次，可能只是单纯的音乐聆听，或讨论歌曲本身，包括歌曲创作的年代、歌曲创作者的故事，对歌词的喜爱，对旋律的喜爱等；逐渐引导患者关注到音乐体验的话题，比如"某个片段或者歌词，带给你什么感觉？"

（二）团体音乐治疗

招募患者，按照音乐治疗的流程（前期准备—计划制定—干预实施—效果评价—结束/总结），音乐治疗师与心理咨询师协作开展团体音乐治疗。

**1. 治疗性质** 封闭性团体，即采取固定形态，要求成员稳定、规律地出席且应承诺每一次出席。

**2. 治疗人数** 8～20 人为宜。人数太少，音乐治疗活动形式受限，团体动力不足；人数太多，患者得不到足够的关注，影响治疗效果。

**3. 治疗模式** 团体音乐治疗以现场治疗为主、家庭练习为辅，现场体验为主、网络推送为辅。

**4. 效果评价** 治疗效果评价可以采用心理学量表，如焦虑自评量表（SAS）、抑郁自评量表（SDS）、患者症状自评量表（SCL-90）、睡眠评定量表（PSQI）等，也可以由乳腺外科医护团队与音乐治疗师根据具体情况，选择符合治疗目标的心理量表或者其他效果评价指标。

治疗效果评价分为即时评价（6 次治疗结束）、近期评价（治疗后 1 个月）、远期评价（治疗后 3 个月、6 个月）。

**5. 治疗结构** 单次的音乐治疗结构：开场—治疗活动 1—治疗活动 2—治疗活动 3—结束。治疗活动 1、治疗活动 2 与治疗活动 3 由音乐治疗师根据治疗目标、主题及患者的具体情况而定。开场与结束，建议采用固定的音乐活动，形成仪式感，提升治疗效果。

**6. 治疗主题**

（1）音乐的美丽邂逅

1）目的：建立团体，为团体音乐治疗活动的开展奠定良好基础，拉近团体成员的距离，帮助成员们更好地融入团体音乐治疗。

2）实施内容：①通过演唱歌曲、演奏乐器等形式，实现"破冰"功能，拉近彼此的距离，体验音乐作为非言语的交流形式带来的美妙感受。②团体成员共同签订团队契约，分享对于音乐治疗的困惑与期待，为后续主题的开展奠定基础。③体验音乐呼吸、指导性音乐想象等音乐治疗活动，感受身心的放松宁静，缓解疾病带来的紧张、焦虑及恐惧感，体验音乐带来的感官享受，提升患者音乐治疗的信心。

（2）音乐的神奇缘分

1）目的：进一步巩固、增加团体的安全感与凝聚力，形成支持性团体。

2）实施内容：①以"我最喜欢的音乐"为主题，团体成员回忆并分享自己的音乐故事或音乐感受，回忆美好的经历、强化积极的感受。②其他成员聆听、互动，感受他人的独特音乐与美妙感受，反馈自己的收获与成长。③分享的成员从其他成员的反馈中获得支持与新的收获，丰富之前的体验与感受，升华"高峰"体验。④治疗师引导团体发展的方向与性质，使之形成开放式的交流与支持氛围，并捕捉与"缘分"相关等语句，创作歌曲，帮助团体成员感受到"团体缘分"的神奇与美好。

（3）音乐的生命之旅

1）目的：带领团体成员回溯生命之旅，在生命的发展历程中探索对生命的美好期待。

2）实施内容：①以"成长的歌"为主题，帮助团体成员打开积极的回忆或音乐联想，从回溯童年时代的青春活力，到青年时代的花样年华，到中年时代的神采奕奕，激发团体成员对生命的美好认同与渴求。②运用歌唱、音乐绘画、指导性音乐想象等方法，帮助每位成员具象化生命的不同阶段，让生命之旅变得生动灵活。③成员分享生命旅程，音乐治疗师引导成员在不一样的生命旅程里，发现共同的生命意义。

（4）接纳自己、绽放自己

1）目的：觉察自己的身体，接纳自己，肯定自己，重拾自信与力量。通过身体律动及团体互动，感受身心联结及团体支持，在团体中使身心状态得到升华和生命意义的确认。

2）实施内容：①以音乐聆听、歌曲讨论等形式，觉察患病后内心的情绪与感受，可以通过纸笔辅助记录感受与体验。②成员通过身体律动的方式，来到群体中的"中心舞台"展示觉察到的情绪与感受，其他成员通过身体律动给予支持和鼓励。③治疗师将成员的律动分享，即时编排成"生命的舞蹈"，所有成员集体展示属于大家的生命舞蹈，引导成员在律动中感受身体的美，在疾病中发现生命意义和自我价值。

（5）感恩家人、感恩医护

1）目的：增进患者与家人、医护的联系，增强对医务工作者的信任与尊重，对亲人的理解与关爱，回归社会功能与角色，从而增加信心和勇气。

2）实施内容：①分小组进行歌曲讨论，围绕患病以来的生活经历，各选择一首能代表在患病中与家人相处、与医护相处的歌曲。组内成员分享后选定小组歌曲。②小组成员以"我想对××（家人）说"和"我想对××（医护）说"为主题，以选定的小组歌曲为主题曲，进行三分钟音乐心理剧创作，可以充分利用舞蹈、小品、朗诵、歌唱等各种表演形式，丰富音乐心理剧的表达内容，并在群体中的"中心舞台"展示。③音乐治疗师总结音乐心理剧中呈现的具象化的音乐活动，引导成员感悟音乐剧中呈现的对家人、医护或者生命意义的理解，肯定成员在音乐中收获的能量和感悟，在具象化的音乐活动中进行表达。

（6）新起点、新希望

1）目的：巩固团体成果，梳理收获与感悟，明确个人未来的方向，制定可实施的个人计划，在充满支持的氛围中，完成与团体成员的告别。

2）实施内容：①通过合唱、朗诵等团体展示性音乐活动，鼓励成员表达在连续的团体音乐治疗中的收获与感悟。②治疗师制作团体相册，通过投影播放，成员们围坐观赏，互相支持，互道分别。③以"给未来的我写一封信"为主题，在背景音乐的伴奏下，成员分享团体活动结束后的个人计划，分享时其他成员积极肯定并支持，在互道告别和展望未来中，完成最后一次团体活动。

（范　尧　罗　婷）

## 参 考 文 献

范尧，姚芹，季迪，等，2015. 国内音乐疗法对肿瘤患者抑郁症状干预效果的 Meta 分析. 重庆医学，44（21）：2939-2943.

范尧，2019. 音乐治疗——奏响健康的旋律. 北京：人民卫生出版社.

李天虚，2010. 人体免疫系统简说. 当代医学，16（1）：20.

李有观，2015. 音乐与健康系列（三十）——音乐促进人体健康的诸多作用. 音乐生活，（5）：63，64.

沈镇宙，2014. 关爱·自信：沈镇宙教授谈乳腺癌. 上海：复旦大学出版社.

魏代艳，2014. 视听心理疗法对围手术期乳腺癌患者免疫功能的影响. 山东：青岛大学.

冼玉玲，2014. 音乐与健康系列（十四）唱歌有助于提高免疫力. 音乐生活，（1）：58.

张梦笔，徐骏疾，王松灵，2015. 音乐及音乐疗法对人体的作用及其应用. 口腔生物医学，6（1）：39-44.

## 第十七章

# 乳腺癌患者睡眠障碍的处理

在所有类型的癌症中，乳腺癌患者伴有的心理障碍最多，其中最常见的问题就是睡眠障碍。睡眠障碍会影响患者的生活质量，并导致长期的多方面的健康并发症，但尚未引起临床的足够重视。乳腺癌患者的睡眠障碍主要包括持续性失眠、不宁腿综合征、睡眠暂停等，临床上通常只是指失眠，失眠包括入睡困难、早醒、主观性失眠等。失眠是最常见的睡眠障碍，以药物治疗和改善认知行为为主要治疗方法，两种治疗方法各有优缺点，联合治疗为最佳方案。以下主要讨论乳腺癌患者中失眠的治疗方法，包括一般治疗、心理治疗、药物治疗及综合治疗等。

## 一、一般治疗

应仔细询问病史，了解引起失眠的原因，进行适当的睡眠卫生教育及刺激控制训练，以养成良好的睡眠习惯进而改善睡眠质量，治疗失眠。

**1. 失眠的原因** 调查研究表明，多数乳腺癌患者术后均有焦虑、抑郁、疲乏、疼痛等临床表现。通过"心理痛苦温度计量表"调查显示，各维度得分从高到低依次为实际问题、情绪问题、交往问题、身体问题和宗教信仰，引起心理痛苦的因素前四位分别是"经济问题""无时间精力照顾老人/孩子""无时间精力做家务""紧张"。

**2. 治疗方案**

（1）睡眠卫生教育

1）养成良好的睡眠习惯，保持规律的睡眠日程，在需要休息的时候再上床睡觉，白天保证适当的运动。

2）创造良好的睡眠环境，调整适应睡眠的舒适环境，保持卧室安静，尽量减少噪声，保持室内空气清新，光线暗淡。睡前避免服用茶和咖啡因，减少酒精及尼古丁的摄入，也不应过饱或过饿。

（2）刺激控制训练

1）做到只有在有睡意时才上床，若上床 20 分钟以后仍然不能入睡，可以起来到其他房间或者适当放松，当有睡意时再回到床上。

2）把床当作睡眠的场所，不能在床上看电视、玩手机、看书或者吃东西。

3）白天不能卧床不起或者上床睡觉。

4）每天早上定时起床，不论是平时还是周末。

# 二、心 理 治 疗

随机对照研究表明，心理治疗不仅能够改善患者的睡眠时间和睡眠质量，并且有长期持续作用，特别是对于不愿意服用相关镇静催眠药物的患者有良好的治疗作用。心理治疗包括支持性心理治疗、认知行为治疗、放松治疗、工娱治疗等。

## （一）支持性心理治疗

通常由于对乳腺癌的恐惧及治疗中带来的身心创伤，大部分患者会有焦虑、抑郁及睡眠障碍等心理障碍，支持性心理治疗主要来自医生及家庭。研究表明，家庭完全支持、对疾病的认知程度较高，可有效降低乳腺癌患者抑郁心理的发生风险。

家庭支持是基础。有研究表明，对于乳腺癌患者，其心理障碍改善程度与婚姻状态及社会支持有关。通过乳腺癌患者心理韧性现状及其与焦虑抑郁的关系的研究发现，乳腺癌患者的心理韧性明显较普通人低，这种心理韧性受年龄、家庭、收入及淋巴结转移率的影响，应积极采取措施提高乳腺癌患者的心理韧性，以减少焦虑抑郁情绪的产生。因此，家庭支持是乳腺癌患者睡眠障碍治疗的基础部分。

同时，医务人员在治疗中起到很大的作用，包括重视疾病带来的心理问题，热情接待患者，认真倾听和诱导，对其痛苦和躯体不适表示同情和关注，详细分析患者的心理状态，深入发现深层次的原因，解除其心理负担，提高患者对于疾病的认知程度并运用医学知识对其进行解释和疏导，鼓励其树立战胜疾病的信心，增强社会适应能力。

## （二）认知行为治疗

认知疗法是让患者明确自己对失眠的不良认知，建立良好而健康的价值观念，以缓解负面情绪。而认知行为治疗是一种综合治疗方式，包括行为疗法（睡眠教育、刺激控制、睡眠限制）、认知疗法（认知重塑）。

此方法将治疗分为几个阶段：第一阶段是睡眠教育，第二阶段是刺激控制和睡眠限制，第三阶段是认知重塑，最后一个阶段是总结归纳上述阶段，帮助乳腺癌患者正确对待焦虑和复发等问题。这个方法对医务人员要求比较高，一般医院操作起来比较困难。

研究表明，认知行为治疗不仅可以改善患者的心理状态，缓解抑郁焦虑情绪，提高睡眠质量，还能够调节 T 细胞亚群的紊乱，增强其细胞免疫功能。进行认知行为治疗后，乳腺癌患者安眠药使用频率、失眠严重指数问卷（ISI）评分较干预前有明显改善。其中，团体正念认知疗法能够有效缓解乳腺癌患者的抑郁焦虑情绪，提高患者的睡眠质量及部分生活质量，值得在临床治疗中推行。

## （三）放松治疗

放松治疗是通过训练使患者学会有意识地控制自身的心理生理活动，降低唤醒水平，以改善机体功能紊乱。它不仅可以改善乳腺癌患者的睡眠障碍，还可以减少放、化疗过程中导致的情绪障碍及疲乏。它可以分为肌肉松弛训练和放松反应训练。肌肉松弛训练是通过在一段时间内放松一组肌肉群而逐渐引起全身肌肉放松的一种治疗方式，一般的顺序是面部—下巴—颈部—上臂—下臂—手指—胸部—腹部—臀部—大腿—小腿—脚。而放松反应训练是指通过一些词汇和画面的引导，在适合的体位下，紧闭双眼，保持身体舒服，慢慢放松全身。对于一些习惯性失眠患者，与神经生物反馈相结合，效果更明显。

神经生物反馈是利用现代生理科学仪器，对肌电活动、脑电、心率、血压等生物学信息进行处理，通过人体内生理或病理信息的自身反馈，使患者经过特殊训练后，进行有意识的"意念"控制和心理训练，从而消除病理过程、恢复身心健康的新型心理治疗方法。

其中个体电脑版豁达放松治疗及团体故事版电脑豁达放松治疗，均能帮助乳腺癌患者有效地应对和调节心理。

（四）工娱治疗

工娱治疗是指通过劳动或者工作、文娱及体育活动来促进睡眠质量的改善，有利于提高患者的生活自理能力及巩固疗效。丹麦有研究显示，睡眠教育结合冥想治疗和瑜伽能够有效改善乳腺癌患者的睡眠质量。还有研究提示，按摩、打太极拳也有一定的作用，但需扩大样本量进一步研究。

# 三、药　物　治　疗

药物治疗在乳腺癌失眠患者中很常用，多项研究表明，由于乳腺癌化疗会导致恶心、潮红及疼痛，所以它比放疗和手术治疗更容易导致睡眠障碍，其最常用的药物是劳拉西泮和唑吡坦，但尚无镇静催眠药物和化疗药物相互间药理作用的研究，长期服用对于肿瘤的复发有无影响，也无循证医学依据。

帮助改善睡眠的药物可以分为四种：苯二氮䓬类、非苯二氮䓬类、抗抑郁药物和抗精神病药物，长期使用均有一定的依赖性，还可能导致基础疾病的症状及病情更加复杂。因此，用药选择参考以下标准：①作为急性心理应激引起失眠的临时用药；②对于严重失眠患者，可考虑短期服用催眠药物，对合并有焦虑、抑郁的患者，可合并使用抗抑郁类药物，以解除患者的紧张情绪，打断害怕睡眠的恶性循环；③对于慢性失眠患者，应强调作息时间和进行各种松弛治疗，催眠药物尽量不用，以心理治疗为主；④对于需要用药的患者，根据患者失眠的类型，对于入睡困难患者可选用起效快、半衰期短的药物（如唑吡坦、劳拉西泮等），早醒的患者可选用起效慢、半衰期短的药物（如佐匹克隆、艾司唑仑、阿普唑仑等），对于有情绪障碍的患者可选用小剂量的抗抑郁药物（米氮平、曲唑酮），对于伴有认知功能障碍及精神症状的患者可选用小剂量的抗精神病类药物（奥氮平、喹硫平），从小剂量开始，尽量减少副作用的发生。

# 四、综　合　治　疗

失眠发生的原因很多，单靠某种治疗方式很难成功，需要综合的治疗方式，包括：①建立良好的睡眠习惯；②心理行为指导，帮助患者放松自己的心态，正确处理和对待日常生活中的应激事件，建立良好的生活模式；③合理应用镇静催眠药物，对该类药物的副作用应有足够的认识。

（李　晓）

## 参 考 文 献

郝苗，谭明英，吴嫱，等，2019. 团体正念认知疗法对化疗期间乳腺癌患者抑郁焦虑及生活质量的影响. 成都医学院学报，14（4）：485-489.

江燕煊，郭海玲，饶婷，2019. 乳腺癌患者心理韧性现状及其与焦虑抑郁的关系分析. 临床合理用药杂志，12（11）：134-136.

黎润仪，黄雪薇，黎玉梅，等，2017. 团体故事版电脑豁达放松治疗对治疗期乳腺癌患者应对方式和心理调节的影响. 中国临床研究，30（12）：1718-1720，1723.

钱琳，黄雪薇，2015. 个体电脑版豁达放松治疗对Ⅲ期乳腺癌患者情绪和生活质量的影响. 中国公共卫生，31（A02）：181，182.

王盈，强万敏，沈傲梅，等，2019. 诊断期乳腺癌患者心理痛苦状况的调查研究. 护士进修杂志，34（5）：430-433.

杨秀芳，2017. 乳腺癌患者抑郁心理的影响因素分析. 河北医学，23（9）：1423-1426.

曾晓敏，杨伟斌，2018. 认知行为治疗对乳腺癌术后化疗患者心理状态及细胞免疫功能的影响. 中国现代医生，56（15）：94-97.

郑小华，2015. 认知行为治疗对乳腺癌术后化疗失眠患者的影响. 中国乡村医药，22（21）：14，15.

Berger AM，von S，Khun BR，2002. Feasibilty of a sleep intervention during adjuvant breast cancer chemotherapy. Oncol Nurs Forum，29（10）：1431-1441.

Costantini C，Ale-Ali A，Helsten T，2011. Sleep aid prescribing practices during neoadjuvant or adjuvant chemotherapy for breast cancer. J Palliat Med，14（15）：563-566.

Falagas ME，Zarkadoulia EA，Ioannidou EN，2007. The effect of psychosocial factors on breast cancer outcome：A systematic review.Breast Cancer Res，9（4）：R44.

Hauri PJ，Perey L，Hellekson C，1982. Treating psychophysiologic insomnia with biofeedback. Biofeedback Self Regul，7（2）：223-235.

Health N，2005. National Institutes of Health State of the Science Conference statement on manifestations and management of chronic insomnia in adults. Sleep，28：1049.

Huedo TB，Kirsch I，Middlemass J，et al，2012. Effectiveness of non-benzodiazepine hypnotics in treatment of adult insomnia：Meta-analysis of data submitted to the Food and Drug Administration. BMJ，345：e8343.

Kang JI，Sung NY，Park SJ，2014. The epidemiology of psychiatric disorders among women with breast cancer in South Korea；analysis of national registry data. Psychooncology，23（1）：35-39.

Lee MS，Choi TY，Ernst E，2010. Tai chi for breast cancer patients：A systematic review. Breast Cancer Res Treat，120（2）：309-316.

Lis CG，Gupta D，Grutsch JF，2008. The relationship between insomnia and patient satisfaction with quality of life in cancer. Support Care Cancer，16（3）：261-266.

Listing M，ReiÃhauer A，Krohn M，2009. Massage therapy reduces physical discomfort and improves mood disturbances in women with breast cancer. Psychooncology，18（12）：1290-1299.

Mehnert A，Brähler E，Faller H，2014. Four-week prevalence of mental disorders in patients with cancer across major tumor entities. J Clin Oncol，32（31）：3540-3546.

Nowell PD，Mazumdar S，Buysse DJ，1997. Benzodiazepines and zolpidem for chronic insomnia：A meta-analysis of treatment efficacy. JAMA，278：2170.

Palesh OG，Roscoe JA，Mustian KM，2010. Prevalence，demographics，and psychological associations of sleep disruption in patients with cancer：University of Rochester cancer center-community clinical oncology program. J Clin Oncol，28（2）：292-298.

Rabin C，Pinto B，Dunsiger S，et al，2009. Exercise and relaxation intervention for breast cancer survivors：Feasibility，acceptability and effects.Psychooncology，18（3）：258-266.

Rabin C，Pinto B. Dunsiger S，2013. Effect of mindfulness-based stress reduction on sleep quality：Results of a randomized trial among Danish breast cancer patients.Acta Oncol，52（2）：336-344.

Savard J，Simard S，Ivers H，2005. Randomized study on the efficacy of cognitive-behavioral therapy for insomnia secondary to breast cancer，part Ⅰ：Sleep and psychological effects. J Clin Oncol，23（25）：6083-6096.

# 第十八章

# 乳腺癌患者焦虑、抑郁的评估和处理

## 一、乳腺癌患者焦虑、抑郁的评估

罹患乳腺癌对于女性是一个巨大的负性生活事件，常导致患者发生应激反应，伴随而来的是焦虑、抑郁情绪，及时、准确地判断患者是否存在焦虑、抑郁情绪，对患者进行基本指导和干预对于乳腺癌患者极为重要。

本章介绍了两个在国内外应用广泛、信效度理想、临床操作方便的医用量表，即由 Max Hamilton 编制的汉密尔顿焦虑量表（Hamilton anxiety scale，HAMA）、抑郁量表（Hamilton depression scale，HAMD）。这两个量表提供了一种切中要害且简单可重复的结构化访谈模式，用来评价焦虑、抑郁的严重程度，《中国精神障碍分类与诊断标准第 3 版》（CCMD-3）将其列为抑郁焦虑的重要诊断工具。这两个量表还可在治疗过程中反复使用来评价症状的改善。

### （一）汉密尔顿抑郁量表

HAMD 大部分项目采用 0~4 分的 5 级评分法。各级的标准为：0 分，无；1 分，轻度；2 分，中度；3 分，重度；4 分，极重度。少数项目采用 0~2 分的 3 级评分法，其分级的标准为：0 分，无；1 分，轻至中度；2 分，重度。

（1）抑郁情绪：0 分，表示无这种情况；1 分，只在问到时才诉述；2 分，在访谈中自发地表达；3 分，不用言语也可从表情、姿势、声音或欲哭中流露出这种情绪；4 分，患者的自发言语和非语言表达（表情、动作）几乎完全表现为这种情绪。

（2）有罪感：0 分，表示无这种情况；1 分，责备自己，感到自己已连累他人；2 分，认为自己犯了罪，或反复思考以往的过失和错误；3 分，认为目前的疾病是对自己错误的惩罚，或有罪恶妄想；4 分，罪恶妄想伴有指责或威胁性幻觉。

（3）自杀：0 分，表示无这种情况；1 分，觉得活着没有意义；2 分，希望自己已经死去，或常想到与死有关的事；3 分，消极观念（自杀念头）；4 分，有自杀行为。

（4）入睡困难，初段失眠：0 分，表示无这种情况；1 分，主诉有入睡困难，上床半小时后仍不能入睡；2 分，主诉每晚均有入睡困难。

（5）睡眠不深，中段失眠：0 分，表示无这种情况；1 分，睡眠浅，多噩梦；2 分，半夜（晚 12 点以前）曾醒来（不包括上厕所）。

（6）早醒，末段睡眠：0 分，表示无这种情况；1 分，有早醒，比平时早醒 1 小时，但能重新入睡（应排除平时的习惯）；2分，早醒后无法重新入睡。

（7）工作和兴趣：0分，表示无这种情况；1分，提问时才诉述；2分，自发地直接或间接表达对活动、工作或学习失去兴趣，如感到无精打采，犹豫不决，不能坚持或强迫自己去工作或活动；3分，活动时间减少或成效下降，住院患者每天参加病房劳动或娱乐不满3小时；4分，因目前的疾病而停止工作，住院者不参加任何活动或没有他人帮助便不能完成病室日常事务（注意不能凡住院就打4分）。

（8）阻滞：指思想和言语缓慢，注意力难以集中，主动性减退。0分，表示无这种情况；1分，精神检查中发现轻度阻滞；2分，精神检查发现明显阻滞；3分，精神检查进行困难；4分，完全不能回答问题（木僵）。

（9）激越：0分，表示无这种情况；1分，检查时有些心神不宁；2分，明显心神不宁或小动作多；3分，不能静坐，检查中曾起立；4分，搓手、咬手指、扯头发、咬嘴唇。

（10）精神性焦虑：0分，表示无这种情况；1分，问时诉述；2分，自发地表达；3分，表情和言语流露出明显忧虑；4分，明显惊恐。

（11）躯体性焦虑：指焦虑的生理症状，包括口干、腹胀、腹泻、呃逆、腹绞痛、心悸、头痛、过度换气和叹气，以及尿频和出汗。0分，表示无这种情况；1分，轻度；2分，中度，有肯定的上述症状；3分，重度，上述症状严重，影响生活或需要处理；4分，严重影响生活和活动。

（12）胃肠道症状：0分，表示无这种情况；1分，食欲减退，但不需他人鼓励便自行进食；2分，进食需他人催促或请求，以及需要应用泻药或助消化药。

（13）全身症状：0分，表示无这种情况；1分，四肢、背部或颈部沉重感，背痛、头痛、肌肉疼痛，全身乏力或疲倦；2分，症状明显。

（14）性症状：指性欲减退、月经不调等。0分，表示无这种情况；1分，轻度；2分，重度；3分，不能肯定，或该项对被评者不适合（不计入总分）。

（15）疑病：0分，表示无这种情况；1分，对身体过分关注；2分，反复考虑健康问题；3分，有疑病妄想；4分，伴有幻觉的疑病妄想。

（16）体重减轻

1）按病史评定：0分，表示无这种情况；1分，患者诉说可能有体重减轻；2分，肯定体重减轻。

2）按体重记录评定：0分，表示无这种情况；1分，1周内体重减轻超过0.5kg；2分，1周内体重减轻超过1kg。

（17）自知力：0分，表示无这种情况；1分，知道自己有病，表现为忧郁；2分，知道自己有病，但归咎于伙食太差、环境问题、工作过忙、病毒感染或需要休息；3分，完全否认有病。

结果判定：

（1）总分超过24分为严重抑郁，超过17分为轻度或中度抑郁，小于7分无抑郁症状。

（2）因子分：①焦虑躯体化，由精神性焦虑、躯体性焦虑、胃肠道症状、疑病和自知力等5项组成（即10、11、12、15、17项）；②体重，即体重减轻1项（第16项）；③认知障碍，由自罪感、自杀、激越等组成（2、3、9项）；④阻滞，由抑郁情绪、工作和兴趣、阻滞和性症状等4项组成（1、7、8、14项）；⑤睡眠障碍：由入睡困难、睡眠不深和早醒等3项组成（4～6项）。

（二）汉密尔顿焦虑量表

HAMA所有项目采用0～4分的5级评分法，各级的标准为：0分，无症状；1分，轻度；2分，中等；3分，重度；4分，极重度。

（1）焦虑心境：担心、担忧，感到有最坏的事情将要发生，容易被激惹。

（2）紧张：紧张感、易疲劳、不能放松，情绪反应，易哭、颤抖、感到不安。

（3）害怕：害怕黑暗、陌生人、一人独处、动物、乘车或旅行及人多的场合。

（4）失眠：难以入睡、易醒、睡得不深、多梦、梦魇、夜惊、睡醒后感到疲倦。

（5）认知功能：或称记忆力、注意力障碍。注意力不能集中，记忆力差。

（6）抑郁心境：丧失兴趣、对以往爱好的事物缺乏快感、忧郁、早醒、昼重夜轻。

（7）躯体性焦虑（肌肉系统症状）：肌肉酸痛、活动不灵活、肌肉经常抽动、肢体抽动、牙齿打颤、声音发抖。

（8）感觉系统症状：视物模糊、发冷发热、软弱无力感、浑身刺痛。

（9）心血管系统症状：心动过速、心悸、胸痛、血管跳动感、昏倒感、心搏脱漏。

（10）呼吸系统症状：时常感到胸闷、窒息感、叹息、呼吸困难。

（11）胃肠消化道症状：吞咽困难、嗳气、食欲不佳、消化不良（进食后腹痛、胃部烧灼痛、腹胀、恶心、胃部饱胀感）、肠鸣、腹泻、体重减轻、便秘。

（12）生殖、泌尿系统症状：尿意频繁、尿急、停经、性冷淡、过早射精、勃起不能、阳痿。

（13）自主神经性系统症状：口干、潮红、苍白、易出汗、易起"鸡皮疙瘩"、紧张性头痛、毛发竖起。

（14）与人谈话时的行为表现

1）一般表现：紧张、不能松弛、忐忑不安、咬手指、紧握拳、摸弄手帕、面肌抽动、不停顿足、手发抖、皱眉、表情僵硬、肌张力高、叹息样呼吸、面色苍白。

2）生理表现：吞咽、频繁呃逆、安静时心率快、呼吸加快（20次/分以上）、腱反射亢进、震颤、瞳孔放大、眼睑跳动、易出汗、眼球突出。

结果分析：①焦虑因子分析，HAMA将焦虑因子分为躯体性和精神性两大类。躯体性焦虑：7～13项的得分较高。精神性焦虑：1～6项和14项得分较高。②HAMA总分≥29分，可能为严重焦虑；≥21分，肯定有明显焦虑；≥14分，肯定有焦虑；超过7分，可能有焦虑；如小于7分，便没有焦虑症状。

以上两个量表为他评量表，仅适合接受过一定培训的医务工作者使用，故在此提供相关的情绪自评量表，方便患者自己初步评估，起到协同判断的作用。

# 二、乳腺癌患者焦虑抑郁的防治

癌症患者尤其是乳腺癌患者更易出现消极悲观的自动负性思维和不良应对方式，对有情绪问题的患者进行正确的引导和适当的支持，必要时进行心理干预或药物治疗，有助于身心的康复。

（一）心理干预

心理状态贯穿乳腺癌患者症状出现、诊断、治疗、复发、长期适应等多个阶段，影响乳腺癌的发生、发展和转归。因此，在就诊过程中必须随时注意患者情绪变化。对所有乳腺癌患者都可进行一般心理干预。

**1. 阶段性心理干预**

（1）乳腺癌确诊后：当患者被确诊为乳腺癌时，其心理活动会联系到死亡，表现为自卑、担忧和失望。在确诊初期进行的心理干预多为支持性的心理治疗。如在询问病史时，用恰当的话语告诉其癌症并不可怕，关键在于积极配合治疗和良好的心理状态。医生可以通过与患者深入交谈关键话题，适时进行健康教育，帮助患者正确认识乳腺癌，了解其发展与预后，帮助患者树立战胜疾病的信心。

（2）围手术期：随着手术期的临近，患者由最初的想尽快切除肿瘤转变为担心、恐惧，顾虑手术效果、医生水平、肿瘤是否转移、扩散及预后、乳腺缺如影响美观等。另外，手术费用、术后疼痛、肢体活动障碍以及恶心、呕吐等不适反应也是造成患者心理障碍的重要因素。为此，术前应多与患者交流沟通，介绍一些治疗成功的实例，并采用应激处理、健康教育、应对技巧有机结合的方法，使其放松压力。

由于乳腺癌手术破坏了女性第二性器官的完整性，影响了形体美观，此时患者心理急剧变化，有无助感，医护人员要有高度的同情心，用积极真诚的态度抚慰患者，鼓励患者倾诉内心的不快和郁闷，通过劝慰、启发、建议、传递康复希望等方式使其消除疑虑。必要时需有针对性地告知患者出院后可佩戴义乳或行乳腺重建术等，打消患者的顾虑。

（3）放、化疗期：放、化疗后患者会出现咳嗽、食欲差、恶心呕吐和脱发等反应，另外由于化疗药物价格较高，有的患者由于经济原因拒绝治疗。此时需注意多与患者交流，清楚告知化疗和放疗的不良反应及其并发症的预防措施，指导饮食；同时向家属做好解释工作，消除其思想上的压力，协同鼓励患者坚持治疗。

（4）康复期：经过一系列的治疗，患者可能开始从事各种活动、工作和交际，由于乳腺的缺乏，乳腺癌患者的心理障碍发生率远高于其他恶性肿瘤患者，特别是年轻女性患者。在此阶段，应动员家庭及社会力量，家人特别是配偶的支持可增强患者对生活的期望和提高其心理适应能力，减轻负性情绪，以积极状态面对疾病与治疗。

**2. 心理治疗**　当患者抑郁情绪重，普通的心理干预已经不能解决问题时，应建议患者到精神心理专科就诊，接受恰当的心理治疗。对于乳腺癌，比较常用的心理治疗包括认知行为治疗、松弛治疗、团体心理治疗等。

认知行为治疗主要是通过改变患者不健康的思维模式来改善情绪，治疗重点在于让患者发现自己认知中的不合理因素，纠正患者自身的错误认知，建立积极的思考方式，并练习新的应对方式。例如，患者认为一旦患有癌症，就可能马上死亡；或者自己切除乳腺后就不再是完整的女性，家人势必会厌恶自己这样的自动负性认知，都可以通过认知疗法处理。

松弛治疗对于缓解焦虑情绪和躯体不适都有明显效果。比较常用的如呼吸松弛训练法，采用稳定、缓慢的深吸气和深呼气方法，达到松弛目的。一般要求连续呼吸 20 次以上，每分钟呼吸频率为 10～15 次。吸气时双手慢慢握拳，微屈手腕，最大吸气后稍屏息一段时间，再缓慢呼气，两手放松，使全身肌肉处于松弛状态。如此重复呼吸。训练时注意力高度集中，排除一切杂念，思想专一，全身肌肉放松。平时每天练习 1～2 次，每次 10～15 分钟。有计划地训练以达到自我体会身心松弛的效果。

团体心理治疗在癌症患者中使用也较多，因为有同样疾病的人在一起，容易互相理解、支持和影响，注意团体心理治疗时要关注、培养正性情绪支持，对负性情绪进行适当引导，这常需要 2 个以上专业心理治疗师。可以通过对患者的教育，发挥团体动力学的作用，提升患者对自己的认知，达到共同学习、共同训练、共同成长的目的。

（二）药物治疗

对于出现焦虑、抑郁情绪的患者，应尽量做到早诊断、早治疗。当确诊合并存在焦虑抑郁症时，医生需根据患者病情、身体情况、经济情况等因素综合考虑是否需要用药，用哪种类型的药物。

**1. 抗抑郁药**　目前的研究表明，当抑郁情绪出现时，机体存在神经-内分泌系统紊乱、神经递质失衡，而抗抑郁药可使失衡的神经递质趋向正常，从而使抑郁症状消失，情绪恢复正常。第一代抗抑郁药包括单胺氧化酶抑制剂和三环类抗抑郁药，虽然两者的疗效肯定、价格低，但其副作用较大，甚至可产生致命的不良反应如心脏毒性，患者难以耐受，对于有重度躯体疾病的患者更不适用，故本章只介绍第二代抗抑郁药物：

（1）选择性 5-羟色胺（5-HT）再摄取抑制剂（SSRI）：作用机制是通过阻断 5-HT 突触前膜再摄取，使神经细胞突触间隙的 5-HT 浓度增加。它在保持一代抗抑郁疗效的同时，可显著减少不良反应，成为现阶段治疗抑郁症的一线药物。一般 2～3 周即可显效，服用方法简单，多为每日 1 次服用，不需要用药监测。常见药物包括盐酸氟西汀、舍曲林、西酞普兰（艾司西酞普兰）、帕罗西汀、氟伏沙明。主要的不良反应是胃肠功能紊乱、头晕、头痛等。

（2）选择性 5-HT 和去甲肾上腺素（NE）双重再摄取抑制剂：文拉法辛是 5-HT 和 NE 的再摄取抑制剂，起效较快，对重症和难治抑郁 1 周可见效。其对肾上腺素能受体、组胺受体几乎无作用，因此几乎没有抗胆碱能、直立性低血压等不良反应。除前面介绍的 SSRI 的常见不良反应外，还会出现嗜睡、口干、便秘。注意此药存在与剂量相关的持续性高血压，因此，建议所有使用者常规进行血压监测。

度洛西汀抑制 5-HT 和 NE 再摄取的能力强且作用均衡，抗抑郁治疗有效率和起效速度优于 SSRI。该药有良好的抗疼痛作用，适用于治疗伴有疼痛性躯体症状的抑郁症、广泛性焦虑症。

（3）去甲肾上腺素能和特异性 5-HT 能抗抑郁剂：米氮平为强效中枢性 $\alpha_2$-去甲肾上腺素能自受体和异受体阻断剂，以及突触后 $5\text{-HT}_2$ 和 $5\text{-HT}_3$ 受体阻断剂。在低剂量时抗组胺作用占优势（嗜睡、镇静），建议睡前 1 次服用。最常见的不良反应是嗜睡、食欲增加和体重增加。注意米氮平可能引起如罕见的中性粒细胞减少等某些实验室指标异常，故用于化疗患者时尤需注意。

（4）圣·约翰草提取物：天然植物圣·约翰草的提取物具有多重抗抑郁作用，可同时抑制突触前膜对 NE、5-HT 和 DA 的重吸收，使突触间隙内三种神经递质的浓度增加，适用于轻度、中度抑郁患者。

**2. 抗焦虑药**

（1）苯二氮䓬类药物：这类药物的优点突出，见效快，多在 30～60 分钟内起效；抗焦虑效果肯定；价格较低，使得其临床应用较广泛；但是需注意该药的缺点同样明显，效果持续时间短，有可能产生依赖性，不适合长期大量使用。

（2）丁螺环酮：这类药物的特点是抗焦虑效果肯定，无成瘾性，适合长期服用。但抗焦虑效果见效慢，2～3 周后起效，常常需要同时短期合用安定类药物一段时间后，再单独应用丁螺环酮类药物。

使用药物时需要注意的是，在服药期间，注意和医生保持联系，以便在出现副作用或其他问题时及时解决；焦虑抑郁病程多较长，治疗疗程相应也较长，在症状缓解后，仍需要坚持服用药物；停药及减药需在专业医生的指导下进行，不能自行随意调整药物治疗方案。

（秋海棠）

## 参 考 文 献

胥刘秀，沈珊珊，何静静，2013. 乳腺癌患者的焦虑、抑郁、幸福感指数及社会支持. 中国心理卫生杂志，27（6）：473-483.

Bredicean AC，Criniceanu Z，Oprean C，et al，2020. The influence of cognitive schemas on the mixed anxiety-depressive symptoms of breast cancer patients. BMC Womens Health，20（1）：32.

Johnson KM，Bradley KA，Bush K，et al，2006. Frequency of mastalgia among women veterans. Association with psychiatric conditions and unexplained pain syndromes. J Gen Intern Med，21（Suppl 3）：S70-S75.

Nutt D，2014. The Hamilton Depression Scale-accelerator or break on antidepressant drug discovery? J Neurol Neurosurg Psychiatry，85（2）：119，120.

# 第十九章

# 乳腺癌治疗相关恶心呕吐

## 一、概　　述

乳腺癌是一种需要综合治疗的全身性疾病，治疗方法包括手术、放疗、化疗、内分泌治疗、靶向治疗、免疫治疗等，这些治疗均可能引起恶心呕吐，恶心呕吐可降低患者生活质量和对治疗的依从性。另外，严重的恶心呕吐还可能造成代谢紊乱、营养失调、体重减轻，功能和生活自理能力受限，焦虑、恐惧、抑郁，伤口裂开，食管黏膜撕裂，治疗耐受性降低，有时还可能导致吸入性肺炎等严重后果。恶心呕吐控制不佳会使患者对治疗产生畏惧甚至拒绝，也可能因此而更改治疗方案甚至终止抗肿瘤治疗。因此，充分认识并积极合理地预防和治疗相关的恶心呕吐，是抗肿瘤治疗顺利进行的保障。本章将主要介绍乳腺癌抗肿瘤治疗相关恶心呕吐及其相应的处理措施。

## 二、抗肿瘤药物所致恶心呕吐

在乳腺癌所有抗肿瘤治疗方法中，抗肿瘤药物所致恶心呕吐发生率最高，其中化疗所致恶心呕吐（chemotherapy induced nausea and vomiting，CINV）最为严重，故研究较深入，其他抗肿瘤药物所致恶心呕吐均可参考 CINV。

### （一）恶心呕吐的类型

按照发生规律，CINV 分为急性、延迟性、预期性、暴发性和难治性 5 种类型。急性CINV 一般在用药数分钟至数小时内出现，多于用药 5~6 小时达高峰，一般 24 小时内缓解，发生率为 12%~50%。延迟性 CINV 多在用药 24 小时后出现，40%~50%发生于化疗后 24~48 小时，多见于顺铂、卡铂、环磷酰胺和蒽环类药物治疗时，可持续数天，发生率为 19%~75%。预期性 CINV 是指前一次治疗中出现 CINV 后，在下一次治疗开始前就出现的恶心呕吐，属条件反射，主要由精神、心理等因素引起。预期性 CINV 多伴焦虑、抑郁，与既往治疗不愉快体验相关，发生率为 18%~57%，恶心较呕吐常见。暴发性 CINV 是指即使给予预防性止吐处理后仍出现且需解救治疗的呕吐。难治性 CINV 是指以往治疗周期中使用预防性和（或）解救性止吐治疗失败，在后续治疗周期中仍然出现的呕吐。

## （二）恶心呕吐的病理生理机制

恶心呕吐是一个由大脑控制的多步骤的复杂反射过程，受一系列神经冲动支配。化疗所致恶心呕吐的受体分布在延髓极后区和肠嗜铬细胞附近的迷走神经末端。抗肿瘤药物可通过外周和中枢两条途径引起恶心呕吐反射。抗肿瘤药物及其代谢产物使消化道黏膜受到损害，释放 5-HT，作用于迷走神经上的 5-HT$_3$ 受体继而将信号传递至大脑的化学感受区（chemoreceptor trigger zone，CTZ）。此外，抗肿瘤药物及其代谢产物也可直接作用于 CTZ。它被激动后发出神经冲动传递至恶心呕吐中枢，恶心呕吐中枢继而发出神经冲动至唾液中枢，咽喉、胃肠和腹部肌肉，脑神经和呼吸中枢等，在多个效应器官的协作下最终完成恶心呕吐。此外，一些精神和感觉因素也可引起恶心呕吐。上述神经冲动的传递是由神经递质及其受体介导的。P 物质是中枢神经系统中激活神经激肽-1（neurokinin-1，NK-1）的主要神经递质，与延迟性 CINV 相关。5-HT$_3$ 受体与 NK-1 受体相互交联，当一个受体被配体激活时，另一个受体也会被激活，但其机制尚不明确。其他参与恶心呕吐的神经递质和受体还包括多巴胺受体、乙酰胆碱、皮质醇、组胺、阿片类物质受体等。不同神经递质在不同恶心呕吐类型中的作用和重要性存在差别。如外周途径一般表现为急性 CINV，主要由 5-HT 介导。中枢途径主要位于大脑，通常表现为延迟性 CINV，主要由 P 物质介导。此外，化疗所致细胞损伤及炎症介质的释放，在延迟性 CINV 中也发挥重要作用。恶心和呕吐在发生机制上相互关联，但也不尽相同。临床上对抗肿瘤治疗所致恶心和呕吐常同时进行防治。

## （三）抗肿瘤药物致吐性强弱分级

抗肿瘤药物诱导呕吐的发生率主要与所用药物的致吐性强弱相关。抗肿瘤药物致吐性强弱按照引起呕吐发生率（在不预防性进行止吐治疗的前提下）分为高致吐风险（＞90%）、中致吐风险（30%～90%）、低致吐风险（10%～30%）和轻微致吐风险（＜10%）。表 19-1 总结了乳腺癌治疗常用抗肿瘤药物致吐性强弱分级。此外，多种药物的联用及多程治疗均可增加恶心呕吐的发生率。

**表 19-1　乳腺癌治疗常用抗肿瘤药物致吐性强弱分级**

| 分级 | 静脉药物 | 口服药物 |
| --- | --- | --- |
| 高致吐风险<br>（＞90%） | 多柔比星≥60mg/m$^2$ | 环磷酰胺≥100mg/（m$^2$·d） |
| | 表柔比星＞90mg/m$^2$ | 依托泊苷 |
| | 环磷酰胺＞1500mg/m$^2$ | 奥拉帕尼 |
| | 顺铂≥75mg/m$^2$ | 替莫唑胺＞75mg/m$^2$ |
| | 卡铂 AUC≥4 | |
| | 多柔比星/表柔比星联合环磷酰胺 | |
| 中致吐风险<br>（30%～90%） | 卡铂 AUC＜4 | |
| | 环磷酰胺≤1500mg/m$^2$ | |
| | 多柔比星＜60mg/m$^2$ | |
| | 表柔比星＜90mg/m$^2$ | |
| | 甲氨蝶呤≥250mg/m$^2$ | |
| | 洛铂 | |
| | 奈达铂 | |

续表

| 分级 | 静脉药物 | 口服药物 |
|---|---|---|
| 低致吐风险<br>（10%～30%） | T-DM1<br>多西他赛<br>紫杉醇<br>白蛋白紫杉醇<br>多柔比星脂质体<br>艾日布林<br>吉西他滨<br>培美曲赛<br>拓扑替康<br>5-FU<br>甲氨蝶呤 50～250mg/m$^2$ | 卡培他滨<br>甲氨蝶呤<br>环磷酰胺<100mg/（m$^2$·d）<br>替莫唑胺≤75mg/m$^2$<br>他莫昔芬<br>托瑞米芬<br>来曲唑<br>阿那曲唑<br>依西美坦<br>吡咯替尼<br>哌柏西利 |
| 轻微致吐风险<br>（<10%） | 贝伐珠单抗<br>曲妥珠单抗<br>帕妥珠单抗<br>长春瑞滨<br>长春新碱<br>甲氨蝶呤≤50mg/m$^2$<br>纳武利尤单抗<br>帕博利珠单抗<br>阿特珠单抗 | 阿帕替尼<br>阿法替尼<br>拉帕替尼<br>西达本胺<br>依维莫司<br>氟维司群* |

*用药途径为肌内注射。

## （四）影响恶心呕吐发生的其他因素

除抗肿瘤药物致吐性强弱分级不同外，还有多种因素会影响恶心呕吐的发生风险，主要包括治疗药物相关因素（剂量强度、剂量密度、输注速度、给药途径、合并用药、治疗周期等）、放疗靶区部位和剂量强度，以及患者自身因素（性别、年龄、晕动症或孕吐史、饮酒史、焦虑症、体力状态、基础疾病及既往有治疗引起恶心呕吐史等）。评估恶心呕吐发生风险时还需考虑患者是否使用阿片类药物、存在不完全性或完全性肠梗阻、前庭功能障碍、肿瘤脑转移、电解质紊乱、尿毒症、肝功能异常、胃轻瘫、精神心理因素等。总之，接受乳腺癌治疗的年轻女性较其他人群更易出现恶心呕吐，有既往化疗史者呕吐往往相对较重，延迟性 CINV 较急性 CINV 更为常见，且程度更重，治疗更为困难。

## （五）恶心呕吐的防治

合理选择药物以预防 CINV 的发生是治疗的优选模式。目前临床上乳腺癌常用的止吐药物包括 5-HT$_3$ 受体拮抗剂、类固醇激素、NK-1 受体拮抗剂、非典型抗精神病药、苯二氮䓬类和吩噻嗪类等。这些止吐药物主要通过抑制介导呕吐的神经递质或其受体而达到抑制呕吐的目的。通常每种药物主要阻断某一类受体，只有奥氮平能够作用于呕吐通路的多个受体。目前尚未发现诱发呕吐反应的共同通道，因此尚无一种药物能够对不同类型的恶心呕吐实现完全阻断。

急性 CINV 的处理目标是预防，止吐药物应在化疗前给予。对于高、中度致吐风险抗癌药物引起的呕吐，5-HT$_3$ 受体拮抗剂是最主要的止吐药物，并应根据情况联用类固醇激素和（或）NK-1 受体拮抗剂。止吐效果不好时，需考虑其他因素的影响。地塞米松对延迟性 CINV 有肯定的疗效，完全控制率约为 45%，联合阿瑞匹坦可进一步提高疗效，完全控制率约 68%。接受高、中度致吐风险药物治疗的患者，恶心呕吐发生风险会持续 2～3 天，在整个风险期，均需对呕吐予以防护。如高剂量顺铂治疗结束后应再给予止吐治疗至少 3 天。乳腺癌患者急性或延迟性 CINV 的防治方案、注意事项及推荐级别见表 19-2。

表 19-2　乳腺癌抗肿瘤药物所致急性或延迟性 CINV 防治方案

| 用药途径 | 致吐风险强弱分级 | 方案 | 药物和剂量 | 注意事项 | 证据级别 |
|---|---|---|---|---|---|
| 静脉用药方案 | 高、中度 | 选择性 5-HT$_3$ 受体拮抗剂+类固醇激素+NK1 受体拮抗剂 | 化疗前：<br>选择性 5-HT$_3$ 受体拮抗剂*（任选一种）：昂丹司琼、格拉司琼（格雷司琼）、帕洛诺司琼<br>阿瑞匹坦 d1：125mg；d2、d3：80mg，口服<br>地塞米松 d1：6mg；d2～d4：3.75mg，口服 | NK-1 受体拮抗剂是 CYPA4 抑制剂，而地塞米松是 CYPA4 底物，二者联合用药时，地塞米松应减量，并注意与其他药物相互作用带来的药物代谢变化和相关影响 | 1 |
| | 低度 | 选择性 5-HT$_3$ 受体拮抗剂（任选一种）或地塞米松或奋乃静 | 化疗前和其后每天使用：<br>选择性 5-HT$_3$ 受体拮抗剂*（任选一种）：昂丹司琼、格拉司琼（格雷司琼）、帕洛诺司琼<br>地塞米松 12mg，口服或静脉滴注<br>奋乃静 10mg，口服或静脉滴注，需要时每 4～6 小时重复使用（最高剂量 40mg/d） | — | 2A |
| | 轻微 | 无须常规预防 | — | 如果患者发生呕吐，后续治疗前参照低致吐性方案所致恶心呕吐的预防进行处理 | 2A |
| 口服用药方案 | 高、中度 | 选择性 5-HT$_3$ 受体拮抗剂（任选一种） | 化疗前和其后每天使用：<br>选择性 5-HT$_3$ 受体拮抗剂*（任选一种）：昂丹司琼、格拉司琼（格雷司琼）、帕洛诺司琼 | — | 2A |
| | 低度、轻微 | 无须常规预防 | | 仅在必要时给予 5-HT$_3$ 受体拮抗剂、奋乃静中的一种 | 2A |

*包括针剂、口服、透皮贴片（格拉司琼）多种剂型，可根据需要选择。

接受多日化疗的患者存在急性和延迟性 CINV 的双重风险。5-HT$_3$ 受体拮抗剂联合地塞米松是预防多日化疗所致恶心呕吐的标准治疗方案，通常主张在化疗全程使用 5-HT$_3$ 受体拮抗剂，地塞米松应连续使用至化疗结束后 2～3 天。对高致吐风险或延迟性 CINV 高风险的多日化疗方案，可考虑加入 NK-1 受体拮抗剂。

目前普遍认为，预期性 CINV 是一种经典的条件反射模型，受环境影响，一旦发生，治疗较为困难，各类止吐药物均不理想。治疗的关键在于预防，即在每周期治疗时给予最佳止吐治疗，防止呕吐的发生。另外，避免接触刺激性和异味气体有助于预期性 CINV 的治疗。另外，可采取心理干预疗法，家属应营造温馨环境，分散患者注意力，放松其心情；也可以采用瑜伽、渐进性肌肉放松、催眠疗法、生物反馈疗法和系统性脱敏治疗等行为疗法。中医针灸对预期性 CINV 也有一定的作用。抗焦虑药如劳拉西泮和镇静药物如苯二氮䓬类与止吐药物联用有一定作用。

对暴发性/难治性 CINV 患者，预防比治疗更为重要。如果之前预防止吐方案中未使用奥氮平，推荐加用该药。若患者之前使用了奥氮平进行预防性止吐治疗，推荐采用未使用过的不同作用机制的止吐药物，如 NK-1 受体拮抗剂或氟哌啶醇、东莨菪碱透皮贴、类固醇激素、劳拉西泮和屈大麻酚等。在给药方式上，若患者呕吐非常明显，建议采用静脉给药、肌内注射、皮下给药、肛门给药或贴剂等。如果化疗目标是非治愈性的，处理此类患者的难治性 CINV 可考虑调整治疗方案。

5-HT$_3$ 受体拮抗剂和类固醇激素是防治 CINV 的基本药物，多种防治方法的联用能使 80% 左右的 CINV 得到控制。止吐药物的选择应综合评估后制定，且基于致吐风险最高的药物来选择止吐药物，并给予有效生物效应的最小剂量。在设计止吐方案时还需考虑一些实际问题，如处理时的背景（住院或门诊患者）、首选给药途径（肠外、口服或透皮）、止吐药物作用持续时间和给药间隔时间、患者对每日给予止吐药物的耐受性、依从性、顺应性问题和个体的风险因素等。在防治呕吐的同时，应注意避免止吐药的不良反应。每次治疗前，应充分综合评估治疗方案和患者的其他具体因素，制定更为个体化的止吐方案。

# 三、手术所致恶心呕吐

在乳腺癌的综合治疗中，外科手术占有重要地位。肿瘤术后恶心呕吐（postoperative nausea and vomiting，PONV）发生机制目前主要涉及 PONV 的神经传导通路和与其相关的神经递质及受体两个方面。在乳腺癌手术患者中，PONV 发生率为 60%～80%。一般发生在术后 24 小时内，术后 2 小时最为明显。诱发乳腺癌患者 PONV 的危险因素：①患者因素，乳腺癌患者多为女性，而女性 PONV 的发生率明显高于男性，且更为严重，可能与女性体内激素水平相关。乳腺是多种激素的靶器官，其腺体细胞中有雌激素、孕激素等受体，手术刺激可改变激素水平，从而改变脑干对催吐刺激的敏感性。另外，乳腺癌患者体型多偏胖，这也是乳腺癌患者更易发生 PONV 的因素之一。年轻、有晕动病病史、有术后恶心呕吐史、术前焦虑或胃轻瘫等也是 PONV 发生的高危因素。②麻醉因素，麻醉性镇痛药及吸入性麻醉药均可增加 PONV 发生率。麻醉及相关的阿片类药物可作用于阿片类受体而诱发恶心呕吐。常用的吸入麻醉药对大脑皮质和呕吐中枢有刺激作用。另外，全身麻醉患者气管插管前面罩给氧致使气体由胃进入肠腔，使肠管扩张、胀气而引起 PONV。乳腺癌手术为非开腹手术，术前不插胃管，不能及时抽吸胃内气体，可增加 PONV 的发生风险。③手术因素，各种原因引起的术中低血压与低氧血症均可诱发 PONV。乳腺癌术中清扫腋窝淋巴结时由于血管较丰富容易出血而增加低血压，术中如不能保持血压平稳则可增加 PONV 发生风险。④术后因素，术后使用镇痛药及过早进食、进液均可增加 PONV 发生风险。

防治乳腺癌 PONV 可根据致吐因素采取多种措施，但预防性应用止吐药物是最积极有效的方法，可根据患者恶心呕吐发生风险酌情采用 1～3 种止吐药物。但 PONV 预防用药应考虑药物起效和持续作用时间，一般于手术结束前给予静脉负荷量，以后再持续或依据作用时间间断给药。如已预防用药，治疗时换用其他类型药物。

# 四、放疗所致恶心呕吐

放疗所致恶心呕吐（radiotherapy induced nausea and vomiting，RINV）的发生机制尚不明确。RINV 的发生风险与照射部位、面积和分割剂量及患者本身有关。乳腺癌放射部位主要包括乳腺、区域淋巴结及转移病灶。乳腺和区域淋巴结照射可致轻微致吐风险。转移灶部位照射根据转移部位的不同致吐风险有所变化，如上腹部照射可致中度致吐风险，下胸部、下腹部、盆腔、头颅、脊髓等部位照射可致低度致吐风险。在头颅放疗时应关注放射引起脑水肿而导致颅内高压所致呕吐。另外，放疗的分割剂量越高，总剂量越大，受照射的组织越多，RINV 发生率越高。轻微致吐风险照射不需常规预防性应用止吐药物，对其他部位 RINV 的防治应充分评估发生风险后酌情给予 1～3 种止吐药物。放化疗联合时，按最高致吐风险处理。

# 五、止吐药物不良反应的处理

便秘是 5-HT$_3$ 受体拮抗剂最常见的不良反应，发生率为 1%～11%，NK-1 受体拮抗剂也可导致便秘。对发生便秘者，可进行饮食指导、按摩、针灸、润肠通便、灌肠等处理。头痛是 5-HT$_3$ 受体拮抗剂和 NK-1 受体拮抗剂的常见不良反应，发生率为 2%～10%。对发生头痛者，可给予热敷、按摩、针灸等，必要时给予解热镇痛药，重症者可使用麦角胺咖啡因。腹胀也是止吐药物的不良反应，轻度不需特殊处理，明显腹胀者可行保守治疗，如禁食、胃肠减压、肛管排气和应用解痉剂等。腹胀严重导致肠麻痹者，可应用全肠外营养，使用生长抑素减少消化液的分泌和丢失，也可进行高压氧治疗，置换肠腔内氮气以减轻症状。止吐药物也可导致心血管系统相关症状，如期前收缩、房室传导阻滞、Q-T 间期延长、低血压和晕厥等，发生率为 0.1%～1%。其中 Q-T 间期延长较为罕见（发生率<0.1%），但它是使用 5-HT$_3$ 受体拮抗剂时需特别关注的问题。因此，在应用此类药物时应充分评估并关注患者潜在心脏疾病、电解质异常及合并用药情况等，密切监测 Q-T 间期变化。类固醇激素可引起类肾上腺皮质功能亢进综合征，一般无须特殊处理，停药后可自行消退。低盐、低糖、高蛋白饮食等措施可减轻上述症状。奥氮平可引起过度镇静，发生率>10%，可通过减少给药剂量降低发生率，且该症状会随着用药时间延长逐渐改善。吩噻嗪类、苯二氮䓬类和氟哌啶醇也有导致过度镇静的风险，使用该类药物时应充分评估患者状态。总体上，止吐药物不良反应多轻微可控，如症状严重，需加强对症处理，且调整后续止吐药物。

# 六、恶心呕吐的营养支持治疗

鉴于恶心呕吐所致的不良后果，对患者进行营养支持尤为重要。首先需向患者及家属做好饮食护理宣教，根据其病情需要调整饮食结构。进食以少量多餐、饮水以少量多次为宜，以高热量、高蛋白、低脂、富含维生素、易消化的流质或半流质饮食为主。禁食刺激性和难以消化的食物，少食色氨酸丰富的食物，如香蕉、核桃和茄子等，不食过冷或过热食物等。餐后不要立即躺下，避免反流。此外，对每位患者进行营养状态评估，根据其不同的营养需求计算能量需求。优先给予肠内营养，如患者不能进食，又不适合肠内营养，应给予肠外营养，补充每日所需能量及营养元素，维持并改善患者生命质量，保障抗肿瘤措施的顺利进行。

（张宁宁　曾晓华）

## 参 考 文 献

姜文奇，巴一，冯继锋，等，2019. 肿瘤药物治疗相关恶心呕吐防治中国专家共识（2019 年版）. 中国医学前沿杂志（电子版），11：16-26.

石远凯，孙燕，2015. 临床肿瘤内科手册. 北京：人民卫生出版社.

中国临床肿瘤学会指南工作委员会，2019. 乳腺癌诊疗指南（2019 版）. 北京：人民卫生出版社，110-112.

Ahrari S，Chow R，Goodall S，et al，2017. Anticipatory nausea：Current landscape and future directions. Ann Palliat Med，6：1-2.

American Gastroenterological Association，2001. American Gastroenterological Association medical position statement：Nausea and vomiting. Gastroenterology，120（1）：261-263.

Balakrishnan VS，2016. Patient risk factors versus physician guidelines for anti-emetics. Lancet Oncol，17：e7.

Einhorn LH，Rapoport B，Navari RM，et al，2017. 2016 updated MASCC/ESMO consensus recommendations：Prevention of nausea and vomiting following multiple-day chemotherapy，high-dose chemotherapy，and breakthrough nausea and vomiting. Support Care Cancer，25：303-308.

Emens LA，Cruz C，Eder JP，et al，2019. Long-term clinical outcomes and biomarker analyses of atezolizumab therapy for patients with metastatic triple-negative breast cancer：A phase 1 study. JAMA Oncol，5：74-82.

Ezzo J，Vickers A，Richardson MA，et al，2005. Acupuncture-point stimulation for chemotherapy-induced nausea and vomiting. J Clin Oncol，23：7188-7198.

Figueroa-Moseley C，Jean-Pierre P，Roscoe JA，et al，2007. Behavioral interventions in treating anticipatory nausea and vomiting. J Natl Compr Canc Netw，5：44-50.

Hilarius DL，Kloeg PH，van der Wall E，et al，2012. Chemotherapy-induced nausea and vomiting in daily clinical practice：A community hospital-based study. Support Care Cancer，20（1）：107-117.

Karthaus M，Schiel X，Ruhlmann CH，et al，2019. Neurokinin-1 receptor antagonists：Review of their role for the prevention of chemotherapy-induced nausea and vomiting in adults. Expert Rev Clin Pharmacol，12（7）：661-680.

Kris MG，Gralla RJ，Clark RA，et al，1985. Incidence，course，and severity of delayed nausea and vomiting following the administration of high-dose cisplatin. J Clin Oncol，3（10）：1379-1384.

Llombart-Cussac A，Ramos M，Dalmau E，et al，2016. Incidence of chemotherapy-induced nausea and vomiting associated with docetaxel and cyclophosphamide in early breast cancer patients and aprepitant efficacy as salvage therapy. Results from the Spanish Breast Cancer Group/2009-02 study. Eur J Cancer，58：122-129.

Molassiotis A，Lee PH，Burke TA，et al，2016. Anticipatory nausea，risk factors，and its impact on chemotherapy-induced nausea and vomiting：results from the pan european emesis registry study. J Pain Symptom Manage，51：987-993.

Naito Y，Kai Y，Ishikawa T，et al，2020. Chemotherapy-induced nausea and vomiting in patients with breast cancer：A prospective cohort study. Breast Cancer，27（1）：122-128.

Navari RM，Aapro M，2016. Antiemetic prophylaxis for chemotherapy-induced nausea and vomiting. N Engl J Med，374：1356-1367.

Navari RM, Qin R, Ruddy KJ, et al, 2016. Olanzapine for the prevention of chemotherapy-induced nausea and vomiting. N Engl J Med, 375: 134-142.

Navari RM, 2013. Management of chemotherapy-induced nausea and vomiting: Focus on newer agents and new uses for older agents. Drugs, 73: 249-262.

Navari RM, 2015. 5-HT$_3$ receptors as important mediators of nausea and vomiting due to chemotherapy. Biochim Biophys Acta, 1848: 2738-2746.

Olver I, Ruhlmann CH, Jahn F, et al, 2017. 2016 Updated MASCC/ESMO Consensus Recommendations: Controlling nausea and vomiting with chemotherapy of low or minimal emetic potential. Support Care Cancer, 25: 297-301.

Quigley EM, Hasler WL, Parkman HP, 2001. AGA technical review on nausea and vomiting. Gastroenterology, 120: 263-286.

Roila F, Hesketh PJ, Herrstedt J, 2006. Prevention of chemotherapy- and radiotherapy-induced emesis: Results of the 2004 Perugia International Antiemetic Consensus Conference. Ann Oncol, 17: 20-28.

Roila F, Warr D, Hesketh PJ, et al, 2017. 2016 updated MASCC/ESMO consensus recommendations: Prevention of nausea and vomiting following high emetic risk chemotherapy. Support Care Cancer, 25: 289-294.

Ruhlmann CH, Jahn F, Jordan K, et al, 2017. 2016 updated MASCC/ESMO consensus recommendations: Prevention of radiotherapy-induced nausea and vomiting. Support Care Cancer, 25 (1): 309-316.

Schwartzberg L, Barbour SY, Morrow GR, et al, 2014. Pooled analysis of phase III clinical studies of palonosetron versus ondansetron, dolasetron, and granisetron in the prevention of chemotherapy-induced nausea and vomiting (CINV). Support Care Cancer, 22 (2): 469-477.

Singh P, Yoon SS, Kuo B, 2016. Nausea: A review of pathophysiology and therapeutics. Therap Adv Gastroenterol, 9: 98-112.

Wesmiller SW, Sereika SM, Bender CM, et al, 2017. Exploring the multifactorial nature of postoperative nausea and vomiting in women following surgery for breast cancer. Auton Neurosci, 202: 102-107.

# 第二十章

# 乳腺癌化疗相关脑认知功能障碍

## 一、概　　述

　　乳腺癌常见的治疗手段有手术、化疗、内分泌治疗、放疗及靶向治疗等，其中化疗是浸润性乳腺癌最常用的治疗方法之一。目前化疗药物及方案已基本规范化，化疗相关不良反应一直受到临床的关注。化疗常见的不良反应主要有胃肠道反应（恶心、呕吐、大便习惯改变）和骨髓抑制等。此外，1983 年就有报道，癌症患者完成治疗后主诉注意力、记忆力降低，反应能力变慢，这引发了研究者对癌症患者认知功能的关注。早期的研究多集中在化疗后患者认知功能的评估及其影响因素，并提出"癌症化疗相关认知障碍"（chemotherapy related cognitive impairment，CRCI）的概念，指癌症患者在化疗过程中或化疗结束后出现认知功能改变，又称化疗脑（chemobrain）或化疗雾（chemofog）。研究报道称，在接受化疗的乳腺癌患者中，14%～85%会在治疗过程中出现中到重度的认知损伤，这种化疗带来的负面影响，在化疗结束多年后仍然持续存在，严重影响患者的生活质量，主要表现为记忆力、注意力、执行功能等受损。也有研究报道称，癌症患者认知功能损害在化疗前就已经存在，认知功能损伤可能与肿瘤本身、手术、内分泌治疗、放疗等有关。认知功能障碍作为降低患者生活质量的重要因素已越来越受到重视。

　　笔者等应用 P300 检测评估乳腺癌患者化疗前后的脑认知功能状况（表 20-1），结果显示：乳腺癌首次确诊患者中存在较高比例的脑认知功能障碍（48.8%），而化疗后该比例高达 79%，同时化疗后平均随访 2.4 年以上的乳腺癌患者仍有 69.0%存在认知功能障碍，三组之间差异具有明显统计学意义（$P<0.001$）。化疗组[（364.74±15.73）毫秒]及随访组[（364.02±17.12）毫秒]乳腺癌患者中的 P300 潜伏期较首次确诊组[（355.13±19.47）毫秒]明显延长（$P<0.05$）。进一步年龄分层显示：50 岁以下化疗组的 P300 潜伏期较首次确诊化疗前患者组明显延长，且随访期间无明显改善；50～59 岁化疗组的 P300 潜伏期较首次确诊化疗前患者组也明显延长，但随访期间明显改善；60 岁以上首次确诊组、化疗组及随访组的 P300 潜伏期无明显差别，提示乳腺癌患者 CRCI 较为常见，尤其 50 岁以下的患者更为显著，且不易恢复，需引起临床重视，加强对其防治。

表 20-1　乳腺癌首次确诊、化疗后及随访期间认知功能障碍发生情况

| 认知功能障碍分级 | 首次确诊 | 化疗后 | 随访期间 |
| --- | --- | --- | --- |
| 无 | 91 人（51.1%） | 35 人（21.0%） | 57 人（30.9%） |
| 轻度 | 58 人（32.6%） | 68 人（40.7%） | 65 人（35.3%） |
| 轻中度 | 18 人（10.1%） | 38 人（22.7%） | 44 人（24.0%） |
| 中度及以上 | 11 人（6.2%） | 26 人（15.8%） | 18 人（9.8%） |
| 合计 | 178 人 | 167 人 | 184 人 |

# 二、病　因

目前，CRCI 的机制仍未明确。从直接作用来看，药物对认知功能造成的损伤首先需要通过血脑屏障。早期研究认为，外周的化疗药物很难通过血脑屏障，但现在多数研究认为，细胞毒性药物对中枢神经系统的多种细胞有影响，其中以少突胶质细胞和神经系统原始细胞对化疗药物的毒性最为敏感。依据相关文献，许多涉及啮齿动物的研究探索化疗药物对认知行为的作用，证实了常用抗癌药物会产生中重度的、持续时间较长的认知功能损伤。CRCI 与海马区和额叶功能障碍有关，常伴有注意力、记忆力和学习障碍。研究表明，紫杉醇类、氟尿嘧啶（5-Fu）、顺铂、环磷酰胺等乳腺癌化疗常用药物均可减少神经细胞形成，阻止海马区新细胞的产生，导致海马区依赖性的认知功能损伤。

同时，研究发现，不同类型的化疗药物对中枢神经系统有类似的影响，这种现象提示，化疗药物对神经系统的毒性反应可能有共同机制。其中公认的机制为氧化应激反应和炎症。化疗药物会造成机体内活性氧失衡，使自由基、过氧化物等平衡紊乱，从而提高机体氧化应激水平。这些物质在杀灭癌细胞的同时，也可进入神经系统，造成神经细胞损伤，影响认知功能。化疗诱导的促炎症细胞因子（如 IL-1b、IL-6、TNF-α、IL-10）可能与额叶功能损伤有关。同时脑部海马区有较多的炎性细胞因子受体，化疗诱导的促炎性细胞因子可能会进入海马区，造成海马区灰质细胞损伤，临床表现为认知功能损伤的症状。

乳腺癌 CRCI 还可能与线粒体功能障碍、细胞因子活性失调、体内激素水平变化及遗传差异等有关。

# 三、表现形式

美国癌症学会描述 CRCI 的症状：忘记平时容易回想起来的事情、记不住细节、记不住常用词、难以集中注意力、多任务处理障碍、需要比患病前更长的时间去完成一些事情等。目前研究发现，乳腺癌患者认知功能损害表现在注意力、记忆（包括工作记忆、延迟记忆、长期记忆、言语记忆等）、语言能力、处理速度、反应时间、执行功能等方面，其中注意力、记忆及处理速度被认为较易受损。这些认知功能障碍部分在化疗后一年内有所恢复，但其影响是长远的，可能持续数十年，病程可能与年龄、后续治疗（内分泌治疗）等多种因素有关。

# 四、评价方式

## （一）主观自评问卷

CRCI 的主观自评问卷一般有认知功能自评和情绪状态自评两种形式，常见的有欧洲癌症研究与治疗组织研发的癌症患者生命生存质量测定量表（EORTC QLQ-C30）和癌症治疗功能评估-认知功能量表（FACT-Cog）。自我评测的认知功能情况切实反映了患者在日常生活中的主观体验，以及对自我认知功能的满意程度，这些感受与患者生活、社交、工作等密切相关。大量研究发现，乳腺癌患者自评的认知功能障碍发生率偏高，最高达 95%，且主要反映在记忆力、注意力和执行力等方面，严重影响患者生活、工作及社交。主观自评问卷研究的优点是花费的人力、物力及财力较少，以较少的代价获得大量的数据，因此广受研究者青睐。但是其缺点也很明确，依赖患者的主观性，干扰因素相对较多，同时主观问卷的类型繁多，目前尚无统一标准，无法进行不同研究间的比较。

## （二）神经心理测量

神经心理检测量表主要有简易精神状态量表（MMSE）等。对实体肿瘤患者应用神经心理测量，报告的 CRCI 发生率为 15%～50%，其中的差异主要源于研究设计（横断面或队列研究）、诊断方法及定义的不一致性。与主观自评问卷相比，神经心理测量的客观性和即时性更好；而相对于神经影像学和脑电生理学研究，神经心理检测操作相对简单，无设备、资金要求，可及性更高。但目前国际尚无统一标准，导致 CRCI 诊断的异质性大，未来应联合多国家、多地区协作制定统一的神经心理检测标准，以便响应大数据时代的要求，总结全球范围内的高质量大样本研究，从而获得可信及稳定的结果，指导临床对 CRCI 的诊治。

## （三）脑电生理测量

脑电图（EEG）是通过脑电图测量仪将大脑微小的生物电信号放大，并记录下来，按规则绘制成曲线图，其中事件相关电位（ERP）是指人在认知加工过程中（如记忆、思考等）诱发的特殊的脑相关电位，它可以通过平均叠加最后从头颅表面记录到。P300 是指认知相关事件刺激大脑后产生的一种潜伏期为 300 毫秒的正性电位，属于认知性电位的一种，也是临床上最常测量的事件相关电位。理论研究显示，P300 的振幅反映了大脑信息加工的强度，表现了注意力、记忆力等的情况。P300 的潜伏期反映了大脑信息加工的速度，表现了抽象概括能力、思维能力等方面的情况。既往研究发现，乳腺癌患者化疗后，P300 的潜伏期与神经心理检测量表测试结果之间有显著联系。有认知功能损伤的疾病如精神分裂症、痴呆症和阿尔茨海默病患者的 P300 潜伏期通常延迟。

## （四）脑影像学测量

随着时代的进步，现代技术的发展，电子计算机断层扫描（CT）、磁共振成像（MRI）、功能性磁共振（fMRI）、正电子发射断层扫描（PET）、磁共振扩散张量成像（DTI）等脑影像技术进一步揭示了脑认知功能在大脑结构及功能层面造成的影响。目前在脑影像学研究中最常涉及的，也是最容易受到化疗影响的脑区域为额叶区及海马区。既往研究通过 MRI 评估乳腺癌患者化疗后大脑结构改变发现，乳腺癌患者化疗后全脑灰质体积有明显的持久的降低，大约等同于年老 4 岁时灰质体积的改变，这些改变可能与 CRCI 下降相关。Deprez 等应用 DTI 研究 34 例绝经前早期乳腺癌患者化疗前后的脑白质完整性的变化情况，结果发现患者化疗结束后 3~4 个月与化疗前相比，其注意力、记忆力等都明显下降。PET-CT 结果也发现，化疗后大脑局部区域的代谢降低。但由于脑影像学研究耗时、耗力、所需费用较高，目前研究多为小样本研究，异质性大，结果不稳定，因而有关 CRCI 在大脑结构及功能层面的改变与认知功能障碍的具体关系目前没有定论。

# 五、治　疗

## （一）运动

一些研究表明，体育锻炼可以改善认知功能情况。最近的一项研究评估了体育锻炼对乳腺癌幸存者的认知能力的影响，该研究将长期久坐的乳腺癌患者随机分为对照组和参与 12 周运动计划组。与对照组相比，运动组的信息处理速度有所提高，认知功能障碍症状有所改善，但这种现象仅发生在诊断乳腺癌 2 年内的患者中，可能提示早期运动干预的重要性。另一项研究发现，瑜伽能改善乳腺癌患者的记忆力和睡眠质量，睡眠质量也间接促进了记忆力的改善。同样，在大鼠模型中，物理运动可以阻止化疗导致的海马神经细胞生成障碍，有助于减少化疗引起的认知障碍。

## （二）认知行为治疗

认知行为治疗主要侧重于认知和行为两个方面，因此又分为认知治疗及行为治疗。认知治疗是通过帮助患者改变其错误的思维理念，试图消除其消极的、不良的情绪反应，常用方法包括教育指导、角色互换等；行为治疗是通过对患者的一些不良行为进行矫正而达到心理治疗目的的疗法，常用方法包括放松疗法、团体活动等。既往研究表明，癌症幸存者的认知行为治疗有助于患者主观的认知功能障碍症状的改善，但客观认知测试结果仍然有争论。目前较大样本量的一项认知训练研究（$n=242$），将化疗后 6~60 个月的有认知功能障碍症状的癌症幸存者随机分为以网络为基础的认知康复组和对照组，结果显示，认知康复组患者在自我报告的认知问题、焦虑/抑郁和疲劳方面有明显改善，但神经心理测量结果并无显著差异。国内一项研究纳入 60 例乳腺癌患者，随机分为干预组和对照组，其中干预组患者在化疗期间同时予以认知行为干预（联想、编故事等康复训练），化疗结束后 1 周内检测认知功能变化差异，结果显示，认知行为干预组在记忆力、注意力等方面均有明显改善。目前，国内外研究多发现认知行为治疗有助于 CRCI 的改善，也是目前相对客观可行的治疗方法，但仍需高质量、大样本的数据来验证。

## （三）药物治疗

在药物治疗方面，目前仍没有随机对照实验的证据来支持药物对认知功能障碍的治疗作用。中枢兴奋药物（如哌甲酯、莫达非尼等）、改善记忆药物（如多奈哌齐、美金刚等）

及骨髓刺激药物（如促红细胞生成素）等正处于试验阶段，尚未发现对化疗后认知恢复明确有效的药物。动物实验表明，包括多奈哌齐和尼古丁的主要衍生物可替宁在内的几种药物可以改善化疗后的认知功能和情绪状态，但还需要进一步研究证实。

　　虽然目前有众多文献报道乳腺癌 CRCI，但临床乳腺外科、肿瘤科、精神科、神经科医生对其诊治往往不够重视。而且目前国际指南及我国乳腺癌诊治规范中，对乳腺癌 CRCI 的诊断和治疗尚未提及，其标准的诊断方法也无定论，而此问题密切关系患者生活质量，亟需重视。我国有大量的乳腺癌化疗患者，其中合并 CRCI 的不在少数，此类患者在化疗前、化疗期间及随访期间的预防与诊治需要引起足够的重视。需要更多的研究探索乳腺癌系统治疗中 CRCI 的治疗策略，鼓励影像科、乳腺外科、肿瘤科、神经科等进行多学科协作，以应对社会需求，并提高乳腺癌患者的生活质量。

（徐　周　孔令泉）

## 参 考 文 献

柴丽君，祁川川，何真，等，2017. 乳腺癌化疗后轻度认知功能障碍的行为干预. 中国实用神经疾病杂志，20（17）：94，95.

徐周，孔令泉，厉红元，等，2018. 乳腺癌化疗相关认知功能障碍. 第十五届全国乳腺癌会议暨第十三届上海国际乳腺癌论坛论文汇编.

Arshad B，孔令泉，2018. Cognitive impairments in breast cancer survivors treated with chemotherapy：An event related potentials study. 重庆：重庆医科大学.

Boykoff N，Moieni M，Subramanian SK，2009. Confronting chemobrain：An in-depth look at survivors' reports of impact on work，social networks，and health care response. J Cancer Surviv，3（4）：223-232.

Bray VJ，Dhillon HM，Bell ML，et al，2017. Evaluation of a web-based cognitive rehabilitation program in cancer survivors reporting cognitive symptoms after chemotherapy. J Clin Oncol，35（2）：217-225.

Craig CD，Monk BJ，Farley JH，et al，2014. Cognitive impairment in gynecologic cancers：A systematic review of current approaches to diagnosis and treatment. Support Care Cancer，22（1）：279-287.

Deprez S，Amant F，Smeets A，et al，2012. Longitudinal assessment of chemotherapy-induced structural changes in cerebral white matter and its correlation with impaired cognitive functioning. J Clin Oncol，30（3）：274-281.

Downie FP，Mar Fan HG，Houédé-Tchen N，et al，2006. Cognitive function，fatigue，and menopausal symptoms in breast cancer patients receiving adjuvant chemotherapy：Evaluation with patient interview after formal assessment. Psychooncology，15（10）：921-930.

Dubois M，Lapinte N，Villier V，et al，2014. Chemotherapy-induced long-term alteration of executive functions and hippocampal cell proliferation：Role of glucose as adjuvant. Neuropharmacology，79：234-248.

Fardell JE，Vardy J，Johnston IN，2013. The short and long term effects of docetaxel chemotherapy on rodent object recognition and spatial reference memory. Life Sci，93（17）：596-604.

Hartman SJ，Nelson SH，Myers E，et al，2018. Randomized controlled trial of increasing physical activity on objectively measured and self-reported cognitive functioning among breast cancer survivors：The memory & motion study. Cancer，124（1）：192-202.

Janelsins MC，Peppone LJ，Heckler CE，et al，2016. Yocas© Yoga reduces self-reported memory difficulty in cancer survivors in a nationwide randomized clinical trial：Investigating relationships between memory and sleep. Integr Cancer Ther，15（3）：263-271.

Karschnia P，Parsons MW，Dietrich J，2019. Pharmacologic management of cognitive impairment induced by cancer therapy. Lancet Oncol，20（2）：e92-e102.

King S，Green HJ，2015. Psychological intervention for improving cognitive function in cancer survivors：A literature review and randomized controlled trial. Front Oncol，5：72.

Kok A，1997. Event-related-potential（ERP）reflections of mental resources：A review and synthesis. Biol Psychol，45（1-3）：19-56.

Koppelmans V，de Ruiter MB，van der Lijn F，et al，2012. Global and focal brain volume in long-term breast cancer survivors exposed to adjuvant chemotherapy. Breast Cancer Res Treat，132（3）：1099-1106.

Lyon DE，Cohen R，Chen H，et al，2016. Relationship of systemic cytokine concentrations to cognitive function over two years in women with early stage breast cancer. J Neuroimmunology, 301: 74-82.

Mishra SI, Scherer RW, Snyder C, et al, 2012. Exercise interventions on health-related quality of life for people with cancer during active treatment. Cochrane Database Syst Rev, (8): CD008465.

Monje M, Dietrich J, 2012. Cognitive side effects of cancer therapy demonstrate a functional role for adult neurogenesis. Behav Brain Res, 227 (2): 376-379.

Myers JS, 2009. Chemotherapy-related cognitive impairment. Clin J Oncol Nurs, 13 (4): 413-421.

Schagen SB, Hamburger HL, Müller MJ, et al, 2001. Neurophysiological evaluation of late effects of adjuvant high-dose chemotherapy on cognitive function. J Neurooncol, 51 (2): 159-165.

Seigers R, Schagen SB, Van Tellingen O, et al, 2013. Chemotherapy-related cognitive dysfunction: Current animal studies and future directions. Brain Imaging Behav, 7 (4): 453-459.

Silberfarb PM, 1983. Chemotherapy and cognitive defects in cancer patients. Annu Rev Med, 34 (1): 35-46.

Vardy J, Tannock I, 2007. Cognitive function after chemotherapy in adults with solid tumours. Crit Rev Oncol Hematol, 63 (3): 183-202.

Vardy J, Wefel JS, Ahles T, et al, 2008. Cancer and cancer-therapy related cognitive dysfunction: An international perspective from the venice cognitive workshop. Ann Oncol, 19 (4): 623-629.

Wefel JS, Kesler SR, Noll KR, et al, 2015. Clinical characteristics, pathophysiology, and management of noncentral nervous system cancer-related cognitive impairment in adults. CA Cancer J Clin, 65 (2): 123-138.

Winocur G, Johnston I, Castel H, 2018. Chemotherapy and cognition: International cognition and cancer task force recommendations for harmonising preclinical research. Cancer Treat Rev, 69: 72-83.

Winocur G, Wojtowicz JM, Huang J, et al, 2014. Physical exercise prevents suppression of hippocampal neurogenesis and reduces cognitive impairment in chemotherapy-treated rats. Psychopharmacology, 231 (11): 2311-2320.

Xu Z, Luo F, Wang Y, et al, 2019. Cognitive impairments in breast cancer survivors treated with chemotherapy: A study based on event-related potentials. Cancer Chemother Pharmacol, 85 (1): 61-67.

# 第二十一章

# 乳腺癌患者谵妄及病理性嫉妒综合征的诊治

## 一、谵 妄

谵妄（delirium）表现为急性、一过性、广泛性的认知障碍，尤以意识障碍为主要特征。因急性起病、病程短暂、病变发展迅速，故又称为急性脑综合征（acute brain syndrome）。近期瑞士的一项研究显示，住院患者谵妄发生率为 28%，同时又有研究发现外科患者谵妄发生率可达 50%，ICU 则高达 80%。导致谵妄的原因有很多，在乳腺癌的诊治过程中，常见病因包括：①感染；②代谢及内分泌紊乱；③电解质紊乱；④颅内转移；⑤手术后的状态；⑥药物等。

### （一）临床表现

谵妄通常急性起病，症状变化大，通常持续数小时或数天，典型的谵妄通常 10~12 天可完全恢复，但有时可达 30 天以上。有些患者在发病前可有前驱症状，如坐立不安、焦虑、激越行为、注意力涣散和睡眠障碍等，前驱期持续 1~3 天。谵妄的特征为意识障碍、神志恍惚、注意力不能集中，以及对周围环境与事物的觉察清晰度降低等。意识障碍有明显的昼夜节律变化，表现为昼轻夜重。患者白天交谈时可对答如流，晚上却出现意识混浊。定向障碍包括时间和地点的定向障碍，严重者会出现人物定向障碍。记忆障碍以即刻记忆和近记忆障碍最明显，患者尤对新近事件难以识记。睡眠-觉醒周期不规律，可表现为白天嗜睡而晚上活跃。好转后患者对谵妄时的表现或发生的事大多遗忘。感知觉障碍尤其常见，包括感觉过敏、错觉和幻觉。患者对声光特别敏感。错觉和幻觉则以视错觉和视幻觉较常见，患者可因错觉和幻觉产生继发性的片段妄想、冲动行为。情绪波动常见，包括焦虑、抑郁和愤怒等。

### （二）诊断

根据典型的临床症状可做出诊断，即急性起病，意识障碍，定向障碍，伴波动性认知功能损害等。智能检查可显示认知功能损伤。还可根据病史、体格检查及实验室检查来明确谵妄的病因，如躯体疾病、电解质紊乱、感染、酒精或其他物质依赖等。按照患者病情的需要，进行相应辅助检查，如血液检验、头颅 MRI、脑电图等。谵妄患者脑电图显示全面的脑电波活动缓慢，可与抑郁症或其他精神疾病相鉴别。

（三）治疗

对于谵妄的治疗主要包括病因治疗、支持治疗和对症治疗。病因治疗是指针对原发器质性疾病的治疗。支持治疗一般包括维持水电解质平衡，适当补充营养。而安静的环境与柔和的灯光可减少因光线不足产生的错觉，并可避免因光线过强而影响睡眠。对症治疗是指针对患者的精神症状给予精神药物治疗。为避免药物加深意识障碍，应尽量给予小剂量的短期治疗。抗精神病药如氟哌啶醇，因其嗜睡、低血压等副作用较轻，可首先考虑。有肝脏疾病者和酒精依赖者应避免使用氯丙嗪，以免引起癫痫。睡眠障碍者可给予适量苯二氮䓬类药物以改善睡眠。

## 二、病理性嫉妒综合征

（一）临床表现

病理性嫉妒综合征又称奥赛罗综合征（Othello syndrome），是以怀疑配偶不贞的嫉妒妄想为中心症状的精神综合征，好发年龄为 30～40 岁，患者以许多似是而非的证据证明其配偶另有新欢，但往往说不出具体的对象。为此反复侦察、盘问、跟踪、拷打，症状可持续数年，还可能发生攻击行为，甚至杀死配偶，犹如莎士比亚描述的奥赛罗一样。部分患者可伴有幻听、幻嗅和幻味，还可以伴发关系妄想、被害妄想。除常见于精神分裂症外，还可见于偏执型人格障碍、酒精所致精神障碍、偏执性精神病、更年期精神障碍等。

乳腺是女性重要的第二性器官，在性生活中扮演重要角色。手术是目前临床选择的乳腺癌主要治疗方法之一，但由于手术所引起的自身形体缺陷和畸形，严重影响患者的生活质量，特别是婚姻质量，部分患者会出现性生活压力、性心理障碍等问题。有学者对乳腺癌术后患者性生活满意度的研究显示，绝大多数患者对自己的性生活状态感到不满意，其中 93.5% 的患者从不或偶尔主动提出性活动。性生活不仅是夫妻正常生活、交流的基础，也是促进患者身体、心理康复的重要保证。部分人格发展不健全、情感发展水平偏低的乳腺癌患者，在受到外在事件（如乳腺切除）刺激之后，产生焦虑、不安全感及过度敏感，进一步"投射"产生配偶不忠的妄想。

病理性嫉妒综合征常见精神病性症状如下。

**1. 幻听**　最常见的是言语性幻听，常具有诊断意义。幻听的内容通常是对患者的命令、赞扬、辱骂或斥责，因此患者常为之苦恼和不安，并产生拒食、自伤或伤人行为。有时"声音"把患者作为第三者，内容是几个人议论患者。幻听常影响思维、情感和行为，如侧耳倾听，甚至与幻听对话、破口大骂，也可能出现自杀及冲动毁物的行为。幻听可见于多种精神障碍，其中评论性幻听、议论性幻听和命令性幻听为诊断精神分裂症的重要症状。

**2. 幻味**　患者尝到食物内有某种特殊的奇怪味道，因而拒食。常继发被害妄想，主要见于精神分裂症。

**3. 被害妄想**　是最常见的一种妄想。患者坚信其被跟踪、被监视、被诽谤、被隔离等。

例如，某精神分裂症患者认为他吃的饭菜中有毒，家中的饮用水也有毒会使他腹泻，邻居故意要害他。患者受妄想的支配，可出现拒食、控告、逃跑或自卫、自伤、伤人等行为。被害妄想主要见于精神分裂症和偏执性精神病。

**4. 关系妄想** 患者认为环境中与他无关的事物都是与他有关的，如认为周围人的谈话是在议论他，别人吐痰是在蔑视他，人们的一举一动都与他有一定关系。常与被害妄想伴随出现，主要见于精神分裂症。

由于嫉妒妄想者本身通常无自知力，不认为自己的嫉妒已经达到妄想的程度，再加上这类患者的工作能力、社会功能有时无明显异常，不解内情的旁人也不会以此为病，常常未能及时诊断和治疗。对此类患者应详细询问病史，挖掘是否存在其他精神症状，一旦确诊应尽早进行抗精神病药物治疗，同时辅以心理治疗。

## （二）心理干预手段

心理干预常配合药物治疗进行，有效的心理干预有助于良好医患关系的建立，提高治疗的依从性。医患沟通是建立医患关系的基础，尊重、接纳患者，耐心认真地倾听患者的陈述，对患者的陈述予以恰当回应，了解患者痛楚，提供人道主义关怀，获得患者的信任；不要支持或反对患者的妄想观念，也不要试图让患者马上改变想法，不要质问，应该围绕患者对于妄想信念产生的主观痛苦来进行干预，这样才有可能取得患者的配合。还要指导家属如何对待患者，加强患者的社会支持系统功能。此外，消除引起患者不安、多疑的环境，提供一个患者认为安全的环境，对部分患者可能有效。

（罗庆华）

## 参 考 文 献

郝伟，于欣，2013. 精神病学. 第 7 版. 北京：人民卫生出版社.

贾树华，姜潮，赵耀，等，2003. 教育程度与婚姻对乳腺癌妇女精神障碍影响的多元 Logistic 分析. 健康心理学杂志，11（4）：286-288.

沈渔邨，2008. 精神病学. 第 5 版. 北京：人民卫生出版社.

岳培茹，2002. 乳腺癌术后患者生存质量和婚姻质量的调查分析. 中国临床康复，6（18）：2687，2688.

张淑荣，侯继凤，赵新华，2004. 乳腺癌术后形体改变导致性功能心理障碍的调查分析. 承德医学院学报，21（2）：108，109.

Inouye SK，Westendorp RG，Saczynski JS，2014. Delirium in elderly people.Lancet，383（9920）：911-922.

Maria S，Roger S，Soenke B，et al，2018. A hospital-wide evaluation of delirium pkeralance and outcomes in acute care patients-a cohort study. BMC Health Serv Res，18（4）：207-214.

Schubert M，Schürch R，Boettger S，et al，2018. A hospital-wide evaluation of delirium prevalence and outcomes in acute care patients-acohort study. BMC Health Serv Res，18：550.

# 第二十二章

## 乳腺肿瘤心理学的多学科建设

### 一、乳腺肿瘤心理学的多学科建设概述

多学科协作（MDT）的诊疗服务模式是近年国内外各大医院首选的肿瘤诊疗模式，它改变了传统的个体式经验性诊疗，推动了肿瘤治疗的全方位、专业化、规范化诊治策略制定与医疗资源整合配置的合理化。MDT 诊疗服务模式把具有各专业知识、技能和经验的专家聚集在一起，以患者为中心，确保为患者提供高质量的诊断、循证医学的临床决策和最佳的个体化治疗。乳腺癌 MDT 诊疗服务模式目前主要涉及 10 余个专业学科，MDT 诊疗团队成员包括肿瘤外科、影像科、麻醉科、病理科、肿瘤内科、营养学、放疗科、心理及精神科专家，以及专业护士和社会工作者等。其中，心理及精神科专家和社会工作者都与乳腺癌综合治疗中的心理支持治疗密切相关。为进一步提高乳腺癌患者的治疗效果和改善预后，临床在加强乳腺癌 MDT 诊疗服务模式的同时，也应该注重乳腺肿瘤心理学的 MDT 队伍建设。

乳腺肿瘤心理学是肿瘤学、心理学和社会学相交叉的一门边缘学科，涉及肿瘤的临床诊治、心理行为及社会因素等多个方面。在乳腺肿瘤心理学的团队中有肿瘤科（如外科、肿瘤内科、放疗科等）医师、心理学及精神科医师、专业护士和社会工作者等。

#### （一）乳腺肿瘤科医师

肿瘤科（如肿瘤外科、内科等）医师是乳腺肿瘤心理学团队中的重要一员，他们与乳腺癌患者的接触最早、也最频繁，在乳腺癌患者的诊断和治疗中起着非常重要的作用。他们也是除患者本人外，最直接和最准确的见证癌症发展轨迹的人。肿瘤科医师是绝大多数乳腺癌患者最重要的信息来源和主要的支持来源。肿瘤科医师除了诊断、治疗之外，另一个重要的工作就是与乳腺癌患者就诊断、治疗、预后等各个方面进行面对面的沟通。有效的医患沟通能够减轻患者的心理负担，缓解焦虑、抑郁等负性情绪，提高患者对治疗的信心和依从性，使患者对病情有比较现实的预期，促进他们参与自己的治疗和护理，建立医患之间的安全感和信任感，提高患者对治疗的满意度和生活质量，改善预后。

同时，肿瘤科医师和专业护士也是承受肿瘤患者及家属情绪最多的群体，从事高风险、高强度脑力劳动职业，其所承受的压力非常大，如果得不到有效缓解和释放，这种压力带来的危害也将越积越深，如今有心理疾病或存在心理障碍的医务人员呈现逐年增多的趋势。

医务人员的心理障碍若不能及时被疏导、调整和治疗，会降低其工作质量，影响医患关系，严重者还可引起医疗差错和医疗事故。这就要求肿瘤科医护人员在临床工作中有更好的调节和适应能力，加强医患沟通（表 22-1），培养良好的人际交往能力，建立良好的医患关系；掌握一定的自我调节心理状态和排除心理压力的技巧，积极采取适合自己的放松技巧，正确面对心理压力，保持良好的心理状态。无论从认知、情感还是人际关系上，都必须及时、准确地做出应对，维持情绪的平稳，保持身心健康，给患者以最好的医疗服务。一旦出现心理问题，应主动向家人、朋友、心理医师求助，向他们倾诉自己的心理问题，取得他们的帮助，必要时在精神科医师的指导下进行合理的心理疏导及必要的药物治疗。

### （二）心理及精神科医师

心理医师和精神科医师虽然所属专业和所

**表 22-1　医患沟通的主要内容**

| |
| --- |
| 告知诊断 |
| 解释预后 |
| 对于可治愈的疾病讲解治疗方案 |
| 对于不可治愈的疾病讲解治疗方案 |
| 　讨论下一步的治疗 |
| 　讨论从互联网或媒体上得到的信息 |
| 　讨论更换药物 |
| 告知坏消息 |
| 　癌症不可治愈 |
| 　癌症复发 |
| 　虽然在治疗中，病情却一直在进展 |
| 　告知患者该抗肿瘤治疗无效 |
| 临终事宜 |
| 　讲解姑息治疗 |
| 　帮助家属和患者应对患者即将到来的死亡 |
| 　临终患者优先考虑的治疗方法 |
| 　讨论预先指示 |
| 　讨论"不抢救"指示 |

接受的培训不完全相同，但他们的工作范畴既有区分，也有交叉。在乳腺肿瘤心理学的团队中，他们既分工明确，又要彼此合作，共同为癌症患者及其家属服务。心理医师除了要评估患者的心理状态，并提供适宜的心理干预之外，还应能够判断患者是否需要应用精神科药物治疗，并正确转诊。精神科医师必须掌握一定的肿瘤心理学技能（表 22-2），要准确及时地识别和诊断患者各类精神症状，掌握药理学，特别是用药指征、药物之间的相互作用，合理应用精神类药物；还应了解不同的癌症部位、治疗方法和药物使用对患者的代谢和激素水平产生的影响及其导致的精神症状。正确处理心因性的躯体症状，特别是乏力、疼痛、恶心也是精神科医师工作的重点。此外，精神科医师应当了解各种心理治疗如个人、家庭、团体、动力学治疗及心理咨询等，并能向患者和家属推荐其所需要的心理干预。

由于不了解肿瘤患者的相关精神症状和精神药物的副作用，肿瘤科医务人员、患者和家属可能会因为患者的某些表现而感到茫然，影响患者的治疗和康复。因此，对非精神科的肿瘤医务人员及患者和家属进行相关知识教育也是精神科医师的重要工作之一。在国外接受肿瘤心理学临床和科研培训的精神科医师和心理医师将分别从学术和临床实践的角度了解肿瘤心理学，并学会如何分工合作。精神科医师和心理医师需定期参与肿瘤患者医疗团队的例会，在会上大家共同讨论某压力事件的解决方法、有价值的病例，以及正在进行的科研活动，通过共同的学习和讨论加强各学科间的交流与合作。

**表 22-2 精神科医师应掌握的肿瘤心理学技能**

1. 对癌症患者进行精神评估，识别常见的精神症状、精神障碍。知道癌症患者常见的精神问题，以及与治疗和药物有关的精神症状。理解精神问题与癌症的关系

（1）癌症的复发

（2）姑息治疗：疼痛、疲劳、恶心对生活质量的影响

（3）临终问题

（4）遗传和生活方式缺陷

（5）有效地支持患者

2. 对癌症患者、家属和医务工作者进行合理的干预

（1）选择适合患者基本状况和病情的干预方式

（2）动力性治疗、支持性治疗、危机干预性治疗等

（3）个体治疗、家庭治疗、团体治疗

（4）药物治疗：了解精神科药物应用的指征、药物之间的相互作用

（5）使患者和家庭更容易获得医务人员的理解

3. 与他人交流肿瘤心理学的相关信息

（1）协作临床和科研论文

（2）教育医学生、精神科住院医师、护士和社会工作者

4. 能够批判性地评价、理解、从事肿瘤心理学的科研工作

5. 具备管理肿瘤心理学项目的能力

目前还没有一个统一的标准规定一名肿瘤心理医师所要接受的全部课程和培训。美国心理社会肿瘤协会（APOS）推出了心理社会肿瘤学核心课程（表 22-3），国际心理社会肿瘤协会（IPOS）也推出了包括中文在内的多语言的在线国际心理社会肿瘤学培训项目——心理社会肿瘤学核心课程（表 22-4），且其内容还在不断更新，从而有利于肿瘤心理学团队的多学科培训。

（三）专业护士

护理人员是医疗保健队伍中人数最多的群体。护理人员不仅要业务精通、技术娴熟，还要具有良好的沟通能力和心理素质。在国外，会有专业护士负责对患者进行初步的心理筛查评估，并结合患者及家属对病情的叙述，初步判断患者有哪些心理问题并分诊。研究生水平的心理社会肿瘤学护士，应当掌握更多的技能，如更高的心理评估、护理研究、教学、组织和管理水平。美国的肿瘤护理协会（the Oncology Nursing Society，ONS）是致力于心理社会肿瘤学护理实践的最大组织，在该机构的网站上，有高质量的肿瘤护理指南，该指南所包括的护理干预都是经过实践研究验证的，证明其确实能改善患者预后。另外该网站还提供了很多将实证研究应用于实践的方法，以及其他护士在肿瘤临床工作中有用的网络资源。

护理人员工作在医疗服务最前线，与患者及其家属相处的时间最长，而且常常会面对患者及其家属强烈的情感暴露，如果其压力得不到有效调适，不仅直接影响对肿瘤患者的服

| 表 22-3　美国心理社会肿瘤协会网络核心课程目录 | 表 22-4　国际心理社会肿瘤学协会网络核心课程目录 |
|---|---|
| 谵妄 | 癌症诊疗中沟通与处理人际关系的技巧 |
| 抑郁和自杀 | 癌症患者的焦虑和适应障碍 |
| 癌症治疗药物的中枢神经系统副作用 | 癌症患者心理痛苦的处理标准和临床实践指南 |
| 癌症的痛苦管理标准和临床实践指南 | 癌症患者的抑郁和抑郁性障碍 |
| 癌症相关的乏力 | 癌症患者的心理社会评估 |
| 肿瘤科的药物滥用 | 癌症：一个家庭事件 |
| 焦虑和适应障碍 | 丧失、悲恸和居丧 |
| 心理社会筛查 | 心理社会肿瘤科医师的姑息治疗 |
| 心理社会干预 | 心理社会肿瘤学的伦理意义 |
| 乳腺癌女性的在线支持小组 | 心理社会干预：为癌症患者提供支持的证据和方法表 |
| 为癌症患者和照顾者提供咨询 | |
| 应用于癌症患者的认知行为策略 | |
| 肿瘤科的精神科急症 | |
| 人口学具体问题 | |
| 癌症生存计划 | |
| 心理社会事务和项目管理 | |
| 建立一个心理社会肿瘤学团队 | |

务质量，还会导致护理人员离职以逃避问题，或出现恐惧、焦虑、忧郁、职业倦怠等心理问题，护士所承受的压力已经成为一种职业性危险。作为肿瘤科护士，必须具有较强的专业知识和专业操作技能，不断学习，提高自身素质和医患沟通技巧。同时，护士还要学会如何释放和缓解自己的心理压力，学会调整自己的心态，保持乐观向上的心态去面对事实。认真学习心理卫生知识，提高自己面对不良应激时的心理承受能力，学习自我疏导、自我调节，以保持良好的心理平衡状态。一旦出现心理问题，应主动向家人、朋友、心理医师求助，向他们倾诉自己的心理问题，取得他们的帮助，必要时在精神科医师的指导下进行合理的心理疏导及必要的药物治疗。

（四）社会学家和社会工作者

医务社会工作是指在医疗卫生机构中，专业社会工作者运用专业理论和方法为患者提供相关医疗卫生服务的专业化社会工作。医务社会工作的目标是以利他主义精神和专业工作方法，为在生命历程中遭遇困难、受到疾病困扰的社会成员提供人文服务，协助医务人员完成医疗工作，提高医疗效果。医务社会工作在西方国家已有较长的历史，并且相当普及，成为现代医疗卫生服务体系的重要组成部分。医务社会工作较好地顺应了人们对现代医疗卫生服务人力援助模式和医患关系发展趋势的需求，顺应了现代医学和社会学交互发展的共同需要，随着国内改革开放、医疗体制的变革、人们健康观念的改变，开展医务社会工作的重要性、必然性和紧迫性已逐步凸显。

在国外，社会工作者是心理社会肿瘤学队伍中最庞大的一支，他们配合临床肿瘤科医务人员、心理学家和精神科医师在癌症患者的服务方面做了大量工作，在需要帮助的患者和医疗服务系统之间架起了一座桥梁。他们的努力使得整体的医疗服务更加高效、便捷、人性化。由美国社会工作者协会（National Association of Social Worker，NASW）制定的姑息治疗和临终关怀规范指出，社会工作者在以下方面有着独特、深入的知识和经验储备：①伦理、经济、文化多样性；②家庭和支持系统；③各种症状管理；④居丧；⑤创伤和灾难辅导；⑥跨学科实践；⑦整个生命过程的干预；⑧系统干预以应对医疗服务中的某些不足。此外，社会工作者还承担着积极理解和促进心理社会肿瘤学团队内部相互沟通、协作的工作，包括积累信息、提出癌症患者及其家属所关注的问题、从专业角度分析解决问题，如可能面对哪些障碍和伦理困境、塑造自我护理模型等。肿瘤社会工作者还肩负着培训和指导其他社会工作者，协助心理社会肿瘤学队伍中的其他成员开展工作，以及从事临床和科学研究等任务。

我国现今医务社会工作的范畴包括：评估患者现存的生理、心理、社会问题，与患者协商共同制定解决问题的计划，提高患者的自助能力；在医院内部改善对患者服务的政策、措施、程序，倡导各项符合医患双方利益的和谐的方案与政策；协调患者寻求和利用社区及社会资源；帮助患者回归社会；提供健康知识的宣教；对患者家属情感方面的支持，协调家属内部之间的矛盾等；提供出院、转院等相关服务。在我国，针对乳腺癌等恶性肿瘤患者的肿瘤心理学还处于起步阶段，要进一步发展离不开多学科协作队伍的建设，只有肿瘤科医师、心理医师和精神科医师、专业护士和社会工作者密切联合起来，分工合作，才能更好地为肿瘤患者提供心理社会方面的服务。

# 二、会诊联络精神医学与肿瘤睡眠心理门诊的建设

## （一）会诊联络精神医学的建立与完善

**1. 会诊联络精神医学的定义及开展的必要性**　乳腺癌患者伴随的睡眠障碍和焦虑抑郁等心理问题十分常见，明显影响患者的生活质量和预后。一些国家的肿瘤治疗中心设有肿瘤心理或支持治疗学科，并积极发展会诊联络精神医学（consultation-liaison psychological medicine，CLP）。CLP 是指在综合性医院内，针对精神科以外的其他科室患者的精神心理问题提供会诊、联络服务。目前，精神疾病及心理障碍对肿瘤患者身心健康的危害日益加重，但精神科外的其他科室的医师对这类患者的识别判断和处理经验不足，使得综合医院肿瘤专科开展 CLP 的必要性及重要意义越来越明显。CLP 已成为精神医学的一个重要方面，也是精神医学与临床各科室密切合作、提高疗效的一种重要服务方式。

**2. 会诊联络精神医学的服务内容**　CLP 的服务内容主要包括会诊与联络两个方面。

（1）会诊是指精神心理科与其他科室合作，提供相应的会诊服务，以实现对其他科室患者存在的睡眠障碍及精神心理问题的防治和处理，会诊内容包括对躯体疾病和精神疾病的共病问题，以及因各种原因在精神科以外科室就诊的患者的精神疾病情况进行识别和处理。

（2）联络是以精神科医师、心理医师为主，通过与其他科室医务人员一起，为患者提供心理、行为和生物医疗服务，同时开展对医务人员的精神卫生知识教学、患者健康教育和有关科研工作等。

**3. 会诊联络精神医学与传统精神专科会诊的区别**　相比传统精神专科会诊模式，CLP医师能有更多时间对患者进行症状筛查，及时处理精神科症状，提供可靠的治疗服务和随访。传统精神专科会诊的对象主要为综合医院的住院或门诊患者，针对患有其他疾病伴随的精神症状，服务内容主要为会诊，重视治疗环节，而忽视了联络服务。

**4. 我国开展的会诊联络精神医学**　我国已有部分大型综合医院和肿瘤专科医院在逐渐尝试开展CLP医疗服务模式。有报道，北京大学肿瘤医院部分肿瘤科室开展了CLP医疗服务模式，主要包括精神科医师、心理医师入驻肿瘤专科病区（入驻的医师需完成肿瘤科轮转学习，并接受3次以上与肿瘤患者的医患沟通培训），开展自主查房、精神科诊疗和定期知识教育培训。自主查房是指入驻的精神科医师、心理医师独立与患者接触、访谈、问诊、识别相关精神心理问题，如睡眠障碍、焦虑抑郁情绪、心理压力过大、食欲下降、治疗依从性差等，以及可通过心理干预或精神科药物缓解食欲下降、疲乏、肢端麻木、慢性疼痛、预期性恶心呕吐等肿瘤患者的常见躯体症状，并与肿瘤科医师一起制定治疗方案；定期在肿瘤专科病区开展精神卫生知识培训，包括癌症患者常见精神心理问题的识别和处理，如睡眠障碍、焦虑、抑郁、疲乏、预期性恶心呕吐、慢性疼痛、神经病理性疼痛等。研究显示，肿瘤专科和精神科会诊中最常见的情况分别是睡眠障碍、慢性疼痛、焦虑抑郁情绪和恶心呕吐等。CLP医疗服务模式明显提高了癌症患者精神心理问题的识别率，发现了很多可能会被忽视的精神心理问题等。癌症患者尤其是乳腺癌患者存在较多严重的心理问题，CLP医师在阐述该问题并提出解决方法上做出了独特的贡献，对乳腺癌患者的临床治疗具有重要的指导意义。

### （二）乳腺癌患者睡眠心理门诊的建立和完善

恶性肿瘤患者中，乳腺癌患者焦虑、抑郁及睡眠障碍等心理问题的发生率最高，但多数未得到关注和及时诊治，这不仅影响患者的生活质量和治疗效果，甚至对预后产生不良影响。需要肿瘤专科和精神科医师、心理医师的专业评估及帮助。笔者建议乳腺肿瘤专科及精神心理专科或心理卫生中心共同开设乳腺癌患者睡眠心理门诊，该门诊采用MDT模式，即乳腺肿瘤专科医师及精神科医师、心理医师共同坐诊，强强联手，对乳腺癌患者心理及睡眠问题进行最为规范化的处理及疏导，从而避免乳腺癌患者不良结局的发生。乳腺肿瘤专科及精神心理专科的联合门诊不是"1+1=2"的关系，而是"1+1＞2"的效果。在一次联合门诊中，乳腺癌患者在服务台建档时，领表填写用于初筛的简易精神心理评估量表（PHQ-9评估表和GAD-7评估表，表22-5、表22-6）和失眠评估量表[阿森斯失眠量表（AIS），表22-7]。乳腺肿瘤专科医师和精神科医师、心理医师分别评估乳腺癌患者2个专科的情况，再根据乳腺癌患者实际情况制定针对性综合治疗方案，实现个体化诊疗（图22-1）。

**表 22-5　PHQ-9 评估表**

| 过去的2周，是否有以下情况，以及影响生活的程度如何？<br>总分：0～4分，正常；5～9分，轻度抑郁；10～14分，中度抑郁；15～19分，中重度抑郁；20～27分，重度抑郁 | | | | |
|---|---|---|---|---|
|  | 从没有 | 有几天 | 一半以上天数 | 几乎每天 |
| 1. 对事情没有兴趣 | 0分 | 1分 | 2分 | 3分 |
| 2. 感到情绪低下，抑郁，没有希望 | 0分 | 1分 | 2分 | 3分 |

续表

| | 从没有 | 有几天 | 一半以上天数 | 几乎每天 |
|---|---|---|---|---|
| 3. 无法入睡或睡眠时间过长 | 0分 | 1分 | 2分 | 3分 |
| 4. 感到疲倦或没有精力 | 0分 | 1分 | 2分 | 3分 |
| 5. 没有胃口或狂吃 | 0分 | 1分 | 2分 | 3分 |
| 6. 感觉自己很糟或自己是失败者或让家人失望 | 0分 | 1分 | 2分 | 3分 |
| 7. 做事时无法集中精力，如读书或看电视 | 0分 | 1分 | 2分 | 3分 |
| 8. 走动或说话相当慢或超出寻常的兴奋和走动 | 0分 | 1分 | 2分 | 3分 |
| 9. 想到最好死了算了或自我伤害 | 0分 | 1分 | 2分 | 3分 |
| | | | | 总分 |

### 表 22-6　GAD-7 评估表

过去的 2 周，是否有以下情况，以及影响生活的程度如何？

总分：0～4分，正常；5～9分，轻度焦虑；10～14分，中度焦虑；15～21分，重度焦虑

| | 从没有 | 有几天 | 一半以上天数 | 几乎每天 |
|---|---|---|---|---|
| 1. 感到不安、担心、烦躁或易怒 | 0分 | 1分 | 2分 | 3分 |
| 2. 不能停止或无法控制担心 | 0分 | 1分 | 2分 | 3分 |
| 3. 对各种各样的事情担忧过多 | 0分 | 1分 | 2分 | 3分 |
| 4. 很紧张，无法放松 | 0分 | 1分 | 2分 | 3分 |
| 5. 非常焦躁，以致无法静坐 | 0分 | 1分 | 2分 | 3分 |
| 6. 变得很易怒或躁动 | 0分 | 1分 | 2分 | 3分 |
| 7. 担忧会有不祥的事情发生 | 0分 | 1分 | 2分 | 3分 |
| | | | | 总分 |

### 表 22-7　阿森斯失眠量表

指导语：这个量表是记录您自我评估的睡眠困难情况，请根据您在睡眠中体验到的困难，圈出下面符合您情况的选项，评估上个月的情况，至少每周出现 3 次才进行评分

总分：0～3分，无睡眠障碍；4～5分，可能有睡眠问题，需要寻求治疗；6分及以上，失眠，需要寻求治疗

| | 0分 | 1分 | 2分 | 3分 |
|---|---|---|---|---|
| 1. 睡眠延迟（关灯后到入睡时间） | 没问题 | 轻微 | 明显 | 显著或基本没睡 |
| 2. 夜间睡眠中断 | 没问题 | 轻微 | 明显 | 显著或基本没睡 |
| 3. 早醒 | 没问题 | 轻微 | 明显 | 显著或基本没睡 |
| 4. 总睡眠时间 | 没问题 | 轻微不足 | 明显不足 | 显著不足或基本没睡 |
| 5. 对总体睡眠质量评价（不论睡眠时间长短） | 没问题 | 轻微不满 | 明显不满 | 极度不满或基本没睡 |
| 6. 对白天情绪的影响 | 没问题 | 轻微低落 | 明显低落 | 显著低落 |
| 7. 对白天功能的影响（身体与心理） | 没问题 | 轻微 | 明显 | 显著 |
| 8. 白天睡意情况 | 没问题 | 轻微 | 明显 | 显著 |
| | | | | 总分 |

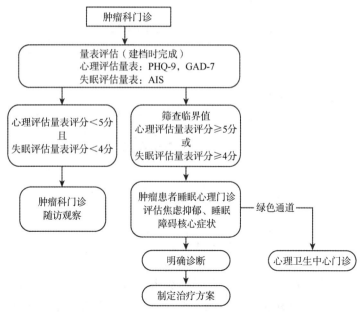

图 22-1　乳腺癌患者睡眠心理门诊就诊流程

（孔德路　孔令泉）

## 参 考 文 献

孔令泉，李欣，厉红元，等，2016. 关注乳腺癌患者的心理问题和心理治疗. 中华内分泌外科杂志，10（5）：356-359，364.

孔令泉，吴凯南，厉红元，2016. 乳腺肿瘤心理学. 北京：科学出版社.

李金江，唐丽丽，2019. 肿瘤医院会诊联络精神卫生服务开展前后的会诊数据分析. 中国心理卫生杂志，33（1）：27-29.

余升晋，刘海霞，2018. 开展对综合医院会诊联络精神病学的必要性和重要性分析. 系统医学，3（21）：189-191.

Francesco C，Hansen HH，Kaye SB，2004. Textbook of Medical Oncology. 3rd ed. New York：Taylor & Francis.

Kroenke K，Spitzer RL，Williams JB，2001. The PHQ-9：Validity of a brief depression severity measure. J Gen Intern Med，16（9）：606-613.

Soldatos CR，Dikeos DG，Paparrigopoulos TJ，2000. Athens Insomnia Scale：Validation of an instrument based on ICD-10 criteria. J Psychosom Res，48（6）：555-560.

Spitzer RL，Kroenke K，Williams JB，et al，2006. A brief measure for assessing generalized anxiety disorder：The GAD-7. Arch Intern Med，166（10）：1092-1097.

# 第二十三章

# 乳腺癌诊治中的医患关系

## 一、概　述

医患关系是指医务工作者与患者、医院与患者及其家属之间通过临床医疗实践过程产生的特定的社会性关系。医患关系有广义和狭义之分。广义的医患关系泛指医务工作者和患者之间的关系，其中"医"指从事医疗服务的医师、护士、医技和医疗相关管理人员；"患"也不仅仅指患者，还包括患者的亲属、朋友、社会关系等群体。狭义的医患关系即指医务人员和患者之间的关系，主要强调医务人员和患者在临床诊疗过程中建立的特定的社会性关系。

### （一）医患关系的发展

从古至今，医患关系的内涵在历代名医的言传身教和医学名家的经典著作中就有体现。《黄帝内经》是我国历史上首部医学经典巨著，其观点"医患相得，其病乃治"说明了治病的前提必须是医患双方良好的合作。西方医学之父希波克拉底在《礼仪论》中也论述了医生在医患沟通中应具有的经验和控制力。

在我国古代社会，医学仅被称为一种技艺，按服务的群体分为两类，一类是"官医"，拿朝廷俸禄，受政府管辖，服务于少数权贵阶层。一类是"民间大夫"，为普通人提供医疗服务，受乡规民俗和自身伦理道德约束。当时的医患关系主要是个体之间的关系。医患之间主要受"重义轻利""誉满杏林""医乃仁术"等社会思想和道德的影响来维系，医患关系和谐，患者对医生尊重且信任度高。

### （二）我国医患关系的现状

**1. 医患关系总体和谐**　随着我国经济的快速发展，医疗卫生水平不断提升，医患关系总体上是和谐的，绝大多数医务人员恪尽职守、不辱使命，承担了生命的重托，得到广大患者的肯定。在国家突发公共卫生安全事件及抢险救灾的前线，医务人员救死扶伤、奋不顾身的奉献精神得到全国人民的高度赞扬和肯定。

**2. 医患矛盾和冲突局部加剧**　随着人们对自身健康的关注度提高，对医疗健康服务领域的服务质量也有了更高的要求。而当今社会医疗保障制度并不完善，诸多因素使近年医患关系变得较为紧张，医患矛盾和冲突呈多发趋势，医疗纠纷处理难度增加，"医闹"行为及暴力伤医事件数量不断攀升。2017 年《中国医师执业状况白皮书》调查数据显示，有 66%的医师经历过不同程度的医患冲突，超过 30%的医生有被患者暴力对待的经历，51%的医师遭遇过语言暴力。由此可见，缓解医患矛盾、减少医患冲突已成为医疗卫生领域亟待解决的一个社会问题。

近年来，医患关系已经严重影响了医疗事业的健康发展及和谐社会的构建，改善当前医患关系迫在眉睫。但是，医患关系是社会关系的缩影，需要政府、医患双方及社会各界多方共同努力，才可能达成真正和谐的医患关系。

首先，国家应充分发挥主导作用。医患关系紧张的根源是社会变革，当前对公共卫生事业投入的不足可能是导致"看病难""看病贵"的重要原因，建立真正立足民生，以保障人民基本健康为根本的基本医疗卫生制度，才是构建和谐医患关系的根本所在。因此，国家应加快医疗体制改革，健全医疗保障体系，加大对医疗资源的投入和财政补偿，制定覆盖面广、保障面宽的医保政策，建立健全城市居民的基本医疗保险制度、乡镇居民合作医疗体系、特困群体医疗救助机制，同时可引导全民参加商业保险辅助保障，促进医患关系的良性发展。此外，政府部门应加强法制建设，面对医患纠纷应有切实可行的处理对策，健全相关卫生领域的法律法规制度，以保障医患双方的合法权益，维护医疗秩序，营造良好的医疗执业环境。

其次，医患双方均应提高品德修养，互相尊重，有效沟通，实现利益双赢。医方在医患关系中处于主导地位，改善医患关系应从己做起，先行一步。医院应推行"以患者为中心"的新型医患沟通模式，尊重患者的权利，注重患者的心理及情感需求，提高服务质量，实行有效沟通；改善并提高医疗技术水平，建立全方位医疗服务和诊疗体系，保证患者医疗安全；加强医德医风建设，严格落实"八项规定"和"九不准"要求，规范行医；科学合理地配置人力资源，缓解医务人员的工作压力，避免将"工作过分劳累的不满情绪"转嫁到患者身上。对于患方，应通过网络、电视媒体、报刊等途径加强对公众的医学科普知识教育，减少患者的疾病误区，改善医患之间信息不对称的状况；同时，还须对患者的就医行为提出相应的规则和标准，引导和规范其就医行为，加强就医道德义务，营造文明和谐的就医环境，构建良好的医患合作关系。

媒体应坚守社会责任，正确引导社会舆论。在医患纠纷报道中，媒体扮演着重要角色，作为公众了解真相的工具，媒体应坚持客观、公正、科学、求实的立场，消除医患双方的对立情绪，增强理性思维。媒体应帮助民众用公正的态度看待医疗纠纷，缓解紧张的医患关系，促进医患沟通交流和医方服务能力的提升。此外，面对媒体的失职，应依法追究其相应的法律责任。

## 二、医患沟通的原则与技巧

在医疗活动中，医务人员更注重的是医疗技术水平的提高，对医患沟通能力的培养及重视程度还有待加强，医学院校培训课程中也少有教授学生如何有效与患者沟通的内容。据统计，临床上有 60%以上的医疗纠纷是由沟通不良引起的，80%以上的护理纠纷是由沟通障碍和沟通不良导致，这充分说明了沟通在构建良好的医患关系中的重要性。医学的价值不仅仅在治愈疾病，安慰和帮助患者同样重要。

## （一）医患沟通的原则

医患之间的关系是特定的人际关系，良好的沟通有助于搭建医生和患者之间的桥梁，掌握好医患沟通的原则，有助于沟通更好地进行。

**1. 平等和尊重原则**　医患双方是一个共同体，医务人员和患者地位平等，没有高低之分，双方均应平等相待，不应以身份地位、权势财富而改变。尊重是建立在平等的基础之上的尊敬和敬重，医患双方都应尊重彼此的感情和人格，达到平等友好的沟通。

**2. 知情同意和保护性医疗原则**　患者对自己的病情、诊疗等有知情权，以知情同意指导医患沟通，以有效沟通方式实现知情同意。《中华人民共和国执业医师法》已明确要求主管医生有义务如实向患者及家属告知病情。保护性医疗在我国法律中尚无明确定义，一般指医务工作者在患者罹患"不治之症"且预后不良，或病情危重需要进行危险性较高的治疗之前，会对患者善意隐瞒一些关于病情、治疗手段及治疗风险的信息，使其保持良好的心态配合治疗，防止发生一些不利于治疗的后果。然而在医患沟通中，知情告知是患者的合法权益，不告知是例外。因此，只有患者处于特殊情况时，为了保障其利益才实施保护性医疗，并应取得其家属书面同意，防止保护性医疗滥用。

**3. 不伤害和守法原则**　医患关系是一种法律关系，医患双方都有各自的权利和义务，患者有不受到伤害的权利，医务人员同样受到法律保护，双方应在法律的保护下自愿平等地沟通交流。

**4. 真诚和换位思考原则**　医务人员在沟通过程中应有真诚的态度，诚实、不欺骗，让患者及其家属体会到诚意，使之能安心、放心地接受治疗。同时要善于换位思考，站在患者的角度思考问题，尽量为患者利益着想，以便达到更好的沟通效果。

**5. 适度原则**　沟通时应注意适度的体态、语言和距离。根据不同的场合、不同的沟通内容，把握分寸，忌语言生硬、动作夸张、情绪冲动。尤其在抢救危重患者时，医务人员的表情、语言及行为举止都会影响患者及家属的感情。沟通时双方的距离要远近适宜，可根据患者年龄、性别选择合适的沟通距离。此外，沟通中涉及患者病情时，应留有余地，以免引起纠纷。

**6. 医方主动和详尽原则**　医学有其特殊性和专业性，决定了医方在沟通中的主导地位，医务人员应主动承担沟通的主动性。详尽是指沟通时尽可能不要漏掉诊疗过程中的任何重要细节及可能发生的风险，并详细告知患者及其家属，签署知情同意书，避免医患纠纷。

## （二）医患沟通的技巧

沟通是一门艺术，成功的医患沟通需要一定的技巧，掌握医患沟通的恰当技巧能够取得事半功倍的效果。医患沟通中掌握语言沟通、非语言沟通，用同理心来舒缓患者情绪、倾听与回应、赞赏鼓励，以及让患者参与其中等技巧，更容易达到有效沟通的目的。

**1. 语言沟通**　语言是沟通的桥梁，是医患沟通中最主要的方式。医患沟通不同于一般人际沟通，其目的在于维护患者健康，了解患者病情及健康需求，并给出诊治方案。沟通过程中注意对涉及的诊断、治疗方案、预后及应对措施做出解释，提高患者依从性。沟通时应注意语言中肯，态度真挚，控制说话的声调和语调，语调要沉稳有力，语速适中，学会停顿，给患者思考的空间。语气温和，委婉并清晰地表达沟通目的，更利于患者从思想和感情上接受并配合治疗。避免语言生硬、压制或训斥对方，更不能强求对方接受。

**2. 非语言沟通**　也称"行为语言"。非语言沟通具有较强的表现力和吸引力，往往比语言性信息更富有感染力。非语言沟通包括衣着、眼神、表情和距离等。得体整洁的衣着有助于留下良好的第一印象，提升信任感；在解释和沟通病情时注视患者有助于掌握沟通的主动权。斜视、回避视线或目不转睛等不当的眼神，不利于沟通交流。表情是内心世界的流露，观察表情可以探寻患者的反应，了解内容的真伪。沟通中应注意合适的交谈距离，人际距离可分为四种：①亲密距离（多在爱人、恋人及父母子女之间），约 0.5m 以内；②亲近距离（多在朋友之间），0.5～1m；③社交距离（多在相互认识的人之间），1.5～3m；④公众距离（即群众集会场合），3m 以上。医生可以有意识地拉近与患者及家属的距离以示亲近，但如距离过近，尤其是对年轻女性患者，也会引起误会和反感。

**3. 同理心**　是医务人员站在患者的位置和角度上，客观地理解患者的内心感受，设身处地为患者着想，且把这种认识传递给患者。医务人员传递同理心时态度要诚恳，应对患者最明显的感受进行反馈，对其谈话内容进行回应，让患者感觉到被了解和认同，并愿意继续交流其感受。及时反馈患者的潜在感受、潜在需求及暗示，达到医患双方心灵相通，高度默契，让患者有遇知音的感觉，舒缓患者的情绪。

**4. 倾听与回应**　倾听是沟通的基础，是沟通的重要环节和方法，也是一种重要的心理咨询技术。倾听时，要创造一个有利的环境，不随意打断患者。对患者的谈话要做出关心的反应，对其所说的重要部分，简单地重复原话作为回应，表明已经理解其所说的内容。善于用目光交流，仔细体会"弦外之音"，克服个人偏见及成见，适当记录，表示尊重及兴趣。

**5. 赞赏鼓励**　在人类的天性中，最深层的欲望就是渴望得到别人的重视、肯定、赏识及鼓励，而不是一味批评、责备和埋怨。积极的态度让人更有信心，可缓解不安的情绪。在赞赏鼓励患者时，尽量从积极的角度说话，学会赞赏的技巧。

（1）运用第三方赞赏鼓励，即利用两个相互联系主体之外的人对患者促进健康的努力和助力进行赞赏，使患者的自我意识更易得到满足。

（2）品质赞赏，对患者的人物素质进行赞赏，包括患者的健康、疾病恢复、智商、情商、知识、文化、道德素养等各种素质。

（3）运用行为、结果赞赏，对患者促进健康的行为及结果进行赞赏，有利于正面行为的出现和加强。

（4）从患者朋友、同事及家庭入手，达到与患者的情感共鸣。赞赏式沟通能巧妙化解冲突，提高患者满意度，激发患者的包容心，迅速消除患者的陌生感，对医护人员产生信任感，主动配合治疗。

**6. 让患者参与其中**　患者是医疗决策的最终接受者，患者理解得越多，依从性越好，治疗才会有效。随着"以患者为中心"理念的兴起和医学模式的转变，患者要求参与到治疗中的愿望越发强烈。医患共同决策是一种可供选择的疾病的预防、诊断和决策模式。鼓励患者参与选择自己的治疗方案，给患者选择，而不是命令。在与患者进行协商沟通时，应阐明自己的立场和观点，强化患者正确的观点，指出其错误观点，以获得共同理解。共同医疗决策使患者对自己的选择更负责任，更有参与感，自主权增强，医疗活动中的信息不对称减少，也使之更满意共同努力找到的结局方案，提高医生和患者双方的满意度。

# 三、乳腺癌患者病情告知的方法和技巧

乳腺癌已成为一种严重威胁女性健康的疾病，其治疗手段主要为手术、化疗、放疗、内分泌治疗及靶向治疗等综合治疗。患者一经确诊，不仅要经受"患癌"的恐惧心理，还要承受乳腺缺失、化疗脱发等影响容貌外观的打击。因此，乳腺癌患者一旦得知病情后容易陷入恐慌和悲观中，影响预后。如何将真实病情告诉患者，既减少其不利影响，又履行告知义务，这是医务人员需要面对的重要问题。

病情告知源于知情同意，告知是指在患者做出知情同意之前，医生有义务和责任告知患者的病情、治疗目的、治疗的利弊等，是医方履行知情同意的第一步。随着我国患者认知水平的提高及治疗的需要，绝大部分人的病情知晓意愿强烈，希望得到人性化的病情告知和了解大量疾病相关知识。研究表明，告知癌症患者病情后，多数患者能积极冷静地对待，少数患者会低沉消极，知晓病情者希望治疗的意愿和动力往往高于不知情者，不知情者反而会猜疑自身症状导致情绪障碍。因此，将癌症真实病情告知患者已是共识。

## （一）恶性肿瘤患者病情告知现状

由于各国文化背景不同，不同国家在恶性肿瘤患者真实病情的告知方式、告知内容方面存在差异。目前的告知模式主要包括仅告知家属模式、SPIKES 模式和 SHARE 模式等。

**1. 仅告知家属模式** 我国、日本及其他亚洲国家注重家庭的重要性，将决策权交给患者家属，再由家属选择告知策略，认为家属是患者最主要的医疗决策者。

**2. SPIKES 模式** 由西方国家综合各个专家的建议及相关文献结果后首创，是欧美国家强烈推荐的癌症患者病情告知模式。该模式认为，只有患者本人才是最终医疗决策的决定者。SPIKES 模式注重的是向患者告知病情的 6 个基本步骤：S，安排面谈环境；P，评估患者认知；I，获得患者许可，确认患者对信息的需求度；K，医学专业信息告知；E，稳定患者情绪；S，策略与总结，分析、讨论治疗计划，做好总结。该模式能够较好地帮助医护人员将真实病情告知患者及其家属。

**3. SHARE 模式** 由日本心理肿瘤医学学会设计而成，是委婉、分步骤地将真实病情告知患者的模式。该模式包含 4 个要素。

（1）支持的环境，要求"家属一同在场"。

（2）如何告知坏消息，诚实、清楚、谨慎、委婉的告知方式。

（3）尽量提供患者希望了解的信息。

（4）提供保证及情绪支持。

SHARE 模式与 SPIKES 模式最大的不同在于它建议患者家属陪伴于旁，患者在得知病情时，可得到家属精神上的支持和鼓励，避免独自承受打击，因此更加符合东方文化，也得到世界各国的认可。

目前，我国尚未建立符合本国国情的规范的恶性肿瘤告知模式，医护人员也普遍缺乏告知的相关技能，切实有效地实现病情告知仍然是一个难题。关于恶性肿瘤正确告知的技能、流程和标准等相关研究，是值得大家关注的问题和努力的方向。

### （二）乳腺癌患者病情告知的方法和技巧

乳腺癌患者病情告知已越来越被医护人员、患者及家属所接受，有效的告知方法和技能是大家所期盼的。笔者在借鉴国内外经验的基础上，结合临床实践，总结了符合我国文化和乳腺癌患者特点的病情告知策略和方法。

**1. 建立患者评估系统**　对乳腺癌患者自身情况进行评估是告知策略的第一步，包括患者年龄、职业、婚姻状况、受教育程度、经济条件、宗教信仰、病情程度及性格心理因素等综合评估。由于乳腺癌患者总体预后和生存质量较好，大部分患者都应对此知情。年龄较大、受教育程度较高、家庭支持系统较好、病程较早及心理承受力较强的患者，倾向于医生直接告知真实病情，且能够积极配合治疗。但对于年轻及心理承受力差的患者，患癌会对其造成巨大的精神压力，进而拒绝或放弃治疗，甚至轻生自杀，倾向于由家属知情再委婉告知。乳腺癌患者性格、心理因素对疾病告知的影响较大，因此心理评估应放在首位。当病情告知后，癌症患者的心理活动通常会经历以下 5 个阶段：否认期、愤怒期、讨价还价期、抑郁期和接受期。医护人员应及时观察和评估患者的心理反应，有针对性地对其进行心理疏导，尽量避免心理因素给患者带来的不利影响。

**2. 选择告知地点和环境**　为了保护乳腺癌患者心理及隐私，保证沟通效果，应选择一个环境安静、私密的单独房间，有计划、有步骤地告知患者病情，满足患者的告知需求。确保不受外界干扰，尽量营造轻松的氛围。同时，需要家人陪伴在旁，提供情感的支持。

**3. 引导家属的正面作用**　我国十分重视家庭和亲情观念，家属在告知中占有非常重要的地位。他们是患者的精神支柱，了解患者的心理状态，体察患者的身心痛苦，承担重要的照护角色，和患者有共同的生活经历和价值观，也是患者治疗经费的主要来源。乳腺癌患者多为女性，手术和化疗等对两性关系有重大影响，尤其是年轻患者，乳腺缺失对丈夫审美及性生活的影响，使她们顾虑重重，病情告知时，家属的决定和态度至关重要。因此，医护人员应重视和引导家属的正面作用，取得家属的陪伴及情感支持，和家属一起商讨，共同告知，维护患者的知情权利和利益。

**4. 把握合适的告知时机**　乳腺癌患者在确诊后均需要一个接受病情事实的心理过程，需要等待告知真实病情的最佳时机。因此，医护人员和家属应共同配合，评估和调试患者的心理状态，缩短其心理分期，让患者尽快进入接受期，逐步进行病情告知。适当的告知时间一般为手术前或化疗前 3～4 天，因此告知病情后，需要给患者一个缓冲期，使其逐渐接受病情事实，减轻心理焦虑，同时积极调整身心状态，配合即将面临的手术或化疗。

**5. 选取最佳告知人员**　乳腺癌患者入院后，一般由一个治疗小组的医生共同完成其治疗，治疗小组应选取一个最佳的告知人员进行病情告知。告知者应平易近人，具有较丰富的临床经验，专业知识全面，有较好的沟通技巧，善于把握患者心理。最好是推荐与患者接触较多的主管医生，因为他们更了解患者的病情及心理状态的变化，容易取得患者的充分信任，有利于对患者及家属做出全面透彻的解释和商讨制定恰当的治疗方案。

**6. 确定告知内容**　病情告知前医生要做好充分准备，选择一个最佳的告知方案。哪些必须告知，哪些不要告知，应根据患者个体情况（如家庭、文化程度、经济情况、对疾病的认知等）综合评估后，结合患者的需求与知情愿望来确定。患者知情的内容一般包括病情诊断、病程分期、治疗方案和预后情况等。医生对患者病情的分析要言简意赅，不要避重就轻，告诉患者各种可能的治疗方案，让患者有充分选择的权利。对患者不现实的要求，要坚持医疗原则并耐心说服。对病情恶化、预后不良的患者，要合理使用保护性医疗。笔者在临床工作中发现，家属比较期望医务人员根据患者的具体情况选择告知有关诊断和预后的信息，因此医生可实行选择性告知，留有余地，分多次逐步进行告知。患者知情并同意后，应与患者及家属共同制订未来的生活和治疗计划。

**7. 应对患者情绪反应**　病情告知后，无论是乳腺癌患者还是家属，均有可能出现不同程度的情绪反应，部分年轻乳腺癌患者情绪反应易走向极端。应对情绪反应是病情告知最困难的挑战之一，告知者首先要临阵不乱，耐心倾听患者的倾诉，让患者有充分宣泄情绪的机会，并及时使用移情法，对患者的情绪反应进行适当的回应和情感安抚。此时家属和医生是患者重要的精神支柱，应给予强有力的身心支持，以取得患者的信赖和依靠，共同度过心理危机。

**8. 注重告知技巧**　告知患者病情是一门艺术，医务人员在告知乳腺癌患者病情时，要注意以下事项。

（1）告知时态度严肃认真，并根据患者的情绪反应进行适宜的调节，营造良好沟通氛围。

（2）准备充分，不能含糊其辞，允许患者提问，最大限度地给予解答；采用面对面的语言沟通，忌用电话告知方式；告知时应集中注意力，双方手机调至静音模式，避免过程被干扰；告知双方相对而坐，忌用站立的方式交流；注意语态和表达方式，医师应态度和蔼，语气温和，对患者及家属的感受要有同理心；以通俗易懂的语言代替专业术语，杜绝使用敏感或刺激性语言，尽量委婉、真实地表达相关信息。

从人类起源以来，有了医疗，就有了医患关系，有了医患关系就会发生医患纠纷。随着社会进步和人们维权意识的增强，医患纠纷会一直存在下去。因此，我们要正确认识和理解医患关系，采取积极的态度和有效的方法进行化解，既要维护医学的神圣使命，又要保障医患双方的切身利益，构建和谐的医患关系是一项长期艰巨的任务。

（罗　凤　邱　菊）

## 参 考 文 献

冯庚，2010. 医患沟通的意识和基本原则. 中国全科医学，13（25）：2878.

洪良忠，2015. 保护性医疗中的医患沟通原则. 世界最新医学信息文摘，15（98）：129-291.

晋溶辰，陈燕，潘晓彦，等，2013. 癌症告知策略和早期应对方式与心理痛苦的关系研究. 中国全科医学，16（4）：450-452.

康鹤，孙福川，尹梅，2015. 论知情同意原则在医患沟通中的应用. 中国医学伦理学，28（4）：569-571.

孔令泉，吴凯南，2016. 乳腺肿瘤心理学. 北京：科学出版社.

李建明，张馨，成丽娜，等，2010. 基层医院医疗纠纷发生原因及防范对策. 中国现代药物杂志，12（6）：135，136.

李万祺，刘善盛，2012. 浅淡医患沟通与医患纠纷风险规避的原则. 赣南医学院学报，32（5）：700，701.

刘树奎，2019. 乳腺癌诊疗过程中医患共同决策的价值. 医学与社会，32（8）：61-63.

毛慧娟，2012. 早期乳腺癌病情告知时机对改善术前心理状态的护理体会. 齐齐哈尔医学院学报，33（6）：805，806.

潘永樑，1997. 身势语与跨文化理解. 解放军外国语学院学报，（1）：1-6，12.

任朝来，2015. 医患沟通的实用技巧. 医学与哲学（A），36（6）：55-57.

王莉莉，顾则娟，杜艳鸣，等，2019. SHARE 沟通模式在乳腺癌患者病情告知中的应用. 中国护理管理，19（12）：1827-1832.

张俊娟，张新萍，钟小雨，2011. 赞赏式沟通在优质护理服务的应用. 医学信息（中旬刊），24（8）：3691，3692.

张俊平，2015. SPIKES 沟通模型在年轻乳腺癌患者病情告知中的应用. 泰山医学院学报，36（4）：459-461.

朱楚汉，2008. 医患沟通五原则. 中国医疗前沿，2008（5）：14.

Hall ET，1982. The Hidden Dimension. New York：Anchor Books.

Lin CC，Tsai HF，Chiou JF，et al，2003. Changes in levels of hope after diagnostic disclosure among Taiwanese patients with cancer. Cancer Nurs，26（2）：155-160.

Weston WW，2001. Informed and shared decision-making：The crux of patient-centred care. CMAJ，165（4）：438，439.

# 第二十四章

# 晚期乳腺癌患者的临终关怀与心理干预

## 一、乳腺癌临终患者及其家属的心理反应与应对措施

### （一）乳腺癌临终患者的心理反应及应对措施

临终患者是指医学上已经判定，在当前科学技术水平下治愈无望、估计生存时间不到 6 个月的人。具体包括：①恶性肿瘤晚期患者。②脑卒中危及生命者。③衰老并伴有多种慢性疾病、极度衰竭者。④严重心肺疾病失代偿期、病情危重者。⑤多器官衰竭、病情危重者。⑥其他处于濒死状态者。乳腺癌临终患者指经多种解救治疗均无法控制病情，预期生存时间不到 6 个月者。此时患者常有以下 6 个心理变化期：忌讳期（taboo stage），否认期（denial stage），愤怒期（anger stage），讨价还价期（bargaining stage），抑郁期（depression stage）及接受期（acceptance stage）。这 6 个阶段的顺序和时间并不完全一致，也不一定都会出现，可能同时发生，也可能重复发生，或停留在某个阶段。医护人员应充分认识、评估、分析患者的心理问题，甄别其所处心理应激阶段，采取相应对策。

**1. 忌讳期** 乳腺癌患者病情持续进展，治疗无效，病情失控，因患者多不懂专业知识，尚不知情。家属和患者之间大都不谈论死亡，刻意回避，即使是患者即将不久于人世、想找人沟通交流时，也往往被家属的逃避态度所阻止。此期，医护人员应充分与患者家属沟通，交代病情，商讨姑息治疗方案，取得家属的理解和积极配合，并做好患者的安抚工作。

**2. 否认期** 当患者得知自己病情进展即将面临死亡时，多无思想准备，不愿接受事实，怀着侥幸的心理，希望是误诊，常会四处求医，期望找权威的医生否认原诊断。此期持续时间因人而异，多数患者能很快度过，也有部分会持续否认直至死亡。在此期，医务人员除了给予患者感情上的支持外，还应帮助其正确认识疾病的进展情况及诊治的局限性，了解死亡是生命的客观规律，使患者能够积极地配合医护人员，在有限的时间里提高生活质量，维护患者尊严。

**3. 愤怒期** 当患者预感自己的病情严重、面临生命威胁时，其心理反应是十分复杂的，此期患者往往易激怒和怨天尤人，常迁怒于周围的人，向家属、朋友、医护人员等发泄愤怒。此期应允许其发泄情绪，医护人员应充分理解患者的绝望、恐惧和发自内心的痛苦，保持冷静、忍让，用爱心与同情去疏导、劝慰患者，让其平息心理上的冲突。

**4. 讨价还价期** 患者对病情抱有一线希望，希望尽可能延长生命，愿意积极配合治疗。此期应帮助患者实现临终前的愿望，当患者面临死亡时会有各种遗憾和愿望，帮助他们实

现愿望可给予其心理上的极大抚慰，使其安详、无憾地离开人世。

**5. 抑郁期**　病情进一步恶化、治疗已经无望时，患者会出现悲伤、沉默和情绪低落，甚至有轻生的念头。此时的患者，特别需要亲人在身旁，以减轻离开人世前的心理孤独，并开始交代后事。此阶段应鼓励与支持患者，增加其同病魔斗争的信心，并提供家属陪伴场所，允许家属陪护在床旁或增加探视机会和带进患者喜爱的特殊食品。

**6. 接受期**　患者深知自己病情严重，对死亡已有所准备，因而变得平静、安详。因精神和身体的极度疲劳和衰弱，患者常处于嗜睡状态，情感减退，等待着与亲人做最终的告别。此时护理人员应严密观察患者的病情变化，经常陪伴患者，给予精神上的鼓励和安慰，为临终患者提供心理上的支持和平衡。

### （二）乳腺癌临终患者家属的心理反应及应对措施

通常医务人员多注意患者的情绪反应，而忽略了对家属的安慰与辅导。家属也和患者一样会经历否认、愤怒、讨价还价、抑郁或接受等阶段。临终患者常给家属带来生理、心理和社会方面的压力。轻者表现为情绪紧张、感觉过敏、疲劳无力等；重者表现为忧郁、恐惧、焦虑、遗忘及自主神经性功能紊乱等。实际上，家属有时比患者更难以接受患者即将死亡或死亡的事实。他们常经受着更为强烈的痛苦，甚至有人悲痛欲绝而需要进行抢救。因此，临终患者家属同样需要关怀、心理辅导和提供情感支持。医务人员应教会家属一些基础护理知识和操作，大家共同参与护理，家属亲手护理患者也可得到心理满足，这种满足可降低他们失去亲人后的悲痛。医务人员应及时了解家属的情绪变化，并为其提供适当服务，或者为他们提供必要的协助。当家属失去亲人时，部分乳腺癌晚期患者可伴肿瘤局部溃疡出血，要做好尸体料理工作，协助家属回避生死离别的场面，并让他们把情绪发泄出来，从医学、社会和家庭的角度，对患者的亲属做好抚慰工作，使他们尽快从悲哀中解脱出来。

## 二、晚期乳腺癌患者的临终关怀

临终关怀（hospice care）是指对生存时间少于 6 个月的患者，进行适当的医院或家庭医疗及护理，以使患者在余下的时间里获得尽可能高的生活质量。"hospice"一词原意是旅游者中途休息的地方，医学上译为临终关怀，目的是为那些暂停于生命旅途最后一站的人们奉献爱心和提供控制症状的照顾，使其安然离开人世。临终关怀的宗旨是减少临终患者的痛苦，增加患者的舒适程度，提高其生命质量，维护临终患者的尊严，让他们在有限的时光内安详、无憾地到达生命的终点。临终关怀同样包括对家属的安抚和关心，并做到日后随访，帮助其家庭恢复正常生活。1974 年，美国创建了第一个临终关怀方案。1976 年，英国创办了第一所较健全的临终关怀医院。20 世纪 80 年代后期，临终关怀的理念开始传入我国。1988 年，我国第一个临终关怀研究中心在天津成立，标志着我国也开始跻身于世界临终关怀事业。近年来，我国很多城市已相继建立了临终关怀医院、病区或宁养院，为垂危患者提供临终关怀服务。

（一）我国临终关怀的现况和特点

尊重死亡是一个自然的过程，不加速也不延迟死亡。医务人员不应以延长生命为唯一目的，而应以减轻临终患者的身心痛苦为宗旨。开展临终关怀服务需要人们进行理念的更新。在我国，临终关怀之所以还没有大力开展，主要阻碍因素是人们对死亡的认知，即死亡的教育问题。死亡是人体器官、组织和细胞等的整体衰亡，是人生命的终结，是无法避免的。传统医学伦理学认为，只要患者的生命还有一线希望，就要争取把患者从死亡线上拉回来。然而，对于晚期恶性肿瘤患者，已无任何生的希望，过多的医疗干预只会增加其痛苦，降低他们的生活质量。通常，医生最了解患者的病情，并可判断其预后。但在目前的医疗制度下，国内医生对治疗无望的患者没有决定放弃治疗、实行临终关怀的权利。只要患者或家属坚持治疗，医生将竭尽全力挽救患者生命。对濒临死亡的患者，还要应用呼吸机、除颤仪、心脏按压等医疗手段强行延长其生命，使患者在死亡线上挣扎，这实质上是延长了死亡过程，对患者已无任何意义，徒增其痛苦。受传统观念影响，有些家属明知患者治疗无望，还要四处求医，以尽"孝道"，努力做到"问心无愧"，这也是导致我国开展临终关怀受阻的原因之一。如何解决以上矛盾，转变人们对死亡的认识，已成为推广临终关怀迫切要解决的问题。

（二）晚期乳腺癌患者临终关怀的方法

**1. 死亡教育**　是我国当今临终心理关怀工作中较为薄弱的一个环节。临终患者所面临的最大威胁是死亡，为了实现临终心理关怀的目标，必须帮助患者面对死亡，经历死亡威胁，才能使患者从恐惧、悲伤、焦虑、抑郁等负性情绪中解放出来。死亡教育不仅让人们懂得如何活得健康，活得有价值，活得无痛苦，还要死得有尊严。对患者和家属的死亡教育可从以下几个方面进行：①疾病的折磨是痛苦的，知道自己不久于人世也是痛苦的，从某种意义上讲，不妨把死亡看作对这些痛苦的自然解脱方式；②死亡本身并不痛苦；③死亡是人生发展的必然规律，任何人都不能幸免；④既然死亡是人生发展的必然规律，就要顺其自然，不要慌惜，更无须有后顾之忧。

**2. 减轻痛苦，提高生存质量**　要让患者平静地面对死亡，首先应该有效地帮助患者及其家属摆脱对死亡的恐惧、焦虑、烦躁、抑郁、悲观和绝望等负性情绪，以促进心理健康发展。而有效解决以上负性情绪的基础是，解决或缓解临终患者的疼痛等不适症状。多数癌痛可通过药物治疗得到有效控制，患者应在医师指导下进行药物镇痛治疗，也可采用非药物镇痛、按摩、暗示、催眠等，使患者安然离开人世。同时在临终前，要帮助其树立继续生活的信念，帮助他们形成一个明确、有意义和容易实现的目标，如生活、工作、治疗和护理目标，从目标实现中获得自信和成就感，进而提高临终前的生活质量。

**3. 心理关怀**　临终患者在弥留之际，不愿孤独，希望得到更多人的同情、关心和体贴。不应该厌烦临终患者，或不理睬他们，要理解和同情他们求生的欲望，指导患者如何控制和调节自身的情绪，以得到最佳的心身舒适。从心理上帮助临终患者，不是靠心理学的理论和技术，而是陪伴患者度过生命的最后旅程，聆听他们对人生和生命的认识，使其满意地度过人生的最后阶段。

**4. 家属的哀伤辅导**　哀伤是指失去对自己有意义的人或事物所产生的生理、心理和行为反应。精神科医师恩格认为：人因失去所爱形成的心理创伤，其严重程度相当于一个受伤或烧伤者在生理上所承受的创痛。患者临终前后，家属往往比患者更难以接受死亡的事实，承受着巨大的痛苦和折磨，因而临终关怀工作也包括对患者家属的安抚和照顾。医护人员应该做好患者家属的心理工作，使患者安详、欣慰地度过最后时刻。哀伤辅导是针对近期丧失亲人的人，协助他们在合理时间内，引发正常的哀伤，并健康地完成哀悼的任务，以增进重新开始正常生活的能力。其目的是协助患者家属处理与逝者之间因为失落而引发的各种情绪困扰并完成未尽事务。有学者把失去亲人者的哀伤分为 4 个心理过程：接受失去亲人的事实、哀伤宣泄、适应失落和走向恢复。Worden 等提出哀伤辅导的 4 个目标：①加强对失去亲人所造成失落的真实感。②协助患者家属处理已表达的或潜在的情感。③协助患者家属克服失去亲人后再适应过程中的障碍。④鼓励患者家属向逝者告别，以健康的方式，并坦然地重新将感情投注在新的关系里。

"有时去治愈，常常去帮助，总是去安慰（to cure sometimes, to relieve often, to comfort always）。"美国医生特鲁多的这句名言是众多医务工作者的座右铭，它对目前人类恶性肿瘤的治疗现状仍然具有指导意义。对于晚期乳腺癌等恶性肿瘤患者，我们更多的应该是关心如何减轻或解除患者的各种痛苦，尽量为他们营造一种比较舒适的、有意义、有尊严、环境协调的气氛，提高患者的生命质量，使他们平静、安详地走完人生的旅途。

（莫军扬　卢林捷）

## 参 考 文 献

李京波，林芳，2001. 癌症患者亲属的心理分析及心理疏导. 公共卫生与预防医学，12（S1）：84，85.

钱娟之，2015. 中国临终关怀服务的现状及分析. 上海：上海交通大学.

王燕玲，2011. 癌症晚期患者临终的心理变化特征与护理. 医学信息，24（6）：3534，3535.

朱菁菁，董慧英，朱彤华，等，2018. 死亡教育在舒缓疗护（临终关怀）中的应用进展. 实用临床护理学电子杂志，3（4）：205，206.

Lutz S，2011. The History of Hospice and Palliative Care. Curr Probl Cancer，35（6）：304-309.

Worden JW，Ebrary I，2002. Grief counseling and grief therapy：a handbook for the mental health practitioner. 2nd ed. Berlin：Springer Publishing Company.

第四篇

乳腺肿瘤甲状腺病学

# 第二十五章

# 乳腺肿瘤甲状腺病学概述

乳腺癌与甲状腺疾病都是现代女性的常见病。机体是一个复杂的统一体，为了适应内、外环境的变化，内分泌腺体之间有着复杂的联系，而腺体之间的相互作用也影响着其功能活动。乳腺和甲状腺同属于下丘脑-垂体轴调控的内分泌激素反应性器官，内分泌功能变化与乳腺及甲状腺疾病的发生关系密切。我国中医很早就注意到乳腺与甲状腺疾病的相关性，一些古老的中医药方剂，如小金丹、夏枯草等的应用指征同时包括乳癖（乳腺良性肿块）、乳岩（乳腺癌）、瘿瘤（甲状腺肿瘤、甲状腺肿）等，李浩等根据超声筛查结果对 34 184 例中国女性患者健康体检队列的乳腺肿块与甲状腺结节发生率及其相关性进行了调查分析，结果显示：对年龄、体重指数、身高进行校正后，有甲状腺结节的与无甲状腺结节的女性相比，乳腺肿块发生比例高 15.1%（OR=1.151，95%CI：1.081～1.225，$P<0.0001$）；有乳腺肿块的与无乳腺肿块的女性相比，甲状腺结节发生比例高 16.5%（OR=1.165，95%CI：1.096～1.238，$P<0.0001$）；甲状腺结节直径＞10mm 的与甲状腺正常的女性相比，乳腺肿块发生比例高 24.9%（OR=1.249，95%CI：1.104～1.413，$P=0.0004$）；甲状腺结节直径≤10mm 的与甲状腺正常的女性相比，乳腺肿块发生比例高 13.4%（OR=1.134，95%CI：1.062～1.211，$P=0.0002$）。该调查首次以大数据揭示了健康人群女性乳腺肿块与甲状腺结节有较高发生率，且两者发生风险有相关性，尤其在超声检查肿块有较高恶性风险等级时相关性更强。在我国的很多医院，乳腺和甲状腺外科归属于同一科室。乳腺癌与甲状腺疾病的相关性在 19 世纪也引起了西方学者的关注，陆续有文献报道乳腺癌患者中甲状腺疾病发生率明显高于普通人群，而某些甲状腺疾病也被认为与乳腺癌的发病具有相关性。有研究显示，乳腺癌患者中有较高的甲状腺功能异常和甲状腺癌发生率，但因多无明显的症状而未被关注，这难免会影响乳腺癌的治疗和预后。笔者等在临床研究中也观察到，乳腺癌患者中存在较高比例的甲状腺功能异常、甲状腺炎、甲状腺结节及甲状腺肿瘤等；同时乳腺癌患者确诊后尤其是化疗期间甲状腺结节超声检查 TI-RADS 分类易被降期而被误诊为良性，可能与化疗期间下丘脑-垂体-甲状腺轴被抑制，致促甲状腺激素（TSH）分泌减少，从而抑制了甲状腺结节的生长有关。然而，目前乳腺癌患者中的甲状腺疾病问题尚未引起临床的足够重视，这将影响乳腺癌患者的治疗和预后。因此，有必要加强两者相关性的研究。

## 一、甲状腺功能异常和甲状腺癌患者中乳腺癌的发病风险增加

Kuijpen 等研究发现，绝经后妇女中甲状腺功能减退及低水平 FT$_4$ 者患乳腺癌的风险增加（OR 2.3）。Hardefeldt 等报道，自身免疫性甲状腺炎患者中乳腺癌风险增加（OR 2.92），甲状腺自身抗体的存在与乳腺癌的发生风险呈正相关（OR 2.02）。有学者综合评估了合并甲状腺良性或恶性疾病患者中患乳腺癌的风险，筛选了来自意大利中部及南部共 3921 例患有甲状腺疾病的女性患者，并分组为无结节性甲状腺疾病组、伴结节性甲状腺疾病组及伴分化型甲状腺癌组，以年龄分层，分别研究各组乳腺癌的发生情况，并与正常人群乳腺癌发生率对比，结果显示：患有甲状腺良性或恶性疾病的女性患者中乳腺癌的发生风险显著增高（OR 3.33），尤其在年轻女性患者中表现明显（OR 15.24）。Simon 等研究发现，有甲状腺癌病史的女性患乳腺癌的风险显著增高（OR 2.7），且这种风险的增高主要表现在经产妇中（OR 3.4）。有研究报道了一项纳入 4 177 429 例丹麦女性的研究，其中包含 80 343 例甲状腺功能亢进患者，中位随访 7.4 年，甲状腺功能亢进患者中乳腺癌的发病率轻微增高［标准化发病率比（SIR）=1.11］。美国学者 Journy 等的一项纳入 75 076 人的前瞻性研究报道，在 60 岁以上的女性乳腺癌患者中，甲状腺功能亢进的乳腺癌患者的死亡率增加（HR 2.04）。Van 等报道，女性甲状腺癌患者患乳腺癌风险较普通人群高 0.67 倍，而男性甲状腺癌患者患乳腺癌风险较普通人群高 20 倍。

## 二、乳腺癌患者中甲状腺功能异常和甲状腺癌的发病风险增加

有研究发现，乳腺癌患者中原发性甲状腺功能减退的发生率为 21.3%（242/1136），明显高于普通人群。笔者等同期检测并比较了 112 例原发性乳腺癌与 235 例乳腺良性疾病患者首次入院时的甲状腺功能变化，发现首次确诊乳腺癌患者中，甲状腺功能降低的发生率为 21.4%，乳腺良性疾病患者甲状腺功能降低的发生率仅为 7.2%，乳腺癌患者 FT$_3$ 水平明显低于乳腺良性疾病患者（P=0.042）。Dobrinja 等报道，乳腺癌患者自身免疫性甲状腺疾病的发生率较高，且与患者的绝经状态密切相关，绝经前后乳腺癌患者自身免疫性甲状腺疾病的发生率分别为 45% 和 29%（P=0.05）。另一项研究发现，自身免疫性甲状腺疾病在乳腺癌患者中的发生率为 43.9%，明显高于良性乳腺疾病组（19%）及健康人群组（18.4%）。Park 等对 518 例乳腺癌术后患者行甲状腺超声检查，发现有 42 例（8.1%）患者有可疑甲状腺病变，再行超声引导下针吸细胞学检查，对其中 18 例有细胞形态学异常者行甲状腺手术切除病理检查，结果发现除 5 例为单纯性甲状腺肿外，其余 13 例（2.5%）均为甲状腺癌，其中同时伴乳腺癌和甲状腺癌者 6 例（1.2%），其余 7 例（1.3%）平均在乳腺癌术后 33 个月被确诊为甲状腺癌，提示乳腺癌患者伴发甲状腺癌的风险较高。

## 三、甲状腺功能异常和甲状腺癌对乳腺癌治疗及预后的影响

甲状腺功能减退是由于各种原因致甲状腺激素合成、分泌或生物效应不足所导致的低甲状腺激素血症或甲状腺激素抵抗而引起的全身性低代谢综合征。其主要病理改变为黏液

水肿，各组织间隙内（如皮肤、心肌、脑组织、骨骼肌等）含有大量黏液性物质。这是由于酸性黏多糖分解减慢所致，可引起器官、组织受损及功能障碍。有研究认为，乳腺癌与甲状腺功能减退存在一定的相关性，甚至有学者认为甲状腺功能减退是乳腺癌发生的危险因素，与乳腺癌预后不良有关，其可促进肿瘤生长转移。Dobrinja 等研究发现，伴有甲状腺功能减退的乳腺癌患者分期更晚，且其肿瘤表现出更强的侵袭性（$P<0.001$）。低 $T_3$ 综合征，也称为甲状腺功能正常的病态综合征（euthyroid sick syndrome，ESS），指非甲状腺疾病原因引起的伴有低 $T_3$ 的综合征。肿瘤、心理疾病、严重的全身性疾病和创伤等都可致甲状腺激素水平的改变，它反映了机体内分泌系统对疾病的适应性反应。有研究显示，乳腺癌患者中存在较高比例的低 $T_3$ 综合征。甲状腺危象是甲状腺功能控制不佳的甲状腺功能亢进患者受到应激刺激后出现的一种严重并发症，可由感染、手术、外伤等引起，病情严重者可迅速出现心力衰竭、肺水肿、脑水肿和昏迷，甚至死亡。

甲状腺癌导致的锁骨上或颈部淋巴结转移、肺转移等远处转移病灶，将严重影响对乳腺癌病情和分期的判断及治疗。如为乳腺癌远处转移，则患者的病情已属晚期；如为甲状腺癌转移，施行甲状腺癌根治术后再进行同位素 $^{131}$I 治疗和甲状腺癌的内分泌治疗，患者仍有较大的治愈机会。

综上，乳腺癌患者具有较高的甲状腺功能异常、甲状腺结节和甲状腺癌发生率。大多数患者临床表现不明显、易被漏诊。因此，乳腺癌患者首次确诊及治疗随访期间，应定期行甲状腺功能检测和甲状腺彩超检查，以早期发现和治疗乳腺癌患者伴发的甲状腺疾病。此外，甲状腺癌患者也应定期行乳腺彩超及钼钯检查，以利于乳腺癌的早期发现和早期诊治。

（肖　俊　孔令泉）

## 参 考 文 献

黄剑波，汲广岩，孔令泉，等，2012. 合并原发性甲亢的乳腺癌患者围手术期及化疗期间甲状腺危象的防治. 重庆医学，41（27）：2873，2874.

黄剑波，金梁斌，孔令泉，等，2014. 乳腺癌患者治疗期间甲状腺功能的变化研究. 重庆医科大学学报，39（1）：57-60.

黄剑波，邢雷，孔令泉，等，2012. 合并甲亢的乳腺癌患者微创术后发生甲状腺危象及化疗后甲低 1 例分析. 重庆医科大学学报，37（4）：379，380.

孔令泉，吴凯南，果磊，2019. 乳腺癌伴随疾病学. 北京：科学出版社.

孔令泉，吴凯南，2016. 乳腺肿瘤甲状腺病学. 北京：科学出版社.

孔令泉，赵春霞，厉红元，等，2017. 关注乳腺癌患者甲状腺疾病的筛查与诊治. 中华内分泌外科杂志，11（1）：4-7.

孔令泉，赵春霞，2016. 伴低（减）的乳腺癌的处理//吴凯南. 实用乳腺肿瘤学. 北京：科学出版社.

孔令泉，赵春霞，2016. 伴甲亢的乳腺癌的处理//吴凯南. 实用乳腺肿瘤学. 北京：科学出版社.

赵春霞，卢林捷，孔令泉，等，2015. 乳腺原位癌并发甲状腺微小乳头状癌一例. 中华内分泌外科杂志，9（5）：440.

Arer IM，Yabanogku H，2018. Retrospective analysis of patients with synchronous primary breast and thyroid carcinoma. Eur J Breast Health，14（2）：80-84.

Cordel E，Reix N，Moloere S，et al，2018. Hyperthyroidism and breast cancer：Is there a link? Gynecol Obstet Fertil Senol，46（4）：403-413.

Cristofanilli M，Yamamura Y，Kau SW，et al，2005. Thyroid hormone and breast carcinoma：Primary hypothyroidism is associated with a reduced incidence of primary breast carcinoma. Cancer，103（6）：1122-1128.

Dobrinja C，Scomersi S，Giudici F，et al，2019. Association between benign thyroid disease and breast cancer：A single center experience. BMC Endocr Disord, 19（1）: 104.

Dong L, Lu J, Zhao B, et al, 2018. Review of the possible association between thyroid and breast carcinoma. World J Surg Oncol, 16（1）: 130.

Gaard M, Farkas DK, Ehrenstein V, et al, 2016. Hypothyroidism and hyperthyroidism and breast cancer risk: A nationwide cohort study. Eur J Endocrinol, 174（4）: 409-414.

Gogas J, Kouskos E, Tseleni B, et al, 2001. Autoimmune thyroid disease in women with breast carcinoma. Eur J Surg Oncol, 27（7）: 626-630.

Hardefeldt PJ, Eslick GD, Edirimanne S, 2012. Benign thyroid disease is associated with breast cancer: A meta-analysis. Breast Cancer Res Treat, 133（3）: 1169-1177.

Huang J, Ji G, Xing L, et al, 2013. Implication from thyroid function decreasing during chemotherapy in breast cancer patients: Chemosensitization role of triiodothyronine. BMC Cancer, 13: 334.

Journy NMY, BernieR MO, Doody MM, et al, 2017. Hyperthyroidism, hypothyroidism, and cause-specific mortality in a large cohort of women. Thyroid, 27（8）: 1001-1010.

Kuijpens JL, Nyklictek I, Louwman MW, et al, 2005. Hypothyroidism might be related to breast cancer in post-menopausal women. Thyroid, 15（11）: 1253-1259.

Kumar NB, Fink A, Levis S, et al, 2018. Thyroid function in the etiology of fatigue in breast cancer. Oncotarget, 9（39）: 25723-25737.

Li H, Wang Z, Liu J, et al, 2020. Association between breast and thyroid lesions: A cross-sectional study based on ultrasonography screening in China. Thyroid, 30（8）: 1150-1158.

Park JS, Oh KK, Kim EK, et al, 2007. Sonographic detection of thyroid cancer in breast cancer patients. Yonsei Med J, 48（1）: 63-68.

Shi Y, Li X, Ran L, et al, 2017. Study on the status of thyroid function and thyroid nodules in chinese breast cancer patients. Oncotarget, 8: 80820-80825.

Simon MS, Tang MT, Bernstein L, et al, 2002. Do thyroid disorders increase the risk of breast cancer? Cancer Epidemiol biomarkers Prev, 11（12）: 1574-1578.

Van VL, Wilhelm SM, Eaton JL, et al, 2013. Association of thyroid, breast and renal cell cancer: A population-based study of the prevalence of second malignancies. Ann Surg Oncol, 20（4）: 1341-1347.

# 第二十六章

# 乳腺癌患者甲状腺功能异常的诊治

## 第一节　乳腺癌患者甲状腺功能减退的诊断和处理

### 一、概　　述

甲状腺激素受下丘脑-垂体轴调控，对人体正常细胞生长、分化、发育及代谢等具有必不可少的重要作用。甲状腺和乳腺同属内分泌激素反应性器官。甲状腺疾病和乳腺癌多发生于绝经后或围绝经期女性，早在1896年，Beatson报道可通过切除卵巢和甲状腺提取物治疗乳腺癌，揭示了乳腺癌与甲状腺疾病的相关性。此后，越来越多的研究报道了乳腺癌与甲状腺功能亢进、甲状腺功能减退、甲状腺素替代治疗，以及甲状腺炎的相关性；同时也有相反的报道。尽管意见并不完全一致，但是多数研究认为，甲状腺功能减退与乳腺癌发生、发展及预后有一定的相关性。有学者认为甲状腺功能减退是乳腺癌发生的危险因素，与乳腺癌预后不良有关，它可促进肿瘤生长转移；而甲状腺功能亢进往往有阻止乳腺癌生长的作用。

### 二、乳腺癌患者甲状腺功能减退的诊断

（一）甲状腺功能减退主要表现

（1）一般表现：畏寒、乏力、少汗、少言懒动、动作缓慢、体温偏低、食欲减退而体重无明显减轻或体重增加。典型甲状腺功能减退常表现为表情淡漠、面色苍白、颜面虚肿、皮肤干糙而增厚、毛发脱落、踝部非凹陷性水肿等。

（2）精神神经系统：记忆力减退、智力低下、反应迟钝、嗜睡、精神抑郁，严重者可发展为精神分裂症。

（3）心血管系统：心动过缓（常为窦性），心脏浊音界扩大、心音减弱，常有心包积液，也可有胸腔积液、腹腔积液，常合并高脂血症、冠心病等疾病。

（4）肌肉与关节：肌力正常或减退、肌痛、肌强直及关节病变等。

（5）呼吸系统：肺泡通气减少、呼吸肌功能障碍、肺毛细血管基底膜增厚，影响气体交换，缺氧。黏液性水肿使上呼吸道（口、舌、鼻、咽、喉头）水肿。

（6）消化系统：便秘、腹胀，严重者出现麻痹性肠梗阻。因胃酸缺乏、维生素 $B_{12}$ 吸收障碍，可导致恶性贫血和缺铁性贫血。

（7）黏液性水肿昏迷：见于病情严重者，诱发因素为寒冷、感染、手术和使用麻醉镇静药，表现为嗜睡、低体温（<35℃）、呼吸减慢、心动过缓、血压下降、四肢肌肉松弛，甚至昏迷、休克、心肾功能不全而危及生命。

### （二）实验室检查

血清促甲状腺激素（TSH）增高，$FT_4$ 减低，即可诊断为原发性甲状腺功能减退，如果甲状腺过氧化物酶抗体（TPOAb）阳性，可考虑甲状腺功能减退的病因为自身免疫性甲状腺炎；血清 TSH 减低或正常，$TT_4$、$FT_4$ 减低，则考虑为中枢性甲状腺功能减退，可做 TRH 刺激试验证实，并且应进一步寻找垂体和下丘脑的病变。低 $T_3$ 综合征主要表现为血清 $TT_3$、$FT_3$ 水平减低，血清 $FT_4$（有时可稍微下降或升高）、TSH 一般正常，$rT_3$ 增高。

### （三）诊断

典型甲状腺功能减退诊断相对容易，但亚临床型或轻度者多数无症状或仅表现为乏力、嗜睡等非特异性表现，易被忽视。因此，手术前后及化疗前后相关的实验室检查很重要。

## 三、伴甲状腺功能减退乳腺癌患者围手术期处理

甲状腺功能对维持机体的正常代谢非常重要。甲状腺功能减退会造成心脏输出功能减退，出现低电压、ST 段改变，以及肺弥散功能下降、呼吸肌肌力下降、胃肠道排空功能下降等一系列不良表现。因此，伴甲状腺功能减退乳腺癌患者需要接受手术时，围手术期的正确评估，术前补充甲状腺激素，维护相关心、肺、肾等功能，对减少患者手术并发症有重要作用。

**1. 术前甲状腺功能检测** 术前应仔细询问病史，对于无甲状腺功能异常病史者，没有必要常规做甲状腺功能检测。但是对于有甲状腺功能减退表现或体检发现有甲状腺包块、肿大、结节性甲状腺肿的患者，术前检查应包括 TSH、$T_3$、$T_4$、$FT_3$、$FT_4$ 及 Tg 的检测。

**2. 明确甲状腺功能减退的原因** 甲状腺功能减退的原因不同则麻醉处理方法有所不同，如桥本甲状腺炎是甲状腺功能减退的主要原因，要注意是否合并其他免疫性疾病。下丘脑及垂体病变者要注意是否合并肾上腺皮质功能不全等。

**3. 围手术期甲状腺功能减退的治疗原则** 原则上对择期手术合并甲状腺功能减退患者，均应补充左甲状腺素，直至甲状腺功能恢复正常。但是，有研究比较低中度甲状腺功能减退与正常甲状腺功能患者手术并发症、术中血压、体温、拔管时间、出院等无差异，根据现有文献，甲状腺功能轻到中度减退一般不会引起严重的围手术期并发症。因此，对合并低中度甲状腺功能减退乳腺癌患者，接受保乳术或乳腺癌改良根治术者，手术风险较小，但是如接受各种类型的根治术+乳腺重建术等则应慎重，建议等甲状腺功能恢复正常，再行手术。对于重度甲状腺功能减退和老年合并甲状腺功能减退患者，由于全身组织器官

功能减退，若未进行系统的甲状腺素替代治疗，即使小剂量的麻醉药也可能引起严重的呼吸循环抑制，围手术期易发生心功能不全、甲状腺功能减退性昏迷等并发症，影响患者的康复，甚至危及生命。原则上重度甲状腺功能减退和合并甲状腺功能减退的老年患者的非急诊手术应暂缓，直至通过补充甲状腺素，甲状腺功能减退症状消失，血 $T_3$、$T_4$ 和 TSH 恢复正常后再施行手术。

标准的甲状腺素替代治疗剂量应为 1.6μg/（kg·d），但对于老年或合并冠脉血管病变的患者，应从 25μg/d 起，以使甲状腺功能在 2～6 周内达正常状态。甲状腺素制剂应服用至手术当日早晨，由于麻醉和手术应激等原因，术前可根据手术创伤大小和病情适当增加用量（可增加全天量的 1/2 剂量）。术后应尽早口服或经胃管给药，如患者不能进食超过 5 天，应通过静脉补充口服剂量的 60%～80%。

同时，应注意过量服用甲状腺素制剂可引起心肌缺血、高血压等不良反应，尤其是长期甲状腺功能减退者对甲状腺素的敏感性增加，术前应根据患者情况选择用量，切忌盲目增加用量。

**4. 伴甲状腺功能减退乳腺癌患者心脏、呼吸系统等重要脏器功能的评估及处理**

（1）甲状腺功能减退可使心排血量下降 30%～50%，收缩压下降，舒张压升高，并可下调 β 肾上腺素受体，术中麻醉诱导时易引起低血压表现，增加手术风险。严重时，可引起心肌的损害。甲状腺功能减退性心脏病是指甲状腺功能减退患者伴心肌受损或心包积液，可能与心肌代谢障碍及黏液性水肿有关，临床表现为心脏扩大、心包积液、心排血量减少、血压偏低、心电图示心动过缓、传导异常及肢体导联低电压等。本病甲状腺素替代治疗有效，患者常合并高血压和冠心病，用 L-$T_3$ 钠片时易诱发高血压与心绞痛，可用较温和的 L-$T_4$ 钠片。术前有心绞痛及高血压者可用硝酸甘油及 β 受体阻滞剂等积极治疗，症状改善后方可行择期手术。心包积液伴心脏压塞者，术前应行心包穿刺或先行心包部分切除术。

（2）甲状腺功能减退患者常合并不同程度的呼吸功能障碍，可引起缺氧与二氧化碳潴留。术前应进行肺功能测定、动脉血气分析等详细的呼吸功能评估，术后应做好呼吸功能相关治疗的准备。

（3）患者常伴有贫血，术前应予以纠正，同时应注意控制感染，纠正低血糖、电解质和酸碱平衡紊乱等。

（4）本病患者常合并不同程度的肾上腺皮质功能不全，围手术期应适当补充肾上腺皮质激素。常在术前一天和麻醉开始后静脉滴注氢化可的松 100～200mg。下丘脑、垂体性甲状腺功能减退者应先补充肾上腺皮质激素 3～5 天后，给予甲状腺素替代治疗，否则易诱发肾上腺皮质危象。

# 四、围手术期甲状腺功能减退性昏迷的处理

甲状腺功能减退性昏迷又称黏液性水肿昏迷（myxedema coma），是甲状腺功能减退病情加重的危急状态，多由感染及使用镇静剂等诱发，多见于老年女性，死亡率较高。其发病机制不详，可能与甲状腺素缺乏、体内重要的酶活性受抑制有关。

**1. 常见诱因**　术前准备不充分，麻醉及手术应激、甲状腺素制剂用量不足或突然停用、

体温过低、感染、缺氧、水电解质失衡、二氧化碳潴留、酸中毒、低血压、低血糖等。

**2. 临床表现** 嗜睡，逐渐发展至昏迷，约 80%的患者有低体温，严重者体温可低至27℃，无寒战，常合并心动过缓、呼吸抑制、血压下降，甚至休克及低血糖、低血钠、酸中毒等，患者可因呼吸衰竭而死亡。因为要用甲状腺激素治疗，代谢增加可加重心脏负担，引起高血压和心肌缺血，因此本病的诊断十分重要。当麻醉后患者出现不明原因的苏醒延迟、低体温时，要考虑本病，并向家属仔细询问病史及做详细的全身检查，检查血 $T_3$、$T_4$浓度可确诊。

**3. 治疗** 甲状腺功能减退性昏迷一旦发生，死亡率可达 50%，必须及早治疗。其治疗目的是迅速提高血中甲状腺素的水平，控制危及生命的合并症。治疗措施如下。

（1）甲状腺激素治疗：本病患者常伴有胃肠道黏膜水肿，胃肠给药效果欠佳，最好静脉给药，常用 L-$T_4$ 0.1mg、L-$T_3$ 40～120mg，其后每 6～8 小时用药 1 次，直至患者清醒。也可通过胃管给予甲状腺片 40～60mg，每 6～8 小时 1 次，好转后减量至每日 60～120mg维持。静脉滴注 L-$T_3$ 时易诱发心脏病，应慎用。用药期间，应行心电图监测。

（2）补充肾上腺皮质激素：常用氢化可的松，首次静脉给药 100～200mg，以后每 6小时 50～100mg。

（3）纠正低体温：提高室温，注意保暖，需注意快速复温可使外周血管扩张而引起低血压。

（4）维持血循环稳定：适当应用血管活性药物及输液，纠正低血压和休克，纠正心律失常与心力衰竭。

（5）改善肺通气与换气，辅助呼吸或控制呼吸。

（6）抗感染、纠正低血糖和水电解质酸碱平衡紊乱等对症支持治疗。

# 五、伴甲状腺功能减退乳腺癌患者化疗期间的处理

## （一）化疗对乳腺癌患者甲状腺功能影响的相关临床研究

在恶性肿瘤患者中，因化疗系全身性治疗手段，且下丘脑-垂体-甲状腺轴代谢活跃，其甲状腺激素水平被认为易受化疗影响。对于乳腺癌患者，多数的研究证实，化疗可引起$FT_3$、$T_3$、$FT_4$、$T_4$ 的降低，因此明确乳腺癌化疗对甲状腺功能的影响尤为重要。Kumar 等通过研究乳腺癌化疗患者出现体重增加、疲乏或昏睡的原因发现，化疗结束后患者 $T_3$ 树脂摄取水平明显降低，甲状腺结合球蛋白（TBG）明显增高，从而认为以上症状可能是由化疗所致的甲状腺功能减退引起，并推测化疗有使亚临床甲状腺功能减退患者甲状腺功能进一步减低的效应。Groot 等对荷兰 38 例 HER2 阴性Ⅱ～Ⅲ期乳腺癌患者进行新辅助 TAC（多西他赛+阿霉素+环磷酰胺）方案化疗，在 1 个、2 个、6 个疗程后检测 $T_4$ 和 TSH，发现其 $T_4$ 水平显著降低，TSH 水平显著升高，而且 $T_4$ 水平的降低与恶心、呕吐、神经病理反应有关。来自印度的研究对 80 例 HER2 阴性乳腺癌患者使用至少 3 个疗程的 CMF（环磷酰胺+甲氨蝶呤+5-Fu）、CAF（环磷酰胺+阿霉素+5-Fu）、CEF（环磷酰胺+表柔比星+5-Fu）辅助化疗，得到与 Groot 相同的结果，建议化疗期间关注甲状腺功能变化。黄剑波等检测并比较 180 例乳腺癌患者化疗前与化疗后甲状腺功能变化，发现化疗后较化疗前 $T_3$、$T_4$、

$FT_3$、TSH 显著降低；而 120 例乳腺癌患者相邻 2 个疗程化疗前甲状腺功能无显著性差异，说明乳腺癌化疗对甲状腺功能的影响十分明显。

### （二）乳腺癌患者化疗期间甲状腺功能减退的可能原因

乳腺癌化疗方案以蒽环类、紫杉类、铂类药物及烷化物等细胞毒性药物为主。现有研究发现，高剂量化疗后，$T_3$、$T_4$、$FT_3$ 及 $FT_4$ 水平均较化疗前显著降低，多数病例仅有甲状腺功能减低，而无临床表现或症状轻微，被称为亚临床甲状腺功能减退或轻度甲状腺功能减退。目前认为乳腺癌术后化疗引起甲状腺功能减退，可能与以下原因有关。

（1）化疗药直接抑制下丘脑-垂体-甲状腺轴功能，从而影响促甲状腺激素释放激素（TRH）、TSH 的产生与分泌。

（2）甲状腺组织本身代谢活跃，易致化疗药物聚集，从而抑制其功能。

（3）化疗药物影响肝合成甲状腺球蛋白。

（4）化疗所致恶心、呕吐等不良反应激活机体自我保护机制，降低组织的能量消耗。

### （三）纠正乳腺癌患者化疗期间甲状腺功能减退可能的临床意义

乳腺癌患者化疗期间可出现疲乏、昏睡、体重增加及闭经等症状，Kumar 等认为，以上不良反应可能与化疗所致甲状腺功能减退有关。化疗导致甲状腺功能减退的观点，在笔者此前的研究中得到了进一步证实。

甲状腺素可促进乳腺癌细胞生长，化疗药物除杀伤肿瘤细胞外，其所致甲状腺功能减退使乳腺癌细胞停滞于 $G_0$ 期，从而对化疗杀伤作用不敏感。绒毛膜癌被认为是化疗可治愈的肿瘤，患者可伴有甲状腺功能亢进表现，尤其是在化疗期间甚至有绒毛膜癌伴肺转移患者出现甲状腺危象而化疗治愈的报告。笔者等研究发现，乳腺癌患者化疗期间甲状腺功能明显降低，基于新内分泌化疗（内分泌激素化疗增敏疗法）和仿绒毛膜癌化学治疗学假说，如果化疗期间对所发生的甲状腺功能减退给予适当的纠正，有可能提高化疗疗效。化疗所致甲状腺功能减退虽为短期变化，但纠正该状态可能对改善患者生活质量及提高化疗疗效具有重要临床意义，当然，此观点尚需进一步的研究验证。

## 六、乳腺癌放化疗后甲状腺功能减退的防治

乳腺癌放化疗后，因高剂量的化疗和放疗，部分患者可出现甲状腺功能减退，及时治疗对维持机体内环境平衡及患者康复有重要意义。

防治的措施主要为重视化疗和放疗后甲状腺功能减退的相关表现，以及对甲状腺功能进行检查；如发现有甲状腺功能减退，应行甲状腺素替代治疗，补充甲状腺素片或左甲状腺素片（优甲乐），目标是将血清 TSH 和甲状腺素水平恢复到正常范围，必要时需长期或终身服药。

已有研究发现，针对甲状腺特异性抗体与乳腺癌相关性研究的系统性评价显示，乳腺癌的风险会随血清中 TPOAb 和甲状腺球蛋白抗体（TGAb）的存在而增加（TPOAb OR 2.51，95%CI：1.94～3.25；TGAb DR 2.67，95%CI：1.65～4.33）。国外一项 Meta 分析汇总了 28

项临床研究结果，发现乳腺癌患者伴发自身免疫性甲状腺炎的发生率明显升高（混合 OR 2.92），且乳腺癌患者多伴发甲状腺肿和抗甲状腺自身抗体（包括 TGAb 和 TPOAb）。而国内也有学者研究发现，乳腺癌患者中有较高比例的 TPOAb 检出率，表明有较高比例的甲状腺炎存在，而甲状腺炎演变为甲状腺功能减退的比例较高。因此，除伴甲状腺功能减退的乳腺癌患者系统治疗后应定期检测甲状腺功能并调节甲状腺素的用量外，无甲状腺功能减退表现的乳腺癌患者系统治疗后随访中，尤其是伴有甲状腺炎者也应注意有无甲状腺功能减退表现，定期监测甲状腺功能，以早期发现甲状腺功能减退并根据病情给予相应的甲状腺素替代治疗，从而提高患者的生存质量和改善预后。

（厉红元 孔令泉 武 赫）

# 第二节 乳腺癌患者甲状腺功能亢进的诊断和处理

## 一、概 述

甲状腺功能亢进（简称甲亢），是由各种原因引起血液循环中甲状腺素异常增多而出现以全身多个系统兴奋性增高及代谢亢进为特征的疾病总称。其主要病因包括弥漫性甲状腺肿、甲状腺自主高功能腺瘤及结节性毒性甲状腺肿，临床表现主要为烦躁、易激动、怕热、多汗、体重减轻、甲状腺肿大、食欲亢进及心动过速等。有研究指出，甲亢患者有更高的乳腺癌患病风险，乳腺癌首次确诊患者甲状腺功能较乳腺良性病变患者呈偏亢进的状态。约 1% 的乳腺癌患者同时或既往患有原发性甲状腺功能亢进。甲亢对乳腺癌患者的围手术期处理、化疗及预后可能有一定影响，因而有必要了解乳腺癌患者甲亢的诊断和处理，以提高患者的生活质量和改善预后。

（一）乳腺癌患者中甲状腺功能亢进的诊断

**1. 临床甲亢的诊断**

（1）临床高代谢的症状和体征。

（2）甲状腺体征：甲状腺肿和（或）甲状腺结节，少数病例无甲状腺体征。

（3）血清 $TT_4$、$FT_4$、$TT_3$、$FT_3$ 增高，TSH 降低。

**2. 一些特殊类型的甲亢**

（1）$T_3$ 型甲亢仅有 $TT_3$、$FT_3$ 升高，$TT_4$、$FT_4$ 正常，TSH 减低，$^{131}I$ 摄取率增加。$T_4$ 型甲亢仅有 $TT_4$、$FT_4$ 升高。

（2）亚临床甲亢：血清 TSH 水平低于正常值下限，$TT_3$、$TT_4$ 在正常范围，不伴或伴有轻微的甲亢症状。首先要排除上述引起 TSH 降低的因素，并在 2～4 个月内再次复查，以确定 TSH 降低为持续性而非一过性。

（3）淡漠型甲亢的高代谢症状不明显，仅表现为明显消瘦或心房颤动，尤其是老年患者。

（二）乳腺癌伴甲状腺功能亢进患者的处理

合并原发性甲亢的乳腺癌患者，若围手术期未有效控制甲状腺功能，有发生甲状腺危象甚至危及生命的风险。有报道，甲状腺功能控制不佳患者在麻醉前出现甲状腺危象。乳腺癌伴甲亢患者住院期间应长期监测基础代谢率，并完善甲状腺功能检查，评估患者甲亢的控制情况，对于已进行内科治疗且临床症状控制良好者，术前及术中应严格监测、控制心率，术后按常规继续内科药物治疗；内科治疗未控制住或未经治疗的原发性甲亢患者，于乳腺癌手术前最好积极行甲亢治疗，可选择常规碘剂治疗，准备行甲状腺次全切除术，因常规碘剂治疗术前准备时间需 2～3 周，近年来有学者主张使用卢格碘液 10 滴/次、3 次/日进行术前准备，可将术前准备时间缩短至 7～10 天，待甲亢有效控制后，再行乳腺癌手术治疗；对于高功能腺瘤和继发性甲亢的乳腺癌患者，应尽可能在乳腺癌术前行腺瘤切除术及甲状腺次全切除术，从而降低术中及术后发生甲状腺危象的风险。同时，乳腺癌手术作为限期手术，可在积极控制甲状腺功能的同时行新辅助化疗，避免乳腺癌的进一步发展。

## 二、乳腺癌伴甲状腺功能亢进患者围手术期甲状腺危象的防治

甲状腺危象是甲状腺功能控制不佳的甲亢患者，在受到应激刺激后出现的一种严重并发症，可由感染、手术、外伤等引起，主要表现为术后高热、心动过速、烦躁、谵妄、大汗、呕吐、腹泻等反应，病情严重者可迅速出现心力衰竭、肺水肿、脑水肿和昏迷，甚至死亡。甲状腺危象的诊断主要根据临床表现综合判断，临床高度疑似本症及有危象前兆者应及时抢救处理。甲状腺危象的病死率为 20%～40%，既往认为，甲状腺危象多发生于甲状腺手术后，故临床上对防治甲状腺术后甲状腺危象比较重视，但近年来，许多报道表明，在非甲状腺手术术后仍可出现甲状腺危象。笔者等报道了合并甲亢的乳腺癌患者在行乳腺包块麦默通旋切术后 1 小时发生心慌、脉快、发热等疑似甲状腺危象症状，在给予降温、β 受体阻滞剂、抗甲状腺激素药物等处理后，患者上述症状缓解，进一步的甲状腺彩超、发射型计算机断层扫描（ECT）等影像学检查均提示甲状腺血流信号增加。还有文献报道，甲状腺功能控制不佳者可在麻醉前出现甲状腺危象，以及甲状腺危象可发生在烧伤、多发伤患者身上。但某些乳腺癌患者伴甲亢的临床表现不明显或不典型，需注意行甲状腺功能和相关特异性抗体检查，尤其是对有心动过速或表现为明显消瘦或心房颤动的原发性乳腺癌患者，更应加强甲亢的筛查诊断。据报道，甲亢患者行非甲状腺手术发生甲状腺危象多与术前准备不充分、甲亢症状控制不佳、手术创伤的应激反应有关。也有学者认为，因抗甲状腺药物服用依从性差，故对于乳腺癌伴甲亢患者，应在术前将甲状腺水平控制至正常，术后需严格复查甲状腺功能，并尽早恢复使用抗甲状腺药物；同时可适当延长患者心电监护时间，术后密切关注患者病情，尤其需关注体温、心率、血压，对于出现窦性心动过速及体温升高者，应高度警惕甲状腺危象，及时处理。

# 三、乳腺癌伴甲状腺功能亢进患者化疗期间的处理

化疗在杀灭癌细胞的同时会对机体的正常细胞造成一定损伤，此时，必然会引起甲状腺功能的变化，有文献报道，合并原发性甲亢的乳腺癌患者在新辅助化疗期间甲状腺功能迅速降至正常或变成甲状腺功能减退，而未发生甲状腺危象。据此，笔者建议早期乳腺癌确诊时，甲亢控制不佳或甲状腺相关指标异常增高也可作为乳腺癌患者接受新辅助化疗的指征，在施行新辅助化疗的同时积极控制甲状腺功能，多数患者的甲状腺功能可在新辅助化疗后被控制在正常水平，最终避免围手术期甲状腺危象的发生。因此，对于有明显甲亢症状的乳腺癌患者，在接受正规甲亢治疗的同时，可进行相应的化疗，但化疗期间需密切监测甲状腺功能、基础代谢率和生命体征，给予相应的对症支持治疗，避免甲状腺功能减退的发生。甲状腺功能控制正常的伴有甲亢的乳腺癌患者在乳腺癌系统治疗后的随访期间，有部分患者会出现甲亢复发，因此对此类患者随访中，肿瘤科医师或外科医师应注意患者是否有相关症状并监测甲状腺功能，以及时给予相应治疗。

（肖　俊　佘睿灵　孔令泉）

## 参 考 文 献

陈孝平，汪建平，秦新裕，等，2010. 外科学. 第 8 版. 北京：人民卫生出版社，240-242.

葛均波，徐永健，梅长林，等，2013. 内科学. 第 8 版. 北京：人民卫生出版社，685-687.

黄剑波，汲广岩，孔令泉，等，2012. 合并原发性甲亢的乳腺癌患者围术期及化疗期间甲状腺危象的防治. 重庆医学，41（27）：2873，2874.

黄剑波，金梁斌，孔令泉，2014. 乳腺癌患者治疗期间甲状腺功能的变化研究. 重庆医科大学学报，39（1）：57-60.

黄剑波，邢雷，孔令泉，等，2012. 合并甲亢的乳腺癌患者微创术后发生甲状腺危象及化疗后甲低 1 例分析. 重庆医科大学学报，37（4）：379，380.

孔令泉，吴凯南，果磊，2019. 乳腺癌伴随疾病学. 北京：科学出版社.

孔令泉，赵春霞，2016. 伴甲低（减）的乳腺癌的处理//吴凯南. 实用乳腺肿瘤学. 北京：科学出版社.

李莹，王玲，吕鹏威，2011. 76 例乳腺癌并发甲状腺功能亢进的围手术期治疗. 中华内分泌外科杂志，3：184，185.

覃咸雄，彭世军，李靖，2014. 乳腺癌伴甲亢患者围术期及化疗期间甲状腺危象的防治体会. 检验医学与临床，11（1）：92，93.

杨纾旖，地力木拉提·艾斯木吐拉，王永高，2014. 甲状腺特异性抗体与乳腺癌相关性研究的系统评价. 现代生物医学进展，14（6）：1170-1173.

赵春霞，孔令泉，2017. 乳腺癌患者首次确诊、化疗期间及系统治疗后甲状腺结节及甲状腺功能状况研究. 重庆：重庆医科大学.

Beatson GT, 1896. On the treatment of inoperable cases of carcinoma of the mamma: Suggestions for a new method of treatment, with illustrative cases. Lancet, 148（3803）：162-165.

Bennett MH, Wainwright AP, 1989. Acute thyroid crisis on induction of anaesthesia. Anaesthesia, 44（1）：28-30.

Cordel E, Reix N, Moliere S, et al, 2018. Hyperthyroidism and breast cancer: Is there a link? Gynecol Obstet Fertil Senol, 46（4）：403-413.

De Groot S, Janssen L, Charehbili A, et al, 2015. Thyroid function alters during neoadjuvant chemotherapy in breast cancer patients: Results from the NEOZOTAC trial（BOOG 2010-01）. Breast Cancer Res Treat, 149（2）：461-466.

Fierabracci P, Pinchera A, Campani D, et al, 2006. Association between breast cancer and autoimmune thyroid disorders: No increase of lymphocytic infiltrates in breast malignant tissues. J Endocrinol Invest, 29（3）：248-251.

Goldman ME, 1990. Thyroid diseases and breast cancer. Epidemiol Rev, 12：16-28.

Hirvonen EA, Niskanen LK, Niskanen MM, 2004. Thyroid storm prior to induction of anaesthesia. Anaesthesia, 59（10）：1020-1022.

Hsieh TY, Hsu KF, Kuo PL, et al, 2008. Uterine choriocarcinoma accompanied by an extremely high human chorionic gonadotropin level and thyrotoxicosis. J Obstet Gynaecol Res, 34（2）：274-278.

Huang J，Ji GY，Xing L，et al，2013. Chemosensitization role of endocrine hormones in cancer chemotherapy. Chin Med J（Engl），126（1）：175-180.

Huang J，Jin L，Ji G，et al，2013. Implication from thyroid function decreasing during chemotherapy in breast cancer patients：Chemosensitization role of triiodothyronine. BMC Cancer，13（1）：334.

Kumar N，Allen K A，Riccardi D，et al，2004. Fatigue，weight gain，lethargy and amenorrhea in breast cancer patients on chemotherapy：Is subclinical hypothyroidism the culprit? Breast Cancer Res Treat，83（2）：149-159.

Martinez-Iglesias O，Garcia-Silva S，Regadera J，et al，2009. Hypothyroidism enhances tumor invasiveness and metastasis development. PLoS One，4（7）：e6428.

Mittra I，Hayward JL，1974. Hypothalamic-pituitary-thyroid axis in breast cancer. Lancet，1（7863）：885-889.

Mortezaee K，Ahmadi A，Aminjan HH，et al，2019. Thyroid function following breast cancer chemotherapy：A systematic review. J Cell Biochem，120（8）：12101-12107.

Palace MR，2017. Perioperative management of thyroid dysfunction. Health Serv Insights，10：1-5.

Sandhu MK，Brezden-Masley C，Lipscombe LL，et al，2009. Autoimmune hypothyroidism and breast cancer in the elderly. Breast Cancer Res Treat，115（3）：635-641.

Sofianos C，Redant DP，Muganza RA，et al，2017. Thyroid crisis in a patient with burn injury. J burn care res，38（4）：776-780.

Sogaard M，Farkas DK，Ehrenstein V，et al，2016. Hypothyroidism and hyperthyroidism and breast cancer risk：A nationwide cohort study. Eur J Endocrinol，174（4）：409-414.

Stahatos N，Wartofsky L，2003. Perioperative management of patients with hypothyroidism. Endocrinol Metab Clin North Am，32：503-518.

Vacante M，Biondi A，Basile F，et al，2019. Hypothyroidism as a predictor of surgical outcomes in the elderly. Front Endocrinol（Lausanne），10：1-6.

Wilkinson JN，2008. Thyroid storm in a polytrauma patient. Anaesthesia，63（9）：1001-1005.

# 第二十七章

## 乳腺癌合并甲状腺结节的筛查与诊治

### 第一节　乳腺癌患者甲状腺结节与甲状腺癌的
### 诊断和处理

## 一、概　　述

（一）甲状腺结节概述

**1. 甲状腺结节的定义**　甲状腺结节是指甲状腺细胞在局部异常生长所引起的散在病变。虽能触及，但在超声检查中未能证实的结节不能诊断为甲状腺结节。体检未能触及而在影像学检查中偶然发现的结节称为甲状腺意外结节。甲状腺结节很常见，一般人群触诊的检出率为 3%～7%，高分辨率超声的检出率可高达 20%～76%；5%～15%的甲状腺结节为恶性，即甲状腺癌。良性与恶性甲状腺结节的临床处理方法不同，对患者生存质量的影响和涉及的医疗费用也有显著差异。因此，甲状腺结节的评估要点是良恶性鉴别。

**2. 甲状腺结节的诊断**

（1）病史和体格检查：一般男性患者更应重视甲状腺结节。有分化型甲状腺癌家族史者，发生癌肿的可能性较大。明显的孤立性结节是最重要的体征，故对甲状腺进行全面仔细的体格检查十分重要。

（2）临床表现：大多数甲状腺结节患者没有临床症状，合并甲状腺功能异常时，可出现相应的临床表现。部分患者结节较大压迫或恶变浸润周围组织，可有声音嘶哑、压迫感、呼吸/吞咽困难等症状。

（3）血清学检查：所有甲状腺结节患者均应检测血清促甲状腺激素（TSH）、$T_3$、$T_4$、$FT_3$、$FT_4$水平。不能根据血清甲状腺球蛋白（Tg）水平鉴别甲状腺结节的良恶性。血清降钙素（Ct）>100pg/ml 提示甲状腺髓样癌（MTC），但是 MTC 的发病率低，血清降钙素升高但不足 100ng/ml 时，诊断 MTC 的特异性较低。

（4）超声检查：高分辨率超声检查是评估甲状腺结节的首选方法，超声征象有助于鉴别甲状腺结节良恶性。存在下述两种超声改变的甲状腺结节几乎全为良性：①纯囊性结节；②由多个小囊泡占据 50%以上结节体积，呈海绵状改变的结节。而以下超声征象提示甲状腺癌的可能性大：①实性低回声结节；②结节内血供丰富（TSH 正常情况下）；③结节形态和边缘不规则、晕圈缺如；④微小钙化、针尖样弥散分布或簇状分布的钙化；⑤同时伴有颈部淋巴结超声影像异常。通过超声检查鉴别甲状腺结节良恶性的准确性较高，但与超声医师的临床经验相关。

（5）核素显像：甲状腺核素显像可提供甲状腺结节的功能和血供情况，也可显示甲状腺的位置、大小和形态。对直径＞1cm且伴有血清 TSH 降低、疑有甲亢的甲状腺结节患者，应行甲状腺 $^{131}$I 或 $^{99m}$Tc 核素显像，判断结节是否有自主摄取功能（"热结节"），"热结节"多为良性的高功能腺瘤。目前甲状腺核素显像主要用于判断或排除高功能腺瘤。

（6）其他辅助检查：在评估甲状腺结节良恶性方面，CT 和 MRI 检查并不优于超声，单纯依靠 $^{18}$F-FDG PET 显像不能准确鉴别甲状腺结节的良恶性。因此，多个诊治指南和规范均不建议将 CT、MRI、$^{18}$F-FDG PET 作为评估甲状腺结节的常规检查。

（7）细针穿刺抽吸活检（FNAB）：术前评估甲状腺结节良恶性时，FNAB 是敏感度和特异度最高的方法（原称细针穿刺细胞学诊断），超声引导下 FNAB 可以提高取材成功率和诊断准确率。术前 FNAB 有助于减少不必要的甲状腺结节探查性手术，并有助于术前确定手术方案。凡直径＞1cm 的甲状腺结节，均可考虑 FNAB。但存在以下情况时，FNAB 不作为常规检查：①经甲状腺核素显像证实为高功能腺瘤者；②超声提示纯囊性结节；③根据超声检查已高度怀疑为恶性的结节。直径＜1cm 的甲状腺小结节，不推荐常规行 FNAB。但存在下述情况之一时，可考虑超声引导下 FNAB：①超声提示结节有恶性征象；②伴颈部淋巴结超声影像异常；③童年期有颈部放射线照射史或辐射污染接触史；④有甲状腺癌或甲状腺癌综合征的病史或家族史；⑤$^{18}$F-FDG PET 显像阳性；⑥伴血清降钙素水平异常升高。目前我国对 FNAB 结果的判定主要依据 2015 年美国甲状腺学会（American Thyroid Association，ATA）发布的《成人甲状腺结节与分化型甲状腺癌诊治指南》，结果可有以下六类：①无法诊断；②良性；③意义不明确的非典型病变/滤泡性病变；④滤泡性肿瘤/可疑滤泡性肿瘤；⑤可疑恶性；⑥恶性。

（8）甲状腺癌分子标志物监测：经 FNAB 仍不能确定良恶性的甲状腺结节可对穿刺标本进行某些甲状腺癌的分子标志物检测，如 *BRAF* 突变、*Ras* 突变、*RET/PTC* 重排等，能够提高确诊率。检测术前穿刺标本的 *BRAF* 突变状况，还有助于甲状腺乳头状癌（PTC）的诊断和临床预后判断。

**3. 甲状腺结节的治疗原则**

（1）考虑为良性结节时：多数良性甲状腺结节不需要特殊治疗，仅需定期随访。少数情况下，可选择手术治疗、TSH 抑制治疗、$^{131}$I 治疗或其他治疗方法。

（2）考虑为恶性结节时：甲状腺癌的治疗方法主要有手术治疗、$^{131}$I 治疗、TSH 抑制治疗、外放射治疗。常规治疗无效且处于进展状态的晚期分化型甲状腺癌（DTC）患者，可以考虑使用新型靶向药物治疗。

（二）乳腺癌与甲状腺结节的关系

乳腺癌已成为严重影响我国女性健康的恶性肿瘤之一。乳腺与甲状腺都属于激素依赖性器官，内分泌功能的变化与腺体疾病的发生有密切关系，两者有不少共同的发病危险因素。乳腺疾病与甲状腺疾病之间的关系在 20 世纪就已引起广泛关注，但乳腺癌和甲状腺功能障碍之间的关系仍然存在很多争议。

Claudio 等发现，乳腺癌患者并发甲状腺疾病的比例高于正常人群。Turken 等的研究结果显示，乳腺癌患者合并结节性甲状腺肿的比例明显高于普通人群，表明乳腺癌的发生可能和结节性甲状腺肿有关。Shi 等的研究表明，在我国甲状腺结节的高发病率可能与乳腺疾病尤其是乳腺癌有关，良性甲状腺结节在乳腺癌患者中较无乳腺肿瘤人群中更常见。

而无论是男性还是女性，乳腺癌患者患甲状腺癌与甲状腺癌患者患乳腺癌的风险均高于普通人群。石臣磊等对 917 例乳腺癌患者术后检查和随访期间均应用超声检查甲状腺，如发现可疑恶性结节，立即行超声引导下 FNAB，结果发现有 18 例（2%）术后诊断为甲状腺乳头状癌，与普通人比较差异具有显著性（$P < 0.01$），即乳腺癌患者有极高的甲状腺癌发病率（2%），且超声是早期发现甲状腺癌的重要方法。Kim 等研究原发性甲状腺癌患者再发第二原发性肿瘤，发现再发乳腺癌居原发性肿瘤第二位。

近日，孔令泉教授团队的研究结果表明，我国健康人群中女性乳腺包块和甲状腺结节具有较高发生率，且两者倾向于同时发生在一位女性身上，两者的相关性在病变具有较高恶性风险等级时更强。该研究首次证实了乳腺病变与甲状腺病变在非恶性肿瘤阶段的发生风险的相关性。

目前普遍认为，激素在甲状腺癌和乳腺癌的发生、发展中起重要作用，包括雌激素及其受体、甲状腺激素及其受体，同时钠碘转运体（NIS）、遗传易感性、自身免疫、辐射暴露等因素也有一定作用。

因此，乳腺癌患者首次确诊及系统治疗期间，均应重视甲状腺结节的筛查及甲状腺癌的诊治。

## 二、乳腺癌患者首次确诊时伴甲状腺癌的处理

### （一）甲状腺癌概述

甲状腺癌是最常见的甲状腺恶性肿瘤，约占全身恶性肿瘤的 1%，近年其发病率呈上升趋势。目前，甲状腺癌的病因仍不太明确。根据肿瘤分化程度，甲状腺癌可分为甲状腺乳头状癌（PTC）、甲状腺滤泡状癌（FTC）、甲状腺髓样癌（MTC）、未分化甲状腺癌（UTC）。其中甲状腺乳头状癌和甲状腺滤泡状癌又称为分化型甲状腺癌（DTC），而超过 90% 的甲状腺癌为分化型甲状腺癌，包括甲状腺乳头状癌和甲状腺滤泡状癌。肿瘤最大直径不超过 10mm 的甲状腺癌定义为甲状腺微小癌，以乳头状癌最为常见。

**1. 临床表现**　甲状腺内肿块是最常见的表现。随着病程进展，肿块增大常可压迫气管，使气管移位，并有不同程度的呼吸障碍症状。当肿瘤侵犯气管时，可产生呼吸困难或咯血；当肿瘤压迫或浸润食管时，可引起吞咽障碍；当肿瘤侵犯喉返神经可出现声音嘶哑；交感神经受压可引起霍纳综合征及侵犯颈丛神经出现耳、枕、肩等处疼痛。未分化癌常以浸润表现为主。局部淋巴结转移可导致颈部淋巴结肿大，有的患者以颈部淋巴结肿大为首要表现。晚期可转移到肺、骨等器官，出现相应临床表现。因髓样癌细胞能产生、分泌降钙素、前列腺素、5-羟色胺、肠血管活性肽等，患者可有腹泻、面部潮红、多汗等类癌综合征或其他内分泌失调表现。

**2. 诊断** 主要根据临床表现、超声等辅助检查诊断。FNAB 是敏感度和特异度最高的方法，超声引导下 FNAB 可以提高取材成功率和诊断准确率。有条件时可对穿刺标本进行某些甲状腺癌的分子标志物检测，有助于诊断和临床预后判断。此外，血清降钙素测定可协助诊断髓样癌。

**3. 分期** 第 8 版美国癌症联合会（American Joint Committee on Cancer，AJCC）甲状腺癌 TNM 分期中，更注重肿瘤浸润程度、病理组织学类型及年龄（表 27-1）。

表 27-1　第 8 版 AJCC 分化型甲状腺癌 TNM 分期

| 原发性肿瘤 T 分期 | | 区域淋巴结 N 分期 | | 远处转移 M 分期 | |
|---|---|---|---|---|---|
| Tx | 原发性肿瘤无法评估 | Nx | 区域淋巴结无法评估 | M0 | 无远处转移 |
| T0 | 没有原发性肿瘤的证据 | N0 | 没有区域淋巴结转移的证据 | M1 | 有远处转移 |
| T1 | 肿瘤<2cm，仅限于甲状腺 | N0a | 一个或多个经细胞学或组织学确认的良性淋巴结 | | |
| T1a | 肿瘤<1cm，仅限于甲状腺 | N0b | 没有局部淋巴结转移的影像学或临床证据 | | |
| T1b | 肿瘤 1~2cm，仅限于甲状腺 | N1 | 区域淋巴结转移 | | |
| T2 | 肿瘤 2~4cm，仅限于甲状腺 | N1a | 单侧或双侧Ⅵ区或Ⅶ区淋巴结转移 | | |
| T3 | 肿瘤>4cm，仅限于甲状腺或侵犯带状肌 | N1b | 单侧或双侧或对侧颈淋巴结或咽后淋巴结转移 | | |
| T3a | 肿瘤>4cm，仅限于甲状腺 | | | | |
| T3b | 任意大小肿瘤侵犯带状肌 | | | | |
| T4 | 肿瘤侵犯到主要颈部结构 | | | | |
| T4a | 任意大小肿瘤侵犯皮下软组织、喉部、气管、食道或喉返神经 | | | | |
| T4b | 任意大小肿瘤侵犯椎前筋膜或包裹颈动脉或纵隔血管 | | | | |

**4. 治疗** 分化型甲状腺癌是所有癌症中预后最好的肿瘤之一。手术是未分化癌以外各型甲状腺癌的基本治疗方法，并辅助应用放射性核素 $^{131}$I、TSH 抑制及外放射治疗等。

未分化型甲状腺癌较分化型恶性程度高、进展快、存活期短、预后差，对其治疗应注重综合治疗方案，可采取手术、放疗、化疗等方案。

（二）乳腺癌患者首次确诊时伴甲状腺癌的处理原则

原则上，应首先处理对患者生存、预后等影响更大的因素。若患者由于甲状腺癌结节压迫周围组织，出现声音嘶哑、饮水呛咳、呼吸/吞咽困难等压迫症状，应优先处理甲状腺癌，解除压迫症状。

目前有关乳腺癌患者首次确诊时伴甲状腺癌的处理时机等问题，临床尚无统一的指导意见。若患者无压迫症状或其他明显的紧急危及生命症状，对同期患乳腺癌和分化型甲状腺癌患者，有主张同时行乳腺癌和甲状腺癌的根治性手术治疗；因甲状腺癌的进展多较为缓慢、生物学行为相对惰性、疗效及预后相对较好，并且一般认为第二原发甲状腺癌并不影响乳腺癌患者预后，故也有很多医生建议先施行乳腺癌根治术，在乳腺癌治疗间歇期或化疗、放疗后再施行分化型甲状腺癌根治手术及 $^{131}$I 放射性核素治疗等后续治疗。

对于乳腺癌伴甲状腺癌患者出现的可疑锁骨上或颈部淋巴结转移、肺转移等远处转移病灶，术前应尽量明确是乳腺癌远处转移还是甲状腺癌远处转移。如为乳腺癌远处转移应按晚期乳腺癌的处理原则处理；如为甲状腺癌远处转移，施行甲状腺癌根治术后再行 $^{131}$I 治疗和抑制 TSH 治疗。

**1. 同期施行乳腺癌和甲状腺癌根治手术的注意事项**

（1）同期施行乳腺癌和甲状腺癌根治手术的创伤较大，应加强术前检查和准备。两者同时手术创面较大、手术时间较长，且同时合并乳腺癌和甲状腺癌者免疫力较低，符合围手术期预防性应用抗生素的指征时，可使用抗生素。

（2）乳腺癌和甲状腺癌的同期根治手术对患者的呼吸、肺功能影响较大，术后应注意加强患者排痰、改善肺功能，以防肺不张和肺部感染。

（3）甲状腺癌术后可造成甲状腺功能减退，将进一步加重患者术后放/化疗的不良反应，降低患者的生活质量，甚至影响疗效。因此，同期手术后和化疗期间应加强甲状腺功能监测，及时补充左旋甲状腺素片、调整用量。

（4）甲状腺全切术后如需进行 $^{131}$I 治疗，应于化/放疗后预约，停用左旋甲状腺素片，待白细胞恢复正常、TSH＞30mU/ml 后进行。

（5）雌孕激素受体阳性的乳腺癌患者，甲状腺癌术后 $^{131}$I 治疗期间，应继续服用乳腺癌相关内分泌治疗药物。

（6）$^{131}$I 治疗后应及时补充左旋甲状腺素片，根据甲状腺功能调整剂量，达到甲状腺癌内分泌治疗要求的 TSH 值。

**2. 分期施行乳腺癌和甲状腺癌根治手术的注意事项**

（1）乳腺癌患者中存在较高比例的甲状腺功能减退，围手术期应注意补充左旋甲状腺素片以纠正甲状腺功能减退，减少围手术期并发症的发生。乳腺癌根治术后化疗期间，应注意监测甲状腺功能，若甲状腺功能低下明显，应补充左旋甲状腺素片。

（2）乳腺癌患者化疗期间应定期复查甲状腺彩超，监测甲状腺肿块。若包块进行性增大，患者出现呼吸/吞咽困难、饮水呛咳等症状，应及早施行甲状腺癌根治术。

（3）乳腺癌化疗结束，待白细胞恢复正常，患者一般状态良好时可施行甲状腺癌根治术及其他治疗。

（4）雌、孕激素受体阳性的乳腺癌患者，甲状腺癌治疗期间应继续服用乳腺癌相关内分泌治疗药物。

（5）$^{131}$I 治疗后应及时补充左旋甲状腺素片，根据甲状腺功能调整剂量，达到甲状腺癌内分泌治疗要求的 TSH 值。

# 三、乳腺癌患者系统治疗后甲状腺结节与甲状腺癌的诊治

## （一）乳腺癌患者系统治疗后甲状腺结节与甲状腺癌的处理原则

化疗是乳腺癌的重要治疗手段。有研究发现，化疗对甲状腺功能的影响是在化疗结束较长时间后才出现，且主要表现为甲状腺功能减退。对于乳腺癌患者，有研究提示，化疗可使患者 TSH、甲状腺过氧化物酶抗体及甲状腺球蛋白抗体升高，而使 $T_3$ 摄取率减低；也

有研究发现，化疗期间 $T_3$、$T_4$、$FT_3$、$FT_4$ 水平均较化疗前显著降低。放疗是乳腺癌治疗的手段之一，但同时射线也是甲状腺癌变的危险因素。有临床研究表明，放疗可能对甲状腺功能产生影响。且如前所述，有乳腺癌病史的患者再发甲状腺癌的风险增高。

因此，乳腺癌患者系统治疗后应加强对甲状腺结节与甲状腺癌的筛查和随访，定期行颈部超声检查，监测甲状腺功能和甲状腺相关抗体，以早期发现甲状腺异常并根据病情给予相应的甲状腺素替代治疗。

（二）随访

目前对甲状腺结节的最佳随访频度缺乏有力证据。对于多数乳腺癌伴甲状腺良性结节患者，可每 6～12 个月进行随访。对暂未进行治疗的可疑恶性或恶性结节，随访间隔应缩短。每次随访必须进行病史采集和体格检查，复查颈部超声。部分患者（初次评估中发现甲状腺功能异常者，接受手术、TSH 抑制治疗或 $^{131}I$ 治疗者）还需随访甲状腺功能。如随访中发现结节明显生长，要特别注意是否伴有提示结节恶变的症状、体征和超声征象。"明显增长"指结节体积增大 50%以上，或至少有 2 条径线增加超过 20%（并且超过 2mm），这时有 FNAB 的适应证；对囊实性结节，根据实性部分的生长情况决定是否进行 FNAB。对有手术指征者，应施行手术治疗。

（黄　春　苏新良）

# 第二节　甲状腺结节患者乳腺癌的筛查诊断和治疗

## 一、甲腺状结节患者入院时乳腺癌的筛查诊断和治疗

甲状腺疾病与乳腺癌都是当今女性的常见病，乳腺与甲状腺同属激素反应性器官，内分泌功能变化与腺体疾病的发生有密切的关系，提示甲状腺疾病与乳腺癌之间存在一些共同的致病危险因素。Prinzi 等对意大利中南部地区的 3921 例女性乳腺癌患者进行分析发现，甲状腺疾病患者的乳腺癌患病率显著高于对照组；年龄匹配分析显示，0～44 岁甲状腺疾病患者的乳腺癌风险较高，且患病风险随年龄增长呈下降趋势。

美国甲状腺学会（ATA）指南和《中国甲状腺疾病诊治指南》指出，需手术治疗的甲状腺结节包括体积大、有压迫症状的单纯性甲状腺肿和甲状腺腺瘤，内科治疗无效的毒性结节性甲状腺肿，甲状腺恶性肿瘤。Nio 等纳入 201 例经手术病理证实的甲状腺癌、甲状腺腺瘤、腺瘤样甲状腺肿患者，其同时或异时发生乳腺癌的比例分别是 13.8%、16.2%、21.3%，高于胃癌、泌尿系肿瘤、结直肠癌等恶性肿瘤的发生比例，结果提示甲状腺癌、甲状腺腺瘤及腺瘤性甲状腺肿是乳腺癌发生的危险因素。

（一）甲状腺结节患者乳腺癌的筛查诊断

《中国抗癌协会乳腺癌诊治指南与规范（2019 版）》指出，乳腺癌筛查是通过有效、简便、经济的乳腺检查措施，对无症状妇女开展筛查，以期早发现、早诊断及早治疗。其最

终目的是降低人群乳腺癌的死亡率。鉴于甲状腺结节与乳腺癌的关系密切，对患者进行常规的机会性筛查尤其重要。

（1）乳腺癌早期多无明显症状和体征，不易引起患者的重视，常需经乳腺癌筛查发现。乳腺肿块是乳腺癌最常见的首发症状，大多表现为患侧乳腺的无痛性、单发肿块，不少良性肿块又有恶变可能。乳腺癌筛查的措施：①乳腺 X 线检查，它对降低 40 岁以上女性乳腺癌死亡率的作用已经得到广泛认可。建议每侧乳腺常规摄 2 个体位，即头足轴（CC）位和内外侧斜（MLO）位。乳腺 X 线影像应经过 2 位以上专业影像科医师独立阅片。乳腺 X 线筛查对 50 岁以上亚洲妇女准确性高，但它对 40 岁以下及致密型乳腺女性诊断准确性欠佳。不建议对 40 岁以下、无明确乳腺癌高危因素或临床体检未发现异常的女性进行乳腺 X 线检查。常规乳腺 X 线检查的射线剂量低，不会危害女性健康，但正常女性无须短期内反复进行乳腺 X 线检查，一般 1 次/年。②乳腺超声检查，目前已有较多证据提示，在乳腺 X 线检查基础上联合乳腺超声检查较单独应用乳腺 X 线检查有更高的筛查敏感度，尤其是针对乳腺 X 线筛查提示致密型乳腺（c 型或 d 型）者，因此乳腺超声检查可作为乳腺 X 线筛查的有效补充。③乳腺临床体检，其单独作为乳腺癌筛查方法效果不肯定，尚无证据显示，该方法可以提高乳腺癌早期诊断率和降低死亡率。一般建议将体检作为乳腺癌筛查的联合检查措施。④乳腺 MRI 检查，MRI 检查可作为乳腺 X 线检查、乳腺临床体检或乳腺超声检查发现的疑似病例的补充检查措施。MRI 检查对设备要求高，费用高，检查费时，需静脉注射增强剂限制了它的使用。⑤其他检查，目前证据不支持近红外线扫描、核素扫描、导管灌洗、血氧检测等检查作为乳腺癌筛查方法。

（2）对于乳腺癌的病理诊断，除了对可触及肿块的直接穿刺病理学检查（简称活检）外，影像引导下的乳腺组织活检在临床上的应用也越来越多。①乳腺超声引导下乳腺活检的适应证：乳腺超声发现未扪及的可疑乳腺占位性病变，BI-RADS≥4 类或部分 3 类病灶，若有必要可考虑活检；可扪及乳腺肿块，且超声提示相应部位有乳腺内占位性病变，需要行微创活检或微创切除以明确诊断。②乳腺 X 线引导下乳腺活检的适应证：乳腺未扪及肿块，而乳腺 X 线检查发现可疑微小钙化病灶，BI-RADS≥4 类；乳腺未扪及肿块，而乳腺 X 线发现其他类型的 BI-RADS≥4 类的病灶（如肿块、结构扭曲等），并且超声无法准确定位；部分 3 类病灶，如果其他影像学检查提示相应位置有可疑病灶，也可考虑活检。③乳腺 MRI 引导下乳腺活检的适应证：对于 MRI 发现的病灶，而 X 线、超声检查未发现者，首先建议超声复查。如果超声检查在相应部位发现病灶，建议在超声引导下进行活检，如超声检查仍未能发现，则在具备条件的单位，可行 MRI 引导下活检。

（二）甲状腺结节患者乳腺癌的治疗概述

收入院的甲状腺结节患者经筛查发现乳腺癌时，除甲状腺结节伴有感染、压迫症状等明显需急诊手术处理的病例外，原则上应优先考虑乳腺癌的治疗。随着早期乳腺癌的诊断及综合治疗理念的更新，以及晚期乳腺癌的解救和维持治疗的完善及规范，乳腺癌的死亡率已有明显下降。

（1）乳腺癌的外科治疗：①前哨淋巴结活检（sentinel lymph node biopsy，SLNB），循证医学 1 级证据证实，乳腺癌 SLNB 是一项评估腋窝分期的活检技术，可准确地评价腋窝淋巴结的病理学状态，对于腋窝淋巴结阴性的患者，其可安全有效地替代腋窝淋巴结清扫术（axillary lymph node dissection，ALND），从而显著减少手术并发症，改善患者的生活质量；对于前哨淋巴结（SLN）1～2 枚转移的患者，SLNB 也可有条件地安全替代 ALND。②浸润性乳腺癌保乳治疗，保乳治疗主要针对具有保乳意愿且无保乳禁忌证的患者。临床Ⅰ期、Ⅱ期的早期乳腺癌，肿瘤大小属于 T1 和 T2 分期，且乳腺有适当体积，肿瘤与乳腺体积比例适当，术后能够保持良好乳腺外形的患者。对于多灶性乳腺癌（同一个象限的多个病灶）患者也可尝试进行保乳手术。临床Ⅲ期患者（炎性乳腺癌除外）经术前治疗降期后达到保乳手术标准时也可以慎重考虑。③乳腺肿瘤整形与乳腺重建技术，近年该技术快速发展，在保证肿瘤根治的前提下，其可明显改善患者的生活质量。乳腺肿瘤整形手术的主要目的是，在取得和根治手术相同生存率和局部控制率的同时获得乳腺的最佳形态。乳腺重建术主要包括假体或皮肤扩张器乳腺重建术，自体皮瓣（带血管的自体组织）乳腺重建术及假体联合自体皮瓣乳腺重建术，自体脂肪移植乳腺重建术。

（2）乳腺癌的全身治疗：①乳腺癌术后辅助化疗，其选择应基于复发风险个体化评估与肿瘤病理学上的分子分型，以及对不同治疗方案的反应性。Her2 阳性且有高危复发风险[如淋巴结阳性和（或）激素受体阴性]的患者，推荐辅助帕妥珠单抗与曲妥珠单抗双靶向治疗联合化疗。②术后辅助内分泌治疗，主要应用于激素受体 ER 和（或）PR 阳性乳腺癌患者。③术前新辅助治疗，主要包括将不可手术乳腺癌降期为可手术乳腺癌；将不可保乳的乳腺癌降期为可保乳的乳腺癌；获得体内药敏反应的相关信息，从而指导后续治疗以期改善患者预后，而并非所有需要行辅助化疗的乳腺癌患者都适合行新辅助化疗。④放疗，乳腺癌根治术后的预防性辅助放疗可减少局部和区域复发，提高患者的生存率，并可缩小手术范围和提高生存质量。⑤晚期乳腺癌的解救和维持治疗，目的是延长不可治愈、但可治疗患者的生存时间，改善其生存质量。

## 二、甲状腺术后患者乳腺癌的筛查诊断和治疗

（一）甲状腺良性结节术后患者乳腺癌的筛查诊断和治疗

有研究发现，甲状腺次全切除术后 10 年的甲状腺功能减退累积发病率为 40%。早在 1896 年就有报道表明，乳腺癌与甲状腺功能可能有潜在联系，当时 Beatson 使用甲状腺提取物治疗乳腺癌。虽然有动物实验表明甲状腺功能对乳腺的发育有一定影响，但是流行病学调查在甲状腺功能障碍和乳腺癌发病率的相关性方面有相互矛盾的结果，一些研究表明甲状腺功能减退使乳腺癌的发病风险增加，另一些研究表明，甲状腺功能减退使乳腺癌的发病风险降低。Søgaard 等评估了丹麦 142 216 例初诊为甲状腺功能减退或甲状腺功能亢进的女性患者数据，以明确乳腺癌风险和甲状腺激素水平的相关性。中位随访期之后，甲状腺功能亢进者有更高的乳腺癌风险，而甲状腺功能减退者乳腺癌风险有轻微下降。5 年随访期之后，乳腺癌风险升高与甲状腺功能亢进仍有相关性。

基于甲状腺功能与乳腺癌关系的不确定性，笔者建议实际临床治疗过程中，对甲状腺良性结节术后患者积极调整甲状腺激素至正常水平。因甲状腺疾病与乳腺癌的相关性，同时也应定期行乳腺癌筛查（具体筛查方法见前文）。在乳腺癌治疗过程中，应重视甲状腺激

素水平对乳腺癌手术、化疗等治疗的影响，调整好甲状腺激素水平。

### （二）甲状腺癌术后患者乳腺癌的筛查诊断和治疗

甲状腺癌与乳腺癌同时或者先后诊断在临床上较为常见。M. D. 安德森癌症中心统计了 1944～1997 年 41 686 例乳腺癌患者及 3662 例甲状腺癌患者的数据，得出了相同的结论，即先发甲状腺癌患者再患乳腺癌的可能性较正常人群高。Chen 等的一项根据美国国立癌症研究所（NCI）的 SEER 数据库纳入 23 080 例甲状腺癌患者的回顾性研究显示，252 例（1.09%）有既往甲状腺癌病史的患者在后期被诊断患乳腺癌，对比既往未患甲状腺癌的人群，其相对风险明显升高（RR 1.18，95%CI：1.04～1.33，$P$=0.007），分层分析显示此差异在绝经前女性（20～49 岁）中更为明显（RR 1.42，95%CI：1.19～1.67，$P$=0.001）。Li 等的回顾性研究包括 2189 例原发性甲状腺癌患者，其发生第二原发性乳腺癌的相对风险为普通人群的 1.5 倍，而 45 岁以下的甲状腺癌患者的相对风险提高到 2.2 倍，证明绝经前女性甲状腺癌患者第二原发性乳腺癌风险更高。

上述大量循证医学证据表明，对甲状腺癌术后患者，尤其是未绝经女性、男性等患者人群定期随访的同时，也应着重进行乳腺癌的筛查和诊断。多项研究已经证实，体重指数（BMI）越高，患甲状腺癌和乳腺癌的风险越大，随访时也需积极建议患者控制 BMI。

甲状腺癌术后部分患者需进行放射性碘治疗。Chen 等研究发现，甲状腺癌患者，特别是绝经前患者进行放射性碘治疗后，其患乳腺癌的风险是对照组的 1.9 倍。在放射性碘治疗过程中，乳腺组织吸收了一定量的放射性碘，而且碘吸收量高的部位往往是有病变的乳腺组织，放射线更易诱发肿瘤。哈佛大学公共卫生学院的一项流行病学调查发现，经放射性碘治疗的甲状腺功能亢进患者发生乳腺癌的 RR 为 1.9。

因此，对于甲状腺癌手术后患者，尤其是接受了放射性核素治疗者，在甲状腺癌术后定期随访的同时，也应定期进行乳腺癌筛查，以便及早发现乳腺癌并进行规范治疗。

（刘　震）

## 参 考 文 献

陈孝平，汪建平，赵继宗，2018. 外科学. 北京：人民卫生出版社.

侯丁丁，凌煜，康骅，2017. 乳腺癌患者并发第二原发甲状腺癌的诊治现状. 新医学，48（8）：515-518.

黄剑波，金梁斌，孔令泉，2014. 乳腺癌患者治疗期间甲状腺功能的变化研究. 重庆医科大学学报，39（1）：57-60.

孔令泉，赵春霞，2016. 伴甲低（减）的乳腺癌的处理//吴凯南. 实用乳腺肿瘤学. 北京：科学出版社，4.

孔令泉，吴凯南，卢林捷，2017. 乳腺肿瘤甲状腺病学. 北京：科学出版社.

李华云，陈苏，2015.1 例乳腺癌并发甲状腺癌患者的术后护理. 当代护士，2015（8）：137，138.

廖曼各，吕春艳，张丽林，2017. 甲状腺癌和乳腺癌相关病因及发病机制进展. 中国癌症防治杂志，9（6）：501-505.

任圣男，李婷，张研，等，2012. 乳腺癌与甲状腺疾病相关性研究进展. 中国普通外科杂志，21（11）：1420-1423.

石臣磊，秦华东，石铁锋，2010. 乳腺癌并发甲状腺癌的超声诊断价值. 医学临床研究，27（7）：1216-1218.

赵春霞，卢林捷，孔令泉，2015. 乳腺癌原位癌并发甲状腺微小乳头状癌一例. 中华内分泌外科杂志，9（5）：440.

中国抗癌协会乳腺癌专业委员会，2017. 中国抗癌协会乳腺癌诊治指南与规范（2017年版）. 中国癌症杂志，27（9）：695-759.

中国临床肿瘤学会指南工作委员会，2018. 中国临床肿瘤学会（CSCO）乳腺癌诊疗指南（2018.V1）. 北京：人民卫生出版社，21-93.

中华医学会内分泌学分会，中华医学会外科学分会内分泌学组，中国抗癌协会头颈肿瘤专业委员会，等，2012. 甲状腺结节和分化型甲状腺癌诊治指南. 中华内分泌代谢杂志，28（10）：779-797.

Amin MB，Greene FL，Edge SB，et al，2017. The Eighth Edition AJCC Cancer Staging Manual：Continuing to build a bridge from a population-based to a more "personalized" approach to cancer staging. CA Cancer J Clin，67（2）：93-99.

Bolf EL，Sprague BL，Carr FE，et al，2019. A linkage between thyroid and breast cancer：A common etiology? Cancer Epidemiol Biomarkers Prev，28（4）：643-649.

Cao X，Xia HY，Zhang T，et al，2015. Protective effect of lyophilized recombinant human brain natriuretic peptide on renal ischemia/reper- fusion injury in mice. Genet Mol Res，14（4）：13300-13311.

Chen AY，Levy L，Goepfert H，et al，2001. The development of breast carcinoma in women with thyroid carcinoma. Cancer，92（2）：225-231.

Chitose T，Sugiyama S，Sakamoto K，et al，2014. Effect of a hydrophilic and a hydrophobic statin on cardiac salvage after ST-elevated acute myocardial infarction—a pilot study. Atherosclerosis，237（1）：251-258.

Giani C，Fieerabracci P，Bonacci R，et al，1996. Relationship between breast cancer and thyroid disease：Relevance of autoimmune thyroid disorders in breast malignancy. J Clin Endocrinol Metab，81（3）：990-994.

Goldman MB，Maloof F，Mormon RR，et al，1988. Redioactive iodine therapy and breast cancer：A follow-up study of hyperthyroid women. Am J Epidemiol，127（5）：969-980.

Haugen BR，Alexander EK，Bible KC，et al，2016. 2015 American Thyroid Association Management Guidelines for Adult Patients with Thyroid Nodules and Differentiated Thyroid Cancer：The American Thyroid Association Guidelines Task Force on Thyroid Nodules and Diffenentiated Thyroid Cancer. Thyroid，26（1）：1-133.

Kim C，Bi X，Pan D，et al，2013. The risk of second cancers after diagnosis of primary thyroid cancer is elevated in thyroid microcarcinomas. Thyroid，23（5）：575-582.

Li CI，Rossing MA，Voigt LF，et al，2000. Multiple primary breast and thyroid cancers：Role of age at diagnosis and cancer treatments（United States）. Cancer Causes Control，11（9）：805-811.

Li H，Wang Z，Liu JS，et al，2020. Association between breast and thyroid lesions：A cross-sectional study based on ultrasonography screening in China. Thyroid，30（8）：1150-1158.

Nio Y，Iguchi C，Itakura M，et al，2009. High incidence of synchronous or metachronous breast cancer in patients with malignant and benign thyroid tumor or tumor-like disorders. Anticancer Res，29（5）：1607-1610.

Ogilvy-Stuart AL，Shalet SM，Gattamaneni HR，1991. Thyroid function after treatment of brain tumors in children. J Pediatr，119（5）：733-737.

Paulides M，Dorr HG，Stohr W，et al，2007. Thyroid function in paediatric and young adult patients after sarcoma therapy：A report from the late effects surveillance system. Clin Endocrinol（Oxf），66（5）：727-731.

Prinzi N，Baldini E，Sorrenti S，et al，2014. Prevalence of breast cancer in thyroid diseases：Results of a cross-sectional study of 3，921 patients. Breast Cancer Res Treat，144（3）：683-688.

Ramaekers BLT，Armstrong N，Joose MA，et al，2014. Cost effectiveness of high-sensitive troponin assays for the early ruleout or diagnosis of acute myocardial infarction in people with acute chest pain：A nice diagnostic assessment. Value Health，17（7）：A490.

Reibis R，Jannowitz C，Halle M，et al，2015. Management and out comes of patients with reduced ejection fraction after acute myocardial infarction in cardiac rehabilitation centers. Curr Med Res Opin，31（2）：211-219.

Shi YL，Li X，Ran L，et al，2017. Study on the status of thyroid function and thyroid nodules in chinese breast cancer patients. Oncotarget，8（46）：80820-80825.

Søgaard M，Farkas DK，Ehrenstein V，et al，2016. Hypothyroidism and hyperthyroidism and breast cancer risk：A nationwide cohort study. Eur J Endocrinol，174（4）：409-414.

Turken O，Narin Y，Demirbas S，et al，2003. Breast cancer in association with thyroid disorders. Breast Cancer Research，5（5）：110-113.

Vassilopoulou-Sellin R，Palmer L，Taylor S，et al，1999. Incidence of breast carcinoma in women with thyroid carcinoma. Cancer，85（3）：696-705.

Wang J，Tang B，Liu X，et al，2015. Increased monomeric CRP levels in acute myocardial infarction：A possible new and specific biomarker for diagnosis and severity assessment of disease. Atherosclerosis，239（2）：343-349.

# 第二十八章

# 仿绒毛膜癌化疗和仿分化型甲状腺癌治疗在乳腺癌化疗中的应用

## 一、仿绒毛膜癌化疗在乳腺癌化疗中的应用思考

### （一）化疗对乳腺癌患者甲状腺功能的影响

因化疗系全身性治疗手段，且下丘脑-垂体-甲状腺轴代谢活跃，一般认为恶性肿瘤患者的甲状腺激素水平易受化疗影响。对于乳腺癌患者，以往并无研究直接证实化疗对甲状腺功能的影响，仅有部分研究间接提示化疗可能影响甲状腺功能，如化疗可使患者 TSH、TPOAb 及 TgAb 升高，而使 $T_3$ 摄取率降低。因此，明确乳腺癌化疗对甲状腺功能的影响尤为重要。Nagi 等通过研究乳腺癌化疗患者出现体重增加、疲乏或昏睡的原因发现，化疗结束后患者 $T_3$ 摄取水平明显降低，TBG 明显增高，从而认为以上症状可能是由化疗所致的甲状腺功能减退引起，并推测化疗有使亚临床甲状腺功能减退患者的甲状腺功能进一步减低的效应。也有研究检测并比较了 93 例乳腺癌患者化疗前与化疗期间甲状腺功能及 120 例相邻 2 个疗程的患者化疗前的甲状腺功能变化，结果发现，化疗期间 $T_3$、$T_4$、$FT_3$ 及 TSH 水平较化疗前显著下降，差异均具有统计学意义，$FT_4$ 水平组间差异无统计学意义。而 120 例乳腺癌患者相邻 2 个疗程化疗前甲状腺功能无显著性差异。笔者的前期研究发现，化疗期间有 80%以上患者的甲状腺功能明显低下，说明乳腺癌化疗对甲状腺功能的影响十分明显。

### （二）乳腺癌患者化疗期间甲状腺功能低下的可能原因

化疗期间 $T_3$、$T_4$、$FT_3$ 及 $FT_4$ 水平均较化疗前显著降低，可能与以下原因有关：①化疗药物直接抑制下丘脑-垂体-甲状腺轴功能，从而影响 TRH、TSH 的产生与分泌；②甲状腺组织本身血供丰富，代谢活跃，易致化疗药物聚集，从而抑制其功能；③化疗药物影响肝合成 TBG；④化疗所致的恶心、呕吐等不良反应激活机体自我保护机制，降低组织的能量消耗。

### （三）仿绒毛膜癌化疗在纠正乳腺癌患者化疗期间甲状腺功能低下中的可能临床意义

乳腺癌患者化疗期间可出现疲乏、昏睡、体重增加及闭经等症状，Kumar 等认为以上

不良反应可能与化疗所致的甲状腺功能低下有关。关于化疗导致甲状腺功能减退的观点已在笔者此前的研究中得到证实。乳腺癌化疗导致的甲状腺功能减退将有可能导致患者出现不良反应，若能像化疗期间及时纠正白细胞降低或肝功能受损那样及时纠正化疗所致甲状腺功能减退，将有可能减少甲状腺功能减退所致不良反应，提高患者化疗耐受性及生活质量。

甲状腺激素可促进乳腺癌细胞生长，化疗药物除杀伤肿瘤细胞外，其导致的甲状腺功能减退将会使乳腺癌细胞停滞于 $G_0$ 期，从而对化疗杀伤作用不敏感。结合大量基础与临床研究依据，笔者等提出仿绒毛膜癌化学治疗学假说，即通过添加甲状腺激素等内分泌激素，改变患者化疗期间的甲状腺功能低下状态，促使乳腺癌细胞活跃增殖，从而提高其化疗敏感性，最终提高乳腺癌化疗疗效。绒毛膜癌被认为是化疗可治愈性肿瘤，患者可伴有甲状腺功能亢进表现，已有化疗期间甚至有绒毛膜癌伴肺转移患者出现甲状腺危象而化疗治愈的报道。对于绒毛膜癌，虽然化疗在杀伤肿瘤细胞的同时也可导致患者激素降低，但绒毛膜癌细胞被破坏时大量释放的绒毛膜促性腺激素（human chorionic gonadotropin，HCG）具有促甲状腺激素的类似作用，可导致患者甲状腺功能增强，甚至发生甲状腺功能亢进。这样，升高的甲状腺激素可以促使处于 $G_0$ 期的残余肿瘤细胞再次进入增殖周期，最终提高其对化疗的敏感性。笔者等研究发现，乳腺癌患者化疗期间甲状腺功能明显降低，基于仿绒毛膜癌化学治疗学假说，如果化疗期间对所发生的甲状腺功能低下给予适当的纠正，有可能提高化疗疗效。化疗所致甲状腺功能减低虽为短期变化，但纠正该状态可能对改善患者生活质量及提高化疗疗效具有重要临床意义，但尚需进一步研究论证。

## 二、仿分化型甲状腺癌治疗在乳腺癌化疗中的应用思考

### （一）分化型甲状腺癌的治疗

分化型甲状腺癌（甲状腺乳头状癌和甲状腺滤泡状癌）是所有癌症中预后最好的肿瘤之一。据报道，如果采用规范治疗，甲状腺乳头状癌 5 年和 10 年生存率分别为 99% 和 98%，其规范治疗在欧美国家称之为 "2+1 治疗"，即手术切除甲状腺+[131]I 治疗+甲状腺素维持治疗（内分泌治疗）。

**1. 手术治疗**　是除未分化癌以外各型甲状腺癌的基本治疗方法。手术切除的彻底性是减少肿瘤复发和改善预后的重要因素，同时也是保证分化型甲状腺癌术后 [131]I 治疗效果的基础。甲状腺的切除范围目前仍有分歧，范围最小的为腺叶加峡部切除，最大至甲状腺全切除。全甲状腺切除术即切除所有甲状腺组织，无肉眼可见的甲状腺组织残存；近全甲状腺切除术即切除几乎所有肉眼可见的甲状腺组织（保留<1g 的非肿瘤性甲状腺组织，如喉返神经入喉处或甲状旁腺处的非肿瘤性甲状腺组织）。近来不少学者认为，年龄是划分复发高危、低危的重要因素，并根据高危、低危分组选择治疗方法。对低危组患者采取腺叶及峡部切除，若切缘无肿瘤，即可达到治疗目的；对高危组患者采取患侧腺叶全切、对侧次全切除术为宜。颈淋巴结清扫的手术效果固然可以肯定，但患者的生活质量却受到影响，所以目前已不主张做预防性颈淋巴结清扫。一般对低危组患者，若手术时未触及肿大淋巴结，可不做颈淋巴结清扫。如发现肿大淋巴结，应切除后做快速冰冻病理检查，证实为淋

巴结转移者，可进行中央区颈淋巴结清扫或改良颈淋巴结清扫。

**2. $^{131}$I 治疗**

（1）$^{131}$I 治疗的机制及重要意义：在 $^{131}$I 治疗前，应先行甲状腺全切或将残余的甲状腺切除，因为正常甲状腺组织较分化型甲状腺癌可更多地聚集 $^{131}$I 而影响治疗效果。残留的正常甲状腺组织被完全清除后，因分化型甲状腺癌细胞的分化程度较高，具有摄取 $^{131}$I 的功能，所以可用 $^{131}$I 进行内照射杀伤复发和转移的分化型甲状腺癌病灶。$^{131}$I 治疗是分化型甲状腺癌术后治疗的重要手段之一，$^{131}$I 治疗包含两类：一类是采用 $^{131}$I 清除分化型甲状腺癌术后残留的甲状腺组织，称为 $^{131}$I 清甲；另一类是采用 $^{131}$I 清除手术不能切除的分化型甲状腺癌转移灶，称为 $^{131}$I 清灶。

除所有癌灶均小于 1cm 且无甲状腺外浸润、无淋巴结和远处转移的分化型甲状腺癌外，其他分化型甲状腺癌均可考虑 $^{131}$I 清甲治疗。妊娠期、哺乳期、计划短期（6 个月）内妊娠者和无法依从辐射防护指导者，不适合进行 $^{131}$I 清甲治疗。

（2）$^{131}$I 治疗前的相关准备：如患者有 $^{131}$I 治疗的适应证，但在治疗前的评估中发现残留甲状腺组织过多，应建议患者先接受再次手术，尽量切除残余甲状腺组织，否则 $^{131}$I 治疗的效果难以保证。$^{131}$I 治疗虽有可能清除残余甲状腺腺叶，但不推荐以此替代手术。如在 $^{131}$I 治疗前的评估中发现可采用手术方法切除的分化型甲状腺癌转移灶，也应再次手术切除转移灶，仅在患者有再次手术的禁忌证或拒绝再次手术时，才考虑直接进行 $^{131}$I 治疗。一般状态差，伴随其他严重疾病或其他高危恶性肿瘤者，应先纠正一般状态、治疗伴随疾病之后再考虑 $^{131}$I 治疗。

（3）低碘饮食：$^{131}$I 治疗的疗效取决于进入残留甲状腺组织和分化型甲状腺癌病灶内的 $^{131}$I 剂量。人体内的稳定碘离子可与 $^{131}$I 竞争进入甲状腺组织和分化型甲状腺癌病灶，所以 $^{131}$I 治疗前要求患者低碘饮食（<50μg/d）至少 2～3 周，$^{131}$I 治疗等待期内须避免应用含碘造影剂和药物（如胺碘酮等）。如 $^{131}$I 治疗前曾使用含碘造影剂或摄入含大剂量碘的食物或药物，治疗宜暂缓，有条件的医院可监测尿碘含量。

（4）提高血清 TSH 水平：正常甲状腺滤泡上皮细胞和分化型甲状腺癌细胞的胞膜上表达钠碘协同转运体，在 TSH 刺激下可充分摄取 $^{131}$I。因此，$^{131}$I 治疗前需要升高血清 TSH 水平，血清 TSH>30μIU/ml 后可显著增加分化型甲状腺癌组织对 $^{131}$I 的摄取。升高 TSH 水平可通过两种方式实现：①升高内源性 TSH 水平，全甲状腺切除术后 4～6 周内暂不服用左甲状腺素片，或（已开始 TSH 抑制治疗者）停用左甲状腺素片至少 2～3 周，使血清 TSH 水平升至 30μIU/ml 以上。②使用重组人促甲状腺激素（rhTSH）：在 $^{131}$I 清甲治疗前，每日肌内注射 rhTSH 0.9mg，连续 2 日，同时无须停用左甲状腺素片，rhTSH 尤其适用于老年分化型甲状腺癌患者、不能耐受甲状腺功能减退者和停用左甲状腺素片后血清 TSH 升高无法达标者。目前，欧美多国及我国香港和台湾地区等均已批准 rhTSH 用于辅助 $^{131}$I 治疗，但此药尚未在大陆注册上市。

**3. 内分泌治疗**

（1）内分泌治疗的机制及重要意义：分化型甲状腺癌术后内分泌治疗，又称抑制 TSH 治疗，是指手术后应用超生理剂量的甲状腺激素将 TSH 抑制在正常低限或低限以下，甚至检测不到的程度。分化型甲状腺癌的细胞膜表面表达 TSH 受体，并且对 TSH 刺激发生反应，使甲状腺癌组织复发和增生。通过超生理剂量的甲状腺素抑制血清 TSH 水平，可以降低肿瘤复发的风险，因此术后患者要长期接受甲状腺素治疗，其目的一方面是供应机体甲状腺激素的需求，另一方面是抑制肿瘤复发。要实现这两个目的，甲状腺素的剂量要大于治疗甲状腺功能减退的替代剂量。抑制 TSH 治疗用药首选左甲状腺素片口服制剂。TSH 抑制水平与分化型甲状腺癌的复发、转移和癌症相关死亡关系密切，特别是高危分化型甲状腺癌患者，这种关联性更加明确。抑制 TSH 治疗的目标：①肿瘤组织持续存在的患者，在没有特殊禁忌证情况下，血清 TSH 应维持在 $<0.1$ mU/L；②临床无症状的高危型患者，血清 TSH 应维持在 $0.1\sim0.5$ mU/L，$5\sim10$ 年；③临床无症状的低危型患者，TSH 应维持在 $0.3\sim2.0$ mU/L，$5\sim10$ 年。

（2）何时应开始内分泌治疗及用药时间：分化型甲状腺癌患者术后根据临床检查及病检结果评估有无 [131]I 治疗指征，出院后就需开始终身服用内分泌治疗药物；若术后还需进行 [131]I 治疗，则通常 [131]I 治疗后 $24\sim72$ 小时开始（或继续）内分泌治疗，即口服人工合成的甲状腺激素，常规用药为左甲状腺素片。[131]I 治疗前残留较多甲状腺组织者，因 [131]I 治疗已破坏甲状腺组织，使甲状腺激素不同程度释放入血，故内分泌治疗的起始时间可适当推迟，补充左甲状腺素片的剂量也宜逐步增加。分化型甲状腺癌术后复发风险低危、不需 [131]I 治疗者，因术中破坏甲状腺组织使甲状腺激素不同程度释放入血，故内分泌治疗的起始时间也应适当推迟，一般于术后 1 周左右开始补充口服左旋甲状腺素片，补充的剂量也宜逐步增加。内分泌治疗最佳目标值应满足：既能降低分化型甲状腺癌的复发转移率和相关死亡率，又能减少外源性亚临床甲状腺功能亢进导致的副作用，提高患者的生活质量。

（二）化疗对乳腺癌患者卵巢功能的影响

乳腺癌是实体肿瘤中应用化疗最有效的肿瘤之一，化疗在整个治疗中占有重要地位。但化疗药物对靶组织、靶细胞的选择性差，在杀灭癌细胞的同时，对正常组织也有不同程度的损伤，乳腺癌患者化疗后常会出现卵巢功能受损，表现为雌激素迅速降低、暂时或永久闭经、更年期提前等。化疗药物一般可通过损伤下丘脑-垂体系统引起卵巢功能不全，多数抗癌药物也可直接作用于卵巢引起卵巢功能的损害。化疗药物影响体内所有分裂旺盛的细胞，影响卵泡的生长和成熟过程，使卵巢的各级卵泡（尤其是初级和次级卵泡）数量减少，导致卵泡破坏，甚至出现无卵泡卵巢；卵巢的间质也会出现不同程度的纤维化和坏死，从而对卵巢产生不可逆影响。Oktem 等研究发现，化疗组原始卵泡数目明显低于对照组，表明化疗药物可显著降低卵巢的储备功能。化疗药物中对卵巢毒性最大的是烷化剂，如环磷酰胺、氮芥等，其次为顺铂、多柔比星。对卵巢毒性最小的化疗药物是 5-Fu、甲氨蝶呤和长春新碱等。因此，乳腺癌患者在化疗期间，由于卵巢功能受到抑制和损害，雌激素水平会显著降低。

（三）仿分化型甲状腺癌治疗在乳腺癌化疗中可能的临床意义

分化型甲状腺癌对化疗药物不敏感，但其 [131]I 治疗的作用即相当于化疗在其他恶性肿瘤中的作用。在分化型甲状腺癌的 [131]I 治疗中，较为重要的一点就是要提高血清 TSH 水平，以显著增加分化型甲状腺癌组织对 [131]I 的摄取，从而增强 [131]I 对分化型甲状腺癌组织的杀伤作用。[131]I 治疗后，应马上使用甲状腺激素进行内分泌治疗，将 TSH 抑制在正常低限或低限以下，以降低肿瘤复发的风险。$^{131}$I 治疗和内分泌治疗的序贯治疗能最大程度地杀灭分化型甲状腺癌组织并降低其复发风险。在乳腺癌化疗中，化疗可抑制卵巢功能，从而使血清中雌激素水平降低，而雌激素可促进乳腺癌细胞生长，化疗药物在杀伤肿瘤细胞的同时，导致的雌激素降低将会使乳腺癌细胞停滞在 $G_0$ 期，导致其对化疗杀伤作用不敏感。对于分化型甲状腺癌，在使用 $^{131}$I 治疗的同时提高血清 TSH 水平，升高 TSH，可显著增加分化型甲状腺癌组织对 $^{131}$I 的摄取，最终提高其对 $^{131}$I 的敏感性。笔者等研究发现，乳腺癌患者化疗期间雌激素降低，基于新内分泌化疗（内分泌激素化疗增敏疗法）假说，如果能适当纠正化疗期间的雌激素低下，则有可能提高化疗疗效。在化疗结束后，对于激素受体阳性的患者，还可以使用内分泌药物治疗，抑制雌激素对乳腺癌细胞的作用，以降低肿瘤复发的风险。正如分化型甲状腺癌中的 $^{131}$I 治疗和内分泌治疗的序贯治疗，对于激素受体阳性乳腺癌患者，激素增敏化疗和内分泌治疗的序贯治疗有可能最大程度地杀灭乳腺癌组织并降低其复发的风险。

（陈钰玲　孔令泉）

## 参 考 文 献

黄剑波，金梁斌，孔令泉，2014. 乳腺癌患者治疗期间甲状腺功能的变化研究. 重庆医科大学学报，39（1）：57-60.

孔令泉，吴凯南，果磊，2019. 乳腺癌伴随疾病学. 北京：科学出版社，207-211.

孔令泉，吴凯南，厉红元，2016. 关爱乳腺健康——远离乳腺癌. 北京：科学出版社，113-118.

孔令泉，吴凯南，卢林捷，2017. 乳腺肿瘤甲状腺病学. 北京：科学出版社，36，37.

孔令泉，吴凯南，苏新良，2017. 关爱甲状腺健康——远离甲状腺癌. 北京：科学出版社，68-83.

罗清清，卢林捷，孔令泉，2017. 女性乳腺癌患者化疗期间卵巢功能的保护. 中华内分泌外科杂志，11（3）：249-253.

吴凯南，2016. 实用乳腺肿瘤学. 北京：科学出版社，625-631.

Hsieh TY，Hsu KF，Kuo PL，et al，2008. Uterine choriocarcinoma accompanied by an extremely high human chorionic gonadotropin level and thyrotoxicosis. J Obstet Gynaecol Res，34（2）：274-278.

Huang J，Ji G，Xing L，et al，2013. Neo-endocrinochemotherapy：A novel approach for enhancing chemotherapeutic efficacy in clinic？ Med Hypotheses，80（4）：441-446.

Huang JB，Ji GY，Xing L，et al，2013. Chemosensitization role of endocrine hormones in cancer chemotherapy. Chin Med J，126（1）：175-180.

Huang JB，JI GY，Xing L，et al，2013. Implication from thyroid function decreasing during chemotherapy in breast cancer patients：Chemosensitization role of triiodothyronine. BMC Cancer，13（1）：334.

Nagi K，Kathryn A，Diane R，et al，2004. Fatigue，weight gain，lethargy and amenorrhea in breast cancer patients on chemotherapy：Is subclinical hypothyroidism the culprit？ Breast Cancer Res Treat，83（2）：149-159.

Ogilvy SAL，Shalet SM，Gattamaneni HR，1991. Thyroid function after treatment of brain tumors in children. J Pediatr，119（5）：733-737.

Oktem O，Oktay K，2007. Quantitative assessment of the impact of chemotherapy on ovarian follicle reserve and stromal function. Cancer，110（10）：2222-2229.

Paulides M，Dorr HG，Stohr W，et al，2007. Thyroid function in paediatric and young adult patients after sarcoma therapy：A report from the late effects surveillance system. Clin Endocrinol（Oxf），66（5）：727-731.

Pike MC，Spicer DV，Dahmoush L，et al，1993. Estrogens，progestogens，normal breast cell proliferation，and breast cancer risk. Epidemiol Rev，15（1）：17-35.

Travis RC，Key TJ，2003. Oestrogen exposure and breast cancer risk. Breast Cancer Res，5（5）：239-247.

Walshe JM，Denduluri N，Swain SM，2006. Amenorrhea in premenopausal women after adjuvant chemotherapy for breast cancer. J Clin Oncol，24（36）：5769-5779.

第五篇

乳腺肿瘤糖尿病学

# 第二十九章

# 乳腺肿瘤糖尿病学概述

2019 年数据显示，乳腺癌在女性恶性肿瘤中占首位，约占新增总人数的 11.6%，同时在女性由癌症引起死亡原因中排第二位，约为 6.6%。另一影响女性健康的重要疾病——糖尿病（diabetes mellitus，DM）也已成为全球重大公共卫生问题。乳腺癌与糖尿病两者关系密切，发病率均呈逐年上升趋势。研究显示，我国糖尿病患者数量已达"警戒水平"，尤其我国近 7 成的糖尿病患者未被诊断而无法及早治疗。资料显示，乳腺癌患者中有更高比例的糖尿病和糖尿病前期人群，其中大多数不被知晓，严重影响了乳腺癌患者的治疗和预后。世界卫生组织（WHO）在 2006 年将癌症列入慢性病管理，2013 年发布全球慢性病防控行动计划。2016 年，国务院发布《"健康中国 2030"规划纲要》，将癌症列入慢性病管理，提出实施慢性病综合防控战略，而糖尿病防控是控制慢性病和实现"健康中国"目标不可缺少的重要内容。当下我国正常人群及乳腺癌患者中糖尿病的防治局面不容乐观，相对于较高的患病率，糖尿病的知晓率、治疗率和控制率仍处于较低的、令人忧虑的水平。其实，糖尿病是可防可控的，其关键在于早防早治。

糖尿病是诱发乳腺癌的危险因素，合并糖尿病的乳腺癌患者预后较差。我国大庆研究的结果已证实，目前生活方式干预已经成为国际认可的糖尿病防控的有效方式，也是未来糖尿病有可能逆转的关键性措施。临床一线的肿瘤科医师和糖尿病科医师，应积极配合国家慢性病防控战略，做好乳腺癌患者的糖尿病防控工作，将大庆研究的成果落实到具体行动中。因而，有必要加强乳腺癌患者中糖尿病的筛查诊断，这对乳腺癌患者的治疗和改善预后有重要意义。

## 一、我国糖尿病患者数量已达"警戒水平"

随着经济的发展和人们生活方式的改变及人口老龄化，糖尿病发病率在全球均呈逐年增长趋势。根据国际糖尿病联盟（International Diabetes Federation，IDF）统计，20 世纪 90 年代，全球糖尿病患者约为 1.00 亿人，至 2007 年，迅速增长到 2.46 亿人。2010 年全球范围内糖尿病患者人数增至 2.85 亿，2019 年全球糖尿病患病率为 9.3%（4.63 亿人），到 2030 年将上升到 10.2%（5.78 亿），到 2045 年，这一数字将上升至 10.9%（7 亿）。而全球糖尿病知晓率为 49.9%，意味着一半以上（50.1%）糖尿病患者未被诊断，不知道自己患有糖尿病。1979～2010 年我国糖尿病患病率由 0.67% 迅速增加到 11.6%，31 年间增加了 15 倍以上。2008 年，我国 20 岁以上成人糖尿病和糖尿病前期的患病率分别是 9.7%（女性为 8.7%，男性为 10.6%）和 15.5%（女性为 14.9%，男性为 16.1%），糖尿病和糖尿病前期患者分别为 9240 万（女性为 4220 万，男性为 5020 万）和 1.48 亿（女性为 7210 万，男性为 7610 万）。由于 2 型糖尿病发病隐匿，相当多的患者因出现并发症的临床表现方被确诊为糖尿病，更为严重的是，我国 60.7% 的糖尿病患者因未被诊断而无法及早进行有效的治疗。仅 2 年后，我国 18 岁及以上成人糖尿病患病率上升为 11.6%（女性为 11.0%），已诊断的糖尿病患病率仅为 3.5%（女性为 3.4%），新诊断糖尿病患病率为 8.1%（女性为 7.7%），糖尿病前期患病率为 50.1%（女性为 48.1%）。2019 年我国成人（20～79 岁）糖尿病患者约为 1.16 亿，未被诊断人数为 6518 万。与高患病率不相符的是，我国成人 2 型糖尿病的知晓率仅为 30.1%，未被诊断意味着近 7 成患者不知道自己患有糖尿病。在所有患者中，仅 25.8% 的人接受了降糖药物治疗，其中只有 39.7% 的人血糖控制良好，提示我国糖尿病患者数量已达到"警戒水平"，糖尿病已成为影响我国人民健康的重要公共卫生问题。我国糖尿病前期人数众多，早期预防糖尿病前期对于延缓糖尿病的进展与心血管疾病的发生尤为重要。

## 二、乳腺癌患者中糖尿病的伴发情况

### （一）糖尿病患者中乳腺癌的发病风险增加

糖尿病患者和乳腺癌患者有着相似的生活方式和环境危险因素，如高体重指数、向心性肥胖、体力活动少、摄入高热量脂肪等。有研究发现，糖尿病可显著增加癌症病死率，合并糖尿病与未合并糖尿病的乳腺癌患者比较，5 年病死率明显增高（HR 1.39）。这些糖尿病的高危因素大多也是乳腺癌的发病因素；同时糖尿病患者的胰岛素抵抗、代谢紊乱、激素分泌失衡、免疫功能降低等，易诱发肿瘤和感染性疾病。自 1934 年有报道糖尿病和癌症的关系以来，已有大量研究证实糖尿病与乳腺癌有相关性，其中 2 型糖尿病可显著升高乳腺癌的发病率。美国的一项研究以 116 488 例 30～55 岁的女护士为观察对象，随访 20 年显示，2 型糖尿病患者患乳腺癌的风险增加 17%，绝经后女性更加明显，校正年龄、肥胖、生育情况和乳腺良性病史等影响因素后，乳腺癌的发病风险仍有上升趋势（RR=1.17，95% CI：1.01～1.35）。数据显示，我国糖尿病患者数量已达到"警戒水平"。因此，糖尿病人群中乳腺癌的患病风险即使仅有轻微的增高，也将在总体人群中产生较大的危害，糖尿病与乳腺癌的关系不容忽视。

### （二）乳腺癌患者中糖尿病的发病风险增加

近年研究发现，不仅糖尿病提高了乳腺癌的发病率，乳腺癌同样也提高了糖尿病的发病率，乳腺癌患者患糖尿病的 HR 为 1.60（95%CI：1.27～2.01）。Lipscombe 等通过对合并乳腺癌和不合并乳腺癌的绝经后女性研究发现，从确诊乳腺癌 2 年后开始，糖尿病的发病风险逐年上升，2 年时的 HR 为 1.07，10 年时 HR 为 1.21；同时对于接受辅助化疗的乳腺癌患者，确诊最初 2 年糖尿病发病风险达到峰值，HR 为 1.24，接着风险开始下降，但糖尿病的发病风险到 10 年时仍然是升高的水平，HR 为 1.08。Rola 等对 2246 例早期原发性乳腺癌患者进行病例对照研究，随访 13 年发现，与死亡相关的糖尿病累积发病率为 20.9%

（95%CI：18.3%～23.7%）。多因素分析显示，内分泌治疗与糖尿病的风险增加相关（HR 2.40，95%CI：1.26～4.55，*P*=0.008）。使用芳香化酶抑制剂导致糖尿病的风险（HR 4.27，95%CI：1.42～12.84，*P*=0.01）明显高于使用他莫昔芬（HR 2.25，95%CI：1.19～4.26，*P*=0.013）。研究者认为，内分泌治疗是乳腺癌幸存者发生糖尿病的显著危险因素，但因其生存益处超过了所带来的风险，因此不建议停用，采用针对改变生活方式的预防策略可能会降低相关风险。

（三）糖尿病和糖尿病前期对乳腺癌治疗及预后的影响

糖尿病前期包括空腹血糖受损（impaired fasting glucose，IFG）（空腹血糖 6.1～6.9mmol/L）、糖耐量减低（impaired glucose tolerance，IGT）（餐后 2 小时血糖 7.8～11.0mmol/L）或两者共存。研究发现，糖耐量异常和胰岛素抵抗都是诱发乳腺癌的高风险因素。Saydah等报道，IGT 患者累积癌症相关死亡风险远高于非糖尿病患者和糖尿病患者，提示 IGT 是癌症患者的独立预后危险因子（图 29-1）。其原因可能是糖尿病前期极易漏诊且人们的重视不够，也说明糖尿病前期对乳腺癌在治疗及预后上的影响并不比糖尿病小。糖尿病前期提示发生糖尿病的内在风险，并且与糖尿病有着相似的生物学特性。每年糖耐量异常人群约有 6%～10% 的个体向糖尿病转化。有报道，乳腺癌患者在确诊后半年内肥胖或一年半内体重增加 5kg 以上者，较体重正常者死亡风险明显增加。肥胖或体重增加有可能导致糖耐量异常，如不及早发现和干预将有可能增加死亡风险而恶化乳腺癌患者的预后。糖尿病相关并发症，如糖尿病肾病、糖尿病神经病变、糖尿病心血管并发症、糖尿病并发伤口愈合不良及糖尿病发生感染的高风险等，对乳腺癌的系统治疗（手术、辅助化疗、放疗和内分泌治疗等）都是不利的危险因素。有报道，35～65 岁合并糖尿病的乳腺癌患者接受手术和内分泌治疗的效果比无糖尿病的乳腺癌患者更差，并发症更多。同时大于 65 岁合并糖尿病的乳腺癌患者，放疗所引起的并发症相对更多，有条件做保乳手术者更少。合并糖尿病的乳腺癌患者行腋窝淋巴结清扫引起的并发症也更多。

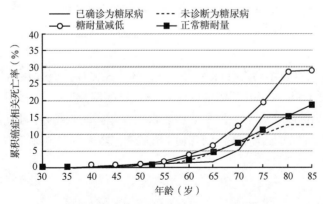

图 29-1　IGT、非糖尿病和糖尿病患者中累积癌症相关死亡率比较

## 三、乳腺癌患者进行糖尿病筛查诊断的意义

据报道，乳腺癌患者具有较高的糖尿病发生率，但因对这些人群进行糖尿病发生率的评估时很少应用餐后 2 小时口服葡萄糖耐量试验（oral glucose tolerance test，OGTT），所以

以往有关糖尿病及糖尿病前期的发生率的报道可能被明显低估，而研究显示，亚洲糖尿病人群单纯餐后 2 小时高血糖而空腹血糖不高较为常见。以餐后高血糖为表现的糖尿病和糖尿病前期人群仅能通过餐后 2 小时 OGTT 血糖检测确诊。目前我国存在忽视 OGTT 的情况，新发糖尿病和糖尿病前期人群漏诊率 50%～70%，其中乳腺癌人群中漏诊情况可能更严重。乳腺癌患者餐后 2 小时 OGTT 的高血糖状态，尤其是乳腺癌患者系统治疗后糖耐量异常及糖尿病的真实发病率则少有报道。

笔者等应用 OGTT 对原发性首次确诊（79 例）、化疗期间（96 例）及系统治疗后随访（121 例）的乳腺癌患者进行筛查发现：首次确诊患者中糖尿病的总发生率为 25.3%（已知晓率 5.1%、未知晓率 20.2%），糖尿病前期的总发生率为 50.6%（其中单纯 IGT 44.3%、单纯 IFG 1.3%、同时合并 IGT 和 IFG 5.1%）；化疗期间糖尿病的总发生率为 33.3%（已知晓率 5.2%、未知晓率 28.1%），糖尿病前期的总发生率为 28.1%（其中单纯 IGT 20.8%、单纯 IFG 1.0%、同时合并 IGT 和 IFG 6.3%）；系统治疗后糖尿病的总发生率为 21.8%（已知晓率 4.2%、未知晓率 17.6%），糖尿病前期的总发生率为 43.7%（其中单纯 IGT 32.8%、单纯 IFG 3.4%、同时合并 IGT 和 IFG 7.56%）。IGT 约占糖尿病前期的 80%，约 80% 的糖尿病及糖尿病前期病变的诊断需经餐后 2 小时 OGTT 来确诊。此外，通过对系统治疗后无糖尿病病史的女性乳腺癌患者行胰岛素释放试验（IRT）发现，系统治疗后的女性乳腺癌患者存在明显的胰岛 B 细胞功能紊乱和胰岛素抵抗，即使在比例仅为 1/3 的正常糖耐量的乳腺癌患者中，也还有 15% 具有异常的胰岛素分泌曲线模型，提示糖尿病高发风险。乳腺癌患者有明显的糖代谢紊乱，伴有非常高比例的未知晓的糖尿病和以 IGT 为主的糖尿病前期，这已成为严重影响乳腺癌患者治疗及预后的重大公共卫生问题。

乳腺癌合并糖尿病患者死亡率增高，预后恶化。即使是以 IGT 为主的糖尿病前期，也是发展为糖尿病和引起心脑血管疾病的重要危险因子，并且还是乳腺癌等恶性肿瘤独立的预后危险因子。大量研究显示，对糖尿病前期人群进行积极的饮食和运动干预会明显降低糖尿病风险。另外，作为全球 2 型糖尿病一级预防领域的里程碑之一，大庆糖尿病预防研究显示，在我国 IGT 人群中为期 6 年的生活方式干预项目显示出对脑血管疾病事件的显著降低作用长达 30 年。

综上，对于首次明确诊断为乳腺癌的患者，或接受化疗、放疗及内分泌治疗等辅助治疗的患者，临床医师应建议患者定期常规应用 OGTT 和 IRT 或 C 肽释放试验（CPRT）进行检测筛查，对筛查出的以 IGT 为主的胰岛功能紊乱、糖尿病前期或早期糖尿病患者，及时给予饮食及生活方式干预等防治措施，以有利于乳腺癌患者顺利完成综合治疗及改善预后。

（梁馨予　孔令泉）

## 参 考 文 献

孔令泉，卢林捷，吴凯南，2015. 关注乳腺癌患者中糖尿病的筛查诊断. 中华内分泌外科杂志，9（4）：180-184.

孔令泉，吴凯南，2014. 乳腺肿瘤糖尿病学. 重庆：重庆出版社.

卢林捷，王瑞珏，孔令泉，等，2014. 首诊乳腺癌患者经筛查发现伴未知晓糖尿病一例报道. 中华内分泌外科杂志，8（2）：1.

卢林捷，王瑞珏，孔令泉，等，2014. 无糖尿病史的乳腺癌患者系统治疗后糖耐量异常状况研究. 中国肿瘤临床，41（4）：250-253.

卢林捷，王瑞珏，孔令泉，等，2014. 系统治疗后乳腺癌合并糖尿病二例报道. 中华内分泌外科杂志，8（3）：256，257.

王瑞珏，卢林捷，孔令泉，等，2014. 乳腺癌与 2 型糖尿病相关性研究进展. 中华内分泌外科杂志，8（5）：390-392.

Arif JM，Saif AM，Karrawi MA，et al，2011. Causative relationship between diabetes mellitus and breast cancer in various regions of Saudi Arabia：An overview. Asian Pac J Cancer Prev，12（3）：589-592.

Bray F，Ferlay J，Soerjomataram I，et al，2018. Global cancer statistics 2018：GLOBOCAN estimates of incidence and mortality worldwide for 36 cancers in 185 countries. CA Cancer J Clin，68（6）：394-424.

Chen X，Lu W，Zheng W，et al，2010. Obesity and weight change in relation to breast cancer survival. Breast Cancer Res Treat，122：823-833.

Gong QH，Ma JX，Zhang P，et al，2018. Lifestyle intervention reduces the CVD of people with IGT during the 30-year follow-up of Daqing Diabetes Prevention study in China. ADA，78th Scientific Sessions.

Gouveri E，Papanas N，Maltezs E，2011. The female breast and diabetes. Breast，20：205-211.

Ji GY，Jin LB，Wang RJ，et al，2013. Incidences of diabetes and prediabetes among female adult breast cancer patients after systemic treatment. Medical Oncol，30（3）：687.

Jia WP，Pang C，Chen L，et al，2007. Epidemiological characteristics of diabetes mellitus and impaired glucose regulation in a Chinese adult population：the Shanghai Diabetes Studies，a cross sectional 3-year follow-up study in Shanghai urban communities. Diabetologia，50：286-292.

Levitzky YS，Pencina MJ，Agostino RB，et al，2008. Impact of impaired fasting glucose on cardiovascular disease：The framingham heart study. J Am Coll Cardiol，51（3）：264-270.

Lipscombe LL，Chan WW，Yun L，et al，2013. Incidence of diabetes among postmenopausal breast cancer survivors. Diabetologia，56（3）：476-483.

Lu LJ，Gan L，Hu JB，et al，2014. On the status of β-cell dysfunction and insulin resistance of breast cancer patient without history of diabetes after systemic treatment. Medical Oncol，31（5）：956.

Lu LJ，Wang RJ，Ran L，et al，2014. On the status and comparison of glucose intolerance in female breast cancer patients at initial diagnosis and during chemotherapy through an oral glucose tolerance test. PLoS One，9（4）：e93630.

Marble A，1934. Diabetes and cancer. New Engl J Med，211：339-349.

Michels KB，Solomon CG，Hu FB，et al，2003. Type 2 diabetes and subsequent incidence of breast cancer in the Nurses' Health Study. Diabetes Care，26（6）：1752-1758.

Qiao Q，Nakagami T，Tuomilehto J，et al，2000. Comparison of the fasting and the 2-h glucose criteria for diabetes in different Asian cohorts. Diabetologia，43：1470-1475.

Rola H，Hatem H，Merhasin I，et al，2018. Diabetes after hormone therapy in breast cancer survivors：A case-cohort study. JCO.

Saydah SH，Loria CM，Eberhardt MS，et al，2003. Abnormal glucose tolerance and the risk of cancer death in the United States. Am J Epidemiol，157（12）：1092-1100.

Schott S，Sohn C，Schneeweiss A，2010. Breast cancer and diabetes mellitus. Exp Clin Endocrinol Diabetes，118（10）：673-677.

Tuomilehto J，Lindström J，Eriksson JG，et al，2001. Prevention of type 2 diabetes mellitus by changes in lifestyle among subjects with impaired glucose tolerance. N Engl J Med，344（18）：1343-1350.

Ulybina I，Imianitov EN，Vasil DA，et al，2008. Polymorphism of glucose intolerance and insulin resistance susceptibility genes in oncological patients. Ulybina IuM，42（6）：947-956.

Wang RJ，Lu LJ，Jin LB，et al，2013. Clinicopathologic features of breast cancer patients with type 2 diabetes mellitus in southwest of China. Medical Oncol，31：788.

Xu Y，Wang L，He J，et al，2013. Prevalence and control of diabetes in Chinese adults. JAMA，310（9）：948-959.

Yang W，Lu J，Weng J，et al，2010. Prevalence of diabetes among men and women in China. N Engl J Med，362（12）：1090-1101.

Yul H，Danbee K，Minwoong K，et al，2018. Incidence of diabetes after cancer development：A Korean national cohort study. JAMA Oncol.

Zhang PH，Chen ZW，Lv D，et al，2012. Increased risk of cancer in patients with type 2 diabetes mellitus：A retrospective cohort study in China. BMC Public Health，28（12）：567.

# 第三十章

# 糖尿病和糖尿病前期的诊断与治疗

## 一、概　述

随着人们生活水平的提高、生活模式的变化及人口老龄化，我国糖尿病的发病率逐年增加，患病率也从 1980 年的 0.67% 飙升至 2013 年的 10.4%。糖尿病已成为继肿瘤、心脑血管疾病之后第三位严重的非传染性疾病。糖尿病及其并发症不仅直接威胁着患者的健康和生命安全，也造成国家人力及财力的巨大损失。糖尿病是由多种病因引起的、以慢性高血糖为特征的代谢紊乱综合征。高血糖是由遗传和环境因素相互作用导致的代谢异常。引起血糖增高的病理生理机制是胰岛素分泌缺陷和（或）胰岛素作用缺陷（即胰岛素抵抗）。典型患者临床上可出现多尿、多饮、多食、消瘦等表现。

## 二、糖尿病及糖尿病前期的诊断

根据现有对糖尿病病因的认识，将糖尿病分为四大类，即 1 型糖尿病、2 型糖尿病、其他特殊类型糖尿病及妊娠糖尿病。而乳腺癌患者往往合并 2 型糖尿病或糖尿病前期。有关糖尿病及糖尿病前期的分类和诊断标准见表 30-1 和表 30-2。

## 三、治　疗

无论是否合并乳腺癌，糖尿病的治疗原则基本类似，均应争取早期诊断及长期治疗。治疗目的在于：①消除糖尿病症状；②避免或延缓各种急慢性并发症的发生，降低病死率，达到接近正常人的平均寿命及生活质量。总的治疗原则：①综合性治疗措施，以饮食控制、运动锻炼、降糖药物（口服药物或胰岛素）为主，糖尿病教育及血糖监测则是保证良好治疗的基础；②高度个体化治疗，同一患者不同时期也有所不同；③控制高血糖、避免低血糖、防止各种并发症发生和发展。《中国 2 型糖尿病防治指南（2017 年版）》提出的糖尿病控制目标如下：空腹血糖 4.4～7mmol/L，非空腹血糖 4.4～10mmol/L，糖化血红蛋白<7%，血压<130/80mmHg，体重指数<24kg/m$^2$，有氧运动 150 分钟/周。

表 30-1　糖代谢状态分类

| 糖代谢分类 | 静脉血浆葡萄糖（mmol/L） | |
| --- | --- | --- |
| | 空腹血糖 | 糖负荷后 2 小时血糖 |
| 正常血糖 | <6.1 | <7.8 |
| 空腹血糖受损 | 6.1～7.0 | <7.8 |
| 糖耐量减低 | <7.0 | 7.8～11.1 |
| 糖尿病 | ≥7.0 | ≥11.1 |

表 30-2　糖尿病诊断标准（WHO，1999）

| 诊断标准 | 静脉血浆葡萄糖（mmol/L） |
| --- | --- |
| 1. 典型糖尿病症状（多饮、多尿、多食、体重下降） | ≥11.1 |
| 　加上随机血糖检测 | |
| 　　　或加上 | |
| 2. 空腹血糖检测 | ≥7.0 |
| 　　　或加上 | |
| 3. 糖负荷后 2 小时血糖检测 | ≥11.1 |
| 无糖尿病症状者，需改日重复检查 | |

注：空腹状态指至少 8 小时没有进食热量；随机血糖指不考虑上次用餐时间，一天中任意时间的血糖，不能用来诊断 IFG 或 IGT。

## （一）糖尿病健康教育

糖尿病健康教育的对象包括糖尿病专业人员（医师、护士、营养师等）、一般人群、患者及其家属等。患者首先要认识到糖尿病并不可怕，只要配合医务人员，及时合理治疗、控制病情，大多数糖尿病患者的寿命和生活质量可以达到正常水平或接近正常水平。糖尿病患者要学会进行自我血糖监测（self monitoring of blood glucose，SMBG），掌握饮食和运动治疗的实施方法、口服降糖药物的注意事项、注射胰岛素的正确技术等。对糖尿病急性并发症，如糖尿病酮症酸中毒和低血糖昏迷等，应有足够的认识和重视，尽量避免有关诱因，一旦发生能识别其早期症状，及时初步处理后即到医院就诊。

## （二）糖尿病监测

**1. 血糖监测**　测定静脉血浆葡萄糖或采用便携式血糖仪测定外周全血葡萄糖以反映血糖的瞬间值。有条件的患者，特别是 1 型糖尿病患者、血糖不稳定的 2 型糖尿病患者、儿童患者和计划妊娠的患者，尽可能进行 SMBG，一般情况下每 1～2 周有 1 天测定三餐前及睡前血糖（共 4 次），或测定三餐前及餐后 2 小时和睡前血糖（共 7 次），病情不稳定或有特殊情况时适当增加检测次数；未能进行 SMBG 的患者应定期（至少每月 1 次）到医院检测血糖。

**2. 糖化血红蛋白（HbA1c）**　是血红蛋白非酶糖基化产物，以 HbA1c 为主要成分，反映近 2～3 个月的平均血糖水平。一般建议每年至少检查 2 次，血糖控制不好或改变治疗方式时宜每 3 个月检查 1 次。

### （三）饮食治疗

饮食治疗：①使体重控制在理想体重±10%范围内；②自我感觉良好，精神饱满，能正常地生活、学习和工作；③配合药物治疗，可使血糖得到较理想的控制，并可预防并发症的发生和发展。一般由营养师或医师完成，食物互换则由患者自己掌握。由于个体差异很大，因此初步制订的饮食方案均为试用方案，以后随访调整极为重要。注意改变不良饮食习惯，建立健康的饮食习惯，如饮食要均衡，不偏食；少吃甜食和食盐；提倡清淡饮食，避免油腻、煎炸、腌制食品；不可吃太饱等。

### （四）运动治疗

运动治疗可使 2 型糖尿病患者外周组织胰岛素敏感性及葡萄糖利用增加而改善血糖控制，但 2 型糖尿病患者往往年龄较大，心血管并发症较多，指导运动前须进行检查和评估。根据不同年龄、性别、体力、有无并发症等具体情况，选择其所喜爱的合适的运动方式。运动最好在餐后进行。注意运动的科学性，循序渐进，逐渐增加运动强度和时间，有规律地长期坚持；宜进行有氧运动，并重视做准备运动和放松运动。

### （五）口服降糖药物治疗

**1. 双胍类** 双胍类有二甲双胍（metformin）和苯乙双胍。但因苯乙双胍有引起乳酸性酸中毒的危险，在很多国家已被禁用。二甲双胍导致乳酸性酸中毒的发生率低，安全有效，目前国内外多个指南推荐二甲双胍作为 2 型糖尿病患者的首选口服降糖药和联合用药中的基础用药。一般二甲双胍治疗 3 个月后，血糖仍控制不佳时，才考虑加用其他药物。使用二甲双胍的禁忌证：①肝、肾、心、肺功能减退及高热患者禁忌，慢性胃肠病、慢性营养不良、消瘦者不宜使用本药；②1 型糖尿病患者不宜单独使用本药；③2 型糖尿病合并急性严重代谢紊乱、严重感染、外伤、大手术和妊娠等者；④对药物过敏或有严重不良反应者。二甲双胍的不良反应：①消化道反应，口苦、有金属味，食欲减退，恶心、呕吐，腹泻等，从小剂量开始，进餐时服药、逐渐增加剂量可减少消化道不良反应；②皮肤过敏反应，如红斑、荨麻疹等；③二甲双胍虽然很少引起乳酸性酸中毒，但是血清肌酐超过 150μmol/L 时应禁用，以免出现乳酸性酸中毒。临床应用：二甲双胍每片 250mg、500mg 或 850mg，每天 2～3 次，进餐时或餐后服，最佳剂量范围 1000～2250mg。

**2. 磺脲类**（sulfonylureas） 目前临床上应用的绝大多数是第二代磺脲类药物（如格列本脲、格列吡嗪、格列齐特、格列波脲、格列喹酮、格列美脲等），其特点是：①降血糖强度是第一代磺脲类药物（如甲苯磺丁脲、氯磺丙脲）的数十倍至数百倍，因而剂量减少；②为中长效降压药，每天用药 1～2 次；③毒副作用明显降低，据报道第一代磺脲类药物毒副作用发生率为 3%～6%，而第二代为 2%～4%，主要为轻度胃肠道反应、皮疹和低血糖反应，罕有引起骨髓抑制、溶血性贫血和阻塞性黄疸等严重反应的报道，也不会出现氯磺丙脲引起的皮肤潮红症状，毒副作用降低部分与剂量减少有关；④较少受其他药物影响引起低血糖。

**3. α-葡萄糖苷酶抑制剂**　目前，临床应用的 α-葡萄糖苷酶抑制剂有阿卡波糖、伏格列波糖和米格列醇。阿卡波糖每片 50mg，每天 3 次，每次 1～2 片。其单独应用可治疗轻型伴餐后血糖增高的 2 型糖尿病患者，与其他药物联合应用可治疗较重型或磺脲类、双胍类药物继发失效的餐后血糖升高患者。以消化道不良反应为主，由于碳水化合物吸收不良，被肠道菌丛代谢可引起的肠鸣、腹胀、恶心、呕吐、食欲不振、腹泻等，长期用药或减少药量可使其减轻。

**4. 噻唑烷二酮衍生物**　噻唑烷二酮类药物有罗格列酮、吡格列酮等。噻唑烷二酮衍生物可降低胰岛素抵抗性，增强胰岛素作用，故称为胰岛素增敏剂。不良反应：体重增加；水钠潴留、下肢水肿，可能加重心力衰竭；长期使用可降低骨密度，增加骨折风险。心功能 3～4 级的患者、心脏射血分数＜40%者不宜使用该类药物。不提倡与胰岛素联合使用。罗格列酮用量 4～8mg/d，吡格列酮 15～45mg/d，每日 1 次。

**5. 非磺脲类促胰岛素分泌剂**　瑞格列奈、那格列奈是氨甲酰苯甲酸衍生物，由于作用时间短，当在餐前服用时，仅在进餐时刺激胰岛素分泌，避免了空腹期间对胰岛 B 细胞的不必要刺激，因此瑞格列奈、那格列奈与其他磺脲类促胰岛素分泌剂不同，主要用于通过饮食、减轻体重和运动不能满意控制血糖的 2 型糖尿病患者。瑞格列奈的初始剂量为 0.5mg，常用剂量为 1mg，最大剂量为 4mg，餐前服药。那格列奈推荐的初始剂量为 60mg，常用剂量为 120mg，餐前服药。胃肠道功能紊乱，如腹泻或呕吐，是其常见不良反应。

**6. 二肽基肽酶Ⅳ（DDP-4）抑制剂**　主要用于饮食和运动不能满意控制血糖的 2 型糖尿病患者，作用机制：肠道 L 细胞分泌肠降血糖素（incretin），其中胰高血糖素样肽-1（GLP-1）能促进胰岛素分泌，不过 GLP-1 在体内会迅速被 DDP-4 所水解失活，因而作用时间短。DDP-4 抑制剂能抑制此酶，阻止内源性 GLP-1 降解，从而增强胰岛 B 细胞的胰岛素分泌，降低血糖水平，抑制胰高血糖素分泌和肝糖生成。目前，临床应用的有西格列汀 100～200mg/d，每日 1 次；沙格列汀 5～10mg/d，每日 1 次；利格列汀 5～10mg/d，每日 1 次；维格列汀、阿格列汀、瑞格列汀正逐步上市中。除利格列汀外，其他此类药物应用于肾功能不全患者时应减量。

**7. SGLT2 抑制剂**　包括达格列净、恩格列净和卡格列净等，通过抑制肾小管钠-葡萄糖转运蛋白 2（SGLT2）而发挥作用。它将多余的葡萄糖通过尿液排出体外，从而在不增加胰岛素分泌的情况下改善血糖控制，使用该类药物要求患者的肾功能正常，中至重度肾功能不全者禁用。SGLT2 抑制剂可单独使用或与包括胰岛素在内的其他糖尿病治疗药物联用。此类药物可能增加尿路及生殖道感染风险，患者应适量增加饮水，保持外阴清洁，必要时给予监测和治疗。

（六）胰岛素治疗

（1）伴乳腺癌糖尿病患者在围手术期及放化疗期间往往需要胰岛素治疗。

（2）胰岛素制剂：市面上有许多不同品种的胰岛素制剂，根据其来源和化学结构可分为动物胰岛素、人胰岛素和胰岛素类似物。按其作用特点分为超短效胰岛素类似物、常规（短效）胰岛素、中效胰岛素、长效胰岛素（包括长效胰岛素类似物）和预混胰岛素（包括预混胰岛素类似物）。

（3）胰岛素治疗方案和剂量调节：在一般治疗和饮食治疗的基础上，胰岛素治疗从小剂量开始，每天 0.2～0.3U/kg，一般不超过每天 20U。可选用不同的胰岛素治疗方案：①早餐前注射 1 次中效胰岛素；②早餐前及晚餐前分别注射 1 次中效胰岛素（早餐前剂量为全日量的 2/3）；③早餐前注射 1 次（中效和短效）预混制剂（70%中效胰岛素、30%短效胰岛素）；④早、晚餐前分别注射 1 次预混制剂；⑤早、中、晚餐前注射短效胰岛素，睡前注射中效胰岛素（强化胰岛素治疗方案）。2 型糖尿病患者在口服降糖药的基础上，可联合应用胰岛素治疗，即白天用磺脲类药物，睡前注射中效胰岛素 4～8U。以后根据血糖水平逐渐调整剂量，一般根据上午及午餐前血糖水平调整早餐前短效胰岛素剂量，根据下午及晚餐前血糖水平调整午餐前短效胰岛素或早餐前中效胰岛素剂量，根据黄昏及睡前血糖水平调整晚餐前短效胰岛素剂量，根据夜间及早餐前血糖水平调整晚餐前或睡前中效胰岛素剂量。如血糖增高，相应胰岛素剂量增加 2～4U，反之则减少 2～4U，每 3 天调整 1 次，直到血糖控制至正常范围而又不出现低血糖反应。

### （七）胰高血糖素样肽-1

GLP-1 具有多种生物学作用，其可以作用于 B 细胞，增强 B 细胞的增殖和分化，减少其凋亡，促进 B 细胞再生和修复，增加 B 细胞数量，从而增强其反应性，进而增加葡萄糖浓度依赖性胰岛素释放；还可以作用于 A 细胞以葡萄糖浓度依赖性地降低 GLP-1 的水平，减少餐后 GLP-1 分泌，进而减少肝糖原的分解而降低血糖水平；还可作用于下丘脑，激活饱食感神经元，减少进食；同时也可作用于胃部，延缓胃排空，从而减轻患者体重。天然的 GLP-1 很容易降解，阻碍了其临床应用，GLP-1 受体激动剂或类似物包括利拉鲁肽、艾塞那肽、利司那肽等。这类药物均可应用于慢性肾脏疾病 1～3 期患者，而终末期肾脏疾病患者不建议使用，主要不良反应为胃肠道恶心、呕吐等，有胰腺炎病史的患者禁用。

（程庆丰）

## 参 考 文 献

陆再英，钟南山，2008. 内科学. 7 版. 北京：人民卫生出版社.

张素华，2012. 衣食住行与糖尿病防治. 2 版. 北京：人民军医出版社.

中华医学会糖尿病学分会，2018. 中国 2 型糖尿病防治指南（2017 年版）. 中国糖尿病杂志，10（1）：4-67.

中华医学会糖尿病学分会，2019. 2019 年中国糖尿病肾脏疾病防治临床指南（2019 年版）. 中国糖尿病杂志，11（1）：15-28.

Wenying Y，Juming L，Jianping W，et al，2010. Prevalence of diabetes among men and women in China. N Engl J Med，362（12）：1090-1101.

# 第三十一章

# 乳腺癌患者中糖尿病的诊断

## 一、乳腺癌患者中糖尿病的诊断问题

研究显示，约 80%或以上的乳腺癌伴随糖尿病患者并无明显症状，乳腺癌患者中糖尿病的诊断仅凭症状（如多饮、多食、多尿和体重下降）及尿糖检测极不可靠。糖尿病以慢性高血糖为主要改变，因此静脉血浆葡萄糖是诊断乳腺癌患者是否患有糖尿病的最可靠的关键指标，若无特殊提示，本书中所提到的血糖均为静脉血浆葡萄糖。因血糖受多种因素影响而呈动态变化，不少患有乳腺癌的糖尿病患者表现为餐后高血糖而空腹血糖正常，甚至偏低。糖尿病的实验室检查主要包括血糖、糖化血红蛋白、糖化血清蛋白、1，5-脱水葡萄糖醇、血酮体、尿酮体、血乳酸测定及胰岛 B 细胞功能测定等，其中血糖及口服葡萄糖耐量试验较为常用。

我国目前采用 WHO（1999 年）和美国糖尿病协会（American Diabetes Association，ADA）糖尿病诊断标准（1997 年）：

（1）有糖尿病症状（如多饮、多食、多尿和体重下降），并且随机血糖≥11.1mmol/L。

（2）空腹（禁食至少 8 小时）血糖（FPG）≥7.0mmol/L。

（3）口服葡萄糖耐量试验（OGTT）2 小时血糖≥11.1mmol/L。

符合上述标准之一者，在未引起急性代谢失代偿的高血糖情况下，应在另一日重复上述检查，若仍符合三条标准之一者即诊断为糖尿病。

近年来部分国家倾向于将 HbA1c 作为筛查糖尿病高危人群和诊断糖尿病的一种指标。HbA1c 检测较 OGTT 简便易行，结果稳定，变异性小，不受是否进食及短期生活方式改变的影响，患者依从性好。2010 年 ADA 指南将 HbA1c≥6.5%作为糖尿病诊断标准之一，2011年 WHO 也建议在条件具备的国家和地区采用这一切点诊断糖尿病。但目前 HbA1c 检测在我国尚不普遍，检测方法的标准化程度不够，测定 HbA1c 的仪器和质量控制尚不能符合目前糖尿病诊断标准的要求。另外，我国人群中 HbA1c 诊断糖尿病的切点是否与国际上一致尚待研究证实，因此目前不推荐在我国采用 HbA1c 诊断糖尿病。

乳腺癌患者中糖尿病的诊断程序如下：

**1. 乳腺癌患者中早期发现糖尿病**　我国人口众多，通过血糖检测来筛查糖尿病前期患者并系统性地发现其他高危人群不具有可行性，所以高危人群的发现主要依靠机会性筛查

（如健康体检或进行其他疾病诊疗时）。《中国 2 型糖尿病防治指南（2017 年版）》将高危人群定义为，在成年人（>18 岁）中，具有下列任何一个及以上糖尿病危险因素者：①年龄≥40 岁；②有糖尿病前期（IGT、IFG 或两者同时存在）史；③超重（BMI≥24kg/m²）或肥胖（BMI≥28kg/m²）和（或）向心性肥胖（男性腰围≥90cm，女性腰围≥85cm）；④静坐生活方式；⑤一级亲属中有 2 型糖尿病家族史；⑥有妊娠期糖尿病病史的妇女；⑦高血压[收缩压≥140mmHg（1mmHg=0.133kPa）和（或）舒张压≥90mmHg]，或正在接受降压治疗；⑧血脂异常[高密度脂蛋白胆固醇（HDL-C）≤0.91mmol/L 和（或）三酰甘油（TG）≥2.22mmol/L]，或正在接受调脂治疗；⑨动脉粥样硬化性心血管疾病（ASCVD）患者；⑩有一过性类固醇糖尿病病史者；⑪多囊卵巢综合征（PCOS）患者或伴有与胰岛素抵抗相关的临床状态（如黑棘皮征等）；⑫长期接受抗精神病药物和（或）抗抑郁药物治疗及他汀类药物治疗的患者。在上述各项中，糖尿病前期人群及向心性肥胖者是 2 型糖尿病最重要的高危人群，其中 IGT 人群每年有 6%～10% 的个体进展为 2 型糖尿病。因为绝大多数乳腺癌患者具有以上一条或一条以上的高危因素，筛查方法推荐采用 OGTT，如果筛查结果正常，3 年后应复查。笔者研究发现，乳腺癌患者首次确诊及系统治疗期间具有非常高比例（60%～70% 及以上）的糖尿病和糖尿病前期，多以餐后高血糖为表现，其中绝大多数（70%～80% 及以上）需行 OGTT 筛查诊断。

**2. 乳腺癌患者诊治过程中糖尿病并发症的诊断**

（1）糖尿病慢性并发症的诊断：肿瘤医师应重视乳腺癌患者诊治过程中的眼部及周围神经的症状，乳腺癌患者一旦确诊为合并糖尿病，应定期进行视网膜病变、神经病变和肾脏病变等糖尿病症状相关病变的追踪检查。

（2）糖尿病急性并发症的诊断

1）糖尿病酮症酸中毒（diabetic ketoacidosis，DKA）：是由于胰岛素严重缺乏和升糖激素不适当升高引起的糖、脂肪和蛋白代谢严重紊乱综合征，临床以高血糖、高血清酮体和代谢性酸中毒为主要表现。乳腺癌伴随糖尿病的患者在经历手术、术后感染、化疗等急性应激状态时，或中断胰岛素治疗者，以及出现食欲不振、精神萎靡、恶心、呕吐、神志改变等情况时，应考虑酮症酸中毒可能，除测定血糖外，还应进行血酮体（多在 4.8mmol/L 以上）、尿酮体、血浆渗透压、血气分析和酸碱平衡指标检查，以早期明确诊断。对昏迷、酸中毒、失水、休克的患者，要想到 DKA 的可能性。若尿糖和酮体阳性伴血糖增高，血 pH 和（或）二氧化碳结合力降低，无论有无糖尿病病史，都可诊断为 DKA。

2）高血糖高渗透压综合征（hyperglycemic hyperosmolar syndrome，HHS）：又称糖尿病高渗性昏迷，是糖尿病的严重急性并发症之一，临床以严重高血糖而无明显酮症酸中毒、血浆渗透压显著升高、脱水和意识障碍为特征，多见于老年 2 型糖尿病患者且起病常常比较隐匿。典型的 HHS 临床表现主要有严重失水和神经系统两组症状体征。患有糖尿病的乳腺癌患者发生高渗性昏迷的主要诱因是感染、恶心、呕吐、禁食、腹泻、肾功能不全或肾衰竭。HHS 的实验室诊断参考标准为：①血糖≥33.3mmol/L；②有效血浆渗透压≥320mOsm/L；③血清碳酸氢根≥18mmol/L，或动脉血 pH≥7.30；④尿糖呈强阳性，而血酮体及尿酮体呈阴性或弱阳性；⑤阴离子间隙<12mmol/L。

# 二、乳腺癌患者经 OGTT 行糖尿病筛查的意义

糖尿病可影响多达 1/3 的乳腺癌患者，证据表明，糖尿病女性患乳腺癌的风险比无糖尿病的女性高 40%。虽有报道，乳腺癌患者具有较高的糖尿病发生率，但是以往有关糖尿病及糖尿病前期的发生率的报道有可能被明显低估，因为在对这些人群糖尿病发生率的评估中，很少应用餐后 2 小时 OGTT 检测。亚洲糖尿病人群单纯餐后 2 小时高血糖而空腹血糖不高较为常见。而乳腺癌患者餐后 2 小时 OGTT 的高血糖状态，尤其是乳腺癌患者系统治疗后糖耐量异常及糖尿病的真实发生率则很少报道。2008 年全国流行病学调查研究显示，我国 20 岁以上正常女性糖尿病的总发生率为 8.7%，其中已知晓糖尿病的发生率为 3.5%、未知晓糖尿病的发生率为 5.2%。乳腺癌患者中已知晓糖尿病的发生率（4.9%）明显高于我国正常女性人群（3.5%），并且乳腺癌患者还有非常高比例的糖耐量异常和餐后高血糖。作者等前期应用 OGTT 筛查发现，系统治疗后乳腺癌患者糖尿病的总发生率为 21.8%（已知晓糖尿病的发生率 4.2%，未知晓糖尿病的发生率 17.6%），糖尿病前期的总发生率为 43.7%，明显高于我国正常女性人群的糖尿病总发生率（8.7%）及糖尿病前期发生率（14.8%）。其中糖尿病知晓率仅为 20%，糖尿病未知晓率高达 80%，约 80%的糖尿病及 74.5%的糖尿病前期病变的诊断需经餐后 2 小时 OGTT 血糖检测确诊，而非空腹血糖检测，从而推测首次确诊的乳腺癌患者中，糖尿病的总发生率应远高于正常女性人群，可能为 24.5%（4.9%/20%）左右甚至更高。在 121 例无糖尿病病史的乳腺癌患者中，糖尿病和糖尿病前期发生率分别为 19.8%和 45.5%，明显高于我国正常女性无糖尿病病史人群的糖尿病发生率（5.4%）及糖尿病前期发生率（15.4%），提示系统治疗后的乳腺癌患者存在明显的糖代谢紊乱，伴有非常高比例的未知晓糖尿病和糖尿病前期，糖尿病和糖尿病前期已成为严重影响系统治疗后乳腺癌患者治疗与预后的重大公共卫生问题。此研究中的患者乳腺癌首次确诊时的平均年龄为 48 岁，与我国和亚洲报道的乳腺癌首次确诊时的平均年龄接近，说明此研究结果具有一定的代表性。

作者对重庆医科大学附属第一医院 3381 例首次确诊原发性乳腺癌患者进行回顾性研究发现，共有 164 例合并糖尿病，首次确诊的乳腺癌患者中糖尿病的发生率为 4.9%，但严格来说，此部分糖尿病患者多为已知晓糖尿病（即显性糖尿病）患者，因为乳腺癌患者未常规做 OGTT 筛查，漏诊了大量的未知晓糖尿病（即隐匿性糖尿病）患者。进而笔者等对 79 例首次确诊原发性乳腺癌患者中无糖尿病病史者，应用 OGTT 检测筛查糖耐量异常情况，发现其糖尿病的总发生率为 25.3%（其中已知晓糖尿病的发生率 5.1%，未知晓糖尿病的发生率 20.2%），与上述推测相近；同时发现首次确诊原发性乳腺癌患者中糖尿病前期者为 50.6%，糖耐量正常者仅为 24.1%。作者还对 96 例化疗期间的乳腺癌患者（第 5 或第 6 疗程化疗前），91 例无糖尿病病史的患者应用 OGTT 筛查检测糖耐量异常情况，发现乳腺癌患者化疗期间糖尿病的总发生率为 33.3%（其中糖尿病知晓率 5.2%，糖尿病未知晓率 28.1%），糖尿病前期者 28.1%，糖耐量正常者 38.5%。值得引起重视的现象是，乳腺癌患者化疗期间糖尿病的总发生率（33.3%）虽高于首次确诊时糖尿病的总发生率（25.3%），但差异无统计学意义（$P > 0.05$）；然而化疗期间糖尿病前期比例（28.1%）较首次确诊时

（50.6%）明显减少，正常糖耐量者（38.5%）较首次确诊时（24.1%）明显增加，且两者均具有统计学意义（$P < 0.05$）。这一现象使我们重新思考传统上对乳腺癌化疗（尤其是含地塞米松方案）会明显诱发糖尿病的认识：乳腺癌化疗可能增加或诱发了糖尿病的发生风险。

综上研究显示，餐后 2 小时 OGTT 血糖 ≥11.1mmol/L 对乳腺癌患者的糖尿病诊断、治疗及预后有以下重要意义：

（1）通常乳腺癌患者围手术期不需要预防性使用抗生素，而伴糖尿病的乳腺癌患者围手术期应该预防性应用抗生素，由于乳腺癌患者中绝大多数的糖尿病不被知晓，导致大量患者围手术期漏用抗生素，应用 OGTT 筛查可使这部分患者避免抗生素的漏用，减少围手术期全身及局部感染的机会。

（2）乳腺癌患者伴有非常高比例不被知晓的糖尿病和糖尿病前期，对这些患者围手术期是否预防性使用抗生素还有待探讨。

（3）乳腺癌伴糖尿病患者围手术期术前空腹血糖应控制在 7.8mmol/L 以下，餐后血糖控制在 10mmol/L 以下，围手术期输注葡萄糖时应加用胰岛素拮抗，但因绝大多数的糖尿病不被知晓，导致在围手术期未进行血糖监测，输注葡萄糖时未加用胰岛素拮抗，应用 OGTT 筛查可避免此风险。

（4）乳腺癌伴糖尿病前期患者围手术期输注葡萄糖时应加用胰岛素拮抗，但绝大多数的糖尿病前期不被知晓，因而应用 OGTT 筛查可明显避免大量患者围手术期输注葡萄糖时漏加胰岛素拮抗，从而避免加重胰岛功能的损伤。

（5）乳腺癌伴糖尿病患者应在空腹及餐后血糖有效控制下进行化疗，但乳腺癌患者中绝大多数的糖尿病和糖尿病前期不被知晓，而致大量患者化疗期间没有严密监测空腹血糖尤其是餐后血糖，在输注葡萄糖时更没有加用胰岛素拮抗，进而加重了胰岛功能的损伤。

（6）通过 OGTT 检测筛查可以发现乳腺癌化疗后诱发糖尿病的患者，尤其是以餐后高血糖为主的糖尿病和糖尿病前期患者，也可能发现化疗和（或）手术后由糖尿病或糖尿病前期转为糖耐量正常的患者。

（7）系统治疗后的乳腺癌患者存在明显的糖代谢紊乱，伴有非常高比例的未知晓的糖尿病和糖尿病前期，应定期监测空腹血糖及餐后血糖并应用 OGTT 检测筛查这些患者。

乳腺癌合并糖尿病患者预后恶化，致死亡率增高。即使是糖尿病前期，也是发展为糖尿病和引起心脑血管疾病的重要危险因子，并且还是乳腺癌等恶性肿瘤独立的预后危险因子。大量临床研究显示，对糖尿病前期人群进行积极的饮食和运动干预会明显降低其演变成糖尿病的风险。我国大庆研究的结果已证实，目前生活方式干预已经成为国际认可的糖尿病防控的有效方式，也是未来糖尿病有可能逆转的关键性措施。因而笔者建议，有必要在乳腺癌患者首次确诊时、化疗期间及系统治疗后，对无糖尿病的乳腺癌患者定期进行空腹血糖、尿常规和糖化血红蛋白等检测筛查，还应定期常规应用 OGTT 和 C 肽释放试验（C peptide releasing test，CPRT）或胰岛素释放试验（insulin releasing test，IRT）检测筛查、防治未知晓糖尿病和糖尿病前期并保护胰岛 B 细胞功能，以有利于乳腺癌患者有效地完成综合治疗及改善预后。

# 三、乳腺癌糖尿病列入糖尿病分型的意义

根据现有对糖尿病病因的认识，将糖尿病分为四大类，即 1 型糖尿病、2 型糖尿病、其他特殊类型糖尿病及妊娠糖尿病，其中 2 型糖尿病约占总糖尿病人群的 90%。目前，已有研究证实，2 型糖尿病是乳腺癌的高危因素，年龄、性别、肥胖、高血糖、高血脂、低纤维素饮食和缺乏体力活动等不良生活方式均与两者的发病密切相关。糖尿病前期人群及向心性肥胖者是 2 型糖尿病最重要的高危人群，糖尿病前期提示发生糖尿病的内在风险，并且与糖尿病有着相似的生物学特性。糖尿病前期是指患者存在葡萄糖调节受损（IGR），包括空腹血糖受损（IFG）（空腹血糖 6.1～6.9mmol/L）、糖耐量减低（IGT）（餐后 2 小时血糖 7.8～11mmol/L）或两者共存，其中 IGT 人群每年有 6%～10% 的个体进展为 2 型糖尿病。既有 IGT 又有 IFG 的人群则 6 年累积糖尿病发生率可高达 65%（与基线时约 5% 的正常血糖者相比）。2 型糖尿病患者代谢异常、内分泌失衡、免疫功能紊乱均可增加乳腺癌的风险。一项回顾性研究分析糖尿病对乳腺癌患者发病及预后的影响，结果显示，同时伴有糖尿病的乳腺癌患者，乳腺原发灶肿瘤更大、腋窝淋巴结转移数更多、浸润转移发生率更高。研究发现，IGT 者累积癌症相关死亡风险远高于非糖尿病和糖尿病患者，出现此现象的原因可能是糖尿病前期极易漏诊且人们的重视程度不够，同时也说明糖尿病前期对乳腺癌治疗及预后的影响并不比糖尿病轻。糖尿病及其相关并发症对乳腺癌的系统治疗（手术、辅助化疗、放疗和内分泌治疗）均存在不利影响，国际多项临床研究显示，合并糖尿病的乳腺癌患者死亡率增高，预后更差，给乳腺癌患者系统治疗及生活质量带来严重危害。

因此，将乳腺癌糖尿病列入糖尿病分型中具有重要意义，可以使乳腺癌患者及早了解、预防和治疗糖尿病，降低乳腺癌患者患糖尿病的风险，提高其生活质量。对首次确诊的无糖尿病症状及病史的乳腺癌患者应常规进行血糖和 OGTT 及 C 肽释放试验或胰岛素释放试验等。在乳腺癌患者化疗及系统治疗后随访中应定期进行血糖、尿常规、糖化血红蛋白、糖化白蛋白、OGTT 等检查。乳腺癌伴糖尿病患者围手术期应该预防性应用抗生素，减少围手术期全身及局部感染的机会；围手术期术前空腹血糖应控制在 7.8mmol/L 以下，餐后血糖应控制在 10mmol/L 以下；围手术期及化疗期间输注葡萄糖时应加用胰岛素拮抗，从而避免加重胰岛功能的损伤。同时，生活方式干预已经成为国际认可的糖尿病防控的有效方式，对糖尿病前期人群进行积极的饮食和运动干预会明显降低糖尿病前期演变成糖尿病的风险，对已知晓及新诊断的乳腺癌伴糖尿病患者应加强有针对性的饮食、运动、体重、腰围及生活质量相关指标的监控与指导，并密切监测血糖、血脂、糖化血红蛋白、糖化白蛋白等以及时调整降糖药物的剂量和方案，提高乳腺癌患者生活质量。

（梁馨予　李肇星　孔令泉）

## 参 考 文 献

孔令泉，吴凯南，2014. 乳腺肿瘤糖尿病学. 重庆：重庆出版社.

许曼音，陆广华，陈名道，2010. 糖尿病学. 2 版. 上海：上海科学技术出版社，46, 47.

杨文英, 纪立农, 陆菊明, 等, 2010. 2010 中国糖尿病指南. 北京: 北京大学医学出版社.

中华医学会糖尿病学分会, 2018. 中国 2 型糖尿病防治指南 (2017 年版). 中华糖尿病杂志, 10 (1): 4-67.

Arif JM, Saif AM, Karrawi MA, et al, 2011. Causative relationship between diabetes mellitus and breast cancer in various regions of Saudi Arabia: An overview. Asian Pac J Cancer Prev, 12 (3): 589-592.

Bray F, Ferlay J, Soerjomataram I, et al, 2018. Global cancer statistics 2018: GLOBOCAN estimates of incidence and mortality worldwide for 36 cancers in 185 countries. CA Cancer J Clin, 68 (6): 394-424.

Ferroni P, Riondino S, Buonomo O, et al, 2015. Type 2 diabetes and breast cancer: The interplay between impaired glucose metabolism and oxidant stress. Oxid Med Cell Longev: 1-10.

Gong QH, Ma JX, Ping Zhang, et al, 2018. Lifestyle intervention reduces the CVD of people with IGT during the 30-year follow-up of Daqing diabetes prevention study in China. ADA.

Iliana C, Peter C, Hadas D, et al, 2018. The impact of diabetes on breast cancer treatments and outcomes: A population-based study. Diabetes Care, 41 (4): 755-761.

Ji GY, Jin LB, Wang RJ, et al, 2013. Incidences of diabetes and prediabetes among female adult breast cancer patients after systemic treatment. Medical Oncol, 30 (3): 687-692.

Jia WP, Pang C, Chen L, et al, 2007. Epidemiological characteristics of diabetes mellitus and impaired glucose regulation in a Chinese adult population: The Shanghai diabetes studies, a cross sectional 3-year follow-up study in Shanghai urban communities. Diabetologia, 50 (2): 286-292.

Knowler WC, Fowler SE, Hamman RF, et al, 2009. 10-year follow-up of diabetes incidence and weight loss in the Diabetes Prevention Program Outcomes Study. Lancet, 374 (9702): 1677-1686.

Li GW, Zhang P, Wang JP, et al, 2008. The long-term effect of lifestyle interventions to prevent diabetes in the China Da Qing diabetes prevention study: A 20-year follow-up study. Lancet, 371 (9626): 1783-1789.

Lipscombe LL, Chan WW, Yun L, et al, 2013. Incidence of diabetes among postmenopausal breast cancer survivors. Diabetologia, 56 (3): 476-483.

Lu LJ, Wang RJ, Ran L, et al, 2014. On the status and comparison of glucose intolerance in female breast cancer patients at initial diagnosis and during chemotherapy through an oral glucose tolerance test. PLoS One, 9 (4): e93630.

Maskarinec G, Shvetsov YB, Conroy SM, et al, 2019. Type 2 diabetes as a predictor of survival among breast cancer patients: The multiethnic cohort. Breast Cancer Research and Treatment, 173 (3): 637-645.

Mellitus The Expert Committee on the Diagnosis and Classification of Diabetes. 1997. Report of the expert committee on the diagnosis and classification of diabetes mellitus. Diabetes Care, 20 (7): 1183-1197.

Saydah SH, Loria CM, Eberhardt MS, et al, 2003. Abnormal glucose tolerance and the risk of cancer death in the United States. Am J Epidemiol, 157 (12): 1092-1100.

Swain SM, Baselga J, Kim SB, et al, 2015. Pertuzumab, trastuzumab, and docetaxel in HER2-positive metastatic breast cancer. N Engl J Med, 372 (8): 724-734.

Tuomilehto J, Lindström J, Eriksson JG, et al, 2001. Prevention of type 2 diabetes mellitus by changes in lifestyle among subjects with impaired glucose tolerance. N Engl J Med, 344 (18): 1343-1350.

Vissers PA J, Cardwell CR, Poll-Franse LV, et al, 2015. The association between glucose-lowering drug use and mortality among breast cancer patients with type 2 diabetes. Breast Cancer Res Treat, 150 (2): 427-437.

Wang RJ, Lu LJ, Jin LB, et al, 2013. Clinicopathologic features of breast cancer patients with type 2 diabetes mellitus in southwest of China. Medical Oncol, 31: 877.

Yang SH, Dou KF, Song WJ, 2010. Prevalence of diabetes among men and women in China. N Engl J Med, 362 (25): 2425, 2426.

Zheng S, Bai JQ, Li J, et al, 2012. The pathologic characteristics of breast cancer in China and its shift during 1999-2008: A national-wide multicenter cross-sectional image over 10 years. Int J Cancer, 131 (11): 2622-2631.

# 第三十二章

# 乳腺癌患者系统治疗期间糖尿病的处理

根据目前大型流行病学数据，我国18岁及以上人群糖尿病患病率达10.9%，而乳腺癌患者中糖尿病的患病率远高于此数值，并且大部分患者自己并不知晓，如果任由糖尿病进展，必将威胁患者健康并影响乳腺癌治疗疗效，所以重视并有效防治乳腺癌患者合并糖尿病十分重要。

乳腺癌患者无论处于何治疗阶段，糖尿病的治疗原则基本类似。乳腺癌患者的糖尿病治疗原则详见第三十章"糖尿病和糖尿病前期的诊断与治疗"，但乳腺癌患者不同于一般糖尿病患者，此类患者因肿瘤因素和糖尿病因素相互影响，且乳腺癌不同阶段的手术治疗、化疗、内分泌治疗均可能对患者糖代谢产生不同影响，故具有一定的特殊性。本章将阐述乳腺癌的相关治疗对血糖的特殊影响及处理，以引起临床的重视并做到精准化治疗。

## 一、乳腺癌伴糖尿病患者的围手术期处理

笔者2014年对较大样本量的不同治疗阶段乳腺癌患者进行口服葡萄糖耐量试验（OGTT）检测筛查发现，各年龄段拟手术乳腺癌患者，包括首次确诊和新辅助化疗后患者，其糖尿病和糖尿病前期的伴随率高达60%~70%及以上，其中糖尿病伴随率为25%~30%。手术治疗是乳腺癌患者综合治疗的重要组成部分，糖尿病并非乳腺癌手术的禁忌证，但这些患者多伴有代谢紊乱，尤其是老年患者，不仅糖尿病患病率高，临床症状不明显，而且心脑血管合并症多、血糖达标率低、抵抗力弱，对手术及麻醉的耐受性差，致手术风险增加。此外，高血糖可能引起术后感染率上升，伤口愈合延迟。因此，为了减少手术并发症，使患者安全度过围手术期，需要外科、糖尿病专科医师及麻醉师之间良好的沟通与协作，主要包括以下几个方面：

### （一）术前处理

**1. 术前评估**　对于通过常规筛查首次确诊的糖尿病患者，术前应接受糖尿病自我管理教育，掌握相关知识和技能，并保持平和心态。乳腺癌伴糖尿病患者术前评估应包括评估糖尿病相关的并发症并积极治疗，如心血管疾病、自主神经病变及肾病等。糖化血红蛋白（HbA1c）反映采血前3个月的平均血糖水平，可用于术前评价血糖控制效果。既往已有明

确糖尿病病史的患者，HbA1c≤7%提示血糖控制满意，围手术期风险较低；HbA1c>8.5%者建议考虑推迟择期手术。对于同时合并高血压、高血脂、心血管疾病等高危因素的患者可能要求更为严格。

**2. 术前饮食调整及原有慢性病的控制** 住院饮食最好由医院营养室配餐，合理调整，确保血糖稳定。术前 3 天至 1 周每天应适当增加蛋白质比例，使其占总热量的 20%；补充脂肪，但其摄入量不应超过总热量的 25%；碳水化合物占总热量的比例控制在 45%～60%，每日摄入碳水化合物 250～300g；注意补充维生素，如维生素 B、维生素 C、维生素 D 等，以提高机体恢复及伤口愈合能力，也有助于改善凝血功能；搭配高纤维素食物，可减缓碳水化合物的吸收。有高血压、心脏病等慢性疾病且在服药中的糖尿病患者，住院时需详细告知原有疾病及用药情况，原服药物术前一般无须停药。

**3. 术前血糖控制** 术前血糖控制标准：通常要求空腹血糖<7.8mmol/L，餐后血糖<10mmol/L。但过于严格控制血糖可导致患者出现无法预料的低血糖，增加死亡风险。当血糖控制不佳时，应推迟手术，以免术中或术后发生酮症酸中毒或高渗性非酮症性昏迷。轻症糖尿病者，单靠饮食疗法即可控制。饮食疗法未能控制者，胰岛素是围手术期唯一安全的降糖药物。术前应将原口服降糖药方案过渡至胰岛素。磺脲类和格列奈类口服降糖药可能造成低血糖，术前应停用至少 24 小时；二甲双胍有引起乳酸性酸中毒的风险，肾功能不全者术前停用 24～48 小时。因此，一般推荐术前 3 天停用口服降糖药，改用短效胰岛素治疗，并尽快调整好用量。目前应用胰岛素泵对糖尿病患者进行强化治疗，对围手术期患者可缩短术前控制血糖的时间、降低平均住院日、缩短切口拆线时间、提高一期愈合率，还可节约住院总费用。

**4. 术前应用抗生素** 为预防感染，除对已知糖尿病患者术前半小时及术后 24 小时内预防性应用抗生素外，还应对新发现的例数更多的未知晓糖尿病患者预防性应用抗生素，而大量乳腺癌合并糖尿病前期患者是否均应术前预防性应用抗生素目前尚无统一认识。

（二）术中处理

对于乳腺癌伴糖尿病患者，为减少禁食时间延长带来的血糖波动，手术应尽早安排。麻醉及手术引起的应激反应可使血糖升高，故原则上输液时不用含糖溶液，以林格液、生理盐水等为主，慎用或不用糖皮质激素；须动态监测血糖、随时调整，维持血糖在 5.0～11.0mmol/L。同时尽量缩短手术时间，仔细止血，术中应用抗生素。应选择对糖代谢影响较小的麻醉药物，避免用可刺激血糖升高的药物，但也要防止低血糖，以免造成患者苏醒延迟或内环境紊乱。

（三）术后处理

（1）新发现的大量糖尿病前期患者，术中、术后监测血糖，输注的葡萄糖中须加用胰岛素。

（2）在患者恢复正常饮食以前仍给予葡萄糖、胰岛素静脉输注，并继续血糖监测，根据血糖调整胰岛素剂量，鼓励患者进食，饮食基本正常时，恢复术前糖尿病治疗方案。

（3）老年乳腺癌伴糖尿病患者容易合并心血管疾病或其他器官功能的减退，且对低血糖的反应性和耐受性较差，易出现严重低血糖现象。此类患者须密切监测血糖，慎重调整胰岛素剂量，并注意输液量及输液速度，避免液体超负荷而导致心力衰竭等。

总之，乳腺癌伴糖尿病患者的外科治疗，仍应遵循乳腺癌的常规术前准备、术中及术后处理，围手术期加强对糖尿病的处理是手术成功的关键之一。糖尿病患者围手术期的治疗原则是合理足量应用胰岛素，控制血糖平稳，避免血糖波动过大，给予充足的热量，预防电解质紊乱，使用抗生素以预防感染。注意应用胰岛素时，要小心谨慎，逐渐加量，以免患者发生严重低血糖。

## 二、乳腺癌伴糖尿病患者化疗期间的处理

2006 年 8 月，美国国家癌症研究所（National Cancer Institute，NCI）发布的《常见不良事件评价标准》（*Common Terminology Criteria for Adverse Events v3.0*）首次将化疗对恶性肿瘤患者血糖的影响、化疗对恶性肿瘤合并糖尿病患者的影响，纳入了化疗毒副作用评价体系，通过全面评估糖尿病患者的血糖水平，及时调整化疗及降糖治疗方案，以保证化疗期间患者安全，提高患者治疗依从性，改善患者生活质量。

（一）乳腺癌患者化疗期间糖尿病代谢特点

（1）化疗期间很多患者及其家属甚至部分医生存在错误认识，以为乳腺癌患者已患恶性肿瘤，可以不必限制饮食，甚至过度加强营养。部分患者因进食高能量食物或输注大量葡萄糖，反而加重胰岛素功能紊乱致血糖升高。

（2）化疗药物杀伤肿瘤细胞的同时可损害胰岛 B 细胞，抑制胰岛素的合成及分泌，使糖尿病患者原本相对不足的胰岛素分泌更少，导致血糖升高。

（3）常用化疗辅助药物为糖皮质激素，如地塞米松，可通过短时间大剂量冲击疗法预防紫杉类药物等的过敏反应并减轻化疗不良反应。该类药物可促进糖原异生，抑制葡萄糖的氧化磷酸化，降低组织对葡萄糖的利用率，导致血糖增高。

（4）肝肾功能异常。肝肾是糖代谢和药物清除的重要器官，肝脏功能受损可使肝糖原合成能力减弱，贮存减少，糖原异生及胰岛素灭活减弱，导致肝对进食后高血糖及空腹时低血糖的调节作用减弱，使血糖波动，血糖升高。

（5）肿瘤及化疗本身也是一种应激状态，可引发血糖升高。

（6）笔者等对较大样本量乳腺癌患者首次确诊及化疗期间（第 5 或第 6 疗程化疗前）应用 OGTT 筛查发现：乳腺癌患者化疗期间糖尿病的总发生率为 33.3%，虽高于首次确诊时的糖尿病总发生率（25.3%），但差异无统计学意义（$P>0.05$）；然而化疗期间糖尿病前期的比例（28.1%）较首次确诊时（50.6%）明显减少，正常糖耐量者（38.5%）较首次确诊时（24.1%）明显增加，且两者差异均具有统计学意义（$P<0.05$）。对此，笔者推测：化疗和（或）手术后使肿瘤致糖尿病的因素解除，有可能使处于糖尿病前期或可逆的糖尿病早期患者转变为糖耐量正常患者。如果化疗期间注意到化疗诱发糖尿病因素的防治，将可能使糖耐量正常者的比例进一步增加。当然这一现象是否能准确反映乳腺癌患者首次确诊

时、化疗期间的糖耐量状况，尚需大样本量的研究论证。

### （二）乳腺癌患者化疗期间糖尿病的处理

**1. 心理治疗及教育** 乳腺癌患者化疗期间多有不同程度的焦虑和消极情绪，并发糖尿病患者焦虑和恐惧情绪更为普遍，部分患者及家属受传统观念影响而"大补特补"，过度营养。因此，对伴糖尿病乳腺癌患者的心理治疗及教育尤为重要。医护人员应认真向患者及其家属介绍该病的有关知识，让患者理解长期服药、饮食控制、适量运动、监测血糖对支持乳腺癌化疗的重要性，促进患者主动配合治疗和护理，在此过程中不断减轻患者焦虑和抑郁程度，增加其对医嘱的依从性。

**2. 监控血糖** 化疗期间应密切监测血糖，在三餐前加临睡前或清晨空腹加三餐后检测患者血糖，根据血糖水平调整降血糖药用量，以保持血糖稳定。临床上已广泛应用地塞米松作为乳腺癌化疗的辅助用药。使用地塞米松化疗期间应适当增加降血糖药用量（单用饮食控制患者适当减少糖摄入量），口服药从总量的 1/4～1/2 开始增加，胰岛素按 4～6U 增加，停用地塞米松次日起根据血糖监测结果，应适当减少患者降血糖药物的用量，逐渐恢复到开始化疗前用量。化疗药物大多可引发恶心、呕吐甚至脱水，而高血糖易致酮症酸中毒及高渗性非酮症糖尿病昏迷，故应特别注意患者补液量，维持水、电解质平衡。化疗后恶心、呕吐致食欲下降时，降血糖药物应该减量，以防发生低血糖。化疗后易出现白细胞下降导致感染，糖尿病患者免疫力低下，更易出现感染，而感染会使血糖升高，形成恶性循环，可致严重后果。故乳腺癌伴糖尿病患者应及时使用升白细胞药物，密切关注有无感染表现，及早发现并加强抗感染治疗。

**3. 饮食及运动** 化疗患者常因呕吐、腹泻、便秘等不良反应导致营养不良，营养支持在化疗过程中非常重要，但糖尿病的饮食控制和恶性肿瘤的营养支持是一对突出的矛盾。根据糖尿病治疗的原则，控制总热量的摄入，特别是限制碳水化合物和脂肪的热量，合理控制饮食，要注意维持癌症患者的基础代谢，供给高蛋白饮食，以及具有抗癌、降血糖作用的食物。注意营养成分的均衡，既要保证充足的营养，又要纠正代谢紊乱，控制血糖。鼓励患者多吃富含维生素的新鲜蔬菜及富含粗纤维的糙米、豆类，多喝水，多吃萝卜、生黄瓜等可产气食物，以增加肠蠕动。适当运动对控制血糖很有利，但化疗患者体质较差，使用激素又可引起骨质疏松等问题，因此运动量不宜过大，可做一些缓慢的运动，如唱歌、散步、打太极拳、做轻的家务活等。运动时间也因人而异，一般 15～30 分钟为宜，以运动时患者感觉良好，皮肤微有出汗为度，运动后应及时更换衣服以免感冒。运动应在餐后 1 小时进行，此时血糖相对较高，不易发生低血糖。化疗后患者体质虚弱，糖尿病患者因血糖调节紊乱更易出现低血糖，运动时应有人陪同，并带少量甜点。

综上，在化疗期间必须密切监测血糖、HbA1c、尿糖、尿酮体等变化，必要时应行 OGTT 和 C 肽释放实验（CPRT）或胰岛素释放实验（IRT）检测，或筛查糖尿病和糖尿病前期，并了解胰岛 B 细胞功能，还有可能发现糖耐量转为正常的患者。通过合理的降血糖措施，包括饮食调整、适当运动、使用胰岛素、调整降血糖药量，使乳腺癌患者能够安全地进行化疗。在化疗前经全面查体，正确评估糖尿病病情，适当调整化疗剂量，大部分伴发糖尿病的乳腺癌患者会从中受益。

# 三、乳腺癌伴糖尿病患者内分泌治疗期间的处理

乳腺癌患者无论处于何治疗阶段，糖尿病的治疗目的和原则相似，详见本章前述。乳腺癌的内分泌治疗药物有的会对患者糖代谢产生影响，因而具有一定的特殊性。他莫昔芬（TAM）是目前绝经前乳腺癌患者最重要的内分泌治疗用药，是一种人工合成的非甾体类雌激素受体拮抗剂，可有效延长患者无病生存期，并减少对侧乳腺癌的发病率。TAM 可干扰胰岛素样生长因子（IGF）信号通路，下调 IGF-1 受体和胰岛素受体底物 1（insulin receptor substrate-1，IRS-1）酪氨酸磷酸化水平，产生胰岛素抵抗，增加糖尿病的风险或加重其程度。同时 TAM 可诱发非酒精性脂肪性肝病，该病最早在用药 3 个月后即可出现，大多数患者在使用 TAM 2 年内发生。非酒精性脂肪性肝病可导致肝细胞对葡萄糖的吸收降低，葡萄糖转运和肝糖原合成减少，肝内糖原异生增加，胰岛素调节糖代谢异常，最终干扰患者的糖代谢。

因此，笔者建议乳腺癌患者应用芳香化酶抑制剂或 TAM 期间，前两年每 3 个月进行 1 次腹部超声检查，密切关注有无非酒精性脂肪性肝病的发生，同时需定期监测血压、体重指数、腰围、血脂、血糖及肝功能，对发生非酒精性脂肪性肝病、血脂异常者应考虑行葡萄糖耐量试验，对应用芳香化酶抑制剂或 TAM 2 年以上者更应定期密切监测非酒精性脂肪性肝病的发生、血糖、血脂、糖化血红蛋白、糖化白蛋白，并行 OGTT 及 CPRT（或 IRT）等以早期发现隐匿性糖尿病，并对已知晓的糖尿病患者及时调整降血糖药物剂量及方案。

总之，在乳腺癌各治疗阶段均有必要进行 OGTT 和 CPRT（或 IRT）检测或筛查糖尿病和糖尿病前期并了解胰岛 B 细胞功能，及早发现及精确诊断伴有糖尿病的患者。对已确诊糖尿病者，通过健康宣教加强乳腺癌患者自我监督，纠正不良生活方式和行为，限制过多的热量摄入；改变饮食组分，建议低糖低脂的平衡膳食，减少含糖饮料及饱和脂肪酸和反式脂肪酸的摄入并增加膳食纤维含量；鼓励适量的有氧运动，控制体重。患者住院期间必须密切监测血糖、糖化血红蛋白、尿糖、尿酮体等变化，通过合理的降血糖措施，包括饮食调整、适当运动、使用胰岛素、调整降血糖药物用量，使乳腺癌患者能够安全地进行各项治疗，最终尽可能降低糖尿病对乳腺癌患者预后的影响，达到接近同期同类型乳腺癌患者的平均寿命及生活质量。

（卢林捷　马晨煜）

## 参 考 文 献

高卉，2016. 围术期血糖管理专家共识（快捷版）. 临床麻醉学杂志，32（1）：93-95.

中国加速康复外科专家组，2016. 中国加速康复外科围手术期管理专家共识（2016）. 中华外科杂志，54（6）：413-418.

中华医学会糖尿病学分会，2018. 中国 2 型糖尿病防治指南（2017 年版）. 中国实用内科杂志，38（4）：34-86.

Lu LJ，Wang RJ，Ran L，et al，2014. On the status and comparison of glucose intolerance in female breast cancer patients at initial diagnosis and during chemotherapy through an oral glucose tolerance test. PLoS One，9（4）：e93630.

Marathe PH，Gao HX，Close KL，2017. American diabetes association standards of medical care in diabetes 2017. J Diabetes，9（4）：320-324.

Mongkolpun W，Provenzano B，Preiser JC，2019. Updates in glycemic management in the hospital. Curr Diab Rep，19（11）：133.

Wang L，Gao P，Zhang M，et al，2017. Prevalence and ethnic pattern of diabetes and prediabetes in China in 2013. JAMA，317（24）：2515-2523.

Wu YT，Luo QQ，Li X，et al，2018. Clinical study on the prevalence and comparative analysis of metabolic syndrome and its components among Chinese breast cancer women and control population. J Cancer，9（3）：548-555.

第六篇

乳腺肿瘤肝病学

# 第三十三章

# 乳腺肿瘤肝病学概述

　　乳腺癌是女性最常见的恶性肿瘤之一，也是女性癌症相关死亡的首位因素。同时，乙型肝炎病毒（HBV）感染呈世界性流行，不同地区 HBV 感染的流行强度差异很大，我国属于 HBV 的中、高流行地区。乳腺癌与 HBV 感染在我国均较为常见，两者常并存。已有研究发现，丙型肝炎病毒（HCV）感染是乳腺癌的危险因素。笔者等研究发现，HBV感染也可能是乳腺癌发生的危险因素，也可能是我国乳腺癌发病年龄较西方国家提前的重要因素之一。肝脏作为人体合成代谢旺盛的重要器官，易受乳腺癌病程进展及相关治疗的影响而出现肝功能异常。本身合并肝疾病或肝功能异常者，更易受其影响，导致乳腺癌治疗的延迟或中断而影响患者预后。然而，对于乳腺癌及化疗期间肝炎病毒再激活，以及乳腺癌综合治疗对肝功能的影响与防治，临床关注尚不多，有必要加强此方面的相关研究。

## 一、HBV 感染可能是乳腺癌发病的危险因素之一

　　HCV 感染在欧美等地发病率较高，被认为是乳腺癌的危险因素之一，而在我国 HBV较 HCV 更为常见。2009 年，我国 1～59 岁人群 HBV 表面抗原 HBsAg 携带率为 7.18%，我国属于 HBV 的中、高流行地区。HBV 感染后部分肝细胞功能受损，肝对雌激素灭活功能减弱及雌激素体内含量相对增加，而雌激素与乳腺癌的发病密切相关，因此理论上推测 HBV 感染可能与乳腺癌的发病有一定的相关性，但目前关于 HBV 感染与乳腺癌关系的研究较少。近期有研究报道，乳腺癌细胞可能是 HBV 感染和复制的靶点。笔者等对 2452 例乳腺癌患者及 1926 例乳腺良性疾病患者进行回顾性研究发现，乳腺癌患者 HBsAg 阳性率为 8.2%，抗-HBc 阳性率为 66.4%。乳腺癌患者中抗-HBc 阳性率显著高于乳腺良性疾病患者（$P<0.05$），进一步年龄分层分析显示≤39 岁组及 40～49 岁组差异均存在统计学意义，提示 HBV 既往感染或潜伏感染可能是乳腺癌危险因素，同时也可能是我国女性乳腺癌发病高峰较欧美地区提前的原因之一。由于我国传统饮食结构中含有槲皮素、大豆异黄酮等保护因子及环境因素、基因差异等原因，以往乳腺癌发病率较西方国家低。近年随着社会经济的发展，人群的生活及饮食方式发生变化，肥胖及糖尿病人群增加，乳腺癌的危险因素与保护因素失衡，促进了乳腺癌发生逐年增多和年轻化，如果根据病因进行乳腺癌的防治，则有可能取得突破性进展。然而，我国虽将 HBV 疫苗纳入新生儿免疫计划，但由于接种该

疫苗失败或抗-HBs 逐渐消退，仍有较高比例的 HBsAg 携带者和抗-HBc 阳性者。故笔者认为，切实加强新生儿 HBV 筛查和疫苗接种成效的监控，有可能部分预防或延缓未来国人乳腺癌的发生。

## 二、乳腺癌患者围手术期肝功能损伤的防治

肝脏作为人体最大的合成代谢器官，极易受乳腺癌术中及术后各种因素（如溶血、输血、缺血性肝炎、感染等）的影响而出现肝功能障碍。因此，在围手术期对病情进行严密监测，并正确防治可能发生肝功能异常的因素，对避免术后肝功能损伤有重要作用。部分乳腺癌患者伴有不同程度的肝功能损伤，重者可出现黄疸、腹水甚至肝性脑病等肝衰竭表现。手术创伤、麻醉药物等因素会导致患者的肝损伤加重。因此，对于术前存在急慢性肝病者，必须全面正确评估肝功能；术中注意避免麻醉药物、感染及缺血、凝血功能障碍、营养失衡等原因导致的肝功能损伤；术后应严密监测肝功能，避免一切加重肝损伤的诱因，采取各种措施积极改善肝功能。

## 三、乳腺癌患者化疗期间药物性肝损伤的防治

化疗在乳腺癌的综合治疗中有重要作用。通常乳腺癌的化疗是一个多种药物联合、长程应用的过程，大多数化疗药物有不同程度的肝毒性，因而药物性肝损伤( drug-induced liver injury，DILI ) 是化疗常见毒副作用之一。而肝病或乙肝病毒阳性的患者，无论肝功能正常与否，肝脏均存在不同程度的病理损害。药物性肝损伤是指由药物或其代谢产物引起的肝细胞毒性或肝对药物及其代谢产物的过敏反应所致的肝损伤，其临床表现可以从无任何症状发展到急性肝衰竭甚至死亡。抗肿瘤药物相关的 DILI 已成为临床化疗用药及药物研发过程中非常重要的一个问题。因此，应积极加强乳腺癌患者化疗期间 DILI 的防治。

## 四、乳腺癌患者化疗期间及化疗后 HBV 再激活的防治

在我国，乳腺癌患者合并 HBV 感染现象较为普遍，HBV 阳性者，无论肝功能正常与否，肝脏均存在不同程度的病理损伤。化疗药物不仅可以导致肝功能损伤，还可以增加 HBV-DNA 复制，引起化疗期间或化疗后乙肝病毒再激活，使肝功能损伤加重，甚至肝衰竭而被迫中断化疗，导致乳腺癌的复发转移。因此，HBV 再激活已成为临床肿瘤治疗的常见问题，但临床关注不多。

我国《慢性乙型肝炎防治指南（2010 年版）》推荐，对接受化疗或免疫抑制剂治疗的患者，治疗前应常规行 HBV 筛查（至少包括 HBsAg、抗-HBc），对 HBsAg 阳性患者，治疗前 1 周应开始预防性使用核苷（酸）类似物抗病毒药物治疗，以降低 HBV 再激活的风险。HBsAg 阴性、抗 HBc 阳性患者长期或大剂量应用免疫抑制剂或细胞毒性药物治疗时应密切监测，若出现 HBV-DNA 和 HBsAg 阳性应立即给予抗病毒治疗。2015 年版指南进一步指出：慢性 HBV 感染患者在接受大剂量类固醇治疗过程中，有 20%～50% 的患者可有不同程

度的乙肝再活动，重者出现急性肝衰竭甚至死亡。高病毒载量是最重要的危险因素，建议选用强效低耐药的预防性抗病毒药物以降低 HBV 再激活的风险。对于所有接受化疗或免疫抑制剂治疗的患者，在起始治疗前均应常规行 HBV 筛查（包括 HBsAg、抗-HBc 和 HBV-DNA），接受使用免疫抑制剂的风险程度综合评估并制订安全有效的治疗措施。部分患者化疗结束之后应继续抗病毒治疗 6 个月以上，核苷（酸）类似物停用后可出现复发甚至恶化，应注意停药后随访和监测。

目前，关于 HBV 再激活筛查及防治指南均为肝病学相关指南，而现今乳腺癌主要由肿瘤科联合乳腺外科医生进行治疗，乳腺癌诊治相关指南与规范中均未提及乳腺癌患者 HBV 防治及再激活方面的问题。相比西方 HBV 低流行地区化疗前常规筛查 HBV 仍存在争议，我国为 HBV 中、高流行地区，伴有较高 HBV 感染率和 HBV 再激活问题尚需引起足够的重视，因此笔者建议，将乳腺癌患者化疗前 HBV 筛查及相关预防措施列入乳腺癌的诊治规范，以利于患者 HBV 再激活的筛查、防治及相关指南的推广普及。

## 五、乳腺癌患者化疗和内分泌治疗期间代谢性脂肪性肝病的防治

研究显示，化疗及内分泌治疗的不良反应可导致患者丙氨酸氨基转移酶（ALT）和天冬氨酸氨基转移酶（AST）升高等一系列肝炎症状及脂肪性肝病（简称脂肪肝），影响患者生活质量，尤甚者不能完成相应治疗而危及生命。脂肪肝是肿瘤患者化疗期间和内分泌治疗期间的常见并发症，但常被忽视。脂肪肝是指在没有其他肝脏疾病的情况下，肝脏内脂肪的积聚，是一个范围广泛的概念，从脂肪变性到脂肪性肝炎，其特征是肝细胞炎症、损伤到纤维化，最终可导致肝硬化。脂肪肝被认为是代谢综合征的表现之一，与肥胖、胰岛素抵抗和血脂异常密切相关，其患病率在有肥胖和 2 型糖尿病等代谢性疾病的人群中最高。目前，有专家建议称之为代谢相关脂肪性肝病（metabolic associated fatty liver disease，MAFLD），又称代谢性脂肪性肝病（简称代谢性脂肪肝），过去主要为非酒精性脂肪性肝病（nonalcoholic fatty liver disease，NAFLD）。基于病理学或影像学脂肪肝证据，同时满足下列三项条件之一可诊断为 MAFLD：①超重/肥胖（BMI≥25kg/m² 或亚洲人群 BMI≥23kg/m²）。②2 型糖尿病。③至少有以下 2 项代谢功能紊乱表现：腰围≥102（男）/88（女）cm 或亚洲人群腰围≥90（男）/80（女）cm；血压≥130/85mmHg 或高血压药物史；三酰甘油≥1.70mmol/L 或降脂药物史；男性 HDL<1.0mmol/L，女性 HDL<1.3mmol/L 或降脂药物史；空腹血糖水平 5.6～6.9mmol/L 或口服葡萄糖耐量试验 2 小时血糖 7.8～11.0mmol/L 或 HbA1c 5.7%～6.4%；稳态模型评估胰岛素抵抗评分≥2.5 或高灵敏 C 反应蛋白水平>2mg/L。

关于脂肪肝的预后，过去认为该病的预后良好。重度脂肪肝患者可见肝纤维化，其中1.5%～8%为肝硬化，脂肪肝已是公认的隐源性肝硬化的常见原因。近来许多研究发现，脂肪肝不仅可进展为肝纤维化而发展为肝硬化，部分还可发展为肝细胞癌。笔者在临床实践中发现，代谢性脂肪肝是乳腺癌化疗期间肝功能损伤的第二大常见原因，更是乳腺癌系统治疗后随访期间肝功能损伤的第一大致病原因。另外，脂肪肝的存在还可能对判断治疗后的乳腺癌患者是否发生肝转移产生一定干扰。因此，临床应对乳腺癌患者化疗及内分泌治疗等综合治疗后引起的脂肪肝做到早预防、早发现、早诊断、早治疗，降低病情进一步恶

化的风险。

（魏嘉莹　孔令泉）

# 参 考 文 献

贾继东，李兰娟，2011. 慢性乙型肝炎防治指南（2010 年版）. 临床肝胆病杂志，50（2）：168-179.

孔令泉，卢林捷，2016. 伴发肝病及肝功能异常乳腺癌患者的处理. 北京：科学出版社.

孔令泉，吴凯南，2017. 乳腺肿瘤肝病学. 北京：科学出版社.

卢林捷，孔令泉，2015. 乙型肝炎病毒感染与乳腺癌关系的初步临床研究. 重庆：重庆医科大学.

任军，周心娜，2012. 抗肿瘤药物肝损伤研究进展. 中国药物应用与监测，9（6）：309-312.

石虹，王吉耀，刘天舒，等，2007. 慢性乙型肝炎患者血清生化指标与肝组织病理学炎症及纤维化程度的关系. 复旦学报（医学版），34（2）：246-249.

孙明芳，谢晓冬，2010. 化疗及内分泌治疗对乳腺癌患者肝脏脂肪变性影响的研究进展. 大连医科大学学报，32（3）：352-355.

吴玉团，孔令泉，厉红元，等，2017. 乳腺癌患者化疗性脂肪肝和乙肝病毒再激活的防治. 中华内分泌外科杂志，11（5）：426-429.

袁媛，刘瑜，谢欣哲，2015. 乳腺癌经西药治疗所致脂肪肝临床特征及中医证候分析. 中医学报，30（10）：1402-1404.

中华医学会肝病学分会，中华医学会感染病学分会，2015. 慢性乙型肝炎防治指南（2015 年版）. 中华实验和临床感染病杂志（电子版），9（5）570-589.

Anderson EL，Howe LD，Jones HE，et al，2015. The prevalence of non-alcoholic fatty liver disease in children and adolescents：A systematic review and meta-analysis. PLoS One，10（10）：e0140908.

Anothaisisntawee T，Wiratkapun C，Lerdsitthichai P，et al，2013. Risk factors of breast cancer：A systematic review and meta-analysis. Asia Pac J Public Health，25（5）：368-387.

Bale R，Putzer D，Schullian P，2019. Local treatment of breast cancer liver metastasis. Cancers（Basel），11（9）：1341.

Bellentani S，Marino M，2009. Epidemiology and natural history of non-alcoholic fatty liver disease（NAFLD）. Ann Hepatol，8：S4-S8.

Carlsson G，Hafstrom L，Jonsson PE，1981. Male breast cancer. Clin Oncol，7（2）：149-155.

Chang HT，Pan HJ，Lee CH，2018. Prevention of tamoxifen-related nonalcoholic fatty liver disease in breast cancer patients. Clin Breast Cancer，18（4）：e677-e685.

Cole LK，Jacobs RL，Vance DE，2010. Tamoxifen induces triacylglycerol accumulation in the mouse liver by activation of fatty acid synthesis. Hepatology，52（4）：1258-1265.

Cui Y，Jia J，2013. Update on epidemiology of hepatitis B and C in China. J Gastroenterol Hepatol，28：7-10.

Eslam M，Newsome PN，Anstee QM，et al，2020. A new definition for metabolic associated fatty liver disease：An international expert consensus statement. J Hepatol，2020，73（1）：202-209.

Goldberg DM，1980. Structural，functional，and clinical aspects of γ-glutamyltransferase. CRC Crit Rev Clin Lab Sci，12（1）：1-58.

Hasegawa K，Kazama A，Takatsuno Y，et al，2019. Stage Ⅳ breast cancer with difficulty in initiating chemotherapy-A case report. Gan To Kagaku Ryoho. Cancer & Chemotherapy，46（13）：2589-2591.

Kwak MS，Yim JY，Yi A，et al，2019. Nonalcoholic fatty liver disease is associated with breast cancer in nonobese women. Dig Liver Dis，51（7）：1030-1035.

Larrey D，Bozonnat MC，Kain I，et al，2010. Is chronic hepatitis C virus infection a risk factor for breast cancer? World J Gastroenterol，16（29）：3687-3691.

Liu Y，Li ZY，Li X，et al，2017. Liver toxicity of chemotherapy and targeted therapy for breast cancer patients with hepatitis virus infection. Breast，35：191-195.

Omland LH，Farkas DK，Jepsen P，et al，2010. Hepatitis C virus infection and risk of cancer：a population-based cohort study. Clini Epidemiol，2：179-186.

Ott JJ，Stevens GA，Groeger J，et al，2012. Global epidemiology of hepatitis B virus infection：New estimates of age-specific HBsAg seroprevalence and endemicity. Vaccine，30（12）：2212-2219.

Park S，Kim JH，Koo J，et al，2008. Clinicopathological characteristics of male breast cancer. Yonsei Med J，49（6）：978-986.

Qin B，Zhao K，Wei J，et al，2020. Novel evidence indicates the presence and replication of hepatitis B virus in breast cancer tissue.

Oncol Rep，43（1）：296-305.

Su FH，Chang SN，Chen PC，et al，2011. Association between chronic viral hepatitis infection and breast cancer risk：A nationwide population-based case-control study. BMC Cancer，11：495.

Sun WC，Hsu PI1，Yu HC，et al，2015. The compliance of doctors with viral hepatitis B screening and antiviral prophylaxis in cancer patients receiving cytotoxic chemotherapy using a hospital-based screening reminder system. PLoS One，10（2）：e0116978.

Teli MR，James FW，Burt AD，et al，1995. The natural history of nonalcoholic fatty liver：A follow up study. Hepatology，22（6）：1714-1719.

Timothy H，Quentin M，Christopher PD，2015. Nonalcoholic fatty liver disease：New treatments. Curr Opin Gastroenterol，31（3）：175-183.

Trépo E，Valenti L，2020. Update on NAFLD genetics：From new variants to the clinic. J Hepatol，72（6）：1196-1209.

Vernon G，Baranova A，Younossi ZM，2011. Systematic review：The epidemiology and natural history of non-alcoholic fatty liver disease and non-alcoholic steatohepatitis in adults. Aliment Pharmacol Ther，34（3）：274-285.

Wang Z，Liang X，Yu J，et al，2012. Non-genetic risk factors and predicting efficacy for docetaxel-drug-induced liver injury among metastatic breast cancer patients. J Gastroenterol Hepatol，27（8）：1348-1352.

Yang YJ，Kim KM，An JH，et al，2016. Clinical significance of fatty liver disease induced by tamoxifen and toremifene in breast cancer patients. Breast，28：67-72.

Zeng H，Zheng R，Zhang S，et al，2014. Female breast cancer statistics of 2010 in China：Estimates based on data from 145 population-based cancer registries. J Thorac Dis，6（5）：466-470.

Zheng QF，Xu F，Nie M，et al，2015. Selective estrogen receptor modulator-associated nonalcoholic fatty liver disease improved survival in patients with breast cancer. Medicine，94（40）：1-8.

# 第三十四章

# 合并肝病乳腺癌患者的围手术期处理

　　肝脏承担了机体血浆蛋白、糖原、大部分凝血因子的合成，具有解毒、药物代谢及废物排泄等功能，罹患肝脏疾病可影响乳腺癌患者的凝血、循环、泌尿、呼吸、水电解质、精神神经等几乎全身器官系统。有一部分乳腺癌患者合并肝脏疾病，如肝硬化、急慢性肝炎等，肝功能相对较差。手术创伤应激、麻醉及用药、正压通气等可能进一步影响患者肝脏血流灌注并损伤肝细胞，有引起肝功能失代偿甚至肝衰竭的风险。此外，术前部分辅助化疗用药也可导致肝功能损伤。手术前应评估患者肝功能状况和机体耐受能力，以进行积极的术前准备，改善患者的肝功能，降低这些患者围手术期并发症。

## 一、麻醉风险评估

　　合并肝病乳腺癌患者常仅有轻度非特异性表现，如食欲下降、乏力、消化不良、腹痛不适、大便和尿液颜色改变等，体格检查可能仅有肝病的部分体征，如肝掌、蜘蛛痣、黄疸、肝脾大、腹水等，这些症状和体征表现不典型时可能会被忽视。此类患者手术麻醉风险主要取决于肝病严重程度及是否合并其他疾病，肝病主要类型有肝硬化、慢性肝炎、急性病毒性肝炎及乳腺癌化疗导致的肝损伤。

### （一）肝硬化

　　肝硬化是一种慢性进行性肝病，常见致病原因有乙肝、酒精滥用等。肝硬化病理表现为肝细胞坏死，继发肝实质纤维化和肝结节再生，肝脏组织和血管结构变形阻塞门静脉，引起门静脉高压；肝脏合成和代谢功能受损，引起一系列并发症。因此，合并肝硬化的乳腺癌患者若行手术，可因肝脏储备功能有限而致围手术期肝功能恶化风险较高。

　　肝功能检测是评估肝脏功能的常用临床手段，针对肝细胞损伤可测定氨基转移酶的活性，血清白蛋白可反映肝脏合成功能状况，血清胆红素可部分反映肝脏降解物质或者药物的能力。然而，通过肝功能状况评估肝硬化患者围手术期风险存在很多局限，如低蛋白血症可能由肝脏合成功能障碍引起，也可以由全身炎症反应、肾病综合征等所致。目前，常用的肝硬化患者手术风险预测评分是 Child-Pugh 分级标准，依据是否合并肝性脑病、腹水，以及胆红素、白蛋白、凝血酶原延长时间及国际标准化比值（international normalized ratio，INR）等指标进行评分（表 34-1）。总分为 5～6 分的患者归为 Child-Pugh A 级（代偿良好的肝硬化）；7～9 分归为 Child-Pugh B 级（肝功能显著受损）；10～15 分归为 Child-Pugh C 级（失代偿期肝硬化）。一般来说，C 级患者应暂缓进行择期手术。

表 34-1　Child-Pugh 分级

| 项目 | 评分 | | |
| --- | --- | --- | --- |
| | 1 分 | 2 分 | 3 分 |
| 腹水 | 无 | 轻度 | 中度以上 |
| 胆红素（mmol/L） | <34.2 | 34.2～51.3 | >51.3 |
| 白蛋白（g/L） | >35 | 28～35 | <28 |
| 凝血酶原延长时间（秒） | <4 | 4～6 | >6 |
| INR | <1.7 | 1.7～2.3 | >2.3 |
| 肝性脑病 | 无 | Ⅰ～Ⅱ级 | Ⅲ～Ⅳ级 |

终末期肝病模型（model for end-stage liver disease，MELD）评分最初用于评估肝硬化患者生存率，以及分配移植器官的优先次序。近年来发现，MELD 评分还可预测肝硬化患者手术风险。MELD 评分是以血清胆红素、肌酐和 INR 作为评分权重，对肝硬化患者术后并发症发生率和死亡率进行预测。有研究表明，MELD 评分预测肝硬化患者手术风险可能更有优势。大多学者认为，MELD 评分<10 分的患者可以接受择期手术，MELD 评分为 10～15 分的患者应谨慎进行择期手术，而 MELD 评分>15 分的患者不宜进行择期手术。

计算方法：MELD 评分 $=11.2\times\ln(INR)+9.57\times\ln(肌酐，mg/dl)+3.78\times\ln(胆红素，mg/dl)+6.43$。

备注：①计算得分四舍五入为最接近的整数；②任何<1.0 的实验室检查值都设定为 1.0 以消除负值；③评分计算上限设定为 40 分。

（二）慢性肝炎

慢性肝炎多由 HBV 感染引起，指持续时间>6 个月的肝炎。很多慢性乙肝患者无临床症状，或者仅仅表现为一些非特异性症状如疲倦、乏力等；体格检查结果可能正常或者仅有部分慢性肝病表现，如黄疸、脾大、少量腹水等；实验室检查可正常，但大部分患者有血清氨基转移酶持续升高表现。合并脾功能亢进者，有白细胞、血小板计数下降和贫血等表现。合并慢性肝炎的乳腺癌患者接受手术前，都应该筛查肝功能，如果肝功能异常，应进一步测定 INR 值，INR 值可反映肝功能不全严重程度。慢性肝炎患者手术麻醉风险与临床表现、生化指标和组织学损害严重程度有关，一般来说，非活动期慢性肝炎患者通常能够耐受乳腺癌手术麻醉。处于活动期且组织学变化严重的慢性肝炎患者手术风险高，应积极进行术前准备，手术时机应权衡乳腺癌手术治疗的获益与风险。

（三）急性病毒性肝炎

急性病毒性肝炎常由肝炎病毒感染引起，以不同程度的肝细胞坏死为特征，实验室检查示 ALT 和 AST 升高，急性期可高达 1000～2000U/L。临床症状取决于肝细胞坏死和炎症反应程度，轻度炎症反应仅表现为氨基转移酶升高，而大量肝细胞坏死则为急性肝衰竭。术前评估的重点是分析导致肝功能受损的病因和肝功能损伤的严重程度。急性肝炎尤其是重症肝炎是择期乳腺癌手术的禁忌，应积极治疗肝炎后再行手术，其治愈的标准是肝功能检测指标达到正常。

### （四）肝损伤

环磷酰胺、氟尿嘧啶、丝裂霉素、紫杉醇、表柔比星等常作为乳腺癌辅助化疗用药，肝功能正常患者使用这些药物期间可出现一过性肝功能异常，合并肝病患者使用则应注意其肝毒副作用，减小剂量。此外，新型靶向治疗药物伊沙匹隆等埃博霉素类抗肿瘤药、依维莫司等 mTOR 抑制剂、曲妥珠单抗-DM1 偶联物、拉帕替尼等乳腺癌新辅助用药，主要在肝脏代谢，可能有轻至中度肝损伤等副作用。这类药物用于围手术期乳腺癌患者的辅助治疗，如果患者合并肝病，则可能导致肝脏损伤进一步加重，故用药过程中，应该监测肝脏功能，并减量，更甚者应避免使用（表 34-2）。

**表 34-2　合并肝病乳腺癌患者部分辅助化疗药物剂量调整表**

| 化疗药 | 胆红素 | 氨基转移酶 | 剂量调整百分比 |
| --- | --- | --- | --- |
| 环磷酰胺 | 53～85.5mmol/L | >3×ULN | 75% |
|  | >85.5mmol/L |  | 0 |
| 氟尿嘧啶 | >85.5mmol/L |  | 0 |
| 丝裂霉素 | 25.6～51.3mmol/L |  | 50% |
|  | >51.3mmol/L |  | 25% |
| 紫杉醇 |  | 1.5×ULN | 100% |
|  |  | （1.6～6.0）×ULN | 75% |
|  |  | >6.0×ULN | 临床权衡决定 |
| 表柔比星 | 20.52～51.3mmol/L | （2～4）×ULN | 75% |
|  | >51.3mmol/L | >4×ULN | 50% |
| 长春新碱/长春碱 | >51.3mmol/L |  | 50% |
| 伊沙匹隆 | ≤1×ULN | AST 和 ALT≤2.5×ULN | 初始剂量（40mg/m²） |
|  | ≤1×ULN | AST 和 ALT≤10×ULN | 初始剂量（32mg/m²） |
|  | （1.5～3）×ULN | AST 和 ALT≤10×ULN | 初始剂量（20～30mg/m²） |
|  | >3×ULN | >10×ULN | — |
| 伊沙匹隆+卡培他滨 | 2.5×ULN | 高于 ULN | — |

注：ULN 为正常值上限。

# 二、术 前 准 备

对已知合并肝病的乳腺癌患者，手术麻醉风险评估和准备应结合是否存在凝血功能障碍、腹水、水电解质紊乱、黄疸及肝性脑病等风险因素。

（一）凝血功能

凝血因子合成障碍是慢性肝病尤其是肝硬化患者的特点，表现为凝血酶原时间延长、部分活化凝血酶原时间延长、血小板减少、D-二聚体升高及纤溶亢进等。肝病尤其是肝硬化患者促纤溶因子和抗纤溶因子显著改变，机体凝血功能处于脆弱的平衡状态，可表现为复杂的凝血功能异常，同时面临出血和高凝的风险。此类患者进行乳腺癌手术时围手术期止血治疗是难点。对于凝血酶原时间延长者，可以在术前给予口服小剂量维生素K或者输注新鲜冰冻血浆纠正，将凝血酶原时间延长控制在3秒以内。创伤较大的乳腺癌根治手术患者，可以术前或术中输注血小板，将血小板计数维持在$50 \times 10^9$/L以上。

（二）肝性脑病

合并肝病乳腺癌患者围手术期有多种因素可诱发肝性脑病，主要有呕吐、腹泻、放腹水、过度利尿等低血容量因素，低钠血症、低钾血症等电解质紊乱，以及镇静剂应用不当、代谢性碱中毒、缺氧、低血糖等，围手术期应注意避免应用会诱发肝性脑病的药物，早期识别低血容量的症状和体征，及时检测血清电解质和酸碱平衡状况，以早期避免诱发因素的出现。

（三）肾功能

肝病晚期患者可有肾功能不全，常由急性损伤因素（如感染和胃肠道出血等低血容量因素）诱发肾衰竭，围手术期应避免低血容量和肾脏非甾体类抗炎药低灌注，防治高钾血症和酸中毒，禁忌使用肾脏毒性药物如氨基糖苷类药物等，术中密切监测血流动力学状况和尿量等，避免进一步损害肾功能。

（四）营养状况

肝病尤其是肝硬化患者常合并营养不良。术前积极营养支持治疗，可以降低术后感染、伤口愈合不良等并发症发生率。对于轻度营养不良者，不必推迟手术；对于重度营养不良患者，应积极进行术前营养支持后再行手术，适当补充蛋白质、脂肪、碳水化合物及维生素A、维生素D、维生素K等。

# 三、术中麻醉管理

（一）麻醉方式的选择

全身麻醉具有适应证广泛、术中无焦虑和紧张情绪等优点，是乳腺癌手术的主要麻醉方式。但是，合并肝病对全身麻醉药物代谢的影响，可能导致患者麻醉恢复延迟和恢复质量差等，因此如何优化全身麻醉方式及降低全身麻醉药物的用量，是合并肝病患者乳腺癌手术麻醉的主要考虑因素。其中，进行镇静深度监测和复合神经阻滞是优化这类患者全身麻醉管理的重要措施。

对于肝功能异常患者，镇静镇痛药物起效时间、峰值和持续时间等都可能延长。合并肝病乳腺癌患者手术时进行麻醉深度监测，可以精确调节术中麻醉用药量，减少不必要的全身麻醉用药量，避免麻醉过深等副作用。

超声引导下神经阻滞是近年兴起的麻醉技术，如胸椎旁神经阻滞、前锯肌平面阻滞等。这些神经阻滞技术常用于全身麻醉的辅助和术后镇痛。对于合并肝病乳腺癌患者，全身麻醉复合神经阻滞有减少术中及术后阿片类药物用量、降低苏醒延迟风险、减少术后恶心呕吐、改善镇痛评分和促进患者早期恢复等优点。但是，乳腺癌手术患者行神经阻滞麻醉，是否能降低术后复发率和转移率，存在争议。2019 年 *Lancet* 一项多中心随机对照研究显示，与全身麻醉相比，局部麻醉并不会降低乳腺癌复发的风险。

椎管内麻醉由于患者术中清醒、阻滞不全导致的疼痛，以及肝病患者凝血功能异常有发生椎管内血肿的可能等因素，目前较少单独用于乳腺癌手术。

### （二）麻醉药物的选择

**1. 麻醉药物对肝功能的影响**　主要是通过降低肝脏的血流量或者直接肝脏毒性效应，影响肝功能。

吸入麻醉药可导致平均动脉压和心排血量下降，不同程度地影响肝脏的血流量，并且随着使用吸入剂量的增加，肝脏血流量下降越加明显。临床应用剂量的异氟烷、七氟烷和地氟烷虽然会减少肝脏血流量，但是不会导致肝功能的损害，临床应用安全。氟烷有肝动脉收缩等副作用，肝脏毒性较大，可以引起氟烷性肝炎，目前在临床上已经停止使用。临床常用的异氟烷、七氟烷、地氟烷等吸入麻醉药，临床应用剂量不会引起肝脏毒性反应。

静脉麻醉药也可以影响肝脏血流量，但是只要术中维持足够的心排血量和灌注压，不会导致肝脏损伤，可以安全应用于临床麻醉。

**2. 肝病对麻醉药物代谢的影响**　机体对麻醉药的代谢取决于药物的清除途径，而这与肝功能密切相关。合并肝病患者肝功能低下，可影响麻醉药物代谢和药物动力学，有延迟恢复和诱发肝性脑病的可能。

（1）镇静类药物：肝病患者苯二氮䓬类药物的肝清除率降低导致清除半衰期延长，严重肝病患者镇静作用会增强，一般不适合全身麻醉期间持续输注和重复给药。丙泊酚、依托咪酯等麻醉药脂溶性高，主要依赖肝脏代谢，有肝摄取率高的特点，因此严重肝病患者药物清除率降低，会延长其作用时间。右美托咪定也主要在肝脏代谢，肝病患者右美托咪定清除率降低，半衰期延长。对于合并肝病的乳腺癌患者，麻醉诱导和维持期间应监测麻醉深度，使用最小有效剂量的镇静药物完成麻醉，避免麻醉过深和减少不必要的镇静药过量应用。

（2）阿片类药物：主要在肝脏代谢，肝病患者阿片类药物代谢功能降低，可引起阿片类药物清除半衰期延长，应适当降低给药剂量并延长给药间隔时间，以避免阿片类药物蓄积效应。其中，芬太尼、舒芬太尼、吗啡等反复给药或者持续给药，都会延长这些药物的作用时间。瑞芬太尼是一种短效药物，由血液和组织内的酯酶快速水解，且清除率高、速度快，因此瑞芬太尼不会受到肝功能损害的影响，代谢和恢复时间没有差异，适用于合并肝病的乳腺癌患者手术期间维持镇痛和麻醉。

（3）肌松剂：其中琥珀胆碱通过血浆胆碱酯酶代谢，肝病可能影响胆碱酯酶水平，导致琥珀胆碱作用时间延长。目前，临床上很少用琥珀胆碱作为术中麻醉的维持用药，因此单次使用琥珀胆碱如诱导插管等，较少引起临床意义上的作用时间延长。维库溴铵、罗库溴铵等非去极化肌松剂都要经过肝脏代谢，可导致具有临床意义的肌肉阻滞时间延长，因此临床应用过程中应注意适当减少用量，必要时进行肌松监测。阿曲库铵和顺式阿曲库铵类药物的代谢和消除都不依赖肝脏，因此其阻滞作用不受肝功能的影响，也不需要调整应用剂量。

（三）血流动力学管理原则

肝病患者血流动力学管理目标主要是维持肝脏的灌注，避免麻醉期间低血压。依据患者术前基础血压水平、血流动力学特点制定术中血流动力学管理目标，维持术中血流动力学目标值接近术前水平，避免术中肝脏低灌注，以保护肝功能。必要时，应依据术前血流动力学特点，合理调节心脏前负荷、后负荷及外周血管阻力，优化血流动力学管理。

# 四、术后管理原则

**1. 术后肝功能异常**　部分肝病患者乳腺癌术后可能出现氨基转移酶等肝功能指标的异常，多为暂时性一过性升高，不必处理。但是，对于氨基转移酶上升幅度较大，如超过正常值 2 倍以上，以及持续性上升者，提示出现了肝细胞损伤，应进行保肝治疗。

术后黄疸是由胆红素生成增多和排出减少、直接肝细胞损伤等因素引起。乳腺癌手术由于手术创伤、输注库存血、麻醉药物潜在的肝毒性及围手术期肝脏低灌注等多种因素，可引起胆红素代谢异常，因此应仔细分析术前肝功能状况、术中和术后事件，如输血、持续性低血压及用药情况等，有针对性地进行诊治。

**2. 术后出血**　合并肝病患者由于凝血因子缺乏、血小板减少、肾功能不全等，乳腺癌手术后出血风险可能增加。合并肝病患者术后出血原因复杂，应全面评估患者凝血功能状况，检测相关凝血因子如纤维蛋白原和血小板等，有条件者可以进行血栓弹力图（TEG）检查，根据 TEG 监测结果，识别出血机制和凝血因子缺乏的具体成分，针对性给予凝血因子、冷沉淀、新鲜血浆、维生素 K 或者血小板的补充。

**3. 术后镇痛**

（1）非甾体类抗炎药（NSAID）：可能增加肝硬化患者凝血功能障碍、静脉曲张出血、肾功能损伤的风险，因此肝硬化和慢性肝病患者应注意避免 NSAID 用于围手术期镇痛治疗。

（2）选择性 COX-2 抑制剂：是常用的围手术期镇痛药物，且胃肠道和肾毒性发生率较低，但是这类药物在肝病患者中应用经验较少，应谨慎使用。

（3）阿片类药物：大多数受肝功能代谢的影响，导致药物代谢时间延长。该类药物在轻度肝功能异常患者中应用是安全的，但是对于肝硬化及重度肝病患者，用于术后镇痛应谨慎，并减量给药和延长给药时间间隔。

（4）神经阻滞镇痛：合并肝病的乳腺癌患者手术后镇痛，应根据手术创伤范围选择肋间神经阻滞、前锯肌平面阻滞和胸椎旁神经阻滞，这些神经阻滞镇痛方式可以有效缓解术后急性疼痛，减少静脉或口服镇痛用药量，避免增加肝脏负担。

（程　波）

# 参 考 文 献

de Wolf AM，Freeman JA，Scott VL，et al，1996. Pharmacokinetics and pharmacodynamics of cisatracurium in patients with end-stage liver disease undergoing liver transplantation. Br J Anaesth，76（5）：624-628.

Dershwitz M，Hoke JF，Rosow CE，et al，1996. Pharmacokinetics and pharmacodynamics of remifentanil in volunteer subjects with severe liver disease. Anesthesiology，84（4），812-820.

Exadaktylos AK，Buggy DJ，Moriarty DC，et al，2006. Can anesthetic technique for primary breast cancer surgery affect recurrence or metastasis? Anesthesiology，105（4）：660-664.

Fisher C，Patel VC，Stoy SH，et al，2018. Balanced haemostasis with both hypo- and hyper-coagulable features in critically ill patients with acute-on-chronic-liver failure. J Crit Care，43：54-60.

Floyd J，Mirza I，Sachs B，et al，2006. Hepatotoxicity of chemotherapy. Semin Oncol，33（1）：50-67.

Hanje AJ，Patel T，2007. Preoperative evaluation of patients with liver disease. Nat Clin Pract Gastroenterol Hepatol，4（5）：266-276.

Intagliata NM，Argo CK，Stine JG，et al，2018. Concepts and controversies in haemostasis and thrombosis associated with liver disease：Proceedings of the 7th international coagulation in liver disease conference. Thromb Haemost，118（8），1491-1506.

Intagliata NM，Caldwell SH，Porte RJ，2016. Prediction of bleeding in cirrhosis patients：Is the forecast any clearer?. Hepatology，64（3），989-990.

Kumar M，Ahmad J，Maiwall R，et al，2020. Thromboelastography-guided blood component use in patients with cirrhosis with nonvariceal bleeding：A randomized controlled trial. Hepatology，71（1）：235-246.

O'Leary JG，Friedman LS，2007. Predicting surgical risk in patients with cirrhosis：From art to science. Gastroenterology，132（4）：1609-1611.

Sessler DI，Pei L，Huang Y，et al，2019. Recurrence of breast cancer after regional or general anaesthesia：A randomised controlled trial. Lancet，394（10211）：1807-1815.

Thatishetty AV，Agresti N，O'Brien CB，2013. Chemotherapy-induced hepatotoxicity. Clin Liver Dis，17（4）：671-686.

# 第三十五章

# 抗肿瘤药物性肝损伤的防治

## 第一节　药物性肝损伤的诊断与防治

### 一、药物性肝损伤概述

药物性肝损伤（DILI）是指由药物或其代谢产物引起的肝细胞毒性或肝对药物及其代谢产物的过敏反应所致的肝损害，其临床表现可以从无任何症状发展到急性肝衰竭甚至死亡。根据 WHO 的报告，DILI 是全球最主要的肝病死亡原因之一。在我国，癌症合并乙肝患者常因化疗药加重药物性肝损伤。免疫功能抑制会增强 HBV 复制或再激活，使肝损伤加重，甚至出现肝衰竭，无法及时化疗或使化疗中断，导致乳腺癌复发转移，危及患者生命。

DILI 的全球每年发病率为（10～19）/100 000，而抗肿瘤药是引起 DILI 的最常见原因之一。有研究分析了我国 647 例应用多西他赛化疗的转移性乳腺癌患者，其中 50.85%发生了肝功能异常，10.36%发生了 DILI，其危险因素中包含既往 HBV 感染史。笔者等对重庆医科大学附属第一医院 897 例接受化疗的早期乳腺癌患者分析发现，26.2%出现肝功能异常，9.0%的患者合并 HBV 感染；合并乙肝者化疗期间 34.6%出现肝功能异常，4.9%发生 HBV 再激活。

（一）药物性肝损伤的危险因素

（1）年龄：高龄是发生 DILI 的危险因素。老年人肝细胞内微粒体酶系统的活性降低，对某些化疗药物的代谢能力下降。有些化疗药物主要经肾排出，老年人的肾小球滤过作用常减退，导致药物在肝内聚集，使老年人较年轻人更易发生 DILI。

（2）性别：自身免疫性 DILI 多见于女性。

（3）营养状态：营养不良，尤其是低蛋白血症，可使肝内具有保护作用的因子如谷胱甘肽等减少，增加机体对药物肝毒性的易感性。

（4）肝脏原有疾病：肝基础性疾病可以增加 DILI 的发病风险，如肝硬化患者对许多药物的代谢作用均降低，致药物易蓄积在肝内，造成肝损害。对有慢性病毒性肝炎病史或乳腺癌肝转移患者，化疗致肝毒性的风险增加。我国是 HBV 感染高发区，在应用抗肿瘤药物时更需注意，对于 HBV 表面抗原阳性的乳腺癌患者，即使治疗前肝功能正常，也应于化疗前 1 周开始抗病毒预防治疗。同时笔者还发现，即使是乙肝表面抗原阴性但核心抗体及 E 抗体阳性的乳腺癌患者，化疗期间也会发生较高比例的肝功能异常，应引起临床的重视。

（5）应用药物：多种化疗药物都会产生肝毒性，包括细胞毒性药物和靶向药物。抗肿瘤药物间互相作用也可能影响 DILI 的发生，例如，抗微管类药物（多西他赛）与 DNA 合成酶抑制剂（卡培他滨或吉西他滨）联用可使 DILI 发病风险增加 1.47 倍。

（6）遗传因素：DILI 可能是一个复杂的与遗传有关的疾病，其中多个基因可能与肝损伤有关。

## （二）抗肿瘤药物引起肝损伤的机制

DILI 分为可预测性和不可预测性两种。可预测性 DILI 主要由药物的直接毒性作用所致；不可预测性 DILI 根据其发生机制可分为代谢异常和过敏反应两类，即代谢特异体质和过敏特异体质。目前认为 DILI 的发生机制可分为 3 步：①最初的细胞损伤，包括药物及其代谢产物直接引起细胞应激、线粒体抑制或代谢异常、特异免疫反应；②线粒体功能损伤；③细胞凋亡及细胞坏死。在此过程中，坏死的肝细胞释放炎症因子，发生炎症反应，循环作用刺激重复以上步骤，形成炎症级联放大，进一步促进、调节干细胞死亡通路。

## （三）药物性肝损伤的分类

**1. 按肝细胞受损类型分类**　DILI 可分为肝细胞损伤型、胆汁淤积型和混合型。临床上可通过计算 R 值大致判断其类型。R=（ALT/ULN）/（ALP/ULN）。其中，ALT 为丙氨酸氨基转移酶，ULN 为正常上限值，ALP 为碱性磷酸酶。ALT>2 倍正常值上限且 $R \geq 5$ 时为肝细胞损伤型；ALT>2 倍正常值上限且 $R \leq 2$ 时为胆汁淤积型；ALT>2 倍正常值上限且 $2 < R < 5$ 时为混合型。笔者等对重庆医科大学附属第一医院化疗期间出现肝损伤的原发性乳腺癌患者进行分析发现，去除其他可能致肝损伤的因素后，合并乙肝的乳腺癌患者肝损伤类型（肝细胞损伤型 21.7%，混合型 65.2%，胆汁淤积型 13.0%）与乙肝标志物全阴者（肝细胞损伤型 11.7%，混合型 44.1%，胆汁淤积型 44.1%）相比，差异具有明显的统计学意义（$P=0.02$）。

**2. 按病情严重程度分类**

（1）轻度：ALT 或 ALP 升高，但血浆总胆红素（TBIL）<2.5mg/dl，国际标准化比值（INR）<1.5。

（2）中度：ALT 或 ALP 升高，且 $TBIL \geq 2.5mg/dl$，或 $INR \geq 1.5$。

（3）中重度：ALT、ALP、TBIL 和 INR 升高，且因 DILI 延长了住院时间。

（4）重度：ALT 或 ALP 升高，且 $TBIL \geq 2.5mg/dl$，伴肝衰竭（$INR \geq 1.5$、腹水、肝性脑病）和（或）DILI 引起的其他器官（如肾、肺等）衰竭。

（5）严重致死：因 DILI 引起的死亡或行肝移植者。

**3. 来自新英格兰的 DILI 分类建议**

建议分为以下三类：

（1）直接肝毒性（direct hepatotoxicity）是由固有肝毒性的药物引起。这类药物导致的DILI子类型包括暴发性肝衰竭、血清酶升高、肝窦性阻塞、急性脂肪肝、肝结节性再生等。

（2）特异性肝毒性（idiosyncratic hepatotoxicity）是由几乎没有或没有毒性，仅在少数情况下会引起肝损伤的药物引起。这类药物导致的DILI子类型包括急性肝细胞性肝炎、混合性或胆汁淤积性肝炎、单纯性胆汁淤积型肝炎、慢性肝炎。

（3）间接性肝毒性（indirect hepatotoxicity）是由药物作用引起的，而不是由药物毒性或其特异性质引起的。这类药物导致的DILI子类型包括急性肝炎、免疫介导性肝炎、脂肪肝、慢性肝炎。应注意，并不是每种子类型一定属于某大类中，其中有许多交叉类型，需要根据患者具体情况进行个体化分类。实际操作中，这种分类方式不容易区别。

（四）药物性肝损伤的临床表现和诊断

抗肿瘤DILI最常见的临床表现有发热、皮疹、黄疸和肝区疼痛等，其中黄疸和肝区疼痛常见于胆汁淤积型肝损伤。不同年龄组病例的肝损伤类型分布不同，年轻患者易发生肝细胞型肝损伤，老年患者易发生胆汁淤积型肝损伤。笔者等研究发现，与乙肝标志物阴性患者相比，乙肝表面抗原阳性的乳腺癌患者化疗期间更易发生肝细胞型肝损伤。与肝细胞型比较，胆汁淤积型相对预后良好，但由于胆管细胞的再生过程慢于肝细胞再生，因此该型缓解时间较慢，常需数月。病死率最低的为混合型患者，临床表现同时具有急性肝炎和胆汁淤积。

目前尚无统一的诊断标准，国际最常用的DILI诊断标准参考"The Roussel Uclaf Causality Assessment Method（RUCAM）"。DILI的诊断主要为排他性诊断，具体评分细则请查阅RUCAM诊断流程。如发现患者肝酶异常，需先全面了解病史、用药史（包括中药）、饮食，并仔细查体，进行鉴别诊断，并进行RUCAM评分，怀疑药物性肝损伤可能，再根据ALT与ALP计算出 $R$ 值，根据 $R$ 值来判断DILI类型。需要强调的是，对疑似肝细胞损伤型或混合型DILI患者，应先排除急性甲型、乙型、丙型、丁型、戊型病毒性肝炎及自身免疫性肝炎。对已排除典型病毒性肝炎的DILI患者，如有非典型淋巴细胞增多或淋巴结肿大，应排除急性巨细胞病毒、EB病毒及单纯疱疹病毒等感染。对疑似胆汁淤积型DILI患者，应行超声或CT等腹部影像学检查，以除外胆道疾病。对于疑难病例，施行肝活检有助于诊断。

# 二、化疗药物性肝损伤的防治

化疗在乳腺癌综合治疗中有重要作用，可显著改善患者预后。通常乳腺癌的化疗是多种药物联合、长疗程的过程。几乎所有的化疗药物都有肝毒性，肝脏是药物代谢的主要场所，为抗肿瘤药物损伤的主要器官之一。因此，应加强化疗药物性肝损伤的防治。

（一）化疗药物性肝损伤的预防

为有效预防抗肿瘤药物所致DILI，临床医师需熟悉所用抗肿瘤药物的用药指征或联合方案的肝毒性，要有"防大于治"的理念，原则上需掌握以下各点：

（1）详细了解患者的病史，包括既往史、用药史，对肝功能状况有全面的评估，包括肝炎相关检测、肝基础病变的评估和治疗情况。

（2）肝功能达到以下标准才可考虑化疗：血清胆红素≤1.5倍正常值上限，ALT、AST和ALP≤2.5倍正常值上限，但若有肝转移，ALP、AST和（或）ALT≤5倍正常值上限。

（3）尽可能避免肝毒性药物联合应用。

（4）根据患者个体情况选择合适的化疗药物及剂量：对有肝基础疾病的高危人群应慎用肝毒性药物，对于既往治疗后出现肝损伤的患者应根据肝损伤的程度调整所用的药物及剂量。

（5）化疗期间注意合并用药对肝脏的影响。

（6）化疗期间和化疗后密切监测肝功能，一旦出现肝功能异常，应及时停用相关药物并积极护肝治疗。

（7）对于有DILI高危因素的患者，可考虑给予必要的保肝药物，并严密监测肝功能。

（8）对于发生DILI者，应及时给予临床评价与诊断，考虑停用、减量化疗药或换药，并积极进行保肝治疗，密切观察病情变化。

（二）化疗药物性肝损伤的干预时机

在化疗过程中，应在DILI发生早期进行干预，可参考药物警戒定律，即海曼法则（Hy's Law），包括以下3个方面：①药物导致肝损伤，通常表现为ALT和AST≥3倍正常值上限；②少数患者会出现总胆红素≥2倍正常值上限，但无胆道阻塞、胆囊或胆道疾病及肿瘤引起的ALP增高等；③没有其他原因可以解释氨基转移酶和胆红素的同时升高。

（三）化疗药物性肝损伤的停（化疗）药原则

可参照FDA 2013年DILI指南中有关临床试验中的基本停药原则：①ALT或AST>8倍正常值上限；②ALT或AST>5倍正常值上限，持续2周；③ALT或AST>3倍正常值上限，且总胆红素>2倍正常值上限或INR>1.5；④ALT或AST>3倍正常值上限，伴逐渐加重的疲劳、恶心、呕吐，右上腹痛或压痛，发热，皮疹和（或）嗜酸性粒细胞>5%。

（四）化疗药物性肝损伤的治疗原则

应根据DILI的临床类型选择适当的药物治疗，主要包括：①轻-中度肝细胞损伤型和混合型DILI，炎症较轻者可试用水飞蓟宾，炎症较重者可试用双环醇和甘草酸制剂（甘草酸二铵肠溶胶囊或复方甘草酸苷等）；②胆汁淤积型DILI可试用熊去氧胆酸或腺苷蛋氨酸；③重型患者应尽早选用N-乙酰半胱氨酸；④异甘草酸镁可用于治疗ALT明显升高的急性肝细胞损伤型和混合型DILI；⑤不推荐预防性应用保肝药物来预防或减少DILI的发生。在传统抗肿瘤药物的应用中，DILI是常见的不良事件，在临床实践中，需要把握海曼法则，谨慎排他诊断，严格掌握防治和停药原则，做到防患于未然。

# 三、中药致药物性肝损伤的诊断与防治

中药致药物性肝损伤（herb-induced liver injury，HILI）是DILI的重要组成部分，近年随着中药在世界范围内的广泛使用，HILI发生率在逐渐升高。有资料显示，HILI约占医院所有住院急性肝炎病例的30%。根据我国一项多中心研究报道，HILI是最常见的DILI原因，占 21.5%。中药在我国抗肿瘤临床治疗中广泛使用，由于人们对中药的误解和对中药毒副作用的忽视，往往在化疗期间及系统治疗后的随访期间大量服用中药，易导致 DILI。我国湖州地区文献报道称，该地区用抗肿瘤中成药患者占所有肿瘤患者的 57%，联合使用中成药比例为 37.6%。传统观念认为中药为天然制品，无毒无害。然而，中药组方往往数味甚至十几味，成分复杂，即使单味中药也往往含有多种化学成分，在进入人体后，这些化学成分相互作用与影响，在不同服用人群的不同身体素质条件下，发挥治疗作用的同时也可能发生毒副作用。中药致不良反应的原因主要有：①部分植物药中含有杀虫剂、化肥、真菌、毒素、重金属和其他化学品等污染；②有的中药中含有人体有毒物质，如马兜铃酸、黄药子、贯众、黄芩、何首乌等；③长期、较大剂量服用更易发生中毒，当药物进入人体后，又因为人体的生理、病理状态不同而发生各种变化，或发生治疗作用，或发生可知或不可知的毒副作用，从而导致肝损伤等各种不良反应。

（一）中药致药物性肝损伤的相关因素

有学者分析认为 HILI 与下述因素有关：①对中草药的认识存在误区；②未遵循中医辨证论治的法则应用中药或中成药；③忽视中药的炮制配伍技巧；④药物制剂及原生药的质量控制不佳；⑤药用品种的混乱；⑥乱用、误用或剂量过大和疗程过长等。

（二）临床表现和诊断

中药致药物性肝损伤没有特异性，其临床表现与常见肝病相似，可出现急性肝细胞损害、胆汁淤积、胆管损害、肝硬化、暴发性肝衰竭或肝肿瘤等各种病理变化，停药后，多数肝损伤是可逆的。急性肝损伤常见临床症状包括乏力、纳差、厌食、腹胀、恶心呕吐、尿黄、肝区不适等，少数可有皮疹、发热，严重者出现肝性脑病，消化道大量出血或伴肾衰竭甚至死亡。慢性患者常有纳差、乏力，肝硬化患者可出现消瘦、腹泻、腹水、脾大与消化道出血等，体征可见巩膜、皮肤黄染，肝脾大伴压痛等。乳腺癌患者中伴随较高比例的 HBV 感染和肝疾病，且化疗期间和化疗后可发生 DILI 和 HBV 再激活而致肝损伤，某些中药也可导致 DILI，因而服用中药期间应注意监测肝功能，以早期发现 DILI。

（三）治疗

治疗的关键是及时停用和防止再使用引起肝损伤的药物，同时也应尽量避免使用与致病药物在生化结构和（或）药物作用上属于同一类的药物。误服大量肝毒性药物的患者，宜尽早洗胃、导泻，并加用吸附剂，以清除胃肠内残留的药物，必要时采取血液透析、利尿等措施，以促进其排泄和清除。防治肝损伤药物及对症支持疗法参见化疗 DILI 的防治。

（四）预防

应完善和规范中药的生产、加工炮制、保存等标准，用药说明书上不应回避毒副作用。另外，应提高临床医师用药水平，在剂量、疗程、配伍、给药途径等环节应有严格的规定，以防因使用不当而致中毒。遵循中医辨证施治的治疗原则，依法遣方用药，因人、因时、因证、因方用药，讲究配伍精准、个体差异，提高用药安全性。对已有多个报道，或经动物试验证实有肝损害的药物，在临床应尽量不用或少用，的确需要使用时，要严格限制使用剂量与疗程，并密切观察肝功能的变化。对有过敏史、年老体弱、肝肾功能不全的患者应特别注意，用药期间尤其是应用新药治疗时，应严格监测不良反应，定期对血液、尿液、肝功能等进行检查。一旦发现皮疹、黄疸，应立即停药，并查肝功能。对有药物性肝损伤病史者，应避免再度给予相同或化学结构类似的药物。

## 四、内分泌治疗致药物性肝损伤的诊断与防治

内分泌治疗在乳腺癌的综合治疗中有重要作用，激素受体阳性者在手术、化疗和（或）放疗等系统治疗后，接受内分泌治疗 5 年以上，可明显提高患者的生存率。内分泌治疗期间，常见代谢相关脂肪性肝病（简称代谢性脂肪肝）及脂肪性肝炎发生，其两者有必然的联系。Akhondi 等报道了 70 例肝功能正常的患者使用他莫昔芬（TAM）治疗 6 个月后，有 35 例（50%）患者经超声检查诊断为脂肪肝。Nishino 等报道 79.3% 的 TAM 相关性脂肪肝患者于停药后 1～2 年内完全恢复正常，脂肪肝的严重程度与恢复时间并无直接关系。有报道，服用 TAM 的乳腺癌患者脂肪肝的发病率明显增高，不同年龄及体重患者脂肪肝的发病率均有不同，且发病年龄与脂肪肝发病率呈正相关，脂肪肝的发病率可高达 62.3%。内分泌治疗可拮抗雌激素受体或降低雌激素的表达，使肝脏表达雌激素减少，从而抑制雌激素对脂蛋白分解的作用，易导致脂肪在肝细胞内的大量堆积而诱发代谢性脂肪肝。重度的脂肪变性会引起明显的肝功能障碍，最终发展为肝细胞坏死。因此，内分泌治疗期间应避免接触肝毒性物质，慎用可能有肝毒性的药物和保健品，严禁过量饮酒；临床应对长期使用 TAM 或芳香化酶抑制剂等进行内分泌治疗的患者予以重视，加强监测，定期行肝功能和肝脏超声、肝硬度检查，必要时行腹部 CT 检查；治疗期间应尽量使用肝损伤小的药物，调节胰岛素抵抗，纠正代谢紊乱；对患者进行健康宣教，提倡健康生活方式，均衡饮食，适当运动；治疗期间发现代谢性脂肪肝和肝损伤要及时治疗，根据临床指南、规范用药。其相关临床表现及诊治，可参考化疗 DILI 的诊治。

（武 赫 庞 敏 孔令泉）

## 第二节　乳腺癌化疗相关乙型肝炎病毒再激活的防治

全球约有 2.5 亿慢性 HBV 感染者，主要集中于中低收入国家。我国是 HBV 感染中、高流行区，1～59 岁人群 HBV 表面抗原（HBV surface antigen，HBsAg）携带率为 7.18%。乳腺癌是全球女性最常见的恶性肿瘤，发病率呈逐年递增趋势，尤其在 HBV 感染高发地区。化疗作为延长乳腺癌患者生存期的重要手段，已广泛应用于临床。化疗药物大多有不同程度的肝毒性，尤其是对合并 HBV 感染的患者，更易引起肝损害。孔令泉等研究发现，HBV 既往感染或潜伏感染可能是乳腺癌危险因素之一，同时也可能是我国女性乳腺癌发病年龄

较年轻及发病高峰较欧美地区提前的原因之一。有研究发现，合并 HBV 感染的乳腺癌患者在化疗过程中或结束后可出现 HBV 再激活，可致化疗延迟或提前终止，对患者的预后造成不良影响。随着化疗在乳腺癌治疗中的广泛应用，HBV 再激活已成为临床常见问题，应引起人们的重视。

## 一、HBV 再激活的定义

HBV 再激活是指 HBV 携带者（HBsAg 阳性）或 HBV 感染恢复期（HBsAg 阴性、抗-HBc 阳性）患者接受细胞毒化疗或免疫抑制剂治疗，血清 HBV 复制增加，甚至出现肝组织损伤。美国肝脏病学会将其定义为：HBsAg 阳性患者血清 HBV DNA 由基线阴性转为阳性（绝对值≥200U/ml）或 HBV DNA 较基线水平升高≥2log U/ml，HBsAg 阴性、抗-HBc 阳性患者血清 HBsAg 或 HBV DNA 由基线阴性转为阳性。

## 二、乳腺癌化疗相关 HBV 再激活的发病机制

其发病机制主要有两个方面，一是化疗药物导致的 HBV 与机体之间的免疫失衡。若机体感染 HBV，cccDNA 将持续存在于肝组织内，即使处于 HBV 感染恢复期，仍有微量 cccDNA 永久存在于肝组织和外周血单核细胞内。当机体接受化疗或免疫抑制剂治疗时，机体免疫功能失去平衡，抑制 HBV 复制的获得性免疫功能受到抑制，HBV 大量复制，感染肝细胞数量增加，导致血清 HBV DNA 升高、抗 HBc-IgM 阳性、HBeAg 阳性，或血清 HBsAg、HBV DNA 由阴性转为阳性。当停用化疗或免疫抑制剂治疗后，机体免疫功能恢复，获得性免疫抑制 HBV 复制的同时介导肝细胞破坏，出现急性肝损伤、慢性肝炎甚至肝硬化。二是化疗药物对 HBV 的直接激活，化疗药物可通过由过氧化物酶体增殖物、激活受体 γ 共激活因子 1α 介导的氧化应激，在转录水平上上调 HBV 的表达，导致 HBV DNA 复制增加。

## 三、乳腺癌化疗相关 HBV 再激活的危险因素

### （一）病毒因素

HBV 病原学状态及化疗前 HBV DNA 载量是 HBV 再激活的危险因素之一。血清 HBV DNA 高载量常反映肝组织内 HBV DNA 大量复制，HBsAg 阳性患者血清 HBV DNA 载量常高于 HBsAg 阴性患者，因此当机体处于免疫抑制状态时，HBsAg 阳性患者更易出现 HBV 再激活及肝损伤。研究显示，接受化疗的 HBsAg 阳性乳腺癌患者 HBV 再激活率达 41%～55.6%，肝损伤发生率为 48%～60.4%；而 HBsAg 阴性乳腺癌患者 HBV 再激活的报道较少见，龚建忠等报道此类患者肝损伤发生率为 17.8%。HBsAg 阳性患者化疗前 HBV DNA 高载量与 HBV DNA 低载量相比也更易出现 HBV 再激活。有报道，HBV DNA 阳性是 HBV 再激活的独立危险因素。此外，有研究发现，*HBV* 基因突变可能是 HBV 再激活危险因素。Borentain 等研究显示，在 HBsAg 阴性、抗-HBc 阳性恶性肿瘤相关 HBV 再激活的患者中，

57.1%存在前 C 区 1896 位点 G→A 突变,42.9%存在 1899 位点 G→A 突变,28.6%存在 1762 位点 A→C 突变。

## （二）化疗方案

乳腺癌患者常采用以蒽环类药物为基础的联合化疗方案，然而因蒽环类化疗药物等常导致患者出现呕吐症状，故常加用糖皮质激素止吐。研究表明，蒽环类药物及糖皮质激素是 HBV 再激活的重要危险因素，蒽环类药物可以剂量相关的方式在体外刺激 HepG2 分泌 HBV DNA；糖皮质激素除直接抑制机体 T 细胞免疫功能外，还可与 *HBV* 基因组内的糖皮质激素应答元件结合，上调其转录活性，引起 HBV DNA 复制，相关研究主要涉及血液系统肿瘤。夏勇等研究发现，糖皮质激素与 HBV 感染的乳腺癌患者化疗后≥2 级肝损害有关。也有研究表明，糖皮质激素并非乳腺癌患者化疗相关 HBV 再激活相关肝炎的危险因素，推测其原因可能是这些患者多处于乳腺癌早期阶段，化疗药物剂量小、疗程短，作为止吐药的糖皮质激素剂量及疗程相对不足。

## （三）其他

年龄（≥55 岁），基线 ALT 高水平，肝脏超声异常发现如脂肪肝、慢性肝病或肝硬化等，可能是乳腺癌患者化疗相关 HBV 再激活的危险因素。

# 四、乳腺癌化疗相关 HBV 再激活的临床表现

研究显示，接受化疗的 HBsAg 阳性乳腺癌患者 HBV 再激活率达 14.7%～55.6%，而 HBsAg 阴性乳腺癌患者 HBV 再激活的报道较少见。乳腺癌化疗相关 HBV 再激活的临床表现不尽相同，轻者表现为乏力、纳差等非特异性肝炎症状；重者表现为黄疸、腹胀，甚至凝血功能障碍、肝肾综合征、肝性脑病等暴发性肝衰竭症状，致患者化疗延迟或提前终止，甚至导致死亡。Ide 等报道，一位 68 岁老年女性乳腺癌患者，术后行 CAF 方案化疗，化疗前检测血清 HBsAg、HBeAg 及 HBV DNA 均为阴性，抗-HBc 阳性，在 CAF 方案第 6 疗程化疗期间，检测血清 HBsAg、HBeAg 及 HBV DNA 均为阳性，最终该患者因 HBV 再激活导致的暴发性肝衰竭死亡。多项 Meta 分析发现，化疗前未预防性使用拉米夫定的 HBsAg 阳性乳腺癌患者化疗相关 HBV 再激活相关肝炎发生率为 18.4%～23.5%，相关化疗中断率为 12.7%～33.6%。

# 五、乳腺癌化疗相关 HBV 再激活的预防与治疗

## （一）HBsAg 阳性乳腺癌患者化疗相关 HBV 再激活的预防与治疗

**1. 预防**　目前国内外指南普遍推荐：接受化疗或免疫抑制剂治疗的患者，治疗前应常规筛查有无 HBV 感染（HBsAg、抗-HBc），对 HBsAg 阳性者应预防性使用核苷（酸）类似物，以降低 HBV 再激活的风险。虽然相关循证医学证据主要来自血液系统肿瘤，但有关

HBsAg 阳性乳腺癌患者的一系列临床研究也证实，化疗前预防性使用抗病毒药物有显著疗效。Long 等报道，42 例 HBsAg 阳性乳腺癌患者化疗期间使用与未预防性使用拉米夫定的患者中，HBV 再激活率差异显著（0 比 28.6%，$P$=0.021）。刘宇等研究发现，HBsAg 阳性乳腺癌患者化疗前预防性使用拉米夫定组与未使用组相比，HBV 再激活率、肝损伤发生率、化疗延迟率均有显著差异（0 比 30%，$P$=0.005；12% 比 45%，$P$=0.019；0 比 20%，$P$=0.033）。多项 Meta 分析显示，HBsAg 阳性乳腺癌患者化疗前预防性使用抗病毒药物可明显降低 HBV 再激活率、相关肝炎发生率及相关化疗中断率。

此外，HBsAg 阳性乳腺癌患者在化疗过程中应密切监测 HBV DNA 水平，早期发现 HBV 再激活并及时治疗，也可明显降低其肝炎发生率及化疗中断率。对此，Tsai 等比较了化疗前预防性使用抗病毒药物与化疗过程中密切监测并及时治疗这两种方案的疗效，结果显示两者在肝炎发生率及化疗中断率上无明显差异。虽然短期内后者抗病毒疗程明显缩短，但从长远考虑，两者的抗病毒疗程相当，且因后者费用高、有发生重症肝炎风险，可能并不适用于临床实践。因此，建议对接受化疗的 HBsAg 阳性乳腺癌患者化疗前应常规预防性使用抗病毒药物，以减少 HBV 再激活的发生。

**2. 抗病毒治疗方案**　HBsAg 阳性乳腺癌患者化疗前预防性使用核苷（酸）类似物可明显降低 HBV 再激活率及肝炎发生率。绝大多数研究使用的药物为拉米夫定。然而有研究显示，随着拉米夫定治疗时程的延长，酪氨酸-蛋氨酸-天冬氨酸-天冬氨酸（YMDD）耐药株出现的概率明显升高，其 1～5 年耐药发生率分别为 24%、38%、49%、67% 与 70%。但有关 HBsAg 阳性乳腺癌患者化疗期间预防性使用拉米夫定出现 YMDD 耐药株的报道少见，一项纳入 430 例 HBsAg 阳性乳腺癌患者的 Meta 分析显示，化疗前预防性使用拉米夫定治疗仅出现 YMDD 耐药株 3 例，并无统计学意义。推测其原因可能是这些患者多为乳腺癌术后化疗患者，处于乳腺癌早期阶段，平均疗程短（6 疗程，即 4～5 个月），拉米夫定使用平均持续时间短（6 个月）。相反，若这些患者处于乳腺癌晚期阶段，因其化疗疗程明显延长，拉米夫定使用持续时间延长，出现 YMDD 耐药株的风险将显著增加，故该类患者抗病毒治疗方案应考虑化疗疗程时限长短。研究显示，接受化疗的 HBsAg 阳性恶性肿瘤患者若合并短期化疗及基线低 HBV DNA 载量，拉米夫定具有充分的预防作用。然而，由于拉米夫定的低耐药基因屏障特点，随着其治疗时限的延长，HBV "突破" 及肝炎复发风险明显升高。因此，多项国外指南建议，接受化疗的 HBsAg 阳性乳腺癌患者，化疗前应评估化疗时限并检测 HBV DNA，若化疗时限短且 HBV DNA 载量低，可选用拉米夫定；若化疗时限长或 HBV DNA 载量高，建议选用强效高耐药基因屏障的药物（如恩替卡韦、替诺福韦），英国国家卫生与临床优化研究所（NICE）指南及美国肝病指南分别将化疗时限长短标准界定为 6 个月、12 个月，将 HBV DNA 载量高低标准统一界定为 2000U/ml。然而，我国《慢性乙型肝炎防治指南（2015 年版）》则未考虑化疗时限或基线 HBV DNA 载量，建议该类患者选用强效高耐药基因屏障的药物（如恩替卡韦、替诺福韦）。

**3. 抗病毒治疗疗程**　目前尚无研究明确表明，HBsAg 阳性乳腺癌患者预防性使用抗病毒治疗的最佳疗程。在多数研究中，HBsAg 阳性乳腺癌患者预防性使用拉米夫定常从化疗前 1 周开始持续至化疗结束后 1～2 个月。然而，Yun 等的研究发现，拉米夫定停药后 15 天出现 1 例 HBV 再激活。对此，HBsAg 阳性乳腺癌患者预防性抗病毒治疗，应从化疗前 1 周开始持续至化疗结束后至少 2 个月，多项国外指南及我国乙肝指南建议持续至化疗结束后至少 6 个月；亚太共识则建议持续至化疗结束后至少 12 个月。此外，多个国外指南也建议，抗病毒治疗疗程需考虑基线 HBV DNA 载量；英国 NICE 指南建议若基线 HBV DNA 载量高，抗病毒治疗应在 HBeAg 血清学转换及 HBV DNA 检测阴性后继续治疗至少 6 个月；欧洲肝病指南则建议，若基线 HBV DNA 载量高，抗病毒治疗应当持续至达到和免疫功能正常患者同样的治疗终点。总之，理想的抗病毒治疗应当持续至机体免疫功能完全恢复。

（二）HBsAg 阴性、抗-HBc 阳性乳腺癌患者化疗相关 HBV 再激活的预防与治疗

**1. 预防措施** 国内外指南对于接受化疗或免疫抑制剂治疗的 HBsAg 阴性、抗-HBc 阳性患者，治疗前是否应预防性使用抗病毒药物尚无统一意见。加拿大肝病指南建议，对于该类患者应密切随访，以便早期发现 HBV 再激活并启动抗病毒治疗；欧洲肝病指南、亚太共识建议，该类患者应检测 HBV DNA，若 HBV DNA 可测，则需预防性使用抗病毒药物，若不可测，则应密切随访；美国胃肠病学会指南则建议，若该类患者使用中/高危免疫抑制剂，应预防性进行抗病毒治疗。目前，HBsAg 阴性、抗-HBc 阳性患者化疗相关 HBV 再激活在实体肿瘤中的发生率极低，Saitta 等在 44 例 HBsAg 阴性实体肿瘤化疗的研究中未发现 HBV 再激活；此外，Ide 等仅对 HBsAg 阴性、抗-HBc 阳性乳腺癌患者化疗相关 HBV 再激活进行了个案报道。考虑到成本-效益关系，不推荐 HBsAg 阴性、抗-HBc 阳性乳腺癌患者化疗前预防性使用抗病毒药物，但应密切随访 HBV 血清学变化，及早发现 HBV 再激活并启动抗病毒治疗。

**2. 随访指标及随访时限** 欧洲肝病指南及加拿大肝病指南均建议，该类患者应每隔 1~3 个月随访血清 HBV DNA 水平，不同的是，前者建议随访血清 ALT 水平。然而，这些指南并未明确建议该类患者随访结束时限。由于细胞毒化疗所致的 HBV 再激活既可能发生在化疗过程中又可能发生在化疗结束后，因此，随访应当持续至化疗结束后。因 HBsAg 阴性、抗-HBc 阳性乳腺癌患者化疗相关 HBV 再激活的资料极少，目前尚无法评估该类患者的随访结束时限。

**3. 抗病毒治疗方案** 一旦出现 HBV 再激活，应立即停用化疗药物及肝损伤药物，及时启动抗病毒治疗。欧洲肝病指南及美国胃肠病学会指南建议，该类患者如合并短期化疗且 HBV DNA 载量低，选用拉米夫定；如系反复、长期化疗或 HBV DNA 载量高，则选用强效高耐药基因屏障的药物（如恩替卡韦、替诺福韦）。同样由于缺乏该类患者 HBV 再激活的资料，尚有待于更多的临床研究去评估不同抗病毒治疗方案的疗效。

总之，乳腺癌患者在化疗前应常规筛查 HBV 感染（HBsAg、抗-HBc），对 HBsAg 阳性患者应预防性使用抗病毒药物；对 HBsAg 阴性、抗-HBc 阳性患者应密切随访，及早发现 HBV 再激活并启动抗病毒治疗，从而减少 HBV 再激活及相关并发症的发生。

（曾爱中　付婧婕）

# 第三节 乳腺癌化疗相关丙型肝炎病毒再激活的防治

据 WHO 统计，全球约有 1.85 亿丙型肝炎病毒（HCV）感染者，我国属于 HCV 感染低流行区，但绝对数量不少，HCV 感染者达 1000 万左右。近年来，合并 HCV 感染的恶性肿瘤患者接受细胞毒化疗或免疫抑制剂治疗出现 HCV 再激活的问题已开始受到临床重视，但是相关研究主要涉及血液系统肿瘤，有关乳腺癌的报道罕见，故本章就乳腺癌化疗相关 HCV 再激活的研究进展综述如下，希望引起临床更多的关注。

## 一、乳腺癌化疗相关 HCV 再激活的概念

目前有关 HCV 再激活的定义尚未达成共识，通常采用的诊断指标包括血清 ALT 水平和（或）HCV RNA 滴度。有学者将其定义为，抗 HCV 阳性患者血清 ALT 水平较基线升高≥3 倍（需除外肝脏肿瘤浸润、肝毒性药物、近期输血、HCV 以外的全身性感染等原因）伴或不伴血清 HCV RNA 滴度由基线阴性转为阳性或较基线水平升高>1log10U/ml。一般，慢性 HCV 感染者血清 HCV RNA 滴度相对稳定，波动 0.5log10U/ml。

## 二、乳腺癌化疗相关 HCV 再激活的临床特点

乳腺癌化疗相关HCV再激活的发病机制目前尚不明确，通常认为与化疗药物导致HCV和机体之间的免疫功能紊乱有关。细胞毒化疗或免疫抑制剂通过抑制机体的免疫功能，使清除 HCV 的免疫效应细胞如细胞毒性 T 细胞活性下降，从而有利于 HCV 大量复制；当细胞毒化疗或免疫抑制剂治疗停止后可出现"免疫反弹"，机体免疫功能恢复，清除 HCV 的同时快速介导肝细胞破坏，出现肝组织损伤，临床可表现为无症状肝酶升高到危及生命的暴发性肝衰竭，导致化疗药物减量、化疗延迟甚至化疗中断，影响患者预后。有关乳腺癌化疗相关 HCV 再激活的临床报道少见，多数合并 HCV 感染的乳腺癌患者对细胞毒化疗可表现出良好的耐受性。Tomizawa 等的研究发现，合并 HCV 感染的乳腺癌患者在细胞毒化疗过程中，HCV RNA 滴度保持稳定。Talima 等的研究则表明，约 90%合并 HCV 感染的乳腺癌患者化疗结束后不会出现 3 级以上肝酶升高。Morrow 等的研究同样显示，在 45 例合并 HCV 感染的乳腺癌患者中，92%能够完成最初的化疗疗程。

## 三、乳腺癌化疗相关 HCV 再激活的危险因素

### （一）病毒因素

目前，可将 HCV 分为 6 个不同的基因型，同一基因型可分为不同亚型，这种 *HCV* 基因异质性可能是 HCV 再激活的危险因素，Rumi 等在 100 例基因 2a/c 型患者和 106 例基因 1b 型患者的研究中发现，*HCV* 基因 2c 型患者与 1b 型患者相比，出现 HCV 再激活的风险

明显升高，且与肝硬化的进展呈线性关系。推测其原因可能是 2c 型患者的 *HCV* 基因高变区 HVR1 随时间变化更易发生突变，而这个区域是宿主针对 HCV 感染的免疫应答区域。

（二）药物因素

乳腺癌患者常采用以蒽环类药物为基础或包含紫杉醇类药物的辅助化疗方案，可明显延长其生存期，提高患者生活质量。而蒽环类药物常导致呕吐，紫杉醇常导致过敏现象，故需加用糖皮质激素止吐及抗过敏。多项研究均表明，糖皮质激素是 HCV 再激活的危险因素，它不仅通过上调肝细胞膜表面的 HCV 受体表达，增强 HCV 感染的敏感性，而且可直接增强体内外的 HCV 复制。然而，HCV 再激活与糖皮质激素呈剂量相关性，只有大剂量、系统的糖皮质激素治疗才可以导致 HCV 再激活。在乳腺癌化疗过程中，作为止吐药或抗过敏药物使用的糖皮质激素因其剂量少、疗程短，出现 HCV 再激活的风险相对较小。

此外，抗-人表皮生长因子受体 2（human epidermal growth factor receptor2，HER2）单克隆抗体曲妥珠单抗是特异性作用于 HER2 的单克隆抗体，普遍应用于 HER2 阳性乳腺癌患者的治疗。但是，关于曲妥珠单抗的使用是否能重新激活 HCV 的相关报道很少。Liu 等研究显示，4 例抗 HCV 阳性乳腺癌患者接受曲妥珠单抗治疗，治疗前后肝酶、血清 HCV RNA 滴度无明显变化，这表明合并 HCV 感染的乳腺癌患者使用曲妥珠单抗可能是安全的，甚至有利于减少 HCV 复制。有个案报道显示，使用曲妥珠单抗可导致血清 HCV RNA 滴度下降，推测其原因为 HCV 感染与表皮生长因子有关，HER2 是一种跨膜酪氨酸激酶，与表皮生长因子有 40%的同源序列，可表达在 HCV 感染的非癌肝细胞，曲妥珠单抗作用于 HER2 的同时抑制表皮生长因子功能，从而导致 HCV 复制减少。

另一种靶向药物是雷帕霉素抑制剂——依维莫司，其用于治疗激素受体阳性、HER2 阴性的晚期乳腺癌患者。雷帕霉素是磷脂酰肌醇 3-激酶/AKT 途径下游的细胞内蛋白激酶，参与细胞生长、增殖和血管生成。依维莫司通过干扰这条信号转导途径达到抗癌和免疫抑制作用。同样，关于使用依维莫司是否会使 HCV 再激活的相关报道也很少。但一项研究表明，3 例肝移植后的丙型肝炎患者接受了移植后免疫抑制剂依维莫司治疗，他们均未出现 HCV 再激活。另一项关于肝移植后研究也证明，在移植患者中，依维莫司可以安全使用而不会导致 HCV 再激活。

（三）其他

年龄（＞45 岁）、基线肝酶升高、基线肝硬化存在也可能是 HCV 再激活的危险因素。Lee 等的研究发现，在接受化疗及免疫抑制剂治疗的患者中，5 例肝硬化患者中有 4 例出现了 HCV 复制增加。Doi 等研究发现，合并肝硬化的慢性丙型肝炎患者 CD27[+]B 细胞减少、抗原提呈能力减弱等免疫功能削弱，可能导致 HCV 重新激活。

## 四、乳腺癌化疗相关 HCV 再激活的治疗

我国 HCV 感染治疗的传统方案是聚乙二醇干扰素 α（PegIFN-α）联合利巴韦林，PegIFN-α-2a 给药剂量为每周 180μg，皮下注射；利巴韦林为 800～1200mg/d，口服。基因

1 型标准疗程为 48 周，基因 2、3 型标准疗程为 24 周，如实现快速早期病毒学应答，基因 1 型疗程可缩短至 24 周；如实现延迟病毒学应答，基因 1 型疗程应延长至 72 周，基因 2、3 型应延长至 48 周；如无应答则应终止治疗。然而，在过去 20 年全球使用 PegIFN-α 联合利巴韦林治疗的 HCV 感染者只有 30%～60% 可以获得治愈，且因其不良反应多，患者耐受性差，治疗时间长，最终导致患者不能坚持治疗造成"病毒反弹"。

随着直接作用抗病毒药物（directly acting antiviral，DAA）的迅速发展，超过 90% 的 HCV 感染者获得治愈。DAA 包括非结构蛋白（non-structural，NS）3/4A 蛋白酶抑制剂、NS5A 蛋白酶抑制剂和 NS5B 聚合酶抑制剂等。目前，我国常用泛基因型方案主要为索磷布韦/维帕他韦（丙通沙），每片复合片剂含索磷布韦 400mg 及维帕他韦 100mg，每日 1 片，适用人群包括基因 1～6 型初治或 PegIFN-α 联合利巴韦林或联合索磷布韦经治患者。无肝硬化或代偿期肝硬化疗程 12 周，针对基因 3 型代偿期肝硬化或者 3b 型患者可以考虑增加利巴韦林，失代偿期肝硬化患者增加利巴韦林疗程 12 周。另一种常用复合制剂为艾尔巴韦格拉瑞韦（择必达），每片复合片剂含艾尔巴韦 50mg 和格拉瑞韦 100mg，每日 1 片，主要适用于基因 1 型和 4 型患者，疗程 12 周。它适用于合并重度肾功能不全的患者且无须调整剂量。

目前对于乳腺癌化疗相关 HCV 再激活的最佳治疗用药尚不明确，由于传统抗病毒方案的血液系统毒性会加速化疗的细胞毒性（包括严重血细胞减少及危及生命的感染），因此，不推荐将传统方案作为乳腺癌化疗相关 HCV 再激活的首选方案。而 DAA 在严重不良反应、疗效方面均显著优于标准抗病毒方案，因此，DAA 在治疗 HCV 再激活方面可显现良好的疗效。但是，由于 DAA 可以抑制肝脏药物代谢的酶系统[如线粒体 P450（CYP）2C、CYP3A4 或 CYP1A]，有较多的药物相互作用，因此，有待大量的多中心、临床对照研究去评估乳腺癌化疗合并 HCV 病毒再激活使用 DAA 的疗效及安全性，目前这方面资料还很匮乏。

（曾爱中　付婧婕）

## 参 考 文 献

龚建忠，陈彦帆，韦燕，等，2012. 乳腺癌蒽环类药物辅助化疗后肝功能损害与 HBV 激活的临床研究. 海南医学，23（12）：4-6.

洪帆，梁江萍，秦婷婷，等，2015. 乳腺癌患者化疗后乙肝病毒再激活及拉米夫定预防性应用的临床研究. 现代生物医学进展，15（8）：1505-1508.

孔令泉，吴凯南，2016. 乳腺肿瘤肝病学. 北京：科学出版社.

孔令泉，吴凯南，厉红元，2017. 乳腺肿瘤肝病学. 北京：科学出版社.

刘平，袁继丽，佩力强，2007. 重视中药的肝损伤问题. 中国新药与临床杂志，26（5）：388-392.

刘宇，李展翼，黄泽楠，等，2014. 拉米夫定预防 HBsAg 阳性乳腺癌患者化学治疗中病毒再激活的疗效. 新医学，45（10）：667-670.

卢林捷，孔令泉，2015. 乙型肝炎病毒感染与乳腺癌关系的初步临床研究. 重庆：重庆医科大学.

茅益民，刘晓琳，陈成伟，2013. 2013 年美国 FDA 药物性肝损伤指南介绍——医药研发企业上市前的临床评估. 肝脏，18（5）：325-330.

沈洪，倪菲菲，戴路明，等，2012. 中药导致药物性肝损伤的研究进展. 中华中医药学会脾胃病分会 第二十四次全国脾胃病学术交流会论文汇编，6.

吴凯南，2016. 实用乳腺肿瘤学. 北京：科学出版社.

吴玉团，孔令泉，厉红元，等，2017. 乳腺癌患者化疗性脂肪肝和乙肝病毒再激活的防治. 中华内分泌外科杂志，11（5）：426-429.

武赫，2018. 乳腺癌患者化疗期间肝功能损伤的初步临床研究. 重庆：重庆医科大学.

夏勇，刘秋明，熊秋云，等，2012. 乙肝病毒感染和乳腺癌化疗后肝损害相关因素分析. 中国现代应用药学，29（7）：658-662.

徐莹，刘宇，2013. 美国肝病学会乙型肝炎诊治指南要点. 临床肝胆病杂志，29（2）：1-8.

姚光弼，2005. 重视中药和草药引起的肝损害. 肝脏，10（1）：1.

于乐成，茅益民，陈成伟，2015. 药物性肝损伤诊治指南. 中华肝脏病杂志，23（11）：810-820.

于乐成，茅益民，陈成伟，2017. 药物性肝损伤诊治指南. 临床肝胆病杂志，20（2）：257-274.

张岸辉，谌永毅，刘翔宇，2015. 乳腺癌患者生活质量影响因素及干预方法的研究进展. 解放军护理杂志，32（18）：25-28.

张亦瑾，魏丽荣，王笑梅，等，2010. 警惕中药致药物性肝损伤. 临床医学工程，17（11）：59-61.

中华医学会肝病学分会，中华医学会感染学分会，2019. 丙型肝炎防治指南（2019年版）. 临床肝胆病杂志，35（12）：2670-2686.

钟静梅，2020. 湖州地区辅助抗肿瘤中成药的使用情况与影响因素. 中医药管理杂志，28（1）：97-100.

Baselga J，Campone M，Piccart M，et al，2012. Everolimus in postmenopausal hormone-receptor-positive advanced breast cancer. N Engl J Med，366（6）：520-529.

Borentain P，Colson P，Coso D，et al，2010. Clinical and virological factors associated with hepatitis B virus reactivation in HBsAg-negative and anti-HBc antibodies-positive patients undergoing chemotherapy and/or autologous stem cell transplantation for cancer. J Viral Hepat，17（11）：807-815.

Casanovas T，Argudo A，Peña-Cala MC，2011. Effectiveness and safety of everolimus in the treatment of autoimmune hepatitis related to anti-hepatitis C virus therapy after liver transplant：Three case reports. Transplant Proc，43（6）：2233-2236.

Casanovas T，Argudo A，Peña-Cala MC，2011. Everolimus in clinical practice in long-term liver transplantation：An observational study. Transplant Proc，43（6）：2216-2219.

Chalasani N，Björnsson E，2010. Risk factors for idiosyncratic drug-induced liver injury. Gastroenterology，138（7）：2246-2259.

Chen MH，Chen MH，Tsai CY，et al，2015. Incidence and antiviral response of hepatitis C virus reactivation in lupus patients undergoing immunosuppressive therapy. Lupus，24（10）：1029-1036.

Chien RN，Kao JH，Peng CY，et al，2019. Taiwan consensus statement on the management of chronic hepatitis B. J Formos Med Assoc，118（1 Pt 1）：7-38.

Coppola N，Pisaturo M，Guastafierro S，et al，2012. Increased hepatitis C viral load and reactivation of liver disease in HCV RNA-positive patients with onco-haematological disease undergoing chemotherapy. Dig Liver Dis，44（1）：49-54.

Danan G，Teschke R，2015. RUCAM in drug and herb induced liver injury：The update. Int J Mol Sci，17（1）：14.

Danan G，Teschke R，2018. Drug-induced liver injury：why is the roussel uclaf causality assessment method（RUCAM）still used 25 years after its launch? Drug Saf，41（8）：735-743.

Doi H，Iyer TK，Carpenter E，et al，2012. Dysfunctional B-cell activation in cirrhosis resulting from hepatitis C infection associated with disappearance of CD27-Positive B-cell population. Hepatology，55（3）：709-719.

Geaffrey，Farrell，2002. Drugs and steatohepatitis. Semin Liver Dis，22（2）：185-194.

Grayson M，2012. Breast cancer. Nature，485（7400）：S49.

Haley BB，2005. A comparison of letrozole and tamoxifen in postmenopausal women with early breast cancer. N Engl J Med，353（26）：2747-2757.

Hoofnagle JH，Einar S Björnsson，2019. Drug-induced liver injury：types and phenotypes. N Engl J Med，381（3）：264-273.

Ide Y，Ito Y，Takahashi S，et al，2013. Hepatitis B virus reactivation in adjuvant chemotherapy for breast cancer. Breast Cancer，20（4）：367-370.

Kancherla D，Gajendran M，Vallabhaneni P，et al，2013. Metronidazole induced liver injury：A rare immune mediated drug reaction. Case Rep Gastrointest Med，2013：1-4.

Kawano Y，Miyanishi K，Takahashi S，et al，2017. Hepatitis C virus reactivation due to antiemetic steroid therapy during treatment of hepatocellular carcinoma. J Infect Chemother，23（5）：323-325.

Korean Association for the Study of the Liver（KASL），2016. KASL clinical practice guidelines：Management of chronic hepatitis B. Clinical & Molecular Hepatology，22（1）：18-75.

Lampertico P，Agarwal K，Berg T，et al，2017. EASL 2017 Clinical Practice Guidelines on the management of hepatitis B virus infection. J Hepatol，67（2）：370-398.

Lee HL，Bae SH，Jang B，et al，2017. Reactivation of hepatitis C virus and its clinical outcomes in patients treated with systemic chemotherapy or immunosuppressive therapy. Gut Liver，11（6）：870-877.

Liu JY, Sheng YJ, Ding XC, et al, 2015. The efficacy of lamivudine prophylaxis against hepatitis B reactivation in breast cancer patients undergoing chemotherapy: A meta-analysis. J Formos Med Assoc, 114（2）: 164-173.

Liu Y, Li ZY, Wang JN, et al, 2017. Effects of hepatitis C virus infection on the safety of chemotherapy for breast cancer patients. Breast Cancer Res Treat, 164（2）: 379-383.

Lohse AW, Mieli-Vergani G, 2011. Autoimmune hepatitis. J Hepatol, 55（1）: 171-182.

Long M, Jia W, Li S, et al, 2011. A single-center, prospective and randomized controlled study: Can the prophylactic use of lamivudine prevent hepatitis B virus reactivation in hepatitis B s-antigen seropositive breast cancer patients during chemotherapy? Breast Cancer Res Treat, 127（3）: 705-712.

Morrow PK, Tarrand JJ, Taylor SH, et al, 2010. Effects of chronic hepatitis C infection on the treatment of breast cancer patients. Ann Oncol, 21（6）: 1233-1236.

Mouler Rechtman M, Burdelova EO, Bar-Yishay I, et al, 2013. The metabolic regulator PGC-1α links anti-cancer cytotoxic chemotherapy to reactivation of hepatitis B virus. J Viral Hepat, 20（1）: 34-41.

Reddy KR, Beavers KL, Hammond SP, et al, 2015. American gastroenterological association institute guideline on the prevention and treatment of hepatitis B virus reactivation during immunosuppressive drug therapy. Gastroenterology, 148（1）: 215-219.

Robles-Diaz M, Lucena MI, Kaplowitz N, et al, 2014. Use of hy's law and a new composite algorithm to predict acute liver failure in patients with drug-induced liver injury. Gastroenterology, 147（1）: 109-118 e105.

Rumi MG, Filippi F, Vecchia C, et al, 2005. Hepatitis C reactivation in patients with chronic infection with genotypes 1b and 2c: A retrospective cohort study of 206 untreated patients. Gut, 54（3）: 402-406.

Russmann S, Kullak-Ublick GA, Grattagliano I, 2009. Current concepts of mechanisms in drug-induced hepatotoxicity. Curr Med Chem, 16（23）: 3041-3053.

Russo MW, Watkins PB, 2004. Are patients with elevated liver tests at increased risk of drug-induced liver injury? Gastroenterology, 126（5）: 1477-1480.

Salpini R, Colagrossi L, Bellocchi MC, et al, 2015. Hepatitis B surface antigen genetic elements critical for immune escape correlate with hepatitis B virus reactivation upon immunosuppression. Hepatology, 61（3）: 823-833.

Sarin SK, Kumar M, Lau GK, et al, 2016. Asian-Pacific clinical practice guidelines on the management of hepatitis B: A 2015 update. Hepatol Int, 10（1）: 1-98.

Sarri G, Westby M, Bermingham S, et al, 2013. Diagnosis and management of chronic hepatitis B in children, young people, and adults: Summary of NICE guidance. BMJ, 346: f3893.

Su J, Lim JK, 2019. Hepatitis B virus reactivation in the setting of immunosuppressive drug therapy. Gastroenterol Hepatol（N Y）, 15（11）: 585-592.

Sun X, Yang T, Zhu CW, et al, 2016. Herbal medicine-induced liver injury in China. Integr Med Int, 3（1-2）: 53-56.

Talima S, Kassem H, Kassem N, 2019. Chemotherapy and targeted therapy for breast cancer patients with hepatitis C virus infection. Breast Cancer, 26（2）: 154-163.

Tang W, Chen L, Zheng R, et al, 2015. Prophylactic effect of lamivudine for chemotherapy-induced hepatitis B reactivation in breast cancer: A meta-analysis. PLoS One, 10（6）: e0128673.

Temple RJP, safety d, 2006. Hy's law: Predicting serious hepatotoxicity. Pharmacoepidemiol Drug Saf, 15（4）: 241-243.

Tomizawa K, Suyama K, Matoba S, et al, 2014. The safety of chemotherapy for colorectal cancer patients with hepatitis C virus infection. Med Oncol, 31（10）: 212.

Torres HA, Davila M, 2012. Reactivation of hepatitis B virus and hepatitis C virus in patients with cancer. Nature Reviews Clinical Oncology, 9（3）: 156-166.

Tsai SH, Dai MS, Yu JC, et al, 2011. Preventing chemotherapy-induced hepatitis B reactivation in breast cancer patients: a prospective comparison of prophylactic versus deferred preemptive lamivudine. Support Care Cancer, 19（11）: 1779-1787.

Wang Z, Liang X, Yu J, et al, 2012. Non-genetic risk factors and predicting efficacy for docetaxel-drug-induced liver injury among metastatic breast cancer patients. J Gastroenterol Hepatol, 27（8）: 1348-1352.

WHO Guidelines Approved by the Guidelines Review Committee, 2016. Guidelines for the Screening Care and Treatment of Persons with Chronic Hepatitis C Infection: Updated Version. Geneva: WHO.

Wu H, Zhao C, Adhikari VP, et al, 2017. The prevalence and clinicopathological features of breast cancer patients with hepatitis B virus infection in China. Oncotarget, 8（11）: 18185-18190.

Yazici O, Sendur MA, Aksoy S, 2014. Hepatitis C virus reactivation in cancer patients in the era of targeted therapies. World J

Gastroenterol, 20（22）：6716-6724.

Yun J，Kim KH，Kang ES，et al，2011. Prophylactic use of lamivudine for hepatitis B exacerbation in post-operative breast cancer patients receiving anthracycline-based adjuvant chemotherapy. Br J Cancer，104（4）：559-563.

Zeng MD，Fan JG，Lu LG，et al，2008. Guidelines for the diagnosis and treatment of nonalcoholic fatty liver diseases. Dig Dis，9（2）：108-112.

Zheng Y，Zhang S，Tan Grahn HM，et al，2013. Prophylactic lamivudine to improve the outcome of breast cancer patients with HBsAg positive during chemotherapy：A meta-analysis. Hepat Mon，13（4）：e6496.

# 第三十六章

# 乳腺癌患者代谢相关脂肪性肝病的诊断与防治

## 一、乳腺癌患者代谢相关脂肪性肝病概述

### （一）代谢相关脂肪性肝病

代谢相关脂肪性肝病（metabolic associated fatty liver disease，MAFLD），又称代谢性脂肪性肝病（简称代谢性脂肪肝），过去主要包括非酒精性脂肪性肝病（nonalcoholic fatty liver disease，NAFLD），是遗传易感和营养过剩个体发生的与代谢功能障碍相关的脂肪性肝病。目前，久坐不动的生活方式、缺乏体育锻炼、膳食热量过高及营养不均衡和不健康的饮食习惯导致 NAFLD 发病率不断增高。在西方国家，NAFLD 的患病率约为 33.3%，而 NAFLD 同样在中东地区流行，在亚洲其患病率也逐步上升。目前对 NAFLD 发病机制的认识不断深化。有研究表明，NAFLD 与胰岛素抵抗和肝氧化应激密切相关。NAFLD 患者中存在对胰岛素介导的外周脂肪分解和肝葡萄糖输出的抵抗，同时 NAFLD 患者中已证实有肝线粒体损伤及其形态和功能变化，这些变化很可能参与并驱动肝氧化应激。同时，NAFLD 患者的血脂研究进一步揭示其体内三酰甘油、胆固醇等多种脂质代谢紊乱，进而产生脂毒性，激活肝细胞死亡进程。在 NAFLD 患者中还观察到先天免疫系统的激活，其炎症反应被认为与细胞损伤相关。鉴于 MAFLD 患病率的不断升高及当前对其发病机制的认识，其诊断也从过去需要排除过量饮酒等其他原因的肝脏疾病，逐渐转变为需要"肯定性标准"。目前，国际上已发布有关 MAFLD 新定义，其新的诊断标准基于病理学或影像学脂肪肝证据，同时满足下列三项条件之一：①BMI≥25kg/m$^2$ 或亚洲人群 BMI≥23kg/m$^2$；②2 型糖尿病；③至少有以下 2 项代谢功能紊乱表现：腰围≥102（男）/88（女）cm 或亚洲人群腰围≥90（男）/80（女）cm；血压≥130/85mmHg 或高血压药物史；三酰甘油≥1.70mmol/L 或有服用降脂药物史；男性 HDL＜1.0mmol/L，女性 HDL＜1.3mmol/L 或降脂药物史；空腹血糖水平 5.6～6.9mmol/L 或口服葡萄糖耐量实验 2 小时血糖 7.8～11.0mmol/L 或 HbA1c 5.7%～6.4%；稳态模型评估胰岛素抵抗评分≥2.5 或高灵敏 C 反应蛋白水平＞2mg/L。临床上，绝大多数患者代谢相关脂肪性肝病为肝病进展缓解且容易治愈的单纯性脂肪肝，10%～30%的患者为脂肪性肝炎，如果不及时干预可进展至肝硬化、肝癌和肝衰竭。此外，代谢相关脂肪性肝病和脂肪性肝炎还与 2 型糖尿病、动脉硬化性心脑血管疾病及肝外恶性肿瘤的高发密切相关。及时、有效治疗代谢相关脂肪性肝病则

可以阻止肝病进展并兼顾防治代谢和心血管危险因素及其并发症，从而降低疾病负担和改善患者的生活质量。

（二）乳腺癌与代谢性脂肪肝

乳腺癌是女性中最常见的恶性肿瘤，而代谢紊乱被认为是乳腺癌发生的一个重要因素。向心性肥胖、胰岛素抵抗、高脂血症等代谢综合征通过内分泌或旁分泌机制，促使机体产生瘦素，减少脂联素分泌，这可能与乳腺癌风险增加有关，甚至影响患者预后。体外细胞学实验表明，瘦素和脂联素作用相互拮抗，瘦素刺激而脂联素抑制肿瘤细胞增殖和微血管生成。随着生活方式和饮食改变，乳腺癌患者中脂肪肝和代谢综合征的比例不断上升应该引起重视。全身化疗和内分泌治疗在乳腺癌患者的综合治疗中有重要地位，一般能够在很大程度上缓解病情，延长生命，但也可能增加 MAFLD 发生风险。笔者在临床实践中发现，代谢性脂肪肝是乳腺癌化疗期间肝损伤的第二大常见原因，更是乳腺癌系统治疗后随访期间肝损伤的第一大致病原因。

## 二、乳腺癌患者化疗期间代谢相关脂肪性肝病的诊断与防治

（一）发病原因

**1. 高能量饮食和运动量过少** MAFLD 的发生、发展与不良生活习惯，如高脂饮食、运动量少等有关。多余的能量以脂蛋白颗粒的形式蓄积在肝细胞内，是脂肪肝形成的原因之一。

**2. 化疗药物多数具有较强的肝毒性** 可损伤肝细胞而引发脂肪肝，并随时间进展而加重。乳腺癌化疗常用药物，如多柔比星、氟尿嘧啶、长春新碱、紫杉醇等可在肝内蓄积，对正常肝细胞内质网结构及某些酶具有不同程度的破坏，从而干扰脂肪酸的氧化过程。多柔比星、紫杉醇和环磷酰胺等可直接造成肝细胞坏死，激活细胞色素 P450 酶，产生亲电子基或自由基，作为氧化剂或产生脂质过氧化物，引起慢性肝损伤，导致脂肪代谢障碍，最终形成脂肪肝。

**3. 胰岛素抵抗和高胰岛素血症** 乳腺癌化疗常用药物，如环磷酰胺、多柔比星及紫杉类，可损害胰岛 B 细胞，抑制胰岛素的合成及分泌，导致胰岛素抵抗，使肝细胞内脂肪堆积，最终导致脂肪肝。

**4. 雌激素水平明显降低** 化疗可抑制下丘脑-垂体-性腺轴，诱发闭经，降低雌激素水平，抑制雌激素对脂蛋白的分解作用，导致脂肪在肝细胞内大量堆积而诱发脂肪肝。

**5. 肠源性内毒素血症** 随着肠-肝轴（gut-liver axis）的提出，已有研究表明，肠黏膜屏障的损害及肠道微生态的失衡与 MAFLD 的发生相关。恶心、呕吐、胃肠黏膜受损是乳腺癌化疗的常见不良反应，且化疗患者免疫力降低，易造成胃肠黏膜受损，细菌移位，引起肠源性内毒素血症，从而促进脂肪肝的发生。

（三）诊断依据

乳腺癌并发脂肪肝早期无明显临床表现，仅有轻度生化指标异常，疾病进展时多已经出现肝功能重度异常及肝纤维化，甚至肝硬化。超声和（或）CT 检查对脂肪肝具有较高的诊断价值，是脂肪肝最直接、可靠的诊断依据。乳腺癌患者化疗期间代谢相关脂肪性肝病的临床诊断依据为患者有应用化疗药物的病史，有相关影像学（超声或 CT）的检查结果，并满足 MAFLD 的诊断标准。

（四）治疗

化疗期间代谢相关脂肪性肝病应采取综合治疗措施，包括停用引起脂肪肝的药物或可疑药物，改变生活方式，防治肠道菌群失调，用胰岛素增敏剂及保肝药物治疗。在一般治疗措施无效时，应及早采用药物治疗以促进肝内脂肪及炎症的消退，并阻止其向肝纤维化发展。

**1. 改变生活方式**　良好的生活方式是治疗脂肪肝的关键，其包括改变饮食习惯，建议低碳水化合物和低脂平衡膳食；适当户外运动；避免滥用保健品；调整心态和情绪，少发脾气等。

**2. 防治肠道菌群失调**　临床常用的调节肠道菌群的药物有枯草杆菌肠球菌二联活菌和双歧杆菌三联活菌等。枯草杆菌肠球菌二联活菌包括枯草杆菌及屎肠球菌，具有较强的调节肠道菌群的作用。双歧杆菌三联活菌是由肠球菌、嗜酸乳杆菌、双歧杆菌 3 种微生物联合组成的活菌制剂，此 3 种有益菌能够迅速到达肠道并定植，在肠道黏膜表面形成一道生物屏障而发挥作用。

**3. 胰岛素增敏剂**　常用于伴糖尿病或胰岛素抵抗者，而乳腺癌患者多有较高比例的糖尿病和胰岛素抵抗。血清游离脂肪酸可导致胰岛素抵抗，临床常用的胰岛素增敏剂二甲双胍，可减少血清游离脂肪酸从脂肪细胞中释放，从而改善脂肪肝。

（五）保肝药物治疗

目前尚无有效的对症治疗药物。保肝药物可分为：①抗炎保肝类，如甘草酸二铵、水飞蓟宾；②细胞修复类，如多烯磷脂酰胆碱；③解毒保肝类，如还原型谷胱甘肽、硫普罗宁；④利胆保肝类，如熊去氧胆酸、腺苷蛋氨酸；⑤中草药类；⑥维生素及辅酶类。

应根据不同病因选择相应的保肝治疗药物，调整其剂量及药物配伍，但上述所有药物治疗均需配合改变生活方式、运动疗法及饮食控制等基本措施才能达到理想的治疗效果。

## 三、乳腺癌患者内分泌治疗期间代谢相关脂肪性肝病的诊断与防治

（一）概述

内分泌治疗的基本药物有抗雌激素类（如他莫昔芬等）、芳香化酶抑制剂、促黄体生成素释放激素类似物（LHRH）及孕激素。他莫昔芬的不良反应类似于绝经期症状，包括脂

肪肝（62.3%）、潮红（39.7%）、肌肉关节酸痛（21.3%）、阴道分泌物增多（20%）、乏力（15%）等。研究显示，接受他莫昔芬治疗的女性乳腺癌患者有43%在治疗的前2年出现NAFLD，甚至会有非酒精性脂肪性肝炎和肝硬化。脂肪肝的发生与服用他莫昔芬密切相关，而且服用他莫昔芬还会加重患者原有的脂肪肝病情，影响脂肪肝治疗效果的改善。

（二）病因

（1）乳腺癌患者手术及放化疗结束后，多缺乏锻炼，且营养不合理，摄入大于消耗，能量以脂蛋白颗粒蓄积于肝及皮下等处，易发展为脂肪肝。

（2）化疗药物多具有较强的肝毒性，可损伤肝细胞，初期无明显表现，随时间进展及内分泌药物的作用而加重，并发生脂肪肝。

（3）内分泌治疗药物可拮抗雌激素受体，使雌激素在肝表达水平减低，从而抑制了雌激素对脂蛋白分解的作用，导致了脂肪在肝细胞内的大量堆积而诱发脂肪肝，重度脂肪变性会引起明显的肝功能障碍，甚至发展为肝细胞坏死。

（4）内分泌治疗药物作为抗雌激素类药，不仅可抑制脂肪酸 β 氧化所必需酶的表达，而且能与靶蛋白结合，从而竞争性抑制线粒体脂肪酸 β 氧化，因而造成脂肪酸蓄积，导致脂肪肝的发生。

（5）他莫昔芬可抑制脂蛋白脂肪酶及总胆固醇脂肪酶的活性，阻碍总胆固醇的水解，引起血脂升高，而高脂血症是脂肪肝的高风险因素。

（6）乳腺癌患者系统治疗后内分泌治疗期间仍有较高比例的糖尿病、糖尿病前期。其与胰岛素抵抗及随之出现的高胰岛素血症相关，肝细胞内脂肪堆积，进而发生肝细胞变性、坏死甚至发生坏死性肝纤维化、肝硬化。

（三）诊断

患者有应用内分泌治疗药物的病史，有相关影像学（超声或CT）的检查结果，并满足MAFLD的诊断标准。

（四）治疗

Mizuki 等报道，约79.3%的他莫昔芬所致脂肪肝于停药后1～2年恢复正常，脂肪肝的严重程度和复原时间无直接联系，并提出这种快速复原可能是他莫昔芬所致脂肪肝的特点之一。乳腺癌患者内分泌治疗期间脂肪性肝病治疗，参见本章"二、乳腺癌患者化疗期间代谢相关脂肪性肝病的诊断与防治"。

（田　申　宋靖宇　孔令泉）

## 参 考 文 献

何小荣, 洪涛, 余杰, 等, 2010. 多烯磷脂酰胆碱联合二甲双胍治疗非酒精性脂肪肝的疗效观察. 实用临床医学, 11（10）: 14-16.
江依勇, 刘丽, 2015. 非酒精性脂肪肝治疗进展研究. 中国肝脏病杂志（电子版）, 7（1）: 127, 128.

孔令泉，吴凯南，果磊，2019. 乳腺癌伴随疾病学. 北京：科学出版社.

孔令泉，吴凯南，厉红元，2017. 乳腺肿瘤肝病学. 北京：科学出版社.

李浩，罗欢，孔令泉，等，2019. 乳腺癌伴随疾病全方位管理之内分泌代谢性疾病管理. 中国临床新医学，12（2）：111-116.

李景，高俊峰，2013. 232例三阴性乳腺癌患者化疗后导致脂肪肝的病例分析. 中国疗养医学，22（12）：1119，1120.

李佩，陈勤奋，2009. 抗肿瘤药物的重要脏器毒性及防治策略. 上海医药，30（9）：389，390.

卢林捷，王瑞珏，孔令泉，等，2014. 无糖尿病病史的乳腺癌患者系统治疗后糖耐量异常状况研究. 中国肿瘤临床，41（4）：250-253.

王艳莉，方玉，辛晓伟，2014. 202例乳腺癌患者营养状况调查. 中国肿瘤临床与康复，21（12）：1516-1518.

吴玉团，孔令泉，厉红元，2017. 乳腺癌患者化疗性脂肪肝和乙肝病毒再激活的防治. 中华内分泌外科杂志，11（5）：426-429.

于瑞兰，2007. 肝恶性肿瘤患者介入术后并发局限性脂肪肝的原因分析. 中原医刊，34（20）：60.

于湛，高剑波，苏静，2008. 乳腺癌53例术后化疗致脂肪肝的CT诊断分析. 中国误诊学杂志，8（33）：8239，8240.

袁彬，张灵小，李纲，等，2012. 乳腺癌患者应用内分泌药物治疗后合并脂肪肝的临床分析. 现代肿瘤医学，20（5）：980，981.

袁媛，刘瑜，谢欣哲，2015. 乳腺癌经西药治疗所致脂肪肝临床特征及中医证候分析. 中医学报，30（10）：1402-1404.

赵林，陈书长，2009. 抗肿瘤药物的肝脏毒副作用及治疗策略. 癌症进展，7（1）：7-11.

Breast International Group( BIG )1-98 Collaborative Group，Thürlimann B，Keshaviah A，et al，2005. A comparison of letrozole and tamoxifen in postmenopausal women with early breast cancer. N Engl J Med，353（26）：2747-2757.

Chen DC，Chung YF，Yeh YT，et al，2006. Serum adiponectin and leptin levels in Taiwanese breast cancer patients. Cancer Lett，237（1）：109-114.

Eslam M，Newsome PN，Anstee QM，et al，2020. A new definition for metabolic dysfunction-associated fatty liver disease：An international expert consensus statement. J Hepatol，73（1）：202-209.

Estes C，Razavi H，Loomba R，et al，2018. Modeling the epidemic of nonalcoholic fatty liver disease demonstrates an exponential increase in burden of disease. Hepatology，67（1）：123-133.

Feldstein AE，Canbay A，Angulo P，et al，2003. Hepatocyte apoptosis and fas expression are prominent features of human nonalcoholic steatohepatitis. Gastroenterology，125（2）：437-443.

Grattagltano I，Portincasa P，Palmieri VO，et al，2007. Managing nonalcoholic fatty liver disease：Recommendations for family physicians. Can Fam Physician，53（5）：857-863.

Hardy T，Anstee QM，Day C P，2015. Nonalcoholic fatty liver disease：New treatments. Curr Opin Gastroenterol，31（3）：175-183.

Kim YG，Moon JT，Lee KM，et al，2006. The effects of probiotics on symptoms of irritable bowel syndrome. Korean J Gastroenterol，47（6）：413-419.

Lu LJ，Gan L，Hu JB，et al，2014. On the status of $\beta$-cell dysfunction and insulin resistance of breast cancer patient without history of diabetes after systemic treatment. Med Oncol，31（5）：956.

Lu LJ，Wang RJ，Ran L，et al，2014. On the status and comparison of glucose intolerance in female breast cancer patients at initial diagnosis and during chemotherapy through an oral glucose tolerance test. PLoS One，9（4）：e93630.

Marchesini G，Brizi M，Morselli-Labate AM，et al，1999. Association of nonalcoholic fatty liver disease with insulin resistance. Am J Med，107（5）：450-455.

Meigs JB，2003. Epidemiology of the insulin resistance syndrome. Curr Diab Rep，3（1）：73-79.

Nishino M，Hayakawa K，Nakamura Y，et al，2003. Effects of tamoxifen on hepatic fat content and the development of hepatic steatosis in patients with breast cancer：High frequency of involvement and rapid reversal after completion of tamoxifen therapy. Am J Roentgenol，180（1）：129-134.

Pan HJ，Chang HT，Lee CH，2016. Association between tamoxifen treatment and the development of different stages of nonalcoholic fatty liver disease among breast cancer patients. J Formos Med Assoc，115（6）：411-417.

Puri P，Baillie RA，Wiest MM，et al，2007. A lipidomic analysis of nonalcoholic fatty liver disease. Hepatology，46（4）：1081-1090.

Roh YS，Seki E，2013. Toll-like receptors in alcoholic liver disease，non-alcoholic steatohepatitis and carcinogenesis. J Gastroenterol Hepatol，28（Suppl1）：38-42.

Sanyal AJ，Campbell-Sargent C，Mirshahi F，et al，2001. Nonalcoholic steatohepatitis：Association of insulin resistance and mitochondrial abnormalities. Gastroenterology，120（5）：1183-1192.

Vanni E，Bugianesi E，2009. The gut-liver axis in nonalcoholic fatty liver disease：Another pathway to insulin resistance? Hepatology，49（6）：1790-1792.

Vona-Davis L, Howard-McNatt M, Rose DP, 2007. Adiposity, type 2 diabetes and the metabolic syndrome in breast cancer. Obes Rev, 8（5）: 395-408.

Xu X, Gammon MD, Zeisel SH, et al, 2008. Choline metabolism and risk of breast cancer in a population-based study. Faseb, 22（6）: 2045-2052.

Younossi ZM, Blissett D, Blissett R, et al, 2016. The economic and clinical burden of nonalcoholic fatty liver disease in the United States and Europe. Hepatology, 64（5）: 1577-1586.

# 第七篇

代谢综合征与乳腺癌

# 第三十七章

# 乳腺癌患者合并代谢综合征的诊治

## 一、概　　述

代谢综合征（metabolic syndrome，MS）是指人体的蛋白质、脂肪、碳水化合物等物质发生代谢紊乱的病理状态，是一组复杂的代谢紊乱症候群，其包括 X 综合征、胰岛素抵抗综合征、"致命四重奏"或肥胖血脂异常综合征。内脏器官的脂质增多是 MS 进展的主要因素。由于乳腺癌患者常伴有代谢功能紊乱，导致细胞因子、雌激素、胰岛素、生长因子等细胞内外环境的改变，可增加癌症的发病风险和促进乳腺癌的进展。

目前，流行病学调查显示 MS 可影响约 1/3 的美国普通人群的健康，而乳腺癌的发病率占女性恶性肿瘤发病率的首位，而 MS 会增加乳腺癌治疗中的代谢相关的合并症发生率及复发风险。MS 的多种组分的生化和病理变化与乳腺癌的发生、发展、预后密切相关，其影响机制可能涉及胰岛素、胰岛素样生长因子-1（IGF-1）、胰岛素抵抗（insulin resistance，IR）、内源性激素、瘦素、脂联素、炎症因子等多种因子。合并 MS 的绝经后乳腺癌患者较非 MS 患者复发风险增加 3 倍。

乳腺癌患者合并 MS 除与乳腺癌的化疗、内分泌治疗有关外，还与患者的年龄、既往肥胖史、糖尿病史、非酒精性脂肪肝、多囊卵巢综合征、呼吸暂停综合征相关。

## 二、乳腺癌合并代谢综合征的诊断

乳腺癌合并代谢综合征（breast cancer combined with metabolic syndrome，BCCMS）的诊断由两个部分组成——乳腺癌的诊断和 MS 的诊断标准，两者都有自己独立的诊断标准，患者初始治疗时就应该对其做出正确的评估。

中华医学会糖尿病学分会（CDS）适用于各种人群的 MS 诊断标准：①超重和（或）肥胖 BMI≥25kg/m$^2$；②高血糖，空腹血糖（FPG）≥6.1mmol/L（110mg/dl）和（或）餐后 2 小时血糖≥7.8mmol/L（140mg/dl），和（或）已确诊糖尿病并治疗者；③高血压，收缩压/舒张压≥140/90mmHg，和（或）已确诊高血压并治疗者；④血脂紊乱，空腹血三酰甘油≥1.7mmol/L（150mg/dl），和（或）空腹血 HDL-C＜0.9mmol/L（35mg/dl）（男），＜1.0mmol/L（39mg/dl）（女）。美国的 MS 诊断标准中加入了腰部的周长测量≥102cm（男性）、≥88cm（女性）。

经过临床评估，患者具备以上 4 项中的 3 项或全部者可确诊为 MS，如果仅具备其中的 1～2 项不能确诊为 MS，但是患有该病的风险相对较高。乳腺癌诊断以病理学诊断为金标准。

BCCMS 最典型的临床体征为腹部明显肥胖，伴有"三高"（空腹血糖升高、高血压、高血脂）。患者会出现相应的症状，如口渴、多尿、疲劳、视力模糊等。

# 三、乳腺癌合并代谢综合征的综合治疗

BCCMS 治疗的主要目标是预防糖尿病和心血管事件。美国国家胆固醇教育计划第 3 次报告（NCEP ATP Ⅲ）诊断标准提出，为了减少动脉粥样硬化性心血管疾病（ASCVD）事件，一线的治疗方案应减少心血管疾病事件的主要危险因素，如戒烟、降低 LDL-C、控制血压和血糖，以达到适当的目标水平。

治疗方案选择和应用强度应根据患者的绝对风险，个体化治疗十分重要，从长远来看，MS 患者的最大获益来自对生活方式的有效干预，许多指南均推荐将改善生活方式作为 MS 最根本的治疗措施。

## （一）减轻体重

肥胖指体内脂肪堆积过多和（或）分布异常，是一种由遗传和环境等多因素引起的慢性代谢性疾病。WHO 将 BMI 在 25～29.9kg/m² 者定义为超重，BMI≥30kg/m² 者定义为肥胖。肥胖不仅是乳腺癌的风险因素，还会增加复发风险。有证据表明，绝经后肥胖妇女雌激素受体（ER）阳性乳腺癌的风险增加，而绝经前妇女三阴性乳腺癌的风险增加，相比正常体重妇女，更年期肥胖可促进乳腺癌发展和恶化。

**1. 饮食调节** 合理饮食，控制总热量，减低脂肪摄入。对于 25kg/m²≤BMI≤30kg/m² 者，给予 1200kcal/d（5021kJ/d）低热量饮食，使体重控制在合适范围。

**2. 运动锻炼** 运动是减重治疗中不可或缺的一部分，可通过减少脂肪成分，增加肌肉含量使机体保持更健康的状态。开始运动锻炼的患者，运动量和强度应逐步递增，最终目标是中等运动强度，每周运动总时间 150 分钟以上，每周运动 3～5 天。同时应指定抗阻力训练，以帮助保留无脂体重的同时促进减脂，目标为每周 2～3 次，由使用主要肌肉的单一肌肉训练组成。对所有超重或肥胖患者应该鼓励增加非锻炼的、活跃的休闲活动以减少久坐，但应根据患者的体能，制定个体化的治疗方案。

**3. 行为方式干预** 超重和肥胖患者的生活方式治疗，应包括加强对其热量饮食计划和增加体育运动的依从性的相关干预（包括体重的自我监督、食物摄入和设定明确合理的体育运动目标等）。行为方式干预旨在通过各种方式，增加肥胖患者的依从性，主要通过自我管理、目标设定、教育、解决问题的策略、刺激控制、减轻压力、心理评估、咨询和治疗、认知调整、社会支持等。

**4. 药物治疗** 如果上述方法未能达到减脂的目标，可在此基础上加用一些药物，使患者获得更明显的体重减轻效果和维持效果。相关指南指出，BMI≥27kg/m² 且有至少一项体重相关合并症（如糖尿病、高血压、阻塞性睡眠呼吸暂停综合征等），或者 BMI≥30kg/m²

才考虑药物治疗。目前，FDA 共批准了 6 种药物用于治疗肥胖，包括奥利司他、非处方型奥利司他、氯卡色林、芬特明/托吡酯、环丙甲羟二羟吗啡酮/安非他酮、利拉鲁肽。对于满足条件并在体重管理计划中开始用药的患者，应密切随访。而对于药物治疗反应良好，治疗 3 个月体重减轻至少 5% 的患者，需坚持药物治疗。减肥药物无效或有明显不良反应时，则应停药，改用其他药物或其他治疗手段。另外，有相关研究显示，在肥胖和超重乳腺癌患者中，应用非甾体类抗炎药可以降低乳腺癌的复发风险。

### （二）减少胰岛素抵抗、增加胰岛素敏感性

BCCMS 患者恢复胰岛素功能是很重要的，日常饮食的合理搭配可有效减少胰岛素抵抗。有研究显示，低碳水化合物组的胰岛素水平平均下降了 50%，而低脂组的胰岛素水平下降了 19%。可以采取以下措施增加胰岛素敏感性，降低其表达水平：①坚持低碳水化合物饮食；②服用苹果醋；③避免所有形式的糖的摄入；④规律锻炼（持续的有氧运动）；⑤在食物和饮料中增加肉桂；⑥避免习惯性坐着工作；⑦尝试锻炼时间断性地加速；⑧增加可溶性纤维的摄入；⑨减少腹部的脂肪；⑩摄入适当数量和种类的蛋白质。

2019 年美国临床内分泌协会（AACE）和美国内分泌学会（ACE）更新了 2 型糖尿病综合管理指南，主要内容包括：2 型糖尿病管理原则、生活方式治疗、超重/肥胖、糖尿病前期、ASCVD 危险因素、血糖控制、增加/强化胰岛素治疗、降糖药物等。

（1）优化生活方式对所有糖尿病患者都至关重要。生活方式优化是多方面、持续性的，整个糖尿病团队都应参与。然而，生活方式干预的同时，不应延迟所需的药物治疗，药物治疗可以与生活方式干预同步进行，并通过患者自己努力改善生活方式来调整治疗方案。需要药物治疗并非生活方式管理失败，而是对生活方式干预的补充。

（2）尽可能降低严重和非严重低血糖风险，这关系到安全性、依从性和成本。

（3）尽可能减少体重的增加。所有超重或肥胖的糖尿病前期和 2 型糖尿病患者，都应考虑减重。减重治疗应该包括特定的生活方式干预，如减少热量摄入的健康膳食计划、体力活动和行为干预。如果体重减轻的程度需要达到糖尿病前期和 2 型糖尿病的治疗目标，可以考虑使用减肥药物。

（4）糖化血红蛋白（HbA1C）目标值应该个体化，需要考虑多个因素，如年龄、预期寿命、合并疾病、糖尿病病程、低血糖风险、患者降糖意愿及依从性。血糖控制目标包括空腹和餐后血糖，可通过自我血糖监测（SMBG）来确定。近年来，越来越多 2 型糖尿病患者可以使用连续血糖监测（CGM），便于患者和医生理解血糖变化模式。

（5）HbA1C≤6.5% 是理想目标，但要通过安全和可负担的方式来达到这一目标，某些人群的 HbA1C 目标可能会更宽松一些，也会随着时间来调整。

（6）糖尿病疗法的选择需要个体化，要从患者和药物两方面考虑，包括起始的 HbA1C、糖尿病病程、肥胖状态等，还包括药物的降糖疗效、作用机制、发生低血糖的风险、增加体重的风险、其他不良反应、耐受性、使用便利性、可能的依从性、成本，以及心脏、肾或肝的安全性等。

（7）治疗方案选择要考虑患者的心脏、脑血管和肾能否耐受。通常需要联合治疗，应包括作用机制互补的药物。

（8）需要综合管理合并疾病，包括血脂和血压异常，以及其他相关疾病等。

（9）治疗应尽快达标。应定期评估疗效，一般每3个月1次，直到多种标准都显示稳定，包括 HbA1C，SMBG 记录（空腹和餐后）或者 CGM 记录，低血糖事件，血脂和血压值，不良事件（如体重增加、液体潴留、肝或肾损害，或者 ASCVD），合并疾病，其他相关实验室数据，同期服用的药物，糖尿病并发症，影响患者诊疗的心理社会因素等。利用 CGM，可以更频繁地调整初始治疗方案直至稳定，一旦达标，监测频率可以降低。

（10）选择治疗方案时还要考虑药物使用便捷性和经费问题。治疗方案应尽可能简单，以优化依从性，但安全性和有效性应优先于药物成本。双胍类药物可增加组织胰岛素敏感性。荟萃分析表明，二甲双胍对伴多囊卵巢综合征的 MS 患者有效，可降低空腹胰岛素水平、血压及低密度脂蛋白胆固醇（LDL-C）水平，但对 BMI 影响不明显。而二甲双胍对乳腺癌治疗的积极作用日益受到重视，已经证明它可抑制三阴性乳腺癌细胞的增殖和侵袭。其机制可能与其可保持糖尿病患者胰岛素敏感性，激活腺苷酸活化蛋白激酶，抑制其信号转导通路，从而减少肿瘤细胞的蛋白质合成及增殖有关。格列酮类药物是针对 MS，其可通过促进脂肪细胞分化而减少脂肪外溢到非脂肪组织，降低血三酰甘油（TG）水平，提高高密度脂蛋白胆固醇（HDL-C）水平。虽然格列酮类药物对 LDL-C 水平没有影响，但可改变 LDL 的颗粒大小及成分，减少极低密度脂蛋白。

### （三）改善血脂紊乱和异常

无论患者是否已绝经，辅助化疗后雌激素水平均会降低，使患者过早绝经（长期的或者临时的），绝经后症状一方面会导致患者生活习惯改变，如活动减少、体重增加、肌肉萎缩，并增加了 MS 的发生风险，另一方面会导致血脂异常。

治疗血脂异常的主要目的是防治 ASCVD，应根据绝经后女性的 ASCVD 发病风险及血脂异常情况决定治疗目标，《中国成年人血脂异常防治指南》推荐绝经后女性每年检测1次空腹血脂，包括 TC、TG、LDL-C 和 HDL-C。正在接受芳香化酶抑制剂治疗的绝经后乳腺癌患者建议半年检测1次。《绝经后早期乳腺癌患者血脂异常管理的中国专家共识（2017 版）》指出，由于分子结构的不同，芳香化酶抑制剂对绝经后乳腺癌患者血脂影响也有所差异，非甾体类芳香化酶抑制剂（来曲唑、阿那曲唑）辅助治疗可使患者的 TC 和 LDL-C 升高，而甾体类芳香化酶抑制剂（依西美坦）则可降低 TC 水平。

而对动脉粥样硬化性血脂异常者，在抗肿瘤治疗时可选用他汀类药物、依泽替米贝和胆酸螯合剂，应用辛伐他汀可使 MS 患者 LDL-C 水平降低 37%，冠心病事件相对危险度降低 40%，其机制可能与降低 LDL-C 水平及对多种心血管病发病机制包括对炎症反应的影响有关。

其他药物如烟酸和贝特类药物具有中等程度降低 LDL-C 的作用，这两种药物被认为是在达到目标 LDL-C 水平后降低非 HDL-C 和升高 HDL-C 的二线药物。相关试验表明，应用贝特类药物吉非贝齐5年期间 HDL-C 平均增加 7.5%，心及脑血管事件分别显著降低 22% 及 31%，对 MS 患者极其有效。贝特类与他汀类药物合用尤其具有吸引力，但需注意，两者均有产生肌病的可能，两者合用使此可能性增大。

（四）降低血压

对于高血压前期（120～139/80～90mmHg）患者，应该通过最大限度地改善生活方式降低血压。当血压处于更高水平（≥140/90mmHg）时，应根据目前的治疗指南用药物降压，如果合并糖尿病或慢性肾病，建议降低血压到＜130/80mmHg，必要时应用相关药物治疗。

（五）控制血栓前状态和炎性前状态

大多数MS患者显示出血栓前状态，其特征为纤溶酶原激活抑制物-1（PAI-1）和纤维蛋白原的水平升高。目前尚无治疗这些异常的药物，间接的治疗措施是抗血小板治疗，对10年内心血管发生危险大于10%的人群，无论是一级心血管疾病预防还是二级心血管疾病预防，均表明小剂量阿司匹林可降低心血管事件的发生率，因此，对MS成年患者宜用阿司匹林进行心血管疾病的一级预防。有阿司匹林应用禁忌的ASVCD患者应该考虑应用氯吡格雷。另外，MS患者常伴有以C反应蛋白升高为特点的炎性前状态，虽然尚无专门治疗炎性前状态的特殊药物，但一些治疗其他代谢性危险因素的药物也能够降低C反应蛋白的水平。

因此，应加强对乳腺癌患者MS的筛查和诊治，通过有计划的调整生活方式、饮食习惯、参加体力劳动等对患者进行管理，必要时给予相应的药物治疗可降低或控制MS的发生和发展，有助于改善患者预后。

（六）优化治疗

在乳腺癌患者合并MS的系统治疗中，中草药及天然药物的干预、锻炼、饮食咨询、膳食补充等能够优化患者抗肿瘤治疗的效果。

目前乳腺癌的系统治疗包括化疗、内分泌治疗、靶向治疗、免疫治疗等，这些治疗不会直接导致MS。当患者有潜在的MS危险因素时，进行上述治疗才可能诱发MS。乳腺癌治疗中常规使用的药物能够加剧胰岛素抵抗，化疗常用地塞米松会导致高血糖，绝经前超重的乳腺癌患者长期使用他莫昔芬会明显降低胰岛素的敏感性，使糖尿病发生率明显升高。此外，一些抗抑郁药物，如糖皮质激素的使用会增加患者的食欲，导致脂质堆积和肥胖。

因此，从源头预防乳腺癌发生、复发和进展，有效地筛查和治疗胰岛素依赖和MS，可能有助于乳腺癌的防治。

（陈文林　胡曼婷）

## 参 考 文 献

Daniel AL, Olatz I, Rocio A, et al, 2015. Effects of a high-protein/low carbohydrate versus a standard hypocaloric diet on adipocytokine levels and insulin resistance in obese patients along 9 months. J Diabetes Complications, 29（7）: 950-954.

David WD, Bronwyn AK, Robyn L, et al, 2012. Breaking up prolonged sitting reduces postprandial glucose and insulin responses. Diabetes Care, 35（5）: 976-983.

Ervin RB, 2009. Prevalence of metabolic syndrome among adults 20 years of age and over, by sex, age, race and ethnicity, and body mass index: United States, 2003-2006. Natl Health Stat Report, (13): 1-7.

Ford ES, Giles WH, Dietz WH, et al, 2002. Prevalence of the metabolic syndrome among US adults: Findings from the third National Health and Nutrition Examination Survey. JAMA, 287: 356-359.

Girman CJ, Rhodes T, Mercuri M, et al, 2004. The metabolic syndrome and risk of major coronary events in the Scandinavian Simvastatin Survival Study (4S) and the Air Force/Texas Coronary Atherosclerosis Prevention Study (AFCAPS/TexCAPS). Am J Cardiol, 93 (2): 136-141.

Gower BA, Chandler-Laney PC, Ovalle F, et al, 2013. Favorable metabolic effects of a eucaloric lower-carbohydrate diet in women with PCOS. Clin Endocrinol (Oxf), 79 (4): 550-557.

Grundy SM, Brewer B, Cleeman JI, et al, 2004. Definition of metabolic syndrome: Report of the National Heart, Lung, and Blood Institute/American Heart Association conference on scientific issue related to definition. Circulation, 109 (3): 433-438.

Joanna H, Anna H, Sandra L, et al, 2009. Effects of 1 and 3 g cinnamon on gastric emptying, satiety, and postprandial blood glucose, insulin, glucose-dependent insulinotropic polypeptide, glucagon-like peptide 1, and ghrelin concentrations in healthy subjects. Am J Clin Nutr, 89 (3): 815-821.

Kim HJ, Kwon H, Lee JW, et al, 2015. Metformin increases survival in hormone recertor-positive, HER2-positive breast cancer patients with diabets. Breast Cancer Res, 17 (1): 64.

Kyvernitakis I, Ziller V, Hars O, et al, 2014. Prevalence of menopausal symptoms and their influence on adherence in women with breast cancer. Climacteric, 17 (3): 252-259.

Lanzi S, Codecase F, Cornachia M, et al, 2015. Short-term HIIT and Fatmax training increase aerobic and metabolic fitness in men with class II and III obesity. Obesity (Silver Spring), 23 (10): 1987-1994.

Liljeberg H, Björck I, 1998. Delayed gastric emptying rate may explain improved glycaemia in healthy subjects to a starchy meal with added vinegar. Eur J Clin Nutr, 52 (5): 368-371.

Moon Z, Hunter MS, Moss-Morris R, et al, 2017. Factors related to the experience of menopausal symptoms in women prescribed tamoxifen. J Psy chosom Obstet. Gynecol, 38 (3): 226-235.

Naderpoor N, Shorakae S, Courten B, et al, 2015. Metformin and lifestyle modification in polycystic ovary syndrome: Systematic review and meta-analysis. Hum Reprod Update, 21 (5): 560-574.

Rizkalla SW, 2010. Health implications of fructose consumption: A review of recent data. Nutr Metab (Lond), 7 (1): 82.

Rubins HB, Robins SJ, Collins D, et al, 2002. Diabetes, plasma insulin, and cardiovascular disease: Subgroup analysis from the department of veterans affairs high-density lipoprotein intervention trial (VA-HIT). Arch Int Med, 162 (22): 2597-2604.

Stebbing J, Sharma A, North B, et al, 2012. A metabolic phenotyping approach to understanding relationships between metabolic syndrome and breast tumour responses to chemotherapy. Ann Oncol, 23 (4): 860-866.

Westerink NL, Nuver J, Lefrandt JD, et al, 2016. Cancer treatment induced metabolic syndrome: improving outcome with lifestyle. Crit Rev Oncol Hematol, 108: 128-136.

# 第三十八章

# 乳腺癌患者合并肥胖的诊治

## 一、肥胖与肿瘤

世界卫生组织和美国国立卫生研究院将超重和肥胖定义为体重指数（BMI）分别大于 $25kg/m^2$ 和 $30kg/m^2$。目前全球约有 20 亿成年人超重和 5 亿多的成年人患有肥胖症，而且此数字还在持续增加。

大量权威流行病学研究表明，肥胖（BMI 指数的增加）与癌症的发生和死亡呈密切正相关。日前，据世界癌症研究基金会在英国进行的一项涉及 2000 人的调查，44%的被访问者不了解超重能增加患癌症的风险，约 1/3 认为癌症发病主要与家族遗传相关。事实上，研究证据显示，只有 5%～10%的癌症发生归因于遗传因素，而不健康生活方式，尤其是酗酒、缺乏运动和超重增加了人们罹患包括癌症在内的慢性病的风险。大量动物实验表明，肥胖动物更容易患癌症，而且癌肿也长得更快更大，更容易转移扩散，对治疗更抵抗。流行病学调查发现的这一规律同样适用于人类。研究发现，与正常体重人群相比，肥胖妇女死于癌症的风险增加 88%，肥胖男性增加 52%，这些癌症包括甲状腺癌、结肠癌、肾癌和食管癌、白血病和非霍奇金淋巴瘤，以及男性易患的直肠癌和恶性黑色素瘤，女性的子宫内膜癌、胰腺癌、卵巢癌和乳腺癌。在美国，目前约 20%的癌症死亡与超重或肥胖相关，仅次于头号危险因素——吸烟（30%）。科学家预计，随着控烟运动的深入和全球人群肥胖的流行，到 2030 年肥胖可能会超过吸烟成为癌症的头号危险因素。因此，探寻肥胖和癌症之间错综复杂的关系显得尤为紧迫。

## 二、肥胖与乳腺癌

乳腺癌是女性最常见的癌症类型，也是全球癌症相关死亡的主要原因之一，它是一种高度异质性疾病，由于其具有多种病理特征、分子生物模式及不同的临床表现，因此预后截然不同。意大利的一项对 1.5 万名绝经后女性的癌症和营养的调查研究证明不健康生活方式，尤其是酗酒、缺乏运动和超重会增加人们的患癌风险。现在的问题是，BMI 增加与乳腺癌的发生是否存在线性关系？哪种亚型的乳腺癌受肥胖因素影响更大？根据流行病学调查，肥胖是很多癌症的危险因素，特别是绝经后乳腺癌。一项关于"护士健康研究"的前瞻性队列研究，对 87 000 多名妇女进行随访，记录了她们在长期随访中的体重变化。研究表明，绝经后体重增加能显著增加乳腺癌的患病风险，特别是肥胖女性。另一项对近 25 万名绝经后欧洲妇女进行的一项较大规模的研究也提供了令人信服的证据，其研究表明，肥胖和体重增加可能与绝经后患乳腺癌直接相关；相反，健康的生活方式降低了其患癌风险。此外，一项荟萃分析评估了体重增加与乳腺癌的关系，Vrieling 等研究显示，肥胖患者绝经后患雌激素受体（ER）阳性乳腺癌的风险显著增加。BMI 和 ER 阳性乳腺癌之间的关系，通过对 3.5 万名浸润性乳腺癌患者的肿瘤标志物和流行病学危险因素分析也得到了证实。而在绝经前女性中，研究结果具有不一致性和复杂性。Suzuky 等报道在绝经前女性中，高 BMI 能降低约 20% 患 ER 阳性乳腺癌的风险，但对于绝经后女性，高 BMI 能增加约 82% 的患癌风险。他们同时发现，BMI 每增加 5 个单位就能增加绝经后女性约 33% 的患癌风险，但也能降低绝经前女性约 10% 的患癌风险。对 ER 阴性乳腺癌患者并未观察到有相关性，但进一步的荟萃分析显示，在绝经前女性中高 BMI 能显著增加其患三阴乳腺癌的风险。

包含大样本量患者的一些荟萃分析显示，肥胖与乳腺癌的复发和死亡呈正相关。Protani 等评估了 43 项历史研究并对比了肥胖与非肥胖患者，结果显示，在肥胖患者中总生存风险更高，绝经前和绝经后存在差异，但统计学上无显著意义。最近的一项荟萃分析对 82 项研究中的 21 万名乳腺癌患者进行评估，结果显示 BMI 与乳腺癌的死亡率显著相关。对于诊断前计算出的 BMI，与正常体重患者相比，肥胖患者的总死亡率和乳腺癌死亡率的总体相对风险分别是 1.41 和 1.35，而绝经前为 1.75，绝经后为 1.34。显然，与 BMI 正常的患者相比，肥胖患者更易延迟诊断且病情多为晚期。丹麦一项针对 18 000 多名患者的研究表明，与正常体重患者相比，肥胖患者诊断为乳腺癌的年龄更大且更偏向于晚期。根据疾病特征对数据进行调整后，肥胖仍然是远处转移和死亡的独立预后因素。同样，法国一项针对 14 000 多名乳腺癌患者的研究表明，即使肥胖患者在诊断时呈现出更晚期肿瘤，多变量分析显示，肥胖是乳腺癌复发的相关独立影响因素。

# 三、肥胖促进乳腺癌发生发展的机制

脂肪组织的肥大和增生都可以导致脂肪组织的异常聚集而引起肥胖。正常的脂肪组织扩展是通过有效募集脂肪祖细胞和足够的血管生成反应，诱导细胞外基质重塑及最小化的炎性反应。相反，在肥胖发展过程中，脂肪组织的病态扩展导致大量的脂肪细胞肥大、增生，血管供给能量不足，缺氧，大量炎症细胞浸润，氧化应激和纤维化。脂肪组织代谢失调可引起大量生物活性因子分泌，包括炎性因子、激素、脂肪因子和脂质代谢产物，它们被认为是肥胖与癌症之间的调节介质。最近的证据表明，与成熟脂肪细胞相比，癌症相关脂肪细胞（cancer associated adipocyte，CAA）分泌体系发生了变化。CAA 与肥胖的脂肪细胞具有一些共同特征，例如，它们分泌大量运动因子，如 CCL2、CCL5、自身毒素、促炎性细胞因子（如 IL-1β、IL-6）、肿瘤坏死因子（TNF-α）、血管内皮生长因子（VEGF）及瘦素，而且恶病质的脂肪细胞对其发生也起着非常重要的作用。

（一）慢性炎症

大量研究表明，慢性炎症在肿瘤的发生、发展、转移和临床特征等方面均有重要作用，且影响免疫监控和治疗疗效。具有高循环水平 C 反应蛋白的慢性炎症状态参与了肥胖和癌症的病理生理过程。然而，肥胖患者的脂肪细胞引起的局部炎症也参与了这个过程。脂肪组织代谢失调导致分泌大量前炎性因子，大量脂肪细胞凋亡、坏死，巨噬细胞围绕在坏死细胞周围形成一个非常典型的"冠状结构"，并转变为 M1 促炎状态。脂肪细胞和巨噬细胞中涉及游离的脂肪酸和 TNF-α 的旁分泌环建立了一个恶性循环，导致促炎性介质如前列腺素 $E_2$、TNF-α、IL-1β、IL-6 的释放，加剧了脂肪组织的炎症状态。这种现象主要发生在肥胖女性的内脏脂肪中，也可发生在乳腺脂肪组织中，并影响乳腺癌的发展。有研究在肥胖患者体内发现高水平的炎性因子，如 TNF-α、IL-1β、IL-6 等，并且这些炎性因子与乳腺癌的不良预后密切相关。含冠状结构的脂肪细胞不仅限于肥胖患者中，也存在于正常体重的乳腺癌患者中。被肿瘤影响的脂肪细胞改变了原本的分泌状态，变得具有高度炎症性。CAA 分泌大量促炎性介质，如 CCL2 和 IL-1β，从而募集大量巨噬细胞形成冠状结构。在正常体重的乳腺癌患者中，冠状结构与低生存率相关，提示局部脂肪组织炎症促进乳腺癌的进展。

**1. IL-6**　在正常的脂肪组织中，脂肪细胞不是 IL-6 的主要来源，但是在肥胖和癌症状态下，脂肪细胞分泌的 IL-6 水平明显增加。1/3 的循环 IL-6 主要是脂肪细胞分泌。与乳腺癌细胞共培养或者从乳腺癌组织中分离的脂肪细胞的分泌特征发生了变化，活化的脂肪细胞具有炎症表型并释放更多的 IL-6。IL-6 在乳腺癌和其他实体瘤中的作用与干细胞表型的发展、血管生成、恶病质和对治疗的耐受性有关。乳腺癌患者血清中 IL-6 的增加程度与不良结局和预后较差相关。

**2. TNF-α**　是肿瘤和基质细胞分泌的肿瘤微环境中重要的炎性因子。当乳腺癌细胞和脂肪细胞共培养时刺激其产生 TNF-α。在正常女性的血清中，通常 TNF-α 很难检测到，但在乳腺癌患者中其却处于高水平状态。有证据表明 TNF-α 在乳腺癌的发展、细胞增殖、化疗耐药、血管生成、侵袭和转移中起重要作用。通过上调 IL-6 和芳香化酶的表达，TNF-α 参与雌激素合成的综合调控。此外，TNF-α 作为脂肪分解因子，通过激活 MEK、ERK 和升高 cAMP 的水平来促进脂肪细胞的脂肪分解。

（二）雌激素

乳腺癌是激素依赖性肿瘤，超过 75% 的乳腺癌表达 ER，这意味着绝大多数乳腺癌在雌激素的反应中生长。值得注意的是，雌二醇（$E_2$）通过改变肿瘤微环境可促进 ER 阴性乳腺癌的生长。雌激素的生物合成是由芳香化酶催化而成。绝经前妇女绝大部分雌激素由卵巢合成，绝经后妇女脂肪组织间质细胞是雌激素的重要来源，脂肪组织可通过芳香化酶将绝经后妇女卵巢和肾上腺分泌的雄烯二酮转化为雌激素，而肥胖患者的雄烯二酮分泌和芳香化酶活性均增强。由于脂肪组织接近乳腺组织中的上皮细胞，乳腺脂肪基质细胞来源的芳香化酶比其他部位来源的芳香化酶可能对乳腺癌的发生影响更大。乳腺癌患者的雌激素水平是绝经后正常女性的 10 倍。因此，炎症状态下的乳腺脂肪组织局部产生雌激素可能是绝经后妇女患乳腺癌的关键驱动因素。与正常体重女性相比，肥胖女性的芳香化酶活性偏高。考虑到脂肪组织中芳香化酶的表达是前脂肪细胞而不是成熟脂肪细胞的标志，刺激 PPARγ 导致芳香化酶表达减少，去分化的 CAA 很可能是芳香化酶的重要来源。而抑制脂肪细胞分化的因素（包括 TNF-α 和 IL-6）可以刺激脂肪组织中芳香化酶的表达。

一般女性体内雌激素活性受到严格调控，30%～50%的血浆雌二醇与性激素结合球蛋白（sex hormone-binding globulin, SHBG）紧密结合，无生物学功能；其余大部分与白蛋白呈较弱的结合状态，可随时与其分离，1%～2%为游离态的雌二醇，后两部分雌激素均具有生物学功能，可调节细胞增殖、分化和凋亡之间的平衡，促进乳腺癌细胞的增殖和生长。BMI 与雌激素水平呈线性正相关，而血浆 SHBG 水平与 BMI 呈负相关，脂肪组织中的三酰甘油可结合 SHBG，从而阻止其结合雌激素，同时雄烯二醇在脂肪组织分泌的芳香化酶作用下转化为雌二醇。由此，随着 BMI 的增加，进入循环的雌激素增多，血浆 SHBG 水平相对降低，具有生物活性的游离雌二醇水平升高，乳腺癌的发生风险就会增加。

（三）脂肪细胞因子

脂肪组织可分泌多种多肽类物质，包括激素、生长因子、细胞因子、酶、补体、基质蛋白等，统称为脂肪细胞因子，它们在调节代谢、生殖、免疫、血压、血管生成等过程中有重要作用。脂联素、瘦素是由肥胖基因调控脂肪细胞分泌的激素蛋白，具有增加胰岛素敏感性、抑制血管生成等作用。BMI 为乳腺癌重要的影响因素，而脂联素、瘦素水平与 BMI 密切相关。乳腺癌人群的血清脂联素水平较健康人低，瘦素水平较健康人高。脂肪组织分泌的脂联素、瘦素可能介导了肥胖促进乳腺癌发生、发展的过程。

**1. 瘦素**　是由白色脂肪组织产生的 16kDa 的脂肪细胞因子，其通过抑制食物摄入和刺激能量消耗在调节体重和能量平衡方面有重要作用。正常情况下，瘦素作为能量"感受器"指挥大脑，使食欲减退（循环的瘦素水平通过血脑屏障激活下丘脑使可食欲减退的神经元 POMC/CART 导致食欲减退）。肥胖患者瘦素水平与肥胖呈正相关，表明在肥胖患者体内可能存在类似"胰岛素抵抗"的"瘦素抵抗"的现象。胰岛素、糖皮质激素、TNF-α 和雌激素可刺激瘦素的释放。现已比较明确的是，瘦素受体在全身多种正常细胞及恶性细胞中表达。虽然瘦素仅在乳腺癌细胞的胞质中表达，但瘦素受体既表达于胞质也表达于细胞膜上。人乳腺癌细胞表达瘦素受体，而且表达量越多提示预后越差。研究表明，瘦素可以激活 JAK2-STAT3、PI3K-AKT-GSK3、ERK1/2 和 AP-1 通路，通过增加蛋白水解酶的表达和刺激血管生成来促进肿瘤的生长和转移。瘦素还可以上调乳腺癌细胞 MCF-7 的芳香化酶活性，增加雌二醇的产生或端粒酶的活性来促进细胞增殖。HER2/neu（人表皮生长因子受体2）是酪氨酸激酶受体，它在乳腺癌中的过表达与肿瘤浸润性及预后较差密切相关。最新研究证实，瘦素可以反式激活 HER2/neu 促进过表达 HER2/neu 的乳腺癌细胞生长。可能通过 HIF-1 和 NF-γB，瘦素上调乳腺癌细胞血管内皮生长因子（VEGF）的表达，从而促进乳腺癌的转移和侵袭能力，甚至影响乳腺癌的治疗。

**2. 脂联素**　大部分脂联素由脂肪组织分泌，少量也可以由心肌细胞、肌细胞和内皮细胞分泌。脂联素经过翻译后修饰变成球形，低分子重量和高分子重量两种亚型分别结合两个脂联素受体——脂联素受体1（adipoR1）和脂联素受体2（adipoR2）。其中，adipoR1 主要在骨骼肌表达，adipoR2 主要在肝表达。不像瘦素，循环脂联素水平与肥胖、BMI、内脏脂肪的聚集和胰岛素抵抗呈负相关。脂联素的血清水平在肥胖者中降低，临床研究指出，血清脂联素水平与乳腺癌、子宫内膜癌、前列腺癌、结肠癌和肾癌的患病风险呈负相关。病例对照研究发现，患乳腺癌的绝经后妇女血清脂联素水平显著低于对照组，并且恶性程度更高的乳腺癌患者的血清脂联素水平更低。体外试验证明，脂联素可以抑制乳腺癌细胞的增殖和促进凋亡。脂联素抑制肿瘤的机制目前还不十分明了，但是在人类癌症中高表达 adipoR1 和 adipoR2 两种受体，揭示脂联素抑制肿瘤的机制可能与这两种受体有关。adipoR1 和 adipoR2 可激活 AMPK，激活的 AMPK 能刺激 p53 和 p21 来调节细胞的增殖和凋亡。脂联素还可以抑制活性氧（ROS）的产生，这会降低有丝分裂原激活蛋白激酶（MAPK）的激活从而抑制细胞增殖。而且，脂联素可抑制内皮 NF-κB 信号通路，显著减少巨噬细胞 TNF-α 的分泌。脂联素基因敲除小鼠的脂肪细胞 TNF-αmRNA 水平增加，从而导致 TNF-α 循环水平增加。脂联素也可以刺激人白细胞产生 IL-10、IL-1RA，表明脂联素在癌症中可能有抗炎作用。

**3. 自凝蛋白和抵抗素** 自凝蛋白（autotaxin，ATX）是由血小板、内皮细胞、成纤维细胞、脂肪细胞和不同阶段的肿瘤细胞分泌的糖蛋白。ATX 可以将溶血磷脂酰胆碱（LPC）转化为脂质信号分子溶血磷脂酸（LPA），从而控制细胞更新、细胞迁移、增殖和存活等过程。肿瘤中 ATX 的表达增加可以上调炎症状态，并与肿瘤进展、侵袭、血管生成、转移和化疗耐受有关。Benesch 等提出肿瘤细胞分泌的炎症信号会促进 CAA 和成纤维细胞（CAF）中 ATX 的表达，增强炎症恶性循环，促进肿瘤进展。肿瘤和周围脂肪细胞的相互作用被 ATX 抑制剂阻断。ATX 在肥胖患者的皮下脂肪组织中高表达，在 BMI 较高的患者中表达量增加。

抵抗素是一种脂肪来源的分泌因子，通常存在于炎症区域。最近发表的数据表明，抵抗素通过诱导上皮-间充质转化（EMT）和干细胞性来激发乳腺癌的转移潜能。与血液中其他循环的脂肪因子一样，抵抗素可以局部作用于乳腺癌。抵抗素在肥胖患者的体内处于高水平状态，乳腺癌中的 CAA 产生这种诱导转移的脂肪因子。抵抗素受体腺苷环化酶相关蛋白 1（CAP1）由乳腺癌细胞和其他肿瘤细胞表达，此外，它还在具有高侵袭性和不良预后的乳腺癌患者中高表达。

**4. 肝细胞生长因子和胰岛素样生长因子** 脂肪细胞和前脂肪细胞能分泌肝细胞生长因子（hepatocyte growth factor，HGF），它与其存在于肿瘤细胞上的受体一起形成与细胞增殖、转移和血管生成密切相关的信号通路。HGF 由脂肪细胞分泌，与瘦者相比，肥胖者中其血清水平显著增高。值得注意的是，肿瘤细胞上的受体在靠近脂肪细胞的肿瘤边缘表达量增加，虽然肿瘤细胞似乎没有增加附近脂肪细胞的 HGF 表达，但在脂肪细胞和肿瘤细胞接触的界面上 HGF 和肿瘤细胞上的受体的表达与组织学分级有关，且可降低患者的生存率，这无疑是脂肪细胞来源的 HGF 通路对肿瘤进展影响的重要标志。

胰岛素样生长因子 1（IGF-1）也由脂肪细胞和前脂肪细胞分泌，肥胖者脂肪细胞分泌的量是瘦者的 2 倍。IGF-1 通过与其在肿瘤细胞中表达的受体 IGF-1R 结合，激活 PI3K/AKT 和 MAPK 通路，使其增殖能力增强。抑制乳腺癌细胞中 IGF-1R 的表达可抑制脂肪的促肿瘤作用。

### （四）细胞外基质重塑

肿瘤进展的基础是肿瘤细胞有能力突破细胞外基质（extracellular matrix，ECM）屏障进入体循环并有能力远处转移。ECM 的组成不仅协调了肿瘤细胞和周围基质细胞的行为，而且调节了细胞之间相互影响的复杂关系。ECM 的生化和生理特性可以影响肿瘤细胞的可塑性，使它们能够在"敌对"的微环境中生存并抵抗治疗。在脂肪组织中，ECM 在维持脂肪细胞结构完整性和脂肪生成方面至关重要。脂肪细胞是 ECM 成分的重要来源，然而，肿瘤诱导激活的脂肪细胞使它们产生更多的 ECM 成分，如胶原蛋白Ⅵ，它可以参与肥胖患者的脂肪组织纤维化和炎症状态。胶原蛋白Ⅵ通过肿瘤细胞表达的 NG2/硫酸软骨素蛋白聚糖受体，能促进肿瘤的生长和存活。同样，在人肿瘤侵袭边缘的脂肪细胞和体外 CAA 能增加人基质金属蛋白酶（matrix metalloproteinase-11，MMP11）的表达。MMP11 是脂肪生成的负性调节因子，肿瘤细胞能诱导脂肪细胞分泌 MMP11，进而导致非恶性瘤周成纤维样细胞的累积，促进肿瘤细胞的存活和肿瘤进展。

### （五）代谢转移

肿瘤细胞侵入肿瘤微环境中的脂肪细胞区域，干扰白色脂肪组织的基本功能，如控制能量平衡，导致营养物质的再分配以利于肿瘤细胞存活。有研究表明，肿瘤细胞通过下调 p62 来"教化"其基质，进而降低其能力利用率，从而增加肿瘤细胞的营养供应。最近，脂肪细胞分解的脂肪酸和其他大的营养分子支持肿瘤生长的作用受到了广泛关注。肿瘤细胞依靠自身脂肪合成和获得外源性的脂肪酸进行能量供应，能量利用方式从糖酵解转变为脂滴依赖的能量生成：脂肪酸通过 β 氧化提供充足的能量。肿瘤细胞还可以以脂滴的形式储存多余的脂质，特别是肥胖的脂肪细胞较非肥胖的脂肪细胞能提供更多的脂肪酸，以供它们的生存和转移。细胞表面脂肪酸转运酶（CD36）已被公认为各种癌症包括乳腺癌的转移启动标志物。这些细胞对外源性的脂肪酸有很高的反应，抑制 CD36 可抑制细胞转移。从 CAA 中释放的游离脂肪酸不仅可以作为营养物质，还可以参与一系列促进肿瘤发生的脂质信号分子的生物合成。

被肿瘤"教化"的脂肪细胞由于强大的代谢压力，将其代谢转移为糖酵解同时释放富含能量的代谢产物——乳酸和丙酮酸。通过单羧酸转运体（MCT）在乳腺癌和脂肪细胞之间进行动态的单羧酸转运以利于乳腺癌恶性行为的发展。事实上，与肿瘤细胞共培养的脂肪细胞上调了 4MCT4 的表达，促进乳酸外流。另外，肿瘤细胞上调 MCT1 和 MCT2 提高了乳酸的摄取能力。高度增殖的 ER 阴性乳腺癌亚型表达高水平的 MCT1，与患者的不良预后有关。

脂肪细胞糖酵解产生和释放的酮体是肿瘤细胞通过 β 氧化产生能量的底物，即使在缺氧时，它们也比其他线粒体中的"燃料"可释放更多能量，这或是肿瘤生长过快缺乏血供时生长的必要供能。脂肪细胞和肿瘤细胞的共存促进了脂肪细胞的酮体生成和肿瘤细胞的酮体分解活性。此外，脂肪细胞分泌的 β-羟基丁酸能增强体外肿瘤细胞的恶性能力。诱导酮体特异性基因与乳腺癌患者不良预后有关。

# 四、恶病质中的脂肪细胞

癌症相关恶病质是一种众所周知的癌症并发症，即由于能量失衡和炎症，机体消耗自身的成分来维持肿瘤的生长，常常是癌症患者死亡的原因。作为一种系统性的疾病，恶病质影响绝大多数终末期癌症患者。恶病质不同于营养不良，因为仅靠补充营养无法治疗恶病质。在胰腺癌、胃癌、结直肠癌、肺癌、头颈部癌症中恶病质是很常见的。在过去，虽然恶病质在乳腺癌患者中并不常见，但最近的研究表明，它对晚期乳腺癌骨转移患者有特殊影响。脂肪组织功能障碍是恶病质的主要原因，并且发生在骨骼肌萎缩前。这与在荷瘤小鼠中的观察结果一致，证实脂肪组织消瘦是一种早期事件，发生在肿瘤几乎不可触及时。而且，脂肪细胞三酰甘油的分解可激活肌肉蛋白水解。多种肿瘤或宿主细胞分泌的脂质动员因子或者血清因子，如 NF-α、IL-1β、IL-6 和锌-糖蛋白，已被证明参与局部和全身脂肪组织的脂肪分解。循环中增加的脂肪酸可被骨骼肌吸收，肌肉内脂肪酸过量可引起几种生化变化，导致骨骼肌萎缩。骨骼肌萎缩可能作为正反馈增强脂肪组织脂肪分解。因此，脂肪组织和肌肉之间的相互作用有助于恶病质的进展。

恶病质的脂肪细胞在某些方面，如形态改变、脂滴减少、C/EBPα 和瘦素表达减少、促炎表型及细胞外基质的重塑方面很像 CAA。而且在 CAA 中观察到肿瘤恶病质的特征（糖代谢降低、脂肪生存率降低）。恶病质的脂肪细胞也有其独特特征，如上调脂肪酶的表达，与肥胖的脂肪细胞类似。在脂肪组织分解的过程中，脂肪酶水解储存的三酰甘油产生游离脂肪酸和甘油。恶病质类似于肥胖，可使患者产生高水平的循环游离脂肪酸、甘油和三酰甘油。

肿瘤细胞具有很高的能量需求，因此能量和代谢中间产物如从肥胖和恶病质的脂肪组织释放的游离脂肪酸是维持肿瘤细胞增殖所需的底物。然而，某些癌症，随着脂肪分解率增高由 UCP1 介导可以诱导白色-棕色脂肪的转化，称为"褐变"，最终导致脂肪能量的消耗增加并伴随脂肪组织的消耗。在小鼠前列腺癌模型中，p62 成为脂肪细胞正常代谢的主要调节因子（支持褐变和脂肪生成）。p62 能保护脂肪-肿瘤的相互作用，它在脂肪细胞中的缺失严重抑制了脂肪细胞的褐变，从而确保了脂肪细胞低能量利用有利于肿瘤需求的共生关系。在乳腺癌中，几种肿瘤基质中 p62 水平降低，导致肿瘤发生的增加。肿瘤恶病质中肿瘤诱导脂肪细胞褐变且涉及全身脂肪细胞，这一现象也发生在肿瘤微环境中，与良性病变相比，邻近乳腺癌细胞的脂肪组织褐变率较高。高 UCP1 表达的肿瘤相关成纤维细胞通过产生高能的线粒体燃料（如酮体）促进肿瘤发展。通常，肿瘤附近的脂肪细胞活化及在恶病质中观察到被改变的脂肪细胞，它们的相似性和差异是肿瘤进展过程中不可忽略之处，因为肿瘤细胞会为此目的诱导并利用局部和全身功能。针对脂肪细胞这些功能障碍区域的恢复可能改善患者的预后，但目前相关的临床药物还在研究中。

## 五、肥胖乳腺癌患者的全方位管理

近 30 年的研究表明，肥胖乳腺癌患者治疗后较正常体重患者预后差。美国一项对 35

万名妇女的前瞻性研究表明，BMI≥30kg/m² 的乳腺癌患者，与 BMI<25kg/m² 的患者相比，诊断时恶性程度更高，10 年后远处转移的风险增加了 46%，30 年后的死亡风险增加了 38%。但是 BMI 与局部复发风险无关。7 项随机临床试验对 6792 名患者进行分析，BMI 对无病生存率没有影响但是显著并独立地影响总生存率。肥胖患者就诊时分期常较正常体重患者晚，肿块直径≥1cm、淋巴结为 N2～N3 者较多见。Pfeiler 等证实，肥胖与乳腺癌淋巴管浸润呈正相关。还有研究表明，绝经后肥胖乳腺癌患者较正常体重者，肿瘤直径常大于 2cm 者的比例较大（30% 比 5%，P=0.021），肿瘤分期以 Ⅱ～Ⅳ 期居多（4% 比 34%，P=0.007），且肥胖程度与肿瘤分期呈正相关（r=0.354，P=0.029）。研究表明，肥胖乳腺癌发病年龄高，肿瘤直径大，淋巴结受累多，复发转移风险高。

（一）肥胖导致乳腺癌不良预后的临床因素

**1. 诊断延迟**　由于自卑心理或为了逃避一些减肥建议，肥胖者很少自检或参加筛查，接受预防体检的机会也较少，低收入和低教育水平的肥胖女性对乳腺检查不够重视等，延误了其就诊时间；乳腺由腺体及脂肪组织构成，肥胖患者一般乳腺较大，腺体中的包块不易发现并使乳腺 X 线摄影检查敏感性降低，针吸细胞学检查也因位置深不易触及包块，不易准确抽取病变细胞；这些均导致肥胖乳腺癌患者首诊延迟，诊断时分期较晚。

**2. 雌激素水平高**　过多的脂肪组织是绝经后妇女血雌激素的主要来源，通过外周脂肪组织中的芳香化酶将雄激素转化成雌激素，这对此激素受体阳性的绝经后患者使用芳香化酶抑制剂进行内分泌治疗非常重要。很多研究表明，绝经后肥胖乳腺癌患者服用阿那曲唑的复发率较正常 BMI 患者高，由此推测标准剂量的阿那曲唑可能无法抑制肥胖患者体内的高雌激素水平，导致肥胖患者不能从芳香化酶抑制剂中很好地获益。研究表明，肥胖不影响三阴乳腺癌患者的预后，可能影响 HER2 阳性患者的预后，因而对激素受体阳性乳腺癌患者影响较大。

**3. 肥胖相关合并症多**　肥胖可导致糖代谢异常、代谢综合征、2 型糖尿病、心血管疾病和肾疾病，这些因素通过胰岛素抵抗、活化胰岛素样生长因子途径及增加雌激素等而有利于肿瘤细胞的生长。研究表明，乳腺癌合并 2 型糖尿病患者死亡率高，预后更差。另外，化疗药物在体内大多经肝代谢和肾排出，可能会直接引起肝肾功能异常及电解质紊乱。肝功能受损影响肝对葡萄糖的摄取和转化，使肝糖原合成、储存减少，胰岛素灭活，糖原异生能力减弱，造成肝脏对空腹低血糖及餐后高血糖的调节减弱。Srolowski 等分析了 11 826 名接受化疗的女性乳腺癌患者，发现 2 型糖尿病患者对化疗毒性的增强、感染、骨髓抑制及其他不良反应的风险均较非 2 型糖尿病患者高，其不仅可促进不良预后，还会因合并症而降低癌症治疗效果。

**4. 化疗剂量的相对不足**　化疗剂量是根据患者体表面积计算的。临床医师有时出于对毒副作用的考虑，减少肥胖乳腺癌妇女的化疗剂量，故与非肥胖患者相比其生存率降低、复发率增高。

（二）肥胖乳腺癌患者的治疗

开展宣传活动提升公众对肥胖危害的意识，培养良好的生活方式和饮食习惯非常重要。

**1. 饮食治疗**　肥胖的治疗目标应根据健康风险来制订，做到个体化。饮食治疗的一个重要方面是提醒患者注意减肥问题。由多种食物构成的、种类齐全、比例恰当的膳食结构可减轻代谢性疾病的危险因素，有助于患者减轻和维持体重，减少热量的摄入。

**2. 运动治疗**　运动可通过减少脂肪成分、增加肌肉含量、提高机体免疫力使机体保持更健康的状态，每周运动总时间在 150 分钟以上，每周运动 3～5 天，强度由低到高，逐步递增。

**3. 手术治疗**　肥胖乳腺癌患者的治疗原则和一般乳腺癌一样，施行合适的外科手术，包括整形和重建技术、放射治疗、化学治疗、内分泌治疗和生物靶向治疗。提高肥胖患者的自检及早期筛查意识，提高乳腺癌早期诊断率，可提高一部分患者的保乳率。研究表明，肥胖患者行根治术或改良根治术后患肢淋巴水肿发生率明显升高，故肥胖乳腺癌患者有指征时多行前哨淋巴结活检，尽量减少对淋巴结不必要的清扫，降低上肢淋巴结水肿发生的概率。肥胖患者乳腺体积较大，整形和重建后效果不佳，由此提示患者减轻或控制体重十分必要。

肥胖是一个复杂的临床表现，与生活行为、流行病学和分子/代谢因素息息相关，因此深入了解肥胖与乳腺癌之间的机制是解决问题的关键，采取相应的措施对乳腺癌患者进行体重干预十分重要。

（王元元）

## 参 考 文 献

Alfano CM, Peng J, Andridge RR, et al, 2017. Inflammatory cytokines and comorbidity development in breast cancer survivors versus noncancer controls: Evidence for accelerated aging? J Clin Oncol, 35 (2): 149-156.

Argilés JM, Busquets S, Stemmler B, et al, 2014. Cancer cachexia: Understanding the molecular basis. Nat Rev Cancer, 14 (11): 754-762.

Aznar BS, 2017. Metastatic-initiating cells and lipid metabolism. Cell Stress, 1 (3): 110-114.

Bell LN, Ward JL, Degawa-Yamauchi M, et al, 2006. Adipose tissue production of hepatocyte growth factor contributes to elevated serum HGF in obesity. Am J Physiol Endocrinol Metab, 291 (4), E843-E848.

Binai NA, Damert A, Carra G, et al, 2010. Expression of estrogen receptor alpha increases leptin-induced STAT3 activity in breast cancer cells. Int J Cancer, 127 (1): 55-66.

Bing C, Trayhurn P, 2008. Regulation of adipose tissue metabolism in cancer cachexia. Curr Opin Clin Nutr Metab Care, 11 (3): 201-207.

Brawer R. Brisbon N, Plumb J, 2009. Obesity and cancer. Prim Care: Clin Office Pract, 36 (3): 509-531.

Burton BT, Foster WR, Hirsch J, et al, 1985. Health implications of obesity: An NIH Consensus Development Conference. Int J Obes Relat Metab Disord, 9 (3), 155-170.

Chan DSM, Vieira AR, Aune D, et al, 2014. Body mass index and survival in women with breast cancer-systematic literature review and meta-analysis of 82 follow-up studies. Ann Oncol, 25 (10): 1901-1914.

Costa G, Holland JF, 1962. Effects of Krebs-2 carcinoma on the lipide metabolism of male Swiss mice. Cancer Res, 22: 1081-1083.

D'Esposito V, Passaretti F, Hammarstedt A, et al, 2012. Adipocyte-released insulin-like growth factor-1 is regulated by glucose and fatty acids and controls breast cancer cell growth in vitro. Diabetologia, 55 (10): 2811-2822.

Dirat B, Bochet L, Dabek M, et al, 2011. Cancer-associated adipocytes exhibit an activated phenotype and contribute to breast cancer invasion. Cancer Res, 71 (1): 2455-2465.

Edakuni G, Sasatomi E, Satoh T, et al, 2001. Expression of the hepatocyte growth factor/c-Met pathway is increased at the cancer front in breast carcinoma. Pathol Int, 51 (3), 172-178.

Eliassen AH，Coldlitz GA，Rosner B，et al，2006. Adult weight change and risk of postmenopausal breast cancer. JAMA，296（2），193-201.

Ewertz M，Jensen MB，Gunnarsdöttir KÁ，et al，2011. Effect of obesity on prognosis after early-stage breast cancer. J Clin Oncol，29（1）：25-31.

Gonzalez-Perez RR，Xu Y，Guo S，et al，2010. Leptin upregulates VEGF in breast cancer via canonic and non-canonical signalling pathways and NFkappaB/HIF-1alpha activation. Cell Signal，22（9）：1350-1362.

Grodin JM，Siiteri PK，MacDonald PC，1973. Source of estrogen production in postmenopausal women. J Clin Endocrinol Metab，36（2），207-214.

Gyamfi J，Eom M，Koo JS，et al，2018. Multifaceted Roles of Interleukin-6 in adipocyte-breast cancer cell interaction. Transl Oncol，11（2）：275-285.

Huang J，Duran A，Reina-Campos M，et al，2018. Adipocyte p62/SQSTM1 suppresses tumorigenesis through opposite regulations of metabolism in adipose tissue and tumor. Cancer Cell，33（4）：770-784.

Kadowaki T，Yamauchi T，2005. Adiponectin and adiponectin receptors. Endocr Rev，26（3）：439-451.

Kawai M，Minami Y，Kuriyama S，et al，2010. Adiposity，adult weight change and breast cancer risk in postmenopausal Japanese women：The miyagi cohort study. Br J Cancer，103（9）：1443-1447.

Koru-Sengul T，Santander AM，Miao F，et al，2016. Breast cancers from black women exhibit higher numbers of immunosuppressive macrophages with proliferative activity and of crown-like structures associated with lower survival compared to non-black latinas and caucasians. Breast Cancer Res Treat，158（1）：113-126.

Lee D，Suh DS，Lee SC，et al，2018. Role of autotaxin in cancer stem cells. Cancer Metastasis Rev，37，509-518.

Liu D，Wang X，Chen Z，2016. Tumor necrosis factor-alpha, a regulator and therapeutic agent on breast cancer. Cur Pharm Biotechnol，17（6）：486-494.

Makki K，Froguel P，Wolowczuk I，2013. Adipose tissue in obesity-related inflammation and insulin resistance：Cells，cytokines，and chemokines. ISRN Inflamm：1-12.

Maruthur NM，Bolen S，Braneati F，et al，2009. Obesity and mamography：A systematic review and meta-analysis. J Gen Intern Med，24（5）：665-677.

Masala G，Bendinelli B，Assedi M，et al，2017. Up to one-third of breast cancer cases in post-menopausal Mediterranean women might be avoided by modifying lifestyle habits：The EPIC Italy study. Breast Cancer Res. Treat，161（2）：311-320.

McKenzie F，Ferrari P，Freisling H，et al，2015. Healthy lifestyle and risk of breast cancer among postmenopausal women in the European Prospective Investigation into Cancer and Nutrition cohort study. Int J Cancer，136（11）：2640-2648.

Miyoshi Y，Funahashi T，Kihara S，et al，2003. Association of serum adiponectin levels with breast cancer risk. Clin Cancer Res，9（15）：5699-5704.

Morris PG，Hudis CA，Giri D，et al，2011. Inflammation and increased aromatase expression occur in the breast tissue of obese women with breast cancer. Cancer Prev Res，4（7）：1021-1029.

Motrescu ER，Rio MC，2008. Cancer cells，adipocytes and matrix metalloproteinase 11：A vicious tumor progression cycle. Biol Chem，389（8）：1037-1041.

Nelson LR，Bulun SE，2001. Estrogen production and action. J Am Acad Dermatol，45（3）：116-124.

Park J，David ME，Philipp ES，2011. Paracrine and endocrine effects of adipose tissue on cancer development and progression. Endocr Rev，32（4）：550-570.

Pierobon M，Frankenfeld CL，2013. Obesity as a risk factor for triple-negative breast cancers：A systematic review and meta-analysis. Breast Cancer Res Treat，137（1）：307-314.

Protani M，Coory M，Martin JH，2010. Effect of obesity on survival of women with breast cancer：Systematic review and meta-analysis. Breast Cancer Res Treat，123（3）：627-635.

Rancoule C，Dusaulcy R，Tréguer K，et al，2012. Depot-specific regulation of autotaxin with obesity in human adipose tissue. J Physiol. Biochem，68（4）：635-644.

Renehan AG，Tyson M，Egger M，et al，2008. Body-mass index and incidence of cancer：A systematic review and meta-analysis of prospective observational studies. Lancet，371（9612），569-578.

Rosendahl AH，Bergqvist M，Lettiero B，et al，2018. Adipocytes and obesity-related conditions jointly promote breast cancer cell growth and motility：Associations with CAP1 for prognosis. Front Endocrinol（Lausanne），9：689.

Soma D，Kitayama J，Yamashita H，et al，2008. Leptin augments proliferation of breast cancer cells via transactivation of HER2. J Surg

Res，149（1）：9-14.

Srokowski TP，Fang S，Hortobagyi GN，et al，2009. Impact of diabetes mellitus on complications and outcomes of adjuvant chemotherapy in older patients with breast cancer. J Clin Oncol，27（13）：2170-2176.

Suzuki R，Orsini N，Saji S，et al，2009. Body weight and incidence of breast cancer defined by estrogen and progesterone receptor status—a meta-analysis. Int J Cancer，124（3）：698-712.

Vaitkus JA，Celi FS，2017. The role of adipose tissue in cancer-associated cachexia. Exp Biol Med，242（5）：473-481.

Valencia T，Kim JY，Baker S，et al，2014. Metabolic reprogramming of stromal fibroblasts through p62mTORC1 signaling promotes inflammation and tumorigenesis. Cancer Cell，26（1）：121-135.

Vrieling A，Buck K，Kaaks R，et al，2010. Adult weight gain in relation to breast cancer risk by estrogen and progesterone receptor status：A meta-analysis. Breast Cancer Res Treat，123（3）：641-649.

Yang XR，Chang-Claude J，Goode EL，et al，2011. Associations of breast cancer risk factors with tumor subtypes：A pooled analysis from the breast cancer association consortium studies. J Natl Cancer Inst，22（3）：263，264.

Yoneda K，Tomimoto A，Endo H，et al，2008. Expression of adiponectin receptors，AdipoR1 and AdipoR2，in normal colon epithelium and colon cancer tissue. Oncol Rep，20（3）：479-483.

# 第三十九章

# 乳腺癌患者合并高尿酸血症的诊治

## 一、高尿酸血症的定义

高尿酸血症（hyperuricemia，HUA）是嘌呤代谢障碍引起的代谢性疾病，分为原发性和继发性两大类，目前国内外报道的指南中大多数认为，在正常嘌呤饮食下，无论男性还是女性，非同日两次空腹血尿酸水平＞7mg/dl（420μmol/L）即可诊断高尿酸血症。

## 二、乳腺癌与高尿酸血症之间的关系

尿酸（uric acid，UA）作为嘌呤代谢的终产物，主要由细胞代谢分解的核酸和其他嘌呤类化合物，以及食物中的嘌呤经酶分解而来，人体中尿酸 80%来源于内源性嘌呤代谢，20%来源于富含嘌呤或核酸蛋白食物。尿酸由饮食摄入和体内分解的嘌呤化合物在肝中产生，约 2/3 尿酸通过肾排泄，剩余 1/3 由消化道排泄。尿酸经肾小球滤过、近端肾小管重吸收、分泌和分泌后再吸收，未吸收部分从尿液中排出。高尿酸血症作为代谢综合征的一个重要组成部分，可增加乳腺癌、前列腺癌和其他恶性肿瘤的发病风险。尿酸具有抗氧化作用，它在正常水平时具有抗肿瘤防御作用，而在血尿酸水平过高或低血尿酸人群中观察到癌症的发病率增加。血尿酸浓度超过饱和浓度时，尿酸盐晶体析出可直接黏附、沉积于多关节及周围软组织、肾小管和血管等多部位，趋化中性粒细胞、巨噬细胞等炎症细胞，释放 IL-1B、IL-6 及金属蛋白酶等多种炎症因子引起慢性炎症反应，使机体多种细胞及组织处于慢性炎症微环境中，后者常与肿瘤的发生发展密切相关。有相关研究表明，脂联素、瘦素、C 反应蛋白是慢性炎症微环境的重要组成部分，它们在乳腺癌的发生发展中有重要作用。多项研究显示，高尿酸血症可能通过影响体内脂联素、瘦素及 C 反应蛋白水平，介导乳腺癌的发生发展。研究表明，乳腺癌患者循环脂联素水平升高可以降低癌症发病风险和改善预后，脂联素的缺乏会促进 PI3K/Akt 的磷酸化和信号传递的过度活化，从而导致乳腺癌细胞增殖。瘦素水平的升高与癌症风险增加及不良预后相关，在乳腺癌患者中可观察到瘦素水平升高，增加的瘦素可明显促进乳腺癌生长。瘦素可使尿酸排泄受损，并下调肝黄嘌呤氧化还原酶表达，影响尿酸的排泄和生成，从而导致高尿酸血症。此外，一项国外研究表明，血尿酸水平升高与体内高水平的 C 反应蛋白等促炎介质相关，而 C 反应蛋白水平与乳腺癌的发病风险和死亡率呈正相关，同时血尿酸水平与乳腺癌早期和晚期死亡率呈正相关。一项队列研究表明，血尿酸水平升高与乳腺癌及女性生殖道癌的发病率呈正相关。血尿酸水平可以预测乳腺癌的发展和死亡。一项纳入 443 名女性乳腺癌患者的研究，经过平均 56 个月的随访后，分析患者存活率，并评估血尿酸水平与乳腺癌患者预后的相关性，研究结果提示，血尿酸水平与患者年龄、体重指数、ER 状态和 PR 状态有关。单变量分析提示，血尿酸水平升高的患者总生存率明显降低；多变量分析提示，高尿酸水平是预测乳腺癌患者死亡的独立预后因素，但未能用来预测患者的局部复发率或远处转移。血尿酸水平升高与乳腺癌患者生存率呈负相关。乳腺癌患者化疗时会杀死大量肿瘤细胞和损伤部分组织细胞，细胞代谢分解的核酸及嘌呤类化合物增多，可能是诱发乳腺癌伴随高尿酸血症的一个潜在因素，如乳腺癌化疗后出现急性肿瘤溶解综合征时可表现为严重的高尿酸血症。

# 三、临床表现

单纯血尿酸升高临床表现多不明显，尿酸盐结晶在机体组织中沉积造成损害出现痛风时，常伴关节剧痛症状。长期的高尿酸血症会引起或加重全身多脏器损伤，最常见为并发肾病、血脂紊乱、血糖异常、高血压等。

# 四、治疗方法

## （一）非药物治疗

高尿酸血症一旦确诊，应对患者进行宣教及积极生活方式干预，需进行长期、综合的全程管理，予以高尿酸血症方面的知识宣传，普及高尿酸血症危害，给予健康生活方式、运动、饮食方面的科学指导，制订个体化的生活方式干预非常必要。乳腺癌治疗过程中应尽量避免使用引起血尿酸升高的药物。高尿酸血症患者应控制每日总热量摄入，严格控制食物中的嘌呤摄入，均衡饮食，主要以低嘌呤食物为主（表 39-1）；避免酒精及高果糖饮食的摄入；肥胖患者应逐渐控制体重，避免短期内快速的体重下降，建议 BMI 控制在 18.5～23.9kg/m$^2$；鼓励患者规律适量运动，避免剧烈运动；鼓励奶制品和新鲜蔬菜的摄入及适量饮水；有吸烟或被动吸烟因素的患者应当及时戒烟或避免被动吸烟。

表 39-1　高尿酸血症患者的饮食建议

| 饮食建议 | 食物种类 |
| --- | --- |
| 鼓励食用 | 新鲜蔬菜；低脂、脱脂牛奶，低热量酸奶等制品，鸡蛋 |
| 限制食用 | 富含嘌呤的海鲜、牛肉、羊肉、猪肉、甜点、调味剂、红酒、果酒、黄豆 |
| 避免食用 | 啤酒、白酒、黄酒，动物内脏，可乐、橙汁、苹果汁等富含果糖的饮料 |

## （二）药物治疗

高尿酸血症非药物治疗控制不佳或伴有肾结石、慢性肾病（chronic kidney disease，CKD）3 期的患者应积极采用药物治疗，控制血尿酸水平＜6mg/dl（360μmol/L）；出现痛风、慢性痛风性关节炎，或痛风性关节炎频发者，血尿酸水平控制目标<5mg/dl（300μmol/L），但不建议血尿酸水平降至3mg/dl（180μmol/L）以下。目前临床用于控制尿酸的药物主要分为抑制尿酸合成药物、增加尿酸排泄药物及新型降尿酸药物，其中推荐别嘌醇作为肾功能正常的高尿酸血症患者降尿酸治疗的一线用药，推荐非布司他作为合并 CKD 患者的一线用药。研究表明，持续降尿酸治疗比间断服用药物降尿酸治疗更能有效控制高尿酸血症伴有并发症情况，建议在血尿酸水平达标后持续使用，定期监测。研究表明，90%以上的高尿酸血症为肾排泄减少所致，因此增加尿酸排泄药物适用人群更加广泛。但患者治疗方案仍需个体化、长期管理，根据血尿酸水平监测逐步调整治疗剂量，避免短期内血尿酸水平剧烈波动诱发痛风及相关并发症急性发作。同时需根据患者病因、相关合并症，以及肝、肾功能等具体情况进行药物选择及调整。

**1. 抑制尿酸合成药物** 这些药物通过抑制黄嘌呤氧化酶活性，从而减少尿酸合成，包括黄嘌呤氧化酶抑制剂别嘌醇和新型选择性黄嘌呤氧化酶抑制剂非布司他，两者均需从小剂量开始，根据血尿酸浓度控制情况，逐渐调整剂量。需要特别注意，由于 *HLA-B\*5801* 基因阳性与高致死率的别嘌醇超敏反应综合征有明显相关性，故国内最新指南均推荐在服用别嘌醇治疗前进行该基因的筛查，阳性者禁用。

**2. 促进尿酸排泄药物** 主要有苯溴马隆和丙磺舒，苯溴马隆主要通过抑制肾小管尿酸转运蛋白-1（URAT-1），抑制肾小管尿酸重吸收，从而促进尿酸排泄，降低血尿酸水平。该类药物常从小剂量开始，根据患者血尿酸水平调整治疗剂量，用药期间应注意多饮水和适当碱化尿液，其不良反应有胃肠不适、腹泻、皮疹、肝肾功能损害。丙磺舒不宜与非甾体类药物联用，在乳腺癌伴高尿酸血症患者治疗时一般不使用该药物降低血尿酸水平，丙磺舒在伴肿瘤的高尿酸血症者或使用细胞毒类抗癌药时均不宜使用（表39-2）。

表 39-2　高尿酸血症主要治疗药物

| 分类 | 药物名称 | 起始剂量 | 维持剂量/最大剂量 | 不良反应 | 禁忌证 |
|---|---|---|---|---|---|
| 抑制尿酸合成药物 | 别嘌醇 | 50～100mg, qd | ≤600mg/d | 胃肠道症状、皮疹、肝功能损害、骨髓抑制、别嘌醇超敏反应综合征 | 别嘌醇过敏，严重肝肾功能不全，三系明显降低，有可能妊娠的女性、妊娠女性、哺乳期女性、*HLA-B\*5801* 基因阳性 |
| | 非布司他 | 20～40mg, qd | 40～80mg, qd | 肝功能异常、恶心、关节疼痛、皮疹 | 正在接受硫唑嘌呤或巯嘌呤 |
| 促进尿酸排泄药物 | 苯溴马隆 | 25～50mg, qd | 50～100mg, qd | 胃肠道不适、腹泻、皮疹、罕见肝功损害 | 对苯溴马隆过敏者，严重肝肾功能损害者，严重肾结石，有可能妊娠的女性、妊娠女性、哺乳期女性 |
| | 丙磺舒 | 250mg, bid | 250mg, bid 或 500mg, bid | 肝肾功能损害 | 本品及磺胺类药过敏者，肝肾功能不全，伴有肿瘤的高尿酸血症或正在使用细胞毒类抗癌药物 |

**3. 新型降尿酸药物**　尿酸氧化酶是一类新型降尿酸药物，可将尿酸催化为易溶解的尿囊素而排出体外，降低血尿酸浓度。新型降尿酸药物主要包括以下两种。①重组黄曲霉素尿酸氧化酶：拉布立酶，主要用于化疗引起的高尿酸血症。②聚乙二醇化重组尿酸氧化酶：如普瑞凯希，主要用于重度高尿酸血症、难治性痛风，尤其是肿瘤溶解综合征导致的高尿酸血症。

（罗　欢）

## 参 考 文 献

高尿酸血症相关疾病诊疗多学科共识专家组，2017. 中国高尿酸血症相关疾病诊疗多学科专家共识. 中华内科杂志，56（3）：235-248.

中华医学会风湿病学分会，2016. 2016 中国痛风诊疗指南. 中华内科杂志，55（11）：892-899.

中华医学会内分泌学分会，2020. 中国高尿酸血症与痛风诊疗指南（2019）. 中华内分泌代谢杂志，36（1）：1-13.

Chhana A，Lee G，Dalbeth N，2015. Factors influencing the crystallization of monosodium urate：A systematic literature review. BMC Musculoskelet Disord，16：296.

Dincer HE，Dincer AP，Levinson DJ，2002. Asymptomatic hyperuricemia：To treat or not to treat. Cleve Clin J Med，69（8）：594.

Hammarsten J，Damber JE，Peeker R，et al，2010. A higher prediagnostic insulin level is a prospective risk factor for incident prostate cancer. Cancer Epidemiol，34（5）：574-579.

Jansen TL，Reinders MK，Van Roon EN，et al，2004. Benzbromarone withdrawn from the European market：Another case of "Absence of evidence is evidence of absence"？Clin Exp Rheumatol，22（5）：651.

Kakutani-Hatayama M，Kadoya M，Okazaki H，et al，2017. Nonpharmacological management of gout and hyperuricemia：Hints for better lifestyle. Am J Lifestyle Med，11（4）：321-329.

Khanna D，Fitzgerald JD，Khanna PP，et al，2012. 2012 American College of Rheumatology guidelines for management of gout. Part 1：Systematic nonpharmacologic and pharmacologic therapeutic approaches to hyperuricemia. Arthritis Care Res（Hoboken），64（10）：1431-1446.

Lam JBB，Chow KHM，Xu AM，et al，2009. Adiponectin haploinsufficiency promotes mammary tumor development in MMTV-PyVT mice by modulation of phosphatase and tensin homolog activities. PLoS One，4（3）：e4968.

Lee MHH，Graham GG，Williams KM，et al，2008. A benefit-risk assessment of benzbromarone in the treatment of gout. Was its withdrawal from the market in the best interest of patients? Drug Safety，31（8）：643-665.

Lee SJ，Terkeltaub RA，2006. New developments in clinically relevant mechanisms and treatment of hyperuricemia. Curr Rheumatol Rep，8（3）：224-230.

Martillo MA，Nazzal L，Crittenden DB，2014. The crystallization of monosodium urate. Curr Rheumatol Rep，16（2）：400.

Oh J，Won HY，Kang SM，2009. Uric acid and cardiovascular risk. N Engl J Med，360（5）：539-540.

Panis C，Victorino VJ，Herrera ACSA，et al，2012. Differential oxidative status and immune characterization of the early and advanced stages of human breast cancer. Breast Cancer Res Treat，133（3）：881-888.

Richette P，Doherty M，Pascual E，et al，2017. 2016 updated EULAR evidence-based recommendations for the management of gout. Ann Rheum Dis，76（1）：29-42.

Rose DP，Haffner SM，Baillargeon J，2007. Adiposity，the metabolic syndrome，and breast cancer in African-American and white American women. Endocr Rev，28（7）：763-777.

Siddiqui AA，Palmer BF，2011. Metabolic syndrome and its association with colorectal cancer：A review. Am J Med Sci，341（3）：227-231.

Strasak AM，Lang S，Kneib T，et al，2009. Use of penalized splines in extended Cox-type additive hazard regression to flexibly estimate the effect of time-varying serum uric acid on risk of cancer incidence：A prospective，population-based study in 78,850 men. Ann Epidemiol，19（1）：15-24.

Strasak AM，Rapp K，Hilbe W，et al，2007. The role of serum uric acid as an antioxidant protecting against cancer：Prospective study in more than 28 000 older Austrian women. Ann Oncol，18（11）：1893-1897.

Valsaraj R, Singh AK, Gangopadhyay KK, et al, 2020. Management of asymptomatic hyperuricemia: Integrated Diabetes & Endocrine Academy (IDEA) consensus statement. Diabetes Metab Syndr, 14 (2): 93-100.

Vona-Davis L, Howard-Mcnatt M, Rose DP, 2007. Adiposity, type 2 diabetes and the metabolic syndrome in breast cancer. Obes Rev, 8 (5): 395-408.

Wang Y, Lam JB, Lam KS, et al, 2006. Adiponectin modulates the glycogen synthase kinase-3β/β-catenin signaling pathway and attenuates mammary tumorigenesis of MDA-MB-231 cells in nude mice. Cancer Res, 66 (23): 11462-11470.

Yamanaka H, 2011. Japanese Society of Gout and Nucleic Acid Metabolism. Japanese guideline for the management of hyperuricemia and gout: Second edition. Nucleosides Nucleotides Nucleic Acids, 30 (12): 1018-1029.

Yue CF, Feng PN, Yao ZR, et al, 2017. High serum uric acid concentration predicts poor survival in patients with breast cancer. Clin Chim Acta, 473: 160-165.

第八篇

乳腺肿瘤心脏病学

# 第四十章

# 乳腺肿瘤心脏病学概述

乳腺癌和心血管疾病是威胁女性生命和健康的两大"杀手"，但这两个学科领域的交叉与合作尚未引起临床的重视。在欧美国家，心血管疾病是首位致死病因。美国每 30 名女性中有 1 名死于乳腺癌，而每 2.5 名女性中就有 1 名死于心血管疾病。在欧洲，小于 75 岁心血管疾病中，44%的死亡是由心血管疾病造成的。随着乳腺癌诊疗水平的提高，多数乳腺癌患者逐渐以一种慢性病的模式长期生存。有报道绝经后乳腺癌治疗期间，50%以上患者死于非肿瘤原因，其中心血管疾病是主要死因。肿瘤治疗中潜在的心血管毒性及其所致心血管疾病已成为肿瘤幸存者常见的健康隐患。鉴于恶性肿瘤的特殊性，该类患者的心血管系统干预策略较普通人群有很大差别。为此，一门新兴的交叉学科——肿瘤心脏病学（oncocardiology），尤其是乳腺肿瘤心脏病学（breast oncocardiology）应运而生。乳腺癌治疗中的心脏保护应该体现在全治疗过程。乳腺外科或肿瘤科医师的重视程度决定了心血管医师能否及时进行专业的评估和干预。2013 年欧洲心脏病学会（ESC）发布的心血管医师核心课程中，已将肿瘤心脏病学列入必修课，并制定了详细的培训目标、必须掌握的技能等内容。然而，我国目前该类培训尚属空白，因此有必要在乳腺外科、肿瘤科医师及心血管医师中加强乳腺肿瘤心脏病学的宣传与教育。

## 一、心血管疾病已成为绝经后乳腺癌患者的首要死亡原因

美国心脏协会（AHA）在 2018 年发表科学声明强调，心血管疾病与乳腺癌有较多共同的危险因素，如不良生活习惯、超重与肥胖、酒精与烟草摄入、激素替代治疗等，心血管疾病与乳腺癌协同共存严重影响女性健康，乳腺癌系统治疗可导致心脏毒性，加重或诱发心血管事件，而心血管疾病的存在对乳腺癌患者个体化治疗方案的选择、随访管理、治疗结局均会造成很大影响，心血管疾病是在乳腺癌"全程"诊治管理中遇到的突出问题。有研究显示，乳腺癌患者较普通人群患心血管疾病风险显著增加（26.2% 比 21.8%，$P<0.01$）。有报道，63 566 例绝经后早期乳腺癌患者中位随访 9 年的生存数据显示，因心血管事件死亡的患者比例高达 15.9%，超过了因乳腺癌死亡的 15.1%。血脂相关心血管事件已成为乳腺癌老年女性的首要死因。因此，全程全方位管理乳腺癌时，绝经后乳腺癌患者血脂和心血管事件的管理尤为重要。

## 二、乳腺癌急性期治疗对心血管系统的影响

乳腺癌治疗后长期生存者治疗过程诱发心脏损伤事件的风险是正常人的 8 倍，而急性期早发现是避免致死性心肌损害的关键。乳腺癌确诊后的综合治疗会不同程度地增加心血管疾病风险。化疗导致的心血管疾病多源于两类，一类是化疗药物对心脏结构与功能的直接损伤，另一类是化疗导致原有心血管疾病的恶化。存在传统心血管疾病危险因素的人群，更容易发生心血管不良反应事件。蒽环类药物是乳腺癌化疗的主要药物之一，其心脏毒性呈剂量依赖性，随着累积剂量的增加，心力衰竭的发生风险随之增加。蒽环类药物导致心力衰竭的发生率最高可达 48%，氟尿嘧啶类药物导致心肌缺血的发生率约 10%，根据使用药物的剂量、时间及用药方式不同而有所波动。化疗所致心律失常的发生率为 16%～36%，应在治疗过程中关注心律失常的发生风险，避免患者因恶性心律失常而影响抗癌治疗或直接导致猝死。乳腺癌抗 HER2 靶向治疗引起的心血管毒性反应也比较常见，发生率为 2%～19%。研究显示，与未用曲妥珠单抗治疗者相比，曲妥珠单抗治疗者发生慢性心力衰竭、冠状动脉疾病及高血压等心血管疾病的风险增加。另外，乳腺癌放疗期间心脏电离辐射暴露可导致缺血性心脏病发生风险增加。有研究表明，肿瘤患者心电图异常在放疗后的发生率高达 28.7%～61.5%，而原有心电图异常者在放疗后异常程度也会加重。因此，在乳腺癌急性期治疗的各个阶段，需要临床医师高度警惕，治疗前评估心血管疾病风险、治疗中注意监测相关心脏不良反应，早发现、早治疗，通过心内科医师会诊，积极调整治疗方案，干预患者的生活方式，尽量使乳腺癌患者的心脏毒性降至最低。

## 三、乳腺癌慢性期血脂异常对心血管系统的影响

绝经后乳腺癌患者体内雌激素水平显著降低，可导致体内血脂异常。笔者等研究发现，与乳腺良性疾病患者相比，首次确诊的绝经后乳腺癌患者高三酰甘油血症的比例（21.4%）显著增高，但绝经前患者则未表现出相关性（16.8% 比 16.0%），提示绝经后乳腺癌患者伴有较高比例的血脂异常发生率。同时，血脂异常也是内分泌治疗常见的不良反应之一，并且可导致乳腺癌患者罹患心血管疾病的风险增加。绝经后早期乳腺癌患者大部分为激素受体依赖性乳腺癌，而以芳香化酶抑制剂为代表的内分泌治疗可使机体雌激素水平下降约 90%，而这将会对雌激素敏感的靶器官造成严重影响，包括对血脂调节的影响。ATAC 试验比较了阿那曲唑和他莫昔芬（TAM）在绝经后乳腺癌患者辅助治疗中的疗效及不良反应，随访 100 个月，结果表明，阿那曲唑组高胆固醇血症的发生率明显高于 TAM 组（9% 比 3%，$P < 0.05$）。BIG1-98 试验结果也同样显示，接受来曲唑治疗的患者比 TAM 治疗的患者有更高的高脂血症风险。ALEX 试验报道了阿那曲唑、来曲唑和依西美坦对脂质代谢的影响，研究表明甾体类和非甾体类芳香化酶抑制剂（AI）对血脂的影响不同，甾体类 AI 对血脂的负面影响相对较小。

血脂是一项可控制、可逆转的指标，如及早发现异常并处理，可改善患者的预后。乳腺癌患者均应通过定期血脂检测，早期发现血脂异常，这是预防动脉粥样硬化性心血管疾病（ASCVD）的重要措施；从生活方式干预、控制危险因素和规范诊疗入手，努力提高人群血脂异常的知晓率、治疗率和控制率水平。对于乳腺癌患者，尤其是绝经后患者的心血

管疾病干预则需先评价ASCVD综合风险,同时推荐运用《中国成人血脂异常防治指南(2016年修订版)》及《绝经后女性血脂异常管理的中国专家共识》的ASCVD血脂异常危险分层方案进行评估,并通过改善生活方式或运用调脂药物治疗使患者达到理想的血脂水平。对检查发现有血脂异常的乳腺癌患者,建议去心血管内科或内分泌内科门诊就诊。

## 四、乳腺肿瘤心脏病学的建立

乳腺肿瘤心脏病学为规范乳腺肿瘤心脏病患者的风险评估及诊治,解决疑难重症肿瘤心脏病患者的临床问题,更加精准地对乳腺癌患者进行治疗,有重要临床意义。乳腺肿瘤心脏病学涵盖两类患者:①乳腺癌治疗所导致的心血管疾病患者,如出现心力衰竭、血栓事件等,②原本已患心血管疾病的乳腺癌患者。2009年,国际肿瘤心脏病学会(ICOS)成立,旨在促进多学科专家共同参与肿瘤患者的临床决策,建立多中心数据库,制订常用术语标准和多学科指南等。现今肿瘤科及外科医师对心脏损害关注尚不够,肿瘤患者心血管疾病干预时机较晚。国外肿瘤心脏病学门诊和(或)病房已成立,而我国的肿瘤心脏病学门诊和(或)病房建设才刚刚起步。该新型学科涉及肿瘤外科、肿瘤内科、心血管科等多个学科。由于研究对象的广泛性和特殊性,肿瘤心脏病学不仅局限于医学本身,还涉及伦理学、社会学乃至经济学等诸多人文社会科学,需要肿瘤学家与心血管病学家团结协作,以及更多来自社会各界的关注、支持与帮助。

## 五、乳腺肿瘤"双心医学"的建设及多学科协作

### (一)心血管疾病及其相关心理问题已成为我国最严重的健康问题之一

目前,我国心血管疾病患者人数已达2.9亿,有研究发现,冠心病、高血压、心律失常等心血管疾病与心理社会因素、焦虑、抑郁等不良情绪密切相关。随着经济发展和社会压力的增加,心血管疾病和有关的心理问题已经成为我国最严重的健康问题之一,越来越多的心血管疾病患者存在心理问题,两种疾病相互影响,导致疾病恶化,但由于牵涉两个学科,临床表现不典型,容易误诊误治。有不少患者因胸闷、胸痛或心悸、气促到心内科就诊,以为是心血管疾病所致,而实际并无器质性心脏病,只是由于焦虑抑郁心理所促发的躯体症状,由于缺乏对心理问题的认识,过度使用CT或冠脉造影检查,不仅浪费卫生资源,还加重了病情。心理、心脏两者息息相关,如今"双心医学"(psychocardiology)的推广使临床在治疗躯体病变的同时对心理问题给予更多的关注。心理社会应激对心血管疾病的促发作用不亚于高血压、高血脂、肥胖等传统危险因素,通过心理行为治疗与药物干预,可以有效地阻止心血管疾病的发生和发展。有关专家进一步提出建设"双心门诊":将心理科医师请到心脏内科会诊,同时又让心脏内科医师接受心理学知识的培训,取得相关证书后才能给此类患者看病。

### (二)乳腺肿瘤治疗中应加强"双心医学"的建设及多学科协作

乳腺癌患者的心理障碍发生率远高于其他恶性肿瘤患者,提示心理因素对于乳腺癌的影

响其为重要。心理社会应激，包括心理应激、负性情绪的压抑和不表达等，可通过神经、内分泌抑制使免疫系统受损，导致恶性肿瘤的生长并影响其病程和转归。绝经前乳腺癌患者化疗期间出现化疗诱发闭经的现象较为常见，由于卵巢功能的快速减退、雌激素分泌的迅速减少、月经失调甚至闭经，由此带来神经内分泌、精神、心理等一系列的变化，患者往往容易陷入悲观、忧郁、焦虑或烦躁不安，有的女性可能患更年期综合征，临床表现为全身发热、面部潮红、眼花、耳鸣、头痛、眩晕、失眠、多梦等症状，易出现易激惹、神经衰弱、焦虑、抑郁等消极心理。据报道，45%的乳腺癌患者或有不同程度的精神心理问题，其中42%为抑郁或焦虑障碍。20%的患者伴有2种以上的精神障碍。焦虑、抑郁等心理问题和负性情绪不仅影响患者的机体状态和治疗后的康复，也会造成患者的行为退化及治疗中断，导致患者出现更多的临床不适，影响其生活质量和治疗效果，甚至对预后产生不良影响。为此，孔令泉等提出乳腺肿瘤心理学的概念，以进一步深入研究恶性肿瘤和心理学的相互关系及乳腺癌的心理支持治疗，以有利于乳腺癌的预防、治疗和改善预后。

乳腺癌患者较普通人群患心血管疾病风险显著增加，且乳腺癌患者中同时存在较高比例的心理问题和心血管疾病。急性心理应激可引起外周血管收缩，心率及血压上升，左心室射血分数降低，引发或加剧左心室壁功能异常等。这些改变被认为是导致心肌缺血或其他心理应激引起的不良心脏反应的基础。乳腺癌及心血管疾病带来的长时间的痛苦与压力也会影响患者的心理状态，甚至导致焦虑、抑郁。反之，健康向上的心理状态与乳腺癌及心血管疾病致死率的降低和较好的预后明显相关。乳腺癌患者受到心血管疾病与精神心理问题的双重困扰，需要更多的临床重视。首先，女性心血管疾病在发病症状上不典型，主诉多，症状表现趋于多元化，可有呼吸困难、疲倦乏力、烧灼感或上腹痛等非特异性症状，而典型的胸骨后压榨样疼痛相对较少。另外，女性的冠脉造影阳性率明显比男性低，极易被误诊、漏诊。过激的情绪也易引起类似心血管疾病的症状，乳腺癌临床治疗期间常见这样一类患者：胸闷、胸痛，偶尔伴有心慌气短，但大量的检查并未显示心脏病变，经针对心脏病进行的治疗后也无明显好转，此时应关注患者心理问题。

综上，我们提出乳腺肿瘤心理心脏病学（breast oncopsychocardiology）的概念，即对乳腺肿瘤应加强"双心医学"的建设及多学科协作。乳腺肿瘤心理心脏病学是一门由乳腺肿瘤学与心血管病学及心理学交叉并综合形成的一门学科，遵循社会-心理-生物医学模式，强调在治疗患者躯体上存在的肿瘤病变和心血管疾病的同时，关注患者的精神-心理问题，尊重患者的主观感受，倡导真正意义上的全面心身健康，即心身健康的全面和谐统一。针对乳腺肿瘤患者的"双心医学"主要为下列三类患者服务：①乳腺肿瘤与心血管疾病及精神心理障碍共病患者，即乳腺癌患者中已确诊心血管疾病者，经心内科检查及治疗后，仍有明显的心血管症状，如胸闷、胸痛、心慌、气短等，并有情绪不安、担忧、焦虑、抑郁、失眠等精神心理症状。②乳腺癌伴发精神心理障碍患者，以心血管症状为主要表现，需要与心血管疾病鉴别诊断的患者，如伴发焦虑症、惊恐障碍的乳腺癌患者，有反复发作的严重心血管症状，但是经过心电图、心脏运动试验或心脏导管检查，未发现明显心脏器质性病变者。③伴发乳腺癌的心血管疾病患者，在围手术期的心血管疾病管理与康复治疗阶段时，都需要配合心理咨询与心理治疗。该新型学科涉及肿瘤外科、肿瘤内科、肿瘤放疗科、心血管科、精神心理科、血液科、超声科、影像科、血管外科、药剂科、呼吸内科等多个学科，良好的团队协作才能使该学科成长壮大，真正能为患者解决问题。作为一门新兴的交叉学科，针对乳腺肿瘤患者的"双心医学"的发展不仅需要肿瘤学家、心血管病学家与精神心理科专家的团结协作，更需要来自社会各界的关注、支持与帮助。

（李　浩　孔令泉）

## 参 考 文 献

陈伟伟，高润霖，刘力生，等，2017.《中国心血管病报告 2016》概要. 中国循环杂志，（6）：521-530.

郭锡永，吴飞，王悦，等，2003. 影响更年期妇女抑郁症状发生的生物、心理及社会因素调查分析. 吉林大学学报（医学版），29（6）：847-851.

孔令泉，李浩，厉红元，等，2019. 关注乳腺癌患者"双心医学"的建设及多学科协作. 中华内分泌外科杂志，13（2）：89-92.

孔令泉，李欣，厉红元，等，2017. 关注乳腺癌患者血脂异常的诊断与防治. 中华内分泌外科杂志，11（2）：89-91，96.

孔令泉，吴凯南，厉红元，等，2017. 乳腺肿瘤心脏病学. 北京：科学出版社.

孔令泉，吴凯南，2017. 乳腺肿瘤心理学. 北京：科学出版社.

李浩，孔令泉，吴凯南，2018. 乳腺肿瘤心脏病学的建立及多学科协作的意义. 中国临床新医学，11（1）：94-97.

刘梅颜，2014. 女性精神心理特点与心血管疾病. 中国实用内科杂志，34（1）：29-31.

罗清清，孔令泉，2016. 乳腺癌患者中代谢综合征发病状况的临床初步研究. 重庆：重庆医科大学.

王丕琳，朱强，苏娅丽，2010. 乳腺癌患者的心理康复. 中国康复理论与实践. 16（6）：549-551.

赵水平，2016.《中国成人血脂异常防治指南（2016 年修订版）》要点与解读. 中华心血管病杂志，44（10）：827-829.

Armstrong GT, Chen Y, Kawashima T, et al, 2013. Modifiable risk factors and major cardiac events among adult survivors of childhood cancer. J Clin Oncol, 31（9）：3673-3680.

Buzdar A, Howell A, Cuzick J, et al, 2006. Comprehensive side effect profile of anastrozole and tamoxifen as adjuvant treatment for early-stage breast cancer：Long-term safety analysis of the ATAC trial. Lancet Oncol, 7（8）：633-643.

Catapano AL, Graham I, de Backer G, et al, 2016. 2016 ESC/EAS guidelines for the management of dyslipidaemias. Eur Heart J, 37（39）：2999-3058.

Frickhofen BF, Jung B, Fuhr HG, et al, 2002. Capecitabine can induce acute coronary syndrome similar to 5-fluorouracil. Ann Oncol, 13（5）：797-801.

Giraud P, Cosset JM, 2004. Radiation toxicity to the heart：Physiopathology and clinical data. Bull Cancer, 91（Suppl 3）：147-153.

Gustavsson A, Osterman B, Cavallin-Stahl E, 2003. A systematic overview of radiation therapy effects in non-Hodgkin's lymphoma. Acta Oncol, 42（5/6）：605-619.

Lloyd-Jones D, Adams R, Carnethon M, et al, 2009. Heart disease and stroke statistics—2009 update：A report from the American Heart Association Statistics Committee and Stroke Statistics Subcommittee. Circulation, 119（3）：e21-e181.

Martel S, Maurer C, Lambertini M, et al, 2017. Breast cancer treatment-induced cardiotoxicity. Expert Opin Drug Saf, 16（9）：1021-1038.

Mehta L S, Watson KE, Barac A, et al, 2018. Cardiovascular disease and breast cancer：Where these entities intersect：A Scientific statement from the American Heart Association. Circulation, 137（8）：e30-e66.

Nagel S, Talbot NP, Mecinović J, et al, 2010. Therapeutic manipulation of the HIF hydroxylases. Antioxid Redox Signal, 12（4）：481-501.

Patnaik JL, Byers T, Diguiseppi C, et al, 2011. Cardiovascular disease competes with breast cancer as the leading cause of death for older females diagnosed with breast cancer：A retrospective cohort study. Breast Cancer Res, 13（3）：R64.

Rasmussen HN, Scheier MF, Greenhouse JB, 2009. Optimism and physical health：A meta-analytic review. Ann Behav Med, 37（3）：239-256.

Tamargo J, Caballero R, Delpón E, 2015. Cancer chemotherapy and cardiac arrhythmias：A review. Drug Saf, 38（2）：129-152.

Victor W, Vieweg R, Dougherty LM, et al, 1997. Mental stress and the cardiovascular system part II：Acute mental stress and cardiovascular disease. Medical Update for Psychiatrists, 2（5）：130-133.

Yeh BC, 2009. Cardiovascular complications of cancer therapy：Incidence, pathogenesis, diagnosis, and management. J Am Coll Cardiol, 53（24）：2231-2247.

# 第四十一章

# 乳腺癌患者伴心血管疾病的麻醉风险评估及围手术期处理

## 一、麻醉风险评估

手术是乳腺癌主要治疗方法，而手术的创伤可引起患者的应激反应，麻醉药物对循环功能的干扰，以及麻醉中的操作如气管插管、正压通气、气管拔管，以及术中出血及血容量变化、体温变化等，均对机体有较强的刺激，尤其是乳腺癌患者并存缺血性心脏病、瓣膜性心脏病、高血压病等心血管疾病时，施行乳腺癌手术的并发症和死亡率都明显高于非心脏病患者。此外，患者行化疗和放疗也可能造成心血管结构及功能的损伤。因此，在麻醉和手术前，综合考虑手术的必要性与迫切性、手术时机、患者的耐受能力及手术的危险程度等，进行充分的术前评估和准备，以及合理的围手术期管理，可降低围手术期并发症的发生率和病死率。

术前麻醉风险评估及准备的主要内容包括：①全面了解患者心血管疾病发生发展过程、用药情况及疗效；②评估患者心脏等重要脏器功能状况，以及对手术及麻醉的耐受能力；③依据评估结果，针对性地改善心血管等功能，提高患者对手术和麻醉的耐受能力。

### （一）总体评估

**1. 全身情况**　患者的总体状况，如神志、精神状态、年龄、语言表达、握力、姿势与步态、营养状况、消瘦或肥胖等，对判断患者耐受麻醉和手术的能力均有价值。

**2. 合并的内科疾病及治疗情况**　了解患者有无其他疾病及治疗情况，如果并存一或多种疾病，则手术和麻醉的风险可能会增加。这类患者手术和麻醉的耐受能力，取决于重要器官功能状况，因此术前评估与准备可改善及恢复器官功能，提高患者对手术和麻醉的耐受能力。重点是对心血管和呼吸系统的评估与准备。

**3. 手术的复杂性**　手术范围大、时间长、出血量多、创伤大及手术复杂等情况下，麻醉和手术的风险会相应增加。

### （二）心血管风险评估

合并心血管疾病的乳腺癌患者手术时，术前主要危险因素取决于是否合并不稳定性冠状动脉综合征和心功能状况，具体的禁忌证如近期有心肌梗死、失代偿性心力衰竭、严重的心律失常和重度主动脉瓣狭窄或二尖瓣狭窄等。此外，乳腺癌的放疗及部分化疗药物治疗过程中，心脏结构包括心包、心肌、心瓣膜、冠状动脉及传导系统等也可能受到损害。

**1. 围手术期心血管危险因素**　对伴心脏疾病的乳腺癌患者的围手术期心血管风险予以量化的方法尚少，美国心脏病学会/心脏协会（ACC/AHA）对一些临床危险因素，从高风险到低风险进行分类，从而为临床提供围手术期心血管风险的预测。合并高危因素患者，围手术期发生心肌梗死、心力衰竭、完全性房室传导阻滞风险极高，对于乳腺癌手术这样的限期手术，应充分权衡患者心血管风险与手术治疗获益，必要时应先转心脏内科或者心脏外科，治疗心血管疾病，之后再施行乳腺癌手术。美国 ACC/AHA 规定的心血管危险因素分类如下。

（1）高危因素

1）不稳定性冠状动脉综合征：急性或 2 个月以内的心肌梗死，临床症状或无创检查提示有心肌缺血表现；不稳定性或严重心绞痛。

2）恶化或者新出现的心力衰竭，心功能Ⅳ级。

3）严重的心律失常，如高度的房室传导阻滞、有症状的室性心律失常、心室率难以控制的室上性心律失常、有症状的心动过缓、室性心动过速。

4）重度主动脉瓣狭窄、重度二尖瓣狭窄。

（2）中危因素

1）既往心肌梗死病史，心力衰竭已代偿。

2）药物控制下的稳定型心绞痛。

3）代偿或早期的心力衰竭。

4）糖尿病（尤其是胰岛素依赖型）。

5）肾功能不全。

（3）低危因素

1）老年（年龄大于 75 岁）。

2）异常心电图（左心室肥厚、左束支传导阻滞、ST-T 异常）。

3）非窦性心律如心房颤动、起搏心律。

4）心功能差（如轻度负重不能爬一层楼梯）。

5）脑卒中病史。

6）没有控制的高血压。

**2. 心脏功能评估**　日常生活运动耐量是围手术期心血管风险的重要预测因素之一，运动耐量低下预示心脏功能低下。运动耐量通常用代谢当量（metabolic equivalent of task，MET）表示，心脏风险等级与 MET 呈负相关。MET 大于 7 者体能良好，可耐受手术与麻醉；MET 在 4～7 者为中等，手术与麻醉风险较低；MET 小于 4 者体能较差，手术与麻醉有一定的危险性。具体评估见表 41-1。MET 主要基于患者的主观描述进行风险判断，因此具有一定主观性。近年，有人提出基于客观评价的杜克活动指数（duke activity status index，DASI）来预测风险，能够避免将部分高风险患者错误划分为低风险患者。

表 41-1 代谢当量评估表

| 代谢当量 | 患者活动能力 | 代谢当量 | 患者活动能力 |
|---|---|---|---|
| 1 | 能自己进食、穿衣、看电脑、阅读 | 7 | 能胜任单打网球 |
| 2 | 能室内步行，或下楼，或胜任烹调 | 8 | 快速爬楼梯，慢跑 |
| 3 | 能步行 1～2 个街区 | 9 | 慢速跳绳或骑独轮车 |
| 4 | 能完成花园修剪、除草等工作 | 10 | 能快速游泳、跑步 |
| 5 | 能爬一层楼梯，或跳舞，或骑自行车 | 11 | 能滑雪或打满场篮球 |
| 6 | 能打高尔夫球 | 12 | 能快跑较长距离 |

**3. 床旁简易试验**

（1）屏气试验：患者数次深呼吸过后，深吸气后屏住呼吸，记录屏气时间。一般以屏气 30 秒以上为正常，屏气时间短于 20 秒，提示患者心肺功能不全。

（2）爬楼梯试验：患者按照自己的步伐不弯腰爬上 3 层楼，说明心肺功能尚好。

（3）6 分钟步行试验：嘱患者徒步运动，测试其 6 分钟内能承受的最快速度行走的距离。可以对中重度疾病患者进行全身功能状态的综合评价，包括心肺功能、骨骼肌肉功能等，以反映其日常活动能力。健康者可以步行 400～700m，步行距离受身材高矮、体重、性别及步行走廊条件等多种因素影响，但是对于特定个体来说，步行距离提高 30m 为最小意义的差值。

（三）呼吸功能评估

术后呼吸系统并发症是围手术期死亡的重要原因，仅次于心血管系统并发症。呼吸系统危险因素包括肺功能损害，慢性肺部疾病，并存中到重度的呼吸功能不全，$PaO_2 <$ 60mmHg，$PaCO_2 > 45mmHg$，有长期吸烟史未戒烟者，有哮喘病史，急性呼吸道感染患者。

对于气道高反应性患者如支气管哮喘者，术前应重点了解其哮喘严重程度、诱发因素、控制哮喘药物、使用 $\beta_2$ 受体激动剂的频率、急诊就医病史、口服糖皮质激素情况、近期是否有呼吸道感染病史等。对于呼吸功能的评估，部分患者应结合呼吸功能测定和动脉血气分析进行。

（四）抗凝治疗与深静脉血栓形成风险评估

任何引起静脉损伤、静脉血流淤积及血液高凝状态的原因都是深静脉血栓形成的高危因素，通常认为乳腺癌手术并发深静脉血栓形成的风险不高，但是合并心血管疾病的乳腺癌患者，则是高危人群。总的风险因素包括恶性肿瘤、高龄、肥胖、中心静脉置管等；心血管因素包括心功能不全或衰竭、卧床、高脂血症等；围手术期因素包括手术方式、手术时间及采取的具体麻醉方式等。根据危险因素采取深静脉血栓预防措施，包括鼓励患者尽早下床活动、下肢梯度弹力袜等物理治疗及药物预防（如低分子肝素）等。

# 二、术 前 准 备

（一）改善全身状况

麻醉前应尽可能改善患者全身情况，采取措施调控器官功能尤其是心血管功能处于最佳状态，以接受麻醉及乳腺癌手术治疗。其准备要点：改善营养状况，纠正贫血，提高缺血性心脏病患者血液的携氧能力，以及患者心理和精神状态的准备。在排除呕吐、误吸风险条件下，围手术期应尽可能缩短禁食禁饮时间，也不必进行清洁肠道准备。麻醉前2小时，可以口服5ml/kg的清饮料，包括水、无果肉果汁、不含奶的咖啡、茶及碳水化合物，总量不超过400ml，在20～30分钟内饮完，避免口渴、饥饿感和脱水、低血容量。对于围绝经期行乳腺癌手术患者，必要时可应用他汀类降脂药物，治疗脂代谢紊乱。

（二）呼吸系统的准备

乳腺癌患者术前合并慢性阻塞性肺疾病、低蛋白血症，肺部已有感染，较长手术时间，高龄，全身麻醉，吸烟等，都可能是术后肺部并发症的风险因素。术前积极进行风险因素的调控，鼓励有氧运动、呼吸锻炼和吸气肌训练。长期吸烟患者，术前应停止吸烟至少1周。

呼吸系统感染患者需择期手术时，应暂缓手术，待感染充分控制1周后再行手术，否则术后呼吸道并发症发生率会明显升高。对于慢性阻塞性肺疾病患者，应评估其肺部是否处于相对稳定状态，排除是否有哮鸣、痰量增多、静息或者轻微活动时喘息表现等急性发作表现，术前控制呼吸系统感染、促进排痰、治疗支气管痉挛、进行呼吸功能锻炼、入院后低流量吸氧治疗等。

气道高反应性常见于支气管哮喘、支气管痉挛发作性疾病，此类患者应至少提前1周对病情进行评估，以便留有足够时间对治疗方案进行调整，将哮喘控制在最佳状态再行手术。哮喘控制较差的患者应由呼吸科医师评估和调整优化药物治疗方案，并应用控制哮喘药物至手术当天。进行全身麻醉气管插管前30分钟，可吸入短效 $\beta_2$ 受体激动剂如沙丁胺醇2～4次。发作期哮喘患者，应暂缓手术，并积极治疗，控制哮喘发作至少1周，方可手术。

（三）心血管系统的准备

围手术期准备的关键是准确评估并改善心脏功能，心功能状态直接关系到手术和麻醉的风险高低。

**1. 高血压病**　很常见，长期未控制的高血压会促进动脉粥样硬化，损害心、脑及肾等靶器官功能，伴高血压病乳腺癌患者围手术期并发症包括心肌梗死、脑卒中、肾衰竭，甚至主动脉破裂。术前血压控制比较理想的高血压病患者，且无代谢紊乱或心血管系统异常，可如期进行乳腺癌手术。

许多高血压病患者并未严格进行规范治疗，术前血压显著升高未经控制的患者，如收缩压大于180mmHg和（或）舒张压大于110mmHg者，术中易出现心肌缺血、心律失常或严重高血压或低血压事件，导致麻醉管理难度大，血流动力学易出现波动，致患者风险增加。此时，应综合考虑术前血压升高的程度，是否合并心肌缺血、心功能不全、脑出血或肾功能不全等靶器官受损状况，以决定是否延期手术。至于手术当天是否停药，大多数医生主张手术当日早晨应继续服用抗高血压药物，以防止麻醉前和麻醉过程中出现明显的血压波动，有利于术中麻醉管理。

**2. 缺血性心脏病** 尤其是有不稳定型心绞痛和心肌梗死患者，是乳腺手术围手术期并发症和死亡的主要危险因素。此外，乳腺癌放疗也可能导致早发性冠状动脉疾病。心肌缺血的原因可能是心肌耗氧量增加超过了供氧量，也可能是供氧量减少，或者两者兼有，因此缺血性心肌病围手术期准备的关键是维持心肌氧供需平衡。

（1）增加氧供：心肌的氧供取决于冠状动脉的直径、阻力、灌注压、心率和动脉血氧含量等。其中，心率是舒张期时间长短的决定因素，影响冠状动脉的供血。术前应尽可能扩张冠状动脉，适当降低心率，以增加冠状动脉血流量，改善心肌氧供；此外，血红蛋白量是影响携氧能力的主要因素，一般术前血红蛋白 100g/L 以上可维持循环的携氧能力。

（2）降低氧耗：心肌耗氧量主要取决于心率、后负荷、心室壁张力和心肌收缩力。术前应注意治疗高血压，纠正发热、心动过速、寒冷等增加心肌氧耗的因素。应用β受体阻滞剂通过减慢心率、降低心肌做功以减少心肌耗氧量，延长舒张期供血时间，同时应用β受体阻滞剂对于冠心病患者还有心血管保护作用，可降低死亡率。患冠心病既往服用过β受体阻滞剂者，推荐围手术期继续应用；对于存在高风险因素如糖尿病、心力衰竭史、冠心病、肾功能不全或脑血管意外史，或同时有多个风险因素者，可以考虑术前尽早使用β受体阻滞剂。如果没有以上风险因素，既往未用过，不建议术前临时加用β受体阻滞剂。

（3）抗血小板治疗与手术治疗：冠心病患者常用抗血小板治疗，但抗血小板治疗必然增加乳腺癌手术出血风险，但是停用此治疗又会增加急性冠状动脉事件的风险，这是临床治疗的矛盾之处。临床中应权衡终止抗血小板治疗的心血管事件风险与延迟手术的后果，如担心癌症进展或扩散转移。一般乳腺癌手术多属于中低风险出血类型，围手术期综合考虑急性冠状动脉事件与出血风险，可以继续小剂量抗血小板治疗。对于手术创面较广泛，合并肝功能障碍、肾功能不全等高出血风险因素的患者，可停止抗血小板治疗 5~7 天，以降低出血风险。

（4）缺血性心脏病血运重建和乳腺癌手术时机的确定：缺血性心脏病血运重建和乳腺癌手术时机是临床面临的棘手问题，一般并不推荐乳腺癌手术前行冠状动脉血运重建术。对于急性冠脉综合征患者，紧急血运重建和启动双联抗血小板治疗通常会导致乳腺癌手术治疗的推迟。冠状动脉搭桥血运重建患者需要术后恢复 2~3 个月后再择期进行非心脏手术，也有在搭桥后 4 周进行手术的，其前提是胸骨已愈合，从而可耐受与非心脏手术和恢复相关的任何应激。以上血运重建的等待过程，必然会导致乳腺癌手术的推迟，带来癌肿进展的风险。如果患者有不稳定型心绞痛频繁发作、运动试验结果呈强阳性、冠状动脉造影提示有冠状动脉主支或 3 根以上血管病变，应先行冠状动脉搭桥手术或放置冠状动脉支架，然后再择期行乳腺癌手术，2 次手术之间的间隔依据患者恢复情况而定。因此，对于大多数缺血性心脏病病情稳定的患者，可以在严密观察下，先行乳腺癌手术。近年，国内有医院尝试在冠状动脉搭桥的同时进行癌症根治术，试图将肿瘤转移的风险降到最低，但是否改善了患者远期生存及肿瘤转移风险等，仍有待进一步观察。

（5）服用双联抗血小板药物的冠状动脉支架置入患者：对于接受冠状动脉支架术的患者，需要推迟至针对具体支架类型推荐的最短双联抗血小板治疗持续时间之后，才能手术，以尽可能减少不良心血管事件的发生。拟行乳腺癌手术患者，应综合考虑外科手术情况，选择手术治疗的时机或调整抗血小板药物。

1）推迟外科手术至金属裸支架置入后至少 6 周，药物洗脱支架置入后至少 6 个月，围手术期可以继续服用阿司匹林，术前 5 天停用氯吡格雷即可。

2）裸支架置入后 6 周或药物洗脱支架置入后 6 个月以内需要乳腺癌手术者，选用创面较小的术式，推荐术前继续双联抗血小板治疗，若发生严重出血，可以输入血小板或其他止血药物；创面较大术式，术前 5 天停止双联抗血小板治疗，应用短效抗血小板药物如替罗非班或依替巴肽进行桥接，并于术前 1 天停药，尽量降低心血管事件风险。

**3. 心脏瓣膜性疾病**

（1）合并重度瓣膜性疾病患者的乳腺癌手术：重度瓣膜狭窄和关闭不全是行乳腺癌手术的高危因素，其中瓣膜狭窄与反流的程度、血流动力学状态、是否合并肺动脉高压等，是评估风险的重要因素。2014 年 AHA/ACC 有关心脏瓣膜病指南提出，对于无症状重度瓣膜病成年患者，在恰当的术中和术后管理与血流动力学监测下，可以接受择期的中度风险非心脏外科手术治疗；对于有症状的重度瓣膜病患者，限期非心脏外科手术治疗应在仔细权衡各种治疗方案的风险与获益，如患者解剖结构允许，可以先做经皮二尖瓣球囊扩张术，然后再行乳腺癌手术等非心脏手术。

（2）瓣膜性疾病抗凝治疗与手术时机：心脏瓣膜病合并心房颤动或瓣膜置换手术后，大多于乳腺癌术前 3～5 天停用华法林，术前国际标准化比值（INR）目标值为 ≤1.5，假如 INR>1.5，可于术前 1 天口服小剂量维生素 K 以将 INR 降至目标值，术后 2～3 天恢复使用华法林。抗凝的桥接指征是机械瓣膜置换后，合并心房颤动、既往有血栓栓塞病史、高凝状态、左心室射血分数<30%、超过一个机械瓣等，停用华法林 2～4 天后，INR<2.0 时可以考虑低分子肝素等桥接治疗。术前 12 小时停止注射低分子肝素；术后 24～72 小时尽早恢复低分子肝素注射；术后 12～24 小时患者血流动力学稳定，也可以直接恢复华法林治疗。

**4. 其他准备**

（1）心律失常：室性或室上性心律失常是围手术期急性冠状动脉事件的危险因素，无症状的室性心律失常并不增加乳腺癌患者术后心脏并发症发生率，但应尽可能明确心律失常的原因，排除心肌缺血等危险因素。对于频发室性期前收缩、复杂异位室性期前收缩或室性、室上性心动过速等，尤其是伴有血流动力学不稳定，具有晕厥、黑矇及心悸等症状的患者，应积极寻找病因，暂缓手术。

对于高度房室传导阻滞、窦房结功能障碍、双束支或三束支传导阻滞、心动过缓且药物治疗无效等患者，术前应该安置临时起搏器，以提高术中安全性。

（2）心脏起搏器：安置有心脏起搏器的患者应该明确心脏起搏器类型及安装部位、患者对其是否有依赖，以及心脏起搏器的程序控制调整和电池状态。对起搏器存在依赖的患者，应将其预先程控为非同步模式，关闭埋藏式心脏复律除颤的治疗模式，术后再恢复。

（3）深静脉血栓的预防：乳腺癌合并心血管疾病患者是围手术期深静脉血栓形成的高危人群，肿瘤细胞可通过促凝、抗纤溶和促凝集活性，释放促炎和促血管形成细胞因子、细胞黏附因子与血管内皮和血细胞相互作用，从而诱发凝血亢进。对于存在深静脉血栓形成高风险因素的患者，可以考虑进行下肢间歇气囊压迫和梯度弹力袜预防及治疗；必要时可考虑低分子肝素等药物进行抗凝预防治疗，但是不推荐乳腺癌患者单独使用阿司匹林预防深静脉血栓形成。

# 三、术中麻醉管理

## （一）麻醉方式的选择

目前，多采取全身麻醉的方式完成乳腺癌手术。由于硬膜外麻醉期间患者清醒、合并心血管疾病的部分患者有抗凝治疗的病史、阻滞不完全导致疼痛等因素的影响，目前硬膜外麻醉已经很少单独用于乳腺癌手术。

近年来，神经阻滞复合全身麻醉等复合麻醉方式日益受到重视。该麻醉方式具有减少术中阿片类药物的使用、苏醒快、术后恶心呕吐发生率低、可用于术后镇痛、降低术后慢性疼痛发生率等优点。其中，胸椎旁神经阻滞常用于乳腺切除术等手术的麻醉。相对于硬膜外麻醉，胸椎旁神经阻滞是对一侧神经进行阻滞，可降低术后低血压、尿潴留、呼吸抑制等风险。

此外，进行抗凝治疗的乳腺癌患者，无论是实施硬膜外麻醉还是胸椎旁阻滞均有出血的顾虑，因此对于抗凝或存在凝血功能障碍的乳腺癌患者，行前锯肌平面神经阻滞和胸壁筋膜间阻滞，以替代操作较复杂、风险较高的胸椎旁神经阻滞和硬膜外阻滞，用于合并有心脏疾病的乳腺癌手术患者，或许更有临床前景。

## （二）麻醉管理的基本原则

**1. 制订血流动力学管理目标**　依据合并的心血管疾病的病理解剖、病理生理改变特点，结合术前血流动力学状况，制订麻醉过程中血流动力学管理目标，维持循环稳定和心肌氧供需平衡。麻醉期间血压的波动尽可能维持在术前基础水平，避免出现伴有心率增快的血压下降等危险状况。

**2. 术中监测与调控**　依据合并心血管疾病类型、手术方式等，在常规心电监护基础上，进行有创动脉血压、中心静脉压等监测，依据患者情况进一步选择经食管超声监测、肺动脉楔压监测及连续心排血量监测等，更容易实现维持循环功能和机体内环境稳定的目的。

**3. 容量管理**　合并心血管疾病的患者，麻醉期间容量管理难度较大，需在避免低血容量和补液过量之间保持平衡，过量补液可导致肺水量过多，损害肺功能，可选择实施目标导向液体治疗，更精准实现术中容量治疗，以维持血流动力学稳定。

**4. 体温管理**　麻醉期间因术野暴露、全身麻醉等因素可导致低体温，引起凝血功能障碍、心肌耗氧量增加、心律失常和手术切口感染及抵抗力减弱等，麻醉中及恢复期应给予适当的保温措施，避免出现低体温。

**5. 其他**　通气与氧合的监测与调控、内环境的维持及凝血功能调控等，都是合并心血管疾病患者行乳腺癌手术的监测措施。

## （三）恢复期心血管并发症等注意事项

合并心血管疾病患者全身麻醉恢复期间，容易出现低血压、高血压或心律失常引起的血流动力学不稳定，以及心肌缺血甚至失代偿性心力衰竭等并发症。此外，恢复期恶心呕吐、低体温及寒战、呼吸功能不全等，与血流动力学不稳定等相互交织和影响，可导致全身麻醉恢复期管理复杂化，是合并心血管疾病患者围手术期主要风险之一。

**1. 恢复期心血管问题**　麻醉恢复期是围麻醉期管理的延续，良好的术前评估与准备和术中麻醉管理是保障恢复期血流动力学稳定的重要基础。术后恢复期患者的心血管并发症与原有的心血管疾病密切相关，如术后高血压大多与原有的高血压有关。

麻醉恢复期间，随着麻醉药物代谢、麻醉深度变浅和患者逐渐苏醒，血流动力学波动较大，心脏负荷较重，容易出现低血压、高血压、缓慢型或快速型心律失常，循环的波动和心律变化会降低冠状动脉灌注导致心肌缺血的风险。因此，恢复期应尽可能维持血流动力学稳定，去除诱发因素，减少吸痰等刺激，及时治疗术后疼痛、尿管等引流管道的刺激，处理尿潴留，维持内环境和电解质稳定，充分给氧以维持氧供需平衡等。

**2. 其他问题**

（1）术后恶心呕吐的防治：术后恶心呕吐的危险因素包括女性患者、非吸烟者、既往有晕动病或术后恶心呕吐病史者、术后使用阿片类药物等。对高危患者可以预防性应用 5-羟色胺（5-$HT_3$）受体拮抗剂或者糖皮质激素治疗呕吐。

（2）恢复期呼吸系统并发症：患者进入恢复期，应进一步评估气道通畅情况、呼吸频率及血氧饱和度，并反复对气道通畅情况进行评估，及时处理并存的呼吸道疾病及麻醉因素导致的呼吸功能不全。其中，应重视呼吸功能不全导致的低氧血症和高碳酸血症可能影响循环功能的恢复，合理掌握气管拔管时机，尽量减少对心血管功能的干扰。

（3）低体温与寒战：术后寒战可发生于低体温、高热或体温正常的患者。寒战会使患者心肌耗氧量显著增加，应及时处理导致寒战的原因，如低体温引起者应注意保温治疗。

# 四、术 后 管 理

## （一）术后镇痛

术后镇痛治疗是促进患者康复的重要措施，良好的术后镇痛能够改善患者休息质量，减少心血管并发症。目前常用的镇痛方式有口服、肌内注射和患者自控镇痛等。其中，最常用的是联合应用不同的镇痛药物和镇痛方式，分别通过不同的机制进行术后镇痛治疗的多模式镇痛方法，如运用阿片类镇痛药、非阿片类镇痛药，以及神经阻滞和其他辅助治疗等措施，以达到改善术后镇痛效果，降低药物相关副作用的目的。

近年来，椎管内神经阻滞、胸椎旁神经阻滞、前锯肌平面神经阻滞和胸壁筋膜间阻滞等神经阻滞用于乳腺癌手术后镇痛，具有镇痛确切、并发症少的优点。其中，前锯肌平面神经阻滞、胸壁筋膜间阻滞具有操作简便、无胸腔内出血的优点，似乎更具临床价值。

## （二）术后深静脉血栓的防治

乳腺癌手术后患者深静脉血栓形成的风险相对较低。对于心肺功能良好者，可以鼓励其早期下床活动，预防深静脉血栓的形成；心肺功能较差、下床活动有障碍者，是深静脉血栓形成的高危人群，可使用下肢梯度弹力袜等物理治疗措施进行防治；对于深静脉血栓形成极高危患者，应综合考虑在外科出血风险较低的情况下，可在术后 12～24 小时使用普通肝素或低分子肝素等抗凝，进行深静脉血栓的预防。

（三）其他

**1. 术后饮食**　缩短禁食禁饮的时间，术后尽早恢复正常饮食。无恶心呕吐者，鼓励术后 2 小时开始少量饮水，从小于 20ml 的饮水量开始，观察有无呛咳反应，并根据胃肠道的耐受情况逐渐增加饮水量；依据饮水情况，术后几个小时后逐步过渡到半流质和普通饮食，补充高热量饮食以减少术后负氮平衡，并尽早停止静脉补液。

**2. 尿管及各种引流管**　术中酌情考虑是否安置尿管，短时小手术可以不安置尿管；术中安置尿管的患者，可在恢复期或者回病房后尽早拔除尿管，减少尿管留置带来的不便和尿路感染的风险。术后根据外科情况安置引流管，应尽早拔除引流管，降低伤口感染的概率，方便患者活动，并及早过渡到正常生活状态。

**3. 早期活动**　尽早恢复下床活动，在术后几天逐渐恢复到术前日常活动量，降低术后肺炎及静脉血栓形成的风险，但应注意避免意外跌伤的可能。

（程　波）

## 参 考 文 献

Blanco R，Fajardo M，Parras Maldonado T，2012. Ultrasound description of Pecs Ⅱ（modified Pecs Ⅰ）：A novel approach to breast surgery. Rev Esp Anestesiol Reanim，59（9）：470-475.

Blanco R，Parras T，McDonnell JG，et al. 2013，Serratus plane block：A novel ultrasound-guided thoracic wall nerve block. Anaesthesia，68（11）：1107-1113.

Devereaux PJ，Mrkobrada M，Sessler DI，et al. 2014，Aspirin in patients undergoing noncardiac surgery. N Engl J Med，370（16）：1494-1503.

Egholm G，Kristensen SD，Thim T，et al. 2016，Risk associated with surgery within 12 months after coronary drug-eluting stent plantation. J Am Coll Cardiol，68（24）：2622-2632.

Fleisher LA，Fleischmann KE，Auerbach AD，et al. 2014，2014 ACC/AHA guideline on perioperative cardiovascular evaluation and management of patients undergoing noncardiac surgery：Executive summary：A report of the American College of Cardiology/American Heart Association Task Force on practice guidelines. Circulation，130（24）：2215-2245.

Fujii T，Shibata Y，Akane A，et al，2019. A randomised controlled trial of pectoral nerve-2（PECS 2）block vs. serratus plane block for chronic pain after mastectomy. Anaesthesia，74（12）：1558-1562.

Futier E，Lefrant JY，Guinot PG，et al，2017. Effect of individualized vs standard blood pressure management strategies on postoperative organ dysfunction among high-risk patients undergoing major surgery：A randomized clinical trial. JAMA，318（14）：1346-1357.

Kurz A，Sessler DI，Lenhardt R，1996. Perioperative normothermia to reduce the incidence of surgical-wound infection and shorten hospitalization. Study of Wound Infection and Temperature Group. N Engl J Med，334（19）：1209-1215.

Levine GN，Bates ER，Bittl JA，et al，2016. 2016 ACC/AHA guideline focused update on duration of dual antiplatelet therapy in patients with coronary artery disease：A report of the American College of Cardiology/American Heart Association task force on clinical practice guidelines. J Am Coll Cardiol，68（10）：1082-1115.

Lobo DN，Bostock KA，Neal KR，et al，2002. Effect of salt and water balance on recovery of gastrointestinal function after elective colonic resection：A randomised controlled trial. Lancet，359（9320）：1812-1818.

Nishimura RA，Otto CM，Bonow RO，et al，2014. 2014 AHA/ACC guideline for the management of patients with valvular heart disease：A report of the American College of Cardiology/American Heart Association Task Force on practice guidelines. J Am Coll Cardiol，63（22）：e57-e185.

Rassi AN，Blackstone E，Militello MA，et al，2012. Safety of "bridging" with eptifibatide for patients with coronary stents before cardiac and non-cardiac surgery. Am J Cardiol，110（4）：485-490.

Sundström J，Hedberg J，Thuresson M，et al，2017. Low-dose aspirin discontinuation and risk of cardiovascular events. Circulation，136（13）：1183-1192.

Wijeysundera DN，Pearse RM，Shulman MA，et al，2018. Assessment of functional capacity before major non-cardiac surgery：An international，prospective cohort study. Lancet，391（10140）：2631-2640.

# 第四十二章

# 乳腺癌患者术后快速康复的管理

丹麦腹部外科医生 Kehlet 发现开腹乙状结肠切除术后，有效镇痛能加快患者恢复，并于 1997 年率先提出快通道手术（fast track surgery，FTS）的概念。在随后的 10 多年里，多数学者将 FTS 称为加速康复外科（enhanced recovery after surgery，ERAS），并将其成功应用于多种手术。ERAS 是以循证医学证据为基础，以减少手术患者的生理及心理创伤应激反应为目的，通过外科、麻醉、护理、营养等多学科协作，对围手术期处理的临床路径予以优化，从而减少围手术期应激反应及术后并发症，缩短住院时间，促进患者康复。这一优化的临床路径贯穿于住院前、手术前、手术后、出院后的完整治疗过程，其核心是强调以服务患者为中心的诊疗理念。

中华医学会外科学分会、中华医学会麻醉学分会于 2018 年联合颁布了《加速康复外科中国专家共识及路径管理指南》，而乳腺癌患者的 ERAS 管理尚无临床指南。本章针对乳腺癌手术特点，结合国内外文献，提出以下建议。

## 一、术 前 准 备

完善的术前准备可使患者具有充分的心理准备和良好的生理条件，包括术前宣教、术前器官功能的优化、禁食及摄入碳水化合物、预防性应用抗菌药物及抗血栓治疗等。

### （一）术前宣教

乳腺癌患者术前心理压力较大，一方面是因为对癌症的恐惧，另一方面是对手术后形体变化的担心，并且术前焦虑的程度会影响术后康复。因此，术前医护人员应向患者及家属介绍围手术期治疗的相关知识及促进康复的各种建议，缓解患者紧张、焦虑的情绪，使其理解与配合手术，促进术后快速康复。同时，在乳腺癌手术治疗的方式上，如果条件许可，优先选择保乳手术；如果条件不成熟，也可以向患者及家属介绍乳腺重建手术等方式。总之，尽量减小手术治疗对患者形体的影响。

### （二）术前器官功能优化

吸烟、肥胖可增加乳腺癌手术的术后并发症，尤其是乳腺重建的并发症。有研究发现，吸烟、肥胖会增加皮瓣坏死的风险。血糖控制不佳的糖尿病及长期大量饮酒的患者手术切口感染的风险增大。因此，术前戒烟戒酒 1 个月，控制血糖在 7.8～10.0mmol/L，控制体重至 BMI<30kg/m²，这些措施将有利于乳腺癌患者的术后康复。

### （三）禁食及摄入碳水化合物

传统观点认为，术前禁食可降低麻醉诱导期间反流误吸的风险，但越来越多的研究发现，术前 2 小时进食清流质饮食是安全的。另外，术前摄入碳水化合物可减轻手术引起的分解反应，同时减轻围手术期口渴、焦虑等不良反应，并能有效抑制术后胰岛素抵抗。因此，建议无胃肠道动力障碍患者术前 6 小时才禁食固体饮食，术前 2 小时禁食清流质饮食。若患者无糖尿病病史，推荐手术前 2 小时饮用 400ml 含 12.5%碳水化合物的饮料，可减缓饥饿、口渴、焦虑情绪，降低术后胰岛素抵抗和高血糖的发生率。

### （四）预防性应用抗菌药物

切口性质是预防性应用抗菌药物的重要依据。乳腺癌手术多为清洁手术（Ⅰ类切口），原则上不需要预防性应用抗菌药物。然而，在临床上，乳腺切除术的感染率高于清洁手术的预期，尤其是有假体植入或皮瓣转移时。另外，患者因素如高血压、糖尿病、肥胖、吸烟也有可能增加乳腺切除术，尤其是重建手术的感染风险。因此，乳腺癌手术患者若无术后感染的高危因素，则不必预防性使用抗生素，但术中应严格进行无菌操作。而对于将行假体植入、乳腺重建等术式的患者，手术切口感染的风险增大，可考虑预防性使用抗生素，通常选用作用于皮肤常见定植菌的抗生素，如头孢类，并于切皮前 1 小时输注。

### （五）预防性抗血栓治疗

对于乳腺癌患者，不同手术方式的血栓栓塞风险不同，乳腺重建术较乳癌根治术、乳腺肿瘤切除术的风险高。肥胖、高龄也是血栓栓塞的独立危险因素。同时，癌症本身就是一个血栓形成的高危因素。因此，乳腺癌手术患者均应评估血栓栓塞的风险，并权衡出血与血栓栓塞的风险，采用合理的抗血栓治疗。低分子肝素或肝素是常用的抗血栓药物，早期活动和机械性抗血栓措施（如间歇性充气压缩泵或弹力袜等）是常用的非药物方法。对于高危人群，推荐药物治疗与非药物治疗联合应用，在术前 2～12 小时开始预防性抗血栓治疗，并持续至出院或术后 14 天。

# 二、术中管理

### （一）麻醉管理的优化

随着技术的进步与管理理念的更新，麻醉已不局限于提供良好的手术条件及保障患者术中的安全，它贯穿于术前准备、术中处理及术后康复等整个围手术期的诸多环节，在 ERAS 的实施中具有举足轻重的作用。

**1. 麻醉前评估和处理** 主要是针对手术的大小和患者器官的功能状态进行评估，并重点就心肺功能、贫血状况等进行调整，使患者达到最佳的术前状态。

**2. 麻醉选择与管理**　乳腺癌手术可选择全身麻醉或区域阻滞麻醉（胸段硬膜外麻醉、椎旁阻滞麻醉、肋间神经阻滞麻醉等），或两者联合应用。全身麻醉在乳腺癌手术中应用广泛，包括全凭静脉全身麻醉、全凭吸入全身麻醉及静吸复合全身麻醉。为了早期恢复，应尽可能使用短效麻醉药物。常用麻醉药物包括以下几类。①静脉全身麻醉药物：丙泊酚、依托咪酯；②吸入全身麻醉药物：七氟醚、地氟醚；③阿片类药物：芬太尼、舒芬太尼及瑞芬太尼；④肌肉松弛药：首选中效非去极化肌肉松弛药，如罗库溴铵、维库溴铵及顺式阿曲库铵等。

椎旁阻滞可单点或多点阻滞，能有效减轻手术的代谢和应激反应。同时，椎旁阻滞在术后疼痛及恶心呕吐控制方面优于全身麻醉。然而，椎旁阻滞的成功率为87%～100%，在乳腺癌手术中有一定的失败率。另外，椎旁阻滞的并发症如气胸、低血压等也限制了其广泛使用。胸段硬膜外麻醉也可应用于乳腺癌手术，但因其对循环呼吸影响大，目前已不是首选。

全身麻醉与椎旁阻滞联合应用，可减少阿片类药物的应用，减少恶心呕吐等并发症，并能有效减轻术后疼痛，加速患者康复。使用腹部皮瓣进行乳腺重建的患者，全身麻醉与腹横肌平面（transversus abdominis plane，TAP）阻滞联合应用，能减少术后镇痛药物的用量。全身麻醉需要达到合适的麻醉深度，既要避免术中知晓，也要避免麻醉过深；既要有利于快速苏醒，也要有利于减少麻醉不良反应。因此，全身麻醉期间建议行麻醉深度监测。吸入麻醉时维持吸入麻醉剂呼气末浓度0.7～1.3个最低肺泡有效浓度；或脑电双频指数维持在40～60。

**3. 围手术期容量管理**　血容量不足会导致组织灌注不足，且增加微血管血栓形成的风险；容量过负荷又会增加心血管事件、伤口感染、伤口愈合不良等风险。因此，围手术期既要避免容量不足，也要避免容量过负荷，保持水电解质平衡。目标导向的液体治疗（goal direct therapy，GDT）是实现容量适当的主要方法。GDT通常选择每搏输出量的变异量（stroke volume variation，SVV）<13%作为目标值，当SVV>13%时，半小时内给予液体负荷200ml，并重复使用，直到SVV<13%。

## （二）术中体温管理

术中维持正常体温可减少伤口感染、心脏并发症和出血等。乳腺癌手术，尤其是乳腺癌根治术、乳腺重建等，由于切口大，手术暴露范围广，术中低体温发生率高，因此手术时需常规监测体温，维持核心体温在36℃以上。安全有效的术中保温措施包括维持手术室的合适温度、静脉液体加温及暖风机加温等。

## （三）预防术后恶心呕吐

恶心呕吐会导致术后康复延迟、出院延迟。而女性、乳腺手术均是术后恶心呕吐的高危因素。麻醉药物，尤其是吸入麻醉药、阿片类镇痛药可增加恶心呕吐的发生。5-HT$_3$受体拮抗剂是有效的抗呕吐药物；地塞米松不仅降低术后恶心呕吐的发生率，还抑制术后疼痛；两者联合应用效果更好。神经激肽-1受体拮抗剂也能有效降低术后恶心呕吐的发生率，但需要术前服用。乳腺癌手术患者是术后恶心呕吐的高发人群，为了对其有效预防，此类术中尽量减少阿片类药物的用量，并于术前、术中使用神经激肽-1受体拮抗剂、5-HT$_3$受体拮抗剂、地塞米松之中的一种或联合应用。

### （四）手术引流

乳腺手术和腋窝手术后血肿及积液常见，而引流是减少它们的常用方法。引流管的拔出时间通常决定了患者的出院时间。目前尚无证据表明引流可改善乳腺手术的预后；相反，引流管可增加术后疼痛和感染的概率。因此，乳腺癌手术后应尽量缩短引流管的留置时间。

## 三、术 后 管 理

### （一）多模式术后疼痛管理

乳腺癌手术后疼痛是恢复活动延迟和住院时间延长的主要原因之一，而且重度急性术后疼痛也是发生乳腺切除术后疼痛综合征（postmastectomy pain syndrome，PMPS）的危险因素之一。PMPS 是一种可在乳腺癌术后发生的慢性神经病理性疼痛疾病，尤其易发生在切除乳腺外上象限和（或）腋窝处组织的手术后。

加巴喷丁能有效控制乳腺手术后疼痛。术前或术中使用非甾体类抗炎药不仅能有效镇痛，还能降低术后慢性疼痛的发生率。切口部位的布比卡因浸润也能有效减轻术后疼痛。预防性镇痛是在术前给予镇痛药物，其目的是预防痛觉的中枢敏化。腺苷、可乐定等都是有效的预防性镇痛药物。

总之，乳腺癌手术患者应该接受多模式的镇痛治疗。镇痛药物种类有许多，如非甾体类抗炎药、局部麻醉药、阿片类药物、N-甲基-D-天冬氨酸（N-methyl-D-aspartic acid，NMDA）受体拮抗剂；镇痛方式主要为预防性镇痛和治疗性镇痛，其中治疗性镇痛包括静脉镇痛、局部浸润镇痛、椎旁阻滞镇痛等。

### （二）早期进食

术后 24 小时内进食是安全的，而且能促进伤口愈合，减少感染，因此乳腺癌手术后24 小时内恢复饮食最好。

### （三）早期活动及上肢运动

术后早期活动可促进肌肉力量恢复，减少肺栓塞、肺炎等并发症，有利于快速康复。乳腺癌术后上肢疼痛、僵硬临床常见，降低了患者生活质量。术后第 1 个月肩部损伤也常有发生。术后早期锻炼有利于肩部运动恢复。因此，乳腺癌手术患者应在术后24 小时内开始活动。

### （四）出院后支持

出院后应制订理疗、功能锻炼和其他支持治疗的计划。乳腺切除并腋窝清扫的患者，早期理疗能有效促进患者生理及心理康复，并改善运动功能，减轻疼痛，提高生活质量。

加速康复患者早期出院后多数患者是满意的，但仍有部分患者，尤其是有并发症者，出院后存在担忧。因此，出院后支持治疗十分重要。出院后支持治疗可以是电话随访并指导，也可以是出院患者门诊随访，从而有效预防出院患者非计划再入院，减轻早期出院患者的焦虑情绪。

（王　彬）

## 参 考 文 献

中国医师协会麻醉学医师分会，2015. 促进术后康复的麻醉管理专家共识. 中华麻醉学杂志，35（2）：141-148.

中华医学会外科学分会，中华医学会麻醉学分会，2018. 加速康复外科中国专家共识及路径管理指南（2018 版）. 中国使用外科杂志，38（1）：1-10.

Arsalani-Zadeh R，Eifadl D，Yassin N，et al，2011. Evidence-based review of enhancing postoperative recovery after breast surgery. Br J Surg，98（2）：181-196.

Benes J，Zatloukal J，Simanova A，et al，2014. Cost analysis of the stroke volume variation guided perioperative hemodynamic optimization - an economic evaluation of the SVVOPT trial results. BMC Anesthesiol，14：40.

Biki B，Mascha E，Moriarty DC，et al，2008. Anesthetic technique for radical prostatectomy surgery affects cancer recurrence. Anesthesiology，109（2）：180-187.

Katz J，Poleshuck EL，Andrus CH，et al，2005. Risk factors for acute pain and its persistence following breast cancer surgery. Pain，119（1-3）：16-25.

Kehlet H，2005. Fast-track colonic surgery：Status and perspectives. Recent Results Cancer Res，165：8-13.

Kehlet H，2006. Fast-track surgery：The facts and the challenges. Cir Esp，80（4）：187，188.

Legeby M，Sandelin K，Wickman M，et al，2005. Analgesic efficacy of diclofenac in combination with morphine and paracetamol after mastectomy and immediate breast reconstruction. Acta Anaesthesiol Scand，49（9）：1360-1366.

Nwaogu I，Yan Y，Margenthaler JA，et al，2015. Venous thromboembolism after breast reconstruction in patients undergoing breast surgery：An American College of Surgeons NSQIP analysis. J Am Coll Surg，220（5）：886-893.

Olanders KJ，Lundgren GA，Johansson AM，2014. Betamethasone in prevention of postoperative nausea and vomiting following breast surgery. J Clin Anesth，26（6）：461-465.

Persing S，Manahan M，Rosson G，2020. Enhanced recovery after surgery pathways in breast reconstruction. Clin Plast Surg，47（2）：221-243.

Singhal AK，Kannan S，Gota VS，2012. 5HT$_3$ antagonists for prophylaxis of postoperative nausea and vomiting in breast surgery：A meta-analysis. J Postgrad Med，58（1）：23-31.

Tanious MK，Ljungqvist O，Urman RD，2017. Enhanced recovery after surgery：History，evolution，guidelines，and future directions. Int Anesthesiol Clin，55（4）：1-11.

Temple-Oberle C，Shea-Budgell MA，Tan M，et al，2017. Consensus review of optimal perioperative care in breast reconstruction. Plast Reconstr Surg，139（5）：1056e-1071e.

Zhang J，Ho KY，Wang Y，2011. Efficacy of pregabalin in acute postoperative pain：A meta-analysis. Br J Anaesth，106（4）：454-462.

# 第四十三章

# 化疗期间乳腺癌患者心血管疾病的防治

## 一、乳腺癌流行病资料

乳腺癌是世界范围内女性最常见的恶性肿瘤，流行病学统计数据显示 2012 年全球有 170 万人确诊为乳腺癌，50 万人因乳腺癌死亡。近年来我国乳腺癌发病率呈逐年上升趋势，每年发病人数约为 30.4 万，约占所有女性癌症总发病率的 16.5%，也是受恶性肿瘤影响的女性患者中死亡率较高的肿瘤疾病。

## 二、心血管疾病已成为乳腺癌患者的首要死亡原因

乳腺癌患者具有显著增高心血管疾病的风险，心血管疾病在乳腺癌患者死因中所占的比重随着乳腺癌患者生存期的延长逐年增加，美国国立癌症研究所"监测、流行病学和结果数据库"（The Surveillance, Epidemiology and End Results，SEER）显示，63 566 例乳腺癌患者经过中位数约为 9 年的随访，因心血管疾病死亡的比例为 15.9%，高于因乳腺癌死亡的比例 15.1%，乳腺癌患者 10 年后因心血管疾病所致死亡风险已超过肿瘤本身；在 50 岁以上乳腺癌幸存者中，心血管疾病导致的死亡比例高达 35%。心血管疾病已成为影响乳腺癌患者生存质量和预后的重要因素，乳腺癌诊治需要加强对心血管疾病的风险防治和全程管理。

## 三、乳腺癌化疗药物对心血管系统的影响

乳腺癌治疗常用的细胞毒化疗药物（蒽环类、紫杉类、铂类、5-氟尿嘧啶、甲氨蝶呤、卡培他滨、吉西他滨、长春瑞滨等）、分子靶向药物（如曲妥珠单抗和贝伐珠单抗）等均可引起不同程度心脏毒性，联合化疗、化疗联合靶向治疗增强抗肿瘤疗效的同时也会加重心脏毒性。化疗是乳腺癌确诊后主要的治疗模式之一，不同的化疗药物引起的心脏毒性表现形式不同，乳腺癌治疗过程中潜在的心血管毒性及其所致心血管事件已成为肿瘤幸存者常见的健康隐患。

化疗药物导致的心血管疾病分为两类，一类是化疗药物对心脏结构与功能的直接损伤；另一类是化疗导致原有心血管疾病的恶化，特别是对于存在传统心血管疾病危险因素的人

群，更容易发生心血管不良反应。

化疗药物相关的心脏毒性分为Ⅰ型和Ⅱ型两型。

Ⅰ型化疗药物相关心脏毒性指是经过治疗后，心肌细胞存在剂量依赖的心肌坏死和大面积不可逆损伤，这类毒性主要是由蒽环类药物引起。因此，早期诊断、预防和治疗至关重要。代表药物为蒽环类药物。

Ⅱ型化疗药物相关心脏毒性主要是由分子靶向治疗药物引起的，这种损伤一般是可逆的，与药物剂量无关，也没有微观上的细胞坏死，停药后心脏毒性是可逆的。代表药物为曲妥珠单抗。蒽环类药物和曲妥珠单抗联合使用可增强心脏毒性。

## 四、药物性心脏毒性的定义

药物性心脏毒性指接受某些药物治疗的患者，由于药物对心肌和（或）心电传导系统的毒性作用而引起的心脏病变，如心律失常、心脏收缩/舒张功能异常，甚至心肌肥厚或心脏扩大等。美国心脏评估委员会（Cardiac Review and Evaluation Committee，CREC）对肿瘤药物心脏毒性定义为满足以下任一项即可诊断。

（1）左心室射血分数（LVEF）降低、具有室间隔运动明显减弱或整体功能明显降低的心肌病。

（2）出现充血性心力衰竭（congestive heart failure，CHF）相关症状。

（3）单一或同时出现心动过速、第三心音、奔马律等CHF相关症状。

（4）伴随CHF的症状或体征的LVEF降低至少5%至绝对值小于55%，或不伴有体征或症状的LVEF降低至少10%至绝对值小于55%。

目前国外大多数医疗机构对心脏毒性的临床诊疗和评价，主要是根据美国纽约心脏协会（NYHA）关于心脏功能的分类评估或不良事件评定标准（CTCAE 4.0）。

## 五、乳腺癌常见化疗药物的心脏毒性

（一）蒽环类药物的心脏毒性作用

20世纪80年代，蒽环类药物（anthracyclines，ANT）成为乳腺癌术后辅助化疗的里程碑药物。在靶向治疗、免疫治疗等多种治疗模式并存的当今循证医学时代，蒽环类药物在乳腺癌术后辅助化疗、新辅助化疗及晚期乳腺癌患者治疗中仍然起着重要的作用。根据《中国临床肿瘤学会（CSCO）乳腺癌诊疗指南2019》推荐，含蒽环类药物仍然是乳腺癌一线治疗方案的重要组成部分。乳腺癌化疗对心脏的毒性主要来源于蒽环类药物，心脏毒性是蒽环类药物最严重的毒性不良反应。

ANT为周期非特异性药物（CCNSC），其特点是在机体能够耐受的剂量范围内，其杀伤能力随用药剂量增加而增加，与非蒽环类化疗药物相比，蒽环类药物治疗相关心脏毒性可增加5.43倍，心脏疾病死亡风险增加4.94倍。ANT与心脏毒性事件的发生率呈剂量依赖性，多柔比星累积剂量达300mg/m$^2$，引起充血性心力衰竭的发生率为1.7%，400mg/m$^2$

为 4.7%，500mg/m² 为 5.7%，650mg/m² 为 48%。ANT 主要包括多柔比星、表柔比星、柔红霉素、去甲氧柔红霉素、阿克拉霉素、吡柔比星（吡喃多柔比星）、脂质体多柔比星、脂质体去甲氧柔红霉素等，涵盖了术后辅助、术前新辅助、复发转移后等多个治疗阶段。全面了解蒽环类药物心脏毒性特点有助于保障患者治疗顺利进行。

**1. ANT 心脏毒性特点**

（1）ANT 的累积剂量与慢性及迟发性心脏毒性呈正相关。

（2）ANT 没有绝对的安全剂量，ANT 使用低剂量也可能产生心脏毒性，因患者体内 ANT 相关代谢功能不同存在个体差异性。

（3）ANT 导致的心脏毒性呈进展性和不可逆性，且初次使用 ANT 就可能对心脏造成损伤，影响抗肿瘤治疗及患者生活质量。早期监测、早期预防 ANT 引起的心脏毒性显得尤为重要。

**2. 蒽环类药物心脏毒性分类** 按照出现的时间进行分类，蒽环类药物相关心脏毒性分为急性、慢性、迟发性。

（1）急性心脏毒性：在给药后几小时或几天内发生，心电图表现为心律不齐，以窦性心动过速最为常见，也可见 QRS 波低电压、Q-T 间期延长、非特异性 ST-T 段改变、房室或束支传导阻滞等，极少数表现为心包炎和急性左心衰竭。急性心脏毒性常为暂时性、可逆性、非药物剂量依赖性的心脏损伤。

（2）慢性心脏毒性：在化疗 1 年内发生，表现为左心室功能障碍，最终可导致心力衰竭；其主要临床表现包括充血性心力衰竭及心肌病，临床表现隐匿，多具有不可逆性。该类患者的超声心动图表现为左心室增大，左心室射血分数（LVEF）下降。

（3）迟发性心脏毒性：发生于患者 ANT 化疗结束后 1 年至数十年，发生率为 5%～57%，大多数情况下，该类患者可以数年不出现明显临床症状，随着时间推移，这种不可逆的心脏损伤最终将引发心脏衰竭、心肌梗死等严重心脏并发症。

**3. 蒽环类药物的心脏毒性机制**

（1）氧化应激损伤机制：氧化应激假说是目前公认的蒽环类药物相关心脏毒性机制之一。氧化应激的增加和活性氧簇（ROS）的产生是氧化还原反应所致心脏毒性的关键因素。

铁离子代谢紊乱，蒽环类药物螯合铁离子后触发氧自由基，尤其是羟自由基的生成，导致心肌细胞膜脂质过氧化和心肌线粒体 DNA 损伤等。

（2）钙超载：蒽环类药物及其氧化应激产生的 ROS 使细胞内 $Ca^{2+}$ 增多，导致钙超载，影响心肌细胞电活动，导致心肌损伤。

（3）拓扑异构酶 II：抑制拓扑异构酶 II β（topoisomerase II beta，TOP II β）受干扰，DNA 双链裂解，同时激活心肌细胞凋亡信号通路，影响心肌细胞内氧化磷酸化和线粒体的生物合成。

（4）细胞凋亡：蒽环类药物相关心脏毒性与心肌细胞凋亡和坏死有关，细胞凋亡被认为是引起心脏毒性的最直接的原因。

（二）紫杉类药物

紫杉类药物是一类微管毒性生物碱类药物，代表药物有紫杉醇和多西紫杉醇，常在早期乳腺癌中应用或与蒽环类药物联用。紫杉类药物可导致心律失常（发病率约为 0.5%），包括无症状窦性心动过缓，少数出现心脏传导阻滞、非持续性室性心动过速，常具有自限性，停药后可自行恢复。据报道，接受多西紫杉醇治疗的患者约 5% 会出现心肌缺血。紫杉类药物可损害心肌细胞中正常的微管运输系统，从而损害游离脂肪酸从胞质池到线粒体的储存和动员。紫杉醇与蒽环类化疗药物联合使用，其相互作用会导致蒽环类药物清除减少，进而使蒽环类药物血浆水平升高，增加心脏毒性。

### （三）烷化剂类药物

常见的烷化剂类药物有环磷酰胺、异环磷酰胺和顺铂等。环磷酰胺常见的心脏毒性有心力衰竭、心肌炎、心包积液和心包炎等，急性起病，并与剂量有关，高剂量环磷酰胺（> 150mg/kg）导致的成年人心肌炎发生率为 7%～25%，慢性心力衰竭的发生率为 7%～28%，其中致死性心脏毒性的发生率可达 11%。异环磷酰胺相关心脏毒性也呈剂量-反应趋势，$\geqslant 12.5 g/m^2$ 可诱发心力衰竭。

环磷酰胺所致心脏毒性的机制尚未明确，可能与毒性代谢产物导致内皮细胞损伤、间质出血和水肿等导致心脏电活动异常有关，进而导致左心室功能下降。

顺铂作为具有广谱抗肿瘤活性的烷化剂，其心脏毒性并不常见，其导致心脏毒性的机制也未明确，考虑与内皮损伤、血管纤维化、血栓形成和血管痉挛等有关，心脏毒性最常见心肌缺血、脑卒中、血栓形成。

### （四）抗代谢药物

抗代谢药物是一类破坏肿瘤细胞 DNA 及 RNA 合成的嘧啶类似物。抗代谢药物 5-氟尿嘧啶或其类似物治疗相关心脏毒性发生率为 2%～4%。5-氟尿嘧啶可引起冠状动脉痉挛，导致胸痛、心肌缺血、心肌梗死，严重者可出现心源性休克或猝死。既往有冠心病史者，或有接受放疗史或联合顺铂治疗的患者更容易发生心脏毒性事件。顺铂本身可诱发缺血，停止使用 5-氟尿嘧啶可消除这些不良反应。卡培他滨是可在体内代谢为 5-氟尿嘧啶的前体成分，具有类似的心脏毒性作用，其发病机制有待进一步完全阐明。

## 六、化疗药物相关心脏毒性的检测方法

乳腺癌治疗相关心脏毒性可导致较高发病率和死亡率，早期发现是避免致死性心肌损害的关键。心肌损害的早期识别及治疗过程中的监测与患者的预后密切相关。《2016 年欧洲心脏病学会肿瘤治疗与心血管毒性声明》推荐常用的心脏毒性监测方法主要有影像学（超声心动图、超声心动图衍生的应变成像、血管造影术等）及生物标志物（肌钙蛋白、脑钠肽等）。

**1. 心电图、超声心动图等检查**　心电图可以发现化疗药物所致的心律失常、Q-T 间期延长和心肌缺血等心脏损伤，有经济、方便及无创性等优点。超声心动图是评估 LVEF 的常用检查手段，LVEF 是抗肿瘤药物相关心脏毒性最常用的心脏功能评估指标。在无症状左心室功能障碍患者中，LVEF 下降的严重程度是心力衰竭进展的最强预测因子。对接受蒽环类和（或）曲妥珠单抗辅助治疗的乳腺癌患者，其心脏功能应该在治疗前及治疗结束

后每 2 年评估 1 次，推荐心电图、心脏多普勒超声及 LVEF 的定期复查。放射性核素心室显像图、负荷超声心动图、MRI、CT、心内膜心肌活检（EMB）也是监测心血管毒性的方式，各有优势和局限性。

**2. 生物标志物** 外周血心脏标志物以其准确、可重复性好、敏感性高等优势被广泛应用于心力衰竭筛查、诊断和鉴别诊断、病情严重程度及预后评估，包括心肌肌钙蛋白（cardiac troponin，cTn）、B 型利钠肽（brain natriuretic peptide，BNP）及其代谢产物氨基末端 BNP 前体（N-terminal pro-BNP，NT-proBNP）等。肌钙蛋白包含 3 个亚型：TNC、TNI、TNT，它是骨骼肌和心肌细胞收缩必需的 3 种调节蛋白的复合体。肌钙蛋白在 LVEF 下降前可升高，用于有效区分心血管毒性高危患者和低危患者，以及化疗药物所致心脏毒性的早期诊断、评估和管理。

BNP 及其代谢产物 NT-proBNP 已被广泛用于急、慢性心力衰竭的诊断和预后评估，血液中 BNP 浓度增加提示心肌负荷过重，可以早期预测 LVEF 的下降，能够发现亚临床的心脏毒性，特别是舒张功能障碍。

## 七、乳腺癌化疗相关心脏毒性的筛查监测

肿瘤治疗相关心血管疾病通常存在一些危险因素，《2016 年欧洲心脏病学会肿瘤治疗与心血管毒性声明》推荐将发生心血管毒性的危险因素归纳为以下 4 点：已经存在的心血管疾病、既往心脏毒性药物应用情况、不良生活习惯和个体易感性。对接受有潜在心血管毒性的治疗或者存在心血管疾病危险因素的乳腺癌患者进行风险筛查评估，识别高危人群，及早预防、及早发现、及早治疗心脏损害尤为关键。

## 八、乳腺癌化疗药物心血管疾病的防治

（一）乳腺癌患者心血管疾病风险因素的防控

乳腺癌和心血管疾病有许多共同危险因素，如肥胖、吸烟、缺少锻炼、饮食不健康等，改变生活方式，尤其是坚持健康饮食和加强锻炼有助于同时降低两种疾病的风险。美国心脏病协会（AHA）建议，乳腺癌患者在接受治疗前、治疗中和治疗后都要监测心脏功能。AHA 倡导的"7 项简单生活"（life's simple 7）包括体力活动、健康体重、健康饮食、避免烟草、健康的血压、健康的胆固醇及健康的血糖水平，对乳腺癌和非乳腺癌人群防控心血管疾病风险都有重要的意义。

（二）蒽环类药物心脏毒性风险控制策略

蒽环类药物的心脏毒性有不同于其他化疗药物的特点，其临床应用价值由于相关心脏毒性受到了限制，2017ANMCO/AIOM/AICO 肿瘤心脏病学临床对策共识对此进行归纳总结，并推荐相应的对于蒽环类药物相关心脏毒性的防控策略，主要有以下几点。

（1）控制蒽环类药物剂量，如控制多柔比星累积剂量＜550mg/m²，表柔比星累积剂量

$<900mg/m^2$。

（2）改变给药途径，如持续静脉输注多柔比星 6 小时降低血液中的药物峰浓度，显著降低心脏毒性且不影响疗效。

（3）改变药物剂型，如脂质体多柔比星可高选择性地将药物的活性成分运送到肿瘤组织，而不与健康的心脏组织接触，有效降低心脏毒性。

（4）应用心脏保护剂，如右雷佐生等。

### （三）右雷佐生

右雷佐生（右丙亚胺）是金属螯合剂乙二胺四乙酸的衍生物，是一种位点特异性心脏保护剂，在细胞内发生酶催化和非酶催化的水解终产物与游离态铁离子螯合，通过铁螯合和减少自由基的产生，可有效防止蒽环类药物引起的心脏毒性。

临床研究表明，与未应用右雷佐生组比较，右雷佐生组癌症患者蒽环类药物引起心脏毒性相关风险显著降低了 72%～76%，同时不影响化疗疗效或降低患者生存率。静脉注射右雷佐生可显著降低蒽环类药物引起的充血性心力衰竭（CHF）和不良心脏事件的发生率。右雷佐生在美国和欧洲得到批准用于接受蒽环类药物治疗的转移性乳腺癌和（或）其他晚期肿瘤患者的心脏保护治疗，美国临床肿瘤学会指南推荐右雷佐生限用于成年人转移性乳腺癌患者或多柔比星累积剂量超过 $300mg/m^2$ 的其他恶性肿瘤患者的治疗，是目前唯一用于预防蒽环类药物相关心脏毒性的药物，推荐首次使用蒽环类药物前就应该使用右雷佐生，以有效预防蒽环类药物心脏毒性。

### （四）血管紧张素转换酶抑制剂或血管紧张素转换酶抑制剂受体对心脏毒性的防治作用

国际心脏肿瘤学协会（ICOS）-ONE 研究，是唯一比较依那普利同步含有蒽环类药物化疗，与化疗后检测到肌钙蛋白升高确定心脏毒性后再使用依那普利，两种方案对心脏毒性不同防治作用的随机对照试验，273 例入选患者中乳腺癌患者占 76%，结果显示预防组肌钙蛋白升高 23%，治疗组升高 26%，两组比较差异没有显著统计学意义（$P=0.50$）。心血管风险较低的成年患者即使接受低累积剂量的蒽环类药物治疗，肌钙蛋白也会升高，依那普利的两种给药方式对肌钙蛋白升高水平的影响没有差异。监测肌钙蛋白水平对于评估依那普利对预防左心室功能障碍的影响更为简便。

Ghasem 等将 69 例接受蒽环类药物治疗的患者分为依那普利组和安慰剂组进行随机对照研究，结果显示 6 个月时对照组 LVEF 显著降低（$P<0.001$），对照组的肌钙蛋白和 CK-MB 水平明显高于依那普利组，提示依那普利对接受蒽环类药物治疗患者的心脏收缩和舒张功能降低有治疗作用。

PRADA 研究为双盲、随机对照研究，共纳入了 130 例乳腺癌患者，随机分为坎地沙坦组、美托洛尔组及安慰剂组，应用心脏磁共振成像评估 LVEF 的变化，结果显示，相比于安慰剂组，接受坎地沙坦 32mg，qd 辅助治疗的患者 LVEF 下降幅度较小（2.6% 比 0.8%，$P=0.026$），每天接受 100mg 琥珀酸美托洛尔的患者与安慰剂组相比，LVEF 无明显变化。早期乳腺癌患者服用血管紧张素受体拮抗剂（ARB）坎地沙坦可以降低心功能不全的风险。

### （五）β受体阻滞剂对心脏毒性的防治作用

CECCY 研究是目前样本量最大的针对β受体阻滞剂单药预防心脏毒性的前瞻性、随机双盲、安慰剂对照临床研究，192 例 HER2 阴性乳腺癌患者被随机分为卡维地洛组和安慰剂组（各 96 例），分别接受卡维地洛或安慰剂直到化疗结束。6 个月时两组间 LVEF 及 BNP 水平没有显著差别，与安慰剂相比，卡维地洛显著降低了患者心肌标志物肌钙蛋白 I 水平（$P=0.003$），以及发生舒张功能障碍患者的比例（30.2% 比 39.3%，$P=0.039$），卡维地洛组在随访期间左心室舒张末内径无明显增加趋势（$P=0.057$）。该研究结果显示，卡维地洛可减少心肌损伤，或影响心脏毒性作用下的左心室重构，并降低舒张功能障碍的发生率。

卡维地洛除具有其他β受体阻滞剂的药理学作用外，还兼有部分α受体阻滞和抗氧应激化特性。鉴于多柔比星等药物所致心肌毒性与氧化应激密切相关，卡维地洛有希望成为预防化疗致心肌功能不全的理想药物。

研究表明，并非所有的β受体阻滞剂都能提供同样的心脏毒性保护。普萘洛尔是一种非选择性β受体阻滞剂，表现出心脏毒性增强效应，与抑制 $\beta_2$ 受体活性有关。卡维地洛是一种具有抗氧化活性的非选择性β受体阻滞剂，在多柔比星治疗中是有效的心脏保护药物。奈必洛尔是一种 $\beta_1$ 受体选择性β受体阻滞剂，具有一氧化氮供体的作用。近期一项小样本、前瞻性、双盲随机研究，纳入了 45 例接受蒽环类药物治疗的乳腺癌患者，结果显示奈比洛尔对接受蒽环类药物治疗的乳腺癌患者具有心脏保护作用。

### （六）ACEI 联合β受体阻滞剂对心脏毒性的防治作用

Cardinale 等研究探索 ACEI 与β受体阻滞剂联合治疗对心脏功能的保护作用，226 例发展为蒽环类药物相关心脏毒性的恶性肿瘤患者接受依那普利单药或联合β受体阻滞剂治疗，超声心动图监测 LVEF，随访 5 年的结果提示，11% 的患者 LVEF 完全恢复（LVEF 恢复至基线水平）、71% 的患者部分恢复（LVEF 较基线增加 5% 以上，且绝对值大于 50%）。对于蒽环类药物治疗后出现心脏毒性的患者，尽早开始依那普利联合卡维地洛治疗有助于 LVEF 恢复，且 42% 的患者可恢复至基线水平。

OVERCOME 研究纳入 90 例恶性血液肿瘤患者接受依那普利联合卡维地洛治疗，6 个月后干预组患者的 LVEF 降低 0.17%，无显著改变，对照组（安慰剂）LVEF 则降低 3.28%（$P=0.035$）。重要的是，与对照组相比，干预组 HF 和死亡发生率降低。研究结果显示，依那普利联合卡维地洛可以减轻恶性血液病患者化疗期间左心室收缩功能的降低。

2016 年欧洲心脏协会（ESC）指南推荐符合蒽环类药物相关心脏毒性诊断标准的无症状患者接受 ACRI/ARB 联合或不联合β受体阻滞剂治疗。

### （七）他汀类药物对心脏毒性的防治作用

他汀类药物除了能够降低低密度脂蛋白（LDL）水平外，还具有抗氧化、抗炎及其他多效性作用。小样本随机观察性研究显示，89 例乳腺癌患者被随机分为瑞舒伐他汀组与安慰剂组，研究结束时安慰剂组 LVEF 显著降低，但瑞舒伐他汀干预组 LVEF 无显著性差异（组间 $P=0.012$）。预防性使用瑞舒伐他汀有保护心脏免受化疗损伤的功能。

一项纳入 40 例血液肿瘤患者的随机试验显示，接受蒽环类药物的患者预防性使用阿托伐他汀 6 个月后，LVEF 升高 1.3%，1 例患者的 LVEF 降至 50% 以下；对照组 LVEF 下降 7.9%，5 例 LVEF＜50%。阿托伐他汀对蒽环类药物的心脏毒性有一定防护作用。

（八）螺内酯对心脏毒性的防治作用

Akpek 等对接受多柔比星或表柔比星治疗的乳腺癌患者进行的一项随机、双盲、安慰剂对照研究，其中治疗组 43 例（应用螺内酯 25mg/d），安慰剂组 40 例，结果显示螺内酯治疗组化疗前和化疗后 3 周的超声心动图显示 LVEF 的降低明显低于安慰剂组（$P＜0.001$）。螺内酯与蒽环类药物同时应用对心肌收缩和舒张功能均有保护作用，螺内酯可用于预防蒽环类药物引起的心脏毒性。

（九）传统中医药对心脏毒性的防治作用

对 24 457 例接受中药治疗患者与同等例数未接受中药治疗患者进行的回顾性病例对照研究显示，中药在维持免疫功能和肝脏功能方面有一定有益作用，同时中药治疗可显著降低乳腺癌常规化疗加或不加放疗患者的 CHF 发生率。传统中医药对乳腺癌患者的心脏保护作用仍需要大样本、前瞻性研究进一步验证，值得期待。

# 九、结　语

肿瘤与心血管疾病具有共同危险因素、肿瘤治疗全程存在的心脏毒性风险因素、心血管疾病对肿瘤患者的生存质量及预后的影响，"全方位提升"和"全周期促进"的"两全"管理模式已成为乳腺癌领域的防控新模式。整合心血管学科与肿瘤学科的学科优势，跨学科专家参与的新兴交叉学科——肿瘤心脏病学日渐兴起，对肿瘤患者诊疗过程的心血管疾病风险进行规范科学的评估，全程监测，及时发现，优化诊疗，有助于解决疑难重症肿瘤心脏病患者的临床问题。

《2019AHA 科学声明：心脏肿瘤学的血管和代谢观点》提出肿瘤心脏病学未来的研究方向有以下几点：①在临床试验期间和药物批准后的真实人群中更严格地识别心血管相关不良反应；②肿瘤心脏病学的个体化/精准医学；③将基础研究、转化研究和临床研究整合到肿瘤心脏病学学科；④对临床医生和患者进行肿瘤治疗相关心血管毒性的宣教。在肿瘤心脏病的学科范畴内，结合乳腺癌患者的临床特点，深化肿瘤心脏病学研究，对精准防治乳腺癌患者治疗过程中的心血管疾病风险，保障患者临床治疗安全性和获益有积极的意义。

（王延风　马　飞）

## 参 考 文 献

郑荣寿，孙可欣，张思维，等，2019. 2015 年中国恶性肿瘤流行情况分析. 中华肿瘤杂志，41（1）：19-27.

Acar Z, Kale A, Turgut M, et al, 2011. Efficiency of atorvastatin in the protection of anthracycline-induced cardiomyopathy. J Am Coll Cardiol, 58（9）：988, 989.

Akpek M, Ozdogru I, Sahin O, et al, 2015. Protective effects of spironolactone against anthracycline-induced cardiomyopathy. Eur J

Heart Fail, 17（1）: 81-89.

Avila MS, Ayub-Ferreira SM, de Barros Wanderley MR, et al, 2018. Carvedilol for prevention of chemotherapy-related cardiotoxicity. J Am Coll Cardiol, 71（20）: 2281-2290.

Bosch X, Rovira M, Sitges M, et al, 2013. Enalapril and carvedilol for preventing chemotherapy-induced left ventricular systolic dysfunction in patients with malignant hemopathies: The OVERCOME trial（prevention of left Ventricular dysfunction with Enalapril and caRvedilol in patients submitted to intensive Chemotherapy for the treatment of Malignant hEmopathies）. J Am Coll Cardiol, 61（23）: 2355-2362.

Campia U, Moslehi JJ, Amiri-Kordestani L, et al, 2019. Cardio-oncology: vascular and metabolic perspectives: A scientific statement from the American Heart Association. Circulation, 139（13）: e579-e602.

Cardinale D, Ciceri F, Latini R, et al, 2018. Anthracycline-induced cardiotoxicity: A multicenter randomised trial comparing two strategies for guiding prevention with enalapril: The International CardioOncology Society-one trial. Eur J Cancer, 3（94）: 126-137.

Cardinale D, Colombo A. Bacchiani G, et al, 2015. Early detection of anthracycline cardiotoxicity and improvement with heart failure therapy. Circulation, 131（22）: 1981-1988.

Curigliano G, Cardinale D, Suter T, et al, 2012. Cardiovascular toxicity induced by chemotherapy, targeted agents and radiotherapy: ESMO Clinical Practice Guidelines. Ann Oncol, 23（suppl 7）: vii155-vii166.

Cvetkovic RS, Scott LJ, 2005. Dexrazoxane a review of its use for cardioprotection during anthracycline chemotherapy. Drugs, 65（7）: 1005-1024.

Ewer MS, Vooletich MT, Durand JB, et al, 2005. Reversibility of trastuzumab-related cardiotoxicity: New insights based on clinical course and response to medical treatment. J Clin Oncol, 23（31）: 7820-7826.

Ferlay J, Soerjomataram I, Dikshit R, et al, 2015. Cancer incidence and mortality worldwide: Sources, methods and major patterns in GLOBOCAN 2012. Int J Cancer, 136: E359-E386.

Ferroni P, Della-Morte D, Palmirotta R, et al, 2011. Platinum-based compounds and risk for cardiovascular toxicity in the elderly: Role of the antioxidants in chemoprevention. Rejuvenation Res, 14（3）: 293-308.

Glati G, Heck SL, Ree AH, et al, 2016. Prevention of cardiac dysfunction during adjuvant breast cancer therapy（PRADA）: A2×2 factorial, randomized, placebo-controlled, double-blind clinical trial of candesartan and metoprolol. Eur Heart J, 7（21）: 1671-1680.

Goldberg MA, Antin JH, Guinan EC, et al, 1986. Cyclophosphamide cardiotoxicity: An analysis of dosing as a risk factor. Blood, 68（5）: 1114-1118.

Huang CH, Chang HP, Su SY, et al, 2019. Traditional Chinese medicine is associated with a decreased risk of heart failure in breast cancer patients receiving doxorubicin treatment. J Ethnopharmacol, 30; 229: 15-21.

Jain D, Ahmad T, Cairo M, et al, 2017. Cardiotoxicity of cancer chemotherapy: Identification, prevention and treatment. Ann Transl Med, 5（17）: 348.

Janbabai G, Nabati M, Faghihinia M, et al, 2017. Effect of enalapril on preventing anthracycline-induced cardiomyopathy. Cardiovasc Toxicol, 17（2）: 130-139.

Kaya MG, Ozkan M, Gunebakmaz O, et al, 2013. Protective effects of nebivolol against anthracycline-induced cardiomyopathy: A randomized control study. Int J Cardiol, 167（5）: 2306-2310.

Khafaga AF, El-sayed YS, 2018. All-trans-retinoic acid ameliorates doxorubicin-induced cardiotoxicity: In vivo potential involvement of oxidative stress, inflammation and apoptosis via caspase-3 and p53 down-expression. Naunyn-Schmiedeberg's Arch Pharmacol, 391（1）: 59-70.

Mehta LS, Watson KE, Barac A, et al, 2018. Cardiovascular disease and breast cancer: Where these entities intersect: A scientific statement from the American Heart Association. Circulation, 137（8）: e30-e66.

Nabati M, Janbabai G, Esmailian J, et al, 2019. Effect of rosuvastatin in preventing chemotherapy-induced cardiotoxicity in women with breast cancer: A randomized, single-blind, placebo-controlled trial. J Cardiovasc Pharmacol Ther, 24（3）: 233-241.

Nakamae H, Tsumura K, Terada Y, et al, 2005. Notable effects of angiotensin II receptor blocker, valsartan, on acute cardiotoxic changes after standard chemotherapy with cyclophosphamide, doxorubicin, vincristine, and prednisolone. Cancer, 104（11）: 2492-2498.

Patnaik JL, Byers T, Diguiseppi C, et al, 2011. Cardiovascular disease competes with breast cancer as the leading cause of death for older females diagnosed with breast cancer: A retrospective cohort study. Breast Cancer Res, 13（3）: R64.

Quezado ZM, Wilson WH, Cunnion RE, et al, 1993. High-dose ifosfamide is associated with severe, reversible cardiac dysfunction. Ann Intern Med, 118（1）: 31-36.

Sadurska E，2015. Current views on anthracycline cardiotoxicity in childhood cancer survivors. Pediatr Cardiol，36（6）：1112-1119.

Schairer C，Mink PJ，Carroll L，et al，2004. Probabilities of death from breast cancer and other causes among female breast cancer patients. J Natl Cancer Inst，96（17）：1311-1321.

Seidman A，Hudis C，Pierri MK，et al，2002. Cardiac dysfunction in the trastuzumab clinical trials experience. J Clin Oncol，20（5）：1215-1221.

Smith LA，Cornelius VR，Plummer CJ，et al，2010. Cardiotoxicity of anthracycline agents for the treatment of cancer：Systematic review and meta-analysis of randomised controlled trials. BMC Cancer，10：337.

Sorrentino MF，Kim J，Foderaro AE，et al，2012. 5-fluorouracil induced cardiotoxicity：Review of the literature. Cardiol J，19（5）：453-458.

Swain SM，Whaley FS，Ewer MS，2003. Congestive heart failure in patients treated with doxorubicin. Cancer，97（11）：2869-2879.

Tarantini L，Gulizia MM，di Lenarda A，et al，2017. ANMCO/AIOM/AICO Consensus Document on clinical and management pathways of cardio-oncology：Executive summary. Eur Heart J Suppl，19（SupplD）：D370-D379.

Yao H，Shang Z，Wang P，et al，2016. Protection of luteolin-7-O-glucoside against doxorubicin-induced injury through PTEN/Akt and ERK pathway in H9c2 cells. Cardiovasc Toxicol，16（2）：101-110.

Zamorano JL，Lancellotti P，Rodriguez Muñoz D，et al，2016. 2016 ESC Position Paper on cancer treatments and cardiovascular toxicity developed under the auspices of the ESC Committee for Practice Guidelines. Eur Heart J，37：2768-2801.

# 第四十四章

# 乳腺癌靶向治疗相关心脏毒性及其防治

## 一、乳腺癌靶向治疗概述

人表皮生长因子受体 2（human epidermal growth factor receptor 2，HER2）在 25%～30% 的乳腺癌患者中存在过表达的状态，这与乳腺癌的发生、进展密切相关。伴随 *Her2* 基因的扩增和（或）HER2 蛋白过表达的乳腺癌转移率高，侵袭性高，容易复发，同时可能与蒽环类药物化疗的敏感性减弱和内分泌治疗的抵抗有密切关系。HER2 是由定位于 17 号染色体长臂 1 区 2 带（17q12）的原癌基因 *Neu* 编码，是一种酪氨酸蛋白激酶受体，能磷酸化细胞内的酪氨酸激酶，激活下游信号，介导 MAPK、PI3K-AKT-mTOR、PKC 及 STAT 等的活化，调控细胞增殖、分裂及凋亡等分子生物学事件。1998 年，美国 FDA 率先批准一种阻断 HER2 胞外信号转导的人源化重组 DNA 单克隆抗体——曲妥珠单抗（trastuzumab），用于 HER2 阳性转移性乳腺癌患者的治疗，正式开启了 HER2 阳性乳腺癌患者靶向治疗的新纪元。国外两项前瞻性多中心Ⅲ期临床试验（NSABPB-31，NCCTGN9831）证实曲妥珠单抗辅助治疗可使早期乳腺癌患者的无病生存期（DFS）显著延长，可降低 32%～35%的复发风险，同时明显延长总生存时间（OS），死亡风险可降低 33%～37%。美国国立癌症研究网络（NCCN）乳腺癌临床实践指南推荐曲妥珠单抗联合帕妥珠单抗用于早期、进展期或转移性 HER2 阳性乳腺癌患者的一线抗 HER2 治疗。随后，更多的靶向药物，如拉帕替尼、帕妥珠单抗、吡咯替尼、曲妥珠单抗-TDM1 等不断涌现，为乳腺癌的靶向治疗提供了更多新的选择（表 44-1）。本章主要探讨靶向药物治疗相关心脏毒性及其防治。

**表 44-1　不同乳腺癌靶向治疗药物的应用**

| 分类 | 通用名 | 适应证 | 相关心脏不良事件 |
| --- | --- | --- | --- |
| 大分子单抗药物 | 曲妥珠单抗 | 用于 HER2 阳性辅助、新辅助、转移性乳腺癌治疗 | 单药引起心力衰竭的发生率为 1.7%～4.1% |
| | 帕妥珠单抗 | 用于 HER2 阳性辅助、新辅助、转移性乳腺癌治疗 | 曲帕靶向方案可显著降低乳腺癌复发风险，但略微增强心脏的毒性反应 |
| 单抗-药物偶联物 | 恩美曲妥珠单抗 | 用于 HER2 阳性乳腺癌新辅助术后残留肿瘤的辅助治疗 | 2%患者 LVEF 发生率小于 50%；3%患者无症状 LVEF 的发生率降低 |
| 酪氨酸激酶抑制剂 | 拉帕替尼 | 用于 HER2 阳性转移性乳腺癌治疗 | 单药相关心脏毒性发生率为 1.6% |
| | 吡咯替尼 | 用于 HER2 阳性转移性乳腺癌治疗 | 暂未观察到 3 级或以上心脏不良事件 |

研究发现，HER2 也存在于心室肌细胞膜表面，*Her2* 基因的持续表达与心肌纤维小梁形成、心脏形态学变化、心肌细胞自损伤应激环境下的存活、心肌细胞分化成熟等生物学过程密切相关。动物体内试验表明，携带 *Her2* 等位基因无效的新生小鼠将死于心肌纤维小梁形成不良导致的心功能异常，或重度心室肌扩张引起的心力衰竭。随着抗 HER2 药物广泛用于治疗 HER2 阳性浸润性乳腺癌患者，临床已发现它具有心脏毒性，尤其在与蒽环类药物合用时可导致患者 LVEF 下降、充血性心力衰竭等心脏问题，抗 HER2 药物的心血管风险已成为限制其应用的主要因素之一。

## 二、各类靶向药物的心脏毒性

### （一）曲妥珠单抗

曲妥珠单抗是一种重组人源化的单克隆抗体，可特异性地结合人表皮生长因子受体 HER2 的胞外域，阻断表皮生长因子受体（EGFR）下游酪氨酸激酶的激活，有效抑制肿瘤的生长。多个临床研究显示，曲妥珠单抗可以显著延长 HER2 阳性乳腺癌患者的无疾病进展时间和总生存时间。但心脏毒性是曲妥珠单抗治疗重要的不良反应，有 4.3%～17.3% 的患者因此中断靶向治疗。

同时，研究人员通过对 HERA 试验 8 年的随访，分析了接受曲妥珠单抗辅助方案的 HER2 阳性早期乳腺癌患者的心脏结果，发现治疗组的心血管事件发生率保持在低水平。治疗 1 年组和治疗 2 年组 LVEF 显著降低（比基线 LVEF 降低至少 10%，或 LVEF 下降 50% 以下），发生率分别为 0.9% 和 4.1%。两组接受曲妥珠单抗辅助治疗的人群发生心力衰竭等严重心血管事件的概率均为 0.8%。以上结果提示，基线 LVEF 正常者对曲妥珠单抗辅助治疗有良好耐受性。同时发生心血管事件患者结束靶向治疗后，治疗 2 年组有高达 87.2% 早期心功能恢复率，而在治疗 1 年组中，79.5% 的患者达到了心功能早期恢复的标准，提示曲妥珠单抗相关心脏毒性具有显著可逆性。

### （二）帕妥珠单抗

帕妥珠单抗则是通过抑制 HER2 受体与其他 HER 受体家族成员的异二聚化，从而抑制肿瘤的生长。虽然都是作用于 HER 家族，但是帕妥珠单抗和曲妥珠单抗的结合位点并不完全相同，曲妥珠单抗结合胞外Ⅳ区域，帕妥珠单抗结合胞外Ⅱ区域。当两者联合使用，不仅机制互补，还能从源头阻断 HER2 下游信号转导。CLEOPATRA 试验首次提出帕妥珠单抗联合曲妥珠单抗可为 HER2 阳性转移性乳腺癌患者带来生存获益。Gianni 等分析了 NEOSPHERE 研究 5 年的随访数据发现，双重抗 HER2 治疗（帕妥珠单抗+曲妥珠单抗）联合化疗可大幅度提高乳腺癌新辅助治疗的病理完全缓解率（pCR），但是也带来了较大的心脏毒性的风险。4 个治疗组分别是曲妥珠单抗+多西他赛组、曲妥珠单抗+帕妥珠单抗+多西他赛组、曲妥珠单抗+帕妥珠单抗组、帕妥珠单抗+多西他赛组，pCR 分别为 21.5%、39.3%、11.2% 和 17.7%；5 年无进展累积生存率分别为 81%、86%、73% 和 73%；严重心力衰竭发生率分别为 0、0、1% 和 0。

基于以上研究，APHINITY 试验在标准化疗联合 1 年曲妥珠单抗治疗的基础上，加用帕妥珠单抗。结果发现，额外的靶向治疗可使浸润性乳腺癌的复发转移风险降低 24%，但是联合帕妥珠单抗会稍微提高心脏的毒性反应（由 0.3% 升至 0.7%）。

（三）单抗-药物偶联物

TDM1 是一种抗体偶联药物，结合了曲妥珠单抗和抗微管药物 DM1，通过特异性地结合肿瘤表面 HER2 受体，再将 DM1 释放至靶细胞内达到双重杀伤肿瘤细胞的目的。TDM1 已获国家药品监督管理局（NMPA）批准，用于接受了紫杉类药物联合曲妥珠单抗为基础的新辅助治疗后，仍残存侵袭性病灶的 HER2 阳性早期乳腺癌患者的辅助治疗。以经紫杉类药物和曲妥珠单抗治疗无效者为研究对象的 EMILIA 临床研究结果表明，TDM1 较卡培他滨/拉帕替尼在无进展生存上更有优势（中位无进展生存期：9.6 个月比 6.4 个月，$P < 0.05$）。对治疗相关的心脏毒性研究发现，TDM1 组有 8 例患者（8/481），卡培他滨/拉帕替尼组有 7 例患者（7/445）LEVF 小于 50%，并且较基线水平至少降低 15%；TDM1 组 1 例出现 3 级左心室收缩功能紊乱，卡培他滨/拉帕替尼组为 0 例。Krop 等在一项关于 TDM1 安全性的研究中发现，TDM1 治疗随访 25 个月后，4 例患者（4/153）出现无症状的 LVEF 降低，并且其中 1 例患者因此中断治疗；但该研究并未发现有症状的心力衰竭事件和其他心脏毒性事件。

目前关于 TDM1 的安全性研究较少，对于心脏安全性的判断也是基于曲妥珠单抗的经验，期待更多的研究探索 TDM1 的应用。

（四）拉帕替尼

拉帕替尼联合卡培他滨是用于既往接受过曲妥珠单抗治疗的 HER2 阳性转移性乳腺癌的标准治疗方案之一。早期研究显示，拉帕替尼没有严重的心脏毒性。在 EGF100151 研究中，既往接受过蒽环类药物、紫杉烷和曲妥珠单抗治疗的患者随机接受 1250mg/d 的拉帕替尼联合 2000mg/（m² · d）的卡培他滨或卡培他滨单药治疗，发现联合治疗组 4 例患者（2.5%）有无症状的 LVEF 下降，但无统计学意义。

（五）吡咯替尼

吡咯替尼是一种新的酪氨酸激酶抑制剂（TKI）。在 2019 年临床肿瘤学杂志（JCO）发表的 Ⅱ 期研究中，入组了 128 例既往接受过紫杉/蒽环类 ± 曲妥珠单抗治疗的 HER2 阳性转移性乳腺癌患者，分别接受吡咯替尼 + 卡培他滨（65 例）或者拉帕替尼 + 卡培他滨（63 例）治疗。在该研究中，每 12 周进行 1 次心脏功能检测，但未观察到 3 级或以上心脏不良事件。在 2019 年美国临床肿瘤学会（ASCO）会议上，研究者就吡咯替尼联合卡培他滨治疗 HER2 阳性转移性乳腺癌的 Ⅲ 期临床试验——PHENIX 研究进行了口述报告，在会议报告的安全性事件中未见心脏相关不良事件。

# 三、靶向药物治疗期间的心功能监测

目前，靶向药物治疗对心脏安全性的探索，无论是基础研究还是临床试验，都以大分子单抗对 HER2 阳性乳腺癌患者心脏毒性的研究为主；其他靶向药物对心脏安全性的研究较少或仅限于基础研究，且心脏不良事件发生率低。

基于 HEAR、NSABPB31、N9831、APHINITY 等几个大型的大分子单抗辅助治疗试验的心功能结果，美国 NCCN 乳腺癌临床实践指南建议，对即将接受曲妥珠单抗治疗的患者进行基线心功能评估，包括既往史（既往是否发作过急性冠脉综合征、陈旧性心肌梗死、胸部放疗史等）、心血管危险因素（年龄、高体重指数、高血压、糖尿病、外周动脉/脑动脉粥样硬化性疾病等）、体格检查、普通心电图、动态心电图记录，尤其是基线 LVEF 水平（至少大于 50%）；在使用曲妥珠单抗治疗期间，每 3 个月监测 1 次心功能，包括心电功能检查、超声心动图，必要时联合心肌损伤标志物与 BNP/NT-proBNP 检查。对于 LVEF 下降较为显著（超过 10%，但仍在正常低值以上），且无典型慢性充血性心力衰竭临床表现，即无症状心功能不全的患者，需提高心功能监测频率（6～8 周/次）。当患者 LVEF 较治疗前基线水平绝对值下降≥15%，或低于正常范围并且较治疗前基线水平绝对值下降≥10%，或出现典型慢性充血性心力衰竭的临床表现时，应暂停曲妥珠单抗治疗；若 4～8 周 LVEF 回升至正常范围或 LVEF 较治疗前绝对值下降≤10%，可恢复大分子单抗治疗；若 LVEF 持续下降>8 周，或因心血管事件而停用曲妥珠单抗治疗 3 次以上者，应永久停止。

在目前应用于乳腺癌治疗的几种 TKI 中，似乎都具有心脏安全性，其中拉帕替尼和来那替尼临床试验数据较多，证据较为充分。总之，目前乳腺癌治疗使用的 TKI 引起的心脏毒性相对少见，相比于对照组，不增加患者额外的心脏负担，且一旦发生，其心脏相关毒性也较为温和，容易控制，并不经常需要停止治疗。来自不同试验的数据一致推荐，该类药物的一个重要监测参数是 LVEF。虽然在治疗过程中对患者进行适当的监测也同样重要，但尤其强烈建议将基线心功能测量作为标准预防措施。

# 四、靶向药物相关心脏毒性的干预措施

曲妥珠单抗相关心脏毒性最大的临床影响是使患者的靶向治疗中断，由于现在大部分患者在接受曲妥珠单抗辅助方案之前都曾使用过蒽环类药物，在曲妥珠单抗治疗过程中其心血管事件发生率有明显增高，中断靶向治疗可能会增加肿瘤复发率。在接受曲妥珠单抗治疗的 HER2 阳性乳腺癌患者中，有高达 13.5%的患者因相关心血管事件（30%为心力衰竭，70%为无症状的 LVEF 下降）而被迫中断治疗，在大多数曲妥珠单抗辅助治疗试验中，当患者出现慢性充血性心力衰竭的临床表现，或 LVEF 低于 45%时，即应停止曲妥珠单抗治疗。目前，对于接受曲妥珠单抗治疗者，当 LVEF 较治疗前基线水平绝对值下降≥15%，或低于正常范围且较治疗前基线水平绝对值下降≥10%，或出现典型慢性充血性心力衰竭的临床表现时，均应暂停曲妥珠单抗治疗；若 4～8 周 LVEF 回升至正常范围或 LVEF 较治疗前绝对值下降≤10%，可恢复其治疗；若 LVEF 持续下降>8 周，或者 3 次以上因心血管事件而停药者，应永久停止使用曲妥珠单抗。

几项观察性研究和小型随机临床试验提示，在接受蒽环类药物和曲妥珠单抗治疗出现心血管事件的患者中，早期运用血管紧张素转换酶抑制剂和 β 受体阻滞剂，可改善心脏事件结局。PRADA 试验拟验证，在接受蒽环类辅助化疗和曲妥珠单抗治疗期间，同时加用一种 ACEI/ARB 或 β 受体阻滞剂，或两者联用，能够降低心脏毒性发生率的这一假设。该试验纳入 130 例患者，均为术后准备接受 FEC±序贯曲妥珠单抗辅助方案的患者，按照 1∶1∶1∶1 的均衡配比模式，将患者随机分为坎地沙坦 32mg 每天 1 次+美托洛尔 100mg 每天 1 次组，坎地沙坦 32mg 每天 1 次+安慰剂组，美托洛尔 100mg 每天 1 次+安慰剂组，以及安慰剂+安慰剂组；主要终点事件定义为心脏 MRI 测量确定的 LVEF 改变值，具有较 LVEF 基线水平至少 5% 的变化即认为有临床意义。安慰剂组试验终点时的 LVEF 较基线水平整体下降 2.6%（95%CI 1.5%～3.8%），而坎地沙坦组的 LVEF 较基线水平仅下降了 0.8%（95%CI 0.4%～1.9%），且通过血压校正后，仍然可见 LVEF 的改善，组间差异具有统计学意义（$P$=0.026）；该试验并未发现美托洛尔改善终点时的整体 LVEF，坎地沙坦和美托洛尔均未见对肌钙蛋白增高有抑制作用。PRADA 试验结果表明，接受以蒽环类药物为基础的辅助化疗±序贯曲妥珠单抗治疗的早期 HER2 阳性乳腺癌患者同时接受坎地沙坦治疗，可以有效逆转整体 LVEF 早期下降。遗憾的是，最近一项曲妥珠单抗治疗期间同时联用坎地沙坦的临床试验并没有重复 PRADA 试验的结果，经过 2 年的中位随访，坎地沙坦组的累积心血管事件发生率为 0.28%（95%CI 0.13%～0.40%），而在安慰剂组中为样本试验报道了比索洛尔和培哚普利可轻微降低曲妥珠单抗治疗期间的心血管事件发生率，但未达到明显改善心脏结局的程度。正在进行的 SAFEHEART 试验研究是在具有轻度心功能障碍（LVEF 40%～50%），且正在接受规范慢性充血性心力衰竭二级预防的患者中使用不同抗 HER2 生物制剂，以明确心功能受损的患者是否能耐受抗 HER2 治疗，以及何种抗 HER2 生物制剂能带来最佳的生存获益与心脏风险比值。基于以上有限证据，美国心脏协会推荐接受曲妥珠单抗治疗的患者在发现任何心功能明显损伤的临床证据后，即开始使用 ACEI 或 ARB，这些心功能显著异常的证据包括：①LVEF 下降>15%，或 LVEF<50%，不伴心功能不全的临床表现；②全心肌纵向张力改变超过 15%。

（李　卉　王　浩）

## 参 考 文 献

Bacus SS, Gudkov AV, Esteva FJ, et al, 2000. Expression of erbB receptors and their ligands in breast cancer: Implications to biological behavior and therapeutic response. Breast Dis, 11（1）: 63-75.

Burstein HJ, 2014. The distinctive nature of HER2-positive breast cancers. N Engl J Med, 353（16）: 1652-1654.

De Azambuja E, Procter MJ, van Veldhuisen DJ, et al, 2014. Trastuzumab-associated cardiac events at 8 years of median follow-up in the herceptin adjuvant trial（BIG 1-01）. J Clin Oncol, 32（20）: 2159-2165.

di Cosimo S, 2011. Heart to heart with trastuzumab: A review on cardiac toxicity. Target Oncol, 6（4）: 189-195.

Krop IE, Suter TM, Dang CT, et al, 2015. Feasibility and cardiac safety of trastuzumab emtansine after anthracycline-based chemotherapy as（neo）adjuvant therapy for human epidermal growth factor receptor 2-positive early-stage breast cancer. J Clin

Oncol，33（10）：1136-1142.

Lee KF，Simon H，Chen H，et al，1995. Requirement for neuregulin receptor erbB2 in neural and cardiac development。Nature，378（6555）：394-398.

Ma F，Ouyang Q，Li W，et al，2019. Pyrotinib or lapatinib combined with capecitabine in HER2-positive metastatic breast cancer with prior taxanes，anthracyclines，and/or trastuzumab：a randomized，phase Ⅱ study. J Clin Oncol，37（29）：2610-2619.

National Cornprehensive Cancer Network，2020. Clinical Practice Liuidelines in Oncology，Breasf cancer，version2. National Cornprehensive Cancer. [Current version available online at：https：//www. nccn. org/ professionals/physician_gls/pdf/breast. pdf.]

Ozcelik C，Erdmann B，Pilz B，et al，2002. Conditional mutation of the ErbB2（HER2）receptor in cardiomyocytes leads to dilated cardiomyopathy. Proc Natl Acad Sci USA，99（13）：8880-8855.

Perez EA，Koehler M，Byrne J，et al，2008. Cardiac safety of lapatinib：Pooled analysis of 3689 patients enrolled in clinical trials. Mayo Clin Proc，83（6）：679-686.

Perez EA，Romond EH，Suman VJ，et al，2014. Trastuzumab plus adjuvant chemotherapy for human epidermal growth factor receptor 2-positive breast cancer：Planned joint analysis of overall survival from NSABP B-31 and NCCTG N9831. J Clin Oncol，32（33）：3744-3752.

Pondé NF，Lambertini M，de Azambuja E，2016. Twenty years of anti-HER2 therapy-associated cardiotoxicity. ESMO Open，1（4）：e000073.

Ross JS，Fletcher JA，1998. The HER-2/neu oncogene in breast cancer：Prognostic factor，predictive factor，and target for therapy. Oncologist，3（4）：237-252.

Seidman A，Hudis C，Pierri MK，et al，2002. Cardiac dysfunction in the trastuzumab clinical trials experience. J Clin Oncol，20（5）：1215-1221.

Slamon D，Clark G，Wong S，et al，1987. Human breast cancer：Correlation of relapse and survival with amplification of the HER-2/neu oncogene. Science，235（4785）：177-182.

Slamon D，Godoplhin W，Jones L，et al，1989. Studies of the HER-2/neu proto-oncogene in human breast and ovarian cancer. Science，244（4905）：707-712.

Slamon DJ，Leyland-Jones B，Shak S，et al，2001. Use of chemotherapy plus a monoclonal antibody against HER2 for metastatic breast cancer that overexpresses HER2. N Engl J Med，344（11）：783-792.

Suter TM，Procter M，van Veldhuisen DJ，et al，2007. Trastuzumab-associated cardiac adverse effects in the herceptin adjuvant trial. J Clin Oncol，25（25）：3859-3865.

Verma S，Miles D，Gianni L，et al，2012. Trastuzumab emtansine for HER2-positive advanced breast cancer. N Engl J Med，367（19）：1783-1791.

von Minckwitz G，Procter M，de Azambuja E，et al，2017. Adjuvant pertuzumab and trastuzumab in early HER2-positive breast cancer. N Engl J Med，377（2）：122-131.

Yaden Y，Sliwkowski MX，2001. Untangling the ErbB signalling network. Nat Rev Mol Cell Biol，2（2）：127-137.

Zhao YY，Sawyer DR，Baliga RR，et al，1988. Neuregulins promote survival and growth of cardiac myocytes. J Biol Chem，273（17）：10261-10269.

# 第四十五章

# 乳腺癌患者放疗所致心血管疾病的防治

乳腺癌术后放射治疗（简称放疗）作为一种局部治疗手段，在乳腺癌治疗中发挥着非常重要的作用。2011 年早期乳腺癌临床协作组（EBCTCG）发表的一项荟萃分析结果显示，保乳术后放疗较单纯手术可以减少近 50% 的 10 年任何首次复发风险（19.3% 比 35%，RR 0.52，95% CI 0.48～0.56），同时明显降低 15 年乳腺癌死亡风险（21.4% 比 25.2%，RR 0.82，95% CI 0.75～0.90），而乳腺切除术后淋巴结阳性的患者，胸壁和区域淋巴结的放疗同样可以降低局部复发率和远处转移率，改善乳腺癌特异生存率。在乳腺癌术后放疗时，心脏不可避免地会受到一定剂量的照射，可能引起一系列的心脏毒性反应，如急性和亚急性心包炎、心包积液、心包纤维化、冠状动脉疾病、瓣膜疾病、心肌病、心力衰竭、传导系统功能障碍等，统称为放疗所致心脏疾病或放射性心脏病（radiation-induced heart disease，RIHD）。晚期 RIHD 中位发病事件发生于放疗后 10～15 年，因此放疗所致心脏疾病成为影响乳腺癌患者长期生存主要的非乳腺癌死亡原因。随着综合治疗水平的提高，更多的乳腺癌患者得以长期生存，放疗远期不良反应也受到临床更多的关注。

## 一、放疗所致心脏疾病的发病情况

Jones 等在 1989 年发表过关于乳腺癌患者术后放疗的心脏毒性的研究结果。他们将 1949～1955 年 1461 例接受乳腺切除术的患者，随机分为接受术后放疗组和复发后放疗组。随访 34 年，结果显示，接受放疗组患者 15 年后死亡率高于复发后放疗患者（RR 1.43，95% CI 1.13～1.81），是心血管疾病导致的死亡增加所致。EBCTCG 发表的另一篇关于放疗对乳腺癌患者影响的荟萃分析有类似结论，该研究评估了 40 个 1990 年前开始的关于术后放疗的随机研究，共 19 582 例患者，结果显示，术后放疗局部复发率降低了约 1/3，乳腺癌年死亡率下降了 13%，但其他死亡原因却增加了 21%。增加的非乳腺癌相关死亡主要是由于心血管疾病导致过多死亡所致（放疗与未放疗的年死亡率比为 1.3）。Clarke 等关于术后放疗在乳腺癌中的作用的荟萃分析结果提示，放疗可降低局部复发和乳腺癌死亡风险，每减少 4 例复发病例可减少 1 例乳腺癌死亡病例，但也增加了非乳腺癌疾病死亡率，其中心脏疾病死亡的 RR 明显增高（RR 1.27，标准差 0.07）。最近一项荟萃分析结果同样显示，放疗后无复发乳腺癌患者的全因死亡率增加（RR 1.15，95% CI 1.09～1.22），主要原因是心脏疾病所致（RR 1.30，95% CI 1.15～1.46）。其中大多数为缺血性心脏病（RR 1.31；95%

CI 1.13～1.53），另外还有心力衰竭和心瓣膜疾病等。

## 二、放疗所致心脏疾病的病理改变和发生机制

（一）放疗所致心脏疾病的病理改变

RIHD 是微血管和大血管损伤的结果。辐射导致心脏各结构内微血管的内皮细胞损伤，毛细血管肿胀和血管腔内进行性阻塞导致的缺血，进而使心脏组织纤维化。动物模型中可见肌细胞相关的毛细血管数目明显减少。辐射所致大血管损伤可加速动脉粥样硬化病变形成。

**1. 心包损伤**　急性心包炎是心脏接受大剂量照射（单次＞15Gy，分次照射≥36Gy）后3～6 个月内首先出现的症状。心包损伤可表现为广泛的纤维增厚、心包粘连和心包积液。微血管和间皮细胞的损伤导致纤维蛋白渗出物积聚并随之纤维化。另外，纤溶酶原激活物减少与纤溶机制障碍使毛细血管通透性增加，导致放射性心包积液难以吸收。较低剂量照射后，辐射所致心肌损伤主要引起微血管损伤，内皮损伤导致急性炎症反应，激活炎性细胞分泌促纤维化细胞因子，包括 IL-1、IL-6、IL-8、TNF、单核细胞趋化因子、PDGF 和 TGF-β 等。

**2. 心肌及瓣膜损伤**　心脏受照射后最早出现的形态学改变是毛细血管内皮细胞的功能改变，导致淋巴细胞附着和外渗，心肌各层内中性粒细胞浸润，随后内皮细胞标志物碱性磷酸酶丢失，血栓形成，微血管阻塞，毛细血管密度降低。动物实验显示，碱性磷酸酶丢失是内皮细胞受损的非常敏感的标志物，在小鼠心脏受到≥2Gy 照射后即可发生。其余的毛细血管内皮细胞可因损伤应答产生一过性增殖，不足以维持正常的微血管功能。毛细血管的逐渐减少导致缺血、心肌细胞死亡和纤维化。辐射引起的心脏毒性的组织学特点是心肌间质弥漫性纤维化而心肌细胞形态正常，伴毛细血管和动脉腔狭窄，心肌的顺应性降低，导致舒张功能障碍。损伤也可能影响涉及心肌传导相关细胞，导致心律失常。心肌变性是大鼠心脏功能减退的第一个信号。虽然心肌变性逐渐加重，但进一步的心功能减退在致命性充血性心力衰竭发作前才会出现。动物实验研究表明，放疗对毛细血管网的损伤是导致心肌变性和心力衰竭的重要原因。这也支持临床研究的结果，放疗后 6 个月到 5 年无症状的乳腺癌患者常伴有心脏局部灌注不足。瓣膜损伤多表现为瓣膜和（或）瓣叶的增厚、纤维化及钙化。由于心脏瓣膜没有血供，辐射所致瓣膜损伤不能用微血管损伤来解释，可能是周围心肌内皮纤维化晚期损伤的结果。无论放疗的相对剂量分布如何，左侧瓣膜的改变比右侧更常见，这提示体循环的高压力促进了这些病变的发生。

**3. 冠状动脉疾病**　实验性研究显示，≥2Gy 的辐射可使毛细血管和大血管的内皮细胞内产生各种炎性细胞因子和黏附分子。受到照射的动脉中，这些早期的炎症改变导致循环中的单核细胞黏附并迁移到内皮下层。在胆固醇增高时，这些单核细胞可能转化为活化的巨噬细胞，吞噬脂肪并在内膜形成脂肪条纹，启动动脉粥样硬化过程。大动脉如冠状动脉和颈总动脉最适合粥样斑块形成，特别是在血管分叉处。炎性细胞因子刺激肌成纤维细胞增殖，导致动脉管腔进一步狭窄。照射剂量≥8Gy 会加速大动脉的粥样硬化病灶的大小和数目的增加速度，易于形成富含巨噬细胞的不稳定斑块，而不是稳定的胶原斑块，这类斑块容易破裂引起致命的心脏病发作或脑卒中。受放疗影响的动脉分布与受照剂量相关。例

如，左前降支和右冠状动脉损伤在接受纵隔放疗的霍奇金淋巴瘤患者中常见，而接受放疗的左乳腺癌患者左前降支受到更多的照射。冠状动脉狭窄通常发生在近心端，最常受累的是冠状动脉口。

### （二）放疗所致心脏疾病的发生机制

RIHD 的发生与发展是一个非常复杂的过程，有许多细胞因子参与调控。目前学者们大多认为，RIHD 与内皮细胞损伤、炎症反应、氧化应激、线粒体和内质网损伤、多种细胞因子、钙超载等有关。

心脏毛细血管内皮细胞受照后，会出现损伤、肿胀、退变，并显著减少毛细血管数量，导致心肌血供减少。同时内皮细胞中血管性血友病因子（von Willebrand factor，vWF）的沉积和释放增加，从而导致毛细血管血小板黏附和血栓形成的增加。研究显示，除了 vWF，E-选择素、P-选择素、细胞间黏附分子（ICAM）、血小板内皮细胞黏附分子 1（PECAM1）及其他炎性粘连因素也在内皮细胞接受辐射几小时后表达增加，可调节炎性细胞的组织浸润和促发急性炎症。同时 TNF-α、IL-6、IL-8 和 IL-10 等炎症介质也出现在心肌，参与急性炎症的形成。上述炎症因子不仅可以介导炎症的产生，还可促进内皮细胞和成纤维细胞的增殖，胶原沉积的增加可引起血管壁增厚和管腔狭窄，在毛细血管网减少的基础上，加重心肌的血流量不足，从而加重心肌损伤。

活性氧（ROS）介导的氧化应激反应在 RIHD 中也有着重要作用。辐射产生的自由基（主要是 ROS）会破坏细胞结构，干扰酶活性，引起脂质过氧化反应，从而导致细胞死亡。ROS 不仅可以直接破坏细胞内大分子结构，还能改变细胞质中多种蛋白的表达，激活与 ROS 相关的促炎因子，促进炎症的发生。因此，促炎细胞因子和趋化因子与 ROS 的发生密切相关，而 ROS 增强的炎症又推动了 ROS 的进展，导致恶性循环。另外，ROS 还会导致线粒体功能受损和结构损伤。线粒体功能障碍和不可逆损伤是辐射后心脏各类细胞发生细胞凋亡和坏死的关键环节，线粒体功能障碍的发生与内质网应激密切相关。心肌细胞受照后，受刺激的内质网从内质网的钙池中释放钙离子到细胞质中。这一过程会引起线粒体钙超载，导致其膜肿胀并释放凋亡因子，从而引起细胞凋亡和过早衰老。此外，线粒体损伤还会造成邻近线粒体的旁观者效应，从而放大辐射效应，导致细胞进一步损伤。

近年来多项研究表明，微 RNA（miRNA）在 RIHD 的发生发展中起重要作用，在接受辐射后 miRNA 表达可能发生改变，参与心脏辐射损伤、ROS、炎症、内皮功能障碍、肥厚和纤维化等导致心力衰竭的病理过程。

## 三、放疗所致心脏疾病的危险因素

乳腺癌患者放疗后发生 RIHD 最主要的危险因素是心脏平均照射剂量，既往或同步使用心脏毒性药物（蒽环类药物），其他与患者相关的因素，包括年轻时接受放疗和冠心病危险因素（如高血脂、高血压和吸烟等）。

（一）心脏平均受照剂量的影响

受心脏解剖位置的影响，左侧乳腺癌患者接受放疗时，心脏的受照剂量高于右侧乳腺。两项 SEER 的数据提供了接受放疗的左侧乳腺患者心脏疾病死亡风险增加的证据。其中一项研究分析了 308 861 例 1973～2001 年登记的乳腺癌患者，结果显示，未接受放疗的患者，左右侧乳腺癌的死亡率无差别。但 1973～1982 年接受放疗的患者中，左侧乳腺癌患者的心脏疾病死亡率明显高于右侧乳腺癌，且随着随访时间延长而增加（心脏疾病死亡风险左侧肿瘤与右侧的比值，在＜10 年、10～14 年和＞15 年分别为 1.20、1.42 和 1.58）。而 Paszat 等分析了 1973～1992 年 SEER 登记的接受放疗的乳腺癌患者，结果显示，60 岁以下接受放疗的左侧乳腺癌患者，其致死性心肌梗死的风险明显高于右侧乳腺癌（RR 为 1.98，95%CI 1.38～3.64）。最近一项研究分析了 1976～2006 年在丹麦和瑞典接受放疗的 35 000 例乳腺癌患者心脏疾病的发生率，随访 30 年的结果显示，心脏平均受照剂量（mean heart dose，MHD）在左侧和右侧乳腺癌患者中分别为 6.3Gy 和 2.7Gy；心脏疾病死亡率在左右侧肿瘤患者中无明显差异，但以下疾病的发生率左侧高于右侧：急性心肌梗死 1.22（95% CI 1.06～1.42），心绞痛 1.25（95% CI 1.05～1.49），心包炎 1.61（95% CI 1.06～2.43），心瓣膜疾病 1.54（95% CI 1.11～2.13）。

Taylor 等对 75 项随机试验中超过 40 000 例乳腺癌患者的分析结果显示，放疗后导致心脏疾病死亡的风险与 MHD 密切相关，在 MHD＜4Gy、4～8Gy、＞8Gy 患者中，分别为 1.08、1.25 和 1.45，即 MHD 每增加 1Gy，超额相对风险（ERR）增加 0.041（95% CI 0.024～0.062）。Darby 等的研究显示，在接受放疗患者中，左侧乳腺癌患者的 MHD 高于右侧乳腺癌患者（6.6Gy 比 2.9Gy），放疗后冠状动脉事件的风险随剂量增加而增加，每增加 1Gy 的 MHD，风险增加 7.4%，而且冠状动脉疾病风险增加从放疗后不到 5 年一直持续到放疗结束 20 年以上。以往的放疗技术照射乳腺、胸壁和（或）淋巴引流区时心脏会受到较高剂量照射。现代放疗技术降低了心脏照射体积，从而降低了心脏毒性的发生风险，但是否存在不增加风险的"安全剂量"尚不清楚。Darby 等的研究结果显示，即使 MHD＜2Gy 仍有发生冠状动脉疾病的风险。另外，现代放疗技术虽然降低了 MHD，但心脏亚结构如冠状动脉左前降支（left descending artery，LAD）和左心室（left ventricle，LV）的受照剂量仍然较高，Jacob 等的研究显示，即使 MHD＜3Gy，接受放疗的左侧乳腺癌患者中有 56% 的 LAD 受照剂量超过 40Gy，因此有必要评估整个心脏及心脏亚结构，特别是 LAD 的受照剂量。德国放射肿瘤协会（German Society of Radiation Oncology，DEGRO）建议在考虑 MHD 同时需参照以下剂量：LV 平均剂量＜3Gy，LAD 平均剂量＜10Gy，LAD 照射剂量在 30Gy 以上的照射体积＜2%，LAD 照射剂量在 40Gy 以上的照射体积＜1%。

（二）联合使用心脏毒性药物

蒽环类药物是目前广泛应用于乳腺癌的化疗药物。研究显示，放疗和蒽环类药物均可引起心脏毒性，但两者心脏毒性机制不同，蒽环类药物可直接导致心肌损伤和收缩功能障碍，放疗主要引起血管损伤和舒张功能障碍，因此两者的作用可能是叠加而非协同作用。研究显示，这种毒性作用的增加仅在放化疗同时进行的患者中观察到，在放化疗序贯治疗中则未明显增加。蒽环类药物的影响与累积使用剂量相关，Shapiro 等的分析结果显示，当多柔比星累积使用剂量达 $450mg/m^2$，左侧乳腺癌患者的心脏事件发生率明显高于右侧乳腺癌患者，但累积剂量低于 $225mg/m^2$ 时，心脏事件风险无明显增加。另一项研究显示，多柔比星累积剂量达 $240\sim300mg/m^2$ 时，放疗后心脏灌注缺损风险增加。

Rehammar 等分析了 3564 例接受了放疗和蒽环类药物化疗的患者，94%接受了表柔比星的化疗，中位周期为 7 个化疗周期，平均累积剂量为 $410mg/m^2$。左侧乳腺癌患者的相对发病率指数（IRR）较右侧乳腺癌患者明显增加（IRR 1.32，95% CI 1.02$\sim$1.70，$P$=0.03），以心肌梗死、心绞痛等为主。20%$\sim$25%的乳腺癌患者有 *Her2* 基因过表达，抗 HER2 治疗药物（包括曲妥珠单抗、帕妥珠单抗、TDM-1 及拉帕替尼等）是改善这类患者的预后的重要措施，这些药物的主要不良反应为心血管事件，最常见的是 LVEF 下降和充血性心力衰竭，目前尚无证据显示放疗期间进行抗 HER2 治疗会增加抗 HER2 药物的心血管不良事件，但有研究显示，放疗期间同步使用曲妥珠单抗，左侧乳腺癌患者心律失常和心肌缺血的发生率明显高于右侧乳腺癌患者。

（三）患者相关的因素

**1. 年龄** 研究显示，RIHD 的发病风险与患者年龄相关，年轻患者接受放疗后的发病风险增高。Paszat 等的分析结果显示，60 岁以下接受放疗的左侧乳腺癌患者的致死性心肌梗死风险明显高于右侧乳腺癌患者（RR 1.98，95% CI 1.38$\sim$3.64）。Rehammar 等的研究结果显示，对于 50 岁以下接受放疗和蒽环类药物化疗的患者，左侧乳腺癌患者 RIHD 的（IRR）较右侧乳腺癌患者明显增加（IRR 1.44，95% CI 1.04$\sim$2.01）。

**2. 其他心血管疾病的危险因素** 如高血压、高血脂和吸烟，以及心血管基础疾病会增加放疗后心脏毒性。有研究显示，236 例乳腺癌幸存者（中位年龄 51 岁，中位随访时间 12 年）通过 Agatston 评分发现心脏剂量和冠状动脉钙化之间无相关性。但经多变量调整后，Agatston 评分与冠状动脉钙化的发生年龄和基线总胆固醇相关。一项比较接受放疗后发生主要冠状动脉事件与心血管疾病风险因素的关系的研究结果显示，如果患者存在至少 1 项心血管风险因素，放疗后 10 年内主要冠状动脉事件 RR 为 1.96（95% CI 1.6$\sim$2.4），如在抗肿瘤治疗前有心脏缺血性疾病史，则放疗后 10 年内主要冠状动脉事件 RR 达 13.43（95%CI 7.65$\sim$23.58）。另有研究显示，乳腺癌放疗所致心脏疾病风险的增加在吸烟患者中更高。在一项纳入了 41 000 例患者的 75 项是否接受放疗的随机试验的荟萃分析结果表明，接受放疗的患者心脏疾病死亡风险增加（RR 1.3，95% CI 1.15$\sim$1.46），放疗相关心脏死亡风险在吸烟人群中较高，绝对值增加 1%，而不吸烟者为 0.3%。

# 四、放疗所致心脏疾病的预防和治疗

目前，对于放疗所致心脏疾病尚缺乏有效治疗方法，因此预防放疗所致心脏损伤的发生显得尤为重要。预防措施包括减少心脏受照剂量，筛查和积极管理心脏疾病危险因素，定期检查早期诊断等。

## （一）减少心脏受照剂量

最近的研究显示，由于放疗设备的更新，加速器代替了钴60机，减少了照射野的半影范围，20世纪80~90年代开始接受放疗的乳腺癌患者RIHD发生率逐渐下降。另外，Hooning等的分析结果显示，不照射内乳淋巴引流区明显降低了乳腺癌患者冠状动脉疾病的风险。基于CT模拟定位的治疗计划可以减少切线野照射心脏的受照剂量。另外，有研究显示，乳腺托架放疗与普通平板床放疗相比可使心脏平均剂量降低60%，心脏最高受照剂量降低30%。一项研究比较了乳腺丰满患者不同体位的心脏受照剂量，结果显示，对于乳腺丰满（体积>750cm³）患者，采用俯卧位治疗体位较常规仰卧位可降低85.7%左侧乳腺癌患者的心脏受照剂量。但另一项研究显示，在包括淋巴引流区照射时，俯卧位与仰卧位相比，心脏V30（接受30Gy照射的体积）和平均受照剂量并无差别。

随着放疗技术的进步，乳腺癌患者术后放疗心脏受照剂量也得以降低。心脏深吸气后屏气（deep inhalation breath holding，DIBH）技术可使患者心脏远离胸壁，减少心脏的受照范围和剂量。研究发现，接受放疗的左侧乳腺癌患者，DIBH与自由呼吸（free breathing，FB）相比，可以使约50%患者的心脏完全排除在照射野外，心脏受照面积减少近80%，V50从19%减少到3%。对于接受区域淋巴结照射的左侧乳腺癌患者，心脏平均照射剂量可以减低55.9%，左前降支平均照射剂量减低72%。DIBH与调强放疗（intensity modulated radio therapy，IMRT）联合，可进一步降低左前降支的照射剂量。IMRT与三维适形放疗（3-dimensional conformal radiotherapy，3D-CRT）相比，可减少左侧乳腺癌患者的心脏高剂量照射体积和心脏平均照射剂量，降低左心室和冠状动脉的照射剂量，但会增加肺和对侧乳腺的受照剂量，同时会增加心脏低剂量照射体积。心脏1~2Gy的低剂量照射即可增加20%~30%的心脏疾病死亡率，同时低剂量体积与急性的舒张功能异常有关。因此，在应用IMRT技术时，必须全面考虑全心脏平均受照剂量、低受照剂量区体积及周围正常组织的受照剂量等因素。

**1. 质子放疗** 质子的剂量学特点是在Bragg峰后剂量迅速跌落，可以减少靶区后方正常组织的照射剂量。Flejmer等的研究显示，与3D-CRT比较，质子放疗在单纯全乳照射和包括淋巴引流区照射时，可以分别将心脏平均照射剂量从2.1Gy和3.4Gy降低至0.5Gy和0.3Gy。另一项研究显示，对于左侧乳腺癌患者，质子放疗的心脏平均照射剂量为1Gy。但质子放疗设备价格昂贵，目前难以在临床普及。

**2. 部分乳腺照射（partial breast irradiation，PBI）技术** 包括术中照射、间质插植及外照射等方式。与全乳腺照射相比，PBI只照射瘤床及周围组织，减少了乳腺照射体积，也降低了心脏受照剂量。目前临床研究结果证实，在经选择的低风险患者中部分乳腺照射安全和有效。

**3. 选择性减免保乳术后放疗** 如前所述，不论放疗技术如何进步，只要进行照射，心脏不可避免会受到照射，就会有心血管疾病风险，因此对于部分患者是否可以选择性地减免放疗以避免RIHD的发生？近年，有临床研究表明，对于高度选择的早期乳腺癌患者，在接受保乳术后仅接受内分泌治疗，局部复发风险很低。PRIME II研究也证实，保乳术后接受放疗的患者与未接受放疗的患者相比，在局部复发风险方面存在较小但有统计学意义的降低，但 5 年生存率是相似的。因此，依据目前的研究及指南推荐，对于年龄＞65 岁或 70 岁，组织学分级 Ⅰ～Ⅱ级，肿块直径≤2cm 且切缘呈阴性，无脉管侵犯和淋巴管癌栓，淋巴结呈阴性，激素受体呈阳性且接受内分泌治疗的患者，可以考虑免去术后放疗。

（二）减少心脏毒性药物的影响

如前所述，蒽环类药物心脏毒性作用的增加只在放化疗同时进行中观察到，而放化疗序贯治疗时则无明显增加，因此目前指南均推荐，对于需行放疗的乳腺癌患者，放疗均在化疗完成后进行。

（三）药物预防

Boulet 等的回顾性研究结果显示，他汀类药物可显著降低卒中的风险（HR 0.68，95%CI 0.48～0.98，$P$=0.0368），并有降低 RIHD 风险的趋势（HR 0.85，95%CI −1.04～0.69；$P$=0.0811）。另外一些研究表明，他汀类药物可以通过抑制炎症反应、氧化应激及减少组织纤维化达到对心脏辐射损伤的保护。动物试验显示，ACEI 可通过抗炎和减少氧自由基来减少辐照后心肌血管周围纤维化和心肌细胞凋亡，从而抑制心肌纤维化和心舒张功能下降。但评价 ACEI 在放疗患者中的疗效的前瞻性研究尚未见报道。

（四）筛查和管理患者相关因素

冠状动脉心脏病危险因素，如吸烟、高血脂和高血压等，可能增加诱发心脏病的风险，在患者接受放疗前、放疗中及放疗后应积极筛查并管理这些危险因素。

在接受放疗前应对患者进行全面评估，筛查心血管疾病危险因素（高血压、糖尿病、血脂异常、肥胖、吸烟），对已知有危险因素者的积极管理是最佳预防措施，如服用阿司匹林、控制血压和血糖水平、使用他汀类降脂药、部分患者考虑使用抗血小板聚集药物等。适当运动也是有效管理策略的主要组成部分。

关于影像学检查方面，根据 EACVI/ASE 专家共识和 ASCO 指南推荐，临床在有潜在心脏毒性治疗开始前及对治疗过程中出现症状和体征的患者进行超声心动图检查；如果超声心动图不可用或技术上不可行，建议行心脏 MRI 或多门控血池成像（MUGA）检查、血清心脏生物标志物（肌钙蛋白、利尿钠肽）检查，或超声心动图应变成像，并联合常规影像学检查进行诊断。在随访期间，每年必须进行病史询问和体格检查，密切注意在年轻患者中容易被忽视的心脏病症状及体征。新出现的心肺症状或体征均应行心脏超声检查。对于之前无心脏异常的患者，在放疗 10 年后每 5 年做 1 次超声心动图检查。对于高危的无症状患者（接受过前胸或左侧胸部放疗，并伴有 1 个放射性心脏损伤的危险因素），在放疗结束 5 年后就应该开始行超声心动图筛查。在这些患者中，由于放疗后 5～10 年冠状动脉事件的发生风险增加，可考虑行无创的负荷成像以筛查阻塞性冠心病。如果首次负荷试验未显示任何诱导下缺血，可以考虑以后每 5 年重复 1 次负荷试验。

（五）治疗

目前尚无针对 RIHD 的治疗指南或共识，由于患者的症状表现与普通人群的心脏疾病一致，目前主要根据临床表现参照普通人群心脏疾病的治疗指南进行治疗，一旦患者出现相应症状，应建议患者到心血管专科就诊，按照心血管疾病诊治规范进行诊治。最好能建立多学科协作诊疗团队，综合患者的因素进行治疗。

（甘　露）

## 参 考 文 献

Abouegylah M，Braunstein LZ，Alm El-Din MA，et al，2019. Evaluation of radiation-induced cardiac toxicity in breast cancer patients treated with Trastuzumab-based chemotherapy. Breast Cancer Res Treat，174：179-185.

Adams MJ，Hardenbergh PH，Constine LS，et al，2003. Radiation-associated cardiovascular disease. Crit Rev Oncol Hematol，45（1）：55-75.

Adams MJ，Lipshultz SE，Schwartz C，et al，2003. Radiation-associated cardiovascular disease：Manifestations and management. Semin Radiat Oncol，13（3）：346-356.

Armenian SH，Lacchetti C，Barac A，et al，2017. Prevention and monitoring of cardiac dysfunction in survivors of adult cancers：American Society of Clinical Oncology Clinical Practice guideline. J Clin Oncol，35（8）：893-911.

Azimzadeh O，Azizova T，Merl-Pham J，et al，2017. A dose-dependent perturbation in cardiac energy metabolism is linked to radiation-induced ischemic heart disease in Mayak nuclear workers. Oncotarget，8（6）：9067-9078.

Bakshi MV，Barjaktarovic Z，Azimzadeh O，et al，2013. Long-term effects of acute low-dose ionizing radiation on the neonatal mouse heart：A proteomic study. Radiat Environ Biophys，52（4）：451-461.

Barjaktarovic Z，Shyla A，Azimzadeh O，et al，2013. Ionising radiation induces persistent alterations in the cardiac mitochondrial function of C57BL/6 mice 40 weeks after local heart exposure. Radiother Oncol，106（3）：404-410.

Boerma M，Hauer-Jensen M，2010. Preclinical research into basic mechanisms of radiation-induced heart disease. Cardiol Res Pract，2011：858262.

Boerma M，Kruse JJCM，van Loenen M，et al，2004. Increased deposition of von willebrand factor in the rat heart after local ionizing irradiation. Strahlenther Onkol，180（2）：109-116.

Boerma M，Sridharan V，Mao XW，et al，2016. Effects of ionizing radiation on the heart. Mutat Res，770（Pt B）：319-327.

Boulet J，Pena J，Hulten EA，et al，2019. Statin use and risk of vascular events among cancer patients after radiotherapy to the thorax，head，and neck. J Am Heart Assoc，8（13）：e005996.

Canney PA，Sanderson R，Deehan C，et al，2001. Variation in the probability of cardiac complications with radiation technique in early breast cancer . Br J Radio，74（879）：262-265.

Cao L，Cai G，Chang C，et al，2015. Diastolic dysfunction occurs early in HER2-positive breast cancer patients treated concurrently with radiation therapy and trastuzumab. Oncologist，20（6）：605-614.

Clarke M，Collins R，Darby S，et al，2005. Effects of radiotherapy and of differences in the extent of surgery for early breast cancer on local recurrence and 15-year survival：An overview of the randomized trials. Lancet，366（9503）：2087-2106.

Corn BW，Trock BJ，Goodman RL，1990. Irradiation-related ischemic heart disease. J Clin Oncol，8（4）：741-750.

Cuaron JJ，Chon B，Tsai H，et al，2015. Early toxicity in patients treated with postoperative proton therapy for locally advanced breast cancer. Int J Radiat Oncol Biol Phys，92（2）：284-291.

Cuzick J，Stewart H，Rutqvist L，et al，1994. Cause-specific mortality in long-term survivors of breast cancer who participated in trials of radiotherapy. J Clin Oncol，12（3）：447-453.

Darby S，McGale P，Correy D，et al，2011. Effect of radiotherapy after breast-conserving surgery on 10-year recurrence and 15-year breast cancer death：Meta-analysis of individual patient data for 10801 women in 17 randomised trials. Lancet，378（9804）：1707-1716.

Darby SC，Cutter DJ，Boerma M，et al，2010. Radiation-related heart disease：Current knowledge and future prospects. Int J Radiat Oncol Biol Phys，76（3）：656-665.

Darby SC，Ewertz M，McGale P，et al，2013. Risk of ischemic heart disease in women after radiotherapy for breast cancer. N Engl J Med，368（11）：987-998.

Darby SC，McGale P，Taylor CW，et al，2005. Long-term mortality from heart disease and lung cancer after radiotherapy for early breast cancer: Prospective cohort study of about 300, 000 women in US SEER cancer registries. Lancet Oncol, 6 (8): 557-565.

Early Breast Cancer Trialists' Collaborative Group, 2000. Favourable and unfavourable effects on long-term survival of radiotherapy for early breast cancer: An overview of the randomised trials. Lancet, 355 (9217): 1757-1770.

Fajardo LF, Berthrong M, Anderson RE, 2001. Radiation Pathology. New York: Oxford University Press.

Fajardo LF. 1989, The unique physiology of endothelial cells and its implications in radiobiology. Front Radiat Ther Oncol, 23: 96-112.

Flejmer AM, Edvardsson A, Dohlmar F, et al, 2016. Respiratory gating for proton beam scanning versus photon 3D-CRT for breast cancer radiotherapy. Acta Oncol, 55 (5): 577-583.

Formenti SC, DeWyngaert JK, Jozsef G, et al, 2012. Prone vs supine positioning for breast cancer radiotherapy. JAMA, 308 (9): 861-863.

Gagliardi G, Lax I, Rutqvist LE, 2001. Partial irradiation of the heart. Semin Radiat Oncol, 11 (3): 224-233.

Gielda BT, Strauss JB, Marche JC, et al, 2011. A dosimetric comparison between the supine and prone positions for three-field intact breast radiotherapy. Am J Clin Oncol, 34 (3): 223-230.

Hallahan DE, Virudachalam S, 1997. Intercellular adhesion molecule 1 knockout abrogates radiation induced pulmonary inflammation. Proc Natl Acad Sci U S A, 94 (12): 6432-6437.

Halyard MY, Pisansky TM, Dueck AC, et al, 2009. Radiotherapy and adjuvant trastuzumab in operable breast cancer: Tolerability and adverse event data from the NCCTG Phase III Trial N9831. J Clin Oncol, 27 (16): 2638-2644.

Hardenberg PH, Munley MT, Hu C, et al, 2001. Cardiac perfusion changes in patients treated for breast cancer with radiation therapy and doxorubicin: Preliminary results. Int J Radiat Oncol Biol Phys, 49: 1023-1028.

Hardenbergh P, Munley M, Hu C, et al, 2001. Doxorubicin-based chemotherapy and radiation increase cardiac perfusion changes in patients treated for left-sided breast cancer. Int J Radiat Oncol Biol Phys, 51: 158.

Hooning MJ, Botma A, Aleman BM, et al, 2007. Long-term risk of cardiovascular disease in 10-year survivors of breast cancer. J Natl Cancer Inst, 99 (5): 365-375.

Hoving S, Heeneman S, Gijbels MJJ, et al, 2008. Single-dose and fractionated irradiation promote initiation and progression of atherosclerosis and induce an inflammatory plaque phenotype in ApoE-/-mice. Int J Radiat Oncol Biol Phys, 71 (3): 848-857.

Hughes KS, Schnaper LA, Bellon JR, et al, 2013. Lumpectomy plus tamoxifen with or without irradiation in women age 70 years or older with early breast cancer: Long-term follow-up of CALGB 9343. J Clin Oncol, 31 (19): 2382-2387.

Ichihara S, Noda A, Nagata K, et al, 2006. Pravastatin increases survival and suppresses an increase in myocardial matrix metalloproteinase activity in a rat model of heart failure. Cardiovasc Res, 69 (3): 726-735.

Ishikawa T, Takahara K, Hirabayashi T, et al, 2010. Metabolome analysis of response to oxidative stress in rice suspension cells overexpressing cell death suppressor Bax inhibitor-1. Plant Cell Physiol, 51 (1): 9-20.

Jacob S, Camilleri J, Derreumaux S, et al, 2019. Is mean heart dose a relevant surrogate parameter of left ventricle and coronary arteries exposure during breast cancer radiotherapy: A dosimetric evaluation based on individually-determined radiation dose (BACCARAT study). Radiat Oncol, 14 (1): 29.

Jones JM, Ribeiro GG, 1989. Mortality patterns over 34 years of breast cancer patients in a clinical trial of post-operative radiotherapy. Clin Radiol, 40 (2): 204-208.

Kim JW, Rhee CK, Kim TJ, et al, 2010. Effect of pravastatin on bleomycin-induced acute lung injury and pulmonary fibrosis. Clin Exp Pharmacol Physiol, 37 (11): 1055-1063.

Konings AW, Smit Sibinga CT, Aarnoudse MW, 1978. Initial events in radiation-induced atheromatosis II Damage to intimal cells. Strahlentherapie, 154 (11): 795-800.

Korreman SS, Pedersen AN, Nøttrup TJ, et al, 2005. Breathing adapted radiotherapy for breast cancer: Comparison of free breathing gating with the breath-hold technique. Radiother Oncol, 76 (3): 311-318.

Kunkler IH, Williams LJ, Jack WJL, et al, 2015. Breast-conserving surgery with or without irradiation in women aged 65 years or older with early breast cancer (PRIME II): A randomised controlled trial. Lancet Oncol, 16 (3): 266-273.

Kura B, Yin C, Frimmel K, et al, 2016. Changes of microRNA-1, -15b and -21 levels in irradiated rat hearts after treatment with potentially radioprotective drugs. Physiol Res, 65 (S1): S129- S137.

Lancellotti P, Nkomo VT, Badano LP, et al, 2013. Expert consensus for multi-modality imaging evaluation of cardiovascular complications of radiotherapy in adults: a report from the European Association of Cardiovascular Imaging and the American Society of Echocardiography. Eur Heart J Cardiovasc Imaging, 14 (8): 721-740.

Lauk S, Trott KR, 1990. Endothelial cell proliferation in the rat heart following local heart irradiation. Int J Radiat Biol, 57 (5):

1017-1030.

Lauk S，1987. Endothelial alkaline phosphatase activity loss as an early stage in the development of radiation-induced heart disease in rats. Radiat Res，110（1）：118-128.

Leach JK，Van Tuyle G，Lin PS，et al，2001. Ionizing radiation-induced，mitochondria-dependent generation of reactive oxygen/nitrogen. Cancer Res，61（10）：3894-3901.

Little MP，Tawn EJ，Tzoulaki I，et al，2008. A systematic review of epidemiological associations between low and moderate doses of ionizing radiation and late cardiovascular effects，and their possible mechanisms. Radiat Res，169（1）：99-109.

Liu LK，Ouyang W，Zhao X，et al，2017. Pathogenesis and prevention of radiation-induced myocardial fibrosis. Asian Pac J Cancer Prev，18（3）：583-587.

Marks LB，Yu X，Prosnitz RG，et al，2005. The incidence and functional consequences of RT-associated cardiac perfusion defects. Int J Radiat Oncol Biol Phys，63（1）：214-223.

Mast ME，ven Kempen-Harteveld L，Heijenbrok MW，et al，2013. Left-sided breast cancer radiotherapy with and without breath-hold：Does IMRT reduce the cardiac dose even further? Radiother Oncol，108（2）：248-253.

McChesney SL，Gillette EL，Orton EC，1988. Canine cardiomyopathy after whole heart and partial lung irradiation. Int J Radiat Oncol Biol Phys，14（6）：1169-1174.

Paszat LF，Mackillop WJ，Groome PA，et al，1998. Mortality from myocardial infarction after adjuvant radiotherapy for breast cancer in the surveillance，epidemiology，and end-results cancer registries. J Clin Oncol，16（8）：2625-2631.

Pezner RD，2013. Coronary artery disease and breast radiation therapy. Int J Radiat Oncol Biol Phys，86（5）：816-818.

Piroth MD，Baumann R，Budach W，et al，2019. Heart toxicity from breast cancer radiotherapy. Strahlenther Onkol，195（1）：1-12.

Rehammar JC，Jensen MB，McGale P，et al，2017. Risk of heart disease in relation to radiotherapy and chemotherapy with ant-hracyclines among 19，464 breast cancer patients in Denmark，1977-2005. Radiother Oncol，123（2）：299-305.

Rutqvist LE，Lax I，Fornander T，et al，1992. Cardiovascular mortality in a randomized trial of adjuvant radiation therapy versus surgery alone in primary breast cancer. Int J Radiat Oncol Biol Phys，22（5）：887-896.

Schultz-Hector S，Trott KR，2007. Radiation-induced cardiovascular diseases：Is the epidemiologic evidence compatible with the radiobiologic data? Int J Radiat Oncol Biol Phys，67（1）：10-18.

Schultz-Hector S，1992. Radiation-induced heart disease：Review of experimental data on dose reponse and pathogenesis. Int J Radiat Biol，61（2）：149-160.

Seddon B，Cook A，Gothard L，et al，2002. Detection of defects in myocardial perfusion imaging in patients with early breast cancer treated with radiotherapy. Radiother Oncol，64（1）：53-63.

Seemann I，Gabriels K，Visse NL，et al，2012. Irradiation induced modest changes in murine cardiac function despite progressive structural damage to the myocardium and microvasculature. Radiother Oncol，103（2）：143-150.

Shah C，Vicini F，Wazer DE，et al，2013. The American Brachytherapy Society consensus statement for accelerated partial breast irradiation. Brachytherapy，12（4）：267-277.

Shapiro CL，Hardenbergh PH，Gelman R，et al，1998. Cardiac effects of adjuvant doxorubicin and radiation therapy in breast cancer patients. J Clin Oncol，16（11）：3493-3501.

Slezak J，Kura B，Ravingerová T，et al，2015. Mechanisms of cardiac radiation injury and potential preventive approaches. Can J Physiol Pharmacol，93（9）：737-753.

Stewart JR，Fajardo LF，Gillette SM，et al，1995. Radiation injury to the heart. Int J Radiat Oncol Biol Phys，31（5）：1205-1211.

Tapio S，2016. Pathology and biology of radiation-induced cardiac disease. J Radiat Res，57（5）：439-448.

Taunk NK，Haffty BG，Kostis JB，et al，2015. Radiation-induced heart disease：Pathologic abnormalities and putative mechanisms. Front Oncol，5：39.

Taylor C，Correa C，Duane FK，et al，2017. Estimating the risks of breast cancer radiotherapy：evidence from modern radiation doses to the lungs and heart and from previous randomized trials. J Clin Oncol，35（15）：1641-1649.

Taylor CW，McGale P，Darby SC，2006. Cardiac risks of breast-cancer radiotherapy：A contemporary view. Clin Oncol（R Coll Radiol），18（3）：236-246.

Tjessem KH，Bosse G，Fossa K，et al，2015. Coronary calcium score in 12-year breast cancer survivors after adjuvant radiotherapy with low to moderate heart exposure - Relationship to cardiac radiation dose and cardiovascular risk factors. Radiother Oncol，114（3）：328-334.

Touboul E，Lefranc JP，Blondon J，et al，1992. Multidisciplinary treatment approach to locally advanced non-inflammatory breast cancer using chemotherapy and radiotherapy with or without surgery. Radiother Oncol，25（3）：167-175.

Tribble DL，Barcellos-Hoff MH，Chu BM，et al，1999. Ionizing radiation accelerates aortic lesion formation in fat-fed mice via SOD-inhibitable processes. Arterioscler. Thromb Vasc Biol，19（6）：1387-1392.

ven der Meeren A，Squiban C，Gourmelon P，et al，1999. Differential regulation by IL-4 and IL-10 of radiation-induced IL-6 and IL-8 production and ICAM-1 expression by human endothelial cells. Cytokine，11（11）：831-838.

ven der Veen SJ，Ghobadi G，de Boer RA，et al，2015. ACE inhibition attenuates radiation-induced cardiopulmonary damage. Radiother Oncol，114（1）：96-103.

Yahalom J，Portlock CS，2005. Adverse effects of treatment：Section 4. cardiac toxicity//DeVita VT，Hellman S，Rosenberg SA，Cancer：Principles and Practice of Oncology. 7th ed. Philadelphia（PA）/Baltimore（MD）：Lippincott/Williams & Wilkins.

Yarnold J，Brotons MC，2010. Pathogenetic mechanisms in radiation fibrosis. Radiother Oncol，97（1）：149-161.

Yeung R，Conroy L，Long KR，et al，2015. Cardiac dose reduction with deep inspiration breath hold for left-sided breast cancer radiotherapy patients with and without regional nodal irradiation. Radiat Oncol，10：200.

# 第四十六章

# 内分泌治疗期间乳腺癌患者心血管疾病的防治

## 一、概  述

乳腺癌是当今女性最常见的恶性肿瘤，随着诊断和治疗技术的进步，乳腺癌病死率大幅下降。然而其治疗过程常伴随着高脂血症、高胆固醇血症和高血压等改变，长期作用下可能会影响乳腺癌的发展，并诱发相应心血管疾病。因此，了解、减少甚至消除这些治疗引起的不利影响显得尤为重要。

据统计，我国女性乳腺癌人群中，60%～70%的患者激素受体呈阳性，大部分需辅助内分泌治疗。辅助内分泌治疗是绝经后乳腺癌患者治疗中的重要组成部分，通过降低血清雌激素，也潜在地降低了雌激素对心血管系统的保护作用。对于绝经前患者，可以加用卵巢功能抑制剂以提高疗效。而绝经后乳腺癌女性的雌激素水平同时受到卵巢功能减退和药物治疗的双重影响而明显下降，常见血脂异常，患心血管疾病的风险增加，心血管疾病相关死亡已跃居该类患者除乳腺癌死亡事件外的首位。

内分泌治疗在有效延长乳腺癌患者生存期的同时，非肿瘤性死亡在这类患者中的概率也有所增高，在随访期间应重视患者合并疾病及并发症的治疗，如冠心病和脑血管病在内的心脑血管疾病，而不仅是乳腺癌本身。事实上，在高风险的乳腺癌患者群体中，肿瘤复发或转移的概率要比心血管疾病小得多。心血管疾病的病因是多因素的，其中血脂异常、肥胖、糖尿病、吸烟史、久坐和高血压是公认的危险因素，广泛分布于整个人群。在乳腺癌患者中，其治疗可能通过直接或间接作用增加心血管疾病的风险。化疗、靶向治疗和放疗直接作用于心血管系统致结构性损害，而内分泌治疗可能通过影响某些心血管疾病的危险因素而间接发挥作用。

最常见的选择性雌激素受体调节剂（selective estrogen receptor modulator, SERM）是他莫昔芬（TAM），它的发现是乳腺癌内分泌治疗的一个里程碑。TAM治疗10年，其在降低患者乳腺癌复发转移及病死率的同时，显著增加了子宫内膜癌、肺栓塞和缺血性心脏病的发生风险。对于转移性乳腺癌患者，TAM的长期使用可显著降低胆固醇。TAM还与维持骨密度、减少心血管事件有关。SOFT研究作为卵巢功能抑制在辅助内分泌治疗中作用的直接依据，证实了标准TAM 5年基础上加入卵巢功能抑制剂（曲普瑞林）以抑制卵巢功能更能获益处。绝经后激素受体呈阳性，患者辅助内分泌治疗的首选则是芳香化酶抑制剂

（AI），第三代 AI 包括以下两类。①非甾体类药物：如阿那曲唑和来曲唑；②甾体类药物：如依西美坦。多项临床试验已证明，无论是在起始治疗，还是序贯或转换后期强化或延长等治疗模式中，第三代 AI 均优于 TAM。

有学者认为，乳腺癌内分泌治疗的雌激素水平存在"阈值"效应，即达到一定的低水平后，进一步抑制雌激素并不能增加疗效，却会产生明显的不良反应。使用 AI 时，应重点关注更年期症状、骨量减少、关节疼痛、肌痛、血脂异常及心血管事件等。多项试验结果发现，在心血管事件及子宫内膜癌方面，阿那曲唑优于 TAM；而在骨骼肌肉异常及骨折方面，TAM 优于阿那曲唑。国际依西美坦研究（IES）结果显示，TAM 组阴道出血和血栓栓塞事件较常见；依西美坦组关节疼痛和骨质疏松更多见。MA27 研究虽然未得出阳性结果，但带来了一些重要发现，依西美坦具有类胆固醇样作用，骨质疏松、高三酰甘油血症、高胆固醇血症和阴道出血等发生率更低。

## 二、选择性雌激素受体调节剂治疗对心血管疾病的影响

内分泌治疗会影响患者体内性激素水平，如 TC、TG、LDL-C 和 HDL-C，进而影响血脂水平。Eggemann 等曾报道，TAM 能够改善患者血脂水平，有效降低胆固醇水平和总胆固醇水平，使用 TAM 者较不使用者 TC 下降 12%，LDL-C 下调 20%，HDL-C 也有下调趋势。其他类似研究也证实，TAM 能够下调 TC 和 LDL-C，以及上调 Apo A，其原理可能是 TAM 能够抑制脂质代谢相关的酶，如乙酰辅酶 A、乙酰转移酶等。Chi 等比较了 7242 例分别接受托瑞米芬和他莫昔芬治疗的乳腺癌患者的疗效，发现相较于他莫昔芬，接受托瑞米芬治疗的早期乳腺癌患者的 TG 水平降低和 HDL-C 水平升高的幅度更大；晚期乳腺癌患者的 TG 水平降低幅度也更大。这一结果展示了托瑞米芬替代他莫昔芬治疗血脂异常乳腺癌患者的可能性，但仍需更多更严格的随机对照试验来验证。

此外，在一项比较来曲唑和托瑞米芬辅助治疗绝经后乳腺癌对血脂水平影响的研究中，发现托瑞米芬相对来曲唑在血脂和骨代谢方面均具有明显优势。Saarto 等的研究曾将 49 例绝经后乳腺癌患者随机分为他莫昔芬组和托瑞米芬组进行抗雌激素治疗。结果发现两种抗雌激素药物都能显著降低血清总胆固醇、低密度脂蛋白和血清载脂蛋白 B 的水平。托瑞米芬还使 HDL-C 水平提高了 14%，而他莫昔芬组反而降低了 5%，提示托瑞米芬能有效改善或抵消接受他莫昔芬治疗的绝经后乳腺癌患者所具有的与冠心病风险增加相关的脂蛋白。

## 三、选择性雌激素受体调节剂对心血管疾病的影响

事实上，对他莫昔芬与安慰剂进行比较的 12 项试验的荟萃分析显示，服用他莫昔芬可降低心脏病的发生率（HR 0.62，95%CI 0.41～0.93）。同样，另一项荟萃分析证实，与安慰剂相比，接受他莫昔芬辅助治疗的患者死于心脏病的概率更低，即使差异在统计学上并不显著（他莫昔芬和安慰剂分别为 120 和 132 次，$P=0.06$）。

# 四、第三代芳香化酶抑制剂治疗对心血管疾病的影响

## （一）芳香化酶抑制剂对血脂的影响

鉴于他莫昔芬的心脏保护作用，在芳香化酶抑制剂（AI）辅助治疗试验中观察到的心血管疾病风险增加是否是由于他莫昔芬的保护作用，而不是 AI 对心血管系统的负面影响，目前仍存在争议。AI 对心血管系统潜在负面影响的生物学基础主要依赖于 AI 对脂质代谢的作用。与他莫昔芬相反，AI 会提高血清胆固醇水平，这可能会增加心血管疾病的风险，特别是患有动脉高血压、糖尿病和肥胖症的人群，而绝经后女性在开始辅助内分泌治疗之前通常会有一些风险因素。高血压、高脂血症或高胆固醇血症的发病率增加，但这是否会导致长期心脏毒性的风险增加尚不清楚。此外，在比较 AI 和他莫昔芬的试验中观察到的较高的血清血脂浓度变化率可能与他莫昔芬对脂质代谢的有利作用有关。多项临床研究提示，TAM 对血脂的影响优于 AI，其原因尚不明确。部分学者认为，AI 能导致血脂代谢紊乱，或 TAM 引起血脂降低具有保护作用，或两者皆有。

阿那曲唑、来曲唑和依西美坦这三种不同 AI 的芳香化酶活性有不同程度的降低，从而导致循环雌激素的不同程度下降，这可以转化为对血脂浓度的不同影响，并最终反映在不同的心脏安全系数中。LEAP 研究比较了阿那曲唑、来曲唑和依西美坦，结果表明，与阿那曲唑和来曲唑相比，依西美坦通过降低高密度脂蛋白水平来提高低密度脂蛋白/高密度脂蛋白比率，但是三者在疗效上相似。目前尚不清楚依西美坦对脂质代谢的影响是否仅限于治疗期，或者即使在停止治疗后，这种影响是否会随着时间的推移而持续。

## （二）芳香化酶抑制剂对心血管疾病的影响

AI 相关临床试验已经提供了一些证据，证明与他莫昔芬相比，AI 相对较高的心脏不良事件发生率与其实际心脏毒性有关，但主要假说是基于 AI 引起的循环雌二醇减少和（或）脂代谢改变。总之，AI 和他莫昔芬的随机临床试验的心脏安全性数据是不同的，一些试验报道两者的心血管毒性没有显著差异，而另一些试验显示应用 AI 患者的心血管事件增加，然而这并没有转化为心血管疾病死亡率的显著增加。ATAC 研究经过 68 个月随访，结果显示心血管疾病发生率在接受阿那曲唑和 TAM 两组之间没有显著差异，但心绞痛发生率在阿那曲唑组稍高；继续随访至 100 个月，结果显示无论在治疗期间还是治疗结束，两组心血管疾病发生率均无差异。另一前瞻性研究 BIG 1-98 发现，缺血性心脏病的发病率在接受来曲唑和 TAM 两组间相仿，但在 3～5 级心血管事件方面，TAM 组的发病率相对较低（$P=0.06$）。在 IES 研究中，接受依西美坦和 TAM 的患者经 55.7 个月随访，心血管疾病的发生率没有显著差异。研究显示，绝经后激素受体呈阳性的乳腺癌患者使用 AI 较 TAM 会增加心血管疾病的风险，而 TAM 药物本身（与安慰剂或不接受任何药物比较）能够减少33%的心血管事件发生率，TAM 对心脏的保护作用可以解释 AI 和 TAM 对于心血管疾病的影响之间的差异。

此外，ATAC 研究随访 68 个月发现，阿那曲唑组脑血管疾病的发生率较 TAM 组低。

BIG1-98 却提示来曲唑对脑血管的影响较 TAM 大。MA-17 研究比较了来曲唑和安慰剂对脑血管疾病的影响，结果显示两组的发病率都很低，且未见明显差异（来曲唑组 0.7%，安慰剂组 0.6%）。

# 五、内分泌治疗对静脉血栓栓塞的影响

乳腺癌患者在疾病进程中有发生静脉血栓栓塞甚至肺栓塞的可能。静脉血栓栓塞可以发生在疾病的任何时期，肿瘤的多种综合治疗方法均会增加血栓栓塞的风险。乳腺癌化疗导致血栓栓塞的风险为 1.3%（Ⅰ～Ⅲ期）～17.6%（Ⅳ期）。绝经后服用 TAM 进行内分泌治疗的患者此风险更高。绝大多数 TAM 相关研究发现，相比于安慰剂，TAM 会增加静脉血栓栓塞的发生率，发生率由高到低依次为肺动脉栓塞、深静脉血栓形成、视网膜静脉血栓；此外还观察到约 3 倍的血栓性静脉炎的发生率。第三代 AI 很好地克服了 TAM 这一问题，AI 相比于 TAM 能明显降低静脉血栓栓塞的发病风险。

# 六、乳腺癌内分泌治疗期间心血管疾病的防治策略

为了降低乳腺癌患者内分泌治疗期间心血管事件的发生率，需要对潜在的发病风险进行一级和二级预防。通常出于安全因素，主要的临床研究排除了有高血压或心血管疾病的患者。目前尚没有在接受辅助 AI 治疗的患者中处理心脏风险的特定方案，故应对普通人群使用标准措施。因此，建议按照国家胆固醇教育计划成人治疗小组Ⅲ的建议，监测血压、体重和血脂水平，保持 LDL-C<160mg/dl，HDL-C>40mg/dl，TC<240mg/dl。血脂异常治疗的主要目的是防治动脉粥样硬化性心血管疾病（ASCVD），应根据绝经后女性 ASCVD 发病风险及血脂异常情况决定治疗目标，《中国成人血脂异常防治指南》推荐绝经后女性每年检测 1 次空腹血脂，包括 TC、TG、LDL-C 和 HDL-C。接受内分泌治疗的绝经后乳腺癌患者，雌激素水平明显下降是心血管事件增加的直接原因，需要更严格的血脂管理，建议将无危险因素的绝经后乳腺癌患者 LDL-C 的理想水平定为<3.4mmol/L。内分泌治疗前患者若已患高血脂、高血压、糖尿病，应服用他汀类药物、β受体阻滞剂和（或）血管紧张素转化酶抑制剂、磺脲类药物或二甲双胍以治疗这些疾病。戒烟、适当运动、合理饮食等良好的生活方式也很重要，运动和体重是心血管疾病危险因素中可以改善的环节，可惜常被人们忽视。体重和体力活动水平是心血管疾病的可改变的危险因素，在考虑辅助治疗的长期影响时可能会被忽视。定期评估血脂、控制高血压和体重对于将心血管风险降至最低至关重要。

对他莫昔芬的研究表明，它对血脂，特别是 TC 和 LDL-C 具有有益影响，这可能与他莫昔芬明显的心脏保护作用和某些心血管事件减少有关。根据研究推论 TAM 对于血脂代谢和心血管疾病是保护因素，然而在内分泌治疗选择药物时，必须考虑乳腺癌的局部复发和远处转移风险。最近一项荟萃分析表明，与他莫昔芬相比，AI 具有显著的无病生存期（DFS）和总生存期（OS）优势。AI 对乳腺癌复发和死亡率的益处远大于不良事件的风险，在考虑患者的治疗方案时应充分注意这一点。因此，对于接受 AI 治疗的患者，应该严格执行评估

和降低心血管风险的标准建议，定期监测血脂。减重、增加体力活动，以及治疗高血压、糖尿病和高血脂在心血管疾病防治中至关重要，应鼓励患者采取健康的生活方式。

乳腺癌患者，尤其是绝经后早期乳腺癌患者的内分泌治疗及管理更需要众多专家和学者[包括肿瘤科团队、心脏科团队和辅助科室（营养师、康复师）等]协同工作并与患者分享决策。这一领域的未来研究需要明确生活方式改变和心血管风险因素控制在改善预后方面的有效性，还要能够实施心血管风险评估，并与心脏病风险增加的乳腺癌患者探讨实时管理的具体模式。

（赵小波）

## 参 考 文 献

中国成人血脂异常防治指南制订联合委员会，2007. 中国成人血脂异常防治指南. 中华心血管病杂志，35（5）：390-409.

中国抗癌协会乳腺癌专业委员会，2019. 中国抗癌协会乳腺癌诊治指南与规范（2019版）. 中国癌症杂志，29（8）：609-680.

中国乳腺癌内分泌治疗多学科管理血脂异常管理共识专家组，2017. 绝经后早期乳腺癌患者血脂异常管理的中国专家共识. 中华肿瘤杂志，39（1）：72-77.

Barish R，Lynce F，Unger K，et al，2019. Management of cardiovascular disease in women with breast cancer. Circulation，139：1110-1112.

Bartsch R，Bergen E，2016. ASCO 2016：highlights in breast cancer. Memo，9（4）：211-214.

Braithwaite RS，Chlebowski RT，Lau J，et al，2003. Meta-analysis of vascular and neoplastic events associated with tamoxifen. J Gen Intern Med，18：937-947.

Buzdar A，Howell A，Cuzick J，et al，2006. Comprehensive side-effect profile of anastrozole and tamoxifen as adjuvant treatment for early-stage breast cancer：Long-term safety analysis of the ATAC trial. Lancet Oncol，7（8）：633-643.

Cheung YM，Ramchand SK，Yeo B，et al，2019. Cardiometabolic effects of endocrine treatment of estrogen receptor-positive early breast cancer. J Endocr Soc，3（7）：1283-13012.

Chi F，Wu R，Zeng Y，et al，2013. Effects of toremifene versus tamoxifen on breast cancer patients：A meta-analysis. Breast Cancer，20（2）：111-122.

Cuzick J，Sestak I，Cawthorn S，et al，2015. Tamoxifen for prevention of breast cancer：Extended long-term follow-up of the IBIS-I breast cancer prevention trial. Lancet Oncol，16（1）：67-75.

Cuzick J，Sestak I，Forbes JF，et al，2014. Anastrozole for prevention of breast cancer in high-risk postmenopausal women（IBIS-Ⅱ）：An international，double blind，randomised placebo-controlled trial. Lancet，383（9922）：1041-1048.

De Placido S，Gallo C，De Laurentiis M，et al，2018. Adjuvant anastrozole versus exemestane versus letrozole，upfront or after 2 years of tamoxifen，in endocrine-sensitive breast cancer（FATA-GIM3）：A randomised，phase 3 trial . Lancet Oncol，19（4）：474-485.

Early Breast Cancer Trialists' Collaborative Group（EBCTCG），Dowsett M，Forbes JF，et al，2015. Aromatase inhibitors versus tamoxifen in early breast cancer：Patient-level Meta-analysis of the randomised trials. Lancet，386：1341-1352.

Early Breast Cancer Trialists' Collaborative Group（EBCTCG），2005. Effects of chemotherapy and hormonal therapy for early breast cancer on recurrence and 15-year survival：An overview of the randomised trials. Lancet，365（9472）：1687-1717.

Eggemann H，Bernreiter AL，Reinisch M，et al，2019. Tamoxifen treatment for male breast cancer and risk of thromboembolism：Prospective cohort analysis. Br J Cancer，120（3）：301-305.

Evaluation Expert Panel on Detection and Treatment of High Blood Cholesterol in Adults，2001. Executive summary of the third report of the National Cholesterol Education Program（NCEP）expert panel on detection，evaluation，and treatment of high blood cholesterol in adults（adult treatment panel Ⅲ）. JAMA，285：2486-2497.

Grizzi G，Ghidini M，Botticelli A，et al，2020. Strategies for increasing the effectiveness of aromatase inhibitors in locally advanced breast cancer：An evidence-based review on current options. Cancer Manag Res，30（12）：675-686.

Hirano A，Inoue H，Ogura K，et al，2018. Long-term effect of exemestane therapy on bone mineral density supported by bisphosphonates：Results of 5-year adjuvant treatment in postmenopausal women with early-stage breast cancer. Asia Pac J Clin

Oncol, 14（5）：e238-e242.

Jones LW, Haykowsky MJ, Swartz JJ, et al, 2007. Early breast cancer therapy and cardiovascular injury. J Am Coll Cardiol, 50（15）: 1435-1441.

Khosrow-Khavar F, Filion KB, Al-Qurashi S, et al, 2017. Cardiotoxicity of aromatase inhibitors and tamoxifen in postmenopausal women with breast cancer：A systematic review and meta-analysis of randomized controlled trials. Ann Oncol, 28（3）: 487-496.

Kim M, Kim H, Ahn SH, et al, 2020. Changes in bone mineral density during 5 years of adjuvant treatment in premenopausal breast cancer patients. Breast Cancer Res Treat, 180（3）: 657-663.

McCloskey E, Hannon R, Lakner G, et al, 2006. The letrozole（L）, exemestane（E）, and anastrozole（A）pharmacodynamics （LEAP）trial：A direct comparison of bone biochemical measurements between aromatase inhibitors（AIs）in healthy postmenopausal women. J Clin Oncol, 24（18-suppl）: 555.

Mehta LS, Watson KE, Barac A, et al, 2018. Cardiovascular disease and breast cancer：WHere these entities intersect：A Scientific Statement From the American Heart Association. Circulation, 137（8）: e30-e66.

Mouridsen H, Keshaviah A, Coates AS, et al, 2007. Cardiovascular adverse events during adjuvant endocrine therapy for early breast cancer using letrozole or tamoxifen：Safety analysis of BIG 1-98 trial. J Clin Oncol, 25（36）: 5715-5722.

Pelizzari G, Arpino G, Biganzoli L, et al, 2018. An Italian Delphi study to evaluate consensus on adjuvant endocrine therapy in premenopausal patients with breast cancer：The ERA project . BMC Cancer, 18（1）: 932.

Saarto T, Blomqvist C, Ehnholm C, et al, 1996. Antiatherogenic effects of adjuvant antiestrogens：A randomized trial comparing the effects of tamoxifen and toremifene on plasma lipid levels in postmenopausal women with node-positive breast cancer. J Clin Oncol, 14（2）: 429-433.

Saghatchian M, Lesur A, 2019. Management of side effects related to adjuvant hormone therapy in young women with breast cancer. Bull Cancer, 106（12S1）: S37-S42.

Shien T, Doihara H, Sato N, et al, 2018. Serum lipid and bone metabolism effects of Toremifene vs. Letrozole as adjuvant therapy for postmenopausal early breast cancer patients：Results of a multicenter open randomized study. Cancer Chemother Pharmacol, 81（2）: 269-275.

Smith I, Yardley D, Burris H, et al, 2017. Comparative efficacy and safety of adjuvant letrozole versus anastrozole in postmenopausal patients with hormone receptor-positive, node-positive early breast cancer：Final results of the randomized phase Ⅲ Femara Versus Anastrozole Clinical Evaluation（FACE）Trial. J Clin Oncol, 35（10）: 1041-1048.

van Hellemond IEG, Smorenburg CH, Peer PGM, et al, 2019. Assessment and management of bone health in women with early breast cancer receiving endocrine treatment in the DATA study . Int J Cancer, 145（5）: 1325-1333.

# 第四十七章

# 乳腺癌患者心血管疾病的防治

## 第一节　乳腺癌患者血脂异常的防治

### 一、乳腺癌患者血脂异常的伴发情况

（一）血脂异常与乳腺癌的发生

血脂是血清中的胆固醇、三酰甘油（TG）和类脂（如磷脂）等的总称，与临床密切相关的血脂主要是胆固醇和 TG。人体内胆固醇主要以游离胆固醇与胆固醇酯形式存在，TG 是甘油分子中的 3 个羟基被脂肪酸酯化而形成。血脂不溶于水，必须与特殊的蛋白质即载脂蛋白（Apo）结合形成脂蛋白，才能溶于血液，并被运输至组织进行代谢。脂蛋白分为乳糜微粒（CM）、极低密度脂蛋白（VLDL）、低密度脂蛋白（LDL）、中间密度脂蛋白（IDL）、高密度脂蛋白（HDL）和脂蛋白a（Lpa）。临床检测血脂主要包括血清总胆固醇（TC）、TG、高密度脂蛋白胆固醇（HDL-C）和低密度脂蛋白胆固醇（LDL-C）。另外，ApoA1、ApoB、Lpa 等血脂项目的应用价值也日益受到关注。血脂异常通常指血清 TC 和 TG 水平升高。血脂异常的主要危害是增加动脉粥样硬化性心血管疾病（ASCVD）的发病危险。我国 ASCVD 一级预防人群血脂合适水平：TC<5.20mmol/L（200mg/dl），TG<1.70mmol/L（150mg/dl），LDL-C<3.4mmol/L（130mg/dl）。血脂异常的临床分类：高胆固醇血症、高三酰甘油血症、混合型高脂血症和低 HDL-C 血症。年龄增长和（或）体重指数（BMI）增高与血脂异常的发病率增高有关，肥胖者比正常人更容易出现血脂异常。血液循环中的血脂，尤其是 HDL-C、LDL-C、Apo A1 和 Apo B 异常与心血管疾病的发生密切相关，LDL-C 还是降脂药的主要作用靶点。Apo 是 HDL 和 LDL 的主要构成组分，而且 ApoB 与 LDL-C 相比可能是更好的评估 ASCVD 脂蛋白风险的指标，对于测量 LDL-C 水平可能低估 ASCVD 风险者，如高三酰甘油血症、糖尿病、肥胖或低 LDL-C 的患者，可能特别有帮助。

乳腺癌病因学中有许多研究探讨乳腺癌与血脂的关系，其中对胆固醇和 HDL 的研究相对较多，但不同研究的结论尚存争议。一项韩国的前瞻性研究发现，高 TC（≥240mg/dl）与低胆固醇（≤160mg/dl）相比，更容易增加患乳腺癌的风险。也有文献报道，乳腺癌患者的血脂水平比正常对照组高。相反，有的研究对比乳腺癌患者和正常人群，发现乳腺癌患者胆固醇水平降低。也有研究指出，HDL-C 和患乳腺癌风险之间的关系受绝经状态影响，

绝经前 HDL-C 是乳腺癌的保护因素。

### （二）乳腺癌化疗所致血脂异常

化疗药物对血脂会有影响，而多数乳腺癌患者要接受化疗。化疗的方案较多，时间较长，不良反应明显。有研究表明，乳腺癌患者在辅助化疗和新辅助化疗期间体重增加，每月体重平均增加 0.5%±1.42%。有研究显示，使用环磷酰胺+甲氨蝶呤+氟尿嘧啶（CMF）方案化疗后患者体重可增加 2～4kg，患者身体脂肪率增加。体重增加与乳腺癌复发风险和死亡率呈正相关，体重增加会加大患者发生血脂异常的风险，还有研究发现对转移性乳腺癌患者使用卡培他滨治疗会使其血浆中的三酰甘油水平明显升高。有研究直接证实，使用多西他赛+阿霉素+环磷酰胺（TAC）方案化疗 6 个疗程后血清 TC、三酰甘油、LDL 水平升高，同时 HDL 和 Apo A1 水平降低。化疗期间为降低紫杉醇类化疗药物的副作用，在化疗前一天要求大剂量服用地塞米松，如此可能会造成代谢紊乱，如高脂血症、高血糖、胰岛素抵抗等。

### （三）乳腺癌内分泌治疗所致血脂异常

乳腺癌内分泌治疗经历了双侧卵巢切除去势术、雌激素受体的发现及指导治疗、他莫昔芬（TAM）及芳香化酶抑制剂（AI）治疗等重要的发展过程。辅助内分泌治疗对雌激素受体（ER）和（或）孕激素受体（PR）阳性乳腺癌患者至关重要，目前临床使用药物调节患者内分泌水平。对 ER 阳性率≥10% 的患者，在完成辅助化疗后可考虑进行辅助内分泌治疗。但对于绝经前 ER 阳性率为 1%～9% 的患者，不建议采用卵巢功能抑制联合口服内分泌治疗药物的方案。辅助内分泌治疗不宜与辅助化疗同时使用。由于月经状态的判断对辅助内分泌治疗方案的选择非常重要，因此在制订全部辅助治疗方案前需判断月经状态。绝经一般是指月经永久性终止，提示卵巢合成的雌激素持续性减少。满足以下任意一条者，都可以认为达到绝经状态：①双侧卵巢切除术后；②年龄≥60 岁；③年龄<60 岁，自然绝经≥12 个月，在近 1 年未接受化疗，他莫昔芬、托瑞米芬或卵巢去势治疗的情况下，FSH 和雌二醇水平在绝经后范围内。乳腺癌内分泌治疗药物根据其作用机制分为选择性雌激素受体调节剂、AI、卵巢功能抑制剂和激素类药物等。选择性雌激素受体调节剂代表药物有他莫昔芬、托瑞米芬、雷洛昔芬及氟维司群。由于新研制的氟维司群的特殊作用，也有人把它单独称为纯化的抗雌激素药物或雌激素受体下调剂等。TAM 是最常用的非甾体类抗雌激素药物。早年有研究指出，TAM 可持续降低血清胆固醇浓度，此效益在停药后停止。一项试验研究 ER 基因型和绝经状态与 TAM 对血脂的影响之间的关系，此前瞻性研究旨在测试乳腺癌患者 TAM 治疗后血脂的改变是否与 ERα、ERβ 或 CYP2D6 基因多态性相关。经过 4 个月的 TAM 治疗，研究结果指出，ER 基因型与乳腺癌患者接受 TAM 治疗后血脂改变相关，这些改变还明显受绝经状态的影响。AI 能特异性导致芳香化酶失活，阻断芳构化反应，抑制雌激素生成，降低血液中雌激素水平，达到治疗乳腺癌的目的。AI 的主要药物：①甾体类 AI，如依西美坦、福美司坦；②非甾体类 AI，如来曲唑、阿那曲唑、氨鲁米特。AI 主要用于对内分泌治疗有反应的乳腺癌患者的抗激素治疗。目前，AI 对血脂的影响仍存在争议。有研究指出，AI 由于降低雌激素水平而增加心血管疾病的患病风险。雌激素通过维持正常血脂水平而起到抗动脉粥样硬化

作用。AI 的使用导致绝经后晚期乳腺癌患者血清雌激素水平下降 90%，雌激素绝对缺乏可导致血脂异常。有报道显示，比较 46～68 岁的绝经后女性使用 AI 前后血脂水平发现，使用 AI 后 TC 和 LDL-C 显著增高。有更大样本量的研究比较了 TAM 和 AI 治疗后血脂变化状况发现，在中位年龄 61 岁用 AI 治疗的绝经后乳腺癌患者中，出现更多的高胆固醇血症。一项 Meta 分析结果发现，相比 TAM，使用 AI 时高级别心血管事件的发生率增加。一项随机双盲空白对照试验结果提示，使用 AI 组与空白对照组相比 TC 无显著差异。促黄体生成素释放激素类似物（LHRHa）是卵巢功能抑制剂，天然的促黄体素释放激素（LHRH）是一种生物半衰期较短的十肽，以脉冲的形式每隔 90 分钟从下丘脑分泌至门脉循环。LHRHa 通过竞争性结合垂体 LHRH 的大部分受体，而使 LH 和 FSH 的生成和释放呈一过性增强，但这种刺激的持续会导致受体吞噬、分解增多，受体数目减少，垂体细胞反应下降，LH 和 FSH 的分泌能力降低，从而抑制卵巢雌激素的生成。已有很多合成的 LHRHa 广泛应用于临床，如戈舍瑞林、亮丙瑞林等。1991 年 Lemay 等报道，戈舍瑞林诱导 HDL-C 明显增高，LDL-C、ApoA1 和 ApoB 等血脂指标没有明显改变。

# 二、乳腺癌患者血脂异常的防治策略

## （一）内分泌治疗药物的选择

下文内分泌治疗药物的选择参照《中国临床肿瘤学会（CSCO）乳腺癌诊疗指南 2019》。

**1. 绝经后乳腺癌患者辅助内分泌治疗策略**

（1）基本策略：第三代 AI 治疗 5 年，包括阿那曲唑、来曲唑、依西美坦。

（2）可选策略：初始辅助 AI 治疗已满 5 年，耐受性良好，符合以下条件之一者可考虑延长内分泌治疗。①淋巴结阳性；②低分化（G3）；③存在其他需要行辅助化疗的危险因素，如 Ki-67 增殖指数＞30%，继续 5 年 AI 或 TAM 治疗。

（3）建议初始辅助内分泌治疗时，为绝经后患者使用 5 年 AI 治疗。确实有 AI 使用禁忌证者，初始辅助内分泌治疗可考虑选择 TAM。

（4）初始选择 TAM 者（初始治疗时为绝经前，治疗过程中转为绝经后状态者；或绝经后初始选择 TAM 者），在治疗期换用 AI 治疗 2～5 年已确认其可行性和有效性。

**2. 绝经前患者辅助内分泌治疗策略**

（1）对于复发风险低的患者（全部满足以下条件），选择服用 TAM 5 年：①淋巴结阴性；②高分化（G1）；③原发肿瘤（T）最大径＜2cm；④低 Ki-67 增殖指数。

（2）对于年轻患者，综合考虑以下危险因素，中分化（G2）或 G3，淋巴结阳性 1～3 个，pT2 及以上，推荐使用卵巢功能抑制（OFS）+TAM 5 年。完成 5 年治疗后，耐受性良好可考虑延长内分泌治疗：①未绝经者使用 TAM 治疗 5 年；②绝经者使用 AI。

（3）淋巴结 4 个及以上阳性的患者，建议使用 OFS+AI 治疗 5 年。完成 5 年治疗后，耐受性良好可考虑延长内分泌治疗：①未绝经者使用 OFS+AI 治疗 5 年或 TAM 5 年；②绝经者使用 AI 治疗 5 年。

## （二）采取健康的生活方式

肥胖、超重和久坐的生活方式是目前多数中老年女性共同的生活状态。在美国，约 2/3 的 50 岁以上女性超重（BMI＞25.0kg/m²）。小于 20% 的绝经后女性能超过《美国人体育锻炼指南》建议的最小运动量：每周至少 5 天中速运动 30 分钟。而绝经后乳腺癌者，运动量更少。一项以人群为基础的、针对 50～64 岁乳腺癌妇女的研究发现，几乎 50% 的患者未进行任何定期的休闲运动，只有 25% 有充分的运动。

血脂异常受饮食和生活方式的影响，饮食治疗和改善生活方式是血脂异常治疗的基础措施，无论是否选择药物治疗，都需要坚持控制饮食和改善生活方式。良好的生活方式包括坚持心脏健康饮食、规律运动、远离烟草和保持理想体重。

**1. 饮食的管理**　建议每日摄入胆固醇＜300mg，尤其是 ASCVD 等高危患者，摄入脂肪不应超过总能量的 20%～30%。一般人群摄入饱和脂肪酸应小于总能量的 10%；而高胆固醇血症者饱和脂肪酸摄入量应小于总能量的 7%，反式脂肪酸摄入量应小于总能量的 1%。高 TG 血症者更应尽可能减少每日摄入脂肪总量，每日烹调油应少于 30g。脂肪摄入应优先选择富含 n-3 多不饱和脂肪酸的食物（如深海鱼、鱼油、植物油）。建议每日摄入碳水化合物占总能量的 50%～65%。选择富含膳食纤维和低升糖指数的碳水化合物替代饱和脂肪酸。

**2. 身体活动**　建议每周 5～7 天、每次 30 分钟中等强度的运动。乳腺癌患者可以跳乳腺保健操，改善上肢血液循环，减少因腋窝淋巴结清扫导致的上肢水肿。

**3. 戒烟和限制饮酒**

## （三）血脂异常的治疗原则

血脂异常治疗的目的是防控 ASCVD，降低心肌梗死、缺血性卒中或冠心病死亡等心血管疾病不良事件发生危险。由于遗传背景和生活环境不同，个体罹患 ASCVD 危险程度显著不同。对于乳腺癌患者，血脂异常发生风险增加，显著影响了患者预后和生活质量，其血脂应该得到更完善的检测和控制。

血脂异常治疗措施应该是综合性的。生活方式改变是首要的基本治疗措施，药物治疗需严格掌握适应证，必要时考虑血浆净化疗法或外科治疗，基因治疗尚在探索之中。

治疗血脂异常最主要的目的是防治缺血性心血管疾病。《中国成人血脂异常防治指南（2016 年修订版）》建议：依据 ASCVD 发病危险采取不同强度干预措施是血脂异常防治的核心策略。

**1. ASCVD 危险分层**　低危者指 10 年内发生 ASCVD 危险性＜5%，中危者指 ASCVD 危险性为 5%～9%，高危者为 ASCVD 危险性≥10%。已诊断 ASCVD 者直接被列为极高危人群；符合如下条件之一者直接列为高危人群：①LDL-C≥4.9mmol/L（190mg/dl）或 TC≥7.2mmol/L；②1.8mmol/L（70mg/dl）≤LDL-C＜4.9mmol/L（190mg/dl），或 TC 为 3.1～7.2mmol/L 且年龄在 40 岁以上的糖尿病患者。符合上述条件的极高危和高危人群不需要按危险因素个数进行 ASCVD 危险分层。所有不具有上述情况的个体，在考虑是否需要调脂治疗时，应按照表 47-1 的流程进行未来 10 年间 ASCVD 总体发病危险的评估。

**表 47-1　未来 10 年间 ASCVD 总体发病危险的评估**

符合下列任意条件者，可直接列为高危或极高危人群

极高危：ASCVD 患者

高危：（1）LDL-C≥4.9mmol/L 或 TC≥7.2mmol/L

　　　（2）糖尿病患者[LDL-C 为 1.8～4.9mmol/L（或 TC 为 3.1～7.2mmol/L）且年龄≥40 岁]

| 危险因素（个） | | 血清胆固醇水平分层（mmol/L） | | |
| --- | --- | --- | --- | --- |
| | | 3.1≤TC＜4.1 或 1.8≤LDL-C＜2.6 | 4.1≤TC＜5.2 或 2.6≤LDL-C＜3.4 | 5.2≤TC＜7.2 或 3.4≤LDL-C＜4.9 |
| 无高血压 | 0～1 | 低危（＜5%） | 低危（＜5%） | 低危（＜5%） |
| | 2 | 低危（＜5%） | 低危（＜5%） | 中危（5%～9%） |
| | 3 | 低危（＜5%） | 中危（5%～9%） | 中危（5%～9%） |
| 有高血压 | 0 | 低危（＜5%） | 低危（＜5%） | 低危（＜5%） |
| | 1 | 低危（＜5%） | 中危（5%～9%） | 中危（5%～9%） |
| | 2 | 中危（5%～9%） | 高危（≥10%） | 高危（≥10%） |
| | 3 | 高危（≥10%） | 高危（≥10%） | 高危（≥10%） |

ASCVD 10 年发病危险为中危且年龄＜55 岁者，评估余生危险

具有以下任意 2 项及以上危险因素者，定义为 ASCVD 高危人群

收缩压≥160mmHg 或舒张压≥100mmHg；非-HDL-C≥5.2mmol/L（200mg/dl）；HDL-C＜1.0mmol/L（40mg/dl）；

BMI≥28kg/m²；吸烟

**2. 调脂达标值**　不同 ASCVD 危险人群的 LDL-C 和非-HDL-C 治疗达标值不同，低/中危人群控制 LDL-C＜3.4mmol/L（130mg/dl），非-HDL-C＜4.1mmol/L（160mg/dl）；高危人群控制 LDL-C＜2.6mmol/L（100mg/dl），非-HDL-C＜3.4mmol/L（130mg/dl）；极高危人群控制 LDL-C＜1.8mmol/L（70mg/dl），非-HDL-C＜2.6mmol/L（100mg/dl）。如果 LDL-C 基线值较高，且现有调脂药物标准治疗 3 个月后尚未使 LDL-C 降至基本目标值，则可考虑将 LDL-C 至少降低 50%作为替代目标。临床上也有部分极高危患者 LDL-C 基线值已在基本目标值以内，这时可将其 LDL-C 从基线值再下降 30%左右。

**3. 治疗性的生活方式改变**

（1）医学营养治疗：是治疗血脂异常的基础，需长期坚持。根据患者血脂异常的程度、分型及性别、年龄和劳动强度等制订食谱。高胆固醇血症者要求采用低饱和脂肪酸、低胆固醇饮食，增加不饱和脂肪酸；外源性高三酰甘油血症者要求改为严格的低脂肪饮食，脂肪摄入量＜30%总热量；内源性高三酰甘油血症者要注意限制总热量及碳水化合物，减轻体重，并增加多不饱和脂肪酸。

（2）增加有规律的体力活动：控制体重，保持合适的 BMI。

（3）其他：戒烟，限盐，限制饮酒，禁烈性酒。

**4. 药物治疗**　常用调脂药物如下。

（1）他汀类：β-羟基-β-甲戊二酸单酰辅酶 A（HMG-CoA）还原酶抑制剂（他汀类）可竞争性抑制体内胆固醇合成过程中限速酶（HMG-CoA）活性，从而阻断胆固醇生成，继而

上调细胞表面的 LDL 受体，加速血浆 LDL 分解代谢，此外还可抑制 VLDL 合成。其主要降低血清 TC 和 LDL-C，也可略降低 TG 和 VLDL，轻度升高 HDL-C 水平。适应证为高胆固醇血症和以胆固醇升高为主的混合型高脂血症。主要制剂有洛伐他汀、辛伐他汀、普伐他汀、氟伐他汀、阿伐他汀、瑞舒伐他汀、血脂康等。

（2）胆固醇吸收抑制剂：依折麦布能有效抑制肠道内胆固醇吸收。IMOROVE-IT 研究表明，急性冠脉综合征（ACS）患者在辛伐他汀基础上加用依折麦布能够进一步降低心血管事件风险。

（3）PCSK9 抑制剂：能通过阻断 PCSK9 与 LDL-C 受体结合而降低 LDL-C 水平，对于极高危个体的二级预防，如果使用最大耐受剂量他汀类药物和依折麦布后仍未能达到目标血脂水平，建议联合使用 PCSK9 抑制剂。

（4）普罗布考：通过掺入 LDL 颗粒中心影响脂蛋白代谢，使 LDL 易通过非受体途径被清除，主要适用于高胆固醇血症，尤其是纯合子型家族性高胆固醇血症。

（5）苯氧芳酸类（贝特类）：可激活过氧化物酶体增殖物激活受体（PPAR）α，刺激 LPL、ApoA1 和 ApoA2，抑制 ApoC3 基因表达，增强 LPL 的脂解活性，促进 VLDL 和 TG 分解及胆固醇的逆向运转。其主要可降低血清 TG、VLDL-C，也可部分降低 TC 和 LDL-C，升高 HDL-C。适应证是高三酰甘油血症和以三酰甘油升高为主的混合型高脂血症。

（6）烟酸类：烟酸属 B 族维生素，也称维生素 $B_3$，属人体必需维生素。大剂量时具有降低 TC、LDL-C 和 TG 及升高 HDL-C 的作用。具体机制未明，可能与抑制脂肪组织脂解、抑制脂肪组织中相关激素敏感激酶活性、减少游离脂肪酸进入肝及降低 VLDL 分泌有关。适应证是高三酰甘油血症和以三酰甘油升高为主的混合型高脂血症。常用的贝特类药物有非诺贝特片、微粒化非诺贝特、吉非贝齐、苯扎贝特。

（7）胆酸螯合剂（树脂类）：属碱性阴离子交换树脂，在肠道内与胆酸不可逆结合，阻碍胆酸的肝肠循环，促使胆酸随粪便排出，阻断其对胆固醇的重吸收，通过反馈机制，上调肝细胞膜表面的 LDL 受体，加速血中 LDL 清除，降低 TC 和 LDL-C。适应证为高胆固醇血症和以胆固醇升高为主的混合型高脂血症。

（8）高纯度鱼油制剂：鱼油主要成分为 $n$-3 脂肪酸，即 $\omega$-3 脂肪酸。其主要用于治疗高三酰甘油血症。

# 三、血脂异常与乳腺癌的预后

体重增加与乳腺癌患者不良预后有关。与体重较轻者相比，超重、肥胖乳腺癌患者并发症、复发及死亡风险增加。美国杜克大学的研究指出，27-羟化胆固醇作为胆固醇的主要代谢产物，会加快乳腺癌细胞的生长，并促进其向肺转移。乳腺癌患者的 LDL-C 和极低密度脂蛋白胆固醇（VLDL-C）增高及血液中胆固醇增高会增加 ER 阳性乳腺癌的发病风险，并且会降低肿瘤细胞对内分泌治疗的敏感性。研究显示，患者 BMI 增加 $5kg/m^2$ 将会明显增加对侧乳腺患癌风险和第二原发肿瘤发生风险。

（李　欣　孔令泉）

# 第二节　乳腺癌患者高血压的防治

## 一、乳腺癌患者高血压的伴发情况

乳腺癌是威胁全球女性健康的第一大恶性肿瘤，也是我国女性最常见的恶性肿瘤之一，2018 年全球新发乳腺癌病例 208.9 万例，死亡 62.7 万例。研究证实，超过 60%的 75 岁以上乳腺癌患者合并其他疾病。在乳腺癌多种伴发疾病中，高血压是最常见的病症之一。一项综合 11 643 例乳腺癌患者的荟萃分析指出，高血压与乳腺癌风险增加之间存在统计学上的显著关联，绝经后妇女的高血压与乳腺癌发病率呈正相关，提示高血压和乳腺癌风险之间有相关性，特别是绝经后妇女。

高血压是以体循环动脉压升高为主要表现的临床综合征，定义为在未使用降压药物的情况下非同日 3 次测量血压，收缩压≥140mmHg 和（或）舒张压≥90mmHg。收缩压≥140mmHg 和舒张压<90mmHg 为单纯收缩期高血压。患者既往有高血压史，如目前正在使用降压药物，则血压虽然低于 140/90mmHg，也诊断为高血压。根据血压升高水平，又进一步将高血压分为 1 级、2 级和 3 级（表 47-2）。在美国心脏协会（AHA）2017 年学术年会上，AHA 公布了美国新版高血压管理指南，对高血压诊断标准进行了调整（表 47-3）。

表 47-2　血压水平分类和定义

| 分类 | 收缩压（mmHg） | | 舒张压（mmHg） |
|---|---|---|---|
| 正常血压 | <120 | 和 | <80 |
| 正常高值血压 | 120~139 | 和（或） | 80~89 |
| 高血压 | ≥140 | 和（或） | ≥90 |
| 1 级高血压（轻度） | 140~159 | 和（或） | 90~99 |
| 2 级高血压（中度） | 160~179 | 和（或） | 100~109 |
| 3 级高血压（重度） | ≥180 | 和（或） | ≥110 |
| 单纯收缩期高血压 | ≥140 | 和 | <90 |

表 47-3　2017 年美国新版高血压管理指南高血压诊断标准

| 血压分类 | 收缩压（mmHg） | | 舒张压（mmHg） |
|---|---|---|---|
| 正常血压 | <120 | 且 | <80 |
| 血压升高 | <130 | 且 | <80 |
| 高血压 1 期 | 130~139 | 或 | 80~90 |
| 高血压 2 期 | ≥140 | 或 | ≥90 |

近年乳腺癌伴高血压患者有增多趋势。高血压本身与乳腺癌的发生存在相关性，同时乳腺癌治疗如手术、化疗、内分泌治疗等也极易引起血压异常，因此乳腺癌与高血压之间有密切的关系。

### （一）高血压与乳腺癌的发生

高血压与乳腺癌发生风险的关系目前尚无定论。有研究认为，高血压是乳腺癌的一个危险因素。Largent 等进行的一项病例对照研究显示，高血压可增加乳腺癌的发病率，且高血压发病年龄越小（<50 岁），乳腺癌发病率增加越明显。高血压与乳腺癌之间发生关系的机制目前认为是，高血压和乳腺癌可能共同拥有脂肪组织介导的常见病理生理途径，其可能导致慢性炎症，进一步增加乳腺癌和高血压的发生风险；高血压增加乳腺癌风险的另

一种机制是通过阻断细胞凋亡，改变细胞的调节能力。动物模型的研究显示，高血压对致癌物反应敏感，且可激发其致癌作用。但也有学者对 9112 例患高血压的绝经后妇女随访 27 年后得到的数据进行分析，认为高血压对绝经后乳腺癌发病率并没有影响。关于高血压与乳腺癌之间关系的研究相对较少，尚需进一步论证。

### （二）乳腺癌化疗所致血压异常

目前化疗是乳腺癌最重要的治疗方法之一。患者进行化疗时，有的由于心理紧张，同时药物可能引起腹泻、恶心、呕吐等，心理应激反应会加重，并通过神经内分泌作用导致儿茶酚胺、肾素、血管紧张素等一系列激素水平升高，最终引起血压升高。此外，多种化疗药物也可以直接引起心血管系统不良反应。有研究发现，蒽环类药物可导致血压升高甚至高血压。蒽环类药物是一类对造血系统和实体肿瘤具有高效作用的抗癌药物，包括多柔比星、表柔比星等。其疗效已得到认可，但它有一定的心血管毒性，可以产生氧自由基，对心肌细胞造成损害，在用药过程中，肿瘤细胞释放某些细胞因子（如 IL-2、TNF-α）使心肌受损，同时蒽环类药物可能选择性抑制与心肌纤维生长有关的基因表达。研究证实，蒽环类药物对心脏的器质性损害首次应用就可能出现，呈进行性加重且不可逆。而这种心脏的不可逆损害会对心功能造成明显影响，同时表现为血压异常，甚至出现高血压。其他如紫杉醇也是乳腺癌化疗常用药，紫杉醇是从红豆杉属植物中提取而成的，针对紫杉醇的高度脂溶性，常在其中加入聚氧乙烯蓖麻油作为溶剂，后者在人体内降解时可释放组胺，导致机体产生不良反应。国内有报道称，紫杉醇化疗确能引起血压升高。体外研究发现，紫杉醇可以诱导心律失常并减慢心率，而静脉滴注紫杉醇的过程中也有血压上升情况。Solimando 等对在静脉滴注紫杉醇过程中出现血压升高的 58 例患者分析发现，这些患者均为女性，多为卵巢癌和乳腺癌患者，其中 21 例血压升高是唯一的临床症状，针对这 21 例患者分析发现，患者出现血压升高时所处的化疗周期并不固定，从开始输注到出现血压升高的时间由几分钟到几小时不定，部分患者升高的血压可自然降至正常，部分患者需药物干预。

### （三）乳腺癌内分泌治疗所致血压异常

激素受体（HR）阳性者约占全部乳腺癌患者的 70%，内分泌治疗是这部分患者辅助治疗及晚期解救治疗的主要方法。对于雌激素受体（ER）和（或）孕激素受体（PR）阳性的乳腺癌患者，术后辅助内分泌治疗可有效降低肿瘤复发率，提高总生存率。

20 世纪 70 年代，他莫昔芬的问世成为乳腺癌内分泌治疗的里程碑；20 世纪 90 年代，第三代芳香化酶抑制剂的问世则使乳腺癌内分泌治疗进入了一个新时代。无论是他莫昔芬还是芳香化酶抑制剂均通过影响雌激素治疗乳腺癌。流行病学调查发现，女性绝经前高血压发病率明显低于男性，但绝经后高血压发病率迅速增加，并超过同龄男性，其主要原因为雌激素对血压的影响。雌激素水平对血压的影响机制有以下几个方面：①直接作用。雌激素可以直接激活血管平滑肌细胞膜上的钾离子通道，使钙离子通道关闭，钙离子内流停止，血管平滑肌松弛，从而发挥快速调节血管平滑肌的作用。②影响内皮功能。雌激素可以与细胞核内的雌激素受体结合后上调内皮一氧化氮合酶（nitric oxide synthase，NOS）的表达，或者使 NOS 活性增强，从而增加 NO 的合成，使血管内皮依赖性舒张功能得到改善。③影响肾素-血管紧张素系统（RAS）。雌激素通过下调血管紧张素Ⅱ1 型受体的表达和 NOS 的活性与释放抑制 RAS，而 RAS 与 NO 通路在调控血压和电解质平衡方面有重要作用。④拮抗氧化应激作用。雌激素缺乏可以使血管内皮细胞环氧化酶通路激活，血管内皮细胞血管紧张素Ⅰ受体表达上调，使活性氧增多，氧化应激增强。因此，雌激素被认为对心血管系统有保护作用。而乳腺癌患者进行内分泌治疗时，降低雌激素，会导致血压异常。

## 二、乳腺癌患者高血压的防治策略

高血压主要特点是动脉压或舒张压持续升高，控制不当会出现心血管、肾及大脑等组织器官的器质性或功能性损害，危及患者生命。合并高血压的乳腺癌患者，入院后由于紧张、焦虑等不良心理因素的影响，血压较之前更易升高，适当的心理干预、健康教育可以缓解其精神压力。此外，加强血压监测及有效控制血压对预防术中、术后出血有重要作用。每天晨起前、午休后 30 分钟各测血压 1 次，以低盐、低脂、低胆固醇饮食为主，保证充足的睡眠，避免较强活动，改变体位、起床、如厕时动作要慢，坚持规律服用降压药。根据《2016 年欧洲心脏病学会癌症治疗与心血管毒性立场声明》，乳腺癌合并高血压应按照目前的临床指南合理治疗高血压，且在抗肿瘤治疗前和期间监测血压；高血压的治疗一般采用普通方案，有的应酌情采用积极的方案，以防治心血管并发症（如心力衰竭）；ACEI 或 ARB、β 受体阻滞剂和二氢吡啶类钙通道阻滞剂是优先的抗高血压药物，且已有文献报道 β 受体阻滞剂还可以降低乳腺癌复发风险。

目前手术是治疗乳腺癌的主要手段之一，但手术治疗的前提是有效控制血压。合并高血压的乳腺癌患者围手术期处理很重要。情绪和病情稳定但血压仍高的乳腺癌患者，术前应采取适当的降压处理，对 3 级高血压患者，应将血压控制到低于原血压的 20% 左右，收缩压低于 180mmHg，舒张压低于 110mmHg，且平稳 1~2 周后手术；对收缩期高血压患者要将收缩压降至 180mmHg 以下再手术。所有患者血压不能超过 180/110mmHg，超过此值危险性较大。应依据患者的基本情况，心、脑、肾等主要器官的功能情况，手术的急缓选择合理的降压措施，切忌造成血压剧烈下降。降压药物一直使用到手术日晨。术前常用的降压药物有钙通道阻滞剂、ACEI、β 受体阻滞剂等。在进行术前准备、控制血压水平的同时，还应对患者并存的其他疾病和生理紊乱进行治疗和纠正。针对不同降压药物的药理作用特点予以相应的调整，以便于手术中安排麻醉用药，特别是麻醉诱导药的用量。在术中，血压和心率改变较小，全身麻醉时应用的麻醉性镇痛药、吸入性麻醉药、肌肉松弛药等的协同作用多能防止血压剧烈变化。在切皮等刺激较强的操作中可通过加深麻醉控制血压升高。保证适宜麻醉深度能维持患者术中血压等血流动力学的稳定。如已达到一定麻醉深度而血压仍然较高，可采用 0.1% 硝酸甘油溶液静脉滴注。也要防止低血压的发生，乳腺癌手术创面大，合并高血压者创面渗血较多，易出现相对血容量不足，有诱发心肌缺血的危险，所以术中创面止血要彻底，并及时补充血容量稳定血压，以保证心脑供血，防止围手术期并发症的发生。乳腺癌患者术后高血压多见，是术后心肌梗死的促发因素。为减少术后高血压的发生，手术结束后一旦呼吸功能恢复正常，循环稳定，应尽早拔管。吸痰动作要轻柔，每次持续时间不宜过长。术后应充分镇静、镇痛。同时保持呼吸、循环稳定，避免不良刺激，并密切监测血压和心电图。如血压持续升高，且无呼吸、循环紊乱和低氧血症，可给予血管扩张药。对年老、体弱、心功能不佳者可用硝酸甘油降压。硝酸甘油对心脏无抑制作用，可扩张冠脉血管，增加心排血量，停药后血压恢复缓慢，较少发生反跳性血压升高；对顽固性高血压，因个体差异较大，用硝酸甘油无效时，可应用硝普钠。待血压稳定后逐渐改为口服降压药。

术前或术后辅助放疗、化疗或内分泌治疗能明显提高乳腺癌治疗效果，减少术后复发，但也有多种不良反应。放疗、化疗及内分泌治疗也可引起血压波动甚至高血压急症。故对此类患者，在积极治疗乳腺癌的同时，也应对高血压进行有效防治，如此不仅可改善乳腺癌患者的预后，也有望提高其术后生活质量。

# 三、高血压与乳腺癌的预后

随着诊疗水平日益升高，乳腺癌患者的预后一般较好，生存率较高。研究发现，乳腺癌的 5 年生存率达到了 75.8%。有研究分析显示，高血压可使乳腺癌的死亡率增加 14%，复发风险增加 46%。Stocks 等对 577 799 例成年人进行研究发现，血压升高与癌症患者死亡风险增加有关。同时也有研究发现，美国非裔乳腺癌患者中患高血压者（63.4%）远高于白种人患者（35.5%），而在诊断乳腺癌之前患高血压的非裔美国女性生存更差，控制高血压可提高非裔美国女性乳腺癌患者的总生存率。高血压对乳腺癌生存不良影响的机制尚不清楚，高血压患者常常伴有向心性肥胖或糖尿病及低脂联素水平，胰岛素抵抗或许可以解释部分联系，但尚有争议，需要更多研究解释两者的关系。

众多围手术期患者由于手术创伤、精神紧张、疼痛刺激等血压进一步升高，甚至发生高血压急症，术中、术后出血概率增加。作为乳腺癌术后皮下积液形成的重要危险因素，高血压使患者可能存在持久的创面分泌，产生皮下积液，影响伤口愈合。此外，高血压患者手术选择全身麻醉相对安全，但全身麻醉时应激性血压升高也可致术后出血而影响伤口愈合。张萍等在高血压合并乳腺癌患者术后伤口愈合不良的分析中证实，与对照组相比，并发高血压组患者术后置管时间较长，引流量较多，伤口愈合缓慢，两组患者术后伤口愈合情况差异有统计学意义（表 47-4）。同时高血压可增加切口感染，延迟伤口皮瓣与胸壁的贴附，给患者术后生活带来不利。因此，积极调控血压，保持血压平稳，缓解患者紧张情绪，合理饮食对促进伤口愈合有重要意义。

表 47-4 乳腺癌合并高血压患者改良根治术后伤口愈合情况比较

| 组别 | 例数 | 平均引流天数 |
| --- | --- | --- |
| 观察组 | 39 | 29.3±18.3 |
| 对照组 | 37 | 19.1±7.0 |

注：观察组（乳腺癌并发高血压）与对照组（无高血压）差异具有统计学意义，$t=3.179$，$P<0.01$。

（王安银）

# 第三节　乳腺癌患者冠状动脉粥样硬化性心脏病的防治

## 一、乳腺癌患者冠状动脉粥样硬化性心脏病的伴发情况

乳腺癌是全球女性发病率最高的恶性肿瘤之一，好发于 50 岁以上女性，且不少伴随其他内科疾病，这些患者的治疗方案及预后均不同于单纯的乳腺癌。在乳腺癌的多种伴发疾病中，冠状动脉粥样硬化性心脏病（coronary atherosclerotic heart disease，CAHD）是常见的疾病之一。乳腺癌多发生于中老年人，此年龄段也是 CAHD 的高发期。两者并存时，相互作用，使病情更加复杂，治疗难度更大。CAHD 是指冠状动脉粥样硬化使血管腔狭窄或阻塞，导致心肌缺血缺氧或坏死而引起的心脏病。大量研究表明，冠状动脉粥样硬化是由多因素作用所致，血脂异常、高血压、糖尿病、吸烟、饮酒、遗传因素、缺乏体力活动、肥胖、年龄、性别等是 CAHD 的主要危险因素，而多个危险因素并存的个体发病危险会成倍增加。乳腺癌患者在系统治疗过程中发生体重增加、血脂异常、高血压及糖尿病的概率高于非乳腺癌患者，而这些正是导致冠状动脉粥样硬化的主要危险因素，因此乳腺癌与CAHD 之间有密切的关系。

（一）乳腺癌化疗诱发冠状动脉粥样硬化性心脏病

乳腺癌辅助化疗所致心血管并发症中，除了心肌收缩功能障碍，CAHD 和心肌缺血也较常见，部分患者甚至可发生心肌梗死及缺血引起的心律失常。不同化疗药物引起心肌缺血的机制不同。

乳腺癌治疗过程中，常用的氟尿嘧啶类药物主要有氟尿嘧啶（5-FU）及卡培他滨。氟尿嘧啶类药物常见心脏毒性包括心绞痛、无症状性心肌缺血和心肌梗死等。其临床表现为胸骨后疼痛、恶心、呕吐、大量出汗、意识丧失及伴有濒死感等。该类药物引起心肌缺血的机制主要为冠状动脉痉挛与血管内皮的直接损伤，文献报道的氟尿嘧啶心脏毒性发生率为 $1.2\% \sim 18\%$，相关性病死率为 $0 \sim 8\%$，根据使用药物的剂量、时间及用药方式不同而有所波动。一项系统分析显示 5-FU 引起症状性心脏毒性的发生率为 $0 \sim 20\%$，卡培他滨则为 $3\% \sim 35\%$。而大样本量研究显示，5-FU 心脏毒性发生率明显较低，为 $1.2\% \sim 4.3\%$，低于卡培他滨。

顺铂常用于乳腺癌的二线化疗，其引起心肌缺血的机制是多因素的，包括促进血液形成高凝状态或发生血管内皮毒性反应。顺铂静脉用药能引起迟发性心肌损害，导致心血管并发症，如高血压、左心室肥厚、心肌缺血和心肌梗死等。临床表现可有胸痛、心悸等，偶可伴随心肌酶谱增高，提示急性心肌梗死。研究表明，患者在使用顺铂治疗时，$1\% \sim 2\%$会因动脉血栓形成继发心肌缺血。

（二）乳腺癌放疗诱发冠状动脉粥样硬化性心脏病

乳腺癌术后放疗时，心脏会不可避免地受到一定剂量的照射，可引起一系列的心脏毒性反应，包括心包炎、心包纤维化或全心炎、无症状性心功能减退、心绞痛与心肌梗死、

心电图异常、瓣膜功能异常等，称为放射性心脏病（radiation-induced heart disease，RIHD）。英国牛津大学 Darby 博士及其同事对 RIHD 进行了深入研究，结果发现在乳腺癌放疗期间心脏电离辐射暴露可导致以后缺血性心脏病的发生率增加。该病发生率的增加与心脏受照平均剂量呈正相关，于暴露后数年内开始，并持续至少 20 年。另一项 Meta 分析结果显示，放疗后无复发乳腺癌患者的全因死亡率增加（RR 1.15，95%CI 1.09～1.22），主要是心脏疾病所致（RR 1.30，95%CI 1.15～1.46）。其中大多数为缺血性心脏病（RR 1.31，95% CI 1.13～1.53），以及心力衰竭和心脏瓣膜疾病。

### （三）乳腺癌内分泌治疗诱发冠状动脉粥样硬化性心脏病

据统计，我国女性乳腺癌患者中，年龄＞45 岁者约占 69.75%，因此大部分患者处于围绝经期或绝经后。在 ATAC 研究中，经过 68 个月的随访显示，阿那曲唑和他莫昔芬治疗组之间心血管疾病的发生率没有显著差异，只有心绞痛的发生率在阿那曲唑组中稍高。而该队列随访至 100 个月时，仍发现无论在治疗期间或治疗结束后，两组心血管疾病发生率没有差异。另一项前瞻性 BIG 1-98 队列研究中，来曲唑和他莫昔芬组间缺血性心脏病的发生率相仿，但在 3～5 级心血管事件方面，他莫昔芬组的发生率相对较低（P=0.06）。

## 二、乳腺癌患者诱发冠状动脉粥样硬化性心脏病危险因素

CAHD 的病因至今尚未完全明确，大量研究表明，CAHD 是由多种危险因素作用所致，包括血脂异常、高血压、糖尿病、吸烟、饮酒、体力活动减少、年龄和性别及遗传因素等。研究表明，乳腺癌患者治疗期间血脂异常、糖耐量异常或糖尿病、高血压等风险明显增高。

### （一）乳腺癌患者治疗期间出现血脂异常

多数乳腺癌患者术后会接受 6～8 个疗程化疗，TAC 方案是目前乳腺癌常用的一线化疗方案，已有文献表明，应用此方案化疗 6 个疗程后，部分病例血清总胆固醇（TC）、三酰甘油（TG）、低密度脂蛋白（LDL）水平增高，而高密度脂蛋白（HDL）水平降低。LDL 水平过高可致动脉粥样硬化，加大患 CAHD 的危险，而 HDL 则有心脏保护作用。紫杉醇化疗期间，为降低药物副作用，临床要求患者大剂量服用地塞米松，后者的使用可能会造成代谢紊乱，如高脂血症、高血糖、胰岛素抵抗等。

他莫昔芬及芳香化酶抑制剂均通过影响雌激素水平来治疗乳腺癌，研究表明，雌激素可通过维持正常血脂水平而发挥抗动脉粥样硬化作用。他莫昔芬能够持续降低血清胆固醇浓度，这种效果在停药后停止。芳香化酶抑制剂可使绝经后晚期乳癌患者血清雌激素水平下降 90%，而雌激素的绝对缺乏导致血脂异常。大样本量研究表明，在年龄中位数为 61 岁的绝经后女性中，应用芳香化酶抑制剂治疗的乳腺癌患者较他莫昔芬治疗者更多出现高胆固醇血症。相比他莫昔芬，服用芳香化酶抑制剂时高级别心血管事件的发生率增加。

### （二）乳腺癌患者治疗期间出现糖耐量异常或糖尿病

研究表明，乳腺癌患者存在明显的胰岛素抵抗、较高的胰岛素水平及糖耐量异常，笔

者团队既往在一组重庆地区 3381 例乳腺癌患者回顾性分析中发现，乳腺癌患者伴有更高比例的糖尿病和糖尿病前期。糖尿病是 CAHD 的重要危险因素已被研究证实，有研究显示，与无糖尿病患者相比，非胰岛素依赖型糖尿病患者的 CAHD 死亡相对危险比男性为 1.9，女性是 3.3，而且糖尿病患者中动脉粥样硬化发生较早且更为常见。

（三）乳腺癌患者治疗期间出现高血压

乳腺癌患者化疗期间，药物引起恶心、呕吐、腹泻等不适，引起心理应激反应，并可通过内分泌作用引起一系列儿茶酚胺、肾素、血管紧张素等激素水平升高，最终可引起血压升高。此外，也有研究表明，蒽环类药物及紫杉醇的使用可导致血压升高甚至高血压。

## 三、乳腺癌患者冠状动脉粥样硬化性心脏病的防治策略

CAHD 的防治应重在综合控制多重发病危险因素，改善生活方式、降压、调脂、控制血糖是预防 CAHD 的重要措施。为了降低乳腺癌治疗期间 CAHD 的发生率，可对潜在的发病风险进行一级预防和二级预防，并根据患者的年龄、基本情况、月经情况及肿瘤的病理情况等，系统性选择患者的治疗方案。

（一）一级预防

对于治疗前不伴血脂、血糖或血压等异常的患者，治疗期间仍需密切随访。研究表明，乳腺癌患者在化疗及内分泌治疗期间，血脂异常、糖尿病等发生率高于正常人群，故防治血脂异常、糖尿病等疾病在乳腺癌治疗过程中十分重要，同时也能降低 CAHD 发生风险。

（1）合理膳食：乳腺癌患者膳食热量不能过高，应以维持正常体重为度，体重不要超标，应限制每日饮食总热量摄入，采用低脂、低胆固醇、低糖饮食，提倡饮食相对清淡，多食用富含维生素 C 及蛋白质类食物。对于已确诊乳腺癌并发 CAHD 者，不可暴饮暴食，避免诱发心绞痛或心肌梗死。

（2）合理运动：在乳腺癌治疗期间，提倡患者进行适当的体力活动及体育运动，不仅能增强患者抵抗力，还能预防肥胖及调节脂类代谢和糖代谢。

（3）提倡良好的生活方式，如不吸烟、不喝酒，作息规律，保持乐观、愉悦的心情，避免劳累及情绪激烈波动等。

在治疗前，若患者已患有高脂血症、高血压、糖尿病，应服用他汀类药物、β 受体阻滞剂和（或）血管紧张素转化酶抑制剂、磺脲类降糖药或二甲双胍治疗这些疾病。除此之外，患者还应重视生活方式的转变，如戒烟、戒酒、适当运动、合理膳食等。Chlebowski 等的Meta 分析提示，超重的乳腺癌患者或诊断后增重的患者复发率和死亡率增高，可能与这类患者中脂质代谢紊乱导致激素水平异常有关。因此，对于辅助治疗期间的乳腺癌患者，减重、增加体力活动及药物治疗高血压、高脂血症、高血糖等，对降低心血管疾病发病风险、保障乳腺癌治疗疗效及提高总体健康水平十分重要。

（二）二级预防

对于乳腺癌治疗前已明确合并 CAHD 者，则需请相关科室协助评估，积极治疗，避免病情继续发展或造成严重后果。有证据表明，原有 CAHD 的患者接受抗癌治疗后发展为治疗相关 CAHD 的风险更高。目前，其治疗方法主要有内科药物治疗、心脏介入治疗和外科手术治疗等，其目的主要是改善缺血缺氧，控制动脉粥样硬化的危险因素，对症处理缺血缺氧引起的心脏机械功能障碍及心律失常，维持良好的心脏灌注。

## 四、乳腺癌患者冠状动脉粥样硬化性心脏病的预后

乳腺癌患者治疗期间可发生冠状动脉疾病，心脏病高风险的女性患病风险更大，其治疗需综合考虑化疗药物及内分泌治疗药物的合理选择、辐射剂量、心脏病发病风险和肿瘤控制等方面以确定乳腺癌的系统治疗方案，降低 CAHD 的发病风险。此外，一项新的研究表明，治疗心脏疾病的药物如 $\beta_1$ 受体阻滞剂和血管紧张素转化酶抑制剂联合乳腺癌治疗可能降低早期乳腺癌患者严重心血管损害的风险。但心血管疾病药物联合乳腺癌治疗对 CAHD 的作用仍有待进一步研究。乳腺癌患者合并 CAHD 时，虽然使抗癌治疗难度增加或暂停甚至中断治疗，以致延误肿瘤治疗，影响乳腺癌预后，但防止并控制 CAHD 发生及发展的危险因素，早期准确高效地进行治疗，能有效缓解症状并改善乳腺癌患者的预后。

（史艳玲　陈元文　孔令泉）

# 第四节　乳腺癌患者合并心律失常的防治

乳腺癌好发于中老年女性，多数患者年龄偏大，常伴发各种疾病，心律失常即为其常见伴发疾病之一。心律失常是指心脏兴奋冲动形成和（或）传导异常，绝大多数表现为心脏跳动节律和（或）频率的异常，按照发生时的心率快慢，心律失常可分为快速性心律失常和缓慢性心律失常两大类（表 47-5）。乳腺癌与心律失常相互影响，抗肿瘤治疗可诱发多种类型的心律失常，且发生率高，可引起严重症状或危及生命。同时心律失常又影响乳腺癌患者的治疗方案选择及预后，因此治疗乳腺癌的同时应注重心律失常的防治。

表 47-5　心律失常按发生时心率快慢分类

| 缓慢性心律失常 | 快速性心律失常 |
| --- | --- |
| 窦性心动过缓、窦性停搏 | 窦性心动过速、窦性期前收缩 |
| 病态窦房结综合征 | 室上性心动过速、室性心动过速 |
| 窦房传导阻滞、房室传导阻滞 | 心房扑动和心房颤动、心室扑动和心室颤动 |

# 一、乳腺癌患者心律失常的伴发情况

## （一）乳腺癌手术治疗所致心律失常

各种类型的心律失常是手术致心功能异常的重要表现，乳腺癌手术可引起心律失常。严重的室性心律失常可导致血流动力学障碍，造成低心排血量综合征，加重组织器官缺血缺氧。术前心律失常与患者原有疾病及心理应激有关；术中出现心律失常与麻醉操作、麻醉药物、手术创伤、低氧血症、高碳酸血症、低体温、酸中毒、电解质紊乱等相关；术后发生心律失常与术后管理、伤口疼痛、感染、发热等相关。心脏作为应激反应的重要靶器官，应激过强会诱发心律失常。应激反应也会增加机体交感神经活性和儿茶酚胺释放，后者作用于心脏影响心脏传导系统，诱发心律失常。

除手术操作以外，在麻醉过程中患者也易发生心律失常，麻醉期间发生心律失常多与患者术前有心血管疾病和电解质紊乱、麻醉用药与管理及麻醉操作等因素有关。临床上多种麻醉药物均可导致心律失常，如吸入性麻醉剂，多呈剂量相关性，增加心肌对儿茶酚胺敏感性，如吸入浓度过高、时间较长，或不恰当应用肾上腺素均可导致严重心律失常。利多卡因和普鲁卡因虽有抗心律失常作用，但过量可抑制心血管导致心动过缓和房室传导阻滞，布比卡因的心脏毒性较强。麻醉常用肌松药主要是琥珀胆碱，重复使用也易导致心动过缓。

## （二）乳腺癌化疗所致心律失常

乳腺癌常用的化疗药物包括蒽环类、烷化剂类、抗代谢药物及抗微管类药物等。从肿瘤心脏病学角度出发，国外学者依据药物所致心血管损伤是否可逆，将抗肿瘤药物划分为Ⅰ型及Ⅱ型。一般蒽环类及其衍生物、抗代谢药物、抗微管药物、烷化剂类、铂类、细胞因子、单克隆抗体及生物碱等传统细胞毒性药物，可随累积剂量增加，出现不可逆的心血管损伤，属Ⅰ型抗肿瘤药物。与细胞毒性药物不同，生物制剂所致心血管损伤多可在及时干预后部分或完全缓解，故多属Ⅱ型抗肿瘤药物，包括单克隆抗体、酪氨酸激酶抑制剂、内分泌制剂、血管内皮生长因子抑制剂等。各类抗肿瘤药物引起心律失常见表47-6。

**表47-6　与心律失常相关的抗肿瘤药物**

| 心律失常的类型 | 致病药物 |
|---|---|
| 心动过缓 | 三氧化二砷、硼替佐米，卡培他滨，顺铂，环磷酰胺，多柔比星，表柔比星，5-FU，异环磷酰胺，IL-2，甲氨蝶呤，米托蒽醌，紫杉醇，利妥昔单抗，沙利度胺 |
| 窦性心动过速 | 蒽环类，卡莫司汀 |
| 房室传导阻滞 | 蒽环类，三氧化二砷，硼替佐米，环磷酰胺，5-FU，米托蒽醌，利妥昔单抗，紫杉类，沙利度胺 |
| 心电传导障碍 | 蒽环类，顺铂，5-FU，伊马替尼，紫杉 |
| 心房颤动 | 顺铂，环磷酰胺，异环磷酰胺，美法仑，蒽环类，卡培他滨，5-FU，吉西他滨，IL-2，干扰素，利妥昔单抗，罗咪酯肽，帕纳替尼，索非拉尼，舒尼替尼，依鲁替尼，拓扑异构酶Ⅱ抑制剂，胺苯吖啶，依托泊苷，紫杉类，长春碱类 |
| 室上性心动过速 | 顺铂，环磷酰胺，异环磷酰胺，美法仑，胺苯吖啶，蒽环类，卡培他滨，5-FU，甲氨蝶呤，硼替佐米，多柔比星，IL-2，干扰素，紫杉醇，帕纳替尼，罗咪酯肽 |

续表

| 心律失常的类型 | 致病药物 |
|---|---|
| 室性心动过速/心室<br>颤动 | 顺铂，环磷酰胺，异环磷酰胺，胺苯吖啶，卡培他滨，5-FU，吉西他滨，三氧化二砷，多柔比星，干扰素，IL-2，甲氨蝶呤，紫杉醇，硼替佐米，卡非佐米，利妥昔单抗，罗咪酯肽 |
| 心源性猝死 | 蒽环类（鲜见报道），三氧化二砷（继发于尖端扭转型室性心动过速），5-FU（可能与冠脉缺血有关），干扰素，尼罗替尼，罗咪酯肽 |

注：5-FU，氟尿嘧啶；IL-2，白介素-2。

蒽环类药物作为乳腺癌化疗药物的基石，疗效确切，临床已广泛应用，但它导致的心脏毒性呈进展性与不可逆性，发生率可高达 80%。蒽环类药物的毒性作用一般认为与其产生的氧自由基有关。在组织内，蒽环类药物经酶的引导，还原为半醌自由基，生成物可以活化氧，使其变为氧自由基，这些氧自由基引起线粒体膜及内质网的脂质过氧化、线粒体 DNA 损伤，从而引起心肌细胞损伤、凋亡。多柔比星是该类药物的代表，其可通过自由基损伤、线粒体损伤及能量代谢异常、钙超载、细胞凋亡、细胞萎缩产生心肌毒性。蒽环类药物的心脏毒性可分为急性、慢性和迟发性，其中急性心脏毒性于给药后几小时或几天内发生，常表现为心内传导紊乱和心律失常，心电图主要表现为 T 波改变，QRS 波群低电压，ST 段下降，Q-T 间期延长，极少数病例表现为心包炎和急性左心衰竭；慢性心脏毒性，在化疗后 1 年内发生，表现为左心室功能障碍，最终可导致心力衰竭；迟发性心脏毒性，在化疗后数年发生，表现为心力衰竭、心肌病和心律失常。

紫杉醇也是乳腺癌常用的化疗药物，研究发现，紫杉醇可以导致心律失常并减慢心率。紫杉醇引起的心脏毒性具有可逆性，停药后功能可自行恢复。紫杉醇引起心脏毒性的机制不明，可能与其制剂中的赋形剂聚氧乙基蓖麻油释放组胺有关，释放的组胺刺激心脏 $H_1$ 受体及 $H_2$ 受体，使心肌耗氧量增加，冠状动脉收缩及心率减慢，而引起心脏毒性。

（三）乳腺癌放疗所致心律失常

由于乳腺特殊的解剖位置，乳腺癌患者在接受放疗过程中，心脏会受到射线的影响。心脏位于左侧第 3～6 肋间，恰与乳腺胸壁切线照射野上下界相吻合，心脏与胸壁之间只有一层薄的脂肪层相隔，且乳腺癌术后患侧胸壁更薄，使得心脏更易受射线影响。研究表明，放疗后心电图异常发生率高达 28.7%～61.5%，而原有异常的心电图在放疗后也会加重。放疗后冠状动脉逐渐出现动脉内膜增生、粥样硬化，血管壁增厚，管腔狭窄，在心电图上表现为 ST-T 段改变。如患者放疗前已有心肌局部供血不足，在放疗中可因动脉壁水肿，原有的狭窄明显加重，使 ST-T 改变较前更为显著，所以放疗程度不同，分别表现出轻度、中度、重度 ST-T 改变。陶涛等对比 109 例胸部肿瘤患者的动态心电图异常情况。据统计发现，患者在治疗后出现动态心电图异常，治疗前和治疗结束 6 个月后窦性心律失常、偶发房室性心律失常及频发房室性心律失常的发生率比较结果显示，治疗结束后的发生率明显要高于治疗前，两组数据对比有统计学差异（$P<0.05$）（表 47-7）。

表 47-7　胸部肿瘤正常放疗与调强放疗治疗前后动态心电图异常发生率[n（%）]

| 时间 | 窦性心律失常 | 偶发房室性心律失常 | 频发房室性心律失常 | 传导阻滞 | ST-T 段改变 |
|---|---|---|---|---|---|
| 治疗前 | 19（17.4） | 30（27.5） | 23（21.1） | 11（10.1） | 12（11.0） |
| 治疗后 | 28（25.7） | 51（46.8） | 30（27.5） | 17（15.6） | 37（33.9） |
| 治疗后 6 个月 | 21（19.3） | 44（40.4） | 27（24.8） | 13（11.9） | 13（11.9） |

放射线损伤心脏的机制，一般认为是射线引起心脏毛细血管及冠状动脉的内皮细胞损伤，甚至坏死，导致毛细血管破裂或阻塞，引起微循环障碍，从而诱发心肌缺血等改变，出现心功能损伤。放射线还可导致心脏局部纤溶活性降低，纤维蛋白不能有效及时降解，导致细胞膜通透性增加，改变了心脏细胞的内环境，使细胞水肿，离子泵异常，钙离子含量增加，致心肌损伤。放疗相关心血管损伤具有迟发性，其出现时间、严重程度及受累范围可因射线种类、放射野、放射剂量不同而异。

## 二、乳腺癌患者心律失常的防治策略

### （一）乳腺癌心律失常的预防

乳腺癌患者均应积极做好术前准备，使其处于最佳时期而迎接手术。术前除治疗合并症外，可给予心肌极化液、活血化瘀药物、营养心肌药物治疗。对高龄或有严重心血管疾病的患者要慎重选择术式及手术范围，手术中仔细操作，尤其是处理大血管时应避免过度牵拉或损伤，防止术中心血管意外。术后给予吸氧，及时发现并正确处理术后并发症，及时输血、补液纠正低血容量及电解质紊乱。积极协助患者咳嗽排痰，保持呼吸道通畅，术后无禁忌证者，常规应用抗凝剂（低分子肝素）及 β 受体阻滞剂（阿替洛尔），以减少心肌耗氧量，改善冠状动脉血供，对抗血浆中肾上腺素及去甲肾上腺素的作用，明显减少心律失常的发生。据文献报道，放射导致的心电图异常多发生在接受放疗的 2 个月内，因此对需要接受放化疗的肿瘤患者，需注意定期行心电图检查，心电学指标分析是早期发现心脏放射性损伤的敏感方法之一，尤其通过无创、便捷的动态心电图检查，更有利于早期发现患者的心脏放射性损伤。

### （二）乳腺癌心律失常的治疗

《2016 年欧洲心脏病学会癌症治疗与心血管毒性立场声明》提出的诊疗要点，建议所有患者皆应该检测 12 导联心电图，以及经公式校正的心率；既往有 Q-T 间期延长及相关心脏疾病，服用导致 Q-T 间期延长的药物，有心动过缓、甲状腺功能不全或电解质紊乱等病史者，都应多次检测 12 导联心电图；若发现 Q-T 间期＞500 毫秒，Q-T 间期延长超过 60 毫秒或者心律失常，应考虑停止用药或者改变给药方式；对于用药引起 Q-T 间期延长的患者，避免各种引发尖端扭转型室性心动过速的因素（如低血钾和极度心动过缓）；对于接受有可能引发 Q-T 间期延长化疗的患者，应尽可能选择减少导致 Q-T 间期延长的药物；心房颤动和心房扑动的治疗与普通患者无异，需权衡出血和血栓形成之间的关系。

药物治疗的目的在于控制心律失常恶化，维持血流动力学稳定。对于不同的心律失常有不同的处理方式：①窦性心动过速，只要镇痛、镇静，改善供氧，补充血容量，纠正贫血，纠正水电解质酸碱平衡紊乱，大部分患者心律可以恢复正常，小部分患者给予小剂量阿替洛尔鼻饲或口服后，也可获得良好效果，个别患者由于术后并发症导致窦性心动过速，经积极治疗并发症后，心律可恢复正常。②房性心动过速，药物治疗取决于心动过速的发作类型、持续时间和对血流动力学的影响。短阵房性心动过速发作频繁可选择副作用相对较小的抗心律失常药物，如β受体阻滞剂或钙通道阻滞剂，临床症状较重且上述药物疗效欠佳者，可酌情选用Ⅰ类和Ⅲ类抗心律失常药物治疗，阵发持续性房性心动过速的治疗原则类同于阵发性室上性心动过速，宜选用静脉制剂以有效控制心室率和转复窦性心律。无休止性房性心动过速常难以通过药物转复窦性心律，Ⅰ类和Ⅲ类抗心律失常药物仅对部分患者有效，多数患者需选择房室阻滞剂以有效控制心室率，对于发生心动过速心肌病者，应积极采用非药物治疗。③房室传导阻滞，房室束分支以上的阻滞形成的一度或二度房室传导阻滞，并不影响血流动力学，主要采用针对病因的治疗。二度Ⅱ型和三度房室传导阻滞心室率过慢（＜40次/分），或有血流动力学障碍，应积极治疗；QRS波群呈室上性，可立即给予阿托品；宽大畸形的QRS波群应用阿托品无效，可立即给予异丙肾上腺素静脉滴注治疗，以防止心室率进一步减慢。④心房扑动、心房颤动心室率增快，静脉注射洋地黄制剂，补充血钾，维持血压可恢复窦性心律，很难转复窦性心律者，应降低心室率，保证心肌供血，维持血流动力学稳定。⑤室性期前收缩及室性心动过速，偶发室性期前收缩可不予处理，频发室性期前收缩、多源性室性期前收缩或出现二联律、三联律者，静脉推注利多卡因50～100mg，若无效，5～15分钟后可重复使用，或1～4mg/min静脉滴注维持。

乳腺癌围手术期且高龄者、术前心电图异常者、并发心肺疾病或糖尿病者、手术时间长者，均应高度警惕发生心律失常的可能。乳腺癌治疗后长期生存者治疗过程中发生心脏损伤事件的概率是正常人的8倍。尽早发现是避免致死性心肌损害的关键，所以临床及早预防、及早发现、及早治疗心脏损害尤为关键。研究证实，加强乳腺癌患者心血管风险因素的防治可降低心血管意外事件的发生风险，同时对提高乳腺癌患者术后生活质量，延长生存时间有重要临床意义。

# 三、心律失常与乳腺癌的预后

心律失常是抗肿瘤治疗最常见和较严重的心脏毒性表现，其增加了患者病死率。癌症患者心脏受累时，临床症状往往不明显，但在心电图上常会出现明显变化。陈德芳等研究发现，心电图改变的轻重程度与预后好坏呈正相关，并且提出心率持续增快、出现ST-T改变并不断加重和Q-Tc值增加3项指标可以作为预测癌症患者心功能障碍及预后不佳的参考指标，说明患者心律失常对其预后有重要的不良影响。

近年有研究表明，心律失常、心肌缺血等诸多心脏病理变化常伴有心率的变异。心率变异性与心律失常有共同的理论基础。窦房结细胞的活动受交感神经和迷走神经双重支配，交感神经兴奋可使心率增快；而迷走神经兴奋时作用相反。心率的变化取决于交感神经与迷走神经的动态平衡，这种平衡一旦失去，即可导致心律失常，甚至发生心源性猝死。心率变异性反映的是自主神经系统活动，包括交感神经和副交感神经。有学者提出迷走神经可以控制肿瘤生长并减慢肿瘤的生长速度，因此可以将心率变异性作为一项预测癌症严重程度的指标。已有报道，心率变异性能预测癌症的严重程度及预后，包括乳腺癌。乳腺癌患者中，由手术或放化疗等原因导致心律失常者，其迷走神经活动降低，对肿瘤抑制作用减弱，导致预后不良甚至肿瘤复发，因此心律失常在一定程度上可反映乳腺癌的预后。

（付婷婷）

# 第五节　乳腺癌患者并发心功能不全的防治

作为女性最常见的恶性肿瘤之一，随着乳腺癌筛查和综合治疗的普及，乳腺癌 5 年生存率已高达 73%～89%。乳腺癌综合治疗中，各种抗癌手段及药物导致的不良反应（如心脏毒性等）也已成为影响患者远期预后的重要不良因素。心功能不全与心力衰竭是肿瘤治疗相关心血管疾病之一。心力衰竭（简称心衰）是以心脏结构和（或）功能异常，引起静息或负荷时心排血量减少和（或）心内压增高，导致呼吸困难、踝部水肿、疲乏等典型症状，可伴有颈静脉压升高、肺部啰音等体征的一组临床综合征。心功能不全是更广泛的概念，伴有临床症状的心功能不全称为心衰。目前普遍认为，心衰是几乎所有心血管疾病的终末阶段，而恶性肿瘤并发心功能不全，由于其治疗的特殊性，受到肿瘤科和心内科医师的关注。乳腺癌治疗是以手术治疗为主，包括放疗、化疗、内分泌治疗、靶向治疗等手段的综合治疗。其中放疗、化疗及靶向治疗均有潜在的心肌毒性，可造成以左心室射血分数（LVEF）下降为主的心肌功能受损。目前认为，乳腺癌患者并发心功能不全主要与抗癌治疗中的心脏毒性作用有关。

## 一、乳腺癌患者并发心功能不全的病因和预后

### （一）放射治疗

作为根治性或姑息性治疗，放疗几乎可用于乳腺癌治疗的每个阶段，但心脏位于胸腔纵隔内，毗邻左侧乳腺组织深部，这一特殊的解剖位置增加了乳腺癌放疗时心脏被直接辐射的可能。研究表明，纵隔的直接放疗远期将可能损伤心肌微脉管系统，诱发心肌纤维化，影响心脏的收缩和舒张功能，从而导致心功能不全等。非心脏投射区的胸部放疗可通过间接方式影响心功能，如放疗所致的肺纤维化及呼吸肌功能降低。因此，放疗后心脏毒性是造成非乳腺癌患者死亡的重要因素，尤其在与蒽环类药物化疗联合应用时更明显。

### （二）化学药物治疗

**1. 蒽环类药物**　是一类细胞周期非特异性化疗药，常用于临床抗乳腺癌综合治疗，主要包括多柔比星、表柔比星、吡柔比星、米托蒽醌等。蒽环类药物具有抗癌谱广、抗癌作

用强、疗效确切等优点，但也有脱发、骨髓抑制和心脏毒性等毒副作用，其中心脏毒性是最严重的毒副作用。持续性 LVEF 降低是蒽环类药物相关心脏毒性的典型特征。这种心脏毒性多不可逆，并与药物累积剂量有关。蒽环类药物致心脏毒性机制复杂，铁介导的活性氧簇促进心肌细胞发生脂质过氧化反应和 DNA 断裂，是其中较为明确的机制。此外，蒽环类药物与 $Fe^{3+}$ 螯合形成对线粒体内膜具有强亲和力的复合物，触发氧化应激损伤，造成线粒体形态变化、功能异常，进而发生心肌收缩和舒张功能障碍，导致心功能异常，也是重要的致心脏毒性机制之一。

蒽环类药物导致的心脏毒性按时间顺序可分为急性、慢性和迟发性三类（图 47-1）。研究表明，多数患者在蒽环类药物给药后可较快地发生心肌损伤，并随时间延长而更加明显，但其急性心脏毒性多数是可逆的、自限性的，而慢性和迟发性心脏毒性则与其累积剂量呈正相关（表 47-8）。不同患者对蒽环类药物的敏感性差异较大，对于未成年人（<18 岁）、高龄（>65 岁）、与其他化疗药物和（或）放疗联用及潜在心血管疾病等高危因素的乳腺癌患者，宜使用较低的累积剂量，以使心脏毒性（如充血性心衰）的发生率低于 5%。早期诊断蒽环类药物引起的相关心功能不全，及早给予抗心衰治疗，患者多能获得较好预后，相反，晚期心衰通常治疗困难，预后差。

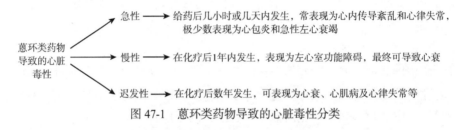

图 47-1　蒽环类药物导致的心脏毒性分类

**表 47-8　蒽环类药物最大终身累积剂量及互换系数**

| 蒽环类药物 | 5%发生心脏毒性的蒽环类药物终身累积剂量（$mg/m^2$） | 蒽环类药物最大限制剂量（$mg/m^2$） | 互换系数 |
|---|---|---|---|
| 多柔比星 | 400～450 | 360 | 1 |
| 表柔比星 | 900 | 720 | 0.5 |
| 柔红霉素 | 935 | 800 | 0.5 |
| 去甲基柔红霉素 | 225 | 150 | 2 |
| 米托蒽醌 | 200 | 160 | 2.2 |

**2. 烷化剂类药物**　通过破坏 DNA 分子结构，使碱基之间发生交联而发挥抗癌作用，它属于细胞周期非特异性化疗药物，主要包括环磷酰胺和异环磷酰胺。其心脏毒性多表现为剂量依赖的急性心功能不全。与蒽环类化疗药物不同的是，烷化剂类药物的心脏毒性远期效应并不明显，提示该类药物的累积剂量可能对远期心脏毒性影响较小。烷化剂相关心脏毒性风险因素包括单个疗程总剂量、老年、与其他抗癌药物联用和纵隔区放疗等。

**3. 紫杉烷类药物**　是从紫杉科植物中提取的一类细胞周期特异性（M 期）化疗药，如紫杉醇、多西他赛。紫杉烷类药物的心脏毒性主要表现为传导阻滞、窦性心动过缓、室性期前收缩等心脏节律的改变，这些稳定的无症状事件多不需要特殊治疗。因为紫杉烷类药物常用于乳腺癌，这些患者往往也曾应用蒽环类药物，这种序贯或同时使用会增加蒽环类药物的心脏毒性。这一潜在协同作用机制尚不明确，但可能与紫杉烷类药物在体内影响蒽环类药物肾脏清除率，导致其血药浓度升高有关。此外，乳腺癌治疗中紫杉烷类药物与环磷酰胺、曲妥珠单抗联用或序贯使用将增加心衰的发生率。

**4. 其他化疗药物**　顺铂是铂类化疗药物中最经典的，其抗癌作用与烷化剂相似。高龄和既往行纵隔放疗的患者，在接受顺铂和环磷酰胺联合治疗时心衰的风险可增加，但其机制不明，可能与血管痉挛、血栓形成有关。5-HU 及其衍生物卡培他滨也常用于乳腺癌的治疗。大型前瞻性研究显示，应用氟尿嘧啶类药物化疗后心脏毒性事件的总发生率为 30.6%，多表现为心律失常、心肌缺血，严重者可发生急性心肌梗死。对于合并心脏疾病或心血管危险因素的患者，应用氟尿嘧啶类药物应重视可能出现的心脏毒性，密切监测。

（三）生物靶向治疗

曲妥珠单抗是重组的人抗 HER2 单克隆抗体，目前已广泛应用于 HER2 过表达的乳腺癌患者的治疗，其主要副作用是无症状性 LVEF 降低、充血性心衰、心动过速等，但发生率不高。目前认为，既往合并蒽环类药物化疗、肥胖（BMI>25kg/m²）、年龄>50 岁、高血压和射血分数在正常低值可能是曲妥珠单抗相关心脏毒性的危险因素。一项 Meta 分析结果提示，曲妥珠单抗联合化疗治疗 HER2 过表达乳腺癌疗效显著高于单纯化疗，但也明显增加了充血性心衰的发生率。HER2 蛋白不仅位于乳腺癌细胞表面，也存在于正常心肌横小管上。曲妥珠单抗产生的心脏毒性可能与其阻断了心肌的 HER2 及其下游的信号转导通路有关。有研究认为，抑制心肌细胞 HER2 表达，可使心肌兴奋-收缩偶联受抑制，还可导致心肌肌原纤维损伤。此外，也有研究认为，曲妥珠单抗可能会改变线粒体完整性，损耗 ATP，导致心肌收缩功能障碍，但这些并不导致心肌细胞死亡。目前认为，曲妥珠单抗相关心功能不全在终止用药后，经积极抗心衰治疗，多能得到不同程度的改善。

# 二、乳腺癌患者并发心功能不全的防治策略

（一）放疗所致心功能不全的防治

目前，对于乳腺癌放疗所致的心功能不全等心脏毒性尚缺乏特异性治疗方式，多以预防为主。放射剂量和心脏受到放射的体积是放疗后发生心功能不全的重要预测因素，因此在精确给予肿瘤高剂量照射的同时，尽量减少对肿瘤周围正常组织的照射，是预防放疗后心功能不全的关键。三维适形放疗、调强放疗等技术的出现实现了三维靶区剂量分布的高度适形，但是实际放疗中呼吸运动、心脏搏动等严重影响精准放疗的实施。图像引导放疗、四维放疗技术的出现对补偿呼吸运动影响，减少放疗对心肺的受量效果良好。此外，呼吸门控技术、仰卧位的自主深吸气-屏气技术等也能减少切线野时心脏的受量。

（二）化疗所致心功能不全的防治

化疗导致的心功能不全等心脏毒性，往往影响进一步抗癌治疗和患者的预后，因此早

期监测、早期预防、早期干预十分重要。

**1. 早期监测** 早期监测化疗对心功能损伤的方法有心电图、超声心动图、心肌活检、生化标志物检测等。心电图是常规检查，特异性低，但常可发现心律改变为主的早期毒性。心肌活检是唯一具有足够敏感性、特异性的早期监测心脏毒性的方法，但它是侵袭性手段，花费高，患者依从性差，并且有潜在风险，实际应用困难，仅在确实必要时应用。超声心动图检测 LVEF 是监测心脏毒性最常用的方法，但其对早期的心肌受损缺乏敏感性，只在心肌损伤影响心功能时才能被检出，但它仍是评估心脏毒性的重要指标。心脏磁共振能够准确检测可能发生的 LVEF 微小变化，但临床尚未广泛应用。ESC 癌症治疗与心血管毒性实用指南推荐，在施行有心脏毒性的化疗前和治疗期间都应监测 LVEF，以便早期评估心功能受损情况，及时干预。近年，心肌肌钙蛋白、脑钠肽等生物标志物作为新兴心脏毒性监测指标受到广泛关注，被认为有可能识别远期心脏毒性的发生风险。欧洲肿瘤内科学会（ESMO）化疗药物心脏毒性的临床实践指南推荐：抗癌化疗中，应定期监测心肌肌钙蛋白 I（化疗结束时，结束后 12 小时、24 小时、36 小时、72 小时、1 个月）和脑钠肽（化疗结束时、结束后 72 小时），以降低心脏毒性的发生危险。

**2. 早期预防** M. D. 安德森癌症中心认为，在使用有心脏毒性的化疗药物前，应采取包括限制药物剂量、修正化疗方案、改良递药系统、应用心脏保护剂、应用低毒同类药品 5 项心脏保护措施，预防化疗药物所致心脏毒性。以下将以蒽环类药物为例从限制药物剂量、应用心脏保护剂和低毒同类药物方面进行概述。

（1）限制药物剂量：蒽环类药物的心脏毒性与终身累积剂量密切相关，依据统计学小概率事件原理，将蒽环类药物化疗患者中，5%发生心脏毒性的累积剂量定为蒽环类药物的最大限制剂量，可以有效避免心脏毒性的发生。但对于个体来说，5%并不意味着不可能发生，并且患者对于蒽环类药物的敏感性差异很大，在保证抗癌疗效的前提下应尽量降低最大药物累积量，以避免发生心脏毒性，这可能是 ESC 推荐蒽环类药物累积剂量更低的原因之一（表 47-8）。

（2）应用心脏保护剂：心脏保护剂右雷佐生（右丙亚胺）是目前唯一获美国 FDA 批准的针对蒽环类药物的心脏保护剂。右雷佐生在体内的水解产物类似乙二胺四乙酸（EDTA）有较强的金属离子螯合能力，不同的是它缺乏极性，能够跨膜转运进入细胞内。其在细胞内与蒽环类药物竞争性结合 $Fe^{3+}$，减少了心肌细胞内由蒽环类药物所致的氧自由基。一项 Meta 分析结果提示，成年癌症患者（含乳腺癌）使用蒽环类药物化疗时，同时接受右雷佐生治疗可以显著降低蒽环类药物相关的心衰发生率。右雷佐生可用于多柔比星累积剂量达 $300mg/m^2$ 以上或表柔比星累积剂量达 $540mg/m^2$ 以上、需要继续使用蒽环类药物治疗的晚期或转移性乳腺癌患者，以预防蒽环类药物相关的心脏毒性。此外，有研究认为，ACEI、ARB、β 受体阻滞剂有助于保护采用蒽环类药物、曲妥珠单抗治疗的乳腺癌患者的心功能。

（3）应用低毒同类药物：有研究显示，比较多柔比星和表柔比星治疗对女性转移性乳腺癌的影响，发现两者抗癌疗效和总生存期相似，而多柔比星的心脏毒性是表柔比星的 1.64 倍，表明在相同抗癌疗效下，表柔比星心脏毒性相对更小。除了研发低毒性的蒽环类药物外，不同的运载剂型可能也会对蒽环类药物相关心脏毒性产生影响。多项研究证明，脂质体蒽环类药物在不改变疗效的基础上，能够明显降低心脏毒性（如心衰），可用于取代传统的蒽环类药物。这些都提示，使用蒽环类药物化疗时，可以考虑使用低毒同类药物或剂型替代，以减少发生心脏并发症，尤其对有高危因素的乳腺癌患者。

**3. 早期干预**  LVEF绝对值降幅＞10%，且LEVF＜50%的患者进展为心衰的风险较高，在无禁忌证的前提下，ESC癌症治疗与心血管毒性实用指南推荐使用ACEI或ARB联合β受体阻滞剂预防左心室功能不全或症状性心衰的恶化。此外，对于其他症状性心衰或无症状性心功能不全的患者，若无禁忌证，也都推荐使用ACEI（或ARB）和β受体阻滞剂。

（三）乳腺癌生物靶向治疗所致心功能不全的防治

所有接受曲妥珠单抗治疗的乳腺癌患者均应在治疗前和治疗中检测LVEF。对于LVEF＜45%或LVEF相比基线值降幅＞10%，而LVEF值在45%～49%的患者应停用曲妥珠单抗，并接受ACEI或β受体阻滞剂抗心衰治疗，直至经综合评估后LVEF＞49%才可继续使用曲妥珠单抗。此外，尽量避免与蒽环类药物联用可能是降低曲妥珠单抗相关心脏毒性的有效方法。有研究显示，蒽环类药物和曲妥珠单抗联用治疗乳腺癌可显著增加心衰的发生率，而避免两类药物联用，采用适当的用药间隔可降低心衰的发生率。而接受蒽环类药物和曲妥珠单抗治疗前，使用β受体阻滞剂能够降低LVEF正常的乳腺癌患者心衰的发生率。

综上，在乳腺癌治疗过程中，需要综合考虑合并心脏毒性事件的可能，早期检测，权衡抗癌治疗与预防心脏毒性事件发生、进展之间的平衡，选择适当的治疗方案，以获得最大的治疗收益。

（戴　威　孔令泉）

# 第六节　乳腺癌患者心脏压塞的防治

## 一、心脏压塞概述

心包由心脏的脏层和壁层组成，两层之间为心包腔，正常时心包腔内有10～30ml液体，其起润滑作用。当此液体量迅速增多时，患者会出现呼吸困难、疲劳或乏力及咳嗽、胸痛和端坐呼吸等症状，症状与心包积液产生的量及速度有关。心脏压塞指因渗出物、脓液、血液、血凝块或心包积液内的气体等导致心包积液增多，心包内压力增大，引起舒张压和心排血量受损，压迫心脏而引起的疾病。开始不断升高的心包内压力使心腔内压力缓慢或急剧升高，当心包内容物达到心包储备容积极限时，继续增加的心包容量压向心室腔，使其舒张容积变小，流入心脏的血液变少，最终舒张期心包压力会与心室压力相等，心室舒张功能受限，每搏输出量下降，心排血量减少，肺循环阻力和体循环阻力均升高，血流变慢，表现为呼吸困难，心音低钝、遥远，奇脉，最终肺循环和体循环均停止，如不及时抢救必然导致死亡。

肿瘤性心包积液是导致心脏压塞的常见原因之一，可以是某些肿瘤的首发表现，50%的恶性心包积液患者出现心脏压塞，引起血流动力学损害。肿瘤性心脏压塞有原发性肿瘤与继发性肿瘤两种原因，原发性肿瘤包括心包间皮瘤和心包血管肉瘤，均极少见，而继发性肿瘤多继发于肺癌、乳腺癌、淋巴瘤等。心脏压塞有急性和慢性两种进程，从血流动力学方面，有温和型（心包内压力<10mmHg）和严重型（15mmHg<心包内压力<20mmHg）。温和型常无明显临床表现，而严重型往往会有心前区不适甚至呼吸困难等症状。

## 二、乳腺癌患者心脏压塞的伴发情况

不同经济发展地区患者病因构成比明显不同。在发达国家，症状性大量心包积液的病因以特发性、肿瘤性、医源性为主，结核分枝杆菌感染性心包积液构成比低于5%；而在发展中国家，感染性、动脉瘤破裂、肿瘤性为常见病因，我国的调查显示，在中等至大量积液需要进行心包穿刺引流的患者中，肿瘤性及结核性心包积液占近70.0%（分别为38.6%、28.6%），其他以结缔组织疾病、甲状腺功能减退、心肌梗死后游离壁破裂等多见，而与介入治疗相关需行穿刺引流的医源性心包积液占比也达9%，可见我国肿瘤性心包积液所占比例非常高。任何性质的心包疾病均可导致心脏压塞，引起心脏压塞最常见的原因为恶性肿瘤。1987年已有学者指出，所有尸检中肿瘤侵犯心脏的比例为3.4%，而所有癌症患者尸检中有11.6%发生了心脏转移；在癌症转移心脏的患者中，29%有心包转移，16%的患者发生了心脏压塞。这些患者生前确诊率仅为30%，应引起临床重视。该报道提示在肿瘤性心脏压塞中，乳腺癌占22.3%，仅次于肺癌。肿瘤性心脏压塞的诊断需要心包积液的细胞学检查，而只有40%～50%的肿瘤性心包积液患者实施了这项检查，所以现有的伴发比率可能较真实值偏低。乳腺癌是转移至心包最常见的肿瘤之一，尸检中多达25%的乳腺癌患者存在肿瘤侵犯心脏。肿瘤性心包积液常常大量且增长迅速，常会发展为危及生命的心脏压塞。

西班牙一项单中心长达10年的临床研究中，肿瘤性心脏压塞所占比例最高，占所有心脏压塞的32%，而在肿瘤类别中，肺癌最常见，占54.5%，乳腺癌第二，占18.2%。乳腺癌患者常规接受化疗，部分还需行放疗，而放疗、化疗方案可能会影响心包的免疫功能，增加感染性心包积液的风险。日本的一项单中心长达22年的研究中，43 735例癌症患者中发现5880例乳腺癌患者，其中24例（0.4%）发生了心脏压塞。研究显示，乳腺癌患者年龄偏低，首次确诊分期较肺癌低，发生肿瘤性心脏压塞的时间较肺癌晚，平均在确诊乳腺癌后60.4个月，而且接受心脏压塞治疗的时间也较晚。英国一项纳入219例恶性肿瘤伴发心包积液患者的研究中，96例患者的心包积液为肿瘤性心包积液，其中乳腺癌16例，占比16.7%，仅次于肺癌，位列第二位。

（1）化疗引起患者心肌损伤所致的心包积液（心脏压塞）：虽然蒽环类药物引起的急性心包炎、心肌炎较少见，只有个案报道，但乳腺癌患者常规化疗方案中含有蒽环类药物，值得引起重视，我国也有乳腺癌患者化疗期间突发心包积液危及生命的报道。蒽环类药物的心脏毒性分为三类：①急性心脏毒性，指用药后几周内发生的心脏毒性，包括心律失常、心力衰竭、心包心肌炎等，临床少见；②亚急性期或早期慢性心脏毒性，在末次蒽环类药物给药结束1年内出现，表现为充血性心力衰竭；③晚期慢性心脏毒性，在末次蒽环类药物给药结束1年后出现症状。具有心脏毒性的化疗药物可致心肌炎、心肌细胞损伤，晚期乳腺癌患者若出现心包积液，极可能出现心脏压塞、心衰等危及生命的现象。

（2）放疗引起患者心肌损伤所致的心包积液（心脏压塞）：放射性心包损伤的主要病理改变是心包纤维性增厚，显微镜下可见心包内及其周围脂肪组织被致密胶原蛋白所取代，最终导致心包增厚及纤维化。放疗可直接导致缩窄性心包炎，晚期放射线诱发的心包收缩特别难以治疗，此外有肿瘤细胞转移至心包，极可能并发心脏压塞。

## 三、心脏压塞的诊断

心脏压塞可危及生命，应及时诊断和治疗。依靠患者的临床表现、全面体检和必要的辅助检查有助于及时确诊。心脏压塞症状与心包积液产生的量及速度有关，通常首发症状是呼吸困难、疲劳或乏力，咳嗽、胸痛和端坐呼吸也很常见，临床查体可有心音低钝遥远、奇脉。

实验室检查：炎性指标变化包括 C 反应蛋白和（或）红细胞沉降速率（即心包炎表现）。近年应用较多的实验室检查的肿瘤标志物是癌胚抗原（CEA）、CYFRA 21-1 及神经元特异性烯醇化酶（NSE），CEA 和 CYFRA 21-1 联合应用的灵敏度可达 97.6%，特异度可达 91.4%。近年有研究表明，循环 miRNA 对诊断可能有帮助；而心包积液中的细胞因子在诊断及鉴别诊断中意义不大。影像学检查：胸部 X 线检查是一个低灵敏度和特异度的诊断方法；超声心动图是目前诊断肿瘤性心包疾病最常用的检查方法，在心脏压塞时，其作用非常重要，是疑似患者的首选检查手段，应尽早施行。CT 和心脏磁共振检查在评估心脏压塞时并非常规检查手段，但有助于纵隔或肺部肿瘤伴大量心包积液的诊断。鉴别诊断时，应注意与缩窄性心包炎、充血性心力衰竭及肝硬化晚期等疾病鉴别。PET 在诊断心包积液时特异度较高。

细胞学和病理学是确诊肿瘤性心包积液的金标准，但细胞学仍有假阳性可能，心外膜活检及心包活检可降低细胞学的假阳性率。与心包活检相比，心包细胞学检查可显著降低假阴性率。心包活检与渗出液细胞学检查联用可增加检测恶性肿瘤的灵敏度，并在低容积心包积液中特别有效。为提高细胞学检查的可靠性，应将积液在抽取后立即保鲜或冰箱保存在 2～8℃环境中，及时送检。

## 四、心脏压塞的治疗

### （一）一般治疗

患者应卧床休息，保持情绪稳定，避免压力，积极配合治疗，避免受凉；患者休克时应输血或输液，水肿时不能利尿治疗，以免进一步降低心排血量，导致血压下降；患者无心脏收缩功能异常时，不宜用洋地黄类强心剂。

### （二）心包穿刺治疗及心包开窗引流

心脏压塞是一种心脏急症，其最基本的治疗措施就是心包穿刺，是在患者行超声心动图检查后疑有心脏压塞时进行的诊断性或治疗性措施。建议有经验的术者在超声引导下行心包穿刺术。心包开窗引流术主要应用于反复发作心脏压塞者或反复行心包穿刺后复发的患者。根据欧洲心脏压塞治疗及评分指南，紧急心包引流术或心包穿刺术适用于多数心脏压塞或血流动力学异常引起休克的患者。采取此种治疗方案需考虑患者临床表现、血流动力学情况、手术利弊及心脏超声结果。对于疑似化脓性、结核性或肿瘤性心包炎或已确诊经治疗症状未缓解者，推荐心包穿刺术。约 1/3 大量心包积液患者会出现心脏压塞，可考虑引流术。当患者积液较多，但无血流动力学异常时，心包引流术并非必要手段。图 47-2 是最新分段评分方式，它适用于对无血流动力学改变休克的心脏压塞进行分类，也可对需要心包穿刺的患者进行分类。

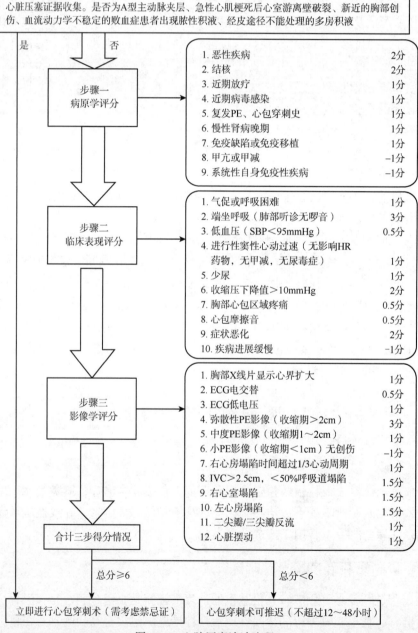

图 47-2　心脏压塞诊治流程

PE，心脏压塞；SBP，收缩压；HR，心率；IVC，下腔静脉。步骤三中 4～12 均由心脏超声提供数据支持

（三）心脏压塞心包穿刺术后的后续治疗

心脏压塞症状在心包穿刺术后短期即得到缓解，对肿瘤心包转移的预防及心包穿刺术后的治疗是乳腺癌患者重要的治疗策略。如果在心包穿刺术后未进行下一步的治疗，肿瘤性心包积液的复发率是非常高的，可达 40%。为了防止心包积液复发，有 3 种已经沿用数年的方法，即心包穿刺引流术、硬化治疗、心包开窗术。一项纳入 312 例患者的研究对比了 3 种治疗方案，分为扩大性引流无化疗组、硬化治疗无化疗组、引流术加全身化疗组、引流术加局部化疗组、引流术加全身化疗及局部化疗组。结果表明，铂类化疗药物心包内局部化疗对乳腺癌患者疗效良好，而且心包内注射化疗药物患者多易耐受，无明显全身副作用。心包腔内治疗主要有以下 3 种方式：①腔内药物治疗，噻替哌自 1984 年开始应用于预防心包积液的复发，多与系统化疗联合用于治疗乳腺癌伴心包积液，但在肺癌或其他肿瘤中可能效果不佳。也有在乳腺癌心包转移患者的心包中注射 triammonium 进行治疗的方法。②腔内注射生物反应调节剂，具有免疫调节作用，可辅助杀伤肿瘤细胞，并调节患者自身机体免疫力，不良反应轻，患者耐受性较好。有报道，自体肿瘤浸润淋巴细胞心包腔内注射治疗恶性心包积液安全有效。③心包腔内硬化治疗，浆膜腔注入硬化剂后产生炎症反应可使浆膜腔固定粘连，此类药物为碱性多肽类化合物，可抑制尿嘧啶核苷渗入 DNA，与 DNA 结合使肿瘤细胞破坏分解，作用于细胞分裂的 S 期，具有一定抗癌作用。近年重组人血管内皮抑制素在恶性浆膜腔积液治疗中应用较为广泛，用于恶性胸腔积液、腹腔积液的局部灌注治疗，疗效肯定，不良反应轻，现用于恶性心包积液，同样有较好的控制效果及耐受性，值得进一步探索。

# 五、乳腺癌患者心脏压塞的预后

乳腺癌患者出现心脏相关症状提示多已发生心脏压塞，同时在无症状患者中，心脏压塞导致了其中约 85% 的患者死亡，应高度重视。心脏压塞已有相应的治疗方法及策略，但其发生缩短了乳腺癌患者的生存期。心脏压塞患者中，肿瘤患者的预后较差，生存期一般不超过 50 个月，而肿瘤中预后最差的是肺癌，在一项关于实体肿瘤的回顾性研究中，用不同手术方式治疗心脏压塞，乳腺癌患者的中位生存期为 5.2 个月，其他恶性肿瘤生存期仅为 3.2 个月。在并发心脏压塞的患者中，预后往往与患者的原发肿瘤密切相关，乳腺癌患者有相对较好的预后。有国外文献综述总结，乳腺癌患者并发心包积液的中位生存期为 5~16.5 个月。有研究报道，乳腺癌患者心包穿刺术后中位生存期为（4.2±1.6）个月，远远高于其他肿瘤。在一项韩国的研究中，98 例恶性肿瘤并发心包炎患者经心包穿刺术及系统化疗，其中乳腺癌患者较其他肿瘤患者有相对较好的预后，乳腺癌患者 1 年生存率为 47%，高于肺癌的 26%。

总之，乳腺癌患者并发心脏压塞应引起临床的重视，虽然伴发心脏压塞的多为晚期患者，预后较差，但通过及时诊断、正确治疗（如心包灌注化疗、心包开窗引流术等），可有效延长患者生存期，改善预后，提高生活质量。

（武 赫 庞 敏 孔令泉）

## 第七节　乳腺癌患者肺动脉高压的防治

### 一、乳腺癌患者肺动脉高压的伴发情况

肺动脉高压（pulmonary artery hypertension，PAH）是指以肺血管阻力进行性升高为主要特征，进而右心室肥厚扩张的一类心脏血管性疾病，其血流诊断学标准为在海平面、静息状态下，右心导管测量肺动脉平均压≥25mmHg（1mmHg=0.133kPa）。2018年，第六届世界肺动脉高压大会重新界定 PAH，其定义为静息时右心导管测得肺动脉平均压≥20mmHg。而《中国肺高血压诊断和治疗指南2021》仍沿用25mmHg的标准，但明确正常人肺动脉平均压上限为20mmHg。目前，乳腺癌患者伴发 PAH 的临床研究较少，多为个案，缺乏大组数据研究。在一项解剖系列研究中，3%～26%患者的 PAH 继发于乳腺癌、胃癌、肺癌、肝癌、前列腺癌和胰腺癌等恶性肿瘤。乳腺癌引起的 PAH 早期常无明显症状，临床对此认识不够，诊断有困难，一旦发展为严重 PAH，病情进展快，且难与肺栓塞、急性心力衰竭、呼吸衰竭等相鉴别，甚至在患者死后尸检方得以确诊。故应关注乳腺癌患者 PAH 的早期临床表现，及早确诊和治疗。

### 二、乳腺癌患者肺动脉高压的临床表现及辅助检查

（一）临床症状

PAH 无特异性临床症状，重视患者新近出现的相关症状对疾病早期诊断有帮助，主要临床症状如下。

（1）气促：最常见，提示已有右心功能不全。有的表现为活动后气促，严重者出现高枕卧位甚至端坐呼吸。

（2）头晕或晕厥：多发生在活动时，应用扩血管药物后会更明显。运动时不能提供额外的心排血量时，患者会出现晕厥或眩晕反应。

（3）心绞痛或胸痛：多由于右心室肥厚，冠状动脉灌流减少，心肌相对供血不足。胸痛也可能为肺动脉主干或主分支血管瘤样扩张所致。

（4）干咳：较常见，可能痰中带血，患者由于 PAH 可引起肺毛细血管起始部微血管瘤破裂而出现咯血。

（5）慢性疲劳：如乏力、虚弱，较常见，但并非特异性症状。

（6）水肿：是右心衰竭的表现。常见踝部和腿部水肿。严重者可出现颈部、腹部饱胀、食欲缺乏、肝淤血、胸腔积液及腹腔积液等。

（7）雷诺现象：遇冷时手指变紫红色，在结缔组织疾病相关 PAH 中常见，部分特发性PAH 患者也有该症状。

## （二）体征

当肺动脉压明显升高引起右心房扩大、右心衰竭时，患者可出现以下体征：颈静脉 a 波明显，肺动脉瓣区搏动增强，右心室抬举性搏动，肺动脉瓣区收缩期喷射性杂音，三尖瓣区收缩期反流性杂音，右心室性第 3、4 心音。右心衰竭后可出现颈静脉怒张，肝大，肝颈静脉回流征阳性，下肢水肿。严重 PAH，心排血量降低者可出现脉搏弱和血压偏低。右心房压是判断患者预后的重要参数。

## （三）辅助检查

**1. 普通心电图**　PAH 特征性心电图改变如下：电轴右偏，Ⅰ 导联见 S 波，右心室肥厚高电压，右胸导联可出现 ST-T 波低平或倒置。心电图可为 PAH 提供诊断、鉴别诊断和预后判断的重要信息，但不能作为诊断或排除 PAH 的依据。

**2. 胸部 X 线片**　PAH 患者胸部 X 线片常见征象有肺动脉段凸出及右下肺动脉扩张，伴外周肺血管稀疏（肺野透过度增加），右心房、右心室扩大，还可发现原发性肺部疾病及心脏疾病，但胸部 X 线片正常并不能排除 PAH。

**3. 超声心动图**　是临床上最常用的肺动脉高压筛查、诊断及病情评估方法，主要从以下方面进行评估。①判断 PAH：通过三尖瓣反流峰速估测右心室收缩压。其他支持征象包括右心室/左心室基部内径比值＞1、室间隔变平或左移（左心室偏心指数＞1.1）、肺动脉内径＞25mm、下腔静脉内径＞21mm 及吸气时塌陷率＜50%、收缩末期右心房面积＞18cm$^2$、右心室流出道多普勒加速时间＜105 毫秒和（或）收缩中期切迹及舒张早期肺动脉瓣反流速度＞2.2m/s 等。②发现心内结构、功能异常或血管畸形等，如先天性房、室水平分流或动脉导管未闭提示先天性心脏病相关 PAH。肺动脉管腔内占位提示第四大类肺动脉高压可能。③右心功能评估：二维超声心动图无法直接评估右心功能，但可通过右心房大小、三尖瓣环收缩期位移（TAPSE）及有无心包积液等间接评价，三维、四维超声心动图可提供更可靠的右心室容量和收缩功能测定结果。

**4. 右心导管检查**　是确诊 PAH 的"金标准"，也是进行鉴别诊断、评估病情和治疗效果的重要手段。对部分患者可进行肺循环的急性血管扩张试验。

**5. 呼吸功能检查和动脉血气分析**　呼吸功能检查有助于发现潜在的肺实质或气道疾病。PAH 患者通常有轻至中度外周小气道功能障碍，大部分患者弥散功能轻至中度下降。

**6. 胸部 CT**　可提供关于心脏、血管、肺实质及纵隔病变的详细信息，主要用于 PAH 病因诊断、肺血管介入影像学评估及评价预后。

**7. 肺动脉造影**　在无创检查不能提供充分证据，或需了解肺血管受累程度时使用。

**8. 支气管镜活检或经支气管肺活检**　在其他诊断措施无法明确或诊断困难时选用。

# 三、乳腺癌患者肺动脉高压的防治策略

据目前国内外相关报道，乳腺癌合并 PAH 的早期诊断较困难，确诊后病情进展较快，严重危及患者的生命，多于患者死后尸检方能确诊，因此，重视本病的防治非常重要。

（一）乳腺癌患者肺动脉高压的预防

**1. 一级预防**　是病因预防。针对该类患者，提倡健康生活方式，避免吸烟、酗酒，加强体育锻炼，以及避免肥胖，避免胸部过量或经常接受 X 线等辐射，都有一定预防作用。

**2. 二级预防**　是针对高危人群，特别是有肺部疾病或相关临床表现的人群，应特别重视新近出现的症状、体征，定期筛查，做到早期发现、早期诊断和早期治疗。

**3. 三级预防**　指积极治疗 PAH，延缓病情进展，改善预后，应避免妊娠、感冒、重体力活动等加重病情的因素。目前 PAH 尚无特效的治愈方法，其治疗目标是延迟或者减缓疾病进展。

（二）乳腺癌患者肺动脉高压的治疗

**1. PAH 的支持治疗**　主要包括吸氧及应用利尿剂、地高辛和华法林等药物治疗。

（1）氧疗：PAH 患者吸氧治疗的指征是血氧饱和度低于 90%。长期家庭氧疗（LTOL）指征：①$PaO_2 \leq 55mmHg$ 或 $SaO_2 \leq 88\%$，有或没有高碳酸血症；②$PaO_2$ 55～60mmHg 或 $SaO_2 < 89\%$，并有 PAH、心力衰竭所致水肿或红细胞增多症（血细胞比容>0.55）。一般用鼻导管吸氧，氧流量为 1.0～2.0L/min，每天吸氧时间为 10～15 小时。其目的是让患者在静息状态下，达到 $PaO_2 \geq 60mmHg$ 或使 $SaO_2$ 升至 90%以上。

（2）利尿剂：对于合并右心功能不全的 PAH 患者，初始治疗应给予利尿剂，并密切监测血钾。

（3）地高辛：心排血量<4L/min，或者心脏指数<2.5L/（min·m²）是应用地高辛的绝对指征；另外，右心室明显扩张、基础心率>100 次/分、心室率偏快的心房颤动等都是应用地高辛的指征。

（4）华法林：为了对抗肺动脉原位血栓形成而使用，一般使国际标准化比值（INR）控制在 1.6～2.5。

（5）多巴胺：是重度右心衰竭（心功能 4 级）和急性右心衰竭患者的首选正性肌力药物，一般起始剂量为 2～5μg/（kg·min），可逐渐加量到 10～15μg/（kg·min）或更高。

**2. 钙通道阻滞剂治疗**　只有急性肺血管扩张试验阳性的 PAH 患者才可单独使用大剂量钙通道阻滞剂治疗，心率偏快首选地尔硫䓬，心率偏慢则首选硝苯地平或氨氯地平。

**3. 靶向药物治疗**

（1）内皮素受体拮抗剂：内皮素系统异常激活是 PAH 发生发展的重要机制之一。内皮素-1 主要通过与肺血管壁上的内皮素受体 A 和 B 结合发挥肺血管收缩和促平滑肌细胞有丝分裂的作用。内皮素受体拮抗剂通过阻断内皮素-内皮素受体信号转导发挥治疗 PAH 的作用。需注意，由于内皮素受体拮抗剂（如波生坦、安立生坦等）有潜在致畸作用，服用此类药物需严格避孕。

（2）5 型磷酸二酯酶抑制剂：肺血管包含大量 5 型磷酸二酯酶，该酶是环磷酸鸟苷（cGMP）的降解酶，其抑制剂可通过 NO/cGMP 通路发挥血管舒张作用。目前，5 型磷酸二酯酶抑制剂主要包括西地那非、他达拉非和伐地那非。

（3）鸟苷酸环化酶激动剂：利奥西呱是一种新型的可溶性鸟苷酸环化酶激动剂，可单独或与 NO 协同提高血浆中 cGMP 水平。利奥西呱是目前唯一具备 PAH 和慢性血栓栓塞性肺动脉高压双适应证的靶向药物。

（4）前列环素类药物：前列环素可刺激腺苷酸环化酶，使平滑肌细胞内 cAMP 浓度升高，进而扩张血管。前列环素是目前最强力的内源性血小板聚集抑制剂，且具有细胞保护和抗增殖作用。

（5）靶向药物联合治疗：尽管近年来 PAH 药物治疗取得巨大进展，但患者长期预后仍不理想。对于 PAH 这种明确有多个致病通路的疾病，理论上联合治疗较单药治疗效果更好。PAH 靶向药物联合应用有序贯联合治疗和起始联合治疗两种策略。

**4. 肺移植或心肺联合移植**　经充分的内科药物治疗（至少使用过包括静脉或皮下前列环素类药物在内的联合治疗），仍合并严重血流动力学受损[心脏指数$<2L/(min \cdot m^2)$]、运动耐量显著降低（6 分钟步行距离<350m）和明显右心衰竭征象的 PAH 患者可考虑行肺移植或心肺联合移植。

# 四、乳腺癌患者肺动脉高压的预后

在乳腺癌患者中，除其他导致 PAH 的相关高危因素（如结缔组织病、肝硬化、静脉血栓栓塞史等）外，化疗药物中烷基化药物（如丝裂霉素 C、环磷酰胺等）也是确切的 PAH 高危因素，肺肿瘤血栓性微血管病（pulmonary tumor thrombotic microangiopathy，PTTM）、肺肿瘤栓塞、肺血栓形成等也可能是患者肺动脉高压发生发展的主要原因。PTTM 是一种罕见的、致命的恶性肿瘤相关并发症，以进行性加重的呼吸困难为主要表现，可导致肺动脉高压、右心衰竭和死亡，1990 年由 Von 等最先提出。瘤栓损伤血管内皮，激活凝血系统，并引起广泛的纤维细胞性肺小动脉及其内膜增生，导致血管阻力增加 PAH。PAH 患者首次出现症状距离确诊的时间与其预后明确相关，一些临床症状和检查指标也与预后密切相关，2015 年，ESC 肺动脉高压指南将表 47-9 中临床因素作为评价患者肺动脉高压的指标。而第六届世界肺动脉高压大会推荐使用简化的危险分层量表（表 47-10），通过评估治疗前基础状态和短期治疗（3～6 个月）后的关键临床指标预测患者长期预后。这类患者一旦出现明显的肺部症状，病情进展急，预后较差，表现不具特异性，临床往往与肺栓塞、呼吸衰竭、急性左心衰竭、高血压性心脏病难以鉴别，经常难以得到早期有效的诊断和治疗。

**表 47-9　2015 年 ESC 肺动脉高压指南评价肺动脉高压预后的指标**

| 影响预后的因素 | 提示预后良好 | 提示预后较差 |
|---|---|---|
| 右心衰竭的临床证据 | 无 | 有 |
| 症状出现的快慢 | 慢 | 快 |
| 晕厥 | 无 | 有 |
| WHO 心功能分级 | Ⅰ级、Ⅱ级 | Ⅳ级 |
| 6 分钟步行距离 | 较长（>500m） | 较短（<300m） |
| 心肺运动试验 | 最高氧耗量>15ml/（min·kg） | 最高氧耗量<11ml/（min·kg） |
| 血浆 BNP 水平 | 正常或接近正常 | 很高或持续上升 |

续表

| 影响预后的因素 | 提示预后良好 | 提示预后较差 |
|---|---|---|
| 超声心动图指标 | 无心包积液、TAPSE>2.0cm | 有心包积液、TAPSE<1.5cm |
| | 右心房面积<18cm² | 右心房面积>26cm² |
| 血流动力学参数 | RAP<8mmHg且CI≥2.5L/（min·m²）， | RAP>14mmHg或CI≤2.0L/（min·m²）， |
| | 混合静脉血氧饱和度>65% | 混合静脉血氧饱和度<60% |

注：BNP，脑钠肽；CI，心脏指数；RAP，右心房压；TAPSE，三尖瓣瓣环收缩期偏移。

**表 47-10　成人肺动脉高压患者危险分层**

| 指标 | 低风险 | 中等风险 | 高风险 |
|---|---|---|---|
| WHO 心功能分级 | Ⅰ级、Ⅱ级 | Ⅲ级 | Ⅳ级 |
| 6 分钟步行距离（m） | >440 | 165~440 | <165 |
| 血浆 BNP 水平（ng/L） | <300 | 300~1400 | >1400 |
| RAP（mmHg） | <8 | 8~14 | >14 |
| CI[L/（min·m²）] | ≥2.5 | 2.1~2.4 | ≤2.0 |
| SvO₂（%） | >65 | 60~65 | <60 |
| 危险分层标准 | 至少 3 种低风险指标且无 | 介于低风险和高风险之间 | 至少 2 个高风险指标，其中 |
| | 高风险指标 | | 必须包括 CI 和 SvO₂ |

注：WHO，世界卫生组织；RAP，右心房压；CI，心脏指数；SvO₂，混合静脉血氧饱和度；1mmHg=0.133kPa。

（朱远辉　魏余贤　孔令泉）

# 第八节　乳腺癌患者心脏瓣膜病的防治

　　心脏瓣膜病（valvular heart disease，VHD）是心脏瓣膜及其附属结构（如瓣环、瓣叶、腱索及乳头肌等）由于炎症、缺血性坏死、退行性改变及创伤等原因，造成瓣膜狭窄和（或）关闭不全的一组心脏疾病。近年，心脏瓣膜病作为恶性肿瘤放疗和化疗所致的并发症而受到重视，临床开始关注和保护患者的左心室收缩功能；但瓣膜功能不全的及时诊断是不够的，而其标准化监测方案及治疗策略尚在探索中。本节将从放疗和化疗两方面对乳腺癌患者伴心脏瓣膜病的发病机制、诊断和治疗予以阐述。

## 一、放疗相关心脏瓣膜病

　　乳腺癌患者术后放疗可降低约 50% 的局部复发率，延长 60% 的 15 年生存率。然而，患者在获益于放疗的同时，由于放疗区邻近心脏，易出现心脏损伤。研究报道，与其他转移性肿瘤如睾丸癌、肺癌及食管癌相比，放疗所造成的心脏损伤，放疗乳腺癌和霍奇金淋巴瘤最多见。放疗导致的心脏瓣膜病时有报道，发生率约为 10%。放疗会引起动脉纤维化和钙化，可累及瓣膜基底部和中央区，从而造成瓣膜硬化关闭不全。研究表明，放疗照射剂量超过 30Gy 的肿瘤患者中，发生心脏瓣膜病的风险居心血管事件的首位。文献报道，恶性肿瘤放疗相关心脏瓣膜病主要有以下 6 种危险因素：①射线剂量增加；②左侧乳腺癌；③射线暴露的持续时间增加；④接受放疗时的年龄较大；⑤联合应用蒽环类化疗药物；⑥糖尿病和高脂血症。恶性肿瘤患者接受放疗后，微血管系统在几分钟内会启动一系列反应。血管内皮损伤后，通透性增加，血管内皮细胞释放出血管内分子标志物如 ICAM-1，促进中性粒细胞迁徙，进入血管间质内，引发炎症级联反应。炎性细胞因子如 IL-8、TGF-β 及放疗相关的 DNA 甲基化等，引起成肌纤维细胞数目增加，从而减少胶原蛋白生成。这种炎症反应最直接的后果是，进行性血管间质纤维化和血管内壁的内皮损伤及血管内血栓形成，在瓣膜方面，会导致正常瓣膜纤维性钙化，从而发生弥漫性瓣膜增厚，影响瓣膜功能。通常，这种慢性炎症反应过程中会有新生血管形成或血栓形成，但无相应体征。

首例报道的发生放疗相关心脏毒性反应的是一名霍奇金淋巴瘤患者，其原因可能与放疗时射线剂量过大有关。紧接着，在乳腺癌患者中也出现类似情况。1994 年有学者回顾性分析了 1975 年以来放疗和乳腺癌相关的所有随机临床试验后发现：接受放疗组与不接受放疗组相比，10 年死亡率并无差异；乳腺癌的生存率虽然在早期有所提高，但随后便被心血管疾病所造成的死亡率增加所中止。1990 年有学者比较了 55 000 例单侧原发性乳腺癌患者接受放疗后发生心血管死亡事件的可能性，发现左侧乳腺癌患者放疗后发生心血管死亡概率高于右侧。

## 二、化疗相关心脏瓣膜病

许多化疗药物都有心脏毒性，包括急性和慢性两类，特别是蒽环类药物如多柔比星，可直接导致心肌损伤而造成心脏收缩和舒张功能不全。有报道指出，化疗和放疗联用会加重左心室功能受损，但化疗在心脏瓣膜病中的作用目前研究尚少。有学者比较了 1965～1995 年荷兰 1474 例接受治疗的霍奇金淋巴瘤患者与普通人群心脏瓣膜病的发病情况，其中 95% 的患者接受了放疗，29% 的患者接受了放疗和蒽环类药物化疗，中位随访 23 年后发现，11% 的患者确诊心脏瓣膜病，相比对照组高 7 倍；尤其是接受放疗和化疗的患者，发生心脏瓣膜病的风险是仅接受放疗者的 2 倍。但该研究未涉及瓣膜疾病的类型和程度。另一项类似研究是由 Van 等长期随访 2524 例霍奇金淋巴瘤患者，部分随访时间超过 40 年，结果发现放疗、化疗均会导致心脏瓣膜病发病风险增加，而且随着化疗药物剂量的增加而增大；蒽环类化疗药物的剂量对心脏瓣膜病发病风险发挥主要作用：蒽环类药物使用剂量在 35～200mg/m² 时，对心脏瓣膜病的发生不造成影响；但蒽环类药物使用剂量在 200～325mg/m² 和 350～880mg/m² 时，则会将心脏瓣膜病的发病风险分别提高 1.5 倍和 3.3 倍。同时发现患者接受治疗时年龄越大，发生心脏瓣膜病的风险越高。

有学者研究了 1989～2005 年确诊为乳腺癌的 70 230 例患者，结果提示，发展为心脏瓣膜功能不全的总体风险约为 1%，左侧乳腺癌接受放疗后心脏瓣膜病的发病风险稍高于右侧，这些结果与此前的研究相仿；但该研究并未发现化疗会增加心脏瓣膜病的发病风险。有研究发现，霍奇金淋巴瘤患者化疗可直接导致心脏瓣膜功能不全。但在乳腺癌治疗中，化疗是否会使心脏瓣膜病的发病风险增加尚无报道。

# 三、临　床　表　现

　　心脏瓣膜病中主动脉瓣容易发生进行性主动脉瓣钙化，导致反流和狭窄，常见于老年人，典型的症状是呼吸困难、晕厥和心绞痛三大症状。

　　（1）呼吸困难：疲乏、无力和头晕是较早期症状。劳力性呼吸困难为晚期肺淤血引起的首发症状。乳腺癌患者发生胸膜和（或）肺部转移时，呼吸困难可能会加重。

　　（2）晕厥：约 1/4 有症状的主动脉瓣狭窄者可发生晕厥，多在劳累后或弯腰时发生，少数在休息时发生。乳腺癌患者手术或化疗后，体质弱者及化疗后不良反应明显者也可能出现乏力、晕厥等表现。

　　（3）心绞痛：可有心绞痛发作，一般年龄越大，发作越频繁。部分患者伴有 CAD。

　　主动脉狭窄程度不同，体征各异，可闻及心脏杂音。老年人钙化性主动脉瓣狭窄的杂音在心底部，粗糙，但其高频成分向心尖区传导，在心尖区最响亮，可被误认为二尖瓣反流的杂音。狭窄越重，杂音越长。严重主动脉瓣狭窄后扩张还可产生相对性主动脉瓣关闭不全，在胸骨左缘 3～4 肋间可闻及轻度舒张早期吹风样递减型杂音。

# 四、实验室检查

　　**1. 超声心动图**　是确定主动脉瓣狭窄的主要方法，如评估二尖瓣是否粘连时，三维成像比较有用。通常左侧瓣膜受累多于右侧，彩色多普勒超声可探测瓣膜钙化，瓣叶大小、轮廓、增厚，瓣环大小等，有时可测定狭窄严重程度。典型者可探及二尖瓣逐渐增厚，范围扩大直至主动脉根部。对于放疗后乳腺癌患者，心脏超声可作为诊断和随访心脏瓣膜病的推荐检查。

　　放疗相关瓣膜病的超声心动图特点：①由瓣膜纤维化持续进展为瓣膜增厚；②左侧瓣膜（主动脉瓣和二尖瓣）受累高于右侧瓣膜（三尖瓣和肺动脉瓣）；③主动脉瓣和二尖瓣交接处增厚；④瓣膜反流早于狭窄；⑤交接处缝隙保留。

　　**2. 心脏磁共振成像**（CMR）　可评估心脏瓣膜病变的严重程度，在评估瓣膜性心脏病患者的左心室、右心室功能方面具有重要价值。CMR 可精确显示瓣膜解剖形态，识别二叶型主动脉瓣及疣状赘生物等病变，也可测定瓣膜性心脏病导致的心脏内血流动力学变化。

　　**3. CT 成像**　可评估心脏瓣膜病变的严重程度，但主要用于检出升主动脉钙化的范围，以确定是否需接受心脏手术治疗。

　　**4. 心导管术**　左心导管检查用于确定主动脉瓣狭窄的严重程度，以考虑人工瓣膜置换术或分离术。

　　**5. 心血管造影**　可判断主动脉瓣狭窄类型，但对年龄较大者应行冠状动脉造影以确定是否存在冠状动脉病变。

# 五、治　疗

**1. 内科治疗**　无症状者不需特殊处理，大部分瓣膜功能不全者症状为轻至中度，仅需观察，但中至重度狭窄者应避免剧烈体力活动，以防晕厥和心绞痛发生，甚至猝死可能。心绞痛者可予以硝酸酯类和钙通道阻滞剂治疗。

**2. 外科治疗**　如果病情进展至重度，则需进行手术评估。钙化性重度狭窄者应尽早施行人工瓣膜置换术。

# 六、预　后

乳腺癌患者可多年无心脏瓣膜病相关症状，甚至在发生远处转移后仍无表现，直到病期很晚才出现症状。已有血流动力学异常者，内科治疗 5 年生存率为 64%。合并心绞痛或晕厥者，平均生存 2～3 年，有充血性心力衰竭则仅 1.5 年。人工瓣膜置换术可明显改善预后，但已有症状者预后仍差。

# 七、随　访

欧洲心血管影像协会和美国超声心电图协会共识均提倡，对肿瘤患者应参考肿瘤治疗方案的心血管致病性以个体化原则合理随访。对接受高累积剂量蒽环类药物化疗者，建议定期行超声心动图随访，必要时应使用心脏保护药物。对有潜在瓣膜受累风险的放疗患者，推荐放疗后 10 年起至终身行超声心动图随访。

（魏余贤）

# 第九节　乳腺癌患者围手术期及化疗期间<br>深静脉血栓形成的防治

目前已经十分明确恶性肿瘤和静脉血栓之间的密切关系。深静脉血栓形成( deep venous thrombosis，DVT ) 也是乳腺癌患者术后常见并发症。深静脉血栓脱落导致的肺栓塞( pulmonary embolism，PE ) 是术后严重并发症之一，已经成为仅次于乳腺肿瘤自身之外的常见致死原因。此外，在肿瘤患者中不仅静脉血栓发生率较高，在静脉血栓患者中也不乏发现恶性肿瘤。

随着对乳腺癌临床和基础研究的不断深入，乳腺癌与静脉血栓的关系也不可忽视。有研究发现，乳腺癌患者深静脉血栓形成的概率较一般人群高 3～4 倍。根据美国胸科医师学会指南，乳腺癌患者属于静脉血栓形成高危人群，发生血栓和致死性 PE 的风险分别为 10%～20% 和 1%～5%。乳腺癌患者形成静脉血栓的高危因素主要包括年龄、绝经后女性、分期较晚、中心静脉导管置入、手术创伤和范围、术后放化疗等，如果存在两种或两种以上的高危因素，则静脉血栓的发生概率将会更高。

# 一、乳腺癌患者并发深静脉血栓形成的病因及机制

深静脉血栓形成主要有三方面因素，包括血流动力学变化、血管内皮损伤和血液成分变化，即 Virchow 三要素。围手术期和化疗期间乳腺癌患者静脉血栓的发生机制上述三个方面均有，具体为肿瘤释放高凝物质，卧床、制动，肿瘤或淋巴结对静脉压迫导致静脉血流缓慢，化疗对内皮细胞的损伤等，具体如下。

## （一）静脉内皮细胞损伤

内皮细胞的主要作用是抗血栓形成，包括合成抗血小板物质、分泌抗凝血物质、灭活凝血酶。内皮下成分可促进血栓形成，包括胶原、组织因子、微纤维等。这些促凝物质的暴露和释放会导致血小板聚集、凝血因子沉积，引起血栓形成。内皮细胞损伤后，不仅抗血栓的功能受到损伤，而且内皮下物质暴露，导致血栓不断加重。恶性肿瘤引起内皮细胞损伤因素如下：肿瘤组织侵蚀、破坏血管，引起促凝物质释放，肿瘤激活单核细胞释放肿瘤坏死因子及白介素等，使内皮细胞肿胀坏死、脱落，导致内皮下物质暴露。化疗过程中，化疗药物的细胞毒性作用和中心静脉导管的机械刺激作用致使内皮细胞损伤。研究发现，化疗后血液游离 DNA 以剂量依赖方式显著增加凝血酶的生成，并参与其激活，使静脉血栓发生率升高约 10%。

## （二）血液高凝状态的变化

肿瘤生长、侵袭和转移的过程中释放促凝物质，破坏组织也会释放血液高凝因子，包括半胱氨酸蛋白酶、组织因子、黏附蛋白、肿瘤坏死因子等。另外，癌性促凝物（CP）是一种钙依赖性半胱氨酸蛋白酶，在正常分化的组织细胞中没有该物质。CP 能够直接激活凝血因子 X，且不依赖于组织因子/凝血因子 Ⅶa 复合物，有报道发现其在乳腺癌中存在表达。乳腺癌在生长和淋巴转移过程中，可以激活淋巴细胞免疫，淋巴细胞被激活后能够合成和分泌大量组织因子，同时肿瘤本身可导致凝血因子 Ⅻ 激活，肿瘤侵袭和转移过程中破坏的组织也可释放大量组织因子，启动外源性凝血途径。

大手术后血浆纤维蛋白原，凝血因子 Ⅷ、Ⅸ、X 及血小板明显升高，同时抗凝作用减弱。研究发现，随着患者肿瘤临床分期的升高，血小板升高，另外在大手术后，约半数以上的患者也会有不同程度的血小板升高。乳腺癌根治手术创伤大，术后也常使用一些止血药物，这也会增加血液的高凝状态。乳腺癌常用药物他莫昔芬是一种抗雌激素药物，同时也有较弱的雌激素样作用，可能是促血栓形成的危险因素，会使静脉血栓栓塞事件的发生率增加 2~3 倍，他莫昔芬加化疗患者的血栓风险可增加至 11~15 倍。

## （三）血流动力学改变

血流动力学改变在静脉血栓形成中也有重要作用。血流缓慢容易导致血细胞和血小板

聚集，而且被激活的凝血因子不能被血流稀释，内皮细胞对这些凝血因子的清除作用无法发挥。研究显示，卧床时间与深静脉血栓形成呈正相关。术后早期下床活动可明显降低下肢静脉血栓形成的发生。此外，乳腺癌有腋窝和锁骨下淋巴结转移可能，会导致静脉受压，从而诱发上肢静脉血栓。另外，左侧髂静脉可受左髂动脉的压迫导致左下肢静脉回流困难，形成血栓，因此对于左侧下肢肿胀，应首先排除静脉血栓形成。

（四）深静脉导管相关性血栓

深静脉导管相关性血栓是指深静脉导管置入及化疗期间的外周穿刺中心静脉导管、化疗港等管道的外壁与静脉之间形成血凝块，是静脉置管常见并发症。有研究发现，导管相关性血栓的发生率高达 50% 以上。发生机制主要包括导管自身的机械刺激，以及导管输注的高渗、细胞毒性药物及刺激性液体对血管内皮的损伤，导管对血管管腔的阻碍导致静脉血流速度降低等。

## 二、深静脉血栓形成的病理生理过程

静脉血栓可分为三类，即白色血栓、红色血栓和混合血栓。白色血栓主要由纤维蛋白、血小板和少量白细胞构成。红色血栓由大量红细胞、纤维蛋白及少量血小板和白细胞构成。混合血栓则为白色血栓和红色血栓的混合产物。静脉血栓初始或早期为白色血栓，一旦血栓在局部形成，会快速发展，表现为红色血栓。静脉血栓临床常见于一些患者，初始表现为下肢的肌肉压痛，若不及时诊治，会在数天内突然出现患肢严重肿胀，血栓广泛形成。血栓形成的早期存在纤溶亢进，静脉血栓尾部脱落随血流移动，导致肺栓塞。静脉血栓形成后期血栓机化收缩，内皮细胞长入，静脉出现再通，但静脉管腔会有不同程度的狭窄和闭塞，静脉瓣膜也会有不同程度的破坏，从而导致静脉回流障碍和反流。

## 三、临 床 表 现

（一）肢体肿胀

肢体肿胀是静脉血栓形成后最常见的症状，肿胀程度与血栓发展速度和严重程度有关。早期多为非凹陷性水肿，随着时间延长，组织液渗出，逐渐表现出凹陷性水肿。因血液瘀滞、炎症反应，皮肤色泽发红、皮温升高。若静脉血栓发展迅速，组织张力过高，患者会出现微循环动脉痉挛，表现为肢体缺血，皮肤苍白，称为股白肿。若静脉血栓形成广泛且严重，肢体的血液回流出现严重障碍，导致肢体严重肿胀，组织灌注降低，皮肤青紫，称为股青肿。这两种情况均提示肢体严重缺血，需要及时干预，否则有肢体坏死、危及生命的风险。

根据血栓发生的位置，肢体的肿胀部位可有差异。一般髂股静脉血栓形成可表现为整个下肢的肿胀，而小腿静脉血栓形成则仅表现为小腿和足部肿胀。经卧床休息，肿胀程度可有一定缓解。长期站立或行走，肿胀会加重。

## （二）疼痛和压痛

疼痛主要是静脉血栓导致的炎症介质聚集刺激血管周围神经所致，表现为持续的疼痛，疼痛程度可因血栓形成的时间、范围及患者的耐受力而有所区别。查体可见沿静脉走行和腓肠肌等血栓部位的典型压痛（Homans 征），要警惕挤压检查，因其有加重静脉血栓脱落的风险。

## （三）浅表静脉扩张

浅表静脉显露或充盈是肢体静脉回流障碍、血液瘀滞的一种代偿性表现，在静脉血栓急性期，常因肢体肿胀而表现不明显，随着肿胀缓解，静脉扩张或曲张可逐渐突现，是肢体深静脉阻塞的表现。

# 四、辅 助 检 查

## （一）实验室检查

D-二聚体（D-dimer）检查：D-二聚体是可溶性纤维蛋白单体复合物，主要反映纤维蛋白溶解功能，可作为急性期深静脉血栓的初筛指标，灵敏度较高，特异稍低。D-二聚体的动态变化对于疾病的发展和治疗有重要作用。只要机体血管内有活化的血栓形成及纤维溶解活动，D-二聚体就会升高。另外，溶栓过程中可发生继发的纤溶亢进，导致 D-二聚体升高，故其对于溶栓效果的判断也有一定价值。D-二聚体增高还常见于外科手术后、肿瘤、弥散性血管内凝血、肾脏疾病、器官移植排斥反应、感染等，需加以鉴别。

## （二）下肢静脉超声检查

超声检查作为首选检查，具有无创、可反复检查、灵敏度（＞95%）和特异度（＞95%）均较高等优点，可用于高危患者的筛查和监测。但因超声波在空气中的穿透力较差，因此其在腹部、盆腔静脉的检查中受到一定限制。血栓的回声状况根据形成时间可有一定差异，越陈旧的血凝块，回声强度越高，但目前还无法量化，仅能根据超声图像进行经验性判断。在检查时如出现静脉的可压缩性异常或不可压闭、彩色多普勒超声血流异常或充盈缺损、管腔内存在带状强回声等即可诊断静脉血栓形成。

## （三）静脉 CT 成像和磁共振成像

静脉 CT 成像（CTV）准确性较高，静脉重建可展现静脉全貌，同时横断面扫描可准确检查相应静脉的阻塞状况，也可对腹部、盆腔等静脉进行同样检查。在肺动脉栓塞的诊断检查中，肺动脉重建（CTPA）具有较高的灵敏性和准确性，一般均作为首选检查。磁共振静脉成像（MRV）具有与 CTV 类似的效果和特点，且有不受对比剂过敏和辐射损伤等影响的优势，但存在检查时间较长和金属物影响等缺点。

（四）静脉造影

静脉造影包括顺行造影和逆行造影。顺行造影为足背静脉注射对比剂，可在踝部、膝下或膝上扎橡皮管压脉带，根据术中静脉对比剂充填的状况，直观地判断静脉有无血栓及其位置、范围和侧支循环情况，曾被认为是诊断静脉血栓性疾病的"金标准"。但由于下肢静脉回流有深浅两个途径，深浅之间还有穿通支，此检查可有一定的假阴性，现已不再推荐将其作为初筛检查，基本被下肢静脉 CTV 取代。

（五）放射性核素扫描

放射性核素扫描诊断急性肺栓塞的敏感度高，但特异度较低，不受肺动脉直径的影响，尤其在诊断肺动脉亚段以下急性肺栓塞中具有特殊意义。

（六）电阻抗体积描记检查

电阻抗体积描记检查为在患者静卧时，对大腿袖带进行加压充气，由包绕小腿的电极确定小腿阻抗，从而测定小腿血容量的变化。大腿袖带快速放气后，在随后 3 秒期间阻抗的成比例变化被用于测定静脉流出的阻塞情况。因需对肢体进行加压，以及对创伤肢体的限制，此检查在急性期的静脉血栓形成诊断中有较大限制，常作为慢性期静脉血栓形成后遗症的无创检查。

# 五、诊断与鉴别诊断

乳腺癌术后肢体静脉血栓形成的临床症状多不明显，常为小腿的轻微酸胀、疼痛、行走时不适或 Homans 征阳性，彩超筛查多可发现。诊断主要依靠患者的高危因素、病史、临床症状和体征及辅助检查进行综合评估。乳腺癌患者住院期间，尤其是术后长期卧床，突然出现一侧肢体肿胀时，尤其是左侧下肢，应警惕静脉血栓形成。如果明确除外感染、血肿等情况，可进行下肢静脉彩超检查和 D-二聚体检测，初步判断静脉血流状况，明确血栓的有无及其范围。肢体深静脉血栓形成应与以下疾病鉴别。

**1. 淋巴水肿**　乳腺癌患者术后发生上肢淋巴水肿的情况多见，一般为继发性淋巴水肿，在初期为凹陷性水肿，皮温多正常，典型者可以有皮肤橘皮样改变。因淋巴水肿也有可能压迫静脉继发静脉血栓形成，所以此时仅凭临床症状和体征很难鉴别，可结合静脉彩超确诊或排除，还应定期随访。中晚期淋巴水肿由于皮下组织纤维化，皮肤变得粗糙、增厚，组织变硬，但皮肤色泽尚保持正常。

**2. 肢体感染性肿胀**　多表现为蜂窝织炎，具有感染的典型特点，如红、肿、热、痛。根据感染的范围不同，皮肤的红肿可有一定区别，一般感染多位于肢体的远侧至中段，经抗生素治疗会明显好转。炎症介质对于静脉内皮是一种损伤刺激，可继发静脉血栓形成，应通过超声等辅助检查除外感染并发深静脉血栓形成。

**3. 下肢血肿**　多在外伤后或剧烈运动后发生，表现为局部突发的肿胀和疼痛，并且在主动或被动运动时肌肉疼痛明显加重，肌肉肿胀疼痛处的压力较高。根据出血范围、位置和速度，在疼痛后数小时至数天，局部或近远端皮下可见青紫瘀斑。浅表出血可见皮下局限性肿胀，同时伴有局部皮肤青紫。后期青紫的皮肤可逐渐转为黄色，是血肿消散、吸收的表现。

# 六、治　疗

静脉血栓采用综合性治疗，包括一般处理、药物治疗和手术治疗，以及肺栓塞的治疗。

## （一）制动

传统理念强调静脉血栓形成急性期必须严格卧床，以避免肌肉收缩导致血栓脱落。近年来有研究表明，早期下床活动不会增加复发性或致死性肺栓塞的风险，但尚不明确主动锻炼、理疗或康复过程中肺栓塞的风险。目前，临床多根据患者的耐受情况，逐渐增加运动训练。

## （二）弹力袜

理论上弹力袜可提供 30～40mmHg 压力，增加静脉回流，减轻下肢水肿，主要针对急性期以后的静脉血栓，用于预防静脉血栓后综合征。虽然目前有研究对弹力袜疗效提出质疑，但可以肯定的是，弹力袜不会引起伤害，应持续使用 2 年，每 6 个月更换 1 次，根据肢体的直径调整尺码。使用弹力袜的禁忌证包括皮肤溃疡、动脉供血严重不足、对袜子的材料过敏等。

## （三）抗凝治疗

抗凝是深静脉血栓患者的基础治疗，也是主要治疗，需评估抗凝的获益与出血风险。抗凝的目的是预防进一步血栓形成及其并发症。近端深静脉血栓患者，如无抗凝的禁忌证，无论是否有症状，均需抗凝治疗。目前常用的主要有低分子肝素类药物和新型口服抗凝剂。研究发现，抗凝不及时或抗凝不当时，约 1/3 的症状性孤立性远端深静脉血栓患者的血栓将蔓延进入近端静脉。抗凝与出血风险的利弊权衡，取决于抗凝的程度与已存在的出血危险因素，可参照出血风险评估工具（表 47-11）。

表 47-11　HAS-BLED 评分表

| 字母代号 | 临床疾病 | 评分 |
|---|---|---|
| H（hypertension） | 高血压 | 1 分 |
| A（abnormal renal and liver Function） | 肝肾功能不全 | 各 1 分 |
| S（stroke） | 卒中 | 1 分 |
| B（bleeding） | 出血 | 1 分 |
| L（labile INRs） | 异常 INR 值 | 1 分 |
| E（elderly） | 年龄＞65 岁 | 1 分 |
| D（drugs or alcohol） | 药物或饮酒 | 各 1 分 |

注：评分≥3 分时提示出血高危。

乳腺癌等恶性肿瘤患者的出血风险比一般患者高，是否选择抗凝治疗，应根据其出血风险高低而定。低分子肝素及新型口服抗凝药均可作为抗凝治疗的选择。根据危险因素的情况，抗凝时间不一。一般在未出现出血、血小板减少等抗凝并发症时，可以用3~6个月及以上，有时可更长或终身使用。

### （四）手术治疗

手术治疗方法主要有下腔静脉滤器置入、导管溶栓、导管吸栓和开放取栓。这些治疗多用于急性近端深静脉血栓患者，此类患者应转入血管外科专科处理。滤器置入术具有严格的置入指征，应根据肺栓塞风险进行；针对肿瘤患者，进行滤器置入术时还应考虑患者病情和预期寿命，全面权衡获益与风险。有研究报道，置入滤器的静脉血栓伴癌症患者死亡率降低，但也有研究表明，腔静脉滤器置入成功可降低肺栓塞风险，但会增加深静脉血栓的风险或复发相关风险。

目前多认为导管溶栓能在较小创伤的状态下更迅速、更有效地溶解血栓，降低出血风险。尽管积极溶栓治疗后血栓溶解更快且更彻底、深静脉血栓后综合征发生率更低，且静脉瓣功能的保留率更高，但也有研究发现静脉血栓复发率和死亡率没有改变。对于大多数肿瘤合并深静脉血栓患者，因存在较高的出血风险，不常规给予溶栓治疗。如果静脉血栓广泛、肢体肿胀严重，并且肿瘤预后良好，在告知相关风险后可尝试溶栓治疗。

### （五）监测与随访

监测与随访主要包括两方面：深静脉血栓复发和抗凝治疗的并发症。这些并发症包括血凝块进一步蔓延、复发、栓塞、深静脉血栓后综合征、慢性血栓栓塞性肺动脉高压、出血相关并发症。在抗凝期间，也应监测患者是否发生了会影响所用抗凝药半衰期的情况（如肾衰竭、妊娠、体重增加/减轻）。若使用华法林抗凝，需要检测INR。目标INR是2~3（目标值为2.5）。其他如低分子肝素、新型口服抗凝剂不需要常规实验室监测。

# 七、预　防

乳腺癌患者围手术期及化疗期间的深静脉血栓预防措施包括物理性预防和药物性预防，主要针对年龄大于40岁、肥胖、麻醉时间超过3小时、行恶性肿瘤手术、化疗期间，以及术后需较长时间卧床的中高风险患者。药物预防主要使用抗凝药物，有注射剂和口服剂之分。目前临床多采用低分子肝素预防深静脉血栓形成，其用量因体重不同而有差异，一般预防静脉血栓的使用量为每天1~2次。因其相对安全，使用时可不检测凝血功能。但肝素类药物有引起血小板减少等并发症的可能，使用时需警惕血小板的变化。口服抗凝药也可用于预防深静脉血栓形成。华法林不适合预防性使用，现阶段应用较多的是利伐沙班、阿哌沙班等新型口服抗凝药。

物理性预防包括逐级加压弹力袜、间歇气压装置和足底静脉泵装置，这种治疗主要针对下肢静脉血栓形成。若患者卧床时间较长，则适合下肢间歇充气气压治疗，该治疗可促进下肢静脉血液回流，减少静脉血液在局部瘀滞，从而减少血栓发生。逐级加压弹力袜治疗的作用与气压治疗机制类似，但对患者运动无限制，可以改善患者下肢静脉淤血的临床症状。因乳腺癌手术多不影响下床活动，因此术后应早期下床活动以降低血栓形成风险；若高危因素仍存在，如深静脉导管置入、化疗、肿瘤晚期等，可适当延长血栓预防时间。

（王学虎）

# 第十节 乳腺癌患者导管相关性血栓的防治

## 一、概　　述

乳腺癌患者常经历手术和多次化疗，中心静脉导管是重要的治疗通道。中心静脉置管包括经外周静脉置入外周中心静脉导管（peripherally inserted central venous catheter，PICC）、经皮穿刺置入中心静脉导管（central venous catheter，CVC）、置入完全植入式静脉输液港及隧道式导管。但在导管的使用过程中，有时会因为多种原因导致导管内壁或外壁血液不正常凝结，称为导管相关性血栓（catheter related thrombosis，CRT）。CRT 的发病率较高，上肢深静脉血栓中 70% 由导管引起，占全部类型静脉血栓的 10%。恶性肿瘤患者 CRT 发病率平均可达 45%。乳腺癌患者 CRT 发病率高，起病隐匿，治疗时间长，不仅加重了患者的负担，也导致死亡率增加，需引起重视。

## 二、导管相关性血栓的分类

根据血栓的位置可将 CRT 分为导管周围鞘血栓形成、导管管腔内血栓形成及血管附壁血栓形成三类。而根据临床表现可将 CRT 分为无症状血栓、血栓性浅静脉炎、深静脉血栓和血栓性导管功能丧失四类，其中血栓性导管功能丧失又可分为导管尖端血栓、导管腔内血栓和导管纤维鞘。无症状血栓是指单纯影像学发现血栓，但患者无任何症状及体征，CRT中约一半是无症状的；血栓性浅静脉炎是指血栓局限于浅静脉内，同时血栓区域的皮肤出现红肿热痛等炎症反应；深静脉血栓是指导管通过的深静脉腔内血栓形成；血栓性导管功能丧失是指导管内外血栓形成导致的经导管输液不畅或完全堵塞。

## 三、导管相关性血栓的原因或危险因素

### （一）患者本身的因素

乳腺癌患者多具有血液高凝状态、血流瘀滞、血管内皮损伤等血栓形成高危因素，通常还要经历手术、化疗、放疗、内分泌治疗和长期的药物治疗，如果再合并高龄、肥胖、糖尿病、高血压、肾功能不全等因素，非常容易发生血栓事件。另外，患者因担心插管移位、断裂，会自主或不自主地减少插管侧肢体活动，而这也是导致血栓形成的原因之一。

在静脉血栓栓塞症（VTE）的研究中发现，接受化疗者 VTE 风险会增加 6 倍左右，接受手术者 VTE 风险会增加 4 倍左右。

### （二）药物因素

化疗药物具有细胞毒性，能破坏血管内皮细胞，高渗性、刺激性、强酸强碱性药物对血管的直接刺激可导致血管内皮损伤，而一些特殊药物如抗血管生成类制剂、促红细胞生成素等本身就有促进血栓形成的风险。

### （三）导管因素

导管的材质及组织相容性不同导致静脉血栓的发生概率也不同。有的导管的材质会引起吸附反应，导致血液成分的附着和沉积；有的导管质地相对较硬，可能加重导管对置管静脉的机械刺激，导致内膜损伤或增生。研究表明，聚氨酯和硅胶材料的导管导致血管损伤和继发感染的概率均低于聚氯乙烯、聚乙烯材料导管。

导管的粗细和长短导致静脉血栓的发生概率也不同。导管本身在血管腔内所占据的空间会影响血管内的血流速度，当导管直径超过所在血管直径一半时，会显著影响血流动力学，导致该区域血流瘀滞。研究表明，PICC 相关血栓发生率和管径成反比。较长的导管如 PICC 就比 CVC 更容易导致静脉血栓形成，原因是长导管占据的血管空间更多，加上上肢活动使得导管与血管反复摩擦的面积更大，从而易损伤血管内皮促进血栓形成。

### （四）医源性因素

插管操作本身就会损伤血管壁，反复穿刺、粗暴操作、导丝强行插入反复推送等均会导致血管内皮损伤。

不正确的导管头位置会增加血栓形成的风险。研究表明，导管尖端所在位置与血栓发生率有关，PICC 尖端位于上腔静脉下 1/3 时，由于此处血流量大，血栓发生率低；若 PICC 尖端异位于腋静脉、锁骨下静脉或无名静脉，由于此处血流量较小，血栓发生率高。导管前端异位反折时输注液体方向与血流方向相反，导致血流阻滞，极容易形成血栓。

输液速度过快时，会产生一种压力阻碍血液回流，导致该置管静脉血管远端引流区域的血液瘀滞，从而加速血栓形成。

不规范的封管操作也会导致血栓发生，如未能应用肝素封管及肝素浓度不够、肝素盐水用量不足等。

## 四、预　防

### （一）选择合适的插管方式和部位

插管部位不同，CRT 的发生率不同。锁骨下静脉置管发生 CRT 的风险最低；颈内静脉置管时 CRT 发生率稍高，而其中左侧又高于右侧；股静脉置管时 CRT 发生率更高；PICC 的 CRT 发生率最高，因其穿刺点位于肘部及以下，导管在血管腔内走行距离较长。PICC

置管静脉的选择也很重要，肘部贵要静脉的解剖特点是逐渐变粗、静脉瓣少、直接汇入腋静脉，故宜作为首选，其次选择肘正中静脉，最次选择头静脉。

（二）选择合适的导管

（1）导管材质的选择，按以下顺序 CRT 的发生率依次降低：聚苯乙烯、聚乙烯、聚氨基甲酸乙酯及硅胶。

（2）导管尺寸的选择，高导管静脉直径比可显著增加高凝状态患者 PICC 相关血栓形成发生率，因此在满足治疗需求的情况下，应尽量选择较短、外径较小、管腔较大、管腔较少的导管，建议导管外径与置管静脉内径比值≤0.45。

（三）规范的操作

**1. 规范置管操作**　采用超声或数字减影血管造影（DSA）引导，选择合适的血管，改良 Seldinger 穿刺技术可避免穿透血管后壁；动作要轻柔，避免反复穿刺、反复推送导丝导管；导管尖端尽量位于右心房与上腔静脉交界区。

**2. 规范使用导管**　避免用导管输血或经导管抽取血液标本；尽量减少同时输注两种或两种以上药物，如必须同时输注，应核查药物是否存在不相容性，以免产生沉渣阻塞导管。控制输液速度，当输液速度较快而所在血管较细时，输注液体会产生压力阻碍血管内正常血液回流，使得导管开口远端静脉血液淤滞，增加血栓风险。

**3. 规范维护导管**　生理盐水冲管，在输液前和输液结束时使用能产生湍流的脉冲式冲管，即推一下停一下，在导管内形成小漩涡，可以更好地清除导管内壁上的残留血液和药液。肝素稀释液封管使用正压封管技术，即推注最后 2～3ml 时，持续快速注射，夹输液夹，以维持系统内正压，可以防止血液反流入导管。

（四）物理预防

鼓励患者早期活动肢体，置管侧肢体保持正常日常活动。进行适度的肢体锻炼，通过手握弹力球或模仿握弹力球做反复的松、握拳动作，每天 3 次，每次 20 下，以促进静脉血液回流。应避免置管侧肢体提重物、过度外展、上举或旋转运动。保持足够的水分补充以降低血液黏度。

（五）药物预防

不推荐常规使用药物预防 CRT，目前尚无足够可信的临床证据证实药物可预防普遍人群的 CRT。但对于本身具有静脉血栓高危因素的特定人群如乳腺癌患者，在出血风险小的情况下，使用抗凝药物可使患者获益。抗凝药物包括低分子肝素、磺达肝癸钠、利伐沙班、达比加群酯等。

# 五、诊　断

出现以下任一情况：置管侧肢体肿胀、置管侧锁骨上间隙或颈部疼痛、导管功能障碍等，临床应怀疑 RCT 发生。此时首选多普勒超声检查，其优点是对血栓的敏感度和特异度很高，可以判断血栓的位置和范围、血栓的新鲜程度、是否有漂浮血栓等，对处理方案的制订有很大的价值。多普勒超声检查的缺点是对无名静脉、腔静脉等部位的血栓观察往往不够确切，必要时可结合 CTA、MRA 或 DSA 检查以进一步明确诊断。

# 六、治　疗

## （一）血栓性浅静脉炎

对于局部有红肿疼痛者，可口服或静脉给予抗感染药物治疗，外涂药物可选择 50% 硫酸镁溶液、多磺酸黏多糖、非甾体类抗炎药、七叶皂苷凝胶、芩柏软膏、如意金黄散等，物理治疗包括抬高患肢、热敷或冷敷。

## （二）深静脉血栓形成

首先判断是否存在抗凝禁忌证，如果无抗凝禁忌证，则至少抗凝 3 个月。3 个月后根据情况决定是否需延迟抗凝，如果患者仍有静脉血栓高危因素或导管仍在继续使用，需延长抗凝时间，直到静脉血栓高危因素消除或导管拔除。抗凝药物可选择皮下注射低分子肝素方案、皮下注射低分子肝素桥接口服华法林方案或直接口服新型抗凝药物方案。新型口服抗凝药物包括利伐沙班、阿哌沙班、达比加群酯等。如果在规范抗凝的情况下血栓仍然加重或发生肺栓塞，则需拔除导管。

如果判断有抗凝禁忌证，则需拔除导管，密切监测临床禁忌证的变化，如果禁忌症状有所好转，再次综合评估抗凝的临床获益和出血风险，可适当给予低剂量的抗凝药物，一旦禁忌证消除，则尽快恢复足量抗凝，抗凝时间至少 3 个月。

肺栓塞是静脉血栓脱落后随血流进入肺动脉，堵塞其主干或分支引起肺循环障碍的临床和病理生理综合征，腔静脉滤器置入可预防致死性肺栓塞。上肢 CRT 导致肺栓塞较下肢静脉血栓形成发生率低，引起严重症状性肺栓塞的风险更低，因此一般不必置入腔静脉滤器。

## （三）血栓性导管功能障碍

导管功能障碍有小部分是导管打折、受压迫等机械性原因所致。排除机械性原因后，溶栓是血栓性导管功能丧失的主要处理方式，抗凝只能控制血栓发展，对恢复导管通畅性几乎无效。目前，可以使用的溶栓药物有尿激酶、重组尿激酶、阿替普酶、瑞替普酶、蛇毒纤溶酶等。例如，使用尿激酶溶液封管并保留数小时就有很好的效果，当然用药的及时性也很重要，越早发现及时用药，效果越好。

# 七、拔管的指征和时机

不建议一发现 CRT 就常规拔除导管，尽管发生 CRT 时导管继续留置有加重血栓的风险，但拔除导管后另选部位重新置入导管时，新置管部位仍有很高的 CRT 风险。因此，如果患者仍需使用导管且导管通畅，拔除导管意义不大，此时可在抗凝治疗下继续保留使用导管，乳腺癌患者这样处理会有更好的获益。

拔管指征有以下情况：治疗已不需要该导管；导管功能已丧失；导管位置异常；合并导管感染。当患者合并抗凝禁忌证，或在规范抗凝治疗下症状仍持续进展，也需要考虑拔管。但临床情况更加复杂，包括评估患者对导管使用的依赖程度、重新置入的可行性、是否只是短暂的抗凝禁忌证、血栓的范围和稳定性、患者的生存预期、医患之间的沟通情况等。

拔管的时机一般选择在抗凝治疗1~2周血栓相对稳定后，从而降低拔管时血栓脱落引起肺栓塞的风险。也可选择即刻拔管，只要动作轻柔，临床实践中发生症状性肺栓塞的风险很小。

（傅仕敏　张　矛）

# 第十一节　乳腺癌患者围手术期肺栓塞的防治

乳腺癌患者的血液常呈高凝状态，手术、化疗导管置入及化疗药物本身等多种因素均可加剧这种高凝状态。因此，乳腺癌患者是动脉或静脉血栓栓塞症（VTE）的高危人群。其高凝状态的临床表现形式多样，包括游走性血栓性浅静脉炎、"特发性"深静脉血栓和其他静脉血栓形成、非细菌性血栓性心内膜炎及弥散性血管内凝血。VTE包括深静脉血栓形成（DVT）和肺栓塞（PE）。DVT是抗肿瘤治疗最常见的血管并发症，也是肺栓塞栓子的主要来源，严重时表现为大面积或致死性肺栓塞。此外，颅内硬脑膜静脉窦血栓形成和血栓性微血管病临床也时有发生。

乳腺癌患者血栓形成可能在乳腺癌确诊前数月或数年出现，也可能仅发生在治疗或住院期间。尽管大多数乳腺癌患者从未发生过血栓栓塞事件，但总体上，其血栓栓塞的发生率和死亡率仍相对较高。需高度重视乳腺癌患者VTE的预防和治疗，但乳腺癌患者术后近期抗凝可能增加出血风险，这使得乳腺癌术后预防性使用抗凝药的临床决策颇具争议。本节主要介绍乳腺癌患者围手术期肺栓塞的防治。

## 一、流　行　病　学

VTE是一种常见的恶性肿瘤并发症，发病率为4%~20%，是引起患者死亡的常见原因。通常，血栓栓塞事件发生在临床明确的恶性肿瘤患者中。然而，有些患者在VTE发生时或发生后数月才诊断患恶性肿瘤。10%的癌症患者表现为有明显症状的VTE。尸检病例系列研究报道，某些类型肿瘤的血栓形成率甚高。其中，30%的胰腺癌死亡患者已有血栓形成，并且超过50%的胰体或胰尾癌患者有血栓形成。据报道，乳腺癌患者VTE的发生率为0.3%~5.1%，较未患癌症的女性增加了3~4倍，接受手术的乳腺癌患者术后1个月内VTE发生率较未手术的乳腺癌患者增加2倍。常见的致死性VTE为肺栓塞，尸检报告显示，乳腺癌患者中肺栓塞发生率约为 2.6%。乳腺癌患者因术后发生 VTE 的病死率高达 20%。

# 二、诱因及危险因素

患者特定因素，如肿瘤部位、类型、分期、发病至诊断的时间，共存疾病及某些癌症治疗手段均会对 VTE 风险造成影响。其中，高龄、超重、既往发生 VTE、共存疾病、肿瘤直径超过 4cm、孕激素受体（PR）阴性状态、受累淋巴结＞4 个、接受化疗和内分泌治疗等均是乳腺癌患者发生 VTE 的危险因素。化疗的影响多见于早期发生的 VTE，而共存疾病和 PR 阴性状态则与晚发性 VTE 关系密切。

## （一）肿瘤特定因素

在人体正常凝血纤溶系统中，激活和抑制凝血酶原及抗凝血剂之间存在自然平衡。肿瘤细胞可通过凝血酶原和纤溶产物的生成、促炎性细胞因子和促血管生成细胞因子的释放、黏附分子黏附血管而打破这种平衡，直接或间接激活凝血系统。肿瘤细胞还可表达能诱导凝血酶产生的前凝血质；患者的非肿瘤组织在肿瘤组织的影响下也可能会表达前凝血质。微粒中的血源性组织因子在伴随癌症的高凝状态的发病机制中可能会有一定作用。

## （二）解剖学因素

肿瘤可通过外在压迫或直接侵入大血管而增加 VTE 风险。乳腺癌细胞可侵入上肢静脉，肿大、融合的转移腋淋巴结也可压迫上肢静脉，导致血栓形成。

## （三）患者特定因素

既往 VTE 病史、高龄、肥胖和遗传性易栓症等因素均可明显增加患者发生 VTE 的风险；其他危险因素还包括绝经后状态、前期乳腺切除、体重增加、凝血系统异常激活等。

## （四）治疗相关因素

**1. 手术及麻醉**　是乳腺癌患者静脉血栓形成的危险因素，患者经历长时间、复杂的手术、麻醉后容易发生 VTE 事件。手术过程中患者下肢肌肉处于放松状态，静脉扩张，血流速度减缓，术后静脉血栓形成危险性增加。有研究显示，晚期乳腺癌患者手术后 VTE 的发生率有所增加，这可能与肿瘤本身及手术干预直接导致血管内皮和组织损伤，从而激活凝血系统有关。

**2. 化疗药物相关性血栓事件**　部分化疗药物及化疗方案可显著增加乳腺癌患者 VTE 的发生率。一项 Meta 分析评估了顺铂化疗相关 VTE 发生率和风险，显示 VTE 风险显著增加，相对风险为 1.67。早期研究显示，无论是接受术后辅助化疗的 II 期乳腺癌患者，还是接受解救化疗的患者，其动脉和静脉血栓形成的发生率均有升高，而且主要发生于化疗期间而非化疗结束后。有转移病灶的乳腺癌患者的血栓形成风险更高，可能与更大的瘤负荷及并存血栓促发因素（如制动）有关。

**3. 内分泌治疗药物相关性血栓事件**　大量研究已证实，乳腺癌内分泌药物与 VTE 的发生有关，其中他莫昔芬最具代表性。在 ATAC 研究（阿那曲唑与他莫昔芬单独或联合应用比较）中，标准方案与他莫昔芬、阿那曲唑相比，VTE 发生率下降。单独应用阿那曲唑时 VTE 发生率为 2.1%，单独应用他莫昔芬的 VTE 发生率为 3.5%（ $P$=0.0006 ）。有报道，依西美坦与他莫昔芬引起 VTE 的发生率分别为 1.3%和 2.4%（ $P$=0.007 ）。一项 Meta 分析纳入 30 023 例乳腺癌患者，结果显示他莫昔芬与阿那曲唑所致 VTE 发生率分别为 1.6%和 2.8%（ OR 0.55，95% CI 0.46～0.64，$P<0.01$ ）。他莫昔芬引发 VTE 的机制可能与其促进血小板的凝集作用有关。近年文献报道，芳香化酶抑制剂（AI）并不增加 VTE 的风险，与他莫昔芬相比，至少降低 41%的 VTE 风险。因此，目前临床多将 AI 作为绝经后乳腺癌辅助内分泌治疗的药物。

**4. 抗血管生成药物相关性血栓事件** 以血管内皮生长因子（VEGF）信号转导通路为靶点的血管生成抑制剂，在癌症治疗中的应用日益广泛。血管生成抑制剂治疗正在逐渐改善多种晚期实体瘤患者的结局，但人们也注意到这类药物有广泛的毒性作用。许多针对 VEGF 通路的治疗药物可导致血栓栓塞的发生，包括抑制性单克隆抗体贝伐珠单抗，抑制 VEGF 和其他酪氨酸激酶的多靶点酪氨酸激酶抑制剂（TKI），如舒尼替尼、索拉非尼等。

**5. 乳腺癌患者 PICC 及化疗港相关性血栓事件** 详见本书第四十七章第十节。

# 三、发病机制与病理生理

## （一）深静脉血栓形成

乳腺癌患者围手术期 DVT 遵循 Virchow 三要素，即血流动力学变化、血管内皮损伤和血液成分变化。

**1. 高凝状态** 恶性肿瘤患者血管合并症高发的可能机制包括肿瘤细胞释放或表达促凝物质（如组织因子），以及正常的宿主细胞如单核细胞、血小板和内皮细胞表达促凝活性。肿瘤细胞可直接活化凝血系统产生凝血酶，通过刺激组织因子或其他促凝因子过度表达，直接激活凝血酶原。肿瘤细胞能够表达所有纤溶系统调节蛋白，包括尿激酶型纤溶酶原激活物（uPA）、组织型纤溶酶原激活物（t-PA）、组织型纤溶酶原激活物抑制物（PAI）等。手术对组织及其血管的损伤可激活内源性凝血系统、外源性凝血系统，使血中凝血因子增多，血液凝固性增高。因术中、术后出血，应用止血药物致凝血功能亢进。此外，乳腺癌中老年患者常继发血小板活性异常及血小板增多症，还多伴有高血压、高血脂、糖尿病等基础疾病，以及血管退行性改变明显，血液黏稠度、血小板与白细胞黏附性增高，血流缓慢等。上述因素使得乳腺癌患者内源性和外源性凝血功能均处于激活状态，纤溶系统功能异常，呈现高凝状态，容易发生下肢静脉血栓。

**2. 静脉淤滞** 手术麻醉、长期卧床、肿瘤压迫及补液不足等均可影响静脉回流。手术麻醉作用使下肢肌肉完全松弛，失去收缩功能，同时周围静脉扩张，血流缓慢；术后卧床休息或由于惧怕疼痛不敢活动，影响血液循环，使血液成分滞留于血管壁，形成血栓；术中、术后下肢静脉长时间输液，术后又未及时更换输注部位，造成下肢发凉、血管痉挛，影响血液循环，导致静脉回流受阻，血流淤滞，易发生血栓。

**3. 内皮损伤** 手术、放疗、化疗等治疗可能直接损伤血管壁，使血管呈炎性反应；血管介入性化疗也可直接损伤血管壁；较长时间静脉输注刺激性药物可造成血管内膜损伤，增加血栓形成风险。

### （二）栓子来源

大部分血栓形成于下肢静脉血流减缓的部位，如下肢静脉瓣膜的瓣叶或血管分叉处；小部分栓子可能起源于静脉血流量较高的静脉，包括右心房、下肢静脉或盆腔静脉，以及非下肢静脉，包括肾静脉和上肢静脉。因此，现多认为，急性肺栓塞大多数栓子来源于下肢近端静脉（髂静脉、股静脉和腘静脉）。临床观察发现，50%以上的近端静脉 DVT 患者在就诊时已合并肺栓塞。孤立性小腿静脉 DVT 很少引起肺栓塞，发生率仅为 0～6.2%，因为 2/3 的小腿静脉血栓可自行消退。但小腿静脉 DVT 若不治疗，1/3 的病例将通过胫骨后静脉、腓总静脉和足底静脉等引流静脉延伸至近端静脉而引起肺栓塞。

### （三）肺栓塞引起的病理生理反应

引起急性肺栓塞的栓子通常为多发性的，大部分病例累及肺下叶。一旦血栓嵌于肺中，即可出现一系列病理生理反应。

**1. 肺梗死**　约 10%的急性肺栓塞患者，小血栓可向远端移动至肺段和亚肺段血管，导致肺梗死。这些患者更有可能出现胸痛和咯血，中心型肺栓塞患者的胸痛可能与心绞痛相似，很可能是肺和相邻脏胸膜及壁胸膜发生强烈炎症反应及右心室缺血所致。

**2. 气体交换异常**　肺栓塞导致的气体交换异常源于两方面，一是由于血管床的机械性阻塞改变了通气与血流灌注比值，二是炎症所致肺泡表面活性物质功能障碍及肺不张所致功能性肺内分流。两种机制均可引起低氧血症。有学者认为，炎症还会刺激呼吸加快，导致低碳酸血症和呼吸性碱中毒。因此，肺栓塞患者很少出现高碳酸血症和酸中毒，除非存在休克。

**3. 心血管受损**　由于肺循环的特点，肺血管床堵塞 60%时肺动脉压力才开始上升，堵塞 70%～80%则出现严重的肺动脉高压或休克。肺栓塞所致低血压源于每搏输出量和心排血量减少。肺栓塞患者的肺血管阻力（pulmonary vascular resistance，PVR）会增加，原因是血栓物理性阻塞血管床及肺血管床内缺氧性血管收缩。而 PVR 增加会阻碍右心室流出，继而引起右心室扩张和室间隔变平。右心室流出量减少和右心室扩张均会降低左心室前负荷，从而减少心排血量。例如，当肺血管床梗阻接近 75%时，右心室必须产生超过 50mmHg 的收缩压以保证充足的肺动脉血流量。如果右心室达不到以上情况，就会出现右心衰竭，继而发生低血压。对于没有基础心肺疾病的患者，大块血栓一般通过该机制引起低血压；但对于既往已有心肺疾病者，较小的栓子也可以引起低血压，这可能是由于强烈的血管收缩反应和（或）右心室不能产生足够的压力以对抗 PVR 增加。

## 四、临床表现

### （一）起病方式

肺栓塞患者根据栓塞面积不同，临床表现多样，轻者可无明显症状，但相当一部分患者起病凶险，发病后即表现出休克，甚至猝死。

（二）症状与体征

急性肺栓塞患者最常见的症状是呼吸困难，其次是胸痛、咳嗽和 DVT 相关症状，咯血并不常见。血流动力学不稳定是一种不常见但非常危重的临床表现形式，它提示中央型肺栓塞或广泛肺栓塞。部分血流动力学不稳定的患者可表现为休克、晕厥。最近一项研究发现，约 17% 的晕厥患者被诊断为急性肺栓塞。体征多为非特异性的，可有双肺干湿啰音，肺动脉瓣听诊区第 2 心音亢进，胸骨左缘第 3、4 肋间闻及收缩期杂音；口唇发绀，颈静脉怒张等。

（三）高度疑似急性肺栓塞的临床表现

急性肺栓塞的症状和体征无特异性，极易引起漏诊和误诊。相比胸痛、晕厥和休克，呼吸困难、咯血等症状由于特异性差，更易被临床医生忽视。中央型肺栓塞表现为急性、重度呼吸困难；小的外周型肺栓塞患者的呼吸困难较轻微。咯血提示肺梗死，多在肺梗死后 24 小时内发生。晕厥虽不常见，但有可能是急性肺栓塞患者的首发症状和唯一症状。晕厥的发生提示血流动力学不稳定和右心功能障碍，属于高危肺栓塞。

乳腺癌患者围手术期出现站立后下肢沉重、胀痛等不适，应警惕下肢深静脉血栓形成的可能；出现胸闷、胸痛、呼吸困难、面色发绀、咳嗽、咯血、血压下降甚至休克等，应考虑发生肺栓塞的可能。用力排便、下床活动等是临床常见的急性肺栓塞先期或诱发事件。因此，对本病应保持高度警惕，避免遗漏临床相关资料，最大限度减少误诊、漏诊。

# 五、辅 助 检 查

急性肺栓塞的临床表现具有多样性和非特异性，因此无论确诊还是排除肺栓塞诊断均有必要进行诊断性检查。用于评估临床疑似肺栓塞患者的主要诊断性检查包括动脉血气分析、D-二聚体检测、心电图检查、计算机断层扫描肺血管造影（CT-PA）、通气/血流灌注扫描、超声检查和常规的肺血管造影。

# 六、诊断与鉴别诊断

为避免滥用 CT-PA 检查，对于大多数疑似肺栓塞且血流动力学稳定的患者，可采用临床概率评估结合 D-二聚体检测的方法，确定性影像学检查包括 CT-PA，有时可应用通气/血流灌注扫描或其他影像学检查手段。对于血流动力学不稳定、进行确定性影像学检查不安全的患者，可采用床旁超声心动图获得肺栓塞的推定诊断，以支持紧急救命治疗的合理性。

（一）临床概率评估

根据 Wells 标准（表 47-12），评估患者发生肺栓塞的临床概率。

**表 47-12　肺栓塞临床评估——Wells 标准**

| 项目 | 评分 |
| --- | --- |
| 深静脉血栓的临床症状和体征（下肢肿胀和深静脉触痛） | 3 分 |
| 肺栓塞的可能性大于其他疾病 | 3 分 |
| 心率>100 次/分 | 1.5 分 |
| 过去 4 周内有外科手术史或肢体制动时间≥3 天 | 1.5 分 |
| 既往深静脉血栓或肺栓塞史 | 1.5 分 |
| 咯血 | 1 分 |
| 恶性肿瘤史（正在治疗或近 6 个月内治疗过或姑息治疗） | 1 分 |
| 总分 | |
| 发生肺栓塞风险 | 总分 |
| 传统临床概率评估法（Wells 标准） | |
| 高 | >6 分 |
| 中 | 2~6 分 |
| 低 | <2 分 |
| 简化临床概率评估法（改良 Wells 标准） | |
| 肺栓塞不大可能 | ≤4 分 |
| 肺栓塞很可能 | >4 分 |

## （二）诊断流程

当临床疑似肺栓塞（如 1 名患者无其他明显诱因突发呼吸困难、既往呼吸困难恶化或胸痛发作），临床有条件进行 CT-PA，且患者能够耐受该检查时，可采用临床概率评估、D-二聚体检测和 CT-PA 相结合的诊断方案。临床上常常遇到不能耐受 CT-PA 检查但又高度怀疑肺栓塞的患者，如肾功能不全或病态肥胖的患者，可采用临床概率评估和通气/血流灌注扫描相结合的诊断方案。基于肺栓塞排除标准（pulmonary embolism rule-out criteria，PERC）的诊断方法常用于低危门诊、急诊患者的诊断。

**1. 基于 CT-PA 的诊断流程**　当临床疑似肺栓塞时，可采用改良 Wells 标准快速判定患者发生肺栓塞的临床概率。低风险患者 D-二聚体<1000μg/L 或中风险患者 D-二聚体<500μg/L 可以排除肺栓塞诊断，其余患者应行 CT-PA 检查。CT-PA 阳性可明确肺栓塞诊断，或者 CT-PA 阴性排除肺栓塞诊断。当 CT-PA 结果不明确时，可使用肺血管造影或选择其他检查方法。

**2. 基于通气/血流灌注扫描的诊断流程**　临床疑似肺栓塞，最初可根据 Wells 标准判定肺栓塞的临床概率；当患者所在医院不具备 CT-PA 检查条件和解读经验或患者无法耐受CT-PA 检查时，可采用通气/血流灌注扫描为基础的诊断流程。根据 Wells 标准及通气/血流灌注扫描结果，可能出现以下几种组合结果：①通气/血流灌注扫描正常+任何临床可能性可排除肺栓塞；②通气/血流灌注扫描低可能性+临床低可能性可排除肺栓塞；③通气/血流灌注扫描高可能性+临床高可能性可确诊肺栓塞。任何其他的通气/血流灌注扫描结果加临床可能性则提示应该进一步行肺血管造影或连续下肢静脉超声检查。其中，仅有肺血管造影能够诊断肺栓塞，但是两种检查中的任何一种均能决定是否给予治疗或暂不治疗。对于肺栓塞低或临床中可能性的患者，检测 D-二聚体是合理的替代选择方法。定量快速 ELISA 或半定量乳胶凝集试验检测的低可能性患者 D-二聚体水平＜1000μg/L，或中可能性患者 D-二聚体水平＜500μg/L 可以排除肺栓塞。红细胞凝集试验只能在临床低可能性肺栓塞患者中排除肺栓塞。D-二聚体不能用于在临床高可能性肺栓塞患者中排除肺栓塞。

# 七、乳腺癌患者急性肺栓塞的治疗

如果患者疑似急性肺栓塞，风险分层很重要。初始复苏治疗应侧重于为患者供氧并稳定病情。复苏治疗可能是辅助供氧，也可能是通气支持、血流动力学支持和（或）经验性抗凝。一旦做出诊断，肺栓塞确诊患者的主要治疗方式为抗凝，具体取决于出血风险。

## （一）初始复苏治疗

疑似肺栓塞患者初始复苏治疗的重点是，在持续进行临床评估和确定性诊断性试验时，使患者保持稳定。

**1. 呼吸支持**　应进行辅助供氧，目标是血氧饱和度≥90%。如果患者出现严重低氧血症、血流动力学崩溃或呼吸衰竭，则应考虑高流量吸氧及无创通气。由于右心衰竭患者极易在麻醉、气管内插管和正压通气时产生严重的低血压，故只有当无创通气无效时才考虑气管内插管和有创机械通气治疗。

**2. 循环支持**　需要进行血流动力学支持的准确阈值取决于患者的基线血压，以及是否存在灌注不足的临床证据（如神志改变、尿量减少、中心静脉压低）。一般，倾向给予少量静脉补液，避免容量过负荷，通常为 500～1000ml 生理盐水；如果静脉补液后患者的灌注状态没有变化，可考虑加用血管活性药物。静脉补液是肺栓塞伴低血压患者的一线治疗。然而，对于伴右心室功能不全的患者，有限的数据表明，积极的液体复苏并无益处，甚至可能有害。既往研究显示，少量静脉补液会使肺栓塞患者的心脏指数增加，而过量静脉补液会导致右心室过度扩张（即右心室超负荷）、右心室缺血及右心衰竭加重。如果静脉补液后仍未恢复足够的灌注，需静脉给予血管活性药物。尚不明确急性肺栓塞所致休克患者的最佳血管活性药物，去甲肾上腺素可通过改善心室收缩和冠状动脉灌注而改善血流动力学，而不会引起肺血管阻力改变，目前临床多用。

## （二）评估血流动力学稳定性

疑似肺栓塞患者的初始治疗取决于患者的血流动力学是否稳定。血流动力学稳定者，初始治疗重点在于持续进行诊断性评估，可采取一般支持性措施，包括建立外周静脉通路、进行或不进行静脉补液；辅助供氧；根据临床怀疑肺栓塞的程度、出血风险及确定性诊断性试验的预计时间进行经验性抗凝治疗。怀疑血流动力学不稳定（即收缩压＜90mmHg 持续 15 分钟以上、需要使用血管加压药的低血压或存在明显的休克证据）或休克（约为 8%，即大块肺栓塞）者，应先行床旁经胸超声心动图检查。经食管超声心动图能更好地显示肺动脉及其分支，但低氧血症患者应慎用。下腔静脉直径可用于评估右心房压力。初始支持措施的重点应为恢复组织灌注，方法包括静脉液体复苏、血管活性药物的使用、呼吸支持，必要时进行气管内插管和机械通气。

### （三）经验性抗凝治疗

目前国内外指南均不推荐预防性应用抗凝治疗。经验性抗凝治疗的应用取决于出血风险、肺栓塞的临床怀疑程度及诊断性试验的预计时间。目前尚无评估肺栓塞患者出血风险的最佳预测工具，但应高度重视出血风险评估。

（1）出血风险较低：对于无出血危险因素者，3 个月出血风险＜2%者，应考虑经验性抗凝治疗。

（2）不能接受的高出血风险：对于存在抗凝治疗绝对禁忌证（如近期手术、出血性脑卒中、活动性出血）的患者，或医生评估为存在不能接受的高出血风险（如主动脉夹层、颅内肿瘤或脊髓肿瘤）的患者，不应接受经验性抗凝治疗，应当加快进行诊断性评估，以便能在确诊为肺栓塞时开始替代治疗，如下腔静脉滤器置入术、取栓术。

（3）中等出血风险：可根据已评估的风险-效益比及患者的价值取向和意愿，根据其具体情况进行经验性抗凝治疗。此外，决定对该类患者进行抗凝时，不应因为进行了出血风险评估就不再进行临床判断。例如，对于有中等出血风险的患者，如果临床高度怀疑肺栓塞、呼吸功能严重受损或预计腔静脉滤器放置延迟，可行经验性抗凝治疗。月经、鼻出血及少量咯血通常并不是抗凝治疗的禁忌证，但在抗凝治疗期间应进行监测。

（4）抗凝药物选择：经验性抗凝治疗的最佳药物选择取决于是否存在血流动力学不稳定、预期是否需要进行手术或溶栓治疗及是否存在危险因素和共存疾病。例如，对于需要确保抗凝快速起效（即在 4 小时内达到治疗水平）、不存在肾功能不全且血流动力学稳定的肺栓塞患者，可选择低分子肝素；而对于血流动力学不稳定且预期可能需要进行溶栓治疗或取栓术的患者，大多数专家倾向于选择普通肝素；对于血流动力学不稳定的患者，不应使用直接凝血酶和凝血因子Ⅹa 抑制剂。

### （四）确定性治疗

对于诊断性评估排除肺栓塞的患者，如果已开始经验性抗凝治疗，则应停用，且应寻找引发患者症状和体征的其他病因。对于诊断性评估确诊为肺栓塞者，根据血流动力学稳定情况对其进行分层治疗，疗程为6～12 个月，对于有活动性肿瘤或持续危险因素的患者，应考虑无限期抗凝。无论何时出现肺栓塞或治疗并发症，都需要重新调整治疗策略。

**1. 血流动力学稳定患者的治疗**　出血风险较低的患者需要接受抗凝治疗；有抗凝治疗禁忌证或不能接受的高出血风险者，应行 IVC 滤器置入术；对于出血风险中等或较高的患者，应根据评估所得风险-效益比及患者的价值取向和意愿进行个体化治疗；对于大多数血流动力学稳定者，不推荐溶栓治疗（如低风险患者）；对于正在接受抗凝治疗、血流动力学稳定的中等风险/次大块肺栓塞患者，应密切监测是否有恶化。如果临床评估认为获益大于出血风险，则可根据患者的具体情况考虑进行溶栓治疗和（或）基于导管的治疗。此类患者包括存在巨大血凝块负荷、严重右心室扩张/功能不全、需氧量较高和（或）严重心动过速的患者。

**2. 血流动力学不稳定患者的治疗** 对血流动力学不稳定或已进行抗凝治疗仍复发而变得不稳定的肺栓塞患者，建议进行比抗凝更加积极的治疗。如无禁忌证，多需进行溶栓治疗；对于禁忌进行溶栓治疗或溶栓治疗不成功者，取栓术（外科手术或导管取栓）较为合适；对于全身性溶栓治疗失败者，尚不明确其最佳治疗，可选择的治疗包括重复全身性溶栓治疗、置管溶栓或者导管或外科手术取栓术。

# 八、乳腺癌患者静脉血栓栓塞的预防

**1. 提高防范意识** 提高护理人员防范术后下肢静脉血栓的意识，加强护理人员对相关知识的学习，做好其培训工作。医护均应提高对该病的认识，对高度疑诊或确诊的肺栓塞患者，要详细询问病史，严密监测生命体征变化；对于突发胸闷、胸痛、呼吸困难的患者，详细评估病情，及时寻找诊断依据。

**2. 加强高危患者的筛查与防治** 术前加强评估，做好高危人群的健康教育。术前有针对性地向患者及其家属讲解下肢静脉栓塞的易患因素；对于术后患者，给予下肢间歇气囊压迫和梯度弹力袜进行预防及治疗，对于术后高危患者，尽早给予低分子肝素等药物进行抗凝预防治疗。指导患者合理饮食，争取患者及其家属配合，使其明白术后锻炼的重要性，主动按锻炼计划进行锻炼。

**3. 术后镇痛** 术后疼痛是应激反应的一个重要表现，应激状态下免疫功能有所下降，凝血功能异常，易致血栓形成。乳腺癌手术切口较大，有时制订的活动计划无法执行。通过听音乐、聊天等方法分散注意力，能缓解疼痛；对于痛阈低的患者，必要时遵医嘱适当应用镇痛药或使用自控镇痛泵以缓解疼痛。

**4. 严密观察病情** 护士要严密观察患者生命体征变化，做好指导工作，给予持续低流量吸氧，进行心电监护（如监测脉搏、呼吸、血压及血氧饱和度的变化），保持负压引流通畅，严密观察引流液的颜色、性状和量。让患者了解肺栓塞的诱因，提高警惕，做好预防措施；对于突发胸痛、呼吸困难、活动后喘息、气急、头晕、咳嗽的患者，应详细评估病情，出现异常时及时报告医生，为医生提供诊断依据，以赢得救治的有利时机，提高抢救成功率。

**5. 避免下肢静脉输液** 对于乳腺癌术后的老年患者，应避免下肢静脉输液；如有特殊情况需在下肢静脉输液，应避免输注对血管有刺激的药物，药物浓度不宜过高；减少静脉推注药物，以减轻损伤血管内膜，防止血栓形成。

**6. 尽早进行下肢康复锻炼** 乳腺癌术后胸部加压包扎常会造成不同程度的呼吸困难，患者多不愿自主运动，此时应嘱患者主动加强肢体活动，并由护士或家属被动按摩下肢比目鱼肌和腓肠肌，做被动运动，促进血液循环。在病情允许时，鼓励患者多活动。

**7. 饮食护理** 患者的饮食宜清淡、易消化、富含营养，避免高脂肪、高胆固醇食物，并注意水果、蔬菜、粗纤维的合理膳食搭配；多饮水，保持大便通畅，大便干燥者可给予口服通便药物，必要时用开塞露或灌肠。

**8. 心理护理** 乳腺癌患者术后普遍存在抑郁、焦虑等负性情绪，护理人员应仔细了解患者的心理变化，给予合理、有效的心理疏导。良好的心理可调节自主神经与内分泌系统功能，引起机体反应性增强，血压升高促进血液循环，改善血流。

（罗思宇　万　东）

## 第十二节　乳腺癌患者药物治疗期间手足综合征的防治

### 一、概　　述

手足综合征（hand-foot syndrome，HFS）也称肢端红斑、掌跖感觉丧失性红斑、掌跖中毒性红斑和化疗中毒性红斑，是部分细胞毒性化疗药物较常见的不良反应，其症状表现多种多样，从轻微不适到手掌和足底的疼痛，虽然病变是可逆的，并不危及生命，但它影响生活质量，并可能降低治疗的依从性，妨碍治疗顺利进行而影响疗效。自从最初报道 HFS 见于接受大剂量阿糖胞苷治疗的急性白血病患者以来，已知它与多种化疗药物相关，乳腺癌患者多见于使用卡培他滨、氟尿嘧啶、脂质体多柔比星及多靶点酪氨酸激酶抑制剂等治疗时。表 47-13 显示多种化疗药物对乳腺癌患者 HFS 发生率的影响，其中卡培他滨和脂质体多柔比星的发病率较高，其次是 5-FU。

**表 47-13　不同化疗药物的 HFS 发生率**

| 化疗药物 | HFS 发生率（%） | 化疗药物 | HFS 发生率（%） |
| --- | --- | --- | --- |
| 卡培他滨 | 45～56 | 多西他赛 | 6～37 |
| 脂质体多柔比星 | 50 | 紫杉醇 | 1.5 |
| 5-FU | 34 | 多柔比星+5-FU | 90 |
| 多柔比星 | 22～26 | | |

### 二、临床症状和分级

HFS 通常在化疗后 2 天至 3 周内发生，也有少数延迟到化疗 10 个月后，而其症状通常在停用化疗药 1～5 周消失，再次用药后又出现。HFS 患者最初诉手掌和（或）足底麻刺感，随后出现水肿和压痛性、对称性红斑，刺痛或灼热感、触痛及皮疹。在发病 2～4 天后患者可出现手足双侧边界明显的红斑样改变，随后皮损区变成紫蓝色，接着干燥、脱皮，皮损可能呈跳跃性分布，并延伸至四肢背面。重症病例会出现水痘、皮肤皲裂或表皮剥落、水疱、溃疡、剧烈疼痛，甚至全层皮肤坏死。红斑和水肿常出现在手掌和小指隆起处及脚掌的边界和趾骨远侧的隆起处，其他部位的皮肤，如腋窝、腹股沟、腰部、膝盖内部、肘后部、手腕的前皱襞、骶骨处、文胸沿线处皮肤均可发生，当局部有摩擦或反复挤压时更易出现。炎症后色素沉着也较为常见，尤其用卡培他滨时，手掌和足底可能形成弥散或沿皮肤褶皱分布的色素沉着斑，出现手足皮肤发黑。

另外，指纹丢失是与卡培他滨相关的一种潜在的 HFS 表现。应告知接受长期治疗的患者这种不良反应，因为在某些需要指纹识别的情况（如国际旅行），它可能造成阻碍。但这种指纹丢失不是永久性的。一项前瞻性队列研究纳入了 66 例接受卡培他滨或酪氨酸激酶抑制剂治疗的患者，并分别在治疗前、基线治疗开始后 6～10 周及停止治疗后采集指纹，发现 9 例（14%）患者的指纹严重丢失，且指纹丢失与 HFS 的严重程度无关。在停止治疗后 2～4 周，接受治疗后评估的 3 例患者的指纹均完全恢复。

HFS 会导致疼痛，可能影响行走、握物等日常活动。功能障碍是 HFS 严重程度分级的标准之一，WHO 和美国国立癌症研究所（National Cancer Institute，NCI）分别制定了 HFS 分级标准（表 47-14）。HFS 一般并不危及生命，患者很少需住院治疗，偶有 HFS 导致组织坏死需要截肢的报道，还有 HFS 合并多重细菌感染导致脓毒血症死亡的报道。

**表 47-14　化疗药物引起的 HFS 分级标准**

| 分级 | WHO | NCI |
| --- | --- | --- |
| 1 | 手足感觉迟钝、麻刺感 | 肤色改变或皮炎，但不疼痛 |
| 2 | 握物、行走不舒服，无痛感的隆起或红斑 | 肤色改变且疼痛，但不影响功能 |
| 3 | 手掌、足底疼痛的隆起和红斑，甲周隆起和红斑 | 肤色改变且疼痛，影响功能 |
| 4 | 脱皮、溃疡、水疱、剧烈疼痛 | |

# 三、危险因素及发病机制

至少在使用卡培他滨和多柔比星的病例中，HFS 与给药剂量相关。此外，能使细胞毒性药物血清浓度持久的药物剂型和给药方案更常与 HFS 相关。证据如下：使用脂质体多柔比星时 HFS 发生率高于使用非包裹型多柔比星，特别是初始给药剂量＞40mg/m² 时。卡培他滨是一种口服氟嘧啶类药物，在体内转化为氟尿嘧啶，可提供长期的组织浓度；使用该药时，HFS 发生率接近 60%。

HFS 的病理学特征：不同程度散在的角质细胞凋亡、鳞状上皮细胞增生、基底细胞层空泡变性，真皮乳突层水肿，部分表皮与真皮分离，真皮层常出现血管周围淋巴细胞和嗜酸性粒细胞浸润，但这些病理改变并无特异性。HFS 的发病机制尚不清楚。人们最常提出的是化疗药物对外分泌汗腺或导管（它在手掌和足底的密度最高）的直接毒性作用，不过没有直接证据支持该理论，仅有少数研究报道了外分泌汗腺与导管损伤的显微镜下证据。另有学者认为，反复摩擦或创伤的区域，如手掌和足底，由于毛细血管网络发达和血流量丰富，可能蓄积更高浓度的化疗药物。

不同药物造成 HFS 的机制有所差别。对于接受卡培他滨治疗者，一些数据表明，手掌皮肤中卡培他滨活化酶——胸苷磷酸化酶的表达水平显著高于腰部皮肤，因此该区域的活性成分组织浓度更高。此外，手掌部表皮基底细胞的增殖率也高于背部皮肤，提示手掌皮肤可能对细胞毒性药物的局部作用更敏感。

脂质体多柔比星相关 HFS 的发生率约为 50%，其机制不全清楚。有研究证实，脂质体多柔比星在肿瘤和皮肤的局部浓度较高，手掌的浓度高于其他皮肤的浓度，且呈剂量依赖性。

有学者将脂质体多柔比星标以荧光标志物后再用激光扫描显微镜监测，发现脂质体多柔比星较集中的皮肤是前臂屈肌、手掌、足底、腋窝和男性患者的前额处皮肤，并发现在手掌的汗腺孔处也存在荧光物质，提示药物通过汗液到达皮肤表面并转运，贯穿角质层，并渗透到皮肤更深处。多柔比星在血管内缓慢释放，模拟药物连续输注的过程，延长了药物在体内的循环时间，导致药物蓄积，脂质体也可能聚集于黏膜和皮肤，并缓慢释放药物。另外摩擦和反复的创伤可能损害丰富的毛细血管网导致药物外渗入皮肤，引起 HFS 发生。

连续滴注或大剂量推注 5-FU 的患者均可发生 HFS，但前者发生率更高（34%比 13%）。有研究显示，HFS 是由 5-FU 的代谢物，而并非 5-FU 本身引起的神经血管皮肤反应。二氢嘧啶脱氢酶（DPD）是 5-FU 分解代谢起始降解酶，当患者联合应用 DPD 抑制剂和 5-FU 时，通常不会发生 HFS，表明 5-FU 的代谢产物在 HFS 发生中的作用。某些化疗组合如多柔比星+连续滴注 5-FU 可以使 HFS 的发生率增高至 90%，其中重度三级反应的发生率为 24%。

# 四、预防和治疗

HFS 的主要治疗是停药或下调剂量。研究表明，HFS 是剂量依赖性的可逆性反应，因而蓄积的药物越多，其发生率也就越高。当 HFS 严重时，降低药物剂量是最有效的措施。然而，药物剂量和周期的改变可能会影响化疗的疗效，因此临床上常常通过其他支持治疗缓解 HFS 的症状，以便可继续应用化疗药物。具体措施如下。

## （一）系统防治措施

**1. 维生素 $B_6$**（吡哆醇）　由于维生素 $B_6$ 缺乏的症状与化疗导致的手足皮疹和肢端疼痛的症状相似，从而被临床用于 HFS 的预防和治疗，但其机制尚不清楚。有研究显示，维生素 $B_6$ 的代谢成分吡哆醛可成为 P2X 嘌呤受体的有效拮抗剂，能加速损伤皮肤的修复。多项针对维生素 $B_6$ 防治 HFS 的随机研究的结果并不一致。一项随机双盲、安慰剂对照研究显示，预防性使用维生素 $B_6$（200mg/d）能有效减少 HFS 的发病率。另有研究显示，与低剂量相比，400mg/d 的维生素 $B_6$ 可更好地改善 HFS 的发病率和发病时间。Chen 等通过荟萃分析，评估了维生素 $B_6$ 在抗肿瘤治疗过程中防治 HFS 的疗效：在不同剂量组（150mg/d、200mg/d、300mg/d）和安慰剂组之间，检测结果并无显著的统计学差异；但 400mg/d 组与 200mg/d 组相比，有较显著的统计学差异，提示 400mg/d 维生素 $B_6$ 可能在预防 HFS 方面有一定的疗效，但仍需进一步的研究来评估高剂量维生素 $B_6$ 在防治 HFS 方面的确切疗效。目前，维生素 $B_6$ 已被口服或局部用于 HFS 的治疗，但其疗效尚无确切数据支持。

**2. 皮质激素**　地塞米松已被许多研究者用于预防 HFS。Drake 等评价了脂质体多柔比星治疗妇科恶性肿瘤时口服地塞米松对缓解 HFS 的作用，结果表明，未使用地塞米松的对照组，几个周期后，由于毒性作用，剂量均有所降低。地塞米松对 HFS 发生率影响的机制尚不清楚，可能与减轻炎症反应有关。尽管这些证据支持，系统性运用类固醇激素可以缓解症状并避免治疗延误，但其受益风险比的数据仍不足以证明 HFS 常规使用皮质激素的合理性。此外，如果皮肤有开放性创口，应充分重视继发感染的可能性。

**3. 塞来昔布**　HFS 发病机制的假说中，有观点认为，HFS 是由环氧化酶-2（COX-2）

的过表达引起的炎症反应。塞来昔布是 COX-2 抑制剂,曾用于 HFS 的治疗。2002 年,Edward 等对 67 例发生 HFS 的转移性结直肠癌患者的回顾性研究中,发现与卡培他滨组相比,接受卡培他滨联合 COX-2 抑制剂治疗的患者,HFS 发生率和严重程度明显下降。在近期的一项结直肠癌患者接受卡培他滨化疗的前瞻性研究中,200mg 塞来昔布每日 2 次使 HFS 的总体发病率从 74.6%降至 57.4%。有荟萃分析评估当前文献中可用的 HFS 预防策略的临床效果,发现塞来昔布是唯一在减少中重度 HFS 方面有显著统计学优势的药物,但验证这些数据需要进行更大范围的双盲试验。此外,由于塞来昔布潜在的心血管风险,也需临床审慎评估其应用价值。

**4. 维生素 E**　是一种主要的脂溶性抗氧化剂,在皮肤中可防止脂质过氧化,并具有稳定细胞膜的作用,已被局部或系统运用于皮肤光损伤与过敏性皮炎等的治疗,以改善皮肤状况。2006 年,Kara 等报道了 5 例发生 2～3 级 HFS 的乳腺癌患者,服用维生素 E 300mg/d,经过 1 周的治疗后 HFS 开始好转,说明维生素 E 可能是 HFS 可选用治疗药物。

**5. 镇痛药**　镇痛药的应用能对疼痛进行良好控制,提高患者的生活质量及对治疗的依从性。

### (二)局部防治措施

目前,HFS 的局部防治措施都是基于临床经验和一些已发表的案例报道,仍需大组随机研究的支持。

**1. 局部降温**　有报道,接受脂质体多柔比星治疗的患者中,给药期间将冰袋贴附于手腕和踝关节部位,能够明显降低 HFS 的发生率及严重程度,其对照组的 HFS 发生率为 36%,而冰袋贴敷组的发生率为 7.1%。该学者认为,HFS 发生率降低可能是由于通过诱导血管收缩减少了药物在四肢的释放而起作用。

**2. 局部皮质激素**　局部类固醇药膏因其抗炎作用而被经验性用于 HFS 的治疗,但其长期局部运用有较明显的副作用,如皮肤变薄等,应密切监测。

**3. 润肤剂**　有多种润肤剂已被临床用于缓解 HFS 症状。在一项卡培他滨化疗导致 HFS 的研究中,局部应用含尿素的保湿软膏,所有患者均有疼痛、脱皮减轻和舒适度增加的现象。但一项针对 HFS 预防策略的荟萃分析显示,局部尿素制剂的应用未能使轻度及重度 HFS 症状得到显著改善。

**4. 抗氧化药膏**　有报道应用含抗氧化成分和自由基保护因子(RPF)的软膏预防 HFS,其理论基础为,HFS 可能是由活跃的自由基生成增加导致皮肤的抗氧化能力降低而引起的。然而,一项随机对照临床研究在 152 例服用卡培他滨的患者中,对使用含抗氧化剂软膏组与另一使用 10%尿素软膏组比较,结果显示,10%尿素软膏在预防 HFS 发生方面优于抗氧化剂软膏。

**5. 二甲基亚砜(DMSO)**　其已成功应用于多柔比星外渗方面的治疗,但它在 HFS 治疗中的作用尚不明确。有研究在两例接受脂质体多柔比星化疗发生了 3 级 HFS 的患者中,使用 99%的 DMSO,每日 4 次,1～3 周后,HFS 症状缓解。然而,尚无其他研究证实 DMSO 在 HFS 中的疗效。

**6. 外用尿素**　对接受卡培他滨化疗者,建议使用 10%外用尿素乳膏预防 HFS。将外用尿素乳膏涂抹于手部和足部，每日 3 次，且洗手后应重新涂抹。低浓度（2%～10%）外用尿素乳膏作为保湿剂，可增加角质层的水分，通常耐受性良好。尚未有研究证实使用其他化疗药物时外用尿素治疗的预防效果，但考虑到外用尿素的毒性风险低，使用其他化疗药物有 HFS 风险的患者也可尝试外用尿素治疗。

一些随机试验评估了外用尿素联合或不联合乳酸预防 HFS 的效果，结果并不一致。一项随机试验纳入了 137 例采用卡培他滨治疗结肠癌、肺癌或乳腺癌的患者，比较了每日 2 次、持续 21 日使用以外用尿素/乳酸为基础的外用制剂与润肤霜预防 HFS 的效果。外用尿素/乳酸组的 HFS 发生率高于安慰剂组（40%比 30%）。两组患者的 HFS 严重程度相近。随后的一项随机试验纳入了 152 例采用卡培他滨治疗胃肠道癌或乳腺癌的患者，比较了每日 3 次、持续 6 周使用 10%外用尿素乳膏与含抗氧化剂的外用润肤剂预防 HFS 的效果。外用尿素乳膏组的 HFS 发生率低于含抗氧化剂的润肤剂组（22%比 40%）。两组患者的 HFS 严重程度相近。

**7. 止汗剂**　有报道，在一项前瞻性随机对照研究中，与安慰剂相比，止汗剂具有降低乳腺癌患者在脂质体多柔比星化疗中 HFS 发生率的趋势。

## （三）其他防治措施

（1）在进行化疗前应对患者进行相关健康教育，通过对患者的教育和监测，可及早识别并报告相关症状体征，降低 HFS 发生率及严重程度。

（2）化疗开始前可使用皮肤保湿霜。应避免在阳光下暴晒。

（3）穿着宽松舒适的衣物与鞋，避免手部和足部的摩擦与挤压。避免剧烈运动和体力劳动。

（4）应避免饮酒、食用辛辣刺激性食物。

（5）进行局部伤口护理，有助于康复和预防感染。若出现水疱，应防止其破裂并可预防性使用抗生素。

HFS 通常在停用致病药物后 2～4 周消退，但愈合过程常涉及受累区域的浅表脱屑。HFS 通常无远期后遗症，不过长期 HFS 可能会导致掌跖角化病。对于重度（3 级）HFS 患者，应减少后续化疗剂量以避免复发，根据其严重程度、再发风险和临床情况，停止现有化疗或改用其他治疗方案。

最后，化疗致 HFS 特异性生活质量量表（HFS-14 量表，表 47-15）已经制定，该量表设有 14 个条目，主要用于评估 HFS 在患者手足等症状方面、社交方面及日常生活方面的影响。HFS-14 量表可以鉴别相同临床等级的 HFS 患者之间在生活质量方面损害的差异程度，并可作为抗肿瘤治疗评估管理的工具，用于 HFS 临床治疗疗效的评估。

### 表 47-15　HFS-14 量表

| 手足综合征的症状主要出现在哪些部位 | | | |
| --- | --- | --- | --- |
| 1. 手 | 2. 足 | 3. 两者均有 | |
| 手足综合征导致的疼痛程度 | | | |
| 1. 重度疼痛 | 2. 中度疼痛 | 3. 无疼痛 | |
| 请根据你日常生活中的真实体验，选择最符合你的选项，其答案并无对错之分 | | | |
| 1. 由于手足综合征的影响，我很难用钥匙开门 | | | |
| （1）经常 | （2）偶尔 | （3）从来没有 | |

| 2. 由于手足综合征的影响，我无法做饭 | | | |
|---|---|---|---|
| （1）经常 | （2）偶尔 | （3）从来没有 | |
| 3. 由于手足综合征的影响，我日常的行动存在困难 | | | |
| （1）经常 | （2）偶尔 | （3）从来没有 | |
| 4. 由于手足综合征的影响，我洗澡、化妆或剃须存在困难 | | | |
| （1）经常 | （2）偶尔 | （3）从来没有 | |
| 5. 由于手足综合征的影响，我无法开车 | | | |
| （1）经常 | （2）偶尔 | （3）从来没有 | （4）与我无关 |
| 6. 由于手足综合征的影响，我穿袜子存在困难 | | | |
| （1）经常 | （2）偶尔 | （3）从来没有 | |
| 7. 由于手足综合征的影响，我需要用比平时更长的时间来穿衣服 | | | |
| （1）经常 | （2）偶尔 | （3）从来没有 | |
| 8. 由于手足综合征的影响，我穿鞋子存在困难 | | | |
| （1）经常 | （2）偶尔 | （3）从来没有 | |
| 9. 由于手足综合征的影响，我很难站立 | | | |
| （1）经常 | （2）偶尔 | （3）从来没有 | |
| 10. 由于手足综合征的影响，我行走困难，即使距离很短 | | | |
| （1）经常 | （2）偶尔 | （3）从来没有 | |
| 11. 由于手足综合征的影响，我更倾向于坐着或躺着 | | | |
| （1）经常 | （2）偶尔 | （3）从来没有 | |
| 12. 由于手足综合征的影响，我很难入睡 | | | |
| （1）经常 | （2）偶尔 | （3）从来没有 | |
| 13. 由于手足综合征，我的工作受到影响 | | | |
| （1）经常 | （2）偶尔 | （3）从来没有 | （4）与我无关 |
| 14. 由于手足综合征，我的人际交往受到影响 | | | |
| （1）经常 | （2）偶尔 | （3）从来没有 | |

在"无痛"与"重度疼痛"间，用"I"标出你疼痛的程度。

无痛------------------------------------------------------重度疼痛

（刘家硕　程　巧　孔令泉）

# 第十三节　乳腺癌患者治疗期间晕厥的防治

## 一、乳腺癌患者治疗期间晕厥的发生情况

晕厥是指一过性全脑血液低灌注导致的短暂性意识丧失，特点为发生迅速、一过性、自限性并能够完全恢复。晕厥在临床上常见，国外普通人群晕厥发生率高达 41%，其中 13.5%有晕厥的反复发作。不同人群晕厥的发生率有所不同。有数据显示，急诊患者中有

0.9%～1.7%是因晕厥或晕厥所致的损伤就诊，其中大于 80 岁的老年人一半以上需要入院治疗。同时，女性较男性晕厥发生率更高（22%比15%）。但是目前很少有关于乳腺癌治疗期间晕厥发生率的报道，1984 年美国曾报道了一例因晚期乳腺癌转移至颈部并侵犯颈动脉窦导致的晕厥病例，患者主要表现为心率过缓、低血压、反复晕厥。此外，乳腺癌患者治疗期间的晕厥还可能有其他多种原因，如围手术期失血导致的直立性低血压性晕厥，下肢深静脉血栓脱落引起的肺栓塞晕厥，放化疗或靶向治疗导致的心血管疾病诱发的心源性晕厥，肿瘤综合治疗期间患者因情绪（紧张、恐惧）或化疗不良反应（恶心、呕吐、腹泻）导致的反射性晕厥等。因为缺乏连续的大样本流行病学数据，晕厥的诊治因患者、医生、医疗机构的不同而有所差异，肿瘤患者治疗过程中出现晕厥的情况在临床上容易被忽视，这使得很大一部分患者被漏诊和误诊。因此，乳腺癌治疗期间规范的晕厥防治与诊断十分重要。

## 二、乳腺癌患者治疗期间晕厥的病因及分类

### （一）心源性晕厥

**1. 心律失常性晕厥** 心律失常是心源性晕厥的常见原因，心律失常可引起血流动力学障碍，导致心排血量和脑血流明显下降。在乳腺癌患者化疗或靶向药物治疗期间，由于这些药物的心脏毒性，部分可能导致患者心律失常。

**2. 器质性心血管疾病性晕厥** 当心血管系统有器质性病变时，血液循环的需求超过心脏代偿能力，心排血量不能相应增加时，患者会出现晕厥。乳腺癌患者围手术期下肢深静脉血栓脱落，以及化疗期间 PICC 或植入式静脉输液港的血栓脱落导致肺栓塞，从而引起心源性晕厥。纵隔放疗引起的心脏纤维化及治疗药物导致的心血管疾病也可能是晕厥的原因。

### （二）直立性低血压性晕厥

直立性低血压，也称体位性低血压，是指起立时收缩压异常降低，自主神经功能失调，交感神经反射通路传导活性受损，因此血管收缩减弱，起立时血压下降，出现晕厥或近似晕厥。另一个主要原因是容量的丧失，此时自主神经系统本身并无损害，但循环血量减少不能维持血压。乳腺癌患者除合并相关自主神经功能失调外，也可能因手术失血或化疗骨髓抑制引起贫血，化疗期间剧烈呕吐、腹泻等导致体液平衡失调，从而发生直立性低血压。直立不耐受综合征是指直立位时血液循环异常引起的症状和体征，其中也包括直立位为主要诱发因素的反射性晕厥。除了晕厥外，还可能出现其他症状，包括头晕、心悸、出汗、眼花、耳鸣、颈部疼痛、后背痛或心前区疼痛等。

### （三）反射性晕厥

反射性晕厥，也称神经介导性晕厥，多是由情绪或直立位应激介导，可经了解病史得到诊断。颈动脉窦晕厥是通过病史，其发生意外的颈动脉窦机械刺激后发生相关晕厥而得到确定的，并且能够经颈动脉窦按摩再激发。情境性晕厥是指与某些特殊情形（如排尿、咳嗽、排便等）相关联的神经调节性晕厥形式。乳腺癌患者在治疗期间可能因为疾病本身

的原因或手术及相关操作（PICC 或输液港的植入、引流管拔除）的刺激，情绪过度紧张、恐惧导致反射性晕厥。晚期患者也可能因为颈部淋巴结转移压迫颈动脉窦或直接侵犯颈动脉窦导致颈动脉窦过敏综合征。

# 三、乳腺癌患者治疗期间晕厥的评估及诊断

## （一）评估

诊断晕厥首先应区别短暂意识丧失的非晕厥状态，其可影响随后的诊断策略。晕厥患者最初评估内容如下（图 47-3）。

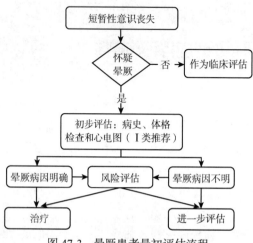

图 47-3　晕厥患者最初评估流程

**1. 初步评估**

（1）病史：详细了解晕厥与用药、临床操作等关系，前驱症状持续的时间，既往病史和家族史，有助于鉴别晕厥病因，同时判断是否为高危患者。对于乳腺癌患者，应特别注意询问有无高血压、高血脂、糖尿病史，近期有无穿刺或输液港置入、化疗用药、放疗等病史，有助于初步判断病因。

（2）体格检查：包括生命体征，尤其是注意血压和心率变化及神经系统查体，注意心率和节律、心脏杂音等提示器质性心脏病的证据。有无下肢肿胀、疼痛。

（3）心电图：12 导联静息心电图可初步判断心律失常性晕厥。

**2. 风险评估**　初步评估无法明确晕厥原因时，应注意患者的短期和长期发病及死亡风险。2017 年 3 月，美国心脏病学会（ACC）、美国心脏协会（AHA）、美国心律学会（HRS）联合发布了《2017 年 ACC/AHA/HRS 指南：晕厥评估和管理》，其中晕厥短期和长期预后的危险因素见表 47-16。近期（7~30 天）有危及生命风险者应住院诊治或观察。

表 47-16　晕厥预后不良的短期和长期危险因素*

| 短期危险因素（≤30 天） | 长期危险因素（＞30 天） |
| --- | --- |
| 病史：门诊或急诊评估 | 病史：门诊或急诊评估 |
| 男性 | 男性 |
| 老年（＞60 岁） | 老年（＞60 岁） |
| 无先兆症状 | 缺乏恶心/呕吐等先兆事件 |
| 意识丧失前有心悸 | 室性心律失常 |
| 活动性晕厥 | 肿瘤 |
| 结构性心脏病 | 结构性心脏病 |
| 心力衰竭 | 心力衰竭 |
| 脑血管疾病 | 脑血管疾病 |

| 短期危险因素（≤30 天） | 长期危险因素（>30 天） |
| --- | --- |
| 心源性猝死家族史 | 糖尿病 |
| 创伤 | 高 CHADS 评分 |
| 体格检查或实验室检查 | 体格检查或实验室检查 |
| 有出血证据 | 心电图异常 |
| 持续生命体征异常 | 肾小球滤过率下降 |
| 心电图异常 | |
| 肌钙蛋白阳性 | |

*引自《2017 年 ACC/AHA/HRS 指南：晕厥评估和管理》。

**3. 评估后的处理**

（1）门诊患者：无严重疾病的反射性晕厥患者在门诊治疗，包括不严重的疑似心源性晕厥者也可在门诊进行治疗。将晕厥病因不明的中危患者留在急诊观察，对于降低患者入院率是有效的。若患者有导致晕厥的严重疾病，应入院评估和治疗。

（2）住院患者：乳腺癌患者住院期间发生晕厥应及时进一步评估，暂时停止与晕厥可能相关的用药及操作，密切关注并做好病程记录。

## （二）相关辅助检查

**1. 血液检查**　经过病史、体格检查和心电图检查诊断为晕厥者，可进行血液检查。化疗患者应注意血糖、血脂、电解质、甲状腺功能、凝血功能等的状况。肌钙蛋白和 B 型利钠肽水平增高对诊断器质性心脏病、鉴别心源性和非心源性晕厥有帮助。

**2. 心电监测**（无创和有创）　包括院内心电监测、动态心电图监护、体外或植入式循环记录仪及远程心电监测。应根据晕厥发生的频率和类型选择适当的心脏监测方法，对高危患者立即行院内心电监测。频繁发作晕厥或先兆晕厥者行动态心电图监护检查。

**3. 影像学检查**

（1）血管影像检查

1）双下肢静脉彩超、PICC 或输液港处彩超：乳腺癌患者因为肿瘤、创伤、水电解质失衡、血脂异常、导管置入等原因常处于血液高凝状态，应注意血栓的筛查与防治。

2）双侧颈动脉彩超：乳腺癌患者中有较高比例的代谢综合征发生率，其中血脂异常及颈动脉斑块患者要重视颈动脉彩超的检查与评估。

（2）心脏影像检查

1）超声心动图：是诊断器质性心脏病非常重要的技术，在以 LVEF 为基础的危险分层中有重要作用，尤其是对正在接受化疗或接受曲妥珠单抗等靶向药物治疗的晕厥患者有益。

2）心脏导管检查：冠状动脉造影适用于可疑心肌缺血或心肌梗死患者，以除外心肌缺血导致的心律失常。

3）常规心脏成像：在评估晕厥患者中无作用，除非在病史、体格检查和心电图的初始评估中怀疑为心源性。

（3）神经学影像检查：相关检查包括头颈部 CT、MRI、血管成像等。在不怀疑局灶性神经系统表现或头部损伤时，不推荐在常规评估晕厥患者时使用头部 MRI 和 CT。脑转移或颈部淋巴结转移者可考虑进行相关评估。

**4. 直立位评价** 当人体由仰卧位变为直立位时，胸部血液流向下肢，同时下肢血流回心阻力增加，可致回心血量降低。当代偿机制缺乏时，血压下降，发生晕厥。目前有"卧立位试验""直立倾斜试验"两种检查方法。

（1）卧立位试验：用于诊断不同类型的直立不耐受综合征。对可疑直立性低血压者，在平卧位时和站立 3 分钟后用常规血压计分别测量上臂血压，测量频率不应超过 4 次/分。若收缩压降低≥20mmHg 或舒张压降低≥10mmHg，或收缩压降至＜90mmHg，同时伴随晕厥症状，则诊断为阳性；不伴明显症状，则诊断为可疑阳性。

（2）直立倾斜试验：当初步检查未能确诊时，倾斜试验可用于评估疑似血管迷走性晕厥或疑似迟发性直立性低血压。对于某些患者，倾斜试验可用于诊断假性晕厥及鉴别抽搐性晕厥和癫痫。

**5. 运动试验** 运动过程中或之后不久出现晕厥者应建议进行运动试验。运动过程中及恢复期要密切监测心电图和血压。运动过程中或运动后即刻出现晕厥伴心电图异常或严重的低血压即可诊断为运动试验阳性。若运动过程中出现二度Ⅱ型或三度房室传导阻滞，即使没有晕厥也可诊断。

**6. 颈动脉窦按摩（CSM）检查** 对于年龄＞40 岁的不明原因的晕厥患者，建议进行 CSM 检查，有助于诊断颈动脉窦高敏感（CSH）和颈动脉窦综合征。检查时要分别在卧位和立位顺次按摩右侧和左侧颈动脉窦，颈动脉内膜有斑块的患者不能进行 CSM，以免引起脑栓塞。整个过程要持续监测心率和血压。当按摩颈动脉窦导致心脏停搏时间＞3 秒和（或）收缩压下降＞50mmHg 时，诊断为 CSH，即检查阳性；当 10 秒内诱发晕厥症状时，临床特征符合反射性晕厥，则诊断为颈动脉窦综合征。

**7. 脑电图检查** 适用于短暂意识丧失可疑癫痫时。在无特异性神经症状提示癫痫时，不推荐在评估晕厥患者时常规记录脑电图。

**8. 精神心理评价** 疑为心理性假性晕厥者应进行心理评估。精神心理因素可以产生类似于晕厥的行为。同时各种精神类药物导致直立性低血压和 Q-T 间期延长可引起晕厥。进行倾斜试验的同时监测脑电图和血流动力学参数可用于鉴别晕厥、假性晕厥和癫痫。

（三）诊断

**1. 心源性晕厥**

（1）心律失常性晕厥：根据心电图结果明确诊断。

（2）器质性心血管疾病性晕厥：晕厥发生于心血管系统有明确器质性病变证据时，如肺栓塞或急性主动脉夹层、急性心肌缺血或心肌梗死、心房黏液瘤、重度主动脉狭窄、肺动脉高压等，结合患者化疗、靶向治疗及放疗期间心功能评估情况。

**2. 直立性低血压性晕厥**

（1）晕厥发生于起立动作后，同时记录到血压降低。

（2）存在神经退行性疾病（如自主神经功能异常）或帕金森病。

（3）发生于开始应用或调整引起血压降低的药物剂量之后。

（4）因出血导致血容量不足。

（5）因化疗不良反应导致呕吐、进食少。

**3. 反射性晕厥**

（1）血管迷走性晕厥（VVS）：晕厥由情绪紧张（输液、穿刺、输液港安置、手术）等诱发，并有典型表现如伴有出汗、面色苍白、恶心及呕吐等。一般无心脏病史。

（2）情境性晕厥：晕厥发生于特定触发因素，如咳嗽、喷嚏、排便、排尿、运动后、餐后等情境时。

（3）颈动脉窦过敏综合征：晕厥伴随颈动脉窦受压、转头动作等刺激颈动脉窦的行为。

# 四、乳腺癌患者治疗期间晕厥的防治策略

## （一）一般原则

晕厥的治疗原则是防止损伤、预防复发。晕厥病因和机制的评估一般应同时进行，并确定最终采取合适的治疗方案。

## （二）心源性晕厥

**1. 心律失常性晕厥**　这类晕厥的影响因素有心室率、左心室功能及血管代偿程度（包括潜在的神经反射作用）等。治疗主要是针对病因，同时评估相关药物的心脏毒性决定是否停用。

**2. 器质性心血管疾病性晕厥**　对于继发于器质性心脏病的晕厥患者，治疗目标主要是治疗基础疾病和降低心源性猝死的风险。器质性心血管疾病性晕厥的治疗方法不尽相同。继发于急性心血管疾病的晕厥，如肺栓塞、心肌梗死或心脏压塞，以及继发于肺动脉狭窄或肺动脉高压的右向左分流，治疗应针对原发疾病。

## （三）直立性低血压性晕厥

**1. 预防**　健康教育和生活方式的改变也可改善直立性低血压的症状。神经源性直立性低血压所致晕厥的患者，短时间内大量饮水可暂时缓解。对部分无高血压的神经源性直立性低血压患者，应指导摄入足够的盐和水，每日达到2~3L液体和10g氯化钠。化疗患者若厌食、呕吐严重，应及时给予止吐、输液等对症处理。睡眠时床头抬高（10°）可预防夜间多尿，改善夜间血压。紧身衣、腹带或弹力袜治疗对直立性低血压的晕厥患者有益。应鼓励有先兆症状的患者进行物理反压动作（如下肢交叉和蹲坐）。

**2. 治疗**　米多君、屈昔多巴、氟氢可的松对神经源性直立性低血压所致晕厥有益。盐酸米多君（2.5~10mg/次，每日3次）可升高卧位和直立位血压，从而减缓直立性低血压的症状。氟氢可的松（0.1~0.3mg/d）可以促进钠潴留和扩充液体容量，用药后患者症状减少且血压升高。

（四）反射性晕厥

**1. 预防**　教育是反射性晕厥治疗的基础，推荐对患者进行血管迷走性晕厥相关的预防和诊治教育，让患者接受并了解这一疾病。主动避免诱因（如狭窄密闭的环境），早期识别前驱症状，采取相应措施（如仰卧位），避免引起血压降低的药物（包括利尿剂、α受体阻滞剂和酒精）。进行心理干预辅导，详细讲解相关临床操作的步骤与安全性，减轻患者紧张、焦虑等不适情绪。对于频繁发作、不可预测的晕厥，有外伤的危险，尤其是晕厥发生在高危作业时（如驾驶、操作机器、体育运动等），需进一步治疗。对于部分患者，在无禁忌证时，应摄入足够的水和盐。

**2. 治疗**

（1）物理治疗：物理反压动作（PCM）、倾斜训练等物理治疗方法已经成为反射性晕厥的一线治疗（图47-4）。

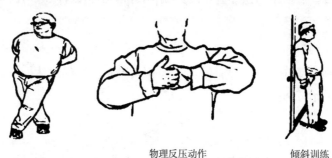

物理反压动作　　　　　　倾斜训练

图 47-4　晕厥物理治疗

引自《晕厥诊断与治疗中国专家共识（2018）》

1）PCM：双腿（双腿交叉）或双上肢（双手紧握和上肢紧绷）做肌肉等长收缩及蹲坐运动，在反射性晕厥发作时能显著升高血压，多可使患者避免或延迟意识丧失。

2）倾斜训练：独自站立，背向墙壁倾斜15°，在密切注视和保护下，以不诱发晕厥或晕厥先兆为前提，每次10～40分钟，每日2～3次，采取逐渐加量、逐渐延长时间的方法，循序渐进，持之以恒训练，可减少晕厥复发。

（2）药物治疗：适用于非药物治疗后仍反复发作者，但疗效不佳。临床用于治疗反射性晕厥的药物包括β受体阻滞剂、α受体激动剂、5-羟色胺重吸收抑制剂、东莨菪碱、茶碱、麻黄碱、可乐定等，但疗效均欠佳。短期应用盐酸米多君是血管抑制型晕厥不伴高血压患者的首选药物。β受体阻滞剂可试用于基础心率快、晕厥前有明显心率增快的患者。

（3）心脏起搏：适用于发作时伴严重心动过缓或心脏停搏者，如40岁以上、反复发作和长时间心脏停搏者。

（五）假性晕厥

对于怀疑假性晕厥的患者，认知行为治疗可能有效。

（徐　周　孔令泉）

# 第十四节 乳腺癌患者脑卒中的防治

近年的研究发现，脑卒中与乳腺癌之间有一定联系。脑卒中又称"脑血管意外"，是一种急性脑血管疾病，是脑血管突然破裂或血管阻塞导致血液不能流入大脑引起脑组织损伤的一组疾病，包括缺血性脑卒中和出血性脑卒中。其中，急性缺血性脑卒中最常见，占全部脑卒中的 60%～80%。研究表明，恶性肿瘤与脑卒中之间相互影响，互为危险因素。在女性患者中，乳腺癌及女性生殖系统恶性肿瘤最易并发脑卒中，可严重影响乳腺癌患者预后及生活质量，因此对其防治甚为重要。

## 一、乳腺癌患者脑卒中的伴发情况

乳腺癌发病率高，严重影响女性身心健康。同时，脑卒中因其复发率高、致死率高和致残率高，也给人们带来了沉重的疾病负担。在 2012 年 WHO 公布的前十位主要死亡原因中，脑卒中仅次于缺血性心脏病，居第二位，因脑卒中死亡的人数达 670 万，占总死亡比例的 11.9%。两者结合来看，虽然乳腺癌伴发脑卒中的发病率并不算高，但是在逐年上升，仍需高度重视。与普通人群对比，恶性肿瘤患者具有较高的脑卒中发病率。有研究发现，乳腺癌患者与脑卒中患者数量之间 Pearson 相关系数为 0.872，提示乳腺癌与脑卒中的发生有相关性。流行病学研究已明确，恶性肿瘤是重要的血栓栓塞风险因素，且癌症患者的初发和再发血栓栓塞事件明显增加。瑞士一项旨在探索肿瘤与首次出血性或缺血性脑卒中患者入院关系的全国性研究结论如下：确诊肿瘤后 6 个月中，出血性脑卒中的发生率为 2.2%，缺血性脑卒中为 1.6%，12 个月及 20 个月脑卒中发生率均明显升高。近 15% 的恶性肿瘤患者存在脑血管病的病理证据，约 3.5% 的恶性肿瘤患者发生脑卒中。而在女性患者中，以乳腺癌、胃癌及女性生殖系统恶性肿瘤发生脑卒中最为常见。一些研究表明，有乳腺癌病史者脑卒中的发病风险大大提高，可达 7%。

近年女性乳腺癌住院患者发生脑梗死的人数明显增加。一项探讨乳腺癌与脑卒中关系的研究显示：70 岁及以上的乳腺癌患者发生脑卒中的风险增加。诊断乳腺癌 1 年以内者，发生脑卒中的风险上升约 22%；而 5～10 年者，发病风险上升约 17%；超过 10 年者，发病风险上升约 14%；而 55 岁以下乳腺癌者，并未发现脑卒中发病风险升高。以上研究表明，乳腺癌患者更容易发生脑卒中，可能与乳腺癌引起的血液高凝状态、机体免疫力下降、术后感染及肿瘤的放化疗、内分泌治疗、手术应激等相关。其中，乳腺癌患者的系统治疗（手术、放化疗、内分泌治疗等）与脑卒中的发生关系密切。放疗会对冠状动脉造成一定的损伤，患者更易发生心肌梗死和脑卒中，且乳腺癌化疗药物如蒽环类药物、靶向治疗药物如曲妥珠单抗均有心脏血管毒性作用，而内分泌治疗药物如他莫昔芬也与血管赘生物的形成有关，这些均可能是导致脑卒中发病的危险因素。有研究表明，雌激素在脑卒中模型中表现出强烈的血管保护和神经保护作用，可以改善缺血和创伤性脑损伤后的功能结局，且促性腺激素和雄激素与雌激素的比值可能是脑卒中风险结局的重要调节因素，而乳腺癌患者的内分泌治疗药物如他莫昔芬和芳香化酶抑制剂等通过抑制体内雌激素，从而增加了乳腺癌患者脑卒中的发病风险，这也意味着乳腺癌患者脑卒中治疗时需更多地权衡各种治疗方法的利弊。

# 二、乳腺癌患者脑卒中的防治策略

乳腺癌患者脑卒中的发病率逐年上升，给患者及其家庭带来沉重的疾病负担，严重影响患者的预后，因此对其防治不容忽视。

## （一）乳腺癌患者脑卒中的预防

乳腺癌患者脑卒中的防治应以预防为主，防治结合。一旦并发脑卒中，患者的预后及生活质量将受到明显影响。脑卒中是一类多病因、多发病机制、多重临床表现的血管性神经系统疾病，其危险因素可以简单分为人口和社会学因素、生活方式及血管性危险因素。高龄、男性、亚裔人种、低收入状态、家族性高血压、心脏疾病史等是脑卒中危险因素，且属不可控制危险因素。可控制或可纠正的危险因素包括不良生活方式和血管性危险因素，前者如吸烟、酗酒、缺乏体能活动、非健康饮食习惯等，后者则包括高血压、糖尿病、心脏疾病、血脂异常、高同型半胱氨酸血症等。其中，高血压是脑卒中最重要的危险因素。血压异常是诱发脑卒中主要的独立危险因素已被大量临床实践证实。有研究提示，血压异常与脑卒中的相关性如下：血压升高会激活血管内皮细胞和平滑肌细胞的机械感受器，导致其功能异常，增加脑卒中风险。此外，长期高血压会对机体动脉内皮细胞造成损伤，增加动脉血管壁的通透性，导致血管内凝血作用增强，易形成血栓，诱发脑卒中。血糖异常也是诱发脑卒中的独立危险因素。糖尿病患者发生脑卒中的风险约为正常人群的 4 倍。有研究证实，高同型半胱氨酸血症是脑卒中发生和复发的独立危险因素。而肥胖多被认为是通过高血压和糖尿病等危险因素增加脑卒中的危险。心脏疾病是脑栓塞的重要栓子来源。欧美的流行病学调查表明，吸烟是脑卒中的主要危险因素。戒烟后，脑卒中发病的危险性迅速降低，5 年后与不吸烟者相同，认为吸烟引起脑卒中发病除动脉硬化以外，更可能与脑血流减少、血凝亢进、促进血栓形成等可逆性因素有关。酒精对于脑卒中的发生有双重影响，研究显示，无论有无高血压，少量饮酒者的脑卒中发病率均低于不饮酒或大量饮酒者。对可干预性危险因素进行控制是预防脑卒中的重要途径。近年来，一项关于乳腺癌相关缺血性脑卒中（BCRS）的独立危险因素及特异性生物标志物的研究表明，内分泌治疗、血浆 D-二聚体水平、CA153 水平及血小板与淋巴细胞比值（PLR）升高可能是 BCRS 的独立危险因素，基于受试者操作特征曲线下分析，得到 BCRS 指数的最佳诊断临界值为 $2.37 \times 10^6$，可作为 BCRS 的一种新的特异性生物标志物，具有较高的诊断准确性和有效性。

我国脑卒中的预防主要采取三级预防，其中一级预防是病因预防，即发病前的预防，其具体措施包括改善患者不良生活习惯，如戒烟、限酒，加强体育锻炼，定期接受体检等。二级预防的对象是首发和复发脑卒中患者，通过寻找发病原因和疾病复发原因，实施治疗，以降低复发风险。三级预防即疾病康复治疗，通过对脑卒中患者实施早期康复治疗，降低致残率和病死率，减少疾病对患者工作和生活造成的危害，促进患者早日回归社会。其中二级预防至关重要，除了控制危险因素外，还应根据脑卒中的具体原因增加干预措施，以防止复发。干预内容包括对患者高危因素的控制、康复治疗和康复训练指导、卫生宣教及心理疏导等。具体措施有控制血压、血糖、血脂，抗血小板聚集，抗凝手术治疗，介入治疗及改变生活方式等。为预防脑卒中，乳腺癌患者应养成良好的生活习惯，以低盐低脂饮食、营养均衡为原则，提倡饮食种类多样化，多吃蔬菜、水果、谷类、鱼类、豆类和瘦肉。保持健康的生活方式，如戒烟、限酒，加强体育锻炼，注意饮食与锻炼相结合，将体重控制在正常范围内。合并高血压者应长期坚持服用降压药，血压控制在 140/90mmHg 以下，并经常测量血压，调整用药剂量。合并糖尿病者应定期检测血糖，控制饮食，加强体育锻炼，在医生的指导下服用降糖药物，将血糖控制在 7mmol/L 以下。对血总胆固醇升高或高脂血症伴非高密度脂蛋白升高者应积极降脂治疗并定期复查血脂。有心脏基础疾病者更应注意降脂，防止血栓形成、脱落，阻塞脑血管，导致脑卒中的发生。脑卒中的预防不仅要控制脑卒中的高危因素，对于已经发生脑卒中者，为防止其复发，需针对其发生原因进行具体干预，以提高患者的生存率及生活质量。

### （二）乳腺癌患者脑卒中的治疗

若乳腺癌患者已经发生脑卒中，应采取相应措施积极治疗，以免病情恶化，并同时防止其再次复发。具体可采取以下治疗措施。

**1. 一般处理**

（1）吸氧与呼吸支持：合并低氧血症者应给予吸氧。

（2）心脏检测与心脏病变的处理：脑梗死后 24 小时内常规行心电图检查，必要时给予心电监护。

（3）体温控制：对于体温超过 38℃者应进行物理或药物降温。

（4）血压控制：准备溶栓者，应使收缩压≤180mmHg，舒张压≥100mmHg；缺血性脑卒中后 24 小时内血压升高者应谨慎处理，应先治疗紧张焦虑、疼痛、恶心、呕吐及颅内压增高等情况，血压持续升高（收缩压≥200mmHg 或舒张压≤110mmHg），或伴有严重心功能不全、主动脉夹层、高血压脑病时，可谨慎降压治疗，并严密观察血压变化，必要时可静脉使用短效药物（如拉贝洛尔、尼卡地平等），最好应用微量输液泵，避免血压降得过低；有高血压病史且正在服用降压药者，如病情平稳，可于脑卒中 24 小时后开始恢复使用降压药物；脑卒中后低血压者应积极寻找和处理原因，必要时可采用扩容升压措施。

（5）血糖控制：血糖超过 11.1mmol/L 时应及时给予胰岛素控制血糖；血糖低于 2.8mmol/L 时给予 10%～20%葡萄糖溶液口服或注射治疗。

（6）营养支持：脑卒中后由于呕吐、吞咽困难可引起脱水及营养不良，应加强营养，必要时给予补液和营养支持。

**2. 特异性治疗**

（1）溶栓治疗：是目前最重要的恢复血流措施，重组组织型纤溶酶原激活剂（rt-PA）和尿激酶（UK）是我国使用的主要溶栓药，目前认为有效抢救半暗带组织的时间窗为 4.5 小时或 6 小时内。

（2）抗血小板治疗：最主要的药物为阿司匹林，不能耐受阿司匹林者可以考虑氯吡格雷。研究显示，阿司匹林可显著降低致死率和致残率，但脑出血的风险轻微增加。

（3）降纤治疗：对不适合溶栓并经过严格筛选的脑卒中患者，特别是高纤维蛋白血症者可选用降纤治疗，主要药物有降纤酶、巴曲酶、安克洛酶等。

（4）抗凝治疗：主要抗凝药物有肝素、华法林等，但抗凝药物的使用易导致出血，因此对于大多数急性缺血性脑卒中患者，不推荐无选择地早期进行抗凝治疗。

脑卒中治疗除以上几种主要方法外，还包括扩容、扩血管、神经保护等治疗，但目前尚缺乏足够临床证据，一般情况下不推荐。

# 三、乳腺癌患者脑卒中的预后

目前，脑卒中与乳腺癌预后关系的相关文献不多，但已明确脑卒中的发生可加速疾病进展，严重影响患者预后。有研究表明，恶性肿瘤并发脑卒中后，患者神经功能损害相对较重，并发症更多更重，恢复差，预后不良。一项关于恶性肿瘤患者合并脑梗死预后的研究发现，恶性肿瘤并发脑梗死者病死率更高，预后明显不良。脑卒中本身的神经系统损害及其并发症如肺部感染、上消化道出血、心脏损害等对乳腺癌的系统治疗（手术、化疗、放疗和内分泌治疗等）都是不利的危险因素。乳腺癌合并脑卒中预后较差的原因如下。

（1）乳腺癌合并脑卒中者往往病情较重，容易发生并发症，如肺部感染、应激性溃疡、消化道出血、心力衰竭、心律失常等。其中，最常见的是肺部感染，且感染相对较重，部分可进展为呼吸衰竭。另外，血液系统并发症如血小板减少及贫血等均较单纯性乳腺癌严重，易导致病情迅速恶化甚至死亡。

（2）脑卒中患者常有神经系统症状，如偏瘫、吞咽困难、意识障碍及自主神经功能障碍等。而乳腺癌合并脑梗死患者，一般意识障碍相对较多。脑卒中迫使患者长期卧床，深静脉血栓形成，心肺功能及抵抗力等全身情况下降，严重影响患者的治疗及术后恢复，对其预后造成不良影响。若发生吞咽困难，难以正常进食，可导致营养不良，加重恶病质，或误吸导致肺部感染，均影响患者预后。

（3）脑卒中还会影响乳腺癌的治疗。恶性肿瘤患者血液多呈高凝状态，有两种主要机制：①肿瘤细胞产生组织因子，与因子Ⅶ一起通过外源性凝血途径直接激活因子Ⅹ；②肿瘤细胞可表达一种特殊的、不依赖于组织因子与因子Ⅶ而直接激活因子Ⅹ的酶，称为癌促凝素。在此两种主要机制的作用下，血液中纤维蛋白、纤维蛋白原及其降解产物升高，最终导致血液高凝状态。而围手术期血液的高凝状态往往会进一步加重，明显增加脑卒中的风险。如果患者术前出现脑卒中，考虑到术中麻醉、液体管理及凝血等问题，手术治疗不得不延期，不能及时手术，延误病情，影响预后。乳腺癌放疗可能会对冠状动脉造成一定的损害，并且增加心肌梗死、脑卒中的发病风险。若合并脑卒中，考虑到放疗对心血管的损害，不得不对放疗有所限制。乳腺癌化疗也可能会增加脑卒中的风险，一般多发生在70岁以上、诊断乳腺癌1年以内的患者。有研究表明，他莫昔芬与血管赘生物的形成有关，脑卒中发病风险的相对危险度为1.49，也有加重脑卒中的风险。无论是放疗、化疗，还是内分泌治疗，都是促发脑卒中的危险因素。对于已经发生脑卒中的患者，以上三种治疗均有促进脑卒中发展的可能，考虑到脑卒中对乳腺癌患者的不良影响，以上治疗均可能受到明显限制而影响病情。

（4）抗癌治疗本身所需费用较高，当合并脑卒中时，患者及其家属考虑到生活质量及治疗预期效果，可能更倾向选择姑息性治疗。

（李　红　马晨煜　孔令泉）

# 第十五节　乳腺癌患者动脉粥样硬化的防治

## 一、乳腺癌患者动脉粥样硬化的伴发情况

动脉粥样硬化是西方发达国家的流行性疾病，随着我国人民生活水平的提高和饮食结构的变化，该病亦成为我国的主要死亡原因。目前认为动脉粥样硬化是多因素作用所致，其主要危险因素包括年龄、性别、血脂异常、高血压、吸烟、糖尿病和糖耐量异常、肥胖及家族史。研究表明，由于雌激素有抗动脉粥样硬化作用，女性较男性动脉粥样硬化发病率低。女性绝经后雌激素水平下降导致动脉粥样硬化的发病率上升。有报道，东亚地区女性乳腺癌发病高峰年龄为 45～54 岁，我国＞45 岁女性乳腺癌患者占所有乳腺癌患者的69.75%。因此，超过半数的乳腺癌患者在发病时已处于围绝经期或绝经期。绝经后乳腺癌患者的雌激素水平受卵巢功能减退和药物治疗的双重影响而明显下降，故动脉粥样硬化在乳腺癌患者中发病率远高于正常女性。同时，有研究表明三酰甘油（TG）水平和乳腺癌的发病风险呈正相关，因为肿瘤细胞的过度增殖需消耗大量的能量，脂质代谢活跃，大量脂肪动员，血清 TG 水平升高。而脂质代谢异常是动脉粥样硬化最重要的危险因素之一。有报道，在系统治疗后门诊随访的乳腺癌患者中约 3/4 患有血脂异常，2/5 伴有颈动脉斑块狭窄或颈动脉中膜增厚。另有研究表明，乳腺癌患者首次确诊糖尿病的总发病率为 25.3%（已知晓为 5.1%），糖尿病前期为 50.6%。糖尿病患者中动脉粥样硬化发病率高于非糖尿病者数倍。乳腺癌患者中围绝经期及绝经后女性居多，且存在高比例的血脂异常及糖尿病和糖耐量异常，这使得乳腺癌患者伴发动脉粥样硬化的比例较正常人显著增加。

## 二、乳腺癌患者动脉粥样硬化的防治策略

首先应积极预防动脉粥样硬化的发生，如已发生应积极治疗，防止病变进一步进展并争取逆转，已发生并发症者应及时治疗，防止其恶化。目前，超声被广泛应用于颈动脉粥样硬化病变的检查，可对颈动脉斑块进行定性和定量分析，对判断斑块稳定性起重要作用；同时，超声还具有操作简便、价格低等优点。另外，颈动脉斑块的 MRI 也值得关注，可能有助于改善无症状颈动脉疾病的风险分层。

（一）一般防治措施

（1）积极控制与本病有关的危险因素：如高血压、糖尿病和糖耐量异常、血脂异常、

肥胖等。

（2）合理膳食：控制膳食总热量，以维持正常体重为度。

（3）适当的锻炼：参与一定的体力劳动和体育活动，对预防肥胖、锻炼循环系统的功能和调整血脂代谢均有益。

（4）合理安排工作和生活：避免过度劳累和情绪激动。注意劳逸结合，保持充足的睡眠。

（5）提倡戒烟、戒酒。

（二）药物治疗

**1. 调脂药物**　调脂治疗的首要目标是降低低密度脂蛋白胆固醇（LDL-C），其次为升高高密度脂蛋白胆固醇（HDL-C）。目前临床选用的调脂药物包括他汀类、贝特类、烟酸类、胆酸螯合树脂类、胆固醇吸收抑制剂及其他类六大类。

（1）他汀类：可竞争性地抑制细胞内胆固醇合成早期过程中限速酶的活性，从而上调细胞表面低密度脂蛋白（LDL）受体，加速血浆 LDL 的分解，还可抑制极低密度脂蛋白（VLDL）的合成，故而降低 TC、LDL-C，也可降低 TG 和轻度升高 HDL-C。此外，他汀类还具有抗炎、保护血管内皮功能等调脂外的作用，故对防治动脉粥样硬化性疾病有重要作用。

（2）贝特类：又称为苯氧芳酸类，能够刺激脂蛋白脂酶（LPL），以及 *ApoA* 1 和 *ApoA* 2 基因的表达，抑制 *ApoC* 3 基因的表达，增强 LPL 的脂解活性，有利于去除血中富含 TG 的脂蛋白，降低 TG，提高 HDL-C 水平，并使 LDL 亚型由小而密颗粒向大而疏松颗粒转变。临床常用药物有菲诺贝特、苯扎贝特、吉非贝齐。贝特类药物使用的适应证是高三酰甘油血症或以 TG 升高为主的混合型高脂血症和低高密度脂蛋白血症。其常见的不良反应是消化不良、胆石症，也可引起氨基转移酶升高和肌病，吉非罗齐的安全性较差。绝对禁忌证为严重肝肾疾病。

（3）烟酸类：烟酸是 B 族维生素，当用量超过作为维生素使用的剂量时，有明显的调脂作用。其适用于高三酰甘油血症、低高密度脂蛋白血症或以 TG 升高为主的混合型高脂血症。其绝对禁忌证是慢性肝病和严重痛风，相对禁忌证是消化性溃疡、肝功能受损和高尿酸血症。

（4）胆酸螯合树脂类：主要为碱性阴离子交换树脂，在肠道内与胆酸不可逆结合，促进胆酸从大便排出而阻碍胆酸的肝肠循环，减少胆汁酸中胆固醇的重吸收。反馈性刺激肝细胞表面 LDL 受体表达，从而加速血液中 LDL 的清除。

（5）胆固醇吸收抑制剂：代表药物为依折麦布，其口服后被迅速吸收，广泛结合成依折麦布-葡萄糖苷酸，作用于小肠上皮细胞的刷状缘，从而抑制胆固醇的吸收。因减少了胆固醇向肝的释放，促进肝合成 LDL 受体，又加速了 LDL 的代谢。

（6）其他类

1）$\omega$-3 脂肪酸：属于多不饱和脂肪酸，主要是二十碳五烯酸和二十二碳六烯酸，为深海鱼油的主要成分，主要用于高三酰甘油血症，能降低 TG 并轻度升高 HDL-C，一般对 TC 和 LDL-C 无影响。除调脂外，其还有降压、抑制血小板聚集、抗炎和改善血管反应性等作用，近年来还发现其有预防心律失常和猝死的作用。2%～3%的患者出现消化道症状如恶心、腹胀、消化不良、便秘等。少数出现氨基转移酶或肌酸激酶轻度升高，偶见出血倾向。

2）普罗布考：又称为丙丁酚，通过掺入脂蛋白颗粒以影响脂蛋白代谢而产生调脂作用，可降低 TC 并降低 LDL-C（可达 25%）。其主要适用于高胆固醇血症，尤其是纯合子型家族性高胆固醇血症，还有抗氧化作用。本药虽可降低 HDL，但改变了 HDL 的结构和代谢功能，提高了其对胆固醇逆向转运的能力，因而更有利于 HDL 发挥抗动脉粥样硬化的作用。常见副作用有恶心、呕吐、消化不良等，以及嗜酸性粒细胞增多、血尿酸增高，最严重的不良反应是引起 Q-T 间期延长，但极少见，故有室性心律失常或 Q-T 间期延长者禁用。

（7）调脂药的联合应用：为了提高血脂达标率并减少不良反应，调脂药物可联合应用。由于他汀类的肯定作用及其降脂外的效应，联合治疗多以他汀类与其他药物的组合。

1）他汀类与依折麦布联合：可明显提高降脂疗效，小剂量他汀类药物与依折麦布合用可达到大剂量他汀的降脂疗效，避免了使用大剂量他汀类药物的不良反应，也未增加肝毒性、肌毒性。

2）他汀类与贝特类联合：适用于混合型高脂血症，尤其是糖尿病和代谢综合征伴有的致动脉粥样硬化血脂谱，能同时降低 TC、TG、LDL-C 而升高 HDL-C，但联合应用时不良反应较多，应高度重视。对于老年、女性、肝肾疾病、甲状腺功能减退等患者慎用此方案，用药期间需密切监测丙氨酸转氨酶（ALT）、天冬氨酸转氨酶（AST）、肌酸激酶（CK）和肌肉症状，并避免与大环内酯类、抗真菌药、环孢素、地尔硫䓬、胺碘酮等药物联合。

3）他汀类与烟酸类联合：常规剂量他汀类合用小剂量烟酸类可显著升高 HDL-C，降低心血管死亡、非致死性心肌梗死和血管重建术的发生率。迄今尚未发现他汀类与烟酸类缓释剂联用增加肌病和肝毒性，但由于烟酸可增加他汀类的生物利用度，故仍应监测 ALT、AST、CK 和肌肉症状。

4）他汀类与胆酸螯合剂联合：两者联合有协同降低 LDL-C 的作用，并可延缓动脉粥样硬化的发展，减少 CAD 事件的发生。联合应用不增加各自的不良反应，且可因降低了剂量而使相应不良反应减少。但因胆酸螯合剂服用不便，此联合仅用于其他治疗无效时。

5）他汀类与 ω-3 脂肪酸联合：可用于混合型高脂血症，联合应用不增加各自的不良反应，但应注意较大剂量的 ω-3 多不饱和脂肪酸有增加出血的风险。

（8）内分泌治疗的选择：对于血脂异常的高心血管疾病风险的绝经后乳腺癌患者，可选择对血脂影响较小的内分泌治疗药物。拒绝接受芳香化酶抑制剂治疗或不能耐受芳香化酶抑制剂的绝经后乳腺癌患者，可以服用他莫昔芬。

**2. 抗血小板药物**　抗血小板黏附和聚集的药物可防止血栓形成，有助于防止血栓阻塞性病变的发展，用于动脉血栓形成和栓塞。

**3. 溶栓药物和抗凝药物**　对于动脉内形成血栓导致管腔狭窄或阻塞者，可用溶栓药物，包括链激酶、阿替普酶等。抗凝药物包括普通肝素、低分子肝素、华法林等。

**4. 外科手术**　手术方法有颈动脉内膜切除术（CEA）。颈动脉血运重建对脑卒中预防起重要作用，有症状的颈动脉疾病患者进行颈动脉血运重建是明确的。对于无症状的颈动脉疾病患者，CEA 相比于药物治疗会降低脑卒中风险。

## 三、治疗过程的监测

（1）饮食与非药物治疗 3～6 个月后，应复查血脂水平，如能达标则继续，但仍需 6～12 个月复查 1 次，如持续达标则每年复查 1 次。

（2）药物治疗开始后 4～8 周复查血脂及 AST、ALT 和 CK，如血脂已达标则逐步改为每 6～12 月复查 1 次。如开始治疗 3～6 个月血脂未达标，需调整药物后再经 4～8 周复查，达标后每 6～12 个月复查 1 次。

（3）生活方式的治疗性改变和药物治疗必须长期坚持，还应监测药物不良反应，若 AST 或 ALT 超过正常上限 3 倍或 CK 超过正常上限 5 倍，均应停药，停药后仍需监测有关酶值，直至其恢复正常。

（4）药物治疗期间若遇可能引起肌溶解的急性或严重情况，如败血症、创伤、大手术、低血压和抽搐等，应暂停用药。

## 四、乳腺癌患者动脉粥样硬化的预后

颈动脉粥样硬化是导致脑供血不足的最主要原因之一，与脑卒中的发生也有密切关系。无论是冠状动脉病变，还是颈动脉粥样硬化，都与人体脂质代谢异常、脂质过分堆积有关。乳腺癌患者颈动脉粥样硬化是因为该类患者的全身脂质代谢异常，类脂质物质在颈动脉沉积，从而造成颈动脉狭窄，而颈动脉又是心脏泵血到大脑的主要路径，斑块增大致颈动脉管径狭窄引起颅内低灌注，可导致患者脑供血不足，出现头晕、晕厥甚至脑卒中等严重情况。同时，由于颈动脉内不稳定斑块在高速血流的冲击下容易发生表面破溃，进而脱落形成血栓，栓子可随血流进入颅内段造成管腔栓塞，引发缺血性脑卒中。非狭窄性颈动脉斑块也可导致脑卒中，有近 1/3 的缺血性脑卒中被认为是隐匿性的，存在与脑卒中同侧的非狭窄性颈动脉粥样硬化斑块。有研究证实，血栓可以通过非狭窄性颈动脉粥样硬化斑块的破裂产生，并可以远端栓塞，导致缺血性脑卒中，增加乳腺癌患者心脑血管事件发生风险，致不良预后。

（邹宝山　孔令泉）

### 参 考 文 献

卜智斌, 叶萌, 程芸, 等, 2015. 超声造影评估颈动脉粥样斑块与缺血性脑卒中相关性的初步研究. 中国超声医学杂志, 31（10）: 945-947.

陈德芳, 曹明芳, 官文芳, 等, 2000. 癌症患者心电图变化与预后的关系. 实用心电学杂志, 9（4）: 250, 251.

崔向丽, 万子睿, 侯珂露, 等, 2017. 增加肿瘤患者血栓风险的药物概述. 中国药物警戒, 14（7）: 430-434.

高俊杰, 陈湛愔, 2017. 脑卒中的临床研究进展. 现代医用影像学, 26（2）: 337-339, 342.

葛均波, 徐永健, 王辰, 2018. 内科学. 第 9 版. 北京: 人民卫生出版社, 213-217.

国际血管联盟, 2020. 输液导管相关静脉血栓形成中国专家共识. 中国普外基础与临床杂志, 27 (5): 1-7.

姜蒙蒙, 赵婷, 李旭, 等, 2019. 内质网应激在阿霉素引起的心肌损伤中作用的研究进展? 国际老年医学杂志, 40 (6): 381-384.

蒋圣早, 陈东祥, 2015. 血清血脂及载脂蛋白水平与乳腺癌的相关性. 中国现代医学, 53 (14): 17-20.

孔令泉, 李欣, 厉红元, 等, 2017. 关注乳腺癌患者血脂异常的诊断与防治. 中华内分泌外科杂志, 11 (2): 89-91, 96.

李浩, 罗欢, 孔令泉, 等, 2019. 乳腺癌伴随疾病全方位管理之内分泌代谢性疾病管理. 中国临床新医学, 12 (2): 111-116.

林海丽, 林海燕, 王琴, 等, 2019. 不同置管导管静脉直径比对高凝状态患者 PICC 相关血栓形成的影响. 广东医学, 40 (12): 1806-1809.

刘日, 2018. 乳腺癌患者术后心电图 QT 间期及 P 波电轴等指标的变化研究. 实用癌症杂志, 33 (1): 134-136.

刘文玲, 胡大一, 郭继鸿, 等, 2014. 晕厥诊断与治疗中国专家共识 (2014 年更新版). 中华内科杂志, 53 (11): 916-925.

刘永军, 马林超, 2015. 曲妥珠单抗辅助化疗治疗 HER2 阳性乳腺癌有效性和安全性的 Meta 分析. 中国药物评价, 32 (1): 35-40.

骆楚君, 钟黛云, 张建萍, 2016. 多柔比星和表柔比星治疗转移性乳腺癌的系统评价. 中国药学杂志, 51 (4): 321-325.

吕海辰, 刘莹, 刘基巍, 等, 2016. 2016 年欧洲心脏病学会癌症治疗与心血管毒性立场声明解读. 中国实用内科杂志, 36 (11): 949-952.

马军, 沈志祥, 秦叔逵, 2011. 防治蒽环类抗肿瘤药物心脏毒性的中国专家共识 (2011 版). 临床肿瘤学杂志, 16 (12): 1122-1129.

钱辉, 陈泳清, 2010. 冠心病病因与生活方式关系及健康教育对策探讨. 中国医药指南, (23): 27-29.

沈王琴, 钱海兰, 郁红霞, 2010. 如意金黄散外敷治疗静脉炎疗效的 Meta 分析. 护理研究, 24 (1): 85-86.

石果, 罗凤, 张玲, 等, 2016. 172 例乳腺癌输液港静脉血栓相关因素分析. 重庆医科大学学报, 41 (5): 530-532.

舒娜, 2016. 彩色多普勒超声检查颈动脉粥样硬化与冠状动脉病变程度的相关性研究. 中国实用神经疾病杂志, 19 (17): 61-62.

陶树贵, 霍凤, 2010. 中药外洗加外敷苈柏软膏治疗血栓性浅静脉炎临床观察. 中国中医药信息杂志, 17 (7): 80, 81.

陶涛, 祁俊峰, 2015. 胸部肿瘤调强放疗后动态心电图异常的临床分析. 现代肿瘤医学, 23 (16): 2300-2302.

王安素, 曾莉, 张莉, 等, 2016. 喜疗妥治疗静脉炎疗效的 Meta 分析. 遵义医学院学报, 39 (1): 54-61.

王吉耀, 2011. 冠状动脉粥样硬化性心脏病. 内科学. 第 2 版. 北京: 人民卫生出版社, 273, 275-276.

王吉耀, 2006. 内科学 (上). 北京: 人民卫生出版社.

王新建, 王伟娜, 毛梦轩, 等, 2016. 静脉输液港导管尖端位置与术后并发症的相关研究. 临床误诊误治, 29 (9): 77, 78.

魏蕾, 秦叔逵, 2019. 重组人血管内皮抑制素治疗恶性心包积液的研究进展. 临床肿瘤学杂志, (8): 15.

谢爱贞, 刘国洁, 高琴, 等, 2014. 乳腺癌患者 PICC 置管术后并发深静脉血栓的影响因素分析及护理干预. 吉林医学, 35 (20): 4565.

杨德斌, 金琳, 王迎春, 2016. 超声评价颈动脉粥样硬化斑块稳定性的研究进展. 中国医学影像学杂志, 9 (22): 717-720.

杨健筌, 胡兴胜, 付曦, 等, 2015. 紫杉醇化疗致血压升高 1 例. 四川生理科学杂志, 37 (3): 128, 129.

张萍, 马涛, 宋卫, 等, 2015. 乳腺癌合并高血压患者术后伤口愈合不良分析. 现代肿瘤医学, (13): 1821-1823.

张水华, 梅其炳, 潘学营, 等, 2009. 化疗药物诱导的手足综合征. 中国临床药理学与治疗学, 14 (2): 210-213.

张学铭, 庄琦, 杨梦慧, 等, 2018. 四维超声心动图结合二维斑点追踪技术评价肺动脉高压患者右心功能和预后. 中华心血管病杂志, 46 (12): 965-971.

郑莹, 吴春晓, 张敏璐, 2013. 乳腺癌在中国的流行状况和疾病特征. 中国癌症杂志, 23 (8): 561-569.

中国成人血脂异常防治指南修订联合委员会, 2016. 中国成人血脂异常防治指南 (2016 年修订版). 中国循环杂志, 31 (10): 937-950.

中国临床肿瘤学会, 2013. 蒽环类药物心脏毒性防治指南 (2013 年版). 临床肿瘤学杂志, 18 (10): 925-934.

中国临床肿瘤学会肿瘤与血栓专家委员会, 2019. 肿瘤相关静脉血栓栓塞症预防与治疗指南 (2019 版), 中国肿瘤临床, 46 (13): 653-600.

中国乳腺癌内分泌治疗多学科管理血脂异常管理共识专家组, 2017. 绝经后早期乳腺癌患者血脂异常管理的中国专家共识. 中华肿瘤杂志, 39 (1): 72-77.

中华心血管病杂志编辑委员会, 中国生物医学工程学会心律分会, 中国老年学和老年医学学会心血管病专业委员会, 等, 2019. 晕厥诊断与治疗中国专家共识 (2018). 中华心血管病杂志, 47 (2): 96-107.

中华医学会心血管病学会肺血管病学组, 2018. 中国肺高血压诊断和治疗指南 2018. 中华心血管病杂志, 46 (12): 933-964.

Abu-Khalaf MM, Harris L, 2009. Anthracycline-induced cardiotoxicity: Risk assessment and management. Oncology, 23 (3): 239, 44, 52.

Adana A, Llanos P, Kepher H, et al, 2012. Cholesterol, lipoproteins, and breast cancer risk in African-American women. Ethn Dis, 22 (3): 281-287.

Agnelli G, Verso M, 2006. Therapy insight: Venous-catheter-related thrombosis in cancer patients. Nat Clin Pract Oncol, 3 (4): 214-222.

Ahwal MS，2012. Chemotherapy and fingerprint loss：Beyond cosmetic. Oncologist，17（2）：291-293.

Aleman BMP，Van Debelt-Dusebout AW，Debruin ML，et al，2007. Late cardiotoxicity after treatment for Hodgkin lymphoma. Blood，109（5）：1878-1886.

Amir E，Seruga B，Niraula S，et al，2011. Toxicity of adjuvant endocrine therapy in postmenopausal breast cancer patients：A systematic review and meta-analysis. J Natl Cancer Inst，103 （17）：1299-1309.

Andrejak M，Tribouilloy C，2013. Drug-induced valvular heart disease：An update. Arch Cardiovasc Dis，106（5）：333-339.

Aslani A，Smith RC，Allen BJ，et al，1999. Changes in body composition during breast cancer chemotherapy with the CMF-regimen. Breast Cancer Res Tr，57（3）：285-190.

Baack BR，Burgdorf WH，1991. Chemotherapy-induced acral erythema. J Am Acad Dermat，24（3）：457-461.

Bagot CN，Arya R，2008. Virchow and his triad：A question of attribution. Br J Haematol，143（2）：180-190.

Baradaran H，Gupta A，Anzai Y，et al，2019. Cost effectiveness of assessing ultrasound plaque characteristics to risk stratify asymptomatic patients with carotid stenosis. J Am Heart Assoc，8（21）：e012739.

Barbosa AM，Francisco PC，Motta K，et al，2016. Fish oil supplementation attenuates changes in plasma lipids caused by dexamethasone treatment in rats. Appl Physiol Nutr Metab，41（4）：382-390.

Bartolome S，Hoeper MM，Klepetko W，2017. Advanced pulmonary arterial hypertension：Mechanical support and lung transplantation. Eur Respir Rev，26（146）：pii170089.

Baumann KL，Jaffray J，Carrier M，2017. Epidemiology，diagnosis，prevention and treatment of catheter-related thrombosis in children and adults. Thromb Res，157：64-71.

Berrino F，Villarini A，Traina A，et al，2014. Metabolic syndrome and breast cancer prognosis. Breast Cancer Res Treat，147（1）：159-165.

Bessell EM，Bouliotis G，Armstrong S，et al，2012. Long-term survival after treatment for Hodgkin's disease（1973-2002）：Improved survival with successive 10-year cohorts. Br J Cancer，107（3）：531-536.

Bicakli DH，Varol U，Degirmenci M，et al，2016. Adjuvant chemotherapy may contribute to an increased risk for metabolic syndrome in patients with breast cancer. J Oncol Pharm Pract，22（1）：46-53.

Bishiniotis TS，Antoniadou S，Katseas G，et al，2000. Malignant cardiac tamponade in women with breast cancer treated by pericardiocentesis and intrapericardial administration of triethylenethiophosphoramide（thiotepa）. Am J Cardiol，86（3）：362-364.

Blum JL，Jones SE，Buzdar AU，et al，1999. Multicenter phase II study of capecitabine in paclitaxel-refractory metastatic breast cancer. J Clin Oncol，17（2）：485-493.

Boekel B，Schaapveld M，Gietema J A，et al，2016. Cardiovascular disease risk in a large population-based cohort of breast cancer survivals. Int J Radiat Oncol Biol Phys，94（5）：1061-1072.

Bonner F，Fenk R，Kochanek M，et al，2017. 2016 ESC Position Paper on cancer treatments and cardiovascular toxicity. Eur Heart J，37（36）：2768-2801.

Boon NA，Bloomfield P，2002. The medical management of valvular heart disease. Heart，87：395-400.

Bossone E，D'Andrea A，D'Alto M，et al，2013. Echocardiography in pulmonary arterial hypertension：From diagnosis to prognosis. J Am Soc Echocardiogr，26（1）：1-14.

Boudoulas KD，Borer JS，Boudoulas H. 2013. Etiology of valvular heart disease in the 21$^{st}$ century. Cardiology，126（3）：139-152.

Bouillon K，Haddy N，Delaloge S，et al，2011. Long-term cardiovascular mortality after radiotherapy for breast cancer. J Am Coll Cardiol，57（4）：445-452.

Bovelli D，Plataniotis G，Roila F，et al，2010. Cardiotoxicity of chemotherapeutic agents and radiotherapy-related heart disease：ESMO Clinical Practice Guidelines. Ann Oncol，21（Suppl 5）：v277-v282.

Brand JS，Hedayati E，Bhoo-Pathy N，et al，2017. Time-dependent risk and predictors of venous thromboembolism in breast cancer patients：A population-based cohort study. Cancer，123 （3）：468-475.

Bray F，Ferlay J，Soerjomataram I，et al，2018. Global cancer statistics 2018：GLOBOCAN estimates of incidence and mortality worldwide for 36 cancers in 185 countries. CA Cancer J Clin，68（6）：394-424.

Brignole M，Moya A，de Lange FJ，et al，2018. 2018 esc guidelines for the diagnosis and management of syncope. Eur Heart J，39（21）：1883-1948.

Buddeke J，Gernaat SM，Bots ML，et al，2019. Trends in the risk of cardiovascular disease in women with breast cancer in a Dutch nationwide cohort study. Bmj Open，9（5）：e022664.

Buzdar A，Forbes JF，Cuzick J，et al，2008. Effect of anastrozole and tamoxifen as adjuvant treatment for early-stage breast cancer：

100-month analysis of the ATAC trial. Lancet Oncol, 9 (1): 45-53.

Caine GJ, Stonelake PS, Rea D, et al, 2003. Coagulopathic complications in breast cancer. Cancer, 98 (8): 1578-1586.

Cannon CP, Blazing MA, Giugliano RP, et al, 2015. Ezetimibe added to statin therapy after acute coronary syndromes. N Engl J Med, 372 (25): 2387-2397.

Canto A, Guijarro R, Arnau A, et al, 1993. Thoracoscopic pericardial fenestration: Diagnostic and therapeutic aspects. Thorax, 48 (11): 1178-1180.

Cardinale D, Biasillo G, Salvatici M, et al, 2017. Using biomarkers to predict and to prevent cardiotoxicity of cancer therapy. Expert Rev Mol Diagn, 17 (3): 245-256.

Cardinale D, Colombo A, Lamantia G, et al, 2010. Anthracycline-induced cardiomyopathy: Clinical relevance and response to pharmacologic therapy. J Am Coll Cardiol, 55 (3): 213-220.

Carver JR, Shapiro CL, Ng A, et al, 2007. American society of clinical oncology clinical evidence review on the ongoing care of adult cancer survivors: Cardiac and pulmonary late effects. J Clin Oncol, 25 (25): 3991-4008.

Chalermchai T, Tantiphlachiva K, Suwangusme H, et al, 2010. Randomized trial of two different doses of pyridoxine in the prevention of capecitabine-associated palmar-plantar erythrodysesthesia. Asia Pac J Clin Oncol, 6 (3): 155-160.

Chaturvedi S, Ansell J, Recht L, 1994. Should cerebral ischemic events in cancer patients be considered a manifestation of hypercoagulability? Stroke, 25 (6): 1215-1218.

Chavarrri-Guerra Y, Soto-Perez-De-Celie E, 2015. Images in clinical medicine. Loss of fingerprints. New Engl J Med, 372 (16): e22.

Chen LY, Shen WK, Mahoney DW, et al, 2006. Prevalence of syncope in a population aged more than 45 years. Am J Med, 119 (12): 1088. e1081-e1087.

Chen WQ, Zheng RS, Baade PD, et al, 2016. Cancer statistics in China, 2015. CA Cancer J Clin, 66 (2): 115-132.

Cheney CL, Mahloch J, Freeny P, 1997. Computerized tomography assessment of women with weight changes associated with adjuvant treatment for breast cancer. Am J Clin Nutr, 66 (1): 141-146.

Cheng X, Qin Q, Lu L, et al, 2020. The independent risks and specific biomarker of breast cancer-related ischemic stroke. Int J Neurosci, 1-9.

Chertcoff FJ, Emery NC, Villagomez R, et al, 2009. Pulmonary tumor embolism: Report of two cases. Rev Med Chil, 137 (12): 1613-1616.

Chew HK, Wun T, Harvey DJ, et al, 2007. Incidence of venous thromboembolism and the impact on survival in breast cancer patients. J Clin Oncol, 2526 (1): 70-76.

Chlebowski RT, Aiello E, McTiernun A, 2001. Weight loss in breast cancer patient management. J Clin Oncol, 20 (4): 1128-1143.

Chlebowski RT, Anderson GL, Geller M, et al, 2006. Coronary heart disease and stroke with aromatase inhibitor, tamoxifen, and menopausal hormone therapy use. Clin Bre Cancer, 6: S58-S64.

Choi JY, Cho EY, Choi YJ, et al, 2018. Incidence and risk factors for congestive heart failure in patients with early breast cancer who received anthracycline and/or trastuzumab: A big data analysis of the Korean Health Insurance Review and Assessment Service database. Breast Cancer Res Treat, 171 (1): 181-188.

Chuy KL, Yu AF, 2019. Cardiotoxicity of contemporary breast cancer treatments. Current Treatment Options in Oncology, 20 (6): 51.

Clarke, M, Collins, R, Darby N, et al, 2005. Effects of radiotherapy and of differences in the extent of surgery for early breast cancer on local recurrence and 15-year survival: An overview of the randomised trials. Lancet, 366 (9503): 2087-2106.

Coates AS, Keshaviah A, Thurlimann B, et al, 2007. Five years of letrozole compared with tamoxifen as initial adjuvant therapy for postmenopausal women with endocrine-responsive early breast cancer: Update of study BIG 1-98. J Clin Oncol, 25 (5): 486-492.

Coombes RC, Hall E, Gibson LJ, et al, 2004. A randomized trial of exemestane after two to three years of tamoxifen therapy in postmenopausal women with primary breast cancer. N Engl J Med, 350 (1): 1081-1092.

Costa LJM, Varella PCS, Giglio AD, 2002. Weight changes during chemotherapy for breast cancer. São Paulo Medical Journal, 120 (4): 113-117.

Crawford JD, Liem TK, Moneta GL, 2016. Management of catheter-associated upper extremity deep venous thrombosis. J Vasc Surg Venous Lymphat Disord, 4 (3): 375-379.

Cuppone F, Bria E, Verma S, et al. 2008. Do adjuvant aromatase inhibitors increase the cardiovascular risk in postmenopausal women with early breast cancer? Meta-analysis of randomized trials. Cancer, 112 (2): 260-267.

Curigliano G, Cardinale D, Suter T, et al, 2012. Cardiovascular toxicity induced by chemotherapy, targeted agents and radiotherapy: ESMO Clinical Practice Guidelines. Ann Oncol, 23 (Suppl 7): i155-i166.

Cutter DJ, Michael S, Darby SC, et al, 2015. Risk of valvular heart disease after treatment for Hodgkin lymphoma. J Natl Cancer Inst, 107（4）：8.

Cuzik J, Stewart H, Rutqvist L, et al, 1994. Cause-specific mortality in long-term survivors of breasf cancer who participate in trials of radiotherapy. J Clin Oncol, 12（3）：447-453.

Darby SC, Cutter DJ, Boerma M, et al, 2010. Radiation-related heart disease：Current knowledge and future prospects. Int J Radiat Oncol Biol Phys, 76（3）：656-665.

Darby SC, Ewertz M, McGale P, et al, 2013. Risk of ischemic heart disease in women after radiotherapy for breast cancer. N Engl J Med, 15（7-8）：425-426.

Davies C, Pan H, Godwin J, et al, 2013. Long-term effects of continuing adjuvant tamoxifen to 10 years versus stopping at 5 years after diagnosis of oestrogen receptor-positive breast cancer：ATLAS, a randomised trial. Lancet, 381（9869）：805-816.

Debourdeau P, Farge D, Beckers M, et al, 2013. International clinical practice guidelines for the treatment and prophylaxis of thrombosis associated with central venous catheters in patients with cancer. J Thromb Haemost, 11（1），71-80.

Dequanter D, Lothaire P, Berghmans T, et al, 2008. Severe pericardial effusion in patients with concurrent malignancy：A retrospective analysis of prognostic factors influencing survival. Ann Surg Oncol, 15（11）：3268-3271.

Dewar JA, Horobin JM, Preece PE, et al, 1992. Long term effects of tamoxifen on blood lipid values in breast cancer. BMJ, 305（6847）：225-226.

Dialla PO, Dabakuyo TS, Marilier S, et al, 2012. Population-based study of breast cancer in older women：Prognostic factors of relative survival and predictors of treatment. BMC Cancer, 12：472.

DiSipio T, Rye S, Newman B, et al, 2013. Incidence of unilateral arm lymphoedema after breast cancer：A systematic review and meta-analysis. Lancet Oncol, 14（6）：500-515.

Douillard JY, Hoff PM, Skillings JR, et al, 2002. Multicenter phase Ⅲ study of uracil/tegafur and oral leucovorin versus fluorouracil and leucovorin in patients with previously untreated metastatic colorectal cancer. J Clin Oncol, 20（17）：3605-3616.

Douketis J, Tosetto A, Marcucci M, et al, 2010. Patient-level meta-analysis：Effect of measurement timing, threshold, and patient age on ability of D-dimer testing to assess recurrence risk after unprovoked venous thromboembolism. Ann Intern Med, 153（8）：523-531.

Drake RD, Lin WM, King M, et al, 2004. Oral dexamethasone attenuates Doxil-induced palmar-plantar erythrodysesthesias in patients with recurrent gynecologic malignancies. Gynecol Oncol, 94（2）：320-324.

Druesne-Pecollo N, Touvier M, Barrandon E, et al, 2012. Excess body weight and second primary cancer risk after breast cancer：A systematic review and meta-analysis of prospective studies. Breast Cancer Res Tr, 135（3）：647-654.

Early Breast Cancer Trialists' Collaborative Group（EBCTCG）, Davies C, Godwin J, et al, 2011. Relevance of breast cancer hormone receptors and other factors to the efficacy of adjuvant tamoxifen：Patient-level meta-analysis of randomised trials. Lancet, 378（9793）：771-784.

Early Breast Cancer Trialists' Collaborative, 2011. Effect of radiotherapy after breast-conserving surgery on 10-year recurrence and 15-year breast cancer death：meta-analysis of individual patient data for 10, 801 women in 17 randomised trials. Lancet, 378（9804）：1707-1716.

Elisaf MS, Bairaktari ET, Nicolaides C, et al, 2001. Effect of letrozole on the lipid profile in postmenopausal women with breast cancer. Euro J Cancer, 37（12）：1510-1513.

Elli M, Sungur M, Genc G, et al, 2013. The late effects of anticancer therapy after childhood Wilm's tumor：The role of diastolic function and ambulatory blood pressure monitoring. JPN J Clin Oncol, 43（10）：1004-1011.

Enden T, Haig Y, Kløw NE, et al, 2012. Long-term outcome after additional catheter-directed thrombolysis versus standard treatment for acute iliofemoral deep vein thrombosis（the CaVenT study）：A randomised controlled trial. The Lancet, 379（9810）：31-38.

Eschenhagen T, Force T, Ewer MS, et al, 2011. Cardiovascular side effects of cancer therapies：A position statement from the Heart Failure Association of the European Society of Cardiology. Eur J Heart Fail, 13（1）：1-10.

Ewer MS, Martin FJ, Henderson C, et al, 2004. Cardiac safety of liposomal anthracyclines. Semin Oncol, 31（6 Suppl 13）：161-181.

Fanta CH, 1980. Microscopic tumour emboli to the lungs：A hidden cause of dyspnoea and pulmonary hypertension. Thorax, 35（10）：794, 795.

Farge D, Bounameaux H, Brenner B, et al, 2016. International clinical practice guidelines including guidance for direct oral anticoagulants in the treatment and prophylaxis of venous thromboembolism in patients with cancer. Lancet Oncol, 17（10）：e452-e466.

Feller HA，1968. Pulmonary hypertension，resulting from tumor emboli to pulmonary arteries. Diseases of the Chest，54（1）：68-70.

Ference BA，Ginsberg HN，Graham I，et al，2017. Low-density lipoproteins cause atherosclerotic cardiovascular disease. 1. Evidence from genetic，epidemiologic，and clinical studies. A consensus statement from the European Atherosclerosis Society Consensus Panel. Eur Heart J，38（32）：2459-2472.

Fernandes CJ，Morinaga LTK，Alves JL，et al，2019. Cancer-associated thrombosis：The when，how and why. Eur Respir Rev，28（151）：180119.

Force T，Krause DS，Van RA，2007. Molecular mechanisms of cardiotoxicity of tyrosine kinase inhibition. Nat Rev Cancer，7（5）：332-344.

Fraguas-Sanchez AI，Martin-Sabroso C，Fernandez-Carballido A，et al，2019. Current status of nanomedicine in the chemotherapy of breast cancer. Cancer Chemother Pharmacol，84（4）：689-706.

Freed BH，Collins JD，François CJ，et al，2016. MR and CT imaging for the evaluation of pulmonary hypertension. JACC Cardiovasc Imaging，9（6）：715-732.

Gaba K，Bulbulia R，2019. Identifying asymptomatic patients at high-risk for stroke. J Cardiovasc Surg（Torino），60（3）：332-344.

Gaitini D，2006. Current approaches and controversial issues in the diagnosis of deep vein thrombosis via duplex doppler ultrasound. J Clin Ultr，34（6）：289-297.

Galan-Arriola C，Lobo M，Vilchez-Tschischke JP，et al，2019. Serial magnetic resonance imaging to identify early stages of anthracycline-induced cardiotoxicity. J Am Coll Cardiol，73（7）：779-791.

Galiè N，Humbert M，Vachiery JL，et al，2016. 2015 ESC/ERS guidelines for the diagnosis and treatment of pulmonary hypertension. Rev Esp Cardiol（Engl Ed），69（2）：177.

Geisler J，King N，Anker G，et al，1998. In vivo inhibition of aromatization by exemestane，a novel irreversible aromatase inhibitor，in postmenopausal breast cancer patients. Clin Cancer Res，4（9）：2089-2093.

Geva S，Lazarev I，Geffen DB，et al，2013. Hypertriglyceridemia in patients with metastatic breast cancer and treatment with capecitabine. J Chemother，25（3）：176-180.

Giraud P，Cosset JM，2004. Radiation toxicity to the heart：Physiopathology and clinical data. Bull Cancer，91（Suppl 3）：147-153.

Gordinier ME，Dizon DS，Fleming EL，et al，2006. Elevated body mass index does not increase the risk of palmar-plantar erythrodysesthesia in patients receiving pegylated liposomal doxorubicin. Gynecologic Oncology，103（1）：72-74.

Gordon SG，Mielicki WP，1997. Cancer procoagulant：A factor X activator，tumor marker and growth factor from malignant tissue. Blood Coagul Fibrinolysis，8（2）：73-86.

Gornik HL，Gerhard-Herman M，Beckman JA，2005. Abnormal cytology predicts poor prognosis in cancer patients with pericardial effusion. J Clin Oncol，23（22）：5211-5216.

Graus F，Rogers LR，Posener JB，1985. Cerebrovascular complications in patients with cancer. Medicine，64（1）：16-35.

Greenfield BJ，Okcu MF，Baxter PA，et al，2015. Long-term disease control and toxicity outcomes following surgery and intensity modulated radiation therapy（IMRT）in pediatric craniopharyngioma. Radiother Oncol，114（2）：224-229.

Gross JL，Younes RN，Deheinzelin D，et al，2006. Surgical management of symptomatic pericardial effusion in patients with solid malignancies. Ann Surg Oncol，13（12）：1732-1738.

Gujral DM，Lloyd G，Bhattacharyya S，2015. Radiation-induced valvular heart disease. Heart，102（4）：269-276.

Gustavsson A，Osterman B，Cavallin-Stahl E，2003. A systematic overview of radiation therapy effects in non-Hodgkin's lymphoma. Acta Oncol，42（5/6）：605-619.

Guzick J，Buzdar A，Howell A，et al，2006. Comprehensive side-effect profile of anastrozole and tamoxifen as adjuvant treatment for early-stage breast cancer：Long-term safety analysis of the ATAC trial. Lancet Oncol，7（8）：633-643.

Haig Y，Enden T，Slagsvold CE，et al，2013. Determinants of early and long-term efficacy of catheter-directed thrombolysis in proximal deep vein thrombosis. J Vasc Interv Radiol，24（1）：17-26.

Hamood R，Hamood H，Merhasin I，et al，2019. Risk of cardiovascular disease after radiotherapy in survivors of breast cancer：A case-cohort study. J Cardiol，73（4）：280-291.

Han HD，Guo W，Shi WJ，et al，2017. Hypertension and breast cancer risk：A systematic review and meta-analysis. Sci Rep，7：44877.

Hansen MV，Rosenberg J，Gogenur I，2013. Lack of circadian variation and reduction of heart rate variability in women with breast cancer undergoing lumpectomy：A descriptive study. Breast Cancer Res Treat，140（2）：317-322.

Harbeck N，Gnant M，2017. Breast cancer. Lancet，389（10074）：1134-1150.

Harris L，Batist G，Belt R，et al，2002. Liposome-encapsulated doxorubicin compared with conventional doxorubicin in a randomized multicenter trial as first-line therapy of metastatic breast carcinoma. Cancer, 94（1）: 25-36.

Hengel CL, Russell PA, Gould PA, et al, 2006. Subacute anthracycline cardiotoxicity. Heart Lung Circ, 15（1）: 59-61.

Hensley ML, Hagerty KL, Kewalramani T, et al, 2009. American Society of Clinical Oncology 2008 clinical practice guideline update: Use of chemotherapy and radiation therapy protectants. J Clin Oncol, 27（1）: 127-145.

Hershko C, Pinson A, Link G, 1996. Prevention of anthracycline cardiotoxicity by iron chelation. Acta Haematol, 95（1）: 87-92.

Hershman DL, Accordino MK, Shen S, et al, 2020. Association between nonadherence to cardiovascular risk factor medications after breast cancer diagnosis and incidence of cardiac events. Cancer, 126（7）: 1541-1549.

Hibbert M, 1997. Tumour microembolism presenting as "primary pulmonary hypertension". Thorax, 52: 1016-1017.

Hoesly FJ, Baker SG, Gunawardane ND, et al, 2011. Capecitabine-induced hand-foot syndrome complicated by pseudomonal superinfection resulting in bacterial sepsis and death: Case report and review of the literature. Arch Dermatol, 147（12）: 1418-1423.

Hofheinz RD, Gencer D, Schulz H, et al, 2015. Mapisal versus urea cream as prophylaxis for capecitabine-associated hand-foot syndrome: a randomized phaseⅢ trial of the AIO quality of life working group. J Clin Oncol Oncology, 33（22）: 2444-2449.

Holmes FA, Glass JP, Ewer MS, et al, 1987. Syncope and hypotension due to carcinoma of the breast metastatic to the carotid sinus. Am J Med, 82（6）: 1238-1242.

Horsted F, West J, Grainge MJ, 2012. Risk of venous thromboembolism in patients with cancer: A systematic review and meta-analysis. PLoS Medicine, 9（7）: e1001275.

Hurn PD, Brass LM, 2003. Estrogen and stroke: A balanced analysis. Stroke, 34: 338-341.

Hyafil F, Klein I, Desilles JP, et al, 2014. Rupture of nonstenotic carotid plaque as a cause of ischemic stroke evidenced by multimodality imaging. Circulation, 129（1）: 130, 131.

Imazio M, Colopi M, de Ferrari GMJH, 2020. Pericardial diseases in patients with cancer: Contemporary prevalence, management and outcomes. Heart, 106（8）: 569-574.

Imazio M, Spodick DH, Brucato A, et al, 2010. Controversial issues in the management of pericardial diseases. Circulation, 121（7）: 916-928.

Jenkins C, Chan J, Bricknell K, et al, 2007. Reproducibility of right ventricular volumes and ejection fraction using real-time three-dimensional echocardiography: Comparison with cardiac MRI. Chest, 131（6）: 1844-1851.

Jensen SA, Hasbak P, Mortensen J, et al, 2010. Fluorouracil induces myocardial ischemia with increases of plasma brain natriuretic peptide and lactic acid but without dysfunction of left ventricle. J Clin Oncol, 28（36）: 5280-5286.

Jensen SA, Sørensen JB, 2012. 5-Fluorouracil-based therapy induces endovascular injury having potential significance to development of clinically overt cardiotoxicity. Cancer Chemother Pharmacol, 69（1）: 57-64.

Ji Q, Wang M, Su C, et al, 2017. Clinical symptoms and related risk factors in pulmonary embolism patients and cluster analysis based on these symptoms. Sci Rep, 7: 14887.

Jia X, Rifai MA, Gluckman TJ, et al, 2019. Highlights from selected cardiovascular disease prevention studies presented at the 2019 European society of cardiology congress. Curr Atheroscler Rep, 21（12）: 46.

Jing ZC, Xu XQ, Badesch DB, et al, 2009. Pulmonary function testing in patients with pulmonary arterial hypertension. Respir Med, 103（8）: 1136-1142.

Jones AL, Barlow M, Barrett-Lee PJ, et al, 2009. Management of cardiac health in trastuzumab-treated patients with breast cancer: updated United Kingdom National Cancer Research Institute recommendations for monitoring. Br J Cancer, 100（5）: 684-692.

Jucgl A, Sais G, Navarro M, et al, 1995. Palmoplantar keratoderma secondary to chronic acral erythema due to tegafur. Archives of Dermatology, 131（3）: 364, 365.

Jyoti S, Tandon S, 2019. Disruption of mitochondrial membrane potential coupled with alterations in cardiac biomarker expression as early cardiotoxic signatures in human ES cell-derived cardiac cells. Hum Exp Toxicol, 38（9）: 1111-1124.

Kang YK, Lee SS, Yoon DH, et al, 2010. Pyridoxine is not effective to prevent hand-foot syndrome associated with capecitabine therapy: Results of a randomized, double-blind, placebo-controlled study. J Clin Oncol Oncology, 28（24）: 3824-3829.

Kearon C, Akl EA, Ornelas J, et al, 2016. Antithrombotic therapy for VTE disease. Chest, 149（2）: 315-352.

Kearon C, de Wit K, Parpia S, et al, 2019. Diagnosis of pulmonary embolism with d-dimer adjusted to clinical probability. N Engl J Med, 381（22）: 2125-2134.

Khorana AA, 2010. Venous thromboembolism and prognosis in cancer. Thromb Res, 125（6）: 490-493.

Kim HJ, Kwak MH, Kong SY, et al, 2012. A case of locally advanced breast cancer complicated by pulmonary tumor thrombotic microangiopathy. Cancer Res Treat, 44（4）: 267-270.

Kim RJ，Peterson G，Kulp B，et al，2005. Skin toxicity associated with pegylated liposomal doxorubicin（40mg/m$^2$）in the treatment of gynecologic cancers. Gynecol Oncol，97（2）：374-378.

Kim SH，Kwak MH，Park S，et al，2010. Clinical characteristics of malignant pericardial effusion associated with recurrence and survival. Cancer Res Treat，42（4）：210-216.

Kimmick G，Dent S，Klem I，2019. Risk of cardiomyopathy in breast cancer：how can we attenuate the risk of heart failure from anthracyclines and anti-HER2 therapies? Curr Treat Options Cardiovasc Med，21（6）：30.

Kitahara CM，de González AB，Freedman ND，2011. Total cholesterol and cancer risk in a large prospective study in Korea. J Clin Oncol，29（12）：1592-1598.

Kneihsl M，Enzinger C，Wtinsch G，et al，2016. Poorshort—term outcome in patients with ischaemic stroke and active cancer. J Neurol，263（1）：150-156.

Konduri S，Khan Q，Stites S，2007. Pulmonary hypertension caused by metastatic breast cancer and its response to antihormone therapy and chemotherapy. Breast J，13（5）：506-508.

Konstantinides S，Meyer G，2019. The 2019 ESC guidelines on the diagnosis and management of acute pulmonary embolism. Eur Heart J，40（42）：3453-3455.

Kuczmarski MF，Kuczmarski RJ，Najjar M，2000. Descriptive anthropometric reference data for older Americans. J Amer Die Asso，100（1）：59-66.

Kuhnert C，Zeca E，Fischer J，et al，2010. Pulmonary hypertension due to tumor embolism. Rev Med Interne，31（10）：e6-e8.

Labianca R，Beretta G，Clerici M，et al，1982. Cardiac toxicity of 5-fluorouracil：A study on 1083 patients. Tumori，68（6）：505-510.

Laisupasin P，Thompat W，Sukarayodhin S，et al，2013. Comparison of serum lipid profiles between normal controls and breast cancer patients. J Lab Phy，5（1）：38-41.

Lamb LE，Green HC，Combs JJ，et al，1960. Incidence of loss of consciousness in 1,980 air force personnel. Aerosp Med，31：973-988.

Lancellotti P. 2013. Expert consensus for multi-modality imaging evaluation of cardiovascular complications of radiotherapy in adults：A report from the European Association of Cardiovascular Imaging and the American Society of Echocardiography. J Am Soc Echocardiogr，26（9）：1013-1032.

Lancellotti P，Nkomo VT，Badano LP，et al，2013. Expert consensus for multi-modality imaging evaluation of cardiovascular complications of radiotherapy in adults：A report from the European Association of Cardiovascular Imaging and the American Society of Echocardiography. Eur Heart J Cardiovasc Imaging，14：721-740.

Largent JA，McEligot AJ，Ziogas A，et al，2006. Hypertension，diuretics and breast cancer risk. J Hum Hypertens，20（10）：727-732.

Lemay A，Brideau NA，Forest JC，et al，1991. Cholesterol fractions and apolipoproteins during endometriosis treatment by a gonadotrophin releasing hormone（GnRH）agonist implant or by danazol. Clin Endo，33（4）：305-310.

Leonard K L，Wazer DE，2019. Cardiotoxicity Associated with Radiation for Breast Cancer//Toxicities of Radiation Treatment for Breast Cancer. New York：Springer US.

Lestuzzi C，Berretta M，Tomkowski W，2015. 2015 Update on the diagnosis and management of neoplastic pericardial disease. Expert Rev Cardiovasc Ther，13（4）：377-389.

Levine LE，Medenica MM，Lorincz A L，et al，1985. Distinctive acral erythema occurring during therapy for severe myelogenous leukemia. Arch Dermatol，121（1）：102-104.

Levy E，Piedbois P，Buyse M，et al，1998. Toxicity of fluorouracil in patients with advanced colorectal cancer：Effect of administration schedule and prognostic factors. J Clin Oncol Oncology，16（11）：3537-3541.

Li H，Chan Y，Li N，et al，2020. Prevalence and predictor of pulmonary embolism in a cohort of chinese patients with acute proximal deep vein thrombosis. Ann Vasc Surg，63：293-297.

Lin E，Morris JS，Ayers GD，2002. Effect of celecoxib on capecitabine-induced hand-foot syndrome and antitumor activity. Oncology，16（12 Suppl No 14）：31-37.

Lipshultz SE，Sallan SE，1993. Cardiovascular abnormalities in long-term survivors of childhood malignancy. J Clin Oncol，11（7）：1199-1203.

Lopez AM，Wallace L，Dorr RT，et al，1999. Topical DMSO treatment for pegylated liposomal doxorubicin-induced palmar-plantar erythrodysesthesia. Cancer Chemother Pharmacol，44（4）：303-306.

Lotem M，Hubert A，Lyass O，et al，2000. Skin toxic effects of polyethylene glycol-coated liposomal doxorubicin. Arch Dermatol，136（12）：1475-1480.

Lu LJ，Wang RJ，Ran L，et al，2014. On the status and comparison of glucose intolerance in female breast cancer patients at initial diagnosis and during chemotherapy through an oral glucose tolerance test. PLoS One，9（4）：e93630.

Ma W，Liu J，Zeng Y，et al，2012. Causes of moderate to large pericardial effusion requiring pericardiocentesis in 140 Han Chinese patients. Herz，37（2）：183-187.

Macedo LT，Lima JP，Dos Santos LV，et al，2014. Prevention strategies for chemotherapy-induced hand-foot syndrome：A systematic review and meta-analysis of prospective randomised trials. Support Care Cancer，22（6）：1585-1593.

Mach F，Baigent C，Catapano AL，et al，2020. 2019 ESC/EAS Guidelines for the managment of dyslipidaemias：Lipid modification to reduce cardiovascular risk. Russ J Cardiol，25（5）：2826.

Madjer T，Danner-Boucher I，Horeau-Langlard D，et al，2012. Severe pulmonary hypertension leading to heart-lung transplantation and revealing breast cancer. Eur Respir J，40（4）：1057-1059.

Maganti K，Rigolin VH，Sarano ME，et al，2010. Valvular heart disease：diagnosis and management. Mayo Clin Proc，85（5）：483-500.

Maisch B，Ristic A，Pankuweit S，2010. Evaluation and management of pericardial effusion in patients with neoplastic disease. Prog Cardiovasc Dis，53（2）：157-163.

Malanca M，Cimadevilla C，Brochet E，et al，2010. Radiotherapy-induced mitral stenosis：A three-dimensional perspective. J Am Soc Echocardiogr，23（1）：101-108.

Mangili G，Petrone M，Gentile C，et al，2008. Prevention strategies in palmar-plantar erythrodysesthesia onset：The role of regional cooling. Gynecol Oncol，108（2）：332-335.

Manosca F，Schinstine M，Fetsch PA，et al，2007. Diagnostic effects of prolonged storage on fresh effusion samples. Diagn Cytopathol，35（1）：6-11.

Martinello R，Becco P，Vici P，et al，2019. Trastuzumab-related cardiotoxicity in patients with nonlimiting cardiac comorbidity. Breast J，25（3）：444-449.

Martinoni A，Cipolla CM，Cardinale D，et al，2004. Long-term results of intrapericardial chemotherapeutic treatment of malignant pericardial effusions with thiotepa. Chest，126（5）：1412-1416.

Matiasz R，Rigolin VH，2018. 2017 focused update for management of patients with valvular heart disease：Summary of new recommendations. J Amer Heart Asso，7（1）：e007596.

Mavrogeni SI，Sfendouraki E，Markousis-Mavrogenis G，et al，2019. Cardio-oncology, the myth of Sisyphus, and cardiovascular disease in breast cancer survivors. Heart Fail Rev，24（6）：977-987.

McTiernan AM，Stanford JL，Daling JR，et al，1998. Prevalence and correlates of recreational physical activity in women aged 50-64 years. Menopause，5（2）：95-101.

Mendelsohn ME，2002. The protective effects of estrogen on the cardiovascular system. Am J Cardiol，89（12）：12-17.

Merli GJ，1993. Update：Deep vein thrombosis and pulmonary embolism prophylaxis in orthopedic surgery. Med Clin North Am，77：397-411.

Michael E，Mendelsohn MD，Richard H，et al，1999. The protective effects of estrogen on the cardiovascular system. N Engl J Med，340：1801-1811.

Miller KD，Siegel RL，Lin CC，et al，2016. Cancer treatment and survivorship statistics，2016. CA Cancer J Clin，66（4）：271-289.

Miller KK，Gorcey L，Mclellan BN，2014. Chemotherapy-induced hand-foot syndrome and nail changes：A review of clinical presentation，etiology，pathogenesis，and management. J Am Acad Dermatol，71（4）：787-794.

Mismetti P，Laporte S，Pellerin O，et al，2015. Effect of a retrievable inferior vena cava filter plus anticoagulation vs anticoagulation alone on risk of recurrent pulmonary embolism：A randomized clinical trial. JAMA，313（16）：1627-1635.

Moore RA，Adel N，Riedel E，et al，2011. High incidence of thromboembolic events in patients treated with cisplatin-based chemotherapy：A large retrospective analysis. J Clin Oncol，29：3466-3473.

Mouridsen H，Keshaviah A，Coates AS，et al，2007. Cardiovascular adverse events during adjuvant endocrine therapy for early breast cancer using letrozole or tamoxifen：Safety analysis of BIG 1-98 trial. J Clin Oncol，25（36）：5715-5722.

Moya A，Sutton R，Ammirati F，et al，2009. Guidelines for the diagnosis and management of syncope（version 2009）. Eur Heart J，30（21）：2631-2671.

Mravec B，Gidron Y，Kukanova B，et al，2006. Neural-endocrine-immune complex in the central modulation of tumorigenesis：Facts，assumptions，and hypotheses. J Neuroimmunol，180（1/2）：104-116.

Murbraech K，Wethal T，Smeland KB，et al，2016. Valvulah dysfunction in lymphoma survivors treated with autologous stem cell thansplantion：A national cross-sectional study. JACC Cardiorasc Imaging，9（3）：230-239.

Nasser N，Fox J，Agbarya A，2020. Potential mechanisms of cancer-related hypercoagulability. Cancers（Basel），12（3）：566.

Nelson ER，Wardell SE，Jasper JS，et al，2013. 27-hydroxycholesterol links hypercholesterolemia and breast cancer pathophysiology. Science，342（6162）：1094-1098.

Ng KH，Oczkowski W，2013. ACP Journal Club. Review：Treatment options for asymptomatic carotid artery stenosis were compared. Ann Intern Med，159（4）：Jc6.

Nikolaou V，Syrigos K，Saif MW，2016. Incidence and implications of chemotherapy related hand-foot syndrome. Expert Opinion on Drug Safety，15（12）：1625-1633.

Nilsson G，Holmberg L，Garmo H，et al，2005. Increased incidence of stroke in women with breast cancer. Eur J Cancer，41：423-439.

Ntukidem NI，Nguyen AT，Stearns V，et al，2008. Estrogen receptor genotypes，menopausal status，and the lipid effects of tamoxifen. Clin Phar Thera，83（5）：702-710.

O'Brien ME，Wigler N，Inbar M，et al，2004. Reduced cardiotoxicity and comparable efficacy in a phaseⅢ trial of pegylated liposomal doxorubicin HCl（CAELYX/Doxil）versus conventional doxorubicin for first-line treatment of metastatic breast cancer. Ann Oncol Oncology，15（3）：440-449.

Ohashi Y，Ikeda M，Kunitoh H，et al，2018. Venous thromboembolism in patients with cancer：Design and rationale of a multicentre，prospective registry（Cancer-VTE Registry）. Bmj Open，8：e018910.

Orlando L，Colleoni M，Nole F，et al，2000. Incidence of venous thromboembolism in breast cancer patients during chemotherapy with vinorelbine，cisplatin，5-fluorouracil as continuous infusion：Is prophylaxis required? Ann Oncol，11（1）：117-118.

Patel N，Patel NJ，Agnihotri K，et al，2015. Utilization of catheter-directed thrombolysis in pulmonary embolism and outcome difference between systemic thrombolysis and catheter-directed thrombolysis. Cathet. Cardiovasc. Intervent，86（7）：1219-1227.

Palaia I，Angioli R，Bellatl F，et al，2006. Distal phalange necrosis：A severe manifestation of palmar plantar erythrodysesthesia. Am J Obstet Gynecol，195（4）：e1-e2.

Patt DA，2005. Cardiac morbidity of adjuvant radiotherapy for breast cancer. J Clin Oncol，23（30）：7475-7482.

Paulus JK，Rosenberg AS，2016. Breast cancer and thrombosis：Timing matters. Blood，127（7）：793-794.

Peeters PH，van Noord PA，Hoes AW，et al，2000. Hypertension and breast cancer risk in a 19-year follow-up study（the DOM cohort）. Diagnostic investigation into mammarian cancer. J Hypertens，18（3）：249-254.

Peng J，Dong C，Wang C，et al，2018. Cardiotoxicity of 5-fluorouracil and capecitabine in Chinese patients：A prospective study. Cancer Commun，38（1）：22.

Pentassuglia L，Graf M，Lane H，et al，2009. Inhibition of ErbB2 by receptor tyrosine kinase inhibitors causes myofibrillar structural damage without cell death in adult rat cardiomyocytes. Exp Cell Res，315（7）：1302-1312.

Permanyer-Miralda G，Sagrista-Sauleda J，Soler-Soler J，1985. Primary acute pericardial disease：A prospective series of 231 consecutive patients. Am J Cardiol，56（10）：623-630.

Piccart-Gebhart MJ，Procter M，Leyland-Jones B，et al，2005. Trastuzumab after adjuvant chemotherapy in HER2-positive breast cancer. New Engl J Med，353（16）：1659-1672.

Pinckard JK，Wick MR，2000. Tumor-related thrombotic pulmonary microangiopathy：Review of pathologic findings and pathophysiologic mechanisms. Ann Diagn Pathol，4（3）：154-157.

Piovanelli B，Rovetta R，Bonadei I，et al，2013. Nonbacterial thrombotic endocarditis in pancreatic cancer. Monaldi Arch Chest Dis，80（4）：189.

Pituskin E，Mackey JR，Koshman S，et al，2016. Prophylactic beta blockade preserves left ventricular ejection fraction in HER2-overexpressing breast cancer patients receiving trastuzumab：Primary results of the MANTICORE randomized controlled trial. Cancer Rsearch，76（4）：PD5-03-PD5-03.

Polk A，Vistisen K，Vaage-Nilsen M，et al，2014. A systematic review of the pathophysiology of 5-fluorouracil-induced cardiotoxicity. BMC Pharmacol Toxicol，15：47.

Ponikowski P，Voors AA，Anker SD，et al，2016. 2016 ESC Guidelines for the diagnosis and treatment of acute and chronic heart failure：The task force for the diagnosis and treatment of acute and chronic heart failure of the European Society of Cardiology（ESC）. Developed with the special contribution of the Heart Failure Association（HFA）of the ESC. Eur J Heart Fail，18（8）：891-975.

Press OW，Livingston R，1987. Management of malignant pericardial effusion and tamponade. JAMA，257（8）：1088-1092.

Raschi E，Diemberger I，Cosmi B，et al，2017. ESC position paper on cardiovascular toxicity of cancer treatments：Challenges and expectations. Intern Emerg Med，13（2）：1-9.

Reckelhoff JF，Maric C，2010. Sex and gender differences in cardiovascular-renal physiology and pathophysiology. Steroids，75（11）：745-746.

Refaat MM，Katz WE，2011. Neoplastic pericardial effusion. Clin Cardiol，34（10）：593-598.

Ristic AD，Imazio M，Adler Y，et al，2014. Triage strategy for urgent management of cardiac tamponade：A position statement of the european society of cardiology working group on myocardial and pericardial diseases. Eur Heart J，35（34）：2279-2284.

Ristić AD，Pankuweit S，Maksimović R，et al，2013. Pericardial cytokines in neoplastic，autoreactive，and viral pericarditis.Heart Fail Rev，18（3）：345-353.

Roberts KE，Hamele-Bena D，Saqi A，et al，2003. Pulmonary tumor embolism：A review of the literature. Am J Med，115（3）：228-232.

Romond EH，Perez EA，Bryant J，et al，2005. Trastuzumab plus adjuvant chemotherapy for operable HER2-positive breast cancer. New Engl J Med，353（16）：1673-1684.

Ruíz-Giménez N，Suárez C，González R，et al，2008. Predictive variables for major bleeding events in patients presenting with documented acute venous thromboembolism. Findings from the RIETE Registry. Thromb Haemost，100（1）：26-31.

Rutqvist LE，Johansson H，1990. Mortality by laterality of the primary tumour among 55,000 breast cancer patients from the Swedish cancer registry. Br J Cancer，61（6）：866-868.

Sahgal A，Chan MW，Atenafu EG，et al，2015. Image-guided，intensity-modulated radiation therapy （IG-IMRT） for skull base chordoma and chondrosarcoma：Preliminary outcomes. Neuro Oncol，17（6）：889-894.

Sánchez-Enrique C，Nuñez-Gil IJ，Viana-Tejedor A，et al，2016. Cause and long-term outcome of cardiac tamponade.Am J Cardiol，117（4）：664-669.

Sanders RD，2014. How important is peri-operative hypertension? Anaesthesia，69（9）：948-953.

Schiffer CA，Mangu PB，Wade JC ，et al，2013. Central venous catheter care for the patient with cancer：American Society of Clinical Oncology clinical practice guideline. J Clin Oncol，31 （10），1357-1370.

Seckold T，Walker S，Dwyer，et al，2015. A comparison of silicone and polyurethane picc lines and postinsertion complication rates：A systematic review. J Vasc Access，16（3）：167- 177.

Sharp R，Cummings M，Fielder A，et al，2015. The catheter to vein ratio and rates of symptomatic venous thromboembolism in patients with a peripherally inserted central catheter （PICC）：A prospective cohort study. Int J Nurs Stud，52（3），677-685.

Shen WK，Sheldon RS，Benditt DG，et al，2017. 2017 ACC/AHA/HRS guideline for the evaluation and management of patients with syncope：Executive summary：A report of the american college of cardiology/american heart association task force on clinical practice guidelines and the heart rhythm society. J Am Coll Cardiol，70（5）：620-663.

Siegel RL，Miller KD，Jemal A，2020. Cancer statistics，2020. CA Cancer J Clin，70（1）：7-30.

Siiteri PK，1987. Adipose tissue as a source of hormones. Am J Clin Nutr，45（1）：277-282.

Simunek T，Sterba M，Popelova O，et al，2009. Anthracycline-induced cardiotoxicity：Overview of studies examining the roles of oxidative stress and free cellular iron. Pharmacol Rep，61（1）：154-171.

Slamon D，Eiermann W，Robert N，et al，2011. Adjuvant trastuzumab in HER2-positive breast cancer. New Engl J Med，365（14）：1273-1283.

Slowik A，Lammerding L，Hoffmann S，et al，2018. Brain inflammasomes in stroke and depressive disorders：Regulation by oestrogen. J Neuroendocrinol，30（2）：12482.

Smith I，Procter M，Gelber RD，et al，2007. 2-year follow-up of trastuzumab after adjuvant chemotherapy in HER2-positive breast cancer：A randomised controlled trial. Lancet，369（9555）：29-36.

Sohrabji F，Okoreeh A，Panta A，2019. Sex hormones and stroke：Beyond estrogens. Horm Behav，111：87-95.

Solimando DA，Phillips ET，Weiss RB，et al，1996. Hypertensive reactions associated with paclitaxel. Cancer Inveat，14（4）：340-342.

Sousa B，Furlanetto J，Hutka M，et al，2015. Central venous access in oncology：ESMO clinical practice guidelines. Ann Oncol，26（Suppl 5）：v152-v168.

Spodick DH. 2003. Acute cardiac tamponade. N Engl J Med，349（7）：684-690.

Stocks T，van Hemelrijck M，Manjer J，et al，2012. Blood pressure and risk of cancer incidence and mortality in the metabolic syndrome and cancer project. Hypertension，59（4）：802-810.

Streiff MB，Holmstrom B， Angelini D，et al. 2018. NCCN Guidelines insights cancer-associated venous thromboembolic disease，version 2. 2018，J Natl Compr Canc Netw，16（11）：1289-1303.

Sun BC，Emond JA，Camargo CA，2004. Characteristics and admission patterns of patients presenting with syncope to U. S. emergency departments，1992-2000. Acad Emerg Med，11（10）：1029-1034.

Sun LM，Chung WS，Lin CL，et al，2016. Unprovoked venous thromboembolism and subsequent cancer risk：A population-based cohort study. J Thromb Haemost，14（3）：495-503.

Sun XG，Hansen JE，Oudiz RJ，et al，2003. Pulmonary function in primary pulmonary hypertension. J Am Coll Cardiol，41（6）：1028-1035.

Suter TM，Ewer MS，2013. Cancer drugs and the heart：Importance and management. Eur Heart J，34（15）：1102-1111.

Swystun LL，Mukherjee S，Liaw PC，2011. Breast cancer chemotherapy induces the release of cell-free DNA，a novel procoagulant stimulus. J Thromb Haemost，9（11）：2313-2321.

Takayama T，Okura Y，Okada Y，et al，2015. Characteristics of neoplastic cardiac tamponade and prognosis after pericardiocentesis：a single-center study of 113 consecutive cancer patients. Int J Clin Oncol，20（5）：872-877.

Tan-Chiu E，Yothers G，Romond E，et al，2005. Assessment of cardiac dysfunction in a randomized trial comparing doxorubicin and cyclophosphamide followed by paclitaxel，with or without trastuzumab as adjuvant therapy in node-positive，human epidermal growth factor receptor 2-overexpressing breast cancer：NSABP B-31. J Clin Oncol，23（31）：7811-7819.

Taunk NK，Haffty BG，Kostis JB，et al，2015. Radiation-induced heart disease：pathologic abnormalities and putative mechanisms. Front Oncol，5：39.

Taylor C，Correa C，Duane FK，et al，2017. Estimating the risks of breast cancer radiotherapy：Evidence from modern radiation doses to the lungs and heart and from previous randomized trials. J Clin Oncol，35（15）：1641-1649.

Templeton AJ，Ribi K，Surber C，et al，2014. Prevention of palmar-plantar erythrodysesthesia with an antiperspirant in breast cancer patients treated with pegylated liposomal doxorubicin（SAKK 92/08）. Breast，23（3）：244-249.

Theodoulou M，Hudis C，2004. Cardiac profiles of liposomal anthracyclines：Greater cardiac safety versus conventional doxorubicin？Cancer，100（10）：2052-2063.

Thiele JJ，Hsieh SN，Ekanayake-Mudiyanselage S，2005. Vitamin E：critical review of its current use in cosmetic and clinical dermatology. Dermatol Surg，31（7 Pt 2）：805-813.

Thivat E，Thérondel S，Lapirot O，et al，2010. Weight change during chemotherapy changes the prognosis in non metastatic breast cancer for the worse. BMC Cancer，10：648.

Thomas CA，Anderson RJ，Condon DF，2020. Diagnosis and management of pulmonary hypertension in the modern era：Insights from the 6th world symposium. Pulm Ther，6（1）：9-22.

Toh U，Fujii T，Seki N，et al，2006. Characterization of Il-2-activated TILs and their use in intrapericardial immunotherapy in malignant pericardial effusion. Cancer Immunol Immunother，55（10）：1219-1227.

Tran BH，Nguyen TJ，Hwang BH，et al，2013. Risk factors associated with venous thromboembolism in 49，028 mastectomy patients. Breast，22（4）：444-448.

Tsuboi H，Yonemoto K，Katsuoka K，2005. A case of bleomycin-induced acral erythema（AE）with eccrine squamous syringometaplasia（ESS）and summary of reports of AE with ESS in the literature. J Der，32（11）：921-925.

Ulybina YM，Imyanitov EN，Vasilyev DA，et al，2008. Polymorphic markers associated with genes responsible for lipid and carbohydrate metabolism disorders and insulin resistance in cancer patients. Mol Biol（Mosk），42（6）：945-953.

Uziely B，Jeffers S，Isacson R，et al，1995 Liposomal doxorubicin：Antitumor activity and unique toxicities during two complementary phase I studies. J Clin Oncol Oncology，13（7）：1777-1785.

Vaitiekus D，Muckiene G，Vaitiekiene A，et al，2020. Impact of arterial hypertension on doxorubicin-based chemotherapy-induced subclinical cardiac damage in breast cancer patients. Cardiovasc Toxicol，20（3）：321-327.

Vakamudi S，Ho N，Cremer PC，2017. Pericardial effusions：Causes，diagnosis，and management. Prog Cardiovasc Dis，59（4）：380-388.

van Belle A，Buller HR，Huisman MV，et al，2006. Effectiveness of managing suspected pulmonary embolism using an algorithm combining clinical probability，D-dimer testing，and computed tomography. JAMA，295（2）：172-179.

van Cutsem E，Hoff PM，Blum JL，et al，2002. Incidence of cardiotoxicity with the oral fluoropyrimidine capecitabine is typical of that reported with 5-fluorouracil. Ann Oncol，13（3）：484，485.

van Doorn L，Veelenturf S，Binkhorst L，et al，2017. Capecitabine and the risk of fingerprint loss. JAMA Oncology，3（1）：122-123.

Van EC，Caron HN，Dickinson HO，et al，2011. Cardioprotective interventions for cancer patients receiving anthracyclines. The Cochrane Database of Syst Rev，15（6）：CD003917.

van JG，Boekhout AH，Beijnen JH，et al，2011. Population pharmacokinetic-pharmacodynamic analysis of trastuzumab-associated cardiotoxicity. Clin Pharmacol Ther，90（1）：126-132.

Van MP，Shantakumar S，Kamphuisen PW，et al，2011. Myocardial infarction，ischaemic stroke and pulmonary embolism before and after breast cancer hospitalization：A population-based study. Thromb Haemost，106（1）：149-155.

Van Nimwegen FA, Schaapveld M, Janus, Cécile P. M, et al, 2015. Cardiovascular disease after Hodgkin lymphoma treatment：40-year disease risk. JAMA Intern Med，175（6）：1007-1017.

Von A, Illes A, Waldherr R, et al, 1990. Pulmonary tumor thrombotic microangiopathy with pulmonary hypertension. Cancer，66（3）：587-592.

Vu HT，Nguyen BD，Skoog L，et al，2019. Breast cancer survival defined by biological receptor and menopausal status in vietnamese women. Cancer Control，26（1）：1147300543.

Walker AJ，West J，Card TR，et al，2016. When are breast cancer patients at highest risk of venous thromboembolism? A cohort study using English health care data. Blood，127：849.

Wall C，Moore J，Thachil J，2016. Catheter-related thrombosis：A practical approach. J Int Care Soc，17（2）：160-167.

Wang RJ，Lu LJ，Jin LB，et al，2014. Clinicopathologic features of breast cancer patients with type 2 diabetes mellitus in southwest of China. Med Oncol，31：788.

Warren WH，2000. Malignancies involving the pericardium. Semin Thorac Cardiovasc Surg，12（2）：119-129.

Wasan KM, Goss PE, Pritchard PH, et al, 2005. The influence of letrozole on serum lipid concentrations in postmenopausal women with primary breast cancer who have completed 5 years of adjuvant tamoxifen（NCIC CTG MA. 17L）. An Oncol，16（5）：707-715.

Weill D，Benden C，Corris PA，et al，2015. A consensus document for the selection of lung transplant candidates：2014-an update from the Pulmonary Transplantation Council of the International Society for Heart and Lung Transplantation. J Heart Lung Transplant，34（1）：1-15.

Whelton PK，Carey RM，Aronow WS，et al，2018. 2017 ACC/AHA/AAPA/ABC/ACPM/AGS/APhA/ASH/ASPC/NMA/PCNA guideline for the prevention，detection，evaluation，and management of high blood pressure in adults：A report of the American College of Cardiology/American Heart Association Task Force on Clinical Practice Guidelines. J Am Coll Cardiol，71（19）：e127-e248.

Wolf SL，Qin R，Menon SP，et al，2010. Placebo-controlled trial to determine the effectiveness of a urea/lactic acid-based topical keratolytic agent for prevention of capecitabine-induced hand-foot syndrome：North Central Cancer Treatment Group Study N05C5. J Clin Oncol Oncology，28（35）：5182-5187.

Wong M，Choo SP，Tan EH，2009. Travel warning with capecitabine. Ann Oncol Oncology，20（7）：1281.

Wu A, Garry J, Labropoulos N, 2017. Incidence of pulmonary embolism in patients with isolated calf deep vein thrombosis. J Vasc Surg Venous Lymphat Disord，5（2）：274-279.

Xie L, Wang T, Yu S, et al, 2011. Cell-free miR-24 and miR-30d, potential diagnostic biomarkers in malignant effusions. Clin Biochem，44（2-3）：216-220.

Xu X, Chlebowski R, Shi J, et al, 2019. Aromatase inhibitor and tamoxifen use and the risk of venous thromboembolism in breast cancer survivors. Breast Cancer Res Treat，174（3）：785-794.

Zamorano JL, Lancellotti P, Rodriguez MD, et al, 2016. ESC Position Paper on Cancer tleatments and cardiovascular toxicity developed under the auspices of the ESC Committee for Practies Guidelines：The Task Force for cancer treatments and Cardiovascular toxicity of the European Society of Cardiology（ESC）. Eur J Heart Fail，37（36）：ehw211.

Zamorano JL，Lancellotti P，Rodriguez MD，et al，2017. 2016 ESC Position Paper on cancer treatments and cardiovascular toxicity developed under the auspices of the ESC Committee for Practice Guidelines：The Task Force for cancer treatments and cardiovascular toxicity of the European Society of Cardiology（ESC）. Eur J Heart Fail，19（1）：9-42.

Zeng HM，Zheng RS，Guo YM，et al，2015. Cancer survival in China，2003-2005：A population-based study. Int J Cancer，136（8）：1921-1930.

Zhang J，Zhang Q，Chen X，et al，2019. Management of neoplastic pericardial disease. Herz，35（4）：589-600.

Zhang RX，Wu XJ，Wan DS，et al，2012. Celecoxib can prevent capecitabine-related hand-foot syndrome in stage Ⅱ and Ⅲ colorectal cancer patients：result of a single-center，prospective randomized phase Ⅲ trial. Ann Oncol，23（5）：1348-1353.

Zhao Y，Wang Q，Zhao X，et al，2018. Effect of antihypertensive drugs on breast cancer risk in female hypertensive patients：Evidence from observational studies. Clin Exp Hypertensions，40（1）：22-27.

Zhu Q，Kirova YM，Cao L，et al，2018. Cardiotoxicity associated with radiotherapy in breast cancer：A question-based review with current literatures. Cancer Treat Rev，68：9.

Zöller B, Ji J, Sundquist J, et al, 2012. Risk of haemorrhagic and ischaemic stroke in patients with cancer：A nationwide follow-up study from Sweden. Eur J Cancer，48（12）：1875.

第九篇

乳腺神经内分泌肿瘤

# 第四十八章

# 乳腺神经内分泌肿瘤的诊治

## 一、概　述

1963 年，Feyrter 等通过阳性银染色发现，乳腺黏液癌具有与肠道类癌相似的形态学特征，首次描述了乳腺癌中的神经内分泌分化。1977 年，Cubilla 等报道了 8 例原发性乳腺类癌，使这种特殊类型的乳腺癌逐渐被大家认识。WHO 乳腺肿瘤组织学分类（2003）中将其定义为上皮源性肿瘤，具有与胃肠道和肺神经内分泌肿瘤类似的形态学特征，并且明确指出，必须 50%以上的肿瘤细胞表达神经内分泌标志物（特别是嗜铬粒蛋白或突触素）时，才能诊断乳腺神经内分泌肿瘤；若仅有灶区表达神经内分泌标志物，只能诊断为伴神经内分泌分化。2012 年第四版 WHO 乳腺肿瘤组织学分类，将纯粹的乳腺神经内分泌癌和伴神经内分泌分化的浸润性癌统称为伴神经内分泌特征的癌。其定义是肿瘤的形态学特征与胃肠黏膜和肺神经内分泌肿瘤的形态特征相似，并在一定程度上表达神经内分泌标志物。乳腺神经内分泌肿瘤分为分化较好的乳腺神经内分泌肿瘤，分化较差的乳腺神经内分泌癌及小细胞癌，以及伴有神经内分泌分化特征的浸润性乳腺癌。

事实上，自从乳腺中的神经内分泌肿瘤（neuroendocrine neoplasm，NEN）首次被描述以来，使用了很多种定义，并提出了多种分类系统。神经内分泌肿瘤与其他伴神经内分泌分化的乳腺癌有明显的重叠，部分肿瘤（特别是实性乳头状癌和黏液癌的高细胞亚型）达到了乳腺神经内分泌肿瘤的诊断标准。但神经内分泌肿瘤和伴神经内分泌分化的乳腺癌是病理类型完全不同的乳腺肿瘤，即使均表达神经内分泌标志物，也不应该被归类为神经内分泌肿瘤或神经内分泌癌。因此，2019 年第五版 WHO 乳腺肿瘤组织学分类再次做出调整，将原发性乳腺神经内分泌肿瘤分为神经内分泌肿瘤（neuroendocrine tumor，NET）、小细胞神经内分泌癌（small cell neuroendocrine carcinoma，SCNEC）或大细胞神经内分泌癌（large cell neuroendocrine carcinoma，LCNEC）；伴有神经内分泌分化特征的浸润性乳腺癌则被归为非特殊类型乳腺癌、黏液癌及实性乳头状癌等形态学肿瘤类型。

## 二、流 行 病 学

原发性乳腺神经内分泌肿瘤罕见，是一种特殊类型的乳腺癌。目前的临床实践中，神经内分泌标志物并不是乳腺癌常规的病理学检查指标。通过免疫组织化学方法，在非特殊型浸润性癌及一些特殊类型癌（尤其是黏液癌）中，30%可检测到神经内分泌分化。依据2019年第五版WHO乳腺肿瘤组织学分类，这部分患者被诊断为伴有神经内分泌分化特征的浸润性乳腺癌，而不能被诊断为神经内分泌肿瘤。乳腺原发性大细胞神经内分泌癌极为罕见，文献报道伴神经内分泌分化的肿瘤占所有乳腺癌的比例小于1%。

# 三、发生机制

原发性乳腺神经内分泌肿瘤的发生机制，主要有两种理论假设。其中一种理论假设认为，神经内分泌肿瘤是自身神经内分泌细胞的恶性转化。虽然有文献报道，在良性乳腺组织中发现神经内分泌细胞，但这些报道本身就有很大的争议和不确定性。因此，与肺、前列腺、胃、肠、胰等其他器官不同，正常乳腺组织中神经内分泌细胞增生并未被确定为神经内分泌肿瘤的前驱病变。目前，多数学者认为，神经内分泌细胞分化来源于早期癌变过程，肿瘤干细胞向上皮细胞和内分泌细胞系的异常分化。支持这一假设的依据是，缺乏良性神经内分泌肿瘤的存在，以及神经内分泌细胞均与恶性上皮细胞相关联。

神经内分泌癌包括小细胞神经内分泌癌或大细胞神经内分泌癌。小细胞神经内分泌癌是乳腺癌干细胞向神经内分泌/小细胞类型分化的结果，这种分化可能发生在原位阶段或后期阶段（侵袭阶段），而不是由正常乳腺组织中特定神经内分泌细胞的恶性转化所致。类似于肺小细胞神经内分泌癌，乳腺小细胞神经内分泌癌表现为TP53和RB1体细胞遗传改变的病例分别有75%和19%。因原发性乳腺大细胞神经内分泌癌极为罕见，其发病机制尚缺乏相关数据。

# 四、分类及定义

2019年第五版WHO乳腺肿瘤组织学分类中，将原发性乳腺神经内分泌肿瘤分为神经内分泌肿瘤（NET）、小细胞神经内分泌癌（SCNEC）或大细胞神经内分泌癌（LCNEC）。NET是一种侵袭性肿瘤，具有中、低级别神经内分泌形态特征，伴有神经内分泌颗粒和神经内分泌标志物的弥漫性均匀阳性。NET可分为1级、2级和3级。神经内分泌癌（NEC）是一种浸润性癌，具有高级别神经内分泌形态特征（小细胞或大细胞），并伴有神经内分泌颗粒和神经内分泌标志物的弥漫性、均匀的免疫反应特征。NEC可分为小细胞神经内分泌癌、大细胞神经内分泌癌。

# 五、临床特征

原发性乳腺神经内分泌肿瘤的好发年龄为60～70岁，也可见于男性。与其他乳腺肿瘤相比，神经内分泌肿瘤没有显著或特征性表现。通常以乳腺肿块就诊，表现为边界不清的乳腺肿块伴腋窝淋巴结肿大；也有部分表现为形态规则、边界清晰、活动，临床上易被误诊为乳腺纤维腺瘤。乳腺彩超、X线摄影（钼靶）等影像学检查也无特征性表现，可表现为形态不规则、边界欠清的肿块，也可表现为边界清晰的肿块。因激素分泌而致的临床综合征罕有发生。血清学可检测到血液中神经内分泌标志物，如嗜铬粒蛋白。

# 六、病理学特征

（一）大体病理学特征

神经内分泌肿瘤无特殊的大体特征，可以呈浸润性或膨胀性生长，具有黏液分泌的肿瘤质地较软或呈胶冻状。

（二）组织病理学特征

**1. 神经内分泌肿瘤** 肿瘤细胞分化好，组织学级别多为低至中级别，肿瘤细胞呈实性巢状、密集细胞团或小梁状排列，瘤细胞巢之间有纤维血管分隔。瘤细胞可呈梭形细胞、浆细胞样，是具有嗜酸性和颗粒状细胞质的多边形细胞，以及由纤细的纤维血管基质分隔的大透明细胞，也可见乳头状、岛状和腺泡状结构。

在其他器官中，基于核分裂和（或）Ki-67 增殖指数和（或）坏死的存在，神经内分泌肿瘤被分为 G1 级、G2 级或 G3 级。虽然该分级系统不适用于乳腺神经内分泌肿瘤，但核分裂的数量仍然是影响分级的主要参数。根据诺丁汉分级系统，大多数神经内分泌肿瘤应该是 G1 级或 G2 级。

**2. 神经内分泌癌** 在形态学上，乳腺神经内分泌癌与肺组织中的神经内分泌癌是难以区分的。小细胞神经内分泌癌呈浸润生长模式，肿瘤细胞呈密集排列、分布均匀、小且深染；细胞质稀少，核仁不明显，细胞质边界不清晰。大细胞神经内分泌癌的瘤细胞分化差，由呈实性片状的瘤细胞组成；瘤细胞体积大，可见明显的细胞质和高度多形的细胞核，染色质粗大。小细胞和大细胞神经内分泌癌的共同特征是大量的核分裂象和坏死灶。可见相应的导管原位癌区域，淋巴管瘤栓常见。

（三）免疫组化特征

乳腺神经内分泌肿瘤亲银或嗜银染色阳性。常用的神经内分泌标志物包括突触素蛋白（synaptophysin，Syn）、嗜铬粒蛋白、NSE 及 CD56，一般通过免疫组化进行检测，呈不同程度的阳性。Syn 是一种由 313 个氨基酸构成的糖蛋白，主要参与突触传递的细胞质分泌。几乎所有的神经元及神经内分泌细胞均表达 Syn，因此被认为是最可靠的神经内分泌标志物。嗜铬粒蛋白是所有神经内分泌颗粒中最具代表性的蛋白，包括 CgA、CgB、CgC 三个亚型，其中 CgA 是敏感度最高的神经内分泌标志物，由 439 个氨基酸组成。NSE 是一种选择性地表达在神经元及神经内分泌细胞中的烯醇化酶的同工酶。CD56 是一种经典的神经元细胞黏附蛋白，也作为神经内分泌标志物。分化好的神经内分泌肿瘤多表现为 ER 阳性、PR 阳性、HER2 阴性、AR 阳性、GCDFP-15 阳性、Ki-67 增殖指数低。小细胞神经内分泌癌多表现为 Bcl-2 阳性、TTF1 阳性、HER2 阴性，部分患者 AR 阳性、GCDFP-15 阳性，30%～50% 的患者 ER 阳性，少部分患者 PR 阳性。

# 七、诊　断

临床上，做出原发性乳腺神经内分泌肿瘤的诊断，是很困难的。首先，神经内分泌肿瘤临床表现无特异性，多以乳腺肿块为首发症状，部分患者伴有乳头溢血，与常见病理类型的乳腺癌无明显差异。乳腺彩超、X线摄影（钼靶）等影像学检查也无特征性表现。目前，病理检查是诊断恶性肿瘤的金标准，但仅依靠显微镜下形态学检查也很难明确诊断这种特殊类型的肿瘤，必须结合神经内分泌标志物的检测。临床实践中，尚未将神经内分泌标志物作为乳腺癌常规的免疫组化检测指标，因此有误诊为常规病理类型乳腺癌的可能性。另据文献报道，不少其他部位的神经内分泌肿瘤可以乳腺肿块为首发症状，因此诊断原发性乳腺神经内分泌肿瘤必须首先排除由其他常见部位如胃肠、胰、肺等转移至乳腺的可能性。

# 八、鉴别诊断

## （一）转移性神经内分泌肿瘤

其他部位的神经内分泌肿瘤可以转移至乳腺，因此必须加以排除后才能诊断原发性乳腺神经内分泌肿瘤。仅从形态学上，两者是很难区别的，免疫组化有助于鉴别诊断。例如，乳腺小细胞神经内分泌癌CK7阳性、TTF1阳性、GATA3阳性；而肺小细胞神经内分泌癌则反之，CK7多为阴性，TTF1多为阴性、GATA3多为阴性。并且乳腺小细胞神经内分泌癌有导管原位癌成分，并表达雄激素受体和孕激素受体。

## （二）浸润性小叶癌

原发性乳腺神经内分泌肿瘤有神经内分泌标志物和上皮钙黏蛋白表达阳性，而浸润性小叶癌均为阴性。

# 九、治　疗

原发性乳腺神经内分泌肿瘤目前尚无标准治疗方案，更无治疗指南，仍然参照浸润性乳腺癌的治疗指南。其外科治疗策略与常规乳腺癌类似，包括具体手术方式，仍然依据肿瘤的部位、分期及患者意愿来决策。文献报道，化疗对于乳腺神经内分泌肿瘤的作用结论不一。有报道表明，乳腺神经内分泌肿瘤与胃肠道及肺神经内分泌肿瘤一样，对化疗不敏感；甚至接受者，较未化疗者，总生存期和无病生存期更短；也有研究显示，化疗有一定获益。临床实践中，仍然建议原发性乳腺神经内分泌肿瘤患者接受细胞毒性药物化疗；而对于具体的化疗药物及方案，也同样参照常规乳腺癌的化疗方案。对于神经内分泌肿瘤患者，内分泌治疗和放疗的作用仍有争议。研究显示，接受内分泌治疗和放疗的神经内分泌肿瘤患者，较之未接受内分泌治疗和放疗者，拥有更长的总生存期和无病生存期。另有研究显示，局部放疗与否对生存率无影响；ER 阳性小细胞神经内分泌癌可能对内分泌治疗有反应。目前，临床上仍然依据激素受体表达情况，予以内分泌治疗；放疗策略则依据肿瘤大小、淋巴结转移情况等因素来制订。

# 十、预　后

大多数文献报道显示，原发性乳腺神经内分泌肿瘤的预后较差。文献研究显示，乳腺神经内分泌肿瘤的 5 年总生存率与一般浸润性乳腺癌类似；而神经内分泌癌的 5 年总生存率明显差于一般浸润性乳腺癌。在另一项研究中，神经内分泌肿瘤细胞的分化被认为是总生存的独立预后因素。Wei 等研究显示，乳腺神经内分泌肿瘤较一般浸润性乳腺癌有更高的局部复发率和远处转移率。乳腺小细胞神经内分泌癌与乳腺神经内分泌肿瘤相比，预后更差。乳腺小细胞神经内分泌癌的预后比小细胞肺癌要好，但有远处转移除外。乳腺大细胞神经内分泌癌非常罕见，尚无预后的临床数据。

（周　鑫）

## 参 考 文 献

Angarita FA，Rodriquez JL，Meek E，et al，2013. Locally-advanced primary neuroendocrine carcinoma of the breast：Case report and review of the literature. World J Surg Oncol，11（1）：128.

Brask JB，Talman MM，Wielenga VT，2014. Neuroendocrine carcinoma of the breast—a pilot study of a Danish population of 240 breast cancer patients. APMIS，112（7）：585-592.

Cloyd JM，Yang RL，Allison KH，et al，2014. Impact of histological subtype on long-term outcomes of neuroendocrine carcinoma of the breast. Breast Cancer Res Treat，148（1）：637-664.

Cubilla AL，Woodruff JM，1977. Primary carcinoid tumor of the breast：A report of eight patients. Am J Surg Pathol，1（4）：283-292.

Feyrter F，Hartmann G，1963. On the carcinoid growth form of the carcinoma mammae，especially the carcinoma solidum（gelatinosum）mammae. Frankf Z Pathol，73：24-39.

Hagn C，Schmid KW，Fischer-Colbrie R，et al，1986. Chromogranin A，B，and C in human adrenal medulla and endocrine tissues. Lab Invest，55：405-411.

Kawasaki T，Kondo T，Nakazawa T，et al，2011. Is CD56 a specific and reliable neuroendocrine marker for discriminating between endocrine/neuroendocrine ductal carcinoma in situ and intraductal papilloma of the breast? Pathol Int，61：49-51.

Kawasaki T，Mochizuki K，Yamauchi H，et al，2012. High prevalence of neuroendocrine carcinoma in breast lesions detected by the clinical symptom of bloody nipple discharge. Breast，21（5）：652-656.

Kwon SY，Bae YK，Gu MJ，et al，2014. Neuroendocrine differentiation correlates with hormone receptor expression and decreased survival in patients with invasive breast carcinoma. Histopathology，64：647-659.

Lakhani SR，Ellis IO，Schnitt SJ，et al，2012. WHO classification of tumours of the breast. 4th ed. Lyon，France：International Agency for Research on Cancer.

López-Bonet E，Alonso-Ruano M，Barraza G，et al，2008. Solid neuroendocrine breast carcinomas：Incidence，clinico-pathological features and immunohistochemical profiling. Oncol Rep，20（6）：1369-1374.

Mohanty SK，Kim SA，DeLair DF，et al，2016. Comparison of metastatic neuroendocrine neoplasms to the breast and primary invasive mammary carcinomas with neuroendocrine differentiation. Mod Pathol，29（8）：788-798.

Nesland JM，Holm R，Johannessen JV，et al，1986. Neurone specific enolase immunostaining in the diagnosis of breast carcinomas with neuroendocrine differentiation. Its usefulness and limitations. J Pathol，148（1）：35-43.

Pagani A，Papotti M，Hofler H，et al，1990. Chromogranin A and B gene expression in carcinomas of the breast. Correlation of immunocytochemical，immunoblot，and hybridization analyses. Am J Pathol，136：319-327.

Papotti M, Macri L, Finzi G, et al, 1989. Neuroendocrine differentiation in carcinomas of the breast: A study of 51 cases. Semin Diagn Pathol, 6: 174-188.

Portela-Gomes GM, Grimelius L, Wilander E, et al, 2010. Granins and granin-related peptides in neuroendocrine tumours. Regul Pept, 165 (1): 12-20.

Richter-Ehrenstein C, Arndt J, Buckendahl AC, et al, 2010. Solid neuroendocrine carcinomas of the breast: Metastases or primary tumors? Breast Cancer Res Treat, 124 (2): 413-417.

Rovera F, Masciocchi P, Coglitore A, et al, 2008. Neuroendocrine carcinomas of the breast. Int J Surg, 6: S113-S115.

Sapino A, Papotti M, Righi L, et al, 2001. Clinical significance of neuroendocrine carcinoma of the breast. Ann Oncol, 12 (S2): S115-S117.

Siegel R, Ma J, Zou Z, et al, 2014. Cancer statistics, CA Cancer J Clin, 64: 9-29.

Tan PH, Ellis L, Allison K, et al, 2019. World Health Organization classification of tumours of the breast. 5th ed. Lyon, France: International Agency for Research on Cancer.

Tavassoli FA, Deyilee P, 2003. World Health Organization classification of tumours, pathology and genetics of tumours of the breast and female genital organs. 1st ed. Lyon, France: International Agency for Research on Cancer.

Viacava P, Castagna M, Bevilacqua G, 1995. Absence of neuroendocrine cells in fetal and adult mammary glands: Are neuroendocrine breast tumours real neuroendocrine tumours? Breast, 4 (2): 143-146.

Wachter DL, Hartmann A, Beckmann MW, et al, 2014. Expression of neuroendocrine markers in different molecular subtypes of breast carcinoma. Biomed Res Int, 2014: 408459.

Wang J, Wei B, Albarracin CT, et al, 2014. Invasive neuroendocrine carcinoma of the breast: A population-based study from the surveillance, epidemiology and end results (SEER) database. Biomedcentral Cancer, 14: 147.

Wei B, Ding T, Xing Y, et al, 2010. Invasive neuroendocrine carcinoma of the breast: A distinctive subtype of aggressive mammary carcinoma. Cancer, 116: 4463-4473.

Yao JC, Hassan M, Phan A, et al, 2008. One hundred years after "carcinoid": Epidemiology of and prognostic factors for neuroendocrine tumors in 35,825 cases in the United States. J Clin Oncol, 26 (18): 3063-3072.

Yildirim Y, Elagoz S, Koyuncu A, et al, 2011. Management of neuroendocrine carcinomas of the breast: A rare entity. Oncol Lett, 2 (5): 887-890.

第十篇

乳腺癌与妇科生殖问题

# 第四十九章

# 乳腺癌患者的生育及性健康管理

## 第一节　乳腺癌患者的生育及性健康问题

### 一、性　健　康

性行为不仅是人类生理本能的反应，而且是人类重要的生活需求和情感纽带，乳腺癌患者健康及适度的性生活有利于身心康复。乳腺癌因治疗引发的不良反应，如乳腺切除自身形象改变、更年期症状提前出现等，可使患者产生焦虑、沮丧、自卑、羞愧、自我封闭等消极情绪，这些都严重影响患者的性生活质量，甚至发生女性性功能障碍（female sexual dysfunction，FSD），而治疗的持续或不良反应也会影响育龄期乳腺癌患者生育能力的康复。

（一）影响因素

乳腺癌治疗主要有手术、化疗、放疗、内分泌治疗及靶向治疗，这些治疗对性功能均有一定程度影响。而患者自身的心理、认知因素，两性关系等也会对其性功能产生影响。

**1. 内分泌治疗**　是性功能障碍的高危因素，主要是在雌激素受体水平上诱导雌激素的剥夺或抑制雌激素的生物合成，内分泌治疗方法的选择取决于患者诊断时的绝经状态、肿瘤的激素受体状态和之前的治疗情况。他莫昔芬和芳香化酶抑制剂（阿那曲唑、依西美坦、来曲唑等）是内分泌治疗主要药物，性功能方面的主要副作用包括阴道干涩、性欲减退和性交困难，较自然绝经性交疼痛更严重。

**2. 化疗**　对于绝经前乳腺癌女性患者，化疗会引起卵巢功能衰竭和更年期症状，性欲降低和性唤醒障碍，以及阴道干涩、组织弹性降低，从而导致性交时不适或疼痛。

**3. 放疗**　放疗引起的局部皮肤颜色改变，甚至破溃、淋巴水肿和肩部疼痛等均会对身体形象和性生活产生影响。

**4. 心理因素**　女性性功能与心理状态相关，乳腺是女性形体美的体现，并参与性活动。手术致乳腺缺损和治疗造成身体外观的改变，会使患者担心个人魅力下降，在配偶面前失去性吸引力而产生自卑、自责、愧疚心理。乳腺癌手术作为重大的应激事件，给患者带来了严重的身心创伤，也会影响其性的活跃程度。

**5. 认知因素**　患者对乳腺癌疾病相关知识和性知识存在错误认知，部分患者担心性生活会影响疾病康复，甚至引起肿瘤复发。

**6. 两性关系** 性生活是夫妻感情的润滑剂，高质量的性生活能愉悦身心、提高机体免疫力，有利于疾病的康复，得到配偶支持的乳腺癌患者总体性功能较好。

**7. 手术方式** 乳腺癌根治术后乳腺的缺失、上肢功能障碍和淋巴水肿，除引起身体形象、心理的改变外，还会影响患者的性功能，使性欲降低。保乳手术较改良根治术更能改善早期乳腺癌患者的性功能。

**8. 信息缺乏** 多数医务人员不会主动对乳腺癌术后患者进行性功能评估，以及性健康指导，大多关注乳腺癌疾病本身的治疗和护理，只在有患者询问能否进行性生活时，仅简单告知可以进行性生活。

### （二）治疗方式

**1. 药物治疗** 患者出现潮热、阴道干涩、性交痛或压力性尿失禁等问题时，可提供药物治疗。

（1）潮热：可采用少量短期雌激素、抗抑郁药或者降压药（文拉法辛或可乐定治疗）改善性功能。

（2）阴道干涩、性交痛：非激素类药物包括阴道凝胶或利多卡因凝胶，对缓解阴道干涩、减少性交痛、恢复性交的舒适性具有较好的作用。润滑剂可以减少性交时的摩擦，减轻疼痛，使用方便且不被人体吸收。常用的润滑剂有水基、油基、有机硅基 3 种不同种类的润滑剂。激素类药物：阴道雌激素。接受芳香化酶抑制剂治疗的乳腺癌患者，泌尿生殖道显著萎缩，严重影响患者的性生活质量，采用阴道睾酮乳膏与雌二醇（estradiol，$E_2$）阴道环治疗阴道干涩，对减轻性交痛具有良好的安全性和有效性。

**2. 心理干预**

（1）医务人员为患者或患者夫妇提供性咨询，采用面对面或电话指导的方式，帮助患者处理诊断和治疗，提高自信心和身体形象。鼓励夫妻讨论双方都满意的理想的性生活。

（2）正念减压疗法（mindfulness-based stress reduction，MBSR）能有效减轻乳腺癌患者个体压力，加强情绪管理，改善其焦虑、抑郁情绪，并通过佩戴合适的义乳、假发等修饰外在形象，增强自信心。

（3）同伴教育也可改善性功能和减少更年期症状。

**3. 技能培训** 以夫妻为中心、以技能为基础的培训包括健康教育、应对技能、问题解决和沟通技巧。认知行为疗法可增强夫妻在医疗问题、性和身体形象方面的沟通；鼓励双方讨论关心的问题，鼓励他们考虑彼此的感受；鼓励患者分享想法和感受，以帮助他们应对日常生活，增进关系、增强行为，减少关系妥协行为和增加关系亲密度。

**4. 提供信息** 医务人员可为患者：①提供有关症状和性问题的书面材料，以及有关癌症和治疗的其他信息（如情绪问题、饮食等）。②通过多途径、多形式的健康教育为乳腺癌患者及其配偶提供正确的、个性化的性教育信息，给予正确的性态度指引及导向，增强患者的自信心，从而促进其夫妻双方生活质量的提高。③告知患者严格进行避孕，而避孕方法推荐物理屏障避孕法，避免使用激素类药物避孕法。

**5. 催眠** 有研究显示，患者每周接受 4 次 45 分钟的催眠，减少了潮热的频率，从而减轻了潮热对包括性功能在内的日常活动的影响。

**6. 配偶关爱**　伴侣间应该互相帮助，配偶应给予患者情感、心理等方面的支持，与伴侣进行关于性问题的交流，或向专业人员咨询。可试着享受其他感觉性愉悦的方式，通过触摸和爱抚来达到性高潮。

# 二、生育及生育能力的保留

## （一）生育的影响

乳腺癌治疗后妊娠者较未妊娠者死亡风险可降低，不论雌激素受体是阳性还是阴性，妊娠均不会对预后产生不利影响。

接受化疗的乳腺癌患者在化疗结束 6 个月后才能考虑妊娠，并且要考虑肿瘤特征、分期及患者意愿。随着年龄增大，卵巢功能会逐渐下降，建议不宜过分延迟受孕时间。另外，患者在计划妊娠时要提前充分咨询，将生育能力保留纳入疾病治疗计划中，辅助治疗之前就要全面关注患者，制订最适宜的综合治疗方案并采取适当的卵巢功能保护措施。

## （二）生育能力的保留

保护措施主要包括化疗前保存卵细胞、受精卵或卵巢组织，化疗时减少卵巢功能损伤。

（1）促性腺激素释放激素激动剂（GnRHa）：使用 GnRHa 药物是目前唯一可行且可逆的抑制卵巢功能状态的方法。GnRHa 并不能保证所有患者都能达到绝经后状态，有小部分患者虽然没有月经，但依然保持着一定的雌二醇水平。目前并没有充分的证据表明，GnRHa 是一种有效的生育能力保存方法。GnRHa 只能保护卵巢功能，并不能作为保护生育能力的根本措施，在临床应用时应让有生育需求的患者充分知晓。

（2）卵细胞或胚胎冷冻保存技术：胚胎冷冻保存技术发展至今已逐渐趋于成熟，是辅助生殖技术中的首选。获取的胚胎数越多，受孕概率也会有所增加，通常需要采取超排卵刺激来获得较多的卵母细胞，但该方法会增加雌激素受体阳性乳腺癌患者复发和转移的风险。在使用促排卵药物的同时加用他莫昔芬可有效对抗雌激素。来曲唑具有促排卵作用且不降低妊娠率，能提高有生育需求的乳腺癌患者保存生育能力的安全性，但缺乏大量的临床研究证实其安全性和疗效，使其在辅助生殖中的应用受限。

（3）卵巢组织冷冻保存技术：冷冻卵巢组织能保留更多的卵泡细胞，提高受孕概率。该技术的发展能帮助有生育需求的乳腺癌患者实现生育愿望，又能降低卵子冷冻技术中卵巢超排卵刺激诱发癌细胞复发和转移的风险，且能使患者尝试自然受孕，避免医疗程序上的复杂过程。但冷冻保护剂对卵巢组织的毒性作用和移植后组织缺血等问题，以及卵巢内潜在的癌细胞有重新移植回体内的可能，使其在临床上的应用受限，但这仍是生殖医学研究的主要方向，也是未来年轻癌症患者的希望。

## （三）年轻乳腺癌患者术后生育适宜时机

年轻乳腺癌患者关心的另一个焦点问题是，术后多久可以妊娠，而且不增加其复发和转移的风险。对此，目前国内外尚缺乏大样本量的研究来提供高等级证据支持，由于乳腺癌复发的早高峰期是在术后 2 年，专家建议手术 2 年之后妊娠比较适宜。不同情况下的生育时间选择：①乳腺原位癌患者于手术和放疗结束后；②淋巴结阴性的乳腺浸润性癌患者于手术 2 年后；③淋巴结阳性的乳腺浸润性癌患者于手术 5 年后；④需要辅助内分泌治疗的患者，在受孕前 3 个月停止内分泌治疗（如戈舍瑞林、亮丙瑞林、他莫昔芬等），直至生育后哺乳结束，再继续完成内分泌治疗。

在全身治疗前即应考虑保留生育能力的问题，目前较为广泛使用的方法包括胚胎冻存、冻卵、低温保存卵巢组织。化疗前 10～16 天开始使用促性腺激素释放激素类似物保护卵巢功能的疗效，尚待大规模临床研究证实。

### （四）心理疏导

乳腺癌患者治疗后妊娠时通常承受着很大的精神压力。此时，医护人员应该为这类患者提供更加精细的心理护理，及时沟通、了解其心理变化，纠正她们对疾病的错误认知及不科学的应对方式。向患者讲述成功的案例，使其建立信心，还要充分发挥家庭的力量，与患者家属进行沟通，配合完成心理疏导，支持性的家庭环境能给患者更大的心理安慰。

### （五）乳腺癌患者产后哺乳问题

对于患者治疗后的哺乳问题，目前尚缺乏系统的临床研究。对于接受保乳手术者，患侧乳腺多具有哺乳功能，但经手术特别是放疗后多数患侧乳腺乳汁分泌量显著减少，甚至无乳汁分泌，仅能健侧哺乳。对于复发风险低的女性，妊娠后哺乳是可行的，但仍需前瞻性临床研究获得更可靠的证据。在考虑哺乳对患者预后影响的同时，不能忽略对婴儿的影响，在哺乳期间应该避免使用可通过乳汁排出的药物，包括化疗药物、内分泌治疗药物及靶向治疗药物等。

（王本忠）

# 第二节　乳腺癌患者更年期综合征的诊治

更年期多见于女性，是女性从生育年龄过渡到老年的阶段，也是指卵巢功能逐渐减退到接近完全消失的阶段。更年期可以持续长达 15～20 年，也可短至仅数月。

## 一、更年期综合征概述

更年期综合征是指女性在围绝经期或其后，因卵巢功能逐渐减退或丧失以致雌激素水平下降所引起的，以自主神经功能紊乱、代谢障碍为主的一系列症候群。

乳腺癌患者由于手术或药物治疗，在治疗期间或结束后会突然进入更年期，出现明显的更年期症状，雌激素缺乏常导致出现潮热、盗汗、性功能障碍、睡眠不足和疲劳等症状，比未接受乳腺癌治疗的患者更为严重，持续时间更长，且绝经后患者症状也可再次出现。一般人群持续时间为 3～4 年，在乳腺癌患者中可持续 6～8 年，具体发病速度、严重程度和持续时间与患者在癌症治疗前的绝经期状态有关：①绝经前患者化疗引起卵巢功能不全，导致不孕和突然出现严重的更年期症状；②绝经后患者服用芳香化酶抑制剂，由于雌激素不足可能会出现关节痛和加速骨丢失，导致骨质疏松性骨折的风险增加；③使用他莫昔芬和芳香化酶抑制剂的患者会出现萎缩性阴道炎（vulvovaginal atrophy，VVA），主要表现为性交困难和阴道干燥。

# 二、机　　制

多数乳腺癌患者为雌激素受体阳性，有效的治疗可以阻断雌激素对靶组织的影响，接受治疗的乳腺癌患者通常会出现血管舒缩性症状（vasomotor symptom，VMS），如潮热、盗汗、中枢神经系统症状（如睡眠障碍、情绪变化等）、尿路症状，其他可能较少出现的问题包括体重增加、皮肤退行性改变、化疗/放疗导致的心血管疾病及有症状的骨关节炎。

# 三、治　　疗

国际指南强调，反对在更年期乳腺癌幸存者中进行激素治疗（menopausal hormone therapy，MHT）。此外，许多乳腺癌幸存者不愿接受激素治疗，他们多认为这是导致其患癌症的首要原因，或者会引起癌症复发。随着基因检测的出现，越来越多的女性被诊断为 *BRCA1* 和 *BRCA2* 突变基因的携带者。为降低风险，一部分携带 *BRCA1* 和 *BRCA2* 突变基因的女性选择预防性乳腺切除手术，甚至双侧卵巢切除术。但最近研究表明，激素治疗没有引起与乳腺癌风险增加有关的 *BRCA1* 突变和乳腺癌风险的增加。

随着时间推移，大多数患者更年期症状将会减轻，尤其是未接受辅助内分泌治疗的乳腺癌患者，缓解乳腺癌患者的更年期症状一般基于以下五项基本原则：①确定症状的严重程度；②确定哪些症状最困扰患者；③针对具体问题；④生活方式管理和轻微症状的非药物治疗；⑤对中至重度症状进行药物治疗。

## （一）生活方式的调整

**1. 生活方式因素**　体重指数高、吸烟、饮酒和久坐的生活方式，会对癌症复发、健康及所有导致死亡的因素产生负面影响。健康生活方式可以改善轻度 VMS，降低骨质疏松风险，改善关节痛，并能降低乳腺癌复发的风险。

**2. 环境**　适当降低室温、穿方便穿脱的衣服、避免辛辣食物可降低潮热的频率和严重程度。

## （二）非药物治疗

**1. 认知行为疗法**（cognitive behavior therapy，CBT）　可以减轻更年期症状，使 VMS

的严重程度降低约 50%。CBT 可以面对面进行或使用在线门户网站。临床医生在激素治疗不可行的情况下，多将 CBT 作为 VMS 的一种安全而有效的治疗选择。

**2. 催眠**　可降低主观和客观 VMS 的频率。

**3. 针灸疗法**　有学者系统回顾了 8 项研究，发现针灸在降低潮热频率上没有差异，由于纳入的研究规模小，异质性高，并不能充分证明针灸对 VMS 有影响。

**4. 星状神经节神经阻滞**　研究显示，星状神经节神经阻滞可将中重度 VMS 的频率降低 34%～90%，但在不同的研究中，方法和结果差异很大，增加了假效应的可能性。这种侵入性技术需要在位于颈部的星状神经节交感神经纤维中注射局麻药。有研究认为其作用机制是通过破坏血液流向和调节大脑温度调节中枢的肾上腺素水平。由于这种手术费用昂贵且难以实施，因此需要进一步的研究以确定其有效性和安全性，然后才能对其进行常规推荐。

**5. 其他**　在 VMS 方面，草药、植物雌激素与安慰剂相比差异无统计学意义，且确切的安全性尚不清楚。维生素 D 对于 VMS 的治疗在潮热的次数和严重程度上也无意义，但维生素 D 与钙合用，有助于骨骼健康，因此建议妇女继续服用这些补充剂。

## （三）药物治疗

**1. 雌激素类制剂**

（1）VMS：激素治疗仍然是更年期女性 VMS 最有效的治疗方法。通常接受乳腺癌治疗的女性更年期转变更加突然和严重，辅助内分泌治疗如他莫昔芬或芳香化酶抑制剂会进一步加剧更年期转变。目前建议乳腺癌幸存者不要全身性使用雌激素，因为其可增加乳腺癌发病率且确切机制尚不清楚。替勃龙是一种合成类固醇激素的衍生物，可显著改善 VMS，但会增加乳腺癌的复发率。

（2）VVA：超过 40% 的更年期女性受到局部泌尿生殖系统症状影响。治疗方法包括润滑油、阴道保湿剂、局部的雌激素治疗、选择性雌激素受体调节剂（selective estrogen receptor modulator，SERM），以及分级激光治疗（fractionated laser therapy）等。

1）轻至中度症状：阴道保湿剂和润滑油是一个有效的选择。

2）严重和持续的症状：①首选外用阴道雌激素，恢复阴道 pH，使阴道上皮细胞重新供血，从而改善阴道的润滑和弹性，减少性交困难和尿道症状。局部治疗中可吸收雌激素，但未超过正常绝经后的限制水平。对于使用他莫昔芬的女性来说这是可以接受的方法，但对使用芳香化酶抑制剂的女性，循环中雌二醇水平的升高可能会降低内分泌治疗对乳腺癌的疗效。雌三醇作为类固醇途径的最终产物，不会提高循环中雌二醇水平，对乳腺癌幸存者可能更有利。②选择性雌激素受体调节剂，如奥培米芬（ospemifene）最近被批准用于 VVA 的治疗。这种疗法可改善阴道 pH 环境、减轻症状。虽然临床前数据表明其雌激素调节效应不作用于乳腺，但目前 FDA 建议在有效的随机对照试验结果出来之前，不要将其用于乳腺癌患者。③分级激光治疗可改善阴道萎缩症状，但这种方法尚未被批准用于 VVA 的治疗，结果有待观察。

**2. 孕激素**（progestogen）　是与孕激素受体结合的化合物，可分为天然孕激素（黄体酮）和合成孕激素。

（1）天然孕激素（黄体酮）：黄体酮是健康乳腺组织的有丝分裂原，可用于减轻接受他莫昔芬治疗的女性患者的 VMS。黄体酮促进乳腺上皮细胞的增殖和最终分化程度与雌激素的添加、孕激素的种类及使用的剂量有关。

（2）合成孕激素：如甲羟孕酮（medroxyprogesterone）和甲地孕酮（megestrol acetate），可中度改善乳腺癌幸存者 VMS。

左炔诺孕酮宫内释放系统（the levonorgestrel-releasing intrauterine system，LNG-IUS）对存在子宫内膜增生风险的女性具有保护作用，对乳腺癌幸存者的安全性尚不确定。

**3. 抗抑郁药**　包括选择性 5-羟色胺再摄取抑制剂（selective serotonin reuptake inhibitor，SSRI）和选择性去甲肾上腺素再摄取抑制剂（selective noradrenaline reuptake inhibitor，SNRI）。

SSRI 和 SNRI 可改善潮热症状，之后发现可使乳腺癌幸存者 VMS 总体减轻 70%～80%，但副作用如肠胃症状、口干、头痛和失眠等也较严重。

帕罗西汀 7.5mg 在美国被批准使用，是服用他莫昔芬、文拉法辛、地文拉法辛和艾司西酞普兰的乳腺癌幸存者 VMS 治疗的首选药物。SSRI 氟西汀和帕罗西汀可通过 CYP2D6 的强抑制作用而干扰他莫昔芬治疗，从而降低他莫昔芬的治疗效果。

**4. 加巴喷丁（gabapentin）**　是氨基丁酸的类似物，最初用作抗惊厥药和治疗神经性疼痛。研究显示，12 周每天 900mg 的剂量可显著降低绝经后女性 VMS 的频率和严重程度（约54%），而副作用较轻，50% 的服用者表示有白天嗜睡、头晕、疲劳和精神恍惚等症状。

**5. 可乐定（clonidine）**　是一种作用于中枢的 $\alpha_2$ 肾上腺素能受体激动剂，常作为一种降压药。可乐定与文拉法辛对潮热的治疗效果相当，副作用包括口干、便秘、低血压和头痛。

**6. 阴道内脱氢表雄酮（intra-vaginal DHEA）**　可促进阴道细胞成熟，FDA 于 2016 年批准使用，可以改善 VVA。通过类固醇途径，脱氢表雄酮可在阴道内局部转化为雄激素和雌激素，这可能提供了一种非全身性激素途径。然而目前该方法还未应用于乳腺癌幸存者，需要更多的研究证实其可行性。

（四）有前景的新方法

潮热的病因学之一是由于神经激肽 B（neurokinin B，NKB）及其受体神经激肽 3 受体（NK3R）的参与。绝经后，NKB 神经元适应性类固醇缺乏，促进促性腺激素释放激素分泌和黄体激素搏动，这种适应可以通过雌激素替代疗法逆转。相反，外周静脉滴注 NKB 可诱发健康绝经后女性潮热。*NK3R* 基因的遗传变异（*TAC3R*）可能解释了绝经后女性潮热的差异。研究显示，NK3R 拮抗剂（MLE4901）和非唑奈坦可降低潮热频率和严重程度，无明显的副作用。这种新制剂对 NK3R 有拮抗作用，从而阻断了绝经期潮热的途径，而不伴随雌激素的增加。然而还需要更多的证据，但这可能是寻找非激素靶向治疗更年期症状的一个突破。

（王本忠）

# 第三节 乳腺癌患者围绝经期泌尿生殖综合征的诊治

## 一、概 述

围绝经期泌尿生殖综合征（genitourinary syndrome of menopause，GSM）由北美绝经学会（NAMS）和国际妇女健康研究学会（ISSWSH）于 2014 年提出，其全面、准确地定义了围绝经期女性因雌激素水平降低所导致的外阴阴道及下泌尿道症状。GSM 一系列症状在围绝经期（包括自然绝经和人工绝经）妇女中常见，包括外阴阴道干涩、瘙痒、烧灼痛、刺激感、性交痛、性欲减退，以及尿频、尿急、尿痛、尿失禁、泌尿道反复感染等，明显影响围绝经期女性及乳腺癌患者的身心健康及生活质量。此前广泛应用的"老年性阴道炎"及"外阴阴道萎缩"，由于采用外阴和阴道等敏感词命名，不便于公开讨论，而且后两者还忽视了在大多数此类患者中伴发的下尿路症状，目前已被停止使用。围绝经期女性中 GSM 的发生率较高，尤其是乳腺癌患者化疗或内分泌治疗后 GSM 发生率增高，其表现出的 GSM 症状通常比正常女性绝经时更明显，显著降低了患者的生活质量。随着人口老龄化，以及接受系统治疗的乳腺癌患者的增多，GSM 的发生率有可能进一步增加。因此，有必要正确认识乳腺癌患者的 GSM，探讨其有效防治措施，提高乳腺癌患者的治疗效果和生活质量。

## 二、流 行 现 状

健康老龄化已成为全球解决老龄化问题的奋斗目标，围绝经期女性的健康管理也将成为今后社会重点关注的问题之一。绝经后女性生理性的低雌激素状态是导致其多种健康问题的原因。围绝经期的潮热、出汗等血管舒缩性症状可随时间推移而有所缓解，但是泌尿生殖系统症状如果不予以干预，很难得到缓解，多呈现慢性化且不断加重的特点。这些病情一般不致命，但会对绝经后女性的生活质量造成明显影响。目前，国内对 GSM 的研究尚不多，治疗方法相对单一。有研究显示，GSM 的发病率高达 65%～84%，不仅导致阴道和下尿路局部不适，还对患者的性功能、睡眠、性格等方面造成影响，影响着绝经后女性的身心健康。

乳腺癌是女性最常见的恶性肿瘤，近年发病率逐年增加，居我国女性恶性肿瘤发病率首位。化疗作为主要治疗手段之一，延长了患者的无病生存期及总生存期，降低了相关病死率。内分泌治疗作为激素依赖型乳腺癌的标准治疗手段，其治疗药物如他莫昔芬、芳香化酶抑制剂和氟维司群等是 ER 受体和（或）PR 受体阳性乳腺癌患者治疗的重要一环，芳香化酶抑制剂可减少外周雌激素的合成，他莫昔芬和氟维司群则可选择性地调节雌激素受体。由于内分泌治疗是通过降低患者体内的雌激素水平或拮抗其功能，以达到治疗激素依赖型乳腺癌的目的，因此常会引起一些围绝经期问题。乳腺癌患者放疗也可能引起卵巢功能降低，导致 GSM。多数乳腺癌患者在确诊时已处于围绝经期，或因乳腺癌内分泌治疗和化疗而进入围绝经期，高达 75%的乳腺癌患者会发生 GSM。研究发现，妇科检查中常会忽略 GSM 问题的存在，只有不足 25%的 GSM 女性得到了治疗。

随着现代医学观念的进步，对人文关怀的重视，乳腺癌的治疗不再局限于生存期的延长，更加重视生存期内患者的生活质量及预后，尽可能减少患者由于治疗而带来的痛苦。但化疗药物及放疗对靶组织、靶细胞的选择性差，在杀灭肿瘤细胞的同时，对正常组织也有不同程度的损伤。因此，如何既延长患者生命又保证其生活质量是临床所面临的重要问题。女性卵巢对化疗毒性和放疗比较敏感，化疗药物和放疗常会损伤卵巢功能，导致其功能减退，甚至引起化疗性闭经（chemotherapy-induced amenorrhea，CIA），使患者迅速进入围绝经期状态。这些副作用多会影响女性生育能力、性功能，使之出现骨质丢失及绝经期症状，导致女性心理压力升高。由于化疗后雌激素水平的迅速降低，乳腺癌患者化疗后表现出的 GSM 症状通常比正常女性绝经时更明显，也必然会降低患者的生活质量。

## 三、病 理 生 理

GSM 的发生与体内性激素水平的降低密切相关，其病理生理形成是体内雌激素减少引起阴道黏膜和生殖道结构改变所致。绝经前阴道黏膜由厚层鳞状上皮组成，阴道鳞状上皮是一种激素反应性上皮，主要依赖雌激素来维持其正常功能，雌激素受体广泛存在于泌尿生殖道中。阴道上皮的生理性剥落会引起糖原的释放，从而产生乳酸，维持阴道的正常 pH，抑制细菌和真菌等病原体的增殖。随着围绝经期的到来，或者其他原因引起的低雌激素状态，使阴道黏膜变薄，阴道萎缩，阴道上皮脱落减少，导致阴道乳酸杆菌减少，阴道 pH 增高，阴道内病原微生物增生，从而增加了阴道感染的风险，以及出现 GSM 症状。乳腺癌患者多处于围绝经期，或由于化疗、内分泌治疗和放疗等治疗手段的影响，引起体内卵巢功能不足，雌激素的合成和释放减少，不能维持泌尿生殖道的正常生理功能状态，导致 GSM 病理状态形成。

## 四、临床表现及诊断

GSM 是一系列与性激素减少密切相关的泌尿生殖道症状和体征的集合，其临床症状主要有 3 种：外阴阴道症状、性功能障碍和泌尿道症状。患者表现为泌尿生殖道萎缩，阴道瘙痒、刺激、干燥，性交困难及反复发生的阴道炎，排尿困难、尿急和尿路感染，尿道萎缩、黏膜变薄、括约肌松弛，还可伴有张力性尿失禁。女性生殖道和下泌尿道有共同的胚胎来源，均起源于泌尿生殖窦，雌激素对维持阴道的内环境及泌尿生殖功能具有重要作用。围绝经期体内雌激素水平下降，受体功能也下调，女性生殖道组织胶原蛋白及透明质酸含量减少，上皮变薄，结缔组织增加，平滑肌功能下降，血管分布减少，使得阴道弹性变差，pH 增高，原有的菌群失调，分泌物减少，阴道干涩，并且组织脆性增加，触之易造成刺激和损伤。泌尿生殖道由于雌激素缺乏引起功能失调，如尿频、尿急、尿痛、尿失禁及反复的泌尿道感染等症状逐渐凸显。绝经前、绝经后女性发生泌尿生殖感染的危险因素各不相同。在年轻女性中，性生活是泌尿生殖道感染最常见的诱因；而因雌激素水平下降所致的解剖结构改变引起的阴道前壁膨出、尿失禁及糖尿病等，则是老年女性反复泌尿生殖道感染的重要原因。GSM 的诊断主要依靠症状和体征，因 GSM 与雌激素缺乏高度相关，主要表现为雌激素缺乏所致泌尿生殖系统的改变，专科体格检查在其诊断中尤为重要，应与泌尿生殖道感染性疾病等相鉴别，后者可有相似的症状体征。

# 五、治　疗

GSM 是一种自然进展性疾病，随着时间推移，其症状会加重，而且若不治疗症状无法改善。目前，GSM 的治疗取决于症状的严重程度，不同个体症状表现不同，治疗方法不尽相同，主要分为全身系统治疗和局部治疗两大类。对于症状较轻的患者，以非激素类治疗为主。另外，患者的需求也是决定治疗方案的重要因素。对于已无性生活要求的女性，以缓解症状为主；而仍有性生活要求的女性，除了缓解症状，还需帮助其改善性生活质量。

## （一）润滑剂和保湿剂

以阴道润滑剂和保湿剂为代表的非处方（OTC）药物，以其起效快、作用明显的特点，成为临床使用最广泛的一线 GSM 治疗方法。润滑剂主要在性生活前使用，可减轻阴道局部干涩与疼痛，作用持续时间较短；保湿剂作用相对持久，要求规律使用，可保持阴道的湿润环境、改善阴道的干涩不适，对降低阴道 pH 也有作用。研究表明，润滑剂可将 GSM 导致的性交痛发生率由 88.9%降至 55.6%。润滑剂和保湿剂作为一种疗效确切的非激素疗法，对轻症 GSM 患者是首选，特别是对于乳腺癌化疗或术后使用雌激素有风险的人群，是一种非常合适的选择。

## （二）雌激素类药物

雌激素补充治疗被认为是 GSM 最有效的治疗方法之一，其临床疗效确切，能够明显缓解雌激素缺乏引起的阴道干涩、烧灼感及性交痛等症状，且对伴发的潮热、出汗、情绪波动也有改善作用。临床上根据使用方法和药物代谢的不同，可分为雌激素口服疗法和局部疗法两类，由于口服可能增加乳腺癌、宫颈癌等恶性肿瘤的发病风险，临床使用较少。阴道局部雌激素制剂常制成乳膏状涂抹于阴道黏膜上，发挥局部作用。有报道，在患有 GSM 的人群中，49.4%采用局部雌激素治疗。Simon 等研究发现，56%使用阴道局部雌激素治疗的患者认为此法可有效缓解性交痛。Chughtai 等研究显示，经阴道局部雌激素治疗对预防绝经相关下尿路症状也有较好疗效。目前多数研究显示，雌激素局部治疗是安全有效的，但对于不明原因的阴道、子宫出血，以及合并乳腺癌、子宫内膜癌等激素依赖性肿瘤的女性，使用阴道激素制剂仍需谨慎。随机对照研究表明，雌激素可增加乳腺癌复发风险，以及心血管疾病风险，而且对 GSM 无明显益处。

因此，由于缺乏强力的循证医学证据，使用全身性的雌激素替代治疗仍需谨慎，应经乳腺肿瘤专科医生谨慎评估后再决定。对于症状较重、需要使用雌激素治疗者，推荐低剂量、短周期局部雌激素治疗，优先考虑雌激素阴道缓释片、阴道栓剂等局部治疗。NAMS 和 ISSWSH 的联合专家共识推荐，对于乳腺癌患者 GSM，使用阴道局部雌激素治疗前，应该考虑乳腺癌和 GSM 治疗的几个重要因素（表 49-1）。

**表 49-1　乳腺癌患者 GSM 性激素治疗多因素综合评估推荐表**

| 项目 | 推荐使用者 | 不推荐使用者 |
| --- | --- | --- |
| 肿瘤疾病分期 | 0～2 期，或转移性且预计生存期有限 | 3 期，或转移性但预计生存期较长 |
| 肿瘤组织学分期 | 中低分级 | 高分级 |
| 淋巴结转移情况 | 无转移 | 有转移 |
| 激素受体状态 | 阴性 | 阳性 |
| 内分泌治疗使用情况 | 他莫昔芬 | 芳香化酶抑制剂 |
| 复发风险 | 低风险 | 高风险 |
| 确诊时间 | 长 | 短 |
| GSM 症状 | 症状重 | 症状轻 |
| 非性激素治疗情况 | 无效 | 有效 |
| 影响生活质量的程度 | 严重 | 轻微 |

### （三）选择性雌激素受体调节剂

选择性雌激素受体调节剂（selective estrogen receptor modulator，SERM）是人工合成的非类固醇药物，它只对某一种 ER 亚型 ERα 或 ERβ 有激动作用，而对另一亚型无作用或有拮抗作用。"选择性"是指 SERM 在某些组织如骨、肝、心血管系统 ERβ 集中区域表现为激动剂，而在另外一些组织如乳腺中表现为拮抗剂。因雌激素对乳腺及子宫内膜有潜在的刺激作用，对全身系统应用雌激素治疗可能引起远期不利结局的担忧，使得人们对 SERM 这种全身效果好、靶组织不良反应小的药物越来越重视。奥培米芬（ospemifene）是 FDA 批准的、唯一用于外阴阴道萎缩相关的中重度性交痛的 SERM 治疗药物，它对提高阴道上皮成熟指数、稳定阴道 pH、缓解阴道干涩及性交痛有明显效果，但其远期预后尚待研究，且费用昂贵，目前仍不推荐作为一线治疗药物。

### （四）组织选择性雌激素复合物

组织选择性雌激素复合物（tissue selective estrogen complexes，TSEC）由选择性雌激素受体调节剂和雌激素制成，本质上是上述几类药物的衍生物。代表药物为巴多昔芬-雌激素复合制剂。巴多昔芬是新一代 SERM，有研究显示，其对子宫内膜及乳腺的安全性高，绝经期后女性应用其治疗时不会刺激子宫和乳腺细胞，可用来防止骨质疏松、缓解围绝经期血管舒缩、外阴阴道症状及性交不适。

### （五）激光

激光治疗 GSM 在近年逐渐得到认可，微消融 $CO_2$ 激光和非消融铒激光疗法是临床较常用的激光治疗类型。研究发现，经激光治疗可以增加阴道上皮厚度，增加阴道壁糖原及胶原蛋白含量，促进血管重建，对泌尿系统损伤也有明显的修复作用，可改善泌尿生殖系统萎缩导致的各种症状。

## （六）其他治疗方法

除上述方法外，阴道脱氢表雄酮（dehydroepiandrosterone，DHEA）、阴道睾酮、阴道菌群调节剂、缩宫素、高分子量透明质酸、植物提取物（如黑升麻、野葛根等）、蜂王浆等也在被试用于 GSM 的治疗，但其疗效和安全性仍需进一步研究。

（吴玉团　刘家硕　孔令泉）

## 参 考 文 献

白敬兰，马森，陈蓉，2016. 绝经激素治疗是否增加乳腺癌风险. 中国实用妇科与产科杂志，32（1）：82-85.

杜华，潘发明，丁萍，等，2019. 乳腺癌术后患者性功能障碍的研究进展. 护理学杂志，34（6）：106-110.

王竹，吕青，王艳萍，等，2015. 乳腺癌患者治疗后妊娠的研究进展. 重庆医学，44（19）：2688-2691.

郁琦，2016. 绝经激素治疗与妇科恶性肿瘤关系的研究现状与展望. 中国实用妇科与产科杂志，32（1）：44-46.

张绍芬，包蕾，2015. 绝经期健康管理策略. 实用妇产科杂志，31（5）：333，334.

中国抗癌协会乳腺癌专业委员会，2019. 中国抗癌协会乳腺癌诊治指南与规范（2019 年版）. 中国癌症杂志，29（8）：609-680.

周娜，沈军，2015. 女性乳腺癌患者性态度的质性研究. 解放军护理杂志，32（19）：6-10.

American Cancer Society，2017. Breast Cancer Facts & figures 2017-2018. Atlanta：American Cancer Society，Inc.

Azim HAJr，Santoro L，Pavlidis N，et al，2011. Safety of pregnancy following breast cancer diagnosis：A meta-analysis of 14 studies. Eur J Cancer，47（1）：74-83.

Azim J，Kroman N，Paesmans M，et al，2013. Prognostic impact of pregnancy after breast cancer according to estrogen receptor status：A multicenter retrospective study. J Clin Oncol，31（1）：73-79.

Baber R J，Panay N，Fenton A，2016. IMS Recommendations on women's midlife health and menopause hormone therpy. Climacteric，19（2）：109-150.

Boekhout AH，Vincent AD，Dalesio OB，et al，2011. Management of hot flashes in patients who have breast cancer with venlafaxine and clonidine：A randomized，double-blind，placebo-controlled trial. J Clin Oncol，10：3862-3868.

Cella D，Fallowfield LJ，2008. Recognition and management of treatment-related side effects for breast cancer patients receiving adjuvant endocrine therapy. Breast Cancer Res Treat，107（2）：167-180.

Chabbert-Buffet N，Uzan C，Gligorov J，et al，2010. Pregnancy after breast cancer：A need for global patient care，starting before adjuvant therapy. Surg Oncol，19（1）：47-55.

Chambers LM，Herrmann A，Michener CM，et al，2020. Vaginal estrogen use for genitourinary symptoms in women with a history of uterine，cervical，or ovarian carcinoma. Int J Gynecol Cancer，30（4）：515-524.

Chughtai B，Forde JC，Buck J，et al，2016. The concomitant use of fesoterodine and topical vaginal estrogen in the management of overactive bladder and sexual dysfunction in postmenopausal women. Post Reprod Health，22（1）：34-40.

Cornell LF，Mussallem DM，Gibson TC，et al，2017. Trends in sexual function after breast cancer surgery. Ann Surg Oncol，24（9）：2526-2538.

Crean-Tate KK，Faubion SS，Pederson HJ，et al，2020. Management of genitourinary syndrome of menopause in female cancer patients：a focus on vaginal hormonal therapy. Am J Obstet Gynecol，222（2）：103-113.

Davis S，2014. Menopausal symptoms in breast cancer survivors nearly 6 years after diagnosis. Menopause，21（10）：1075-1078.

De Bruin ML，Huisbrink J，Hauptmann M，et al，2008. Treatment-related risk factors for premature menopause following Hodgkin lymphoma. Blood，111（1）：101-108.

De Gregorio MW，Zerbe RL，Wurz GT，2014. Ospemifene：A first-in-class，non-hormonal selective estrogen receptor modulator approved for the treatment of dyspareunia associated with vulvar and vaginal atrophy. Steroids，90：82-93.

Del ML，Boni L，Michelotti A，et al，2011. Effect of the gonadotropin-releasing hormone analogue triptorelin on the occurrence of chemotherapy-induced early menopause in premenopausal women with breast cancer：A randomized trial. JAMA，306（3）：269-276.

Desmarais JE，Looper KJ，2010. Managing menopausal symptoms and depression in tamoxifen users：Implications of drug and medicinal interactions. Maturitas，67：296-308.

Dizon DS，2009. Quality of life after breast cancer：Survivorship and sexuality. Breast J，15：500-504.

Dodin S，Blanchet C，Marc I，et al，2013. Acupuncture for menopausal hot flushes. Cochrane Database Syst Rev，2013（7）：CD007410.

Edwards D，Panay N，2016. Treating vulvovaginal atrophy/genitourinary syndrome of menopause：How important is vaginal lubricant and moisturizer composition? Climacteric，19（2）：151-161.

Elkins G，Marcus J，Stearns V，et al，2008. Randomized trial of a hypnosis intervention for treatment of hot flashes among breast cancer survivors. J Clin Oncol，26（31）：5022-5026.

Emilee G，Ussher JM，Perz J，2010. Sexuality after breast cancer：A review. Maturitas，66（4）：397-407.

Faubion SS，Larkin LC，Stuenkel CA，et al，2018. Management of genitourinary syndrome of menopause in women with or at high risk for breast cancer：Consensus recommendations from The North American Menopause Society and The International Society for the Study of Women's Sexual Health. Menopause，25（6）：596-608.

Faubion SS，Loprinzi CL，Ruddy KJ，2016. Management of hormone deprivation symptoms after cancer. Mayo Clin Proc，91（8）：1133-1146.

Freeman EW，Ensrud KE，Larson JC，et al，2015. Placebo improvement in pharmacologic treatment of menopausal hot flashes：Time course，duration，and predictors. Psychosom Med，77（2）：167-175.

Guttuso T Jr，Kurlan R，McDermott MP，et al，2003. Gabapentin's effects on hot flashes in postmenopausal women：A randomized controlled trial. Obstet Gynecol. 101（2）：337-345.

Hervik JB，Stub T，2016. Adverse effects of non-hormonal pharmacological interventions in breast cancer survivors suffering from hot flashes：A systematic review and meta-analysis. Breast Cancer Res Treat，160：223-236.

Holmberg L，Anderson H，2004. HABITS（hormonal replacement therapy after breast cancer-is it safe?），a randomised comparison：trial stopped. Lancet，363（9407）：453-455.

Jacqueline D，Lisa KS，2015. Breast cancer survivors and sexuality：A review of the literature concerning sexual functioning，assessment tools，and evidence-based interventions. Clin J Oncol Nurs，19（4）：456-461.

Juliato PT，Rodrigues AT，Stahlschmidt R，et al，2017. Can polyacrylic acid treat sexual dysfunction in women with breast cancer receiving tamoxifen? Climacteric，20（1）：62-66.

Knight C，Logan V，Fenlon D，2019. A systematic review of laser therapy for vulvovaginal atrophy/genitourinary syndrome of menopause in breast cancer survivors. Ecancermedicalscience，13：988.

Lawrenz B，Banys M，Henes M，et al，2011. Pregnancy after breast cancer：Case report andreview of the literature. Arch Gynecolobstet，283（4）：837-843.

Lawsin CR，Ballard A，2016. Exploring factors influencing sexual sexual satisfaction among breast cancer survivors：The role of sexual communication. J Clin Oncol，34（3suppl）：251.

Leon-Ferre RA，Majithia N，Loprinzi CL，2017. Management of hot flashes in women with breast cancer receiving ovarian function suppression. Cancer Treat Rev，52：82-90.

Loren AW，Mangu PB，Beck LN，et al，2013. Fertility preservation for patients with cancer：American society of clinical oncology clinical practice guideline update. J Clin Oncol，31（19）：2500-2510.

Mac Bride MB，Rhodes DJ，Shuster LT，2010. Vulvovaginal atrophy. Mayo Clin Proc，85（1）：87-94.

Nappi RE，Palacios S，2014. Impact of vulvovaginal atrophy on sexual health and quality of life at postmenopause. Climacteric，17（1）：3-9.

Origoni M，Cimmino C，Carminati G，et al，2016. Postmenopausal vulvovaginal atrophy（VVA）is positively improved by topical hyaluronic acid application. A prospective，observational study. Eur Rev Med Pharmacol Sci，20（20）：4190-4195.

Pagani O，Partridge A，Korde L，et al，2011. Pregnancy after breast cancer：If you wish，ma'am. Breast Cancer Res Treast，129（2）：309-317.

Palma F，Volpe A，Villa P，et al，2016. Vaginal atrophy of women in postmenopause. Results from a multicentric observational study：The AGATA study. Maturitas，83：40-44.

Parish SJ，Nappi RE，Krychman ML，et al，2013. Impact of vulvovaginal health on postmenopausal women：A review of surveys on symptoms of vulvovaginal atrophy. Int J Womens Health，5：437-447.

Phua C，Baber R，2018. The management of menopausal symptoms in women following breast cancer：An overview. Drugs Aging，35（8）：699-705.

Portman DJ，Bachmann GA，Simon JA，2013. Ospemifene，a novel selective estrogen receptor modulator for treating dyspareunia associated with postmenopausal vulvar and vaginal atrophy. Menopause，20（6）：623-630.

Prague JK，Roberts RE，Comninos A，et al，2017. Neurokinin 3 receptor antagonism as a novel treatment for menopausal hot flushes：A phase 2，randomized，doubleblind，placebo-controlled trial. Lancet，389：1809-1820.

Quick AM，Zvinovski F，Hudson C，et al，2020. Fractional $CO_2$ laser therapy for genitourinary syndrome of menopause for breast cancer survivors. Support Care Cancer，28（8）：3669-3677.

Rossouw JE，Anderson GL，Prentice RL，et al，2002. Risks and benefits of estrogen plus progestin in healthy postmenopausal women：Principal results from the women's health initiative randomized controlled trial. JAMA，288（3）：321-333.

Russo IH，Russo J，1991. Progestagens and mammary gland development：Differentiation versus carcinogenesis. Acta Endocrinol（Copenh），125（suppl1）：7-12.

Salama M，Woodruff TK，2015. New advances in ovarian autotransplantation to restore fertility in cancer patients. Cancer Metastasis Rev，34（4）：807-822.

Sally Taylor，Clare Harley，Lucy Ziegler，et al，2011. Interventions for sexual problems following treatment for breast cancer：A systematic review. Breast Cancer Res Treat，130：711-724.

Santen RJ，Stuenkel CA，Davis SR，et al，2017. Managing menopausal symptoms and associated clinical issues in breast cancer survivors. J Clin Endocrinol Metab，102（10）：3647-3661.

Santen RJ，2011. Effect of endocrine therapies on bone in breast cancer patients. J Clin Endocrinol Metab，96（2）：308-319.

Seyyedi F，Rafiean-Kopaei M，Miraj S，2016. Comparison of the effects of vaginal royal jelly and vaginal estrogen on quality of life，sexual and urinary function in postmenopausal women. J Clin Diagn Res，10（5）：Qc01-Qc05.

Shapora M，Raanani H，Meirow D，2015. IVF for fertility preservation in breast cancer patients efficacy and safety issues. J Assist Reprod Genet，32（8）：1171-1178.

Simon JA，Nappi RE，Kingsberg SA，et al，2014. Clarifying vaginal atrophy's impact on sex and relationships（CLOSER）survey：Emotional and physical impact of vaginal discomfort on North American postmenopausal women and their partners. Menopause，21（2）：137-142.

Soini T，Hurskainen R，Grénman S，et al，2016. Levonorgestrel -releasing intrante rine system and the risk of breast cancer. Acta Oncol，55：188-192.

Stuenkel CA，Davis SR，Gompel A，et al，2015. Treatment of symptoms of the menopause：An endocrine society clinical practice guideline. J Clin Endocrinol Metab，100（11）：3975-4011.

Sturdee DW，Panay N，2010. Recommendations for the management of postmenopausal vaginal atrophy. Climacteric，13（6）：509-522.

Suwanvesh N，Manonai J，Sophonsritsuk A，et al，2017. Comparison of Pueraria mirifica gel and conjugated equine estrogen cream effects on vaginal health in postmenopausal women. Menopause，24（2）：210-215.

Tadir Y，Gaspar A，Lev-Sagie A，et al，2017. Light and energy based therapeutics for genitourinary syndrome of menopause：Consensus and controversies. Lasers Surgery Med，49（2）：137-159.

Taylor HS，2013. Tissue selective estrogen complexes（TSECs）and the future of menopausal therapy. Reprod Sci，20（2）：118.

The North American Menopaus Society，2015. Nonhormonal management of menopause-associated vasomotor symptoms. 2015 position statement of The North American Menopause Society. Menopause，22（11）：1155-1172.

Trinkaus M，Chin S，Wolfman W，et al，2008. Should urogenital atrophy in breast cancer survivors be treated with topical estrogens? Oncologist，13（3）：222-231.

Walega D，Rubin L，Banuvar S，et al，2014. Effects of stellate ganglion block on vasomotor symptoms：Findings from a randomized，controlled clinical trial in postmenopausal women. Menopause，21（8）：807-814.

Walshe JM，Denduluri N，Swain SM，2006. Amenorrhea in premenopausal women after adjuvant chemotherapy for breast cancer. J Clin Oncol，24（36）：5769-5779.

Winnie Y，Elizabeth P，Giok S，et al，2020. Menopausal symptoms in relationship to breast cancer-specific quality of life after adjuvant cytotoxic treatment in young breast cancer survivors. Health and Quality of Life Outcomes，18（24）：1-9.

# 第五十章

# 乳腺癌患者的妇科生殖系统病变

## 第一节　乳腺癌患者子宫内膜病变的诊治

### 一、乳腺癌患者子宫内膜病变的伴发情况

子宫内膜病变主要包括子宫内膜增生、子宫内膜息肉和子宫内膜癌。子宫内膜病变的危险因素多与内源性或外源性雌激素水平或活性升高有关。乳腺癌是女性最常见的恶性肿瘤之一，目前有关乳腺癌与子宫内膜病变的研究多集中在乳腺癌内分泌治疗，尤其是他莫昔芬（TAM）对子宫内膜的影响。TAM 是一种选择性雌激素受体调节剂，既有激动性又有拮抗性，具体取决于不同靶器官和血清雌激素水平。TAM 在乳腺组织表现为抗雌激素作用，是雌激素受体阳性绝经前乳腺癌患者的一线辅助用药，可显著降低乳腺癌的复发及对侧乳腺癌的发生风险。然而 TAM 在子宫内膜及间质组织却表现为雌激素样作用，子宫内膜腺体呈囊性扩张样水肿或形成息肉，间质胶原丰富，而腺上皮细胞萎缩或化生，使子宫内膜出现息肉、增生、恶性变等变化。现已证实，TAM 与良性子宫内膜病变（如息肉和增生）及子宫内膜癌的风险增加有关，多数研究显示，服用 TAM 的女性发生子宫内膜癌的相关风险是年龄匹配人群的 2~3 倍，并且呈剂量和时间依赖性，停用 TAM 后子宫内膜癌风险降低。值得注意的是，TAM 治疗的乳腺癌患者发生的子宫内膜癌具有不良预后特征，更容易出现恶性米勒管混合瘤这一恶性程度高的病理类型。此外，如患者在应用 TAM 之前已存在子宫内膜增生，应用 TAM 可导致子宫内膜增生发展为不典型增生。与使用 TAM 治疗相比，术后接受芳香化酶抑制剂的乳腺癌患者子宫内膜病变的发病率较低。

### 二、乳腺癌患者子宫内膜病变的评估与诊断

（一）经阴道超声检查

经阴道超声检查是评估子宫内膜病变的一线影像学检查方法。接受 TAM 治疗的乳腺癌患者通常表现为子宫内膜线增厚。对于绝经前女性，尚无明确的临界值区分正常与病理性子宫内膜增厚，其内膜厚度随月经周期发生变化，从卵泡早期的 4mm 至黄体期可达 12mm。绝经后女性如未进行绝经激素治疗，子宫内膜厚度≤4mm。目前认为，绝经前子宫

内膜厚度＞12mm，绝经后子宫内膜厚度＞5mm 时，判断为子宫内膜增厚。除内膜增厚外，超声检查还可发现 TAM 对内膜的各种影响，包括息肉样回声、内膜回声不均匀和宫腔积液等。有学者提出，在常规超声时加入实时组织弹性成像技术可观察内膜的僵硬度和弹性信息，以区分子宫内膜病变和正常子宫内膜，提高诊断的准确性。美国妇产科医师学会（ACOG）指出，乳腺癌患者服用 TAM 前应被告知子宫内膜增生、子宫内膜癌的风险，绝经前后女性都应定期超声监测子宫内膜变化。应用 TAM 治疗者，应在治疗前筛查子宫内膜是否有潜在的异常，如息肉或内膜增生，并需要对其进行持续的定期监测；如果经阴道超声检查内膜显示不清，则推荐进行子宫声学造影。

### （二）子宫声学造影

将生理盐水经子宫颈注入宫腔，用以增强经阴道超声检查中子宫内膜的成像效果，提高超声对子宫内膜病变的检测能力，同时也能避免侵入性的诊断操作。该技术简单易行，可快速完成，费用低，患者耐受性良好，并且几乎无并发症。子宫声学造影对内膜病变形态的分辨率优于单独进行阴道超声，可以区分内膜局灶性异常或弥漫性异常，从而指导下一步内膜取样。若是局灶性病变，宫腔镜直视下定向活检是优先选择的方法；若为弥漫性病变，可盲打下取样。

### （三）磁共振成像

磁共振成像（MRI）对软组织分辨率高，可清晰辨别内膜厚度及内膜与肌层间结合带的完整性，但因费用较高，很少用于单纯评估子宫内膜增生，多用于子宫内膜癌的分期评估。

### （四）宫腔镜检查

宫腔镜能够在直视下观察宫腔内膜，诊断子宫内膜病变的准确度高，同时可进行定向活检或切除病灶，目前已广泛应用于子宫内膜病变的诊断。

### （五）子宫内膜活检

子宫内膜活检是诊断子宫内膜病变的金标准，既往常采取诊断性刮宫术，但由于是盲刮宫腔，容易漏刮，目前有被宫腔镜下内膜活检取代之势。ACOG 推荐，对于接受 TAM 治疗并出现阴道出血的绝经后乳腺癌患者，应进行子宫内膜活检；对于出现不规则出血的绝经前患者，若宫腔镜检查或子宫声学造影仍无法解释出血原因，也应进行子宫内膜活检。

## 三、乳腺癌患者子宫内膜病变的治疗

### （一）子宫内膜息肉的治疗

**1. 期待治疗**　多数子宫内膜息肉没有症状，恶性风险很低，约 25% 的内膜息肉可自然消退，特别是直径＜10mm 的小息肉，可选择随访观察。

**2. 药物治疗**　对子宫内膜息肉的作用有限。有报道称，服用 TAM 女性使用左炔诺孕酮宫内释放系统（LNG-IUS）可降低子宫内膜息肉的发生率。

**3. 手术治疗**　宫腔镜下内膜息肉切除术是首选方式。手术指征：①症状性息肉（多数表现为异常子宫出血）；②息肉直径＞1.5cm；③多发息肉；④有子宫内膜增生或子宫内膜癌危险因素的女性，如 TAM 的使用增加了子宫内膜息肉恶变的风险；⑤绝经后女性。

## （二）子宫内膜增生的治疗

2014 年 WHO 对子宫内膜增生的分类进行了修订，根据是否存在细胞不典型性将子宫内膜增生分为两类：①不伴不典型子宫内膜增生；②子宫内膜不典型增生。

**1. 不伴不典型子宫内膜增生的治疗**　不伴不典型子宫内膜增生在 20 年内进展为子宫内膜癌的风险低于 5%，75%～100% 的患者能在随访中自发转归正常。然而，对于应用 TAM 的乳腺癌患者，由于内膜进展为不典型增生的风险增加，应重新评估其应用 TAM 进行治疗的必要性，寻求替代治疗方法，并进行多学科会诊，采取相应治疗。

（1）药物治疗：能够使子宫内膜增生状态获得有效缓解的药物包括口服孕激素和宫腔内局部应用孕激素（如 LNG-IUS）。乳腺癌患者尤其是孕激素受体阳性者，口服孕激素血药浓度高，可能使乳腺癌复发风险增加，因此不宜选用。与口服孕激素相比，LNG-IUS 在宫腔内直接释放孕激素，局部作用于子宫内膜，能够获得更高的缓解率，全身反应轻微。最近有学者研究发现，LNG-IUS 通过使内膜蜕膜化来保护 TAM 作用下的子宫内膜。虽然有荟萃分析认为 LNG-IUS 不增加乳腺癌的复发率和死亡率，但目前尚缺乏大样本研究数据，因此并不推荐常规应用，需与患者充分沟通，谨慎选择，且须严格定期随访，应每隔 6 个月进行内膜组织学评估，连续 2 次获得阴性结果后，可将后续组织学评估间隔延长至 1 年。

（2）手术治疗：手术治疗方式为全子宫切除术，不建议内膜切除术。无生育要求者，下列情况可考虑选择手术：①随访过程中进展为子宫内膜不典型增生；②子宫内膜增生再次复发；③药物治疗 12 个月以上无组织学缓解；④持续的异常子宫出血；⑤不能定期随访或治疗依从性差的患者。

**2. 子宫内膜不典型增生的治疗**

（1）无生育要求者：子宫内膜不典型增生中有 14%～30% 可发展为子宫内膜癌，同时合并子宫内膜癌的比例也较高，因此，对于无生育要求者，全子宫切除术是首选治疗方式，不建议内膜切除术。

（2）有生育要求者：对于希望保留生育能力的女性，应充分告知子宫内膜不典型增生有潜在恶性和进展为内膜癌的风险。保守治疗前，应进行全面评估，签署知情同意书，并进行多学科会诊，结合组织学、影像学特征和遗传家族史等，制订管理和随访方案。首选保守治疗为 LNG-IUS；促性腺激素释放激素类似物（gonadotrophin releasing hormone analogue，GnRHa）也是治疗药物选择之一，可单独使用或联合 LNG-IUS/芳香化酶抑制剂使用。鉴于保守治疗较高的复发率，一旦患者放弃生育要求，应手术切除子宫。

## （三）子宫内膜癌的治疗

根据患者年龄、全身情况、病变范围、分期及组织学类型等选择适宜的治疗方案。治疗原则是以手术为主，结合放疗、化疗等综合治疗。

**1. 手术治疗**　是首选治疗方法，筋膜外全子宫加双附件及盆腔淋巴结切除术是Ⅰ期子宫内膜癌的基本手术方式，有深肌层浸润、高级别癌、浆液性癌、透明细胞癌和癌肉瘤等高危因素者还需行腹主动脉旁淋巴结切除术，特殊病理类型患者需行大网膜活检或切除。Ⅱ期可行筋膜外全子宫或根治性子宫双附件切除及盆腹腔淋巴结切除。Ⅲ期和Ⅳ期手术应个体化，尽可能行肿瘤细胞减灭术。

**2. 放射治疗**　分为腔内照射和体外照射。单纯放射治疗仅用于有手术禁忌证或无法手术切除的晚期患者；术后放射治疗是具有复发高危因素患者重要的辅助治疗；术前放射治疗主要用于缩小病灶、便于手术。

**3. 化学治疗**　主要适用于晚期或复发子宫内膜癌，也用于术后有复发高危因素的患者以减少盆腔外的远处转移。

（胡琢瑛）

# 第二节　乳腺癌患者子宫肌瘤的诊治

## 一、乳腺癌与子宫肌瘤的关系

子宫肌瘤是女性生殖系统最常见的良性肿瘤，确切病因不明，因肌瘤好发于生育年龄，绝经后萎缩或消退，提示其发生可能与雌激素和孕激素有关。目前关于乳腺癌与子宫肌瘤的相互关系尚不确定。最近研究发现，有子宫肌瘤病史的女性患乳腺癌的风险增加，而切除子宫肌瘤与降低乳腺癌风险无关。虽然两者可能不是因果关系，但从公共健康角度，建议患有子宫肌瘤的女性应关注其一生中乳腺癌发生的潜在风险。而对美国黑种人女性的研究显示，子宫肌瘤的病史与乳腺癌的总体发病率无关。

至于乳腺癌患者子宫肌瘤的伴发情况尚缺乏大样本研究数据。理论上，乳腺癌术后应用的选择性雌激素受体调节剂在子宫表现为雌激素样作用，可能引起子宫肌层平滑肌细胞增生、体积增大，导致发生子宫肌瘤或使原有肌瘤迅速增大，但目前尚无一致结论。有研究表明，他莫昔芬（TAM）治疗的绝经后乳腺癌患者出现子宫肌瘤生长，但在肌瘤组织学上与未经 TAM 治疗者并无差异。乳腺癌术后接受 TAM 治疗的女性，子宫肌瘤的发生率高于接受雷洛昔芬治疗者，说明 TAM 对女性生殖系统的雌激素样作用更明显。研究显示，乳腺癌患者术后症状性子宫肌瘤的发生率为 9.2%，子宫肌瘤的发生与服用 TAM 呈显著负相关，未服用 TAM 患者子宫肌瘤的发生率明显高于服用者，提示乳腺癌患者应用 TAM 可能是子宫肌瘤的保护性因素。

## 二、子宫肌瘤的诊断

子宫肌瘤多无明显症状，仅在体检时发现，其症状与肌瘤部位、大小和有无变性相关。经量增多及经期延长是肌瘤最常见的症状，肌瘤较大时可扪及腹部包块或出现压迫症状，如尿频、便秘等。根据症状体征和超声检查，诊断多无困难。

# 三、乳腺癌患者子宫肌瘤的治疗

子宫肌瘤生长缓慢，恶变率低（＜0.5%），无症状的小肌瘤对月经、生育及健康均无影响。乳腺癌患者子宫肌瘤的处理应根据年龄、症状、肌瘤部位及大小、生育要求、全身情况、乳腺癌辅助用药等综合考虑，制订个性化的治疗方案。

## （一）期待治疗

期待治疗即定期随访观察，主要适用于无症状的子宫肌瘤。一般每3~6个月随访1次，随访期间注意有无症状出现，需做妇科检查及盆腔B超了解肌瘤有无增大。若出现月经量过多、压迫症状，或肌瘤明显增大者，应行手术治疗。对于乳腺癌术后服用内分泌治疗药物期间发现的子宫肌瘤患者，由于药物对子宫肌瘤的作用尚不确定，可以在严密监测下继续内分泌治疗，停药需慎重。

## （二）药物治疗

药物治疗主要用于术前辅助治疗，可短期内减轻症状、纠正贫血或术前缩小肌瘤体积，也可用于近绝经期妇女，使其提前过渡至绝经，避免手术。常用药物有如下两种。

**1. GnRHa**　通过竞争性阻断GnRH受体，直接、快速抑制垂体性腺轴，导致卵巢性激素水平大幅下降至绝经水平，造成假绝经状态（或称药物性卵巢去势），从而抑制肌瘤生长并使其缩小。一般应用长效制剂，每月皮下注射1次，疗程为3~6个月，但停药后随着月经的恢复肌瘤又可逐渐增大。

**2. 米非司酮**　是抗孕激素制剂，与孕酮受体的结合力是孕酮的5倍，能抑制孕酮活性，使肌瘤组织中的孕激素受体数量明显减少，影响肌瘤组织中表皮生长因子受体、血管内皮生长因子的表达，减少子宫动脉血流，并可使子宫肌瘤组织缺氧、变性坏死以致肌瘤体积缩小。一般应用小剂量米非司酮（10mg/d），口服，连续3个月。乳腺癌不是米非司酮的禁忌证，有关米非司酮与乳腺癌的实验研究还发现米非司酮可抑制三阴性乳腺癌细胞的生长。

## （三）手术治疗

手术适应证：①子宫肌瘤合并月经量过多或异常出血，甚至导致贫血；②肌瘤体积大或引起压迫症状；③有蒂浆膜下肌瘤扭转引起的急腹症；④肌瘤是不孕或反复流产的原因；⑤子宫肌瘤患者准备妊娠时若肌瘤直径≥4cm，建议剔除；⑥疑有恶变。手术可经腹腔镜、宫腔镜，或经阴道、经腹进行。手术方式包括肌瘤切除术和子宫切除术。肌瘤切除术适用于希望保留生育能力者，黏膜下肌瘤多采用宫腔镜下切除。对于不要求保留生育能力或疑有恶变者，行子宫切除术。

## （四）其他治疗

**1. 子宫动脉栓塞术**　通过阻断子宫动脉及其分支，减少肌瘤的血供，从而延缓肌瘤的生长，是控制子宫肌瘤相关症状的一种微创治疗选择，但可能引起卵巢功能减退，并增加潜在的妊娠并发症风险，适用于要求保留子宫但不考虑今后生育力最佳化的患者，尤其适于子宫肌瘤剔除术后复发、有多次腹部手术史或不能耐受手术者。

**2. 高强度超声聚焦消融**　是一种非侵入性热消融技术，在超声或 MRI 引导下将体外低强度的超声波能量聚焦于体内的目标区域，产生焦点热能使肌瘤蛋白质变性和细胞坏死，从而缩小瘤体。该方法不适用于可经宫腔镜切除的肌瘤，或高度钙化的肌瘤，或邻近膀胱、肠道有操作损伤风险的情况。

（胡琢瑛）

# 第三节　乳腺癌患者卵巢病变的诊治

## 一、乳腺癌患者卵巢病变的伴发情况

### （一）乳腺癌伴发卵巢囊肿

乳腺癌患者伴发附件包块较为常见，其中以卵巢良性病变为主，约占 77.8%，单纯性卵巢囊肿是其最常见的病理类型。服用他莫昔芬（TAM）的乳腺癌患者，卵巢囊肿的发生率明显高于未服用者或服用雷洛昔芬者，可能是由于 TAM 的化学结构与常用促排卵药物克罗米芬（枸橼酸氯米芬）较为相似，TAM 能够诱导排卵、促进卵巢类固醇激素生成和卵泡增大，最终导致卵巢囊肿。因此，TAM 可能是乳腺癌患者发生卵巢囊肿的危险因素。TAM 诱发卵巢囊肿与绝经状态有关，服用 TAM 期间仍有月经的乳腺癌患者发生卵巢囊肿的风险高达 58.3%，这与绝经前后的卵巢对性激素的反应差异有关。辅助化疗与卵巢囊肿的发生无关。

### （二）乳腺癌伴发卵巢癌

虽然乳腺癌伴发的附件包块最常见的是良性卵巢囊肿，但有乳腺癌病史的女性发生卵巢癌的总体风险也增加。乳腺癌伴发卵巢癌包括原发性卵巢癌和乳腺癌卵巢转移，原发性卵巢癌发生概率约为转移性卵巢癌的 3 倍，乳腺癌转移到卵巢的发生率为 3%～30%。原发性卵巢癌多见于遗传性乳腺癌-卵巢癌综合征（hereditary breast-ovarian cancer syndrome，HBOC 综合征）。HBOC 综合征是一种遗传性癌症易感综合征，其特征为多个家庭成员患有乳腺癌和（或）卵巢癌，大多由于 *BRCA1/2* 基因突变所致。存在 *BRCA1/2* 基因胚系突变的女性一生中患乳腺癌的风险高达 85%，患卵巢癌的风险达 46%。除 HBOC 综合征外，还有一部分乳腺癌伴发的原发性卵巢癌可能与化疗、放疗及应用 TAM 有关。TAM 具有雌激素激动剂活性，其代谢产物可能具有致癌作用。然而，英国一项病例对照研究发现，服用 TAM 并不增加乳腺癌患者发生卵巢癌的风险，卵巢癌风险增加与化疗有关。另外，患者长期承受巨大的心理压力且精神抑郁，这也可能是乳腺癌术后卵巢癌发生风险增高的重要原因。

## 二、乳腺癌患者卵巢病变的筛查与诊断

### （一）基因筛查

*BRCA1/2* 基因筛查对遗传性乳腺癌并发卵巢癌的预防非常重要。*BRCA1/2* 基因突变率在我国遗传性乳腺癌或卵巢癌中占 23.3%，而在同时具有乳腺癌和卵巢癌家族史的患者中，*BRCA1/2* 基因突变率达 50%。即使在散发性乳腺癌和卵巢癌中，也有 5%～15% 存在致病性 *BRCA1/2* 基因突变，当某些特征提示可能存在遗传性癌症时，如年龄<50 岁的乳腺癌患者、近亲中有相同类型的癌症、三阴性乳腺癌等，更应完善 *BRCA* 基因检测。

### （二）诊断

可通过病史、妇科检查、盆腔超声、MRI、肿瘤标志物等诊断卵巢病变。卵巢包块早期多无症状，晚期可表现为腹胀、腹部肿块及腹腔积液。妇科检查在子宫一侧或双侧触及肿块，为囊性或实性。盆腔超声作为卵巢病变的一线检查方法，可根据囊性或实性、有无乳头等判断肿块性质，诊断符合率高。良性单纯性囊肿的超声诊断标准：单房，无回声，壁薄而光滑，囊内无血流信号。MRI 具有较高的软组织分辨率，有利于病灶定位，尤其对卵巢恶性肿瘤的诊断有重要参考价值。CA125 和人附睾蛋白 4（HE4）是最常用于检测上皮性卵巢癌的肿瘤标志物，80% 的上皮性卵巢癌 CA125 和 HE4 高于正常值，两者联合应用有助于判断附件肿块的良恶性。

对于乳腺癌术后随访过程中伴发的卵巢包块，应及时确定包块性质，早期发现卵巢恶性肿瘤，尤其是未婚未育、有乳腺癌遗传病史、三阴性乳腺癌及 *BRCA* 基因突变的乳腺癌患者，更应特别警惕卵巢癌发生的可能。美国国立综合癌症网络（NCCN）指南建议，*BRCA* 基因突变患者在没有选择预防性降风险手术前，自 30～35 岁开始应通过血清 CA125 水平联合经阴道超声进行卵巢癌的筛查。

## 三、乳腺癌患者卵巢病变的治疗与预防

### （一）乳腺癌伴发卵巢囊肿的治疗

卵巢囊肿的处理应根据患者年龄及乳腺癌类型、附件肿块性状、有无并发症及恶性肿瘤的疑似程度而定。

**1. 定期随访**　多项研究表明，有单纯卵巢囊肿与无卵巢囊肿的女性患卵巢癌的风险相近。对于无症状卵巢囊肿、超声提示为单房且囊肿较小、肿瘤标志物正常者，建议定期随访，一般每 3～6 个月复查。绝大多数乳腺癌伴发卵巢囊肿发生于育龄期患者，其中部分为功能性卵巢囊肿，多为单侧，直径≤5cm，观察 2～3 个月可自行消失。对于不确定囊肿是否为单纯性，以及绝经前患者单纯卵巢囊肿直径≥5～7cm、绝经后≥3～5cm 者，建议缩短随访间隔时间至 2 个月。随访过程中注意超声形态学和肿瘤标志物的变化。需要手术干预的超声形态学包括囊肿持续存在且超过 5cm；双侧性；多房且分隔较厚（>2～3mm）；混合性包块含有实性或乳头状成分，特别是彩色多普勒提示存在血流信号。对于在 TAM 治

疗乳腺癌过程中发生的卵巢囊肿，若囊肿为单房，直径<5cm，可继续服用 TAM；若囊肿为多房或直径≥5cm，则暂时停服 TAM，或使用 GnRHa 也是较为合理的治疗方法。

**2. 手术治疗**　适应证：①怀疑卵巢肿瘤，甚至疑似恶性肿瘤。超声提示混合性包块、CA125 水平升高和雌激素受体阴性乳腺癌是卵巢恶性肿瘤的重要预测因子。②出现并发症，如卵巢囊肿扭转、破裂。③患 HBOC 综合征的患者。④绝经后女性。手术方式多采用卵巢切除术，对于要求保留生育功能的年轻患者，可谨慎选择卵巢囊肿剥除术。

### （二）乳腺癌伴发卵巢癌的治疗

乳腺癌术后再发卵巢癌的治疗原则是以手术为主，辅以化疗、靶向治疗等综合治疗。手术治疗同散发性卵巢癌手术方案，早期采取全面分期手术，晚期行肿瘤细胞减灭术。化疗主要用于手术后辅助治疗和新辅助化疗以缩小肿瘤创造手术条件，以及不能耐受手术者。目前对于乳腺癌卵巢转移患者仍主要采用手术治疗，并根据患者情况联合化疗及内分泌治疗，若患者放弃手术，其 5 年生存率将明显降低。

### （三）乳腺癌患者卵巢肿瘤的预防

**1. 预防性手术**　对于 HBOC 患者，预防性输卵管卵巢切除术是降低再患卵巢癌风险的最有效措施。荟萃分析显示，双侧输卵管卵巢切除术可使 *BRCA1* 基因或 *BRCA2* 基因突变女性的卵巢癌风险降低约80%，并能降低总体病死率。通常对于具有卵巢癌高风险的 *BRCA1* 基因突变者，建议在 35～40 岁进行预防性切除术，由于 *BRCA2* 基因突变者卵巢癌发病较晚，手术时机可延迟至 40～45 岁。

**2. 药物预防**　口服避孕药可以通过抑制排卵、诱导细胞凋亡及抑制细胞增殖等机制降低患卵巢癌的风险。然而乳腺癌患者术后口服避孕药预防卵巢癌是否可行尚有争议。

（胡琢瑛）

# 第四节　乳腺癌患者宫颈病变的诊治

## 一、乳腺癌与宫颈病变的关系

宫颈病变包括宫颈上皮内病变和宫颈癌，人乳头状瘤病毒（human papilloma virus，HPV）是主要致病因子。目前 HPV 与乳腺癌的关系尚不明确。有荟萃分析认为，HPV 尤其是高危型 HPV 感染可能与乳腺癌的风险增加有关，这种关联性在不同地域种群存在明显差异。HPV可能在某些特殊类型乳腺癌的发生和发展中发挥作用。然而，也有研究显示，HPV 与乳腺癌之间没有相关性。据报道，有宫颈癌前病变和宫颈锥切病史的女性患乳腺癌的风险增加。挪威的一项研究显示，在宫颈癌前病变的女性中，发生原位和局部乳腺癌的风险增加 10%。

有关乳腺癌伴发宫颈病变的研究较少。乳腺癌术后接受 TAM 治疗的绝经后患者，宫颈细胞学检查呈现雌激素化反应而非萎缩性改变，非典型鳞状细胞的发生率增加，但宫颈癌的发生率并未增加。一项针对 42 940 例乳腺癌患者的研究发现，长期使用芳香化酶抑制剂可以降低宫颈肿瘤的风险，而 TAM 则没有显示出明显的保护作用。

## 二、乳腺癌患者宫颈病变的筛查与诊断

宫颈癌的发生和发展是一个缓慢渐进的过程，其间有明确的癌前病变期，在此期间若能得到及时的筛查和有效的干预，则可明显降低宫颈癌的发病率和死亡率。目前全世界所有发达国家和包括我国在内的许多发展中国家都纳入了宫颈癌筛查项目。由于乳腺癌与 HPV 的关系尚不明确，乳腺癌生存者宫颈病变的筛查参照常规筛查流程，同时结合患者免疫功能状态，进行个体化处理。宫颈病变的诊断采用宫颈细胞学检查和（或）HPV 检测、阴道镜检查、宫颈活组织检查的"三阶梯"程序。目前我国筛查方法：①以高危型 HPV 检测作为初筛；②以细胞学检查作为初筛；③以细胞学联合高危型 HPV 检测作为初筛。

（一）以高危型 HPV 检测作为初筛的流程（图 50-1）

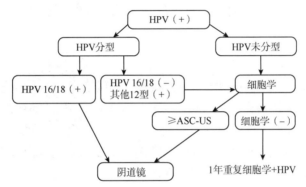

图 50-1 高危型 HPV 阳性的筛查流程

ASC-US，不明确意义的非典型鳞状上皮细胞

（二）以细胞学检查作为初筛的流程（图 50-2）

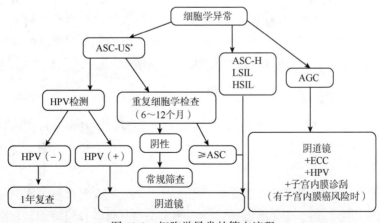

图 50-2 细胞学异常的筛查流程

*不能检测 HPV 时，可行阴道镜检查；ASC-H，非典型鳞状上皮细胞不除外高度鳞状上皮内病变；LSIL，低级别鳞状上皮内病变；HSIL，高级别鳞状上皮内病变；AGC，非典型腺细胞；ECC，宫颈管搔刮术

## （三）以细胞学联合高危型 HPV 检测作为初筛的流程（图 50-3）

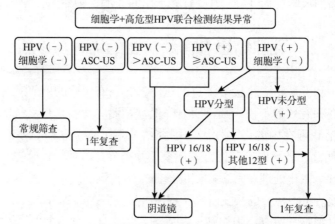

图 50-3　细胞学+高危型 HPV 联合筛查流程

# 三、乳腺癌患者宫颈病变的治疗

## （一）宫颈上皮内病变的治疗

宫颈上皮内病变分为低级别鳞状上皮内病变、高级别鳞状上皮内病变和原位腺癌。

**1. 低级别鳞状上皮内病变**　60%的病变可自然消退，30%的病变持续存在，约 10%的病变两年内进展为高级别上皮内病变。处理上可采取随访观察，每 12 个月复查细胞学和 HPV 联合检测，两次检查均阴性，转为常规筛查。若低级别上皮内病变持续≥2 年，可继续随访或选择局部消融治疗或诊断性宫颈锥切术。

**2. 高级别鳞状上皮内病变**　该病变采取宫颈锥形切除术，包括宫颈环形电切术和冷刀锥切术。经宫颈锥切术确诊、年龄较大、无生育要求的高级别上皮内病变者，也可行全子宫切除术。

**3. 原位腺癌**　是宫颈腺癌的癌前病变，其特点：①现有的宫颈癌筛查方法对原位腺癌不敏感；②原位腺癌病变在阴道镜下的改变常无特异性；③病灶多位于宫颈管内，不在阴道镜检查范围内；④病变部分呈多中心或跳跃性特征。故对原位腺癌的处理原则是积极治疗，可行全子宫切除术，或行宫颈锥切术，并应长期随访。

## （二）宫颈癌的治疗

乳腺癌伴发宫颈癌的治疗同散发性宫颈癌的治疗原则，而且手术应同时切除双侧输卵管卵巢，根据患者年龄、分期、全身情况等综合制订个体化的治疗方案。总原则为采用手术和放疗为主、化疗为辅的综合治疗。

**1. 手术治疗**　主要适用于ⅠA～ⅡA 早期患者。ⅠA$_1$ 期无淋巴脉管间隙浸润者行筋膜外全子宫双附件切除；ⅠA$_1$ 期伴淋巴脉管浸润和ⅠA$_2$ 期，行改良广泛子宫双附件切除及盆腔淋巴结清扫术；ⅠB～ⅡA 期行广泛性子宫双附件切除及盆腔淋巴结清扫术。

**2. 放射治疗**　适用于：①部分ⅠB$_2$ 期和ⅡA$_2$ 期，以及ⅡB～Ⅳ期患者；②全身情况不适宜手术的早期患者；③局部大病灶的术前放疗；④术后有高危因素的辅助放疗。

**3. 全身治疗**　包括化疗、靶向治疗和免疫治疗。化疗主要用于局部病灶较大的手术前化疗，与放疗同步化疗，以及晚期或复发转移的患者。

（胡琢瑛）

## 参 考 文 献

李琳, 王淑珍, 张震宇, 等, 2010. 乳腺癌患者他莫昔芬治疗后妇科良性疾患的随访研究. 中华医学杂志, 90（25）: 1735-1738.

马飞, 徐兵河, 邵志敏, 2019. 乳腺癌随访及伴随疾病全方位管理指南. 中华肿瘤杂志, 41（1）: 29-41.

全国卫生产业企业管理协会妇幼健康产业分会生殖内分泌学组, 2017. 中国子宫内膜增生诊疗共识. 生殖医学杂志, 26（10）: 957-960.

赵昀, 魏丽惠, 2018. CSCCP 关于中国宫颈癌筛查及异常管理相关问题专家共识解读. 实用妇产科杂志, 34（2）: 101-104.

ACOG, 2014. Committee Opinion No. 601: Tamoxifen and uterine cancer. Obstet Gynecol, 123（6）: 1394-1397.

ACOG, 2018. Committee opinion No. 734: The Role of transvaginal ultrasonography in evaluating the endometrium of women with postmenopausal bleeding. Obstet Gynecol, 131（5）: e124-e129.

ACOG, 2019. Committee opinion No. 793: Hereditary cancer syndromes and risk assessment. Obstet Gynecol, 134（6）: e143-e149.

Althuis MD, Sexton M, Langenberg P, et al, 2000. Surveillance for uterine abnormalities in tamoxifen-treated breast carcinoma survivors: A community based study. Cancer, 89（4）: 800-810.

American Association of Gynecologic Laparoscopists, 2012. AAGL practice report: Practice guidelines for the diagnosis and management of endometrial polyps. J Minim Invasive Gynecol, 19（1）: 3-10.

American College of Radiology, American College of Obstetricians and Gynecologists, Society of Radiologists in Ultrasound, 2015. AIUM Practice Guideline for the Performance of sonohysterography. J Ultrasound Med, 34（8）: 1-6.

Auclair MH, Yong PJ, Salvador S, et al, 2019. Guideline No. 392-Classification and Management of Endometrial Hyperplasia. J Obstet Gynaecol Can, 41（12）: 1789-1800.

Bakos O, Lundkvist O, Bergh T, 1993. Transvaginal sonographic evaluation of endometrial growth and texture in spontaneous ovulatory cycles: A descriptive study. Hum Reprod, 8（6）: 799-806.

Balci FL, Uras C, Feldman SM, 2019. Is human papillomavirus associated with breast cancer or papilloma presenting with pathologic nipple discharge? Cancer Treat Res Commun, 19: 100122.

Cao WM, Gao Y, Yang HJ, et al, 2016. Novel germline mutations and unclassified variants of BRCA1 and BRCA2 genes in Chinese women with familial breast /ovarian cancer. BMC Cancer, 16: 64.

Committee on Gynecologic Practice, Society of Gynecologic Oncology, 2015. The Amercian College of Obstetricians and Gynecologists Committee Opinion No. 631: Endometrial intraepithelial neoplasia. Obstet Gynecol, 125: 1272-1278.

Committee on Practice Bulletins-Gynecology, 2012. ACOG Practice Bulletin No. 126: Management of gynecologic issues in women with breast cancer. Obstet Gynecol, 119（3）: 666-682.

Committee on Practice Bulletins-Gynecology CoGSoGO, 2017. Practice Bulletin No. 182: Hereditary Breast and Ovarian Cancer Syndrome. Obstet Gynecol, 130（3）: e110-e126.

Cuzick J, Forbes JF, Sestak I, et al, 2007. Long-term results of tamoxifen prophylaxis for breast cancer: 96-month follow-up of the randomized IBIS-I trial. J Natl Cancer Inst, 99（4）: 272-282.

Davies C, Pan H, Godwin J, et al, 2013. Long-term effects of continuing adjuvant tamoxifen to 10 years versus stopping at 5 years after diagnosis of oestrogen receptor-positive breast cancer: ATLAS, a randomised trial. Lancet, 381（9869）: 805-816.

Doosti M, Bakhshesh M, Zahir ST, et al, 2016. Lack of evidence for a relationship between high risk human papillomaviruses and breast cancer in iranian patients. Asian Pac J Cancer Prev, 17（9）: 4357-4361.

Fu Y, Zhuang ZG, 2014. Long-term effects of levonorgestrel-releasing intrauterine system on tamoxifen-treated breast cancer patients: A meta-analysis. Int J Clin Exp Pathol, 7（10）: 6419-6429.

Goldstein SR, 2001. The effect of SERMs on the endometrium. Ann N Y Acad Sci, 949: 237-242.

Goldstein SR, 2002. Controversy about uterine effects and safety of SERMs: The saga continues. Menopause, 9: 381-384.

Gultekin IB, Imamoglu GI, Gultekin S, et al, 2019. Elastosonographic evaluation of endometrium in women using tamoxifen for breast cancer. Niger J Clin Pract，22（1）：92-100.

Hansen BT，Nygard M，Falk RS，et al，2012. Breast cancer and ductal carcinoma in situ among women with prior squamous or glandular precancer in the cervix：A register-based study. Br J Cancer，107（9）：1451-1453.

Hsieh CJ，Hong MK，Chen PC，et al，2017. Antiestrogen use reduces risk of cervical neoplasia in breast cancer patients：A population-based study. Oncotarget，8（17）：29361-29369.

Inal MM，Incebiyik A，Sanci M，et al，2005. Ovarian cysts in tamoxifen-treated women with breast cancer. Eur J Obstet Gynecol Repord Biol，120（1）：104-106.

Johnatty SE，Stewart CJR，Smith D，et al，2018. Risk and prognostic factors for endometrial carcinoma after diagnosis of breast or Lynch-associated cancers-A population-based analysis. Cancer Med，7（12）：6411-6422.

Kouloura A，Nicolaidou E，Misitzis I，et al，2018. HPV infection and breast cancer. Results of a microarray approach. Breast，40：165-169.

Lancaster JM，Powell CB，Chen LM，et al，2015. Society of Gynecologic Oncology statement on risk assessment for inherited gynecologic cancer predispositions. Gynecol Oncol，136（1）：3-7.

Levine D，Patel MD，Suh-Burgmann EJ，et al，2019. Simple adnexal cysts：SRU consensus conference update on follow-up and reporting. Radiology，293（2）：359-371.

Liu R，Shi P，Nie Z，et al，2016. Mifepristone suppresses basal triple-negative breast cancer stem cells by down-regulating KLF5 expression. Theranostics，6（4）：533-544.

Malhone C，Longatto-Filho A，Filassi JR，2018. Is human papilloma virus associated with breast cancer? A review of the molecular evidence. Acta Cytol，62（3）：166-177.

Metindir J，Aslan S，Bilir G，2005. Ovarian cyst formation in patients using tamoxifen for breast cancer. Jpn J Clin Oncol，35（10）：607-611.

Mofrad MH，Shandiz FH，Roodsare FV，et al，2010. Evaluation of ovarian cysts in breast cancer cases on tamoxifen. Asian Pac J Cancer Prev，11（1）：161-164.

Mourits MJ，De Vries EG，Willemse PH，et al，2001. Tamoxifen treatment and gynecologic side effects：A review. Obstet Gynecol，97：855-866.

National Comprehensive Cancer Network，2019. Genetic/familial high-risk assessment：Breast，ovarian and pancreatic，Version 1. 2020. NCCN Clinical Practice Guidelines in Oncology.

Paredes AC，Pereira MG，2018. Spirituality，distress and posttraumatic growth in breast cancer patients. J Relig Health，57（5）：1606-1617.

Philip S，Taylor AH，Konje JC，et al，2019. The levonorgestrel-releasing intrauterine device induces endometrial decidualisation in women on tamoxifen. J Obstet Gynaecol，39（8）：1117-1122.

Polin SA，Ascher SM，2008. The effect of tamoxifen on the genital tract. Cancer Imaging，8：135-145.

Riggs BL，Hartmann LC，2003. Selective estrogen-receptor modulators--mechanisms of action and application to clinical practice. N Engl J Med，348：618-629.

Runowicz CD，Costantino JP，Wickerham DL，et al，2011. Gynecologic conditions in participants in the NSABP breast cancer prevention study of tamoxifen and raloxifene（STAR）. Am J Obstet Gynecol，205（6）：535. e1-e5.

Salman NA，Davies G，Majidy F，et al，2017. Association of high risk human papillomavirus and breast cancer：A UK based study. Sci Rep，7：43591.

Shen TC，Hsia TC，Hsiao CL，et al，2017. Patients with uterine leiomyoma exhibit a high incidence but low mortality rate for breast cancer. Oncotarget，8（20）：33014-33023.

Sogaard M，Farkas DK，Ording AG，et al，2016. Conisation as a marker of persistent human papilloma virus infection and risk of breast cancer. Br J Cancer，115（5）：588-591.

Spicer DV，Pike MC，Henderson BE，1991. Ovarian cancer and long-term tamoxifen in premenopausal women. Lancet，337：1414.

Swerdlow AJ，and Jones ME，2007. Ovarian cancer risk in premenopausal and perimenopausal women treated with tamoxifen：A case-control study. Br J Cancer，96（5）：850-855.

Tseng JJ，Chen YH，Chiang HY，et al，2017. Increased risk of breast cancer in women with uterine myoma：A nationwide，population-based，case-control study. J Gynecol Oncol，28（3）：e35.

Tuncer ZS，Boyraz G，Selcuk I，et al，2012. Adnexal masses in women with breast cancer. Aust N Z J Obstet Gynaecol，52（3）：266-269.

Wan YL, Holland C, 2011. The efficacy of levonorgestrel intrauterine system for endometrial protection: A systematic review. Climacteric, 14 ( 6 ): 622-632.

Wise LA, Radin RG, Rosenberg L, et al, 2015. History of uterine leiomyomata and incidence of breast cancer. Cancer Causes Control, 26 ( 10 ): 1487-1493.

Wood CE, Kaplan J R , Fontenot MB, et al, 2010. Endometrial profile of tamoxifen and low-dose estradiol combination therapy. Clin Cancer R es, 16 ( 3 ): 946-956.

Wright JD, Desai VB, Chen L, et al, 2017. Utilization of gynecologic services in women with breast cancer receiving hormonal therapy. Am J Obstet Gynecol, 217 ( 1 ): 59. e1-59. e12.

Yin L, Li J, Wei Y, et al, 2018. Primary ovarian small cell carcinoma of pulmonary type with coexisting endometrial carcinoma in a breast cancer patient receiving tamoxifen: A case report and literature review. Medicine ( Baltimore ), 97 ( 23 ) : e10900.

Zhou Y, Li J, Ji Y, et al, 2015. Inconclusive role of human papillomavirus infection in breast cancer. Infect Agent Cancer, 10: 36.

Zoukar O, Haddad A, Daldoul A, et al, 2018. Genital metastases from breast cancer: Study of 3 cases and literature review. Pan Afr Med J, 30: 7.

# 第十一篇

# 乳腺癌与体液异常及代谢性骨病

# 第五十一章

# 乳腺癌患者体液异常

## 一、乳腺癌相关低血糖症

（一）病因

**1. 低血糖症的生理调节**　发生低血糖时，首先做出反应的是胰岛 B 细胞，其停止分泌胰岛素。接着胰高血糖素分泌增加，当胰高血糖素缺乏或反应不足时，肾上腺素开始发挥作用，当血糖水平降至正常生理水平 3.8mmol/L 以下时，胰高血糖素和肾上腺素水平上升。若低血糖症持续，皮质醇和生长因子也开始发挥调节作用，但在急性期它们的调节作用较小。当以上调节机制失效或存在缺陷，低血糖症就会发生。

**2. 乳腺癌相关低血糖症病因**　乳腺癌所致低血糖症多通过以下因素起作用。

（1）患者术后，化疗、放疗中，进食差，葡萄糖摄入减少。

（2）中晚期患者肿瘤负荷大，葡萄糖消耗增加。

（3）肿瘤肝转移对肝的大量浸润，导致肝功能不全，其机制：大量肝细胞坏死致使肝内糖原储备减少；肝细胞内质网葡萄糖-6-磷酸酶被破坏，肝糖原分解为葡萄糖的能力下降；受损肝细胞对胰岛素灭活减少，发生高胰岛素血症等。

（4）肿瘤垂体和（或）肾上腺转移导致皮质醇分泌调节系统受损，不能发挥调节低血糖症的作用。

（5）消化道转移影响消化和吸收，葡萄糖摄入减少。

（二）临床表现

（1）自主神经症状：当血糖水平降至 3.3mmol/L 时，出现自主神经症状，包括心悸、心动过速、烦躁、颤抖等肾上腺素能症状，以及大汗、恶心、潮热、饥饿等胆碱能症状。

（2）神经低血糖症状：当血糖水平降至 2.8mmol/L 或以下时，出现神经低血糖症状，包括虚弱、行为及视力改变、意识模糊、构音障碍、眩晕、头晕、失忆、嗜睡、抽搐、意识丧失、昏迷。持续的低血糖症可能会出现脑死亡。

（3）惠普尔（Whipple）三联症：低血糖症状、发作时血糖水平降低、低血糖纠正后症状缓解。

## （三）辅助检查

在低血糖发作时进行血糖、胰岛素、C 肽、胰岛素原、β-羟丁酸、口服降糖药浓度检测，同时应进行胰岛素抗体检测，完善相关肿瘤的影像学检查，可鉴别是否有其他原因导致低血糖症。

## （四）治疗

**1. 对因治疗**　针对以上列举的不同病因进行治疗。乳腺癌患者可通过频繁摄入碳水化合物，降低低血糖发生的频率和减轻相关症状，同时有效的抗肿瘤治疗包括减瘤术和栓塞术也有利于控制低血糖。

**2. 对症治疗**　患者若为无症状或轻中度症状性低血糖，神志清楚，且能进食，可摄入葡萄糖片或含糖果汁、软饮料、牛奶、水果、糖果、点心或进餐。成人的葡萄糖常规用量为 20g，临床症状一般在 15～20 分钟内缓解。在血糖水平升高后应进食较多点心或进餐，并连续监测血糖水平。

若患者不愿（因神经低血糖症）或不能口服碳水化合物时，可皮下或肌内注射胰高血糖素 1mg 或静脉注射葡萄糖进行治疗，标准初始剂量为 25g，后续静脉输注葡萄糖，并在患者能够安全进食时尽早经口进食。

# 二、乳腺癌相关高钙血症

## （一）病因

**1. 高钙血症的生理调节**　甲状旁腺细胞表面的钙敏感受体（CaSR）为一种 G 蛋白偶联受体（GPCR），可根据二价钙离子水平调节甲状旁腺激素（PTH）的分泌。分泌后的 PTH 作用于另一种主要在肾和骨细胞表达的 GPCR——1 型 PTH 受体（PTH1R）。在肾脏，PTH 可促进尿磷排出、在近端小管合成 1,25-二羟维生素 $D_3$[1,25-$(OH)_2D_3$]、在髓袢升支粗段和远曲小管重吸收钙，PTH 同时可促进骨钙动员。它也通过 1,25-$(OH)_2D_3$ 间接促进肠上皮细胞吸收钙。1,25-$(OH)_2D_3$ 还可以通过影响成骨和破骨细胞分化及破骨细胞活性调节骨代谢。若血钙水平升高，CaSR 可抑制 PTH 分泌，从而促进肾排出钙、减慢骨吸收及钙释放。若高钙水平持续，1,25-$(OH)_2D_3$ 水平下降导致肠道钙吸收减少。24%～26% 的乳腺癌患者血钙平衡调节紊乱可导致高钙血症。

**2. 乳腺癌相关的高钙血症病因**

（1）乳腺癌体液性高钙血症（HHM）

1）甲状旁腺激素相关肽（PTHrP）介导：1941 年 Fuller 首次提出，肿瘤分泌的 PTH 类似因子介导了很少或没有骨转移恶性肿瘤患者的高钙血症。后续研究发现，HHM 患者 PTH 水平下降，但肾源性环腺苷酸（cAMP）水平上升。最终确定绝大多数 HHM 患者血液中有一种 PTH 类似物 PTHrP。它是一种多肽，与 PTH 的近氨基末端 13 个残基同源。PTHrP 和 PTH 均可通过这段氨基末端区域与 PTH1R 结合。类似 PTH，PTHrP 通过促进骨吸收和减少尿钙排出而导致高钙血症。

2）非 PTHrP 介导：乳腺癌细胞尚可分泌一些影响骨吸收的其他细胞因子（如 TGF-β 等），其除了导致 HHM，也发挥调节局部成骨细胞和破骨细胞作用的生理功能。体外试验和动物模型均显示，它们可与 PTHrP 协同作用促进骨吸收和高钙血症的发生。

（2）局部溶骨性高钙血症（LOH）：骨转移肿瘤细胞和（或）宿主细胞对肿瘤细胞反应所产生的局部因子（如前列腺素等）促进了骨吸收。乳腺癌患者有骨转移的倾向，尽管多数高钙血症患者血液中 PTHrP 水平升高，但有广泛的骨转移且肾源性 cAMP 水平偏低。这些特征表明，LOH 在许多乳腺癌患者的高钙血症中有重要的作用。

（3）药物相关的高钙血症：乳腺癌内分泌治疗患者骨质疏松风险增高，相关药物如钙剂、维生素 D、特立帕肽均可导致高钙血症。乳腺癌患者开始内分泌治疗后可能出现罕见的"燃瘤反应"，表现为骨痛加剧、软组织转移进展、肿瘤标志物水平升高。4%～5% 的乳腺癌骨转移患者应用他莫昔芬治疗开始前几周出现"燃瘤反应"的一个严重表现即为高钙血症。对于"燃瘤反应"导致的高钙血症，除了停药外缺乏有效的治疗手段，常临时使用小剂量糖皮质激素治疗。停药后血钙可恢复正常，这类患者预后比肿瘤导致的高钙血症患者略好。

（4）乳腺癌患者制动相关的高钙血症：长时间制动导致骨吸收增加及骨重建缺失，可引起钙从骨流出，导致高钙血症和肾结石。骨代谢速率高的患者更容易出现这种情况，如乳腺癌多发骨转移导致多发病理性骨折患者。该类高钙血症可用双膦酸盐及降钙素和限制性承重进行治疗。

（5）罕见病因

1）双侧肾上腺因转移破坏和原发性肾上腺功能减退。

2）垂体或下丘脑转移继发肾上腺功能减退。

（二）临床表现

**1. 高钙血症作用于不同系统的临床表现**

（1）中枢神经系统：乏力、抑郁、记忆力及注意力下降，至嗜睡、谵妄、精神错乱、麻木和昏迷。

（2）心脏传导系统：心电图异常（按心率校正的 QT 间期缩短、洋地黄效应增加 ST 段抬高）、低血压、不同类型的缓慢性心律失常、心脏传导阻滞加重，最终导致心搏骤停。

（3）胃肠系统：厌食、便秘、恶心、呕吐。

（4）肾脏：多尿、夜尿、脱水后，发展为少尿、尿钙减少、肾钙质沉着症，肾结石引起急性肾损伤。

**2. 临床表现的特点**　乳腺癌患者血钙水平进行性升高导致高钙血症急性或亚急性起病，症状明显。老年及使用镇静和麻醉药物的患者神经系统症状明显。

（三）辅助检查

高钙血症是指血清钙离子浓度的异常升高。临床检验科通常所测定的是血总钙浓度，其受白蛋白水平影响，此时测定血清钙离子浓度更有价值。另可进行 PTH、PTHrP、碱性磷酸酶、其他骨吸收标志物、维生素 D 检测，以及 ACTH 刺激试验、骨扫描等检查对病因进行鉴别。

（四）治疗选择

**1. 治疗决策**　对于乳腺癌高钙血症患者，抗高钙血症治疗应作为临时措施，不会最终影响生存期。抗肿瘤治疗应尽早实施，控制血钙水平只是为该治疗起作用争取时间。

**2. 治疗手段**

（1）一般支持治疗：去除胃肠内外营养中的钙补充；停止使用可能导致高钙血症的药物（如维生素 A、维生素 D、噻嗪类利尿剂）；增加负重活动；如果有可能，停止使用镇静剂（包括镇痛药）以保证患者意识清醒、促进负重活动；肠内补充磷，保证血磷浓度 0.98～1.00mmol/L，血肌酐浓度在正常范围，钙磷乘积＜40mg$^2$/dl$^2$，建议维持在 30mg$^2$/dl$^2$ 左右。

（2）扩容+利尿：生理盐水扩容可纠正脱水、增加肾小球滤过率、减少钙的重吸收，适用于中重度高钙血症患者。扩容使肾小球滤过率增加至或超过正常水平后，可使用袢利尿剂抑制髓袢钙的重吸收。对于少尿性原发性肾病患者，可考虑透析治疗。

（3）双膦酸盐：是目前治疗恶性肿瘤相关高钙血症研究最深入、最安全有效的药物。它可选择性定位于骨重建活跃部位，在此其可被破骨细胞摄入并抑制其功能。作用机制：因其与焦磷酸盐类似的结构，可抑制 ATP 依赖性酶及拥有含氮侧链可干扰蛋白质异戊烯化从而导致细胞凋亡。一旦发现高钙血症就可使用双膦酸盐，其起效通常需要 2～4 天，使用后血钙浓度在第 4～7 天最低，大多数患者可维持正常血钙 1～3 周。

降钙素可直接抑制破骨细胞作用并促进钙排出，其起效迅速，可皮下给药，常与双膦酸盐联用。

（4）其他药物

1）对于双膦酸盐疗效不佳的高钙血症，可选用硝酸镓和光辉霉素，但目前其使用较少。

2）地诺单抗是一种针对 RANK 配体（使破骨细胞前体成熟）的单克隆抗体，可抑制破骨细胞介导的骨吸收，另外其对双膦酸盐难治性高钙血症也有作用。地诺单抗不经肾脏代谢，可用于肾功能不全患者，并可改善肾功能。

# 三、乳腺癌相关低钾血症

（一）病因

**1. 摄入不足**　乳腺癌患者长期治疗、精神心理等症状均会引起食欲不佳、营养状态差，此时钾摄入明显不足可致低钾血症。

**2. 经胃肠道丢失**　乳腺癌患者放化疗均可导致呕吐，肿瘤本身、手术后、化疗及靶向药物如吡咯替尼等可导致腹泻，使钾随消化液丢失。

**3. 经肾丢失**

（1）其他药物：乳腺癌治疗中常使用的化疗药物顺铂、异环磷酰胺等肾毒性药物及糖皮质激素保钠排钾的作用均可导致低钾血症。

（2）盐皮质激素过多：部分乳腺癌细胞可分泌促肾上腺皮质激素甚至肾素，从而引起低钾血症。

（二）临床表现

**1. 神经肌肉系统**

（1）中枢神经系统：轻症患者常有精神萎靡、表情淡漠和倦怠；重症患者可出现反应迟钝、定向力减弱、嗜睡，甚至昏迷。

（2）骨骼肌：当血钾浓度低于 3mmol/L，可见下肢无力；低于 2.5mmol/L，可出现软瘫，逐渐累及躯干、上肢肌肉，严重时可因呼吸肌麻痹而导致死亡。

（3）胃肠道平滑肌：轻症者表现为食欲缺乏、腹胀、恶心呕吐和便秘，严重者可发生麻痹性肠梗阻。

**2. 心血管系统**　表现为心脏传导阻滞和心律失常，典型心电图改变为早期 T 波降低、变平或倒置，随后出现 ST 段降低、QT 间期延长和 U 波。

**3. 泌尿系统**　表现为多尿和尿比重下降，严重者可发生肾性尿崩症。

（三）辅助检查

乳腺癌患者出现低钾血症应完善尿钾浓度、尿钾肌酐比、血压、血碳酸氢离子浓度、尿氯离子浓度等检查以鉴别病因。

（四）治疗选择

**1. 治疗决策**　低钾血症应根据不同病因进行治疗。在治疗过程中应注意患者的酸碱平衡状态，补钾治疗后再针对酸碱平衡紊乱进行纠正。血钾浓度每降低 0.3mmol/L，体内丢失钾量为 100mmol，可由此计算出补钾量，但其实用价值很小。通常采取分次补钾，边治疗边观察的方法，一般每日补钾不超过 200mmol。补钾的同时可选用保钾利尿剂，但对于肾功能不全或同时服用降低肾小球滤过率药物（ACEI、ARB、NSAID）的患者，应警惕高钾血症。每日尿量在 700ml 以上或每小时 30ml 以上补钾较为安全。

**2. 治疗手段**

（1）饮食补钾：应鼓励患者进食富含钾的食物，如洋蓟、牛油果、香蕉、葡萄和菠萝等。

（2）口服补钾：通常口服氯化钾片进行补钾。需要注意的是，如果大量口服氯化钾片可能会引起胃肠道黏膜出血和溃疡。故口服氯化钾片时应饮用大量的水，同时避免睡前服用，以免药物长时间积存在食管下段导致溃疡。另外，对于代谢性酸中毒患者，可选用枸橼酸钾片。

（3）静脉补钾：有浓度和速度的限制。每升液体中含钾量不宜超过 40mmol（相当于氯化钾 3g），溶液应缓慢滴注，输入钾量控制在 20mmol/L 以下。病情严重，又需限制补液时，可在心电监护及严密监视下，提高浓度达 60mmol/L（即 10% 氯化钾溶于 50ml 液体中）进行静脉泵钾，此时需选择大静脉或中心静脉置管，至少每 6 小时复查血钾浓度。

# 四、乳腺癌相关副癌综合征

副癌综合征临床少见，主要有以下几种类型。

### （一）副肿瘤内分泌综合征

**1. 抗利尿激素分泌异常综合征**　以低渗正常容量性低钠血症为主要表现，由肿瘤细胞产生的抗利尿激素和心房利钠肽所致。抗利尿激素导致自由水的重吸收增加，心房利钠肽有促尿钠排泄和抗利尿的作用。

正确评估容量状态对诊治抗利尿激素分泌异常综合征很重要。正常容量状态表现为没有直立位的生命体征改变或水肿、中心静脉压正常、血尿酸浓度<4mg/dl、血尿素氮水平<10mg/dl。正常容量性低钠血症合并尿钠水平>40mmol/L 或尿渗透压>100mOsm/kg 时可以诊断该病。

此综合征的症状取决于低钠血症的严重程度和起病速度。轻微症状包括头痛、虚弱、记忆困难。当血钠水平<125mmol/L，尤其如果在 48 小时内发生，可表现为精神状态改变、抽搐、昏迷、呼吸困难，甚至死亡。如果低钠血症起病缓慢，将不会出现神经系统症状。如果起病在 48 小时内，血钠水平每小时可升高 1～2mmol/L，每天不超过 8～10mmol/L。对于慢性低钠血症，脑内可产生内源性渗透压来减轻细胞内水肿，迅速纠正会导致脑脱水、脑桥中央和脑桥外髓鞘溶解，表现为嗜睡、构音障碍、四肢痉挛性瘫痪、假性延髓麻痹，可能不可恢复。因此，这些患者血钠水平每小时推荐升高 0.5～1.0mmol/L。

通常通过对原发肿瘤的积极治疗可在数周内控制该病。短期内可限制液体量。如有可能，应停用某些加重该病的药物，如阿片类药物、抗抑郁药、长春花生物碱和顺铂。通过中心静脉注射高渗盐水可纠正严重的低钠血症。摄入足量的蛋白质和钠也有帮助。地美环素可干扰肾对抗利尿激素的反应起到治疗作用。血管升压素受体拮抗剂作用于肾集合管起到排出自由水的作用。

**2. 高钙血症**　见本章"二、乳腺癌相关高钙血症"。

### （二）副肿瘤神经综合征

副肿瘤神经综合征由肿瘤细胞和神经系统间的免疫交叉反应导致。在肿瘤形成的作用下，患者产生肿瘤导向的抗体称为肿瘤神经抗体，由于抗原相似性，这些肿瘤神经抗体和相关的肿瘤神经抗原特异性 T 细胞同样也攻击了神经系统。与副肿瘤内分泌综合征不同，副肿瘤神经综合征中 80%比肿瘤先诊断。因为肿瘤细胞不直接产生引起副肿瘤神经综合征的物质，同时肿瘤神经抗体可能引起永久损害，有效的肿瘤治疗也不一定能改善神经症状，副肿瘤神经综合征主要治疗方法为免疫抑制治疗。下面列举乳腺癌可能引发的几种副肿瘤神经综合征。

**1. 边缘叶脑炎**　主要表现为心境改变、幻觉、记忆丧失、抽搐和少见的下丘脑症状（高热、嗜睡、内分泌功能障碍）。相关抗体有抗 Hu 抗体、抗 Ma2 抗体、抗 CRMP5 抗体、抗双载蛋白抗体。脑电图表现为颞叶癫痫及局灶或广泛慢波活动。PET 可见颞叶代谢增高。MRI 可见内侧颞叶高信号。脑脊液分析提示脑脊液细胞增多、蛋白和 IgG 升高、寡克隆带。治疗可选择免疫球蛋白、甲泼尼龙、血浆置换、环磷酰胺和利妥昔单抗。

**2. 副肿瘤性小脑变性**　主要表现为共济失调、复视、构音障碍、吞咽困难、眩晕的前驱症状、恶心、呕吐。相关抗体有抗 Yo 抗体、抗 Hu 抗体、抗 CRMP5 抗体、抗 Ma 抗体、抗 Tr 抗体、抗 Ri 抗体、抗 VGCC 抗体。PET 表现为小脑早期代谢增高及后期代谢减低。MRI 可见后期小脑萎缩。治疗可选择免疫球蛋白、甲泼尼龙、血浆置换、环磷酰胺和利妥昔单抗。

**3. 亚急性（外周）感觉神经病变** 主要表现为感觉异常或疼痛（通常上肢先于下肢出现），然后出现共济失调；多发或不对称分布；所有感觉降低，特别是深感觉或假手足徐动症；深腱反射减弱或消失。相关抗体有抗 Hu 抗体、抗 CRMP5 抗体、抗双载蛋白抗体。神经传导检测提示减弱或消失的感觉神经动作电位。脑脊液分析提示脑脊液细胞增多、IgG 升高、寡克隆带。治疗可选择甲泼尼龙、环磷酰胺、免疫球蛋白和血浆置换。

（三）副肿瘤皮肤和风湿综合征

**1. 皮肌炎** 表现为近端肌肉无力。起病前，为多种皮肤改变的炎症性肌病。典型的皮肤表现包括上睑淡紫色皮疹、面颈胸背肩的红斑、戈特龙丘疹（指关节的鳞屑疹）。诊断主要依靠肌酸磷酸激酶升高，特征性的肌电图表现，肌肉活检表现为混合的 B、T 细胞血管周围炎性浸润和束周的纤维萎缩。糖皮质激素和其他免疫调节治疗是主要的治疗方法，抗肿瘤治疗也有效。但约 1/3 的患者会留下大量运动功能受损的后遗症。

**2. 风湿性多肌痛症** 该病主要表现为肢体束带样疼痛和僵硬，可检出红细胞沉降率及 C 反应蛋白的升高。通常采用激素和甲氨蝶呤治疗。

**3. 斯威特综合征** 该病主要表现为面部、四肢和躯干的急性痛性红斑、结节、丘疹或脓疱伴有中性粒细胞升高、发热。皮肤活检表现为多形核细胞皮肤浸润。一线治疗包括糖皮质激素、秋水仙碱和卢戈氏液治疗，但患者通常对治疗不敏感。

（四）副肿瘤血液综合征

**1. 嗜酸性粒细胞增多症** 肿瘤分泌嗜酸性粒细胞生长因子如 IL-3、IL-5 和 GM-CSF 可导致该病。该病通常没有明显症状，有时可出现气喘和呼吸困难，糖皮质激素治疗有效。在肿瘤被有效控制后，嗜酸性粒细胞增多症再次出现可能预示肿瘤复发。

**2. 粒细胞增多症** 该病表现为中性粒细胞计数 $>8\times10^9/L$，并且没有向未成熟中性粒细胞转化，伴有白细胞碱性磷酸酶、GM-CSF 升高。该病机制不明，有些实体瘤可产生集落刺激活性物质导致该病。该病通常无症状，副肿瘤粒细胞增多症中成熟可变形的中性粒细胞不会引起白细胞停滞，不需特殊治疗。

（邓　畔　曾晓华）

## 参 考 文 献

Choev M，2002. Parathyroid hormone 1 receptor：Insights into structure and function. Receptors Channels，8：219-242.

Demauro S，Wysolmerski J，2005. Hypercalcemia in breast cancer：An echo of bonemobilization during lactation? J Mammary Gland Biol Neoplasia，10（2）：157-167.

Ellison DH，Berl T，2007. Thesyndromeofinappropriateantidiuresis. N Engl J Med，356：2064-2072.

Fanous I，Dillon P，2015. Paraneoplastic neurological complications of breast cancer. Exp Hematol Oncol，5：29.

Hansen MF，Seton M，Merchant A，2006. Osteosarcoma in Paget's disease of bone. J Bone Miner Res，21（Suppl 2）：58-63.

Iglesias P，Díez JJ，2014. Management of endocrine disease：A clinical update ontumor-induced hypoglycemia. Eur J Endocrinol，170 （4）：R147- R157.

Jemal A，Tiwari RC，Murray T，2004. Cancer statistics. CA Cancer J Clin，54：8-29.

Khan MI，Dellinger RP，Waguespack SG，2018. Electrolyte disturbances in critically ill cancer patients：An endocrine perspective. J Intensive Care Med，33（3）：147-158.

Kittah NE，Vella A，2017. Management of endocrine disease：Pathogenesis and management of hypoglycemia. Eur J Endocrinol，177 （1）：R37-R47.

Mirrakhimov AE，2015. Hypercalcemia of malignancy：An update on pathogenesis and management. N Am J Med Sci，7（11）：483-493..

Nelson KA，Walsh D，Abdullah O，2000. Common complications of advanced cancer. Semin Oncol，27：34-44.

Nikolic-Tomasević Z，Jelic S，Popov I，2001. Tumor 'flare' hypercalcemia-an additional indicationfor bisphosphonates? Oncology，60（2）：123-126.

Nishi S，Barbagelata N，Atar S，2006. Hypercalcemia- induced ST-segment elevation mimicking acute myocardial infarction. J Electrocardiol，39：298-300.

Pecherstorfer M，Steinhauer EU，Rizzoli R，2003. Efficacy and safety of ibandronate in the treatment of hypercalcemia of malignancy：A randomized multicentric comparison to pamidronate. Support Care Cancer，11：539-547.

Pelosof LC，Gerber DE，2010. Paraneoplastic syndromes：An approach to diagnosis and treatment. Mayo Clin Proc，85（9）：838-854.

Reimann D，Gross P，1999. Chronic，diagnosis- resistant hypokalaemia. Nephrol Dial Transplant，14（12）：2957-2961.

Rogers MJ，Gordon S，Benford HL，2000. Cellular and molecular mechanisms of action of bisphosphonates. Cancer Suppl，88：2961-2978.

Rosner MH，Dalkin AC，2014，Electrolyte disorders associated with cancer. Adv Chronic Kidney Dis，21（1）：7-17.

Santarpia L，Koch CA，Sarlis NJ，2010. Hypercalcemia in cancer patients：Pathobiology and management. Horm Metab Res，42（3）：153-164.

Stanaway SE，Wilding JP，2000. Hypercalcaemia of hypoadrenal crisis mistaken for hypercalcaemia of malignancy in a patient with known bone metastases：A case report. Eur J Intern Med，11：348-350.

Stewart AF，2005. Clinical practice. Hypercalcemia associated with cancer. N Engl J Med，352（4）：373-379.

Strewler GJ，2000. Mechanisms of disease：The physiology of parathyroid hormone-related protein. N Engl J Med，342：177-185.

Tefferi A，Gotlib J，Pardanani A，2010. Hypereosinophilic syndrome and clonal eosinophilia：Point-of-care diagnostic algorithm and treatment update. Mayo Clin Proc，85（2）：158-164.

Thiers BH，Sahn RE，Callen JP，2009. Cutaneous manifestations of internal malignancy. CA Cancer J Clin，59：73-98.

Unwin RJ，Luft FC，Shirley DG，2011. Pathophysiology and management of hypokalemia：A clinical perspective. Nat Rev Nephrol，7（2）：75-84.

# 第五十二章

# 乳腺癌患者骨质疏松和骨关节病

## 第一节　乳腺癌患者骨质疏松的诊治和预防

我国 45 岁以上女性乳腺癌患者占所有乳腺癌患者的 69.75%，即超过一半的乳腺癌患者在发病时已处于围绝经期或绝经期，她们本来就属于骨质疏松的高发人群，而据报道乳腺癌患者生存期达 3 年者中半数以上患有骨质疏松。我国 Ⅰ～Ⅲ 期乳腺癌患者中有 82% 可存活 5 年以上。因此，乳腺癌伴骨质疏松患者群体庞大。

### 一、乳腺癌患者骨质疏松的诊断

（一）骨质疏松的定义及分类

骨质疏松是最常见的骨骼疾病，是一种以骨量低，骨组织微结构损坏，导致骨脆性增加，易发生骨折为特征的全身性骨病。此病可发生于任何年龄，但多见于绝经后女性。骨质疏松分为原发性和继发性两大类。原发性骨质疏松包括绝经后骨质疏松、老年骨质疏松和特发性骨质疏松；继发性骨质疏松是指由任何影响骨代谢的疾病和（或）药物及其他明确病因导致的骨质疏松。

（二）乳腺癌患者骨质疏松的定义及表现

乳腺癌患者的骨质疏松，多是由于对乳腺癌的治疗导致低雌激素环境引起的骨丢失所致，无论患乳腺癌时是否绝经。当乳腺癌患者骨密度低至 $T$ 评分 $\leqslant -2.5$ 或出现脆性骨折时，即诊断为骨质疏松，属于继发性骨质疏松的一种。但使用卵巢功能抑制剂与芳香化酶抑制剂的患者，既有绝经后女性，也有部分老年人，所以乳腺癌患者的骨质疏松，既是继发性（药物引起），也有部分是原发性（绝经后与老年性），难以截然分开。

骨质疏松患者无特殊临床表现，早期无任何不适，或活动后感轻微骨痛。当疾病逐渐加重时，可出现腰背酸软不适或骨、关节疼痛，腰腿痛、乏力，重度骨质疏松者轻微外伤即可引起骨折，常见于椎体、髋骨或桡骨，而椎体的压缩性骨折，可出现身高变矮或驼背等。一旦发生骨折，可直接影响患者的生活质量与生存时间。

### （三）乳腺癌患者骨丢失的危险因素

**1. 罹患乳腺癌** 乳腺癌本身会增加骨质疏松与骨折风险，新患乳腺癌女性第 3 年时椎体骨折风险几乎是一般女性的 5 倍，即使骨密度正常者，患乳腺癌后，骨折风险也是高的。例如，在 ABCSG18 研究中，绝经后早期乳腺癌患者中骨密度低者骨折发生率为 11%，而骨密度正常的乳腺癌患者中骨折发生率达 10%。

**2. 乳腺癌治疗所致** 癌症治疗引起骨折的风险与骨质疏松患者脆性骨折的风险相当。

（1）化疗：超过 60% 的女性化疗一年内会出现卵巢功能不足或衰竭。紫杉醇类、多柔比星、氟尿嘧啶、环磷酰胺、甲氨蝶呤、顺铂等可引起骨吸收，减少骨结构，动物模型发现减少了 60% 的骨小梁。

（2）内分泌治疗：一是去势治疗，包括药物抑制卵巢功能（OFS）和手术切除卵巢，可直接将绝经前患者转变为绝经后状态。去势导致的骨丢失与正常女性绝经期相同；二是绝经后患者芳香化酶抑制剂或氟维司群的使用。使用芳香化酶抑制剂会进一步降低体内雌激素水平，促进破骨细胞形成和骨吸收，使骨量迅速流失，出现肌肉痛与骨关节症状，长期应用会使骨质疏松和骨折的发生率升高。

**3. 其他危险因素** 65 岁以上患者，40 岁以前原发或继发闭经，低体重指数（BMI $<20kg/m^2$），骨质疏松性骨折史（尤其是一级亲属股骨近端骨折史），用糖皮质激素 >6 个月[或 7.5mg/（kg·d），>3 个月]，神经肌肉疾病史，长期制动史，酗酒，吸烟，钙摄入不足，维生素 D 缺乏，人种（白种人和黄种人患骨质疏松的危险高于黑种人），饮用过多咖啡，体力活动缺乏，饮食中营养失衡，蛋白质摄入过多或不足，高钠饮食，$T$ 值 $<-1.0$ 等。此外，老年乳腺癌患者多伴有其他疾病，如心脏病、类风湿性关节炎、慢性阻塞性肺疾病、糖尿病、帕金森病、炎性肠病或吸收不良、慢性肾病、卒中、肌萎缩等，这些也是不可忽视的伴发骨质疏松的危险因素。

### （四）乳腺癌患者骨折风险的评价

65 岁以下或有骨质疏松危险因素的人群，可先以亚洲人骨质疏松自我筛查工具（osteoporosis self-assessment tool for Asians，OSTA）自评，高风险者再测骨密度。65 岁以上者直接测骨密度。

**1. OSTA 指数** 基于亚洲 8 个国家和地区绝经后女性的研究，收集多项骨质疏松危险因素，并进行骨密度测定，从中筛选出 11 项与骨密度显著相关的危险因素，经多变量回归模型分析，筛选出敏感度和特异度较好的两项简易指标，即年龄和体重。计算方法是：OSTA 指数 =［体重（kg）–年龄（岁）］×0.2，结果评定见表 52-1，该方法仅适用于绝经后女性。

**表 52-1　OSTA 指数评价骨质疏松风险级别**

| 风险级别 | OSTA 指数 |
| --- | --- |
| 低 | >-1 |
| 中 | -1～-4 |
| 高 | <-4 |

**2. 骨密度及检测指征** 骨密度是指单位体积或单位面积所含的骨量。骨密度测量方法较多，WHO 推荐使用双能 X 线吸收检测法（DXA）。公认的骨质疏松诊断标准是基于 DXA 测量的结果，其主要测量部位是中轴骨，包括腰椎和股骨近端，可用于骨质疏

松的诊断、骨折风险性预测和药物疗效评估（表
52-2）。

乳腺癌患者符合以下任何一条，应行骨密度
测定：

（1）各种原因引起的雌激素水平低下者（45岁
以前绝经，无论是何因所致）。

（2）所有需要接受乳腺癌治疗者（化疗，尤其
接受 AI 或 OFS 者）。

（3）女性年龄≥65 岁；或 65 岁以下但已绝经
或伴≥2 个骨质疏松危险因素者。

（4）接受抗骨质疏松治疗需疗效监测者。

（5）OSTA 指数≤-1 者。

**表 52-2 基于 DXA 测定骨密度分类标准**

| 分类 | $T$ 值 |
| --- | --- |
| 正常 | $T$ 值≥-1.0 |
| 低骨量 | -2.5<$T$ 值<-1.0 |
| 骨质疏松 | $T$ 值≤-2.5 |
| 严重骨质疏松 | $T$ 值≤-2.5 伴脆性骨折 |

注：$T$ 值=（实测值－同种族同性别正常青年人峰
值骨密度）/同种族同性别正常青年人峰值骨密度的标
准差。

多个指南建议，女性确诊乳腺癌后，无论绝经与否，都应行 DXA 评估其基线时的
骨密度，并同时接受骨折风险评估，尤其是接受 AI 或 OFS 者。还有建议同时查血钙、
甲状旁腺激素、25-羟维生素 D，但实际上对初用 AI 者进行骨密度测定的并不多。加拿
大研究者报道，对 1998～2012 年以来年龄≥65 岁的 16 480 例乳腺癌患者进行回顾性分
析，发现接受抗雌激素或 AI 治疗的患者，仅 36.1%与 58.4%做了基线时骨密度测定。
当然，欧美乳腺癌患者诊断时的平均年龄为 62 岁左右，因此他们对初诊乳腺癌患者骨
质疏松情况更加关注。

**3. 简易骨折风险评估工具** WHO 推荐的简易骨折风险评估工具（FRAX）已被广泛
使用。该工具能根据年龄、性别、临床风险因素、股骨颈 BMD（$T$ 值）和其他因素预测
女性 10 年内发生骨质疏松引起的主要骨折事件的风险，适用于绝经后女性。当 FRAX 显
示 10 年内髋骨骨折风险>3%，或其他主要骨折风险>20%时，患者处于高危骨折风险，
应及时干预，并每年随访。应注意两点：一是 FRAX 并不是专门用来评估乳腺癌女性的
骨折风险，因此，绝经后乳腺癌患者骨丢失的影响可能被低估，应重点关注接受可加速
骨丢失治疗或伴骨质疏松危险因素的患者；二是绝经前患者在接受化疗或 OFS 治疗时，
也可能出现停经现象。骨丢失会在 OFS 6 个月后出现，并在 12 个月后加快。TEXT-SOFT
研究显示，绝经前 OFS 联合 TAM 或 AI 均会引起骨安全问题，其中联合 TAM 骨质疏松
发生率为 25.2%，骨折发生率为 5.2%；联合 AI 骨质疏松发生率为 38.6%，骨折发生率为
6.8%，两者无显著性差异。因此建议接受 OFS 治疗、$T$ 值<-2 的患者同样需要进行双膦
酸盐、钙剂和维生素 D 的干预。具体措施可参考绝经后乳腺癌患者骨丢失和骨质疏松的
相关指南。

**4. 骨转换生化标志物的监测** 骨转换生化标志物是骨本身的代谢产物，包括骨形成和
骨吸收标志物，可动态反映全身骨骼的状况。测定骨转换生化标志物有助于判断患者骨丢
失速率、选择干预措施、了解患者使用抗骨质疏松药的依从性、判断疗效等。我国目前对
此尚未作常规推荐。2019 年法国的相关指南也认为骨吸收与骨转换生化标志物对乳腺癌治
疗导致骨丢失的判断没有帮助，不推荐用它来预测骨质疏松骨折的风险。

# 二、乳腺癌患者骨丢失的预防与治疗

## （一）生活方式的调整

首先，适量锻炼有助于骨密度的保护及更好的疾病预后，故中外相关指南均推荐每日至少30分钟中等强度的运动，如步行、跑步、爬楼梯、跳舞、负重训练等；同时鼓励乳腺癌患者多晒太阳；其次，注意补充钙与维生素D。摄入高水平的钙剂可使骨质疏松发生风险降低20%，钙剂联合维生素D可使绝经后女性发生髋骨骨折的风险降低18%，故建议绝经后女性多食含钙丰富的食物，50岁以下的女性每天补钙1000mg，大于50岁的女性应增至每天1200mg；同时每日补充维生素D 800~1000IU，缺乏运动与日照的老龄女性需摄入更多。例如，希腊的一篇综述指出，如果维生素D正常则每天补充维生素D 2000IU，如缺乏则每天补充4000IU，以维持血浆25-羟维生素D在30~40ng/ml。最后是戒烟限酒，吸烟的女性倾向于更早绝经，且吸烟者从饮食中吸收的钙更少；而饮酒的女性患乳腺癌的风险稍高，且饮酒对骨健康有副作用。

## （二）抗骨质疏松药物的使用及注意事项

### 1. 抗骨吸收药物

（1）双膦酸盐：能抑制破骨细胞介导的骨吸收作用，降低骨转换，有较强的抑制骨吸收及增加骨量的作用，可提高骨密度，降低椎体及髋部等部位骨折风险。因此，中外指南均推荐当骨密度下降（$T$值<-2.0），或伴≥2个骨折危险因素即可使用双膦酸盐干预，可有效预防乳腺癌内分泌治疗引起的骨丢失，还可降低骨转移与复发风险。

1）静脉输注双膦酸盐：支持静脉输注双膦酸盐用于预防乳腺癌治疗引起的骨丢失的证据主要来自 Z-FAST 和 ZO-FAST。Z-FAST 最新61个月的随访结果显示延迟治疗组（发生骨质疏松或骨折后再使用双膦酸盐）会造成腰椎和骨盆分别2.42%和4.12%的骨密度降低；相反，AI 治疗同时开始静脉输注双膦酸盐能有效升高6.19%和2.57%的腰椎和骨盆的骨密度。

ZO-FAST 在证实 Z-FAST 的类似结果以外，还发现双膦酸盐可长期存在于骨基质里，故5年双膦酸盐治疗结束后仍有保持骨密度的作用，此为"双膦酸盐假期"产生的依据。目前有最多5年治疗后暂时停用双膦酸盐的建议，"双膦酸盐假期"间，如骨密度明显下降或新发骨折，可用甲状旁腺激素序贯治疗。一次"双膦酸盐假期"开始，每隔2~4年重新评估骨折风险，并考虑重新开始抗骨质疏松药物治疗，如果骨密度明显下降，或相关的骨折风险有所增加，则建议早于"假期"的最大间隔时期5年，再次进行治疗。

针对接受化疗或卵巢抑制的绝经前乳腺癌年轻女性，ABCSGA12 与 CALGB79089 也证实，唑来膦酸可以预防绝经前乳腺癌患者内分泌治疗带来的骨质丢失。初始即给予唑来膦酸4mg，每6个月静脉注射1次可以有效防治乳腺癌治疗相关的骨丢失。

最常见的不良反应包括短暂的输液反应，轻微的流感样症状，多在3天内发生，非甾体类抗炎药可帮助缓解症状。罕见肾功能不全和下颌骨坏死，总体耐受性良好。有使用双膦酸盐超过5年可能引起非典型股骨骨折的报道，故建议对骨密度较稳定且骨折风险较低的乳腺癌女性，在 3～5 年后可暂停使用抗骨吸收药物。

2）口服双膦酸盐：口服利塞膦酸钠每周 35mg、伊班膦酸钠每月 150mg 或阿仑膦酸钠每周 70mg，均可有效提高有骨折风险的绝经后乳腺癌女性的骨密度。缺点是口服双膦酸盐前需空腹，口服后需保持直立状态半小时，且依从性欠佳。有数据提示，漏服一半剂量的抗骨质疏松药物，会使骨保护效果减少 90% 以上。然而，在临床实践中，患者坚持抗骨质疏松治疗的依从性在第 6、12 和 24 个月分别为 70%、59% 和 4%。因此，必须强调对患者的充分沟通和内外科之间的衔接。

（2）降钙素类：主要包括鲑鱼降钙素、鳗鱼降钙素等。这类药物可抑制破骨细胞活性，对骨质疏松性骨折后的急性骨丢失及骨折引起的疼痛有明显缓解作用，可考虑短期使用。鼻喷剂型鲑鱼降钙素具有潜在增加肿瘤风险的可能，鲑鱼降钙素连续使用时间一般小于 3 个月，必要时可采用间歇性重复给药。对于绝经后骨质疏松风险高的女性，建议仅对于不能耐受双膦酸盐或特立帕肽者，使用降钙素鼻喷剂。

**2. 促进骨形成药物**　甲状旁腺激素（PTH）是一种由甲状旁腺主细胞分泌的、调节体内钙磷代谢的多肽类激素。国内已上市的特立帕肽（间断使用小剂量，20μg，皮下注射，每日 1 次）能刺激成骨细胞活性，促进骨形成，增加骨密度，降低椎体与非椎体骨折的风险。阿巴帕肽是一种新型的 PTHrP（80μg，每日 1 次），也是皮下注射。与特立帕肽相比，阿巴帕肽成骨作用更好，并能显著地降低椎体与非椎体骨折的发生率。PTH 用于严重骨质疏松患者，用药期间要检测血钙水平，防止高钙血症的发生。因上市前动物试验发现，使用 PTHa 两年后有形成骨肉瘤的风险，故疗程不能超过 2 年。

**3. 靶向药物**

（1）地诺单抗（denosumab）：是特异性靶向核因子 κB 受体活化因子配体抑制剂类药物。破骨细胞及前体细胞表面的核因子 κB 受体活化因子和其配体的相互作用，在破骨细胞的形成、功能及存活中起关键作用。ABCSG-18 研究纳入了 33 425 例绝经后乳腺癌女性，结果提示，口服 AI、钙剂和维生素 D 的同时，接受每 6 个月 1 次的地诺单抗 60mg 皮下注射，可显著降低临床骨折风险，并且该获益和基础 BMD 及年龄无关。伴有骨质疏松的绝经期女性如果使用地诺单抗，在没有后续双膦酸盐等抗骨吸收或其他治疗方案时，不应延迟或中断治疗。需要警惕的是，地诺单抗停药后可能导致骨质颠覆性的加速丢失，甚至多处脊柱骨折的发生。突然停用还有导致高钙血症的报道。

（2）罗莫珠单抗（romosozumab）：是一种全人源化单克隆抗体，通过抑制骨硬化蛋白活性而促进骨形成，并减少骨吸收，从而迅速降低骨折风险。Ⅲ期 FRAME 研究发现，与安慰剂相比，罗莫珠单抗组 12 个月后新发脊柱骨折风险降低 73%，但骨盆骨折未见明确效果。与从安慰剂转为地诺单抗的女性相比，第一年接受罗莫珠单抗治疗并转为地诺单抗的女性，在第二年骨折风险呈现出持续性降低。与 12 个月时的安慰剂相比，该药物还显著增加了腰椎、全髋和股骨颈的骨矿物质密度。用法：皮下注射 210mg，每月 1 次，1 年后建议继续应用抗骨吸收药物来保持骨密度，降低骨折风险。罗莫珠单抗现用于绝经后骨质疏松女性，主要副作用为下颌骨坏死和非典型股骨骨折，发生率不高。目前罗莫珠单抗不用于有心肌梗死或脑卒中病史的女性。

# 三、乳腺癌骨健康管理与推荐

## （一）临床路径（图 52-1）

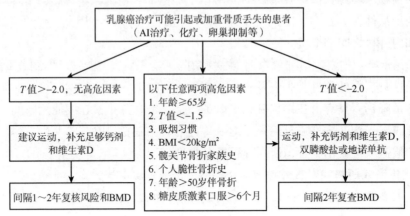

图 52-1　乳腺癌骨健康管理临床路径

## （二）干预时机与药物的选择

**1. 干预时机**　目前中外相关指南均认为，对 OFS 导致绝经者，应用 AI 的绝经后乳腺癌患者的骨丢失和骨质疏松问题应重在预防。在开始 AI 治疗前，应常规检查骨密度，无论 $T$ 值如何都应给予维生素 D 和钙剂。此外，日本指南建议还要测 25（OH）D，并评估其他骨质疏松危险因素。

AI 治疗乳腺癌患者的相关骨健康管理指南（2017 年）指出所有接受 AI 治疗的患者都应该进行中等强度锻炼，以及每天摄入 1200mg 钙和 800～1000IU 维生素 D。接受 AI 治疗患者，若 $T$ 值≤-1.5 或存在任意两项危险因素，直接给予患者抗骨吸收药物；如果患者-1.5<$T$ 值<-2.0，并具有与 AI 药物不相关的高危因素，也推荐患者使用抗骨吸收药物。该指南指出，预防骨转移时倾向使用唑来膦酸，如果主要考虑骨折风险则倾向使用地诺单抗。

**2. 药物的选择**　因为甾体类 AI 有独特的雄激素样结构，对骨骼健康更好，故建议选用；补充维生素 D 时建议选用活性维生素 D，如骨化三醇或 α 骨化醇，因其不需要肾脏 1α 羟化酶羟化就具有活性，更适用于老年人、肾功能减退及 1α 羟化酶缺乏或减少的患者。至于双膦酸盐的选择，根据现有证据，对预防乳腺癌治疗导致的骨质疏松骨丢失，临床证据最足的是低剂量唑来膦酸（4mg 静脉滴注），此外，地诺单抗（60mg 皮下注射），为半年 1 次。口服双膦酸盐也是初始推荐之一，亦可减少骨质疏松性骨折。乳腺癌患者一旦发生骨质疏松性骨折，则改为高剂量唑来膦酸（4mg 静脉滴注，每 3～4 周 1 次），或地诺单抗（120mg 皮下注射，每 4 周 1 次），以减少骨相关事件的发生，减轻骨痛并治疗乳腺癌所致骨转移。

值得注意的是，虽然拥有循证医学证据支持和国内外相关指南的推荐，但是抗骨吸收药物在预防与治疗骨丢失或骨质疏松方面的应用并未在药品说明书上给予推荐，超说明书使用需要乳腺科医生和患者做好沟通与交流，告知治疗可能带来的获益及不良反应。

（罗　静　周蕾蕾）

## 第二节　乳腺癌患者骨关节炎的诊治

### 一、概　　况

乳腺癌相关骨代谢疾病中除骨质疏松外，骨关节炎是另一种重要的骨代谢疾病。骨关节炎（osteoarthritis，OA）又称骨关节病、骨关节退行性病变等，是由多种因素引起关节软骨纤维化、皲裂、溃疡、脱失而导致的以关节疼痛为主要症状的退行性疾病，可累及脊柱和四肢各关节，以膝、髋及指间关节最常见。依据致病因素可分为原发性和继发性两类。乳腺癌伴发 OA 症状轻者可因关节疼痛而影响患者生活质量，严重者可导致病变关节畸形，甚至残疾。因此，关注乳腺癌伴发 OA 对于乳腺癌患者生存质量有重要意义。

### 二、病因与机制

乳腺癌患者伴发 OA 的病因尚不明确，其发生除与年龄、性别、肥胖、吸烟、遗传等因素有关外，还可能与乳腺癌内分泌治疗、化疗所致的卵巢功能受损有关。

流行病学研究发现，围绝经期和绝经后女性 OA 患病率明显高于同年龄段男性，提示性激素可能参与了 OA 的发生和发展机制。Ushiyama 等研究发现，人类关节软骨细胞中有雌激素受体 α 和 β 基因的表达，提示关节软骨也是雌激素的靶组织之一。有报道，雌激素替代治疗对膝关节、髋关节 OA 具有显著效果。Da Silva 等报道，切除小鼠卵巢可导致关节软骨破坏，应用雌激素治疗则可逆转此过程。雌激素对 OA 的这种作用具体分子机制较复杂，可能与基质金属蛋白酶、细胞因子等密切相关。激素受体阳性的乳腺癌患者需接受内分泌治疗，如芳香化酶抑制剂、雌激素受体调节剂（他莫昔芬、氟维司群）等，它们通过降低体内雌激素水平或抑制雌激素的作用，达到抑制肿瘤细胞生长的目的。研究表明，在接受芳香化酶抑制剂治疗的乳腺癌患者中，33%～61%的女性患者存在非炎症性关节疼痛、关节僵硬等 OA 症状。此外，乳腺癌患者化疗后常会出现卵巢功能受损，表现为雌激素降低、暂时或永久性闭经、更年期提前等。因此可以认为，内分泌治疗的"去雌激素"作用和化疗所致的卵巢功能受损，在治疗乳腺癌的同时也使关节软骨失去了雌激素的保护，导致关节软骨破坏，进而发展为 OA，这可能是乳腺癌患者伴发OA 的重要原因。

# 三、诊断及鉴别诊断

## （一）临床表现

乳腺癌伴发 OA 常出现于乳腺癌治疗过程中，它与原发性 OA 临床表现相似，以关节疼痛、关节活动受限为主要表现，仅少数关节受累，最常受累的是膝、髋及指间关节。

（1）症状：关节疼痛是 OA 最常见的临床症状，发生率为 36.8%~60.7%，特点是疾病早期疼痛呈轻度或中度间断性隐痛，活动后疼痛加重，休息后缓解，晚期可出现持续性疼痛或夜间痛。此疼痛常与天气变化有关，寒冷、潮湿环境均可加重疼痛。关节活动受限是该病的另一重要症状，常表现为晨起时关节暂时性僵硬（晨僵），活动后缓解，偶有关节交锁。关节晨僵一般持续时间较短，常为几分钟至十几分钟，极少超过 30 分钟。活动受限也可表现为静息后暂时性关节僵硬，如膝关节较长时间静止不动，再活动时关节疼痛，屈伸活动受限，缓慢活动后缓解。

（2）体征：病变关节早期可出现局部压痛，在伴有关节肿胀时尤其明显。随着病程进展，关节软骨破坏，关节面不平整，活动时可出现骨擦音（感）。晚期多伴有明显滑膜炎症、关节肿胀加重，并出现关节内积液，膝关节浮髌试验（＋）。髋关节病变时，可有 Thomas 征（＋）和 "4" 字试验（＋）。手指指间关节病变可见侧方增粗畸形，形成 Heberden 结节和 Bouchard 结节。病变关节周围的肌肉因疼痛活动能力下降，并长期处于保护性痉挛状态，导致关节无力，可出现相应部位不同程度的肌肉萎缩。

## （二）检查

**1. 实验室检查** 患者血常规、红细胞沉降率、C 反应蛋白、血清抗链球菌溶血素 "O"、类风湿因子等检验指标多正常，伴有滑膜炎症者，可有红细胞沉降率和 C 反应蛋白的轻度升高。关节液检查可见白细胞轻度增多，偶见红细胞、软骨碎片和胶原纤维碎片。

**2. 影像学检查** X 线摄片是诊断 OA 的首选影像学检查。在早期，X 线片大多正常，中晚期可见 OA 典型表现：关节间隙非对称性狭窄，软骨下骨硬化和（或）囊性变，关节边缘骨赘形成，部分患者关节腔内可见游离体。MRI 对于临床诊断早期 OA 有一定意义，表现为受累关节软骨厚度变薄、缺损，骨髓水肿、半月板损伤及变性、关节积液及腘窝囊肿。CT 常见受累关节间隙狭窄、软骨下骨硬化、囊性变和骨赘增生等。

**3. 关节镜检查** 可见滑膜绒毛明显增生、肿胀、充血，多呈细长形羽毛状，绒毛端分支紊乱；有薄膜状物，并杂有黄色脂肪或白色纤维化绒毛；关节软骨发黄、粗糙、糜烂、缺失；可有骨质裸露；骨赘形成；半月板不同程度的破坏。关节镜属有创性检查，可能伴发感染或出血等不良反应，且费用较高，一般不作为常规检查。

## （三）诊断要点

参照《骨关节炎诊疗指南》（2018 版），髋关节、膝关节和指间关节 OA 的诊断标准分别见表 52-3~表 52-5。

**表 52-3 膝关节 OA 的诊断标准**

| 序号 | 症状或体征 |
|------|-----------|
| 1 | 近 1 个月内反复膝关节疼痛 |
| 2 | X 线片（站立位或负重位）示关节间隙变窄、软骨下骨硬化和（或）囊性变、关节边缘骨赘形成 |
| 3 | 年龄≥50 岁 |
| 4 | 晨僵时间≤30 分钟 |
| 5 | 活动时有骨擦音（感） |

注：满足诊断标准 1 加 2、3、4、5 条中的任意 2 条可诊断膝关节 OA。

**表 52-4 髋关节 OA 的诊断标准**

| 序号 | 症状、实验室或 X 线检查结果 |
|------|---------------------------|
| 1 | 近 1 个月内反复髋关节疼痛 |
| 2 | 红细胞沉降率≤20mm/h |
| 3 | X 线片示骨赘形成、髋臼边缘增生 |
| 4 | X 线片示髋关节间隙变窄 |

注：满足诊断标准 1+2+3 条或 1+3+4 条，可诊断髋关节 OA。

**表 52-5 指间关节 OA 的诊断标准**

| 序号 | 症状或体征 |
|------|-----------|
| 1 | 指间关节疼痛、发酸、发僵 |
| 2 | 10 个指间关节中有骨性膨大的关节≥2 个 |
| 3 | 远端指间关节骨性膨大≥2 个 |
| 4 | 掌指关节肿胀<3 个 |
| 5 | 10 个指间关节中畸形的关节≥1 个 |

注：满足诊断标准 1 加 2、3、4、5 条中的任意 3 条可诊断指间关节 OA；10 个指间关节为双侧示指、中指远端及近端指间关节，双侧第一腕掌关节。

## （四）鉴别诊断

目前有研究发现，乳腺癌化疗可导致化疗相关类风湿关节炎，其临床表现与伴发 OA 相似，需与之相鉴别（表 52-6）。

**表 52-6 化疗相关类风湿关节炎与 OA 的鉴别**

| | 流行病学 | 受累关节 | 基本病变 | 症状 | 检查 |
|------|---------|---------|---------|------|------|
| 骨关节炎 | 多发生于 50 岁之后；女性略多于男性 | 累及少数关节，可双侧同时发生 | 关节软骨变性 | 晨僵时间短（小于 30 分钟） | 血液检查一般无异常 |
| 类风湿关节炎 | 多发生于 20~45 岁；女性多于男性，约 2.5：1 | 多发性对称性病变 | 滑膜炎 | 晨僵时间长（通常大于 30 分钟） | 红细胞沉降率常增快、类风湿因子阳性 |

# 四、治 疗

OA 的治疗目标是控制疼痛，改善或者恢复关节功能，延缓疾病进展。

## （一）基础治疗

对病变程度不重、症状较轻的 OA 患者，一般治疗是首选的治疗方式，具体包括：①健康教育，改变不良生活、工作习惯，尽量避免关节的超负荷运动，如长时间跑、跳、蹲、上下高层楼梯、爬山，选用舒适鞋子，避免穿高跟鞋等；②适当运动保持关节活动度，如在非负重下做关节屈伸运动、游泳等；③肥胖者应减轻体重，以改善关节功能、减轻关节疼痛，延缓疾病进展；④选用适当的行动辅助器械，以减少受累关节负重缓解疼痛；⑤配合适当的物理疗法促进局部血液循环、减轻炎症反应，缓解关节疼痛。

### （二）药物治疗

非甾体类抗炎药（NSAID）是 OA 药物治疗的核心，常用于减轻炎症、控制疼痛、改善关节功能。局部外用 NSAID，如氟比洛芬凝胶贴膏，全身性毒副作用轻，可用于早期膝OA 和指间关节 OA 患者，但如邻近皮肤有伤口、皮疹等不良状况时应慎用，出现过敏反应时应停止使用。使用全身性 NSAID 治疗前应进行危险因素评估（表 52-7），对于消化道不良反应危险性较高的患者，应使用选择性 COX-2 抑制剂，如塞来昔布、艾瑞昔布、依托考昔等，或同时应用胃黏膜保护剂，而对于心血管疾病危险性较高患者应慎用 NSAID。如需长期使用 NSAID 应注意监测消化道和心血管系统的不良反应。应注意，口服两种不同的NSAID 不会增加疗效，反而会增加不良反应。对于 NSAID 治疗无效或不耐受者，可单用或联用阿片类镇痛药物控制疼痛，但应注意其不良反应和成瘾性。此外，抗焦虑药度洛西汀已被证实在 OA 相关的慢性疼痛治疗中是有效的，不仅可缓解因长期慢性疼痛导致的焦虑、抑郁状态，还可通过增强中枢神经的下行性疼痛抑制系统功能达到镇痛效果。虽然多数新版指南都推荐度洛西汀作为对 NSAID 治疗无效或不耐受患者的替代方案，但目前尚缺乏对其安全性和有效性的长期随访研究，建议仅在专科医生指导下使用。

**表 52-7　NSAID 治疗的危险因素评估**

| 上消化道不良反应高危患者 | 心、脑、肾不良反应高危患者 |
| --- | --- |
| 高龄（年龄≥65 岁） | 高龄（年龄≥65 岁） |
| 长期应用 | 脑血管病史（有脑卒中史或目前有一过性脑缺血发作） |
| 口服糖皮质激素 | 心血管病史 |
| 上消化道溃疡、出血病史 | 肾病史 |
| 使用抗凝药 | 同时使用血管紧张素转换酶抑制剂及利尿剂 |
| 酗酒史 | 冠状动脉搭桥术围手术期（慎用 NSAID） |

近年，软骨的组成成分硫酸软骨素和氨基葡萄糖，因具有减轻关节疼痛、延缓关节结构破坏进展的作用而被指南推荐使用。但一项双盲、多中心、随机安慰剂对照研究结果发现，与安慰剂组相比，氨基葡萄糖和硫酸软骨素未有效减轻膝关节疼痛。此外，一项纳入10 项随机对照试验（RCT）共 3803 例患者的荟萃分析也发现，无论是单药还是联合治疗，氨基葡萄糖和硫酸软骨素都不能改善膝/髋 OA 患者的关节疼痛。目前，该类药物对 OA 的疗效尚存在争议，因此在国内《骨关节炎诊疗指南》（2018 年版）中仅推荐对有症状的 OA患者选择性使用。此外，对于早、中期 OA 患者关节腔内注射玻璃酸钠可有效改善关节功能，缓解疼痛，但该方法为侵入性操作，可能会增加感染风险，需严格无菌操作。

### （三）手术治疗

外科手术适用于非手术治疗无效、病情较重、影响患者正常生活时，其目的是减轻或消除患者疼痛症状、改善关节功能、矫正畸形。经典 OA 手术包括关节镜下清理术、截骨术、人工关节置换术及关节融合术等（表 52-8）。

**表 52-8　OA 的外科手术方式**

| | 手术方式 | 适用 | 优势 | 劣势 |
|---|---|---|---|---|
| 修复性治疗 | 关节镜下清理术 | 存在游离体、半月板撕裂及增生滑膜的患者 | 兼具诊断和治疗的作用，对伴有机械症状的膝关节 OA 患者治疗效果较好 | 远期疗效与保守治疗相当。对力线异常、明显骨赘增生患者效果欠佳 |
| | 截骨术 | 适合青中年活动量大、力线不佳的单间室病变患者 | 最大限度地保留关节功能 | |
| 重建治疗 | 人工关节置换术 | 终末期 OA 患者 | 彻底消除关节疼痛，改善关节功能 | |
| | 关节融合术 | 非手术治疗无效，存在关节置换禁忌证，且对关节功能要求不高的终末期 OA 患者 | 可缓解疼痛 | 关节功能丧失 |

# 五、预　防

对于化疗后或接受内分泌治疗的乳腺癌患者，如出现无明显诱因的关节疼痛或晨僵应引起足够重视，及早就诊，明确诊断，早期治疗，延缓关节结构破坏进展。

（戴　威　王　泽　孔令泉）

## 参 考 文 献

应用芳香化酶抑制剂的绝经后乳腺癌患者骨丢失和骨质疏松的预防诊断和处理共识专家组，2013. 应用芳香化酶抑制剂的绝经后乳腺癌患者骨丢失和骨质疏松的预防诊断和处理共识. 中华肿瘤杂志，35（11）：876-879.

郭鱼波，郭林涛，沈静，2018. 乳腺癌内分泌相关骨质疏松的机制及其防治的前景探讨. 中国骨质疏松杂志，24（10）：1375-1383.

罗静，何宇，周蕾蕾，等，2011. 狄诺塞麦在乳腺癌中的应用. 华西医学，26（7）：571-573.

马远征，王以朋，刘强，等，2019. 中国老年骨质疏松诊疗指南（2018）. 中国老年学杂志，39（11）：2561-2579.

任海龙，邢国胜，白人骁，2005. 雌激素与骨性关节炎. 中国骨伤，18（12）：766-768.

赵玉沛，陈孝平，2016. 外科学. 第 3 版. 北京：人民卫生出版社，999-1001.

中国乳腺癌内分泌治疗多学科管理骨安全共识专家组，2015. 绝经后早期乳腺癌芳香化酶抑制剂治疗相关的骨安全管理中国专家共识. 中华肿瘤杂志，（7）：554-558.

中华医学会风湿病学分会，2010. 骨关节炎诊断及治疗指南. 中华风湿病学杂志，14（6）：416-419.

中华医学会骨科分会关节外科学组，2019，吴阶平医学基金会骨科学专家委员会，2019. 膝骨关节炎阶梯治疗专家共识（2018 年版）. 中华关节外科杂志（电子版），13（1）：124-130.

中华医学会骨科学分会关节外科学组，2018. 骨关节炎诊疗指南. 中华骨科杂志，38（12）：705-715.

中华医学会骨质疏松和骨矿盐疾病分会，中华医学会骨科学分会骨质疏松学组，2015. 骨质疏松性骨折患者抗骨质疏松治疗与管理专家共识. 中国骨质疏松和骨矿盐疾病杂志，8（3）：189-195.

中华医学会骨质疏松和骨矿盐疾病分会，2017. 原发性骨质疏松诊疗指南（2017）. 中华骨质疏松和骨矿盐疾病杂志，10（5）：413-443.

Allen KD，Golightly YM，2015. Epidemiology of osteoarthritis：State of the evidence. Current Opinion in Rheumatology，27（3）：276-283.

Almoallim H，Abdulaziz S，Fallatah E，et al，2017. Clinical characteristics and outcomes of cancer patients with post-chemotherapy arthritis：A retrospective case series report. Open Access Rheumatology，9：111-116.

Amiri AH，Rafiei A，2010. Analysis of patients with post-chemotherapy arthralgia and arthritis in breast cancer. Indian J Medical Sciences，64（5）：197-203.

Arnstein PM，2012. Evolution of topical NSAIDs in the guidelines for treatment of osteoarthritis in elderly patients. Drugs Aging，29（7）：523-531.

Bannuru RR, Osani MC, Vaysbrot EE, et al，2019. OARSI guidelines for the non-surgical management of knee, hip, and polyarticular osteoarthritis. Osteoarthritis Cartilage，27（11）：1578-1589.

Bone HG, Bolognese MA, Yuen CK, et al. 2011. Effects of denosumab treatment and discontinuation on bone mineral density and bone turnover markers in postmenopausal women with low bone mass. J Clin Endocrinol Metab，96；972-980.

Bouvarda B，Confavreuxb CB，Briot K，2019. French recommendations on strategies for preventing and treating osteoporosis induced by adjuvant breast cancer therapies. Joint Bone Spine，86：542-553.

Bouzbid S, Hamdi-Chérif M, Zaidi Z, et al，2018. Global surveillance of trends in cancer survival 2000-14（CONCORD-3）：Analysis of individual records for 37513025 patients diagnosed with one of 18cancers from 322 population-based registries in 71 countries. Lancet，391（10125）：1023-1075.

Bruyere O，Honvo G，Veronese N，et al，2019. An updated algorithm recommendation for the management of knee osteoarthritis from the European Society for Clinical and Economic Aspects of Osteoporosis，Osteoarthritis and Musculoskeletal Diseases（ESCEO）. Semin Arthritis and Rheum，49（3）：337-350.

Clegg DO, Reda DJ, Harris CL, et al, 2006. Glucosamine, chondroitin sulfate, and the two in combination for painful knee osteoarthritis. New Engl J Medi，354（8）：795-808.

Colzani E，Clements M，Johansson AL，et al，2016. Risk of hospitalization and death due to bone fractures after breast cancer：A registry-based cohort study. Brit J Cancer，115：1400-1407.

Da Silva JA，Colville-Nash P，Spector TD，et al，1993. Inflammation-induced cartilage degradation in female rodents. Protective role of sex hormones. Arthritis and Rheumatism，36（7）：1007-1013.

Dolores S, Clifford JR, Dennis MB, et al, 2020. Pharmacological management of osteoporosis in postmenopausal women：An endocrine society guideline update. J Clin Endocrinol Metab，105（3）：1-8.

Fukumoto S, Soen S, Taguchi T, et al, 2020. Management manual for cancer treatment-induced bone loss（CTIBL）：Position statement of the JSBMR. J Bone Miner Metab，38（2）：141-144.

Gnant M，Pfeiler G，Dubsky PC，et al，2015. Adjuvant denosumab in breast cancer（ABCSG-18）：A multicentre，randomised，double-blind，placebo-controlled trial. Lancet，386：433-443.

Hadji P, Aapro MS, Body JJ, 2017. Management of Aromatase Inhibitor-Associated Bone Loss（AIBL）in postmenopausal women with hormone sensitive breast cancer：Joint position statement of the IOF，CABS，ECTS，IEG，ESCEO IMS，and SIOG. J Bone Oncol，7：1-12.

Hamoda H，British Menopause Society and Women's Health Concern，2017. The British Menopause Society and Women's Health Concern recommendations on the management of women with premature ovarian insufficiency. Post Reprod Health，23（1）：22-35.

Henault D，Westley T，Dumitra S，et al，2018. Divergence from osteoporosis screening guidelines in older breast cancer patients treated with anti-estrogen therapy：A population-based cohort study. Bone，116：94-102.

Hofstetter B，Gamsjaeger S，ValGa F，et al，2014. Bone quality of the newest bone formed after two years of teriparalide therapy in patients who were previously treatment-naive or on long-term alendronate therapy. Osteoporosis Int，25（12）：2709-2719.

Kanis JA，McCloskey EV，Powles T，et al，1999. A high incidence of vertebral fracture in women with breast cancer. Br J Cancer，79：1179-1181.

Kielly J，Davis EM，Marra C，2017. Practice guidelines for pharmacists：The management of osteoarthritis. Can Pharm J（Ott），150（3）：156-168.

Kolasinski SL，Neogi T，Hochberg MC，et al，2020. 2019 American College of Rheumatology/Arthritis Foundation Guideline for the management of osteoarthritis of the hand，Hip，and Knee. Arthritis Rheumatol，72（2）：220-233.

Lewiecki EM, Dinavahi RV, Lazaretti-Castro M, et al, 2019. One year of romosozumab followed by two years of denosumab maintains fracture risk reductions：Results of the FRAME extension study. J Bone Miner Res，34（3）：419-428.

Li J，Zhang BN，Fan JH. et al，2011. A nation-wide multicenter 10-year（1999-2008）retrospective clinical epidemiological study of female breast cancer in China. BMC Cancer，11：364.

Litwic A, Edwards MH, Dennison EM, et al, 2013. Epidemiology and burden of osteoarthritis. British medical bulletin，105：185-199.

Moreno AC, Sahni SK, Smith TL, et al. 2019. Women's health 2019：Osteoporosis, breast cancer, contraception, and hormone therapy.

Cleve Clin J Med，86（6）：400-406.

Nyrop KA，Callahan LF，Rini C，et al，2015. Adaptation of an evidence-based arthritis program for breast cancer survivors on aromatase inhibitor therapy who experience joint pain. Prev Chronic Dis，12：140535.

Paschou SA，Augoulea A，Lambrinoudaki I，2020. Bone health care in women with breast cancer. Hormones（Athens，Greece），19（2）：171-178.

Rafanan BS Jr，Valdecanas BF，Lim BP，et al，2018. Consensus recommendations for managing osteoarthritic pain with topical NSAIDs in Asia-Pacific. Pain Management，8（2）：115-128.

Richard E，Clifford J. Rosen，et al，2019. Pharmacological management of osteoporosis in postmenopausal women：An endocrine society clinical practice guideline. J Clin Endocrinol Metab，104（5）：1595-1622.

Risser RC，Hochberg MC，Gaynor PJ，et al，2013. Responsiveness of the Intermittent and Constant Osteoarthritis Pain（ICOAP）scale in a trial of duloxetine for treatment of osteoarthritis knee pain. Osteoarthritis Cartilage，21（5）：691-694.

Shapiro CL，Poznak CV，Lacchetti C，et al，2019. Management of osteoporosis in survivors of adult cancers with nonmetastatic disease：ASCO Clinical Practice Guideline. J Clini Oncol，37（31）：2916-2946.

Sharmistha B，Subhashis P，Naibedya C，et al，2019. Abaloparatide，the second generation osteoanabolic drug：molecular mechanisms underlying its advantages over the first-in-class teriparatide. Biochem Pharmacol，166：185-191.

Sophie R，Marie-Hélène M，Alexis HD，et al，2019. Acute hypercalcemia and excessive bone resorption following anti-RANKL withdrawal：Case report and brief literature review. Bone，120：482-486.

Spector TD，Nandra D，Hart DJ，et al，1997. Is hormone replacement therapy protective for hand and knee osteoarthritis in women?：The Chingford study. Ann Rheumatic Dis，56（7）：432-434.

Tiong V，Rozita AM，Taib NA，et al，2014. Incidence of chemotherapy-induced ovarian failure in premenopausal women undergoing chemotherapy for breast cancer. World J Surgery，38（9）：2288-2296.

Torino F，Barnabei A，De Vecchis L，et al，2014. Chemotherapy-induced ovarian toxicity in patients affected by endocrine-responsive early breast cancer. Crit Rev Oncol Hematol，89（1）：27-42.

Trémollieres，Florence A，Ceausu I，et al，2016. Osteoporosis management in patients with breast cancer：EMAS position statement. Maturitas，S0378512216302572.

Ushiyama T，Ueyama H，Inoue K，et al，1999. Expression of genes for estrogen receptors alpha and beta in human articular chondrocytes. Osteoarthritis and Cartilage，7（6）：560-566.

Vingard E，Alfredsson L，Malchau H，1997. Lifestyle factors and hip arthrosis. A case referent study of body mass index，smoking and hormone therapy in 503 Swedish women. Acta orthopaedica Scandinavica，68（3）：216-220.

Wandel S，Juni P，Tendal B，et al，2010. Effects of glucosamine，chondroitin，or placebo in patients with osteoarthritis of hip or knee：network meta-analysis. BMJ，341：c4675.

Zeng HM，Chen WQ，Zheng RS，2018. Changing cancer survival in China during 2003-15：A pooled analysis of 17 population-based cancer registries. Lancet Glob Health，6（5）：e556-e567.

# 第五十三章

# 乳腺癌维生素 D 缺乏或不足相关性甲状旁腺功能亢进症

乳腺癌是全球女性最常见的恶性肿瘤，近年来研究显示，维生素 D 缺乏或不足也已经成为世界公共健康问题，根据流行病学调查，全世界估计有 10 亿人伴有维生素 D 缺乏或不足。多种证据证明，维生素 D 缺乏不仅造成骨骼相关疾病（包括营养性佝偻病、软骨病、骨质疏松），还与多种骨骼外疾病密切相关，包括癌症、心血管疾病、代谢综合征（肥胖、糖耐量减低/糖尿病、脂代谢紊乱、高血压）、感染、精神及神经疾病、自身免疫性疾病等。研究证明，乳腺癌患者中普遍存在维生素 D 缺乏或不足，两者共病率高。同时维生素 D 缺乏或不足还与乳腺癌的发生和发展及不良预后相关。维生素 D 水平是机体钙磷代谢的重要影响因素，维生素 D 缺乏或不足将影响肠道对钙磷的吸收，从而刺激甲状旁腺分泌甲状旁腺激素，长期刺激将导致甲状旁腺功能增强或进一步发展为维生素 D 缺乏或不足相关性甲状旁腺功能亢进症（vitamin D deficiency or insufficiency associated hyperparathyroidism，简称维生素 D 缺乏或不足相关性甲旁亢），在这一过程中有可能导致骨量下降和泌尿系结石。在初期处于可逆阶段时，可经内科药物治愈，但若任其发展，长期补钙不足和（或）维生素 D 缺乏或不足所致的负钙平衡和低钙刺激将导致甲状旁腺过度增生，甚至瘤变，引发严重的顽固性肾结石、骨量下降、骨质疏松、身高变矮、骨折等器质性机体病变，只能依靠手术治疗，严重影响乳腺癌患者的生存质量和预后。

## 一、维生素 D 缺乏或不足

（一）维生素 D 的来源和代谢

维生素 D 是人体必需的一种脂溶性维生素，不属于严格意义上的维生素，而是类固醇激素骨化三醇（calcitriol）（也称为 1,25-二羟维生素 $D_3$）的前体，其中最重要的是维生素 $D_2$（麦角钙化醇）和维生素 $D_3$（胆钙化醇）。维生素 D 的主要来源是阳光照射皮肤合成、膳食和膳食补充剂。太阳辐射产生的紫外线（UV-B，波长 290～315nm）穿透皮肤可使 7-脱氢胆固醇变构转化为维生素 $D_3$，人体可以通过此方法合成足够的维生素 $D_3$ 且不会造成过量，因为人体会根据需求使合成和降解达到一种平衡状态。维生素 D 在大多数食物中并不天然存在，通常作为一种食品强化剂添加在加工食物中。天然维生素 D₂ 主要由植物合成，酵母、麦角等含量较多，可因紫外线照射而增加含量，而维生素 D₃ 存在于动物中，如鱼肝油、蛋黄。含有维生素 D 的一些加工食物包括牛奶、奶酪、面粉等。

维生素 D 本身并无生理功能，只有转变为它的活性形式才能成为有生理活性的有效物质。从膳食中获得的和经皮肤合成的维生素 D₃ 与血浆 α-球蛋白结合被转运至肝，在肝细胞的内质网和线粒体中经 25-羟化酶作用变成 25-羟维生素 D，然后再在肾脏中经过 25-羟维生素 D-1α 羟化酶（$CYP27B1$ 基因编码）转化成有活性的 1,25-(OH)₂D₃，与维生素 D 结合蛋白结合，经血液转运至全身，到达小肠、骨等靶器官中与靶器官的核受体或膜受体结合，发挥相应的生物学效应。1,25-(OH)₂D₃ 是维生素 D 发挥作用的最主要形式，半衰期 4～6 小时，而 25-羟维生素 D 是人体内维生素 D 的主要存储形式，半衰期 2～3 周，因此临床上通过测定血液中 25-羟维生素 D 的水平来确定体内维生素 D 的储量。

（二）维生素 D 状态的判定

关于维生素 D 状态的判定，目前尚有争议，考虑维生素 D 对骨健康、钙磷代谢及甲状旁腺功能的影响等原因，维生素 D 的适宜剂量也有争议。国际骨质疏松基金会、美国内分泌协会定义：①血清 25-羟维生素 D 浓度＜20ng/ml（50nmol/L）为维生素 D 缺乏（vitamin D deficiency）；②血清 25-羟维生素 D 浓度为 20～30ng/ml（50～75nmol/L）为维生素 D 不足（vitamin D insufficiency）；③血清 25-羟维生素 D 浓度≥30ng/ml（75nmol/L）为维生素 D 充足。我国学者参考多个国际组织建议编写了《维生素 D 与成年人骨骼健康应用指南（2014 年标准版）》，定义：①血清 25-羟维生素 D 浓度＜12ng/ml（30nmol/L）为维生素 D 缺乏；②血清 25-羟维生素 D 浓度为 12～20ng/ml（30～50nmol/L）为维生素 D 不足；③血清 25-羟维生素 D 浓度＞20ng/ml（50nmol/L），为维生素 D 充足。考虑维生素 D 的骨骼和骨外效应益处，众多专家认为维生素 D "适宜" 状态测定值可能需 20～30ng/ml（50～75nmol/L）或更高。笔者认为，结合临床实践，我国维生素 D 状态的判定应采纳国际骨质疏松基金会的定义标准。乳腺癌患者普遍存在维生素 D 缺乏或不足，且因化疗、内分泌治疗等系统治疗的原因，是骨质疏松的高危人群，应该常规行血清 25-羟维生素 D 检测，以便为缺乏者补充维生素 D。若以 30ng/ml 作为维生素 D 充足的阈值，研究发现，有 66.2%～95.6%的乳腺癌患者维生素 D 缺乏或不足，与健康女性相比有统计学差异。有学者对系统治疗后门诊随访的 127 例乳腺癌患者检测 25-羟维生素 D 同样发现，其中 106 例（83.5%）乳腺癌患者有维生素 D 缺乏或不足。即使以 20ng/ml 作为维生素 D 充足的阈值，一项纳入了 406 例乳腺癌患者的横断面研究发现，仅有 29%的患者血清 25-羟维生素 D 水平高于 20ng/ml，79%的患者维生素 D 缺乏或不足。维生素 D 在肿瘤细胞的生长分化等方面具有重要作用，其缺乏是乳腺癌发生和发展的危险因素之一，应对乳腺癌患者中如此高比例的维生素 D 缺乏或不足加以重视和管理。

（三）维生素 D 在癌症中的作用及其机制

骨化三醇是维生素 D₃ 的活化形式，与细胞核上的维生素 D 受体（vitamin D receptor，VDR）结合之后可调节多条与癌症风险和预后相关的细胞通路，包括增殖、分化、凋亡、侵袭、血管生成和转移等。骨化三醇可以直接或间接调节 3%～5% 的人类基因表达，VDR 广泛存在于众多细胞中，因此维生素 D 可以改变机体的防御能力并可能影响包括肿瘤在内的众多疾病的进展。在所有与骨化三醇相关的基因中，*CYP27B1* 和 *CYP24A1*（编码 24-羟化酶）占有重要地位。*CYP27B1* 除了在肾中表达促进合成骨化三醇外，也表达在除肾以外的多个部位，包括肿瘤。*CYP27B1* 的表达水平和活性受不同器官和不同肿瘤分级影响，也取决于细胞的分化程度，分化高的肿瘤中 *CYP27B1* 的表达明显高于分化低的、侵袭性高的肿瘤。因此血液中的 25-羟维生素 D 可以直接在肿瘤组织中转化为骨化三醇，从而发挥抗肿瘤作用。*CYP24A1* 可编码催化骨化三醇和 25-羟维生素 D 降解的酶，因此 *CYP24A1* 存在于肿瘤细胞中就增加了肿瘤对骨化三醇的耐药性。一些肿瘤中可见 *CYP24A1* 自发的上调，其已被证实与不良临床结局相关，因此使用 *CYP24A1* 抑制剂可以增加骨化三醇的抗肿瘤作用。除了基因的表达外，VDR 对维生素 D 和骨化三醇的活性也至关重要。研究证明，乳腺癌和前列腺癌细胞中 VDR 的高表达与降低肿瘤病死率和良好预后相关，VDR 的表达缺失是肿瘤患病风险、瘤负荷增加及侵袭性的肿瘤分型的危险因素。研究表明，即使在校正其他前列腺癌危险因素之后，VDR 的高表达仍可以降低 60% 的风险。近来研究表明，骨化三醇还可以调节微核糖核酸的表达并可能影响乳腺癌、前列腺癌等肿瘤干细胞的生物活性。骨化三醇及其类似物的抗癌作用在动物模型中已得到了证实，膳食维生素 D 和骨化三醇，不管是否与钙合用，均可抑制肿瘤的生长和分化，而维生素 D 缺乏则会加速肿瘤细胞生长。对啮齿动物的研究表明，在满足骨健康之外额外给予维生素 D 有更强的抗癌作用。

尽管维生素 D 在癌症中的益处已经在临床前研究中得到广泛证实，但是在流行病学调查及临床试验中，维生素 D 在癌症中的作用尚有争议。在所有癌症中，结直肠癌和维生素 D 的相关性最明显。Lee 等的前瞻性研究发现，血清 25-羟维生素 D 水平与总的结直肠癌风险没有相关性，但是当将结肠癌和直肠癌分开计算时，在结肠癌中发现提示性的负相关性。该作者再结合其他七项前瞻性研究进行荟萃分析，发现具有高水平血清 25-羟维生素 D 的参与者比低水平维生素 D 者发生结直肠癌的风险可降低 34%，且在直肠癌中这种负相关性更明显。在前列腺癌、乳腺癌、胰腺癌等其他肿瘤中，维生素 D 水平与肿瘤发生风险的负相关性不明确。但在癌症患者的预后分析中发现，在肿瘤诊断前或者诊断同时测定的高 25-羟维生素 D 水平有利于提高患者的预后，维生素 D 水平与癌症死亡率呈明显的负相关性。在一项前列腺癌研究中，校正了年龄、吸烟等因素后，低水平 25-羟维生素 D 癌症患者死于癌症的风险是高水平患者的 1.59 倍。在结直肠癌的研究中也发现，充足的维生素 D（浓度 >30ng/ml）可以降低 30%～40% 的癌症特异性死亡率和总死亡率。在一项纳入了 2303 例老年女性的随机对照研究中，实验组每天给予 2000IU 维生素 $D_3$ 和 1500mg 钙，观察 4 年后发现，维生素 D 补充组相对于安慰剂组并没有降低所有癌症风险的作用。最近发表在《新英格兰医学杂志》的一篇补充维生素 D 的随机对照研究同样发现，补充维生素 D 并不能降低癌症风险。但这两项试验中纳入人群的维生素 D 基线水平均大于 30ng/ml，并不能否定对维生素 D 缺乏或不足人群补充维生素 D 的益处。最近四川大学华西医院分析了 52 项研究 75 454 例参与者后发现，尽管维生素 D 补充不能降低全因死亡率，但是可以降低 16% 的癌症特异性死亡率，但是并不建议将广泛的维生素 D 测定和补充作为癌症的初级预防策略。

尽管流行病学研究和早期的临床研究结果尚未明确证明维生素 D 对癌症的影响及补充维生素 D 的好处，大量的临床前研究及阳性临床研究结果表明，维生素 D 缺乏会增加罹患癌症的风险，避免缺乏和及时补充维生素 D 可能是一个既经济又安全的方式来降低癌症的发病率，改善癌症患者的预后。当然还需要更多的临床研究进一步证实维生素 D 在癌症中的影响，尤其是在维生素 D 缺乏或不足人群中的作用。

### （四）维生素 D 在乳腺癌中的作用

上述维生素 D 在癌症中的作用机制在乳腺癌中同样适用，临床前试验已证明了骨化三醇在乳腺癌细胞增殖、生长、分化，抑制血管新生、侵袭和转移中的重要作用，维生素 D 缺乏或不足是乳腺癌发生发展的危险因素。

**1. 维生素 D 对发病风险的影响**　大量研究表明，低维生素 D 水平会增加乳腺癌的风险，随着血清 25-羟维生素 D 水平上升，乳腺癌的发生风险降低，提示体内活性维生素 D 水平与乳腺癌发病呈负相关。Yousef 等研究发现，25-羟维生素 D 浓度＜10ng/ml 组和 25-羟维生素 D 浓度 10～20ng/ml 组患乳腺癌的风险分别是 25-羟维生素 D 浓度＞20ng/ml 组的 6.1 倍和 4 倍（$P$=0.0001）。一篇系统综述分析了发表于 1998～2018 年的 68 篇有关维生素 D 与乳腺癌风险的病例对照和队列研究显示，血清维生素 D 对乳腺癌有保护作用，但分层分析显示，血清维生素 D 对乳腺癌的保护作用仅限于绝经前人群。关于月经状态在维生素 D 与乳腺癌发病率关系中的作用尚有争议。在一项针对维生素 D 水平与乳腺癌风险的剂量反应性荟萃分析中，共纳入了 9 项前瞻性研究，包括 5206 例病例和 6450 例对照者，结果表明在绝经前女性中没有发现明确的负相关性，但是在绝经后女性中存在非线性的负相关性。维生素 D 水平与乳腺癌的发生风险在维生素 D 浓度超过 27ng/ml 后显示出一个逐步的逆相关性，超过 35ng/ml 之后，趋势逐渐放平。在 27～35ng/ml 的区间内，维生素 D 浓度每增加 5ng/ml，乳腺癌风险就降低 12%。

**2. 维生素 D 对肿瘤特性和预后的影响**　乳腺癌患者中维生素 D 缺乏或不足的现象非常普遍，提示维生素 D 对肿瘤的发生发展有重要作用。多项研究证明，伴有维生素 D 缺乏（浓度＜20ng/ml）或不足（20～30ng/ml）的绝经后乳腺癌患者，其肿瘤分级高、局部晚期、转移性、淋巴结阳性、雌孕激素受体表达缺失、高 Ki-67 表达的比例更高，也意味着患者的预后相对更差。沙特阿拉伯一项纳入了 406 例患者的研究发现，在低维生素 D 组（浓度＜10ng/ml）中三阴性乳腺癌占 18%，但是在高维生素 D 组（浓度＞10ng/ml）三阴性乳腺癌仅占 8%（$P$=0.009），低维生素 D 水平患者患三阴性乳腺癌的风险是高维生素 D 水平患者的 2.54 倍（$P$=0.02）。对于进行新辅助治疗的患者，完全病理缓解（pathologic complete response，PCR）是预后的独立预测指标。研究表明，低维生素 D 水平（浓度＜20mg/ml）的乳腺癌患者经过标准治疗之后达到 PCR 的比例比维生素 D 充足的患者低（26.5% 比 37.2%，$P$=0.04）。除了维生素 D 水平与侵袭性肿瘤特征相关性之外，也有多项研究直接对乳腺癌患者进行了预后分析。一项针对早期乳腺癌的荟萃分析显示，低维生素 D 水平的乳腺癌患者复发和死亡风险分别是高维生素 D 水平患者的 2.13 倍（95%CI 1.64～2.78）和 1.76 倍（95%CI 1.35～2.30）。但作者同时表明，因为分析的 8 项研究均为观察性研究，尚不能说明低维生素 D 水平与乳腺癌复发死亡风险增加之间的因果关系。

美国一项大型病例队列研究发现，血清 25-羟维生素 D 水平与乳腺癌的预后特征和患者预后有独立相关性，维生素 D 水平越高，无病生存率、总生存率等预后指标越好，在绝经前女性中效果更明显。该研究共分析了 1666 例乳腺癌患者诊断时的血清样本，在基础资料中，48% 的乳腺癌患者有维生素 D 缺乏（浓度<20ng/ml），而维生素不足存在于 35% 的乳腺癌患者中。不论是否绝经，25-羟维生素 D 的浓度均与肿瘤的分级和分期呈负相关性，即使对协变量调整后依然具有统计学意义。随后该作者对患者的 25-羟维生素 D 三分位浓度进行生存曲线分析后发现，高维生素 D 水平有更好的总生存率（HR 0.54，95%CI 0.40～0.72，P<0.001）、乳腺癌特异性生存（breast cancer specific survival，BCSS）（HR 0.58，95% CI 0.38～0.90，P=0.01）及无浸润性疾病生存率（invasive disease free survival，iDFS）（HR 0.61，95% CI 0.44～0.85，P=0.004）。在校正肿瘤分期、分级及分子分型之后，BCSS 和 iDFS 与维生素 D 的相关性减弱，但是总生存率仍然具有统计学意义。针对绝经状态进一步分层分析后发现，在绝经前女性中，这种负相关性更明显。有荟萃分析显示，5984 例乳腺癌患者中血清维生素 D 水平高的患者有较低的死亡风险（HR=0.67，95%CI 0.56～0.79，P<0.001）。进一步量效荟萃分析显示，乳腺癌患者血清维生素 D 水平每升高 1nmol/L 的 HR 为 0.994。与血清维生素 D 阈值 23.3nmol/L 以下的乳腺癌患者相比，血清维生素 D 水平每升高 10、20、25nmol/L，患者的死亡风险将分别降低 6%、12% 和 14%。

## 二、维生素 D 缺乏继发的甲状旁腺功能亢进症

继发性甲状旁腺功能亢进症（继发性甲旁亢）是由于各种原因所致的低钙血症，刺激甲状旁腺代偿性分泌过多的甲状旁腺激素（parathyroid Hormone，PTH），常见于肾功能不全、骨软化症和小肠吸收不良等。一项研究发现，健康人群中存在明显的继发性甲旁亢（1.2%）（甲旁亢定义为 PTH 浓度>6.4pmol/l 且钙浓度<2.4mmol/l）。PTH 的分泌主要受血清离子钙水平的调节，低水平时可引起激素的分泌，离子钙水平升高则产生相反的效果。多项研究发现，维生素 D 缺乏也是继发性甲旁亢的常见病因，血清 25-羟维生素 D 水平与 PTH 水平呈明显的负相关性。当血清 25-羟维生素 D 水平下降，小肠对钙的吸收能力会降低，血清钙浓度下降，从而 PTH 代偿性增多。对 156 例年龄介于 18～53 岁[平均年龄（34.9±9.9）岁]的参与者测定血清 25-羟维生素 D 和 PTH 发现，89.1% 的参与者 25-羟维生素 D 水平低于 20ng/ml，所有参与者的平均维生素 D 水平仅 8.3ng/ml。25-羟维生素 D 水平位于最低 1/4 组的人群伴有继发性甲旁亢的比例显著高于最高 1/4 组的人群（59% 比 10.3%，P<0.0001）。同时与男性相比，女性的维生素 D 水平明显更低而 PTH 水平明显更高。乳腺癌患者中维生素 D 缺乏的情况比健康人更加明显，因此发生继发性甲旁亢的风险更高。研究发现，21% 的乳腺癌患者患有甲旁亢，其中 27 例患者明确是与和维生素缺乏相关的继发性甲旁亢。通常，早期的 PTH 升高及甲旁亢并无明显临床表现，大多是因为发生骨骼相关疾病如骨质疏松、骨折等，后经血液学或影像学检查发现甲旁亢。乳腺癌患者因化疗、内分泌治疗等系统治疗的原因及月经周期变化，本身发生骨量下降、骨质疏松、骨关节炎等骨健康问题的风险和比例更大，若加之维生素 D 缺乏和（或）

钙剂摄入不足，甲旁亢等原因，则骨丢失及骨折的风险会进一步增加。因此，为了避免发生负钙平衡、甲旁亢，保证骨健康，乳腺癌患者应定期随访复查血清维生素 D、血钙、PTH 等骨代谢指标及骨密度检查。

# 三、维生素 D 的补充

维生素 D 是人体所必需的一种脂溶性维生素，保证充足的维生素 D 有利于多种疾病的预防和治疗。皮肤日光暴露是人体天然预备的最有效维生素 D 来源，同时也最容易被忽视。长时间的全身性日光浴并非必需，在上午 10 点至下午 3 点，每周两次暴露部分双上肢和双下肢的皮肤于日光下 5～30 分钟（取决于多因素），通常可以获得足够维生素 D。但需注意普通玻璃能阻挡 90% 以上波长 300nm 以下的光线，隔着玻璃晒太阳会显著影响皮肤合成维生素 D。同时，防晒霜可以减少绝大多数维生素 $D_3$ 的皮肤合成。经常进行户外活动，不仅可呼吸新鲜的空气，也可沐浴充足的阳光，可达到强身健体、防止维生素 D 缺乏的目的。根据中国营养学会的推荐，健康中国人的维生素 D 推荐摄入量是每天 400IU，年龄大于 65 岁的人群，推荐摄入量为每天 600IU，可耐受的最高剂量可达到每天 2000IU。对于每日日光暴露不足或膳食摄入量不够的人群，均应根据个体情况进行维生素 D 的补充。

对于乳腺癌患者，钙和维生素 D 的补充更为重要。研究表明，血清 25-羟维生素 D 水平与患者的年龄和体脂百分比呈负相关，绝经后乳腺癌患者接受芳香化酶抑制剂会加速增加骨丢失，进而增加发生骨质疏松乃至骨折的风险。相关指南已推荐此类患者补充钙剂及维生素 D，以将骨质丢失降至最低程度。多数伴有肌肉骨骼症状的乳腺癌患者，其维生素 D 水平较低。而维生素 D 可以调节成骨细胞内芳香化酶的表达，是维持骨密度的必需物质。口服维生素 $D_3$ 是维生素 D 缺乏症的首选治疗。摄入足量的维生素 D 对于维持骨密度至关重要，当维生素 D 和钙剂与唑来膦酸联合使用时，维生素 D 的建议剂量为 400～800IU/d，骨质疏松治疗剂量为 800～1200IU/d。碳酸钙 $D_3$ 片每片含维生素 $D_3$ 125IU，不适宜作为乳腺癌患者维生素 D 缺乏症的治疗选择。同时注意监测血钙和 PTH 水平，进一步精准指导钙剂和维生素 D 的补充，预防负钙平衡、骨质疏松及相关甲状旁腺功能增强和继发性甲旁亢的发生发展。鉴于维生素 D 在乳腺癌治疗中的重要地位，维生素 D 制剂的使用还应结合患者自身情况，遵循我国现有证据和指南的指引，对合适的患者给予足量、安全、有效的钙剂和维生素 D 补充剂。

（伍　娟　孔令泉）

## 参 考 文 献

葛均波，徐永健，王辰，2018. 内科学. 第 9 版. 北京：人民卫生出版社.

江巍，高凤荣，2014. 维生素 D 缺乏相关性疾病研究进展. 中国骨质疏松杂志，（3）：331-337.

廖祥鹏，张增利，张红红，等，2014. 维生素 D 与成人骨骼健康应用指南（2014 年标准版）. 中国骨质疏松杂志，（9）：1011-1030.

中国乳腺癌内分泌治疗多学科管理骨安全共识专家组，2015. 绝经后早期乳腺癌芳香化酶抑制剂治疗相关的骨安全管理中国专家共识. 中华肿瘤杂志，（7）：554-558.

Abulkhair O, Saadeddin A, Makram O, et al, 2016. Vitamin D levels and breast cancer characteristics: Findings in patients from Saudi

Arabia. J Steroid Biochem Mol Biol, 164: 106-109.

Acevedo F, Pérez V, Pérez-Sepúlveda A, et al, 2016. High prevalence of vitamin D deficiency in women with breast cancer: The first Chilean study. Breast, 29: 39-43.

Adams JS, Hewison M, 2010. Update in vitamin D. J Clin Endocrinol Metab, 95 (2): 471-478.

Bauer SR, Hankinson SE, Bertone-Johnson ER, et al, 2013. Plasma vitamin D levels, menopause, and risk of breast cancer: Dose-response meta-analysis of prospective studies. Medicine (Baltimore), 92 (3): 123-131.

Bilezikian JP, Bandeira L, Khan A, et al, 2018. Hyperparathyroidism. Lancet, 391 (10116): 168-178.

Buono G, Giuliano M, De Angelis C, et al, 2017. Pretreatment serum concentration of vitamin D and breast cancer characteristics: A prospective observational mediterranean study. Clin Breast Cancer, 17 (7): 559-563.

Camacho PM, Dayal AS, Diaz JL, et al, 2008. Prevalence of secondary causes of bone loss among breast cancer patients with osteopenia and osteoporosis. J Clin Oncol, 26 (33): 5380-5385.

Dawson-Hughes B, Heaney RP, Holick MF, et al, 2005. Estimates of optimal vitamin D status. Osteoporos Int, 16 (7): 713-716.

Deeb KK, Trump DL, Johnson CS, 2007. Vitamin D signalling pathways in cancer: Potential for anticancer therapeutics. Nat Rev Cancer, 7 (9): 684-700.

Dimitrakopoulou VI, Tsilidis KK, Haycock PC, et al, 2017. Circulating vitamin D concentration and risk of seven cancers: Mendelian randomisation study. BMJ, 359: j4761.

Estébanez N, Gómez-Acebo I, Palazuelos C, et al, 2018. Vitamin D exposure and risk of breast cancer: A meta-analysis. Sci Rep, 8 (1): 9039.

Fang F, Kasperzyk JL, Shui I, et al, 2011. Prediagnostic plasma vitamin D metabolites and mortality among patients with prostate cancer. PLoS One, 6 (4): e18625.

Feldman D, Krishnan AV, Swami S, et al, 2014. The role of vitamin D in reducing cancer risk and progression. Nat Rev Cancer, 14 (5): 342-357.

Friedrich M, Rafi L, Mitschele T, et al, 2003. Analysis of the vitamin D system in cervical carcinomas, breast cancer and ovarian cancer. Recent Results Cancer Res, 164: 239-246.

Hendrickson WK, Flavin R, Kasperzyk JL, et al, 2011. Vitamin D receptor protein expression in tumor tissue and prostate cancer progression. J Clin Oncol, 29 (17): 2378-2385.

Holick MF, Binkley NC, Bischoff-Ferrari HA, et al, 2011. Evaluation, treatment, and prevention of vitamin D deficiency: An Endocrine Society clinical practice guideline. J Clin Endocrinol Metab, 96 (7): 1911-1930.

Holick MF, 2006. Resurrection of vitamin D deficiency and rickets. J Clin Invest, 116 (8): 2062-2072.

Holick MF, 2007. Vitamin D deficiency. N Engl J Med, 357 (3): 266-281.

Holick MF, 2009. Vitamin D status: measurement, interpretation, and clinical application. Ann Epidemiol, 19 (2): 73-78.

Hossain S, Beydoun MA, Beydoun HA, et al, 2019. Vitamin D and breast cancer: A systematic review and meta-analysis of observational studies. Clin Nutr ESPEN, 30: 170-184.

Hummel DM, Thiem U, Höbaus J, et al, 2013. Prevention of preneoplastic lesions by dietary vitamin D in a mouse model of colorectal carcinogenesis. J Steroid Biochem Mol Biol, 136: 284-288.

Imtiaz S, Siddiqui N, Raza SA, et al, 2012. Vitamin D deficiency in newly diagnosed breast cancer patients. Indian J Endocrinol Metab, 16 (3): 409-413.

Karthikayan A, Sureshkumar S, Kadambari D, et al, 2018. Low serum 25-hydroxy vitamin D levels are associated with aggressive breast cancer variants and poor prognostic factors in patients with breast carcinoma. Arch Endocrinol Metab, 62 (4): 452-459.

Keegan RJ, Lu Z, Bogusz JM, et al, 2013. Photobiology of vitamin D in mushrooms and its bioavailability in humans. Dermatoendocrinol, 5 (1): 165-176.

Kim Y, Franke AA, Shvetsov YB, et al, 2014. Plasma 25-hydroxyvitamin $D_3$ is associated with decreased risk of postmenopausal breast cancer in whites: A nested case-control study in the multiethnic cohort study. BMC Cancer, 14: 29.

Krishnan AV, Trump DL, Johnson CS, et al, 2010. The role of vitamin D in cancer prevention and treatment. Endocrinol Metab Clin North Am, 39 (2): 401.

Lappe J, Watson P, Travers-Gustafson D, et al, 2017. Effect of vitamin D and calcium supplementation on cancer incidence in older women: A randomized clinical trial. JAMA, 317 (12): 1234-1243.

Lee JE, Li H, Chan AT, et al, 2011. Circulating levels of vitamin D and colon and rectal cancer: The physicians' health study and a meta-analysis of prospective studies. Cancer Prev Res (Phila), 4 (5): 735-743.

Lips P，Wiersinga A，van Ginkel FC，et al，1988. The effect of vitamin D supplementation on vitamin D status and parathyroid function in elderly subjects. J Clin Endocrinol Metab，67（4）：644-650.

Lips P，2001. Vitamin D deficiency and secondary hyperparathyroidism in the elderly：Consequences for bone loss and fractures and therapeutic implications. Endocr Rev，22（4）：477-501.

Maier S，Daroqui MC，Scherer S，et al，2009. Butyrate and vitamin $D_3$ induce transcriptional attenuation at the cyclin D1 locus in colonic carcinoma cells. J Cell Physiol，218（3）：638-642.

Mann GB，Kang YC，Brand C，et al，2009. Secondary causes of low bone mass in patients with breast cancer：A need for greater vigilance. J Clin Oncol，27（22）：3605-3610.

Manson JE，Cook NR，Lee IM，et al，2019. Vitamin D supplements and prevention of cancer and cardiovascular disease. N Engl J Med，380（1）：33-44.

Rose AA，Elser C，Ennis M，et al，2013. Blood levels of vitamin D and early stage breast cancer prognosis：A systematic review and meta-analysis. Breast Cancer Res Treat，141（3）：331-339.

Sayed-Hassan R，Abazid N，Koudsi A，et al，2016. Vitamin D status and parathyroid hormone levels in relation to bone mineral density in apparently healthy Syrian adults. Arch Osteoporos，11：18.

Shaukat N，Jaleel F，Moosa FA，et al，2017. Association between vitamin D deficiency and breast cancer. Pak J Med Sci，33（3）：645-649.

So JY，Lee HJ，Smolarek AK，et al，2011. A novel Gemini vitamin D analog represses the expression of a stem cell marker CD44 in breast cancer. Mol Pharmacol，79（3）：360-367.

Sousa B，Luca VH，Pessoa EC，et al，2017. Vitamin D deficiency is associated with poor breast cancer prognostic features in postmenopausal women. J Steroid Biochem Mol Biol，174：284-289.

Trémollieres FA，Ceausu I，Depypere H，et al，2017. Osteoporosis management in patients with breast cancer：EMAS position statement. Maturitas，95：65-71.

Viala M，Chiba A，Thezenas S，et al，2018. Impact of vitamin D on pathological complete response and survival following neoadjuvant chemotherapy for breast cancer：A retrospective study. BMC Cancer，18（1）：770.

Wang Y，Zhu J，DeLuca HF，2012. Where is the vitamin D receptor? Arch Biochem Biophys，523（1）：123-133.

Welsh J，2018. Vitamin D and breast cancer：Past and present. J Steroid Biochem Mol Biol，177：15-20.

Whitlatch LW，Young MV，Schwartz GG，et al，2002. 25-Hydroxyvitamin D-1alpha-hydroxylase activity is diminished in human prostate cancer cells and is enhanced by gene transfer. J Steroid Biochem Mol Biol，81（2）：135-140.

Yao S，Kwan ML，Ergas IJ，et al，2017. Association of serum level of vitamin D at diagnosis with breast cancer survival：A case-cohort analysis in the pathways study. JAMA Oncol，3（3）：351-357.

Yin L，Ordóñez-Mena JM，Chen T，et al，2013. Circulating 25-hydroxyvitamin D serum concentration and total cancer incidence and mortality：A systematic review and meta-analysis. Prev Med，57（6）：753-764.

Yousef FM，Jacobs ET，Kang PT，et al，2013. Vitamin D status and breast cancer in Saudi Arabian women：Case-control study. Am J Clin Nutr，98（1）：105-110.

Zhang Y，Fang F，Tang J，et al，2019. Association between vitamin D supplementation and mortality：Systematic review and meta-analysis. BMJ，366：l4673.

第十二篇

乳腺癌与疼痛

# 第五十四章

# 乳腺癌患者的癌痛管理

## 一、概　　述

　　乳腺癌为恶性疾病，不仅严重威胁患者生命，乳腺的缺失也给患者带来巨大的心理创伤，而肿瘤的生长、转移及治疗所导致的剧烈疼痛更可能降低患者免疫功能，加重内分泌紊乱与睡眠障碍，不仅导致患者生活质量低下，同时也影响其抗肿瘤治疗信心。因而癌痛也被称为"全方位疼痛"（total pain），应当引起全社会高度重视。

　　乳腺癌疼痛的发生率为 60%～80%，致痛机制复杂，主要有癌症发展、癌症诊治及患者合并其他疼痛疾病等原因：①乳腺肿瘤浸润、压迫胸壁组织、神经、血管，分泌致痛物质产生局部炎性反应；②肿瘤转移至硬膜外腔、骨、肝、肺等组织器官；③手术、放疗、化疗、糖皮质激素及免疫治疗等抗肿瘤治疗损伤局部组织或神经；④患者合并感染或其他慢性疼痛疾病；⑤恐惧死亡、手术创伤、躯体残疾及经济压力等因素加重疼痛。对乳腺癌疼痛进行规范化管理并有效控制，可提高患者生活质量，有助于患者树立抗癌信心，延长带瘤生存期，同时还能降低医疗费用、减轻家庭与社会负担。癌痛管理是一个综合性、全方位、动态的过程，应当贯穿于癌症诊治的始终，不仅要最大程度地缓解患者身体的疼痛，促进功能的恢复，还应当高度重视不良情绪与睡眠的改善，帮助患者恢复正常生活、工作与社交活动。1982 年，WHO 发布了"癌症三阶梯止痛法"，规范化实施该方案可以缓解 60% 以上的癌痛，但该方案有其局限性，未涉及理疗、微创介入及心理治疗等。2000 年，美国国立综合癌症网络（NCCN）首次发表了《成人癌痛指南》并于 2005 年开始每年更新。2010 年，我国也发表了多学科专家团队编写的《成人癌痛临床实践指南（中国版）》。但时至今日，癌痛的控制情况仍不理想，原因多样，如医务人员、患者及家属缺乏癌痛管理知识与经验，因惧怕各类镇痛药尤其是阿片类药物的不良反应而拒用，政府对麻醉性镇痛药管控较为严格，少数患者属于复杂的难治性癌痛等。为进一步提高我国癌痛规范化管理水平，改善肿瘤患者的医疗服务，提高生活质量，保障医疗安全，2011 年卫生部在全国二级以上医院开展了"癌痛规范化治疗示范病房"创建活动，发布了《癌症疼痛诊疗规范（2011 年版）》，并于 2017 年进行了更新。此活动重点推动三方面工作：①普及医护人员癌痛知识，提高镇痛水平；②加强患者及家属癌痛知识宣教；③保证相关部门能为患者提供足量、齐全的镇痛药物。2017 年，中国抗癌协会癌症康复与姑息治疗专业委员会（CRPC）难治性癌痛学组也发表了《难治性癌痛专家共识（2017 年版）》，一系列举措有力地促进了我国癌痛管理水平的提高。

# 二、癌痛的评估与诊断

1983 年，美国疼痛协会在全球医学界首次提议将"疼痛"作为体温、脉搏、呼吸、血压之后人体第五大生命体征，2001 年正式获得 WHO 采用。由于疼痛是一种主观感觉，是一个极其复杂的病理、生理及心理过程，涉及躯体、情感、睡眠、行为、社会、经济等多方面，客观、准确地评估疼痛较为困难，而癌痛的评估则更加不易。但评估是治疗的前提与关键，应高度重视并熟练掌握评估工具，遵循"常规、量化、全面、动态"的评估原则，尽量采取多种方法进行多个角度、全方位的评估。癌痛的评估方法与慢性疼痛一样，通常采用疼痛间接评估法，如疼痛量表、口述评估法、疼痛问卷等，结合疼痛直接评估法（痛阈测定、生理生化指标）判断。但无论哪种评估方法，首先都应该对患者进行详细的病史询问，了解疼痛部位、性质、程度、持续时间、加重或缓解因素、对日常生活的影响，以及既往针对恶性肿瘤及疼痛的诊治经过与疗效；其次，根据评估方法的效度与信度，选用恰当的疼痛评估工具进行癌痛的全面评估。

（一）癌痛评估的原则

**1. 常规评估原则**　是指主动询问癌症患者有无疼痛，了解疼痛病情并将评估列入护理常规监测并记录（含病程）。癌痛评估应当在患者入院后 8 小时内完成。

**2. 量化评估原则**　是指采用各种疼痛程度评估方法来量化患者疼痛的主观感受程度，并用具体数字来表示。重点评估患者最近 24 小时内最严重和最轻的疼痛程度及通常情况的疼痛程度。量化评估应当在患者入院后 8 小时内完成。

**3. 全面评估原则**　是指对癌症患者的疼痛及相关病情进行全面评估，包括明确癌症诊断，了解疼痛的发生时间、部位、性质与程度、减轻或加重因素、对患者生活质量的影响及疼痛治疗史与疗效等，注意有无与癌痛相互影响的心理-社会因素。同时进行全面系统的体格检查和必要的辅助检查，注意排除肿瘤引起的相关急症，如颅内高压、病理性骨折、肠梗阻、肠穿孔等，及时请相关专科会诊处理。首次全面评估应于患者入院后 24 小时内进行，在给予镇痛治疗 3 天内或患者疼痛缓解时再次进行全面评估。

**4. 动态评估原则**　是指持续、动态评估（记录）患者癌痛的变化情况，此对于镇痛药物治疗剂量的滴定尤为重要。

（二）癌痛评估的方法

**1. 疼痛强度评估方法**
（1）视觉模拟评分法（visual analogue scale，VAS）：在一张白纸上画一条长 100mm 的粗直线，左端标识为"无痛"（0），右端标识为"剧痛"（10）（图 54-1）。被测者根据自己的疼痛感受在直线上的相应部位做标记，测量"无痛"端至标记点之间的距离即为疼痛评分。

0                                                                                    10

图 54-1 视觉模拟评分法

（2）数字分级评分法（numerical rating scale，NRS）：用 0～10 这 11 个数字表示疼痛程度。0 表示无痛，10 表示剧痛。被测者根据个人疼痛感受选择一个数字表示疼痛程度（图 54-2）。

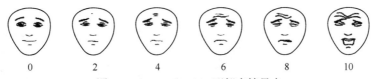

0    1    2    3    4    5    6    7    8    9    10
无痛                                                              剧痛

图 54-2 数字分级评分法

（3）Wong-Banker 面部表情量表：该评估法要求患者在从微笑、悲伤到哭泣的 6 种脸谱中选择一张最能表达自己疼痛程度的脸谱。此方法简单、直观，易于掌握但欠准确。其适用于儿童、老年人，以及文化程度较低或语言表达能力丧失及认知功能障碍等特殊人群（图 54-3）。

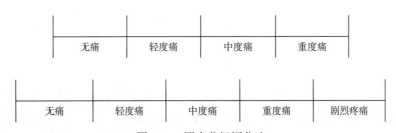

0           2           4           6           8           10

图 54-3 Wong-Banker 面部表情量表

（4）语言分级评分法（verbal rating scale，VRS）：患者对疼痛程度进行口述描绘评分，将疼痛由低到高用"无痛"、"轻微痛"、"中度痛"、"重度痛"和"极重度痛"等词汇来表达。此量表包括 4 级评分和 5 级评分，较简便实用（图 54-4）。

| 无痛 | 轻度痛 | 中度痛 | 重度痛 | |

| 无痛 | 轻度痛 | 中度痛 | 重度痛 | 剧烈疼痛 |

图 54-4 语言分级评分法

### 2. 疼痛问卷表评估方法

（1）简明疼痛量表（brief pain inventory，BPI）：使用 NRS 方法评估患者的疼痛强度，通过疼痛对患者活动、情绪、娱乐、人际关系、睡眠、工作及行走等 7 个方面的影响进行评估，用百分比表示当前治疗后疼痛的缓解程度，用图形表示相应的疼痛部位。此量表对疼痛程度和相关能力障碍的量化简单又快速。

（2）简明 McGill 疼痛问卷（short-form of McGill pain questionnaire，SF-MPQ）：问卷由 15 个代表词组成，11 个为感觉类，4 个为情感类，每个代表词都让患者进行疼痛强度等级的排序：0，无；1，轻度；2，中度；3，重度，由此分类求出疼痛评价指数（pain rating index，PRI）或总的 PRI。SF-MPQ 是一种敏感、可靠的疼痛评估方法，内容较为全面、简洁，费时较少。此问卷适用于监测时间有限、需要得到较多信息的情况，在临床研究中经常使用。

（3）中国人癌症疼痛评估工具（Chinese cancer pain assessment tool，CCPAT）：1998 年由香港理工大学钟慧仪博士研制，从身体功能、药物使用、心理社交、疼痛信念、情绪和疼痛强度 6 个方面共 56 个指标进行评估，每个指标分为 1～5 分，得分越高表明患者疼痛程度越严重。该量表有较好的信度、效度，较 BPI、MPQ 更适合中国人使用。

**3. 神经病理性疼痛评估** 乳腺肿瘤的侵袭、手术切除及放化疗等可能导致患者胸腋部神经损伤，出现肋间神经痛、臂丛神经痛等神经病理性疼痛表现，需要采用 ID-Pain 自评量表、DN-Four 量表进行评估。

ID-Pain 自评量表（pain ID self rating scale）：用于神经病理性疼痛初步筛选，是一种简明、有效、易操作、敏感性高的患者的自测工具（表 54-1）。临床评价：−1～0 分，基本排除神经病理性疼痛；1 分，不完全排除神经病理性疼痛；2～3 分，考虑诊断神经病理性疼痛；4～5 分，高度考虑诊断神经病理性疼痛。

表 54-1　ID-Pain 自评量表

| 自测题 | 评　分 | |
| --- | --- | --- |
| | 是 | 否 |
| 您是否出现针刺样疼痛 | 1 | 0 |
| 您是否出现烧灼样疼痛 | 1 | 0 |
| 您是否出现麻木感 | 1 | 0 |
| 您是否出现触电样疼痛 | 1 | 0 |
| 您的疼痛是否会因衣物的触碰加重 | 1 | 0 |
| 您的疼痛是否只出现在关节部位 | −1 | 0 |

（三）心理评估

有 50%～90% 的乳腺癌患者会出现焦虑、抑郁等心理障碍，需要常规进行心理评估。常用心理评估量表有焦虑自评量表（self-rating anxiety scale，SAS）、汉密尔顿焦虑量表、抑郁自评量表（self-rating depression scale，SDS）等。

（四）癌痛的诊断

在癌症诊断已明确后癌痛的诊断并不困难，但应当全面、完整，包括癌症诊断、疼痛原因（身体或心理-社会因素）、部位、性质和程度。由躯体性疼痛或末梢神经介导的疼痛，大多疼痛部位即为病变部位。而内脏性疼痛或神经病理性疼痛，疼痛部位多数并非病变部位，应依据神经分布和内脏神经反射的区域寻找病变部位。此外，肿瘤的性质与治疗经过对癌痛的发生发展有一定影响，如乳腺癌发生骨转移的概率高达 85%，可能引起骨痛、骨折甚至截瘫。恶性肿瘤的生长与转移可能导致身体其他部位或脏器的疼痛与功能障碍，并影响镇痛方案的制订，需要及时、全面、准确地评估。影像学检查有助于肿瘤转移的诊断、确定解剖部位，肿瘤骨转移诊断主要依据 CT 和 MRI 检查，敏感性和特异性较高。放射性核素扫描（ECT）虽然较敏感，但特异性不高，可作为筛选检查。疼痛的性质可区分疼痛来源于机体的何种组织，而疼痛的程度则可判断癌症的分期与治疗效果。

# 三、癌痛的治疗

乳腺癌患者在疾病发生发展和抗肿瘤治疗的各个阶段都可能出现疼痛，致痛机制复杂，临床表现多样，故应当采取药物与非药物治疗相结合的多靶点、多模式、综合性、个体化的镇痛方案。药物治疗是癌痛治疗的基础，需遵循 WHO "癌症三阶梯止痛法"，而合理的手术、放疗、化疗、内分泌治疗在病因治疗的同时也能够有效地缓解疼痛。抗肿瘤治疗相关内容在本书其他章节已有详细介绍，此处不再赘述。

## （一）癌痛治疗的原则与目标

**1. 癌痛治疗的原则**　包括：①全面系统的疼痛评估；②镇痛药物的合理选择与科学应用；③药物不良反应的预防和处理；④药物治疗效果不佳时，应及时选择合适的非药物镇痛的治疗方法。

**2. 癌痛治疗的目标**　是持续、有效地缓解疼痛，减少药物不良反应，降低疼痛与治疗所带来的心理负担，提高生活质量。癌痛治疗要求达到三 "3" 原则的标准：①NRS≤3 分或达到 0；②24 小时爆发痛次数≤3 次；③24 小时需要解救药的次数≤3 次；④或者达到无痛睡眠、无痛休息、无痛活动。

## （二）癌痛治疗的方案

**1. WHO 癌症三阶梯止痛治疗原则及方案**　1986 年，WHO 发布了《癌症三阶梯止痛治疗原则》，建议全球推行癌症三阶梯止痛治疗方案，1990 年我国卫生部正式推行此方案。镇痛药物是治疗癌痛主要和基本的方法，具有起效快、疗效好、安全性高及经济等优点，严格遵循原则、规范化镇痛可缓解 70%～90% 的癌痛。"癌症三阶梯止痛法"的五大基本原则如下：

（1）首选无创（口服、经皮等）给药：以口服药物为主，当患者不能经口给药时，可考虑经皮肤外贴、皮下或静脉注射等途径给药。

按阶梯给药：应根据患者疼痛程度与镇痛需要，分阶梯选择强弱不等的镇痛药物，在增加药物剂量也不能取得良好疗效时应及时调整镇痛药物种类。三阶梯给药方案如下：

第一阶梯：对乙酰氨基酚及非甾体类抗炎药（NSAID）（布洛芬、双氯芬酸、吲哚美辛、塞来昔布等）对炎性疼痛如肿瘤骨转移疼痛有较好疗效，用于轻度疼痛治疗，必要时加其他辅助药物。

第二阶梯：弱阿片类镇痛药（曲马多、可待因等），必要时可联合 NSAID 或辅助药物用于中度疼痛治疗。

第三阶梯：强阿片类镇痛药（吗啡、羟考酮、芬太尼等），用于治疗中重度癌痛，必要时加 NSAID 或其他辅助药物。

近年来，有学者提出，当用至第三阶梯镇痛药仍不能有效控制癌痛时，就需增加以介入（有创）治疗为主的"第四阶梯治疗"或称为"改良第三阶梯方案"。第四阶梯是以神经阻滞疗法、射频疗法、脊髓电刺激、鞘内药物输注镇痛等为主的治疗方法。

（2）按时给药：依据镇痛药物代谢特点定时、定量服药，以维持最低有效镇痛剂量和稳定的血药浓度。

（3）个体化给药：不同癌痛患者对阿片类镇痛药的疗效、剂量及不良反应的差异较大，应根据每个患者的全面疼痛评估情况，合理选择阿片类药物种类并进行剂量滴定，直至达到最佳镇痛。理论上讲，强阿片类镇痛药物的剂量没有"封顶效应"。

（4）注意具体细节：重视患者癌痛知识宣教，镇痛药物不良反应的预防、观察与处理，如恶心、呕吐、便秘等。同时，联合辅助药（抗惊厥药、抗抑郁药、镇静催眠药等）以增强镇痛作用，改善患者情绪与睡眠。

**2. NCCN 成人癌痛指南**　2000 年，NCCN 首次提出了《NCCN 临床实践指南：成人癌痛》，对 WHO《癌症三阶梯止痛治疗原则》及方案进行了补充和细化，指南提出，全面止痛包括全面评估并量化疼痛、心理干预及患者教育；给药途径以口服为首选，但当患者需要快速止痛、不能耐受口服给药副作用及不能吞咽或口服吸收障碍时，可持续静脉或皮下注射镇痛药；当患者不能耐受外周给药的副作用时，可通过介入手段进行治疗；对于难治性癌痛，如果更换或增量阿片类药物，患者疼痛缓解不明显，应暂停阿片类药物，考虑非阿片类药物联合辅助药物或给予介入治疗控制疼痛等。

## （三）癌痛的药物治疗

**1. NSAID**　通过抑制环氧合酶阻断前列腺素合成而发挥解热抗炎镇痛作用，其对轻度癌痛疗效肯定，尤其适用于合并骨及软组织转移性癌痛患者。对中、重度癌痛可联合阿片类药物增强镇痛效果。此类药物无耐药性及依赖性，但镇痛剂量有"封顶效应"，超过日限制剂量只会产生更严重的副作用而非更强的镇痛效应。常用 NSAID 药物有布洛芬、双氯芬酸、吲哚美辛、塞来昔布等。常见不良反应有消化道溃疡及出血、肝肾功能障碍、血小板功能障碍、过敏反应、心血管风险等。塞来昔布可特异性抑制 COX-2，较其他 NSAID 胃肠道不良反应低，但长期大剂量使用可引起严重的心血管事件。临床用药时应全面评估风险，有肾脏、消化道或心脏疾病高危因素或血液系统疾病患者慎用，避免两种 NSAID 联合应用，定期监测血常规、大便隐血及肝肾功能。

**2. 弱阿片类镇痛药**　在 WHO 癌症三阶梯止痛治疗方案中作为第二阶梯药物使用，主要代表药物有曲马多、可待因，这类药物也有剂量"封顶效应"。曲马多为人工合成的中枢性镇痛药，分别作用于 μ 阿片类受体及去甲肾上腺素和 5-羟色胺系统产生镇痛作用。曲马多常见不良反应为恶心、呕吐、出汗、眩晕、皮疹、震颤及头痛等。酒精、安眠药、镇痛药或其他精神药物中毒者禁用，肝肾功能不全者、心脏病患者、孕妇、哺乳期妇女慎用。2008 年 NCCN 指南建议弱化第二阶梯镇痛药物，中、重度癌痛患者直接使用强阿片类镇痛药治疗。

**3. 强阿片类镇痛药**　通过激动阿片受体产生强大的镇痛作用，长期使用易产生药物耐受性和成瘾性，又称为麻醉性镇痛药，是治疗中重度癌痛的首选药物。常用药物有吗啡、羟考酮、芬太尼等。首选口服给药，若患者进食困难或出现较严重恶心、呕吐，则经皮肤、皮下、静脉及鞘内注射等途径给药。强阿片类药物随剂量增加，镇痛作用增强，无剂量"封顶效应"，对未曾使用或不规范应用阿片类镇痛药物的非"阿片耐受"患者，应规律使用吗啡即释片，口服滴定每日所需剂量，直至达到患者满意的疼痛控制目标后转换为吗啡控缓释剂维持用药，以维持平稳有效的血药浓度。已规律使用强阿片类药物的"吗啡耐受"患者，可直接给予等效量吗啡控缓释剂。

（1）吗啡：为阿片受体激动剂，通过结合并激活位于中枢神经系统的 μ 阿片受体产生镇痛效应，同时也有明显的镇静、镇咳作用。吗啡被口服后经胃肠道吸收，分布至肺、肝、脾、肾等组织，成年人中仅少量吗啡透过血脑屏障，也可通过胎盘屏障到达胎儿体内，主要经肾脏排泄，消除 $T_{1/2}$ 1.7～3 小时，血浆蛋白结合率为 26%～36%。有呼吸抑制、颅脑损伤、支气管哮喘、中重度肝肾功能不全者禁用吗啡。对于未曾使用或不规范应用阿片类镇痛药物的非"阿片耐受"患者，应当规律使用吗啡即释片口服滴定所需阿片药物剂量，直至达到患者满意的疼痛控制目标后即可按每日所需吗啡即释片剂量等效转换为吗啡控缓释剂以维持用药，从而维持平稳有效的血药浓度，减少患者用药次数。对于已规律使用强阿片类药物"吗啡耐受"的患者，则可直接给予等效量的吗啡控缓释剂型。缓释剂型必须整片吞服以免破坏控缓释层而导致药物快速吸收。

（2）羟考酮：是从生物碱蒂巴因中提取的半合成阿片类药物，主要通过激动中枢神经系统和平滑肌阿片类受体起镇痛作用，口服本药的镇痛效能为吗啡的 1.5～2 倍。口服吸收良好，生物利用度为 60%～87%，起效较快，口服 3 小时即可达到血药峰值浓度，可持续作用 12 小时。本药经肝脏代谢，代谢产物经肾脏排泄，长期使用无药物蓄积现象，安全性较吗啡好。患者出现呼吸抑制、颅脑损伤、急腹症、重度肝肾功能不全等情况时禁用。常用药物为盐酸羟考酮缓释片，该药采用控释技术，可直接用于剂量滴定，此外，必须整片吞服，否则易导致羟考酮的快速释放与潜在致死量的吸收。

（3）芬太尼：为人工合成的纯阿片类受体激动剂，作用机制与吗啡相似，镇痛效能为吗啡的 100～180 倍。芬太尼具有血浆半衰期短（约 20 分钟）、血流动力学平稳的优点。芬太尼透皮贴剂是第一个经皮吸收给药的强阿片类药，使用方便，镇痛效果确切，作用可持续 72 小时，尤其适用于口服阿片类药物出现严重胃肠道不良反应或消化道肿瘤影响进食的患者。支气管哮喘、重症肌无力患者禁用，孕妇、心律失常者慎用。芬太尼透皮贴剂有多种规格：每贴 2.1mg（12μg/h）、4.2mg（25μg/h）、8.4mg（50μg/h）、12.6mg（75μg/h），初始剂量应依据患者当前使用的阿片类药物剂量进行换算（表 54-2），72 小时需更换贴剂。

表 54-2 不同阿片类药物等效剂量换算表

| 阿片类药物 | 口服等效剂量（mg） | 阿片类药物 | 口服等效剂量（mg） |
| --- | --- | --- | --- |
| 吗啡 | 10 | 氢吗啡酮 | 2 |
| 可待因 | 100 | 美沙酮 | 1 |
| 曲马多 | 50 | 丁丙诺啡 | 0.3 |
| 羟考酮 | 5 | | |

（4）不良反应与注意事项：强阿片类镇痛药治疗癌痛时虽无剂量"封顶"，但患者常因不能忍受的不良反应而拒用，使得疼痛控制不理想，故应高度重视预防与对症治疗。头晕、恶心、呕吐是常见不良反应之一，大多出现在初用药物的前几日，可同时给予氟哌利多、甲氧氯普胺、昂丹司琼、格拉司琼和地塞米松预防，症状消失即停用。便秘通常持续存在于患者阿片类药物镇痛全程，需除外肠梗阻等情况，嘱患者多饮水，进食富含纤维素食物及适当锻炼，可给予导泻药番泻叶泡水服用和大便软化剂多库酯钠口服预防，如果便秘持续存在，可酌情加用乳果糖、聚乙二醇散剂等缓泻剂或促胃肠动力等药物进行治疗。尿潴留常见于有前列腺增生的老年患者，给予下腹部热敷，加用抗前列腺增生药物，必要时导尿。若出现呼吸抑制或急性意识障碍，则必须立即停用阿片类药物，保持呼吸道通畅，并给予纳洛酮解救。对于已有脑转移肿瘤而出现意识障碍及严重慢性呼吸道疾病的患者，需谨慎使用强阿片类镇痛药。呼吸抑制、颅脑损伤、支气管哮喘、中重度肝肾功能不全者禁用。

**4. 抗惊厥药** 是治疗癌症相关神经病理性疼痛的一线用药。乳腺癌患者因肿瘤生长浸润及手术与放化疗等易导致神经损伤，出现肋间神经痛、臂丛神经痛。若患者有电击样痛、牵扯样痛、针刺样痛、刀割样痛及烧灼样痛等神经病理性疼痛表现时，可给予加巴喷丁、普瑞巴林等药物治疗。加巴喷丁结构与 γ-氨基丁酸（GABA）相近，但未发现它对经由 GABA 介导的神经抑制过程有何影响，其止痛机制尚不十分明确。初始剂量为 100～300mg/d，可根据病情逐渐增加剂量至 900～3600mg/d，分 2 次或 3 次口服。普瑞巴林是一种新型 GABA 受体激动剂，能阻断电压依赖性钙通道，减少神经递质的释放，生物利用度高于加巴喷丁，初始剂量为 75mg，每日 2 次，逐渐加量，最大剂量为 600mg/d，每日 2 次或 3 次。抗惊厥药的常见不良反应为镇静、嗜睡、头晕、共济障碍、认知、记忆损害等中枢神经系统表现；此外，对血液系统、消化系统、体重、生育、骨骼系统等也产生影响，使用中需密切监测与预防。

**5. 抗抑郁药** 多个国际指南都将抗抑郁药作为治疗癌症相关神经病理性疼痛的一线用药。三环类抗抑郁药（tricyclic antidepressive agent，TCA）通过阻断神经末梢对去甲肾上腺素（NA）和 5-羟色胺的再摄取，增加突触间隙单胺类递质浓度，改善患者情绪及增强阿片类药物镇痛作用，其镇痛效应早于抗抑郁效应的出现且剂量低于抑郁治疗剂量。常用药物有阿米替林、丙米嗪、去甲替林等。需警惕 TCA 不良反应较常见且较严重，如抗胆碱能不良反应（口干、便秘、视物模糊、尿潴留、嗜睡、体重增加等），中枢神经系统毒性（情绪降低、震颤、运动失调、癫痫发作、幻觉妄想、定向力障碍、焦虑不安、谵妄、意识模糊、昏迷等），心血管系统毒性（直立性低血压、心动过速、传导阻滞、心律失常及心搏骤停等）。某些不良反应在较低治疗剂量时就可出现，故临床使用时应从小剂量开始逐渐滴定剂量，阿米替林 12.5mg，睡前口服，2～4 周逐渐加量至 25～50mg。严重心、肝、肾疾病，粒细胞减少，青光眼，前列腺肥大及妊娠患者禁用，癫痫患者和老年人慎用。

新型抗抑郁药如选择性 5-羟色胺再摄取抑制剂（SSRI）可选择性抑制突触前膜对 5-羟色胺的回收，对肾上腺素影响很小，几乎不影响多巴胺的回收，也用于神经病理性疼痛治疗。常用药物有氟西汀、帕罗西汀、舍曲林、氟伏沙明、西酞普兰等，其中帕罗西汀、氟伏沙明有轻度的抗胆碱能作用。

**6. 镇静催眠药**　作用于边缘系统起抗焦虑作用，并作用于脑干网状结构上行激活系统，降低大脑皮质兴奋性而起镇静催眠作用。其包括巴比妥类、苯二氮䓬类等。对于乳腺癌晚期疼痛控制欠佳、严重影响睡眠者，可联合使用此类药物。艾司唑仑片 1mg 睡前服用。常见不良反应有嗜睡、头晕、乏力等。

此外，其他辅助用药还包括泼尼松、地塞米松、氯胺酮等，应根据癌痛患者具体情况合理选用。

## （四）癌痛的微创介入治疗

规范采用 WHO 癌症三阶梯止痛治疗方案能使大多数患者的癌痛得到较好控制，但仍有 20%～30%的患者需要采取包括微创介入治疗在内的综合性治疗措施方能缓解剧烈疼痛。2015 年 NCCN 成人癌痛指南中已明确提出，对于不能耐受药物副作用的癌痛患者可转诊，进行微创介入治疗以达到充分的镇痛效果。癌痛的微创介入应贯穿癌痛治疗始终并由经过专科培训的疼痛医师进行，同时，需要充分评估癌痛致痛病因、机制、临床特点及全身情况，合理选择微创治疗方法并规范实施。

**1. 患者自控镇痛**（patient-controlled analgesia，PCA）　是依据镇痛"反馈回路"原理设计的给药系统，镇痛药经静脉、硬膜外腔等途径持续输注入体内，由专科医师根据患者疼痛评估情况和镇痛需要预先设定背景剂量、单次给药剂量和锁定时间，患者疼痛加重时则自行启动 PCA 给药系统追加单次给药剂量以及时控制疼痛。PCA 可维持最低有效镇痛药物浓度，提高疗效，降低不良反应，提升患者主动镇痛参与度与满意度，实现个体化镇痛治疗。其适用于吞咽困难与胃肠道功能障碍，口服镇痛药不良反应明显难以耐受，出现顽固性神经痛和难治性晚期癌痛的患者。根据给药途径又分为患者自控静脉镇痛（patient controlled intravenous analgesia，PCIA）、患者自控硬膜外腔镇痛（patient controlled epidural analgesia，PCEA）、患者自控神经丛镇痛（patient controlled neuroplex analgesia，PCNA）和患者自控皮下镇痛（patient controlled subcutaneously analgesia，PCSA），但各有其适应证。PCIA 应用最广，可滴定出最低有效镇痛药物浓度的用药量，适用于多部位疼痛、胃肠功能紊乱、生存期较短或癌症急性疼痛患者；PCEA 镇痛效果确切，适用于头面部以外的癌痛患者；PCNA 适用于疼痛剧烈的顽固性神经痛患者，如乳腺癌引发的臂丛神经痛患者可行臂丛神经 PCNA；PCSA 适用于需长期胃肠外给药的癌痛患者。PCA 常用的镇痛药物主要为阿片类药（吗啡、芬太尼、曲马多），NSAID（帕瑞昔布钠、氟比洛芬酯）及局麻药（布比卡因、罗哌卡因），后者用于 PCEA、PCNA 镇痛。

**2. 神经阻滞治疗**　可用于癌痛治疗的各阶段，通过阻断疼痛的神经传导通路与恶性循环，改善疼痛区域血液循环及抗炎等机制发挥镇痛作用。其适用于疼痛部位局限、神经支配明确的乳腺癌痛患者。全身或穿刺部位感染、凝血功能障碍患者禁用。此外，患者全身多发性转移疼痛范围广泛或疼痛范围不明确及全身衰竭者不适合神经阻滞治疗。对于乳腺癌痛患者，应依据疼痛原因、部位与范围，合理选择拟阻滞的神经，包括周围神经阻滞（颈臂丛神经、肋间神经、椎旁神经、硬膜外腔阻滞等）、中枢神经阻滞（蛛网膜下腔）或自主神经性阻滞（交感神经、内脏神经阻滞等）。因技术要求较高，风险较大，神经阻滞应由疼痛专科医生实施。目前，采用神经刺激器、超声、X线、CT等"可视化"技术引导进行神经阻滞治疗，明显降低了不良反应，提高了疗效。

**3. 射频热凝治疗**（radiofrequency thermocoagulation，RF） 其原理是将高频率射电电流通过治疗电极，使电极尖端附近靶点组织内的离子产生运动摩擦生热、蛋白质凝固、水分丧失、组织萎缩，从而热凝毁损靶点组织。因神经纤维对温度耐受性各异，通过控制治疗温度可达到选择性毁损感觉神经而保留运动神经功能的目的。该治疗分为标准/连续射频与脉冲射频，前者为毁损性治疗，后者为神经功能调控性治疗。在X线或CT精确引导下的靶点射频神经毁损术是治疗顽固性癌痛的一种有效方法。对于由乳腺癌浸润、椎管转移或手术与放化疗所引起的、疼痛范围较为局限的胸脊神经根性疼痛、肋间神经痛等情况，可考虑行神经根、神经干、交感神经节或肋间神经射频治疗。

**4. 鞘内药物输注系统**（intrathecal drug delivery system，IDDS）**疗法** 是一种可有效治疗癌痛和慢性顽固性疼痛的终极方法。镇痛药（阿片类或局麻药）通过鞘内药物输注系统持续、缓慢、匀速地输注入蛛网膜下腔，直接作用于脊髓/脑的阿片受体或离子通道，迅速阻断疼痛的传导过程而缓解疼痛。鞘内给药所需镇痛药物剂量远低于口服剂量（如吗啡鞘内仅为口服剂量的 1/300），可显著减轻阿片类药物所引起的不良反应。对于经过癌痛规范化治疗疼痛控制仍不满意或对阿片类药物产生的副作用不能耐受的难治性乳腺癌癌痛患者，若生存期>3 个月，无脑内转移、椎管梗阻等禁忌证，可考虑行鞘内药物输注系统疗法镇痛。目前鞘内药物输注系统有输注港式与全植入式两种，前者需连接体外药盒及镇痛泵进行药物调控，而后者是将可编程镇痛泵直接植入到患者皮下组织囊袋中，更为舒适，操控更便捷，但系统的价格高。镇痛系统植入手术应在 C 形臂 X 线或 CT 引导下进行，导管顶端放置在蛛网膜下腔的位置、鞘内镇痛药物的合理选择和术后镇痛参数的调控与管理对镇痛效果至关重要。

**5. 脊髓电刺激疗法**（spinal cord stimulation，SCS） 是通过经皮穿刺或外科手术将细小的电极植入到患者椎管内硬膜外腔，通过导线与包埋在患者腹部或臀部皮下组织中的电刺激器连接，刺激器发放电脉冲信号并通过电极传递到脊髓干扰疼痛的传递过程，从而产生镇痛作用。本疗法主要用于治疗慢性顽固性神经源性疼痛与血管源性疼痛，对合并有顽固性臂丛神经痛、胸脊神经根性疼痛的乳腺癌患者，可选择此方法镇痛。

（五）癌痛的其他治疗

根据乳腺癌痛患者的具体情况，还可采取手术、放化疗及心理等治疗（详见相关章节内容）。癌痛的管理需要建立内外科、疼痛科、肿瘤科、心理科、康复科等多学科会诊机制，为患者制订完善的、多层次的阶段治疗方案，实现最大程度地减轻患者痛苦、提高生活质量、延长生存期的目标。

（六）常见癌痛综合征与顽固性癌痛的治疗

**1. 爆发痛** 是指使用阿片类药物治疗的患者，在疼痛稳定的基础上出现短暂而剧烈的疼痛发作。爆发痛的发生率约为 65%，主要由患者起床、翻身、咳嗽、肠或膀胱痉挛等触发或发生于镇痛药物作用间歇期。疼痛通常发生在相同部位，多为阵发性发作、较剧烈、持续时间短，疼痛不可预测，治疗疗效不佳。治疗可用吗啡/羟考酮即释片口服；如爆发痛超过 4 次/日，则将即释片剂量折算为控缓释片剂量按时给药及进行 PCA 治疗。

**2. 骨转移性疼痛**　指原发性癌症转移到人体骨骼系统而产生的疼痛。乳腺癌易转移至骨骼，常见转移部位为胸腰椎、骨盆和长骨骨干。应制订个体化、综合性的镇痛方案以提高疗效，避免病理性骨折和神经压迫的发生。主要方法有姑息性放射治疗和 NSAID、双膦酸盐等药物治疗。

**3. 神经病理性疼痛**　是乳腺肿瘤的浸润生长、转移或手术、放化疗等损伤胸壁、腋窝或臂丛神经，导致相应部位出现神经病理性疼痛或慢性疼痛综合征。应进行病情的充分评估，根据病情选用抗抑郁药、抗癫痫药治疗，以及神经阻滞、神经射频、SCS 或 IDDS 等治疗。

**4. 乳腺癌术后疼痛综合征**　是发生于乳腺癌术后的慢性疼痛之一，发生率为 10%～80%，且病程迁延，需引起高度重视。本综合征的可能机制包括术前焦虑抑郁状态、术中及放化疗导致臂丛神经损伤、术后中度以上急性疼痛等。围手术期疼痛管理及术后超早期镇痛至关重要，可降低乳腺癌术后疼痛综合征的发生率。

**5. 顽固性癌痛的治疗**　是指规范应用 WHO 癌症三阶梯止痛治疗方案后仍不能有效控制的癌痛。约 15% 的癌症患者表现为顽固性癌痛，需要采用多模式镇痛（多种药物或治疗方法联合），同时应在病情评估基础上逐步增加阿片类药物剂量或药物轮换使用，改变给药途径或采取 PCA 镇痛。

（杨晓秋）

## 参 考 文 献

郭政，王国年，2016. 疼痛诊疗学. 第 4 版. 北京：人民卫生出版社，194-205.

刘延青，崔健君，2013. 实用疼痛学. 北京：人民卫生出版社.

刘延青，刘小立，王昆，2017. 疼痛病学诊疗手册·癌性疼痛分册. 北京：人民卫生出版社.

中国抗癌协会癌症康复与姑息治疗专业委员会（CRPC）难治性癌痛学组，2017. 难治性癌痛专家共识（2017 年版）. 中国肿瘤临床，44（16）：787-796.

Atli A, Theodore BR, Tulk DC, et al, 2010. Intrathecal opioid therapyfor chronic nonmalignant pain: A retrospective cohort study with 3-year follow-up. Pain Med, 11（7）：1010-1016.

Bolash R, Mekhail N, 2014. Intrathecal pain pumps: Indications, patient selection, techniques, and outcomes. Neurosurg Clin N Am, 25（4）：735-742.

Brown JE, Neville-Webbe H, Coleman RE, 2004. The role of bisphosphonates in breast and prostate cancers. Endocr Relat Cancer, 11（2）：207-224.

Deer TR, Pope JE, Hayek SM, et al, 2017. The polyanalgesic consensus conference（PACC）：Recommendations for intrathecal drug delivery: Guidance for improving safety and mitigating risks. Neuromodulation, 20（2）：155-176.

Hillner BE, Ingle JN, Berenson JR, et al, 2000. American society of clinical oncology guideline on the role of bisphosphonates in breast cancer. J Clin Oncol, 18（6）：1378-1391.

Kapural L, Yu C, Doust MW, et al, 2016. Comparison of 10kHz high-frequency and traditional low-frequency spinal cord stimulation for the treatment of chronic back and leg pain: 24-month results from a multicenter, randomized, controlled pivotal trial. Neurosurgery, 79（5）：667-677.

Rosen LS, Gordon D, Kaminski M, et al, 2001. Zoledronic acid versus pamidronate in the treatment of skeletal metastases in patients with breast cancer or osteolytic lesions of multiple myeloma: A phase Ⅲ, double-blind, comparative trial. Cancer Journal, 7（5）：377.

Saad F, Gleason DM, Murray R, et al, 2004. Long term efficacy of zoledronic acid for the prevention of skeletal complications in patients with metastatic hormone-resistant prostate cancer. J Natl Cancer Inst 96（11）：879-882.

Santhanna H，Chan P，McChesney J，et al，2012. Assessing the effectiveness of pulse radiofrequency treatment of dorsal root ganglion in patients with chronic lumbar radicular pain：Study protocol for a randomized control trial. Trials，13：52.

Smits H，van Kleef M，Holsheimer J，et al，2013. Experimental spinal cord stimulation and neuropathic pain：mechanism of action，technical aspects，and effectiveness. Pain Pract，13（2）：154-168.

Ver Donck A，Vranken JH，Puylaert M，et al，2014. Intrathecal drug administration in chronic pain syndromes. Pain Pract，14（5）：461-476.

Ware LJ，Epps CD，Herr K，et al，2006. Evaluation of the revised faces pain scale，verbal descriptor scale，numeric rating scale，and iowa pain thermometer in older minority adults. Pain Manag Nurs，7（3）：117-125.

# 第五十五章

# 乳腺癌患者的非癌性慢性疼痛管理

## 一、概　述

乳腺癌是女性最常见的恶性肿瘤之一，随着乳腺癌诊疗水平的提高，治疗效果不断改善，患者寿命明显延长，多数乳腺癌患者逐渐以一种慢性病的状态长期生存，乳腺癌伴随疾病问题也越来越明显，成为影响患者生活质量及预后的新挑战。"全方位，全周期"健康管理已成为指导乳腺癌治疗与整体健康管理的新理念，其中慢性疼痛是乳腺癌患者的重要伴随疾病之一。疼痛是人类的第五大生命体征，控制疼痛是患者的基本权益，也是医务人员的基本职责。国际疼痛研究学会（International Association for the Study of Pain，IASP）和 WHO 发布的《国际疾病分类第十一次修订本（ICD-11）》中，慢性疼痛已有了相应的疾病编码，被定义为疾病。普通人群中慢性疼痛的患病率较高，乳腺癌等恶性肿瘤患者中除癌性疼痛外，还存在更高比例的非癌性慢性疼痛。严重的慢性疼痛不仅干扰患者的睡眠和食欲，降低免疫力，增加患者的焦虑、抑郁情绪，还会降低患者的依从性，影响治疗效果，严重影响患者的生活质量和预后。因此，慢性疼痛管理是乳腺癌伴随疾病全方位管理中必不可少的一部分。

国际疼痛研究学会对疼痛的定义是组织损伤或潜在组织损伤所引起的不愉快主观感觉和情感体验，或对这种损伤的相关描述。疼痛既是机体对创伤或疾病的反应机制，也是疾病的症状。疼痛可分为急性疼痛和慢性疼痛。急性疼痛是人体受到创伤、手术及突发性疾病等引起的疼痛；而慢性疼痛由脊柱关节退变、神经损伤、肿瘤侵犯周围组织等引起。慢性疼痛是指疼痛时间持续 3 个月以上，疼痛频率每周至少 1 次，伴随不愉快的感觉和情绪上的体验，可能伴随现存的或潜在的组织伤害。慢性疼痛分为七类：原发性疼痛、癌性疼痛、创伤或手术性疼痛、神经病理性疼痛、头面疼痛、内脏和肌肉骨骼疼痛等。

据报道，中国香港慢性疼痛的发生率为 34.9%，美国人群慢性疼痛的发生率为 25%～30%，丹麦和挪威慢性疼痛的发生率分别为 20.2%和 24.2%，澳大利亚女性和男性慢性疼痛的发生率分别为 20%和 17.1%。慢性疼痛的发病率高，明显影响患者的日常生活质量和工作能力。慢性疼痛也是癌症患者面临的一个严重问题，80%以上的晚期肿瘤患者伴发中重度疼痛。有报道称，乳腺癌患者术后 9 个月慢性疼痛的比例高达 56.2%。

# 二、乳腺癌患者慢性疼痛的病因

## （一）乳腺癌相关抗癌治疗

（1）骨和关节是雌激素发挥作用的重要靶器官之一，乳腺癌本身伴有的、化疗诱发闭经或内分泌治疗等引起的雌激素水平下降，导致骨量下降、骨质疏松、骨关节炎、钙剂摄入不足和（或）维生素 D 缺乏或不足及相关甲状旁腺功能增强或继发性甲状旁腺功能亢进（甲旁亢）等均可引起全身骨关节、肌肉疼痛。

（2）乳腺癌术后慢性疼痛（chronic post-surgical pain，CPSP）是指临床排除其他原因引起的疼痛（如慢性感染、癌灶复发等），是发生在术后的、持续 3 个月以上的一种疼痛综合征。CPSP 是乳腺癌术后常见并发症，常发生于手术后切口瘢痕、胸壁及肋间臂神经损伤、术后肋软骨炎等。乳腺癌患者 CPSP 发生率较高，疼痛持续时间长，发生范围广泛，疼痛表现形式多样，影响患者术后的生活质量。疼痛常见于同侧胸壁、腋窝、上肢等部位。乳腺癌患者发生 CPSP 的独立危险因素包括低龄、腋窝淋巴结清扫、中重度的术后急性疼痛等。

（3）乳腺癌根治术或腋窝淋巴结清扫术后的康复锻炼不及时导致患侧上肢肩部功能障碍、上肢淋巴水肿和肩周炎等引起的疼痛不适。

（4）乳腺癌放疗、化疗等综合治疗损伤了局部组织或神经，如放射性神经炎、放射性骨坏死、肋软骨炎等。

## （二）乳腺癌伴随疾病或合并其他慢性疼痛

乳腺癌患者带状疱疹发病风险是普通人群的 2.41 倍。乳腺癌患者诊治及随访期间均可伴发带状疱疹，引起胸背部疼痛。乳腺癌患者伴发较高比例的钙剂摄入不足和（或）维生素 D 缺乏或不足及相关甲状旁腺功能增强或继发性甲旁亢，引起骨量下降、骨质疏松、骨关节病等可导致全身骨关节肌肉痛。乳腺癌伴发骨关节病常出现在乳腺癌化疗或内分泌治疗过程中，以关节疼痛和活动受限为主要表现，最常见的是膝关节、髋关节及指间关节。高尿酸血症是乳腺癌的常见伴随疾病之一，单纯血尿酸升高的临床表现多不明显，随着尿酸盐结晶在机体组织中沉积造成损害出现痛风时，常有关节剧痛症状。乳腺癌患者伴发较高比例的糖尿病和糖尿病前期（其中未知晓率高达 80% 左右），且化疗可加重糖耐量异常和末梢神经炎表现，因此乳腺癌患者易患有较高比例的周围神经病变，但多数可能被低估。乳腺癌多发生在围绝经期及绝经后，普通中老年人群易患的慢性疼痛同样在乳腺癌患者中高发。例如，老年非癌性慢性疼痛的常见类型包括慢性骨骼肌肉痛和神经病理性疼痛。引起慢性骨骼肌肉痛的常见病因有骨质疏松、骨关节炎、颈椎病、腰椎间盘突出症、慢性风湿性疾病、脊柱退行性疾病等，神经病理性疼痛的常见病因有带状疱疹后神经痛、糖尿病性周围神经病变、三叉神经痛、脑卒中后疼痛等。

## （三）心理与社会因素

患者对癌症的恐惧、乳腺切除术后的心理性痛苦、手术创伤、残疾及经济压力等心理、社会因素等也可能加重其慢性疼痛。

## （四）肿瘤侵犯

肿瘤侵犯、压迫周围组织、血管、神经，炎性反应，肿瘤转移到肺、骨、肝、脑等组织器官引起疼痛不适。

# 三、疼痛筛查和综合评估

2016 年，美国临床肿瘤学会（ASCO）发布了《成人癌症幸存者慢性疼痛管理指南》，对慢性疼痛筛查和综合评估的推荐指导意见如下：①临床医生应对疼痛进行筛查，使用定量或半定量筛查工具；②应对疼痛进行早期全面评估，对疼痛的各方面进行深入了解，获取肿瘤治疗史、合并症、心理和精神状况及既往疼痛治疗信息，对疼痛定性，明确其原因，推断其病理生理；③应认识一些与肿瘤治疗相关的慢性疼痛综合征，包括危险因素、发生率和治疗方法；④对新发疼痛的患者，应评估和监测是否有肿瘤复发、第二原发癌或迟发治疗反应等。

对疼痛进行正确的测量与评估是慢性疼痛治疗的基础与关键，应当高度重视并熟练掌握评估工具，遵循"常规、量化、全面、动态"评估的原则，选用恰当的疼痛评估工具进行全面评估。目前常用的疼痛评估量表有视觉、数字、语言、面部表情评价量表，多种调查问卷及神经病理性疼痛量表评分法等（参见第五十四章）。

化疗致手足综合征（hand-foot syndrome，HFS）特异性生活质量量表（HFS-14 量表，见表 55-1）可以鉴别相同临床等级的 HFS 患者之间在生活质量方面危害的差异程度，并可作为抗肿瘤治疗评估管理的工具，用于 HFS 临床治疗疗效的评估。

**表 55-1　HFS-14 量表**

| 手足综合征的症状主要出现在哪些部位 | | | |
|---|---|---|---|
| 1. 手 | 2. 足 | 3. 两者均有 | |
| 手足综合征导致的疼痛程度 | | | |
| 1. 重度疼痛 | 2. 中度疼痛 | 3. 无疼痛 | |

请根据你日常生活中的真实体验，选择最符合你的选项，其答案并无对错之分

| （1）由于手足综合征的影响，我很难用钥匙开门 | | | |
|---|---|---|---|
| 1. 经常 | 2. 偶尔 | 3. 从来没有 | |
| （2）由于手足综合征的影响，我无法做饭 | | | |
| 1. 经常 | 2. 偶尔 | 3. 从来没有 | |
| （3）手足综合征的影响，给我日常的行动带来困难 | | | |
| 1. 经常 | 2. 偶尔 | 3. 从来没有 | |
| （4）手足综合征的影响，给我洗澡、化妆或剃须带来困难 | | | |
| 1. 经常 | 2. 偶尔 | 3. 从来没有 | |
| （5）由于手足综合征的影响，我无法开车 | | | |
| 1. 经常 | 2. 偶尔 | 3. 从来没有 | 4. 与我无关 |

续表

| （6）手足综合征的影响，给我穿袜子带来困难 | | | |
|---|---|---|---|
| 1. 经常 | 2. 偶尔 | 3. 从来没有 | |
| （7）由于手足综合征的影响，我需要用比平常更长的时间来穿衣服 | | | |
| 1. 经常 | 2. 偶尔 | 3. 从来没有 | |
| （8）手足综合征的影响，给我穿鞋子带来困难 | | | |
| 1. 经常 | 2. 偶尔 | 3. 从来没有 | |
| （9）由于手足综合征的影响，我很难站立 | | | |
| 1. 经常 | 2. 偶尔 | 3. 从来没有 | |
| （10）由于手足综合征的影响，我行走困难，即使距离很短 | | | |
| 1. 经常 | 2. 偶尔 | 3. 从来没有 | |
| （11）由于手足综合征的影响，我更倾向于坐着或躺着 | | | |
| 1. 经常 | 2. 偶尔 | 3. 从来没有 | |
| （12）由于手足综合征的影响，我很难入睡 | | | |
| 1. 经常 | 2. 偶尔 | 3. 从来没有 | |
| （13）由于手足综合征的原因，我的工作受到影响 | | | |
| 1. 经常 | 2. 偶尔 | 3. 从来没有 | 4. 与我无关 |
| （14）由于手足综合征的原因，我的人际交往受到影响 | | | |
| 1. 经常 | 2. 偶尔 | 3. 从来没有 | |

在"无痛"与"重度疼痛"间，用"I"标示出你疼痛的程度，应在何位置？

无痛 |--------------------------------------------------| 重度疼痛

# 四、慢性疼痛的治疗

控制慢性疼痛和癌痛是肿瘤综合治疗的重要组成部分，与抗肿瘤治疗同等重要。慢性疼痛及癌痛的管理是一个综合性的对乳腺癌患者"全方位、全周期"管理的过程，既要控制患者躯体疼痛、改善肢体功能障碍，还应关注患者睡眠、情绪并帮助其恢复正常生活、工作与社交活动。对于经过治疗后痊愈的乳腺癌患者或带瘤生存者，应让患者及其家庭/看护者参与到疼痛评估和管理中来。需要明确病因，建立内科、外科、肿瘤科、疼痛科、心理科、康复科等多学科协作机制，共同为患者制订全面、多层次的治疗方案，采用综合治疗，包括药物、康复、理疗、锻炼、心理治疗及微创技术等多种方法，最大限度地减轻患者的痛苦，提高患者的生活质量及延长患者的生存期。

## （一）乳腺癌 CPSP 及术后患肢功能障碍和肩周炎的防治

乳腺癌 CPSP 的独立危险因素包括低龄、腋窝淋巴结清扫、中重度术后急性疼痛等。因此，对低龄患者进行积极的干预，尽量采取前哨淋巴结活检以替代传统的腋窝淋巴结清扫术，积极预防 CPSP 的发生，提高患者的生活质量。乳腺癌术后尤其是腋窝淋巴结清扫术后若康复锻炼不及时，有可能造成肩关节局部软组织粘连，影响患肢淋巴及血液循环致肩关节功能受限，加重上肢淋巴水肿、患肢功能障碍和肩周炎的发生。术后在康复医师及专科医师多学科协作的指导下及时进行有效的康复训练将有助于预防以上并发症并减少慢性肩周疼痛的发生。术后发生 CPSP 及肩周慢性疼痛后应及早到康复科和疼痛科门诊治疗。

### （二）骨质疏松和骨关节病的防治

乳腺癌本身伴有的或由化疗、内分泌治疗而诱发或骨量下降和骨质疏松加重引起的全身骨关节肌肉痛，需要定期行血钙、血磷、25-羟维生素 D、骨碱性磷酸酶和甲状旁腺素等检查及骨密度检测，所有患者均应进行生活方式干预，建议日光浴，每日至少 30 分钟中等强度的运动；进食含钙丰富的食物；积极补钙和补充维生素 D 等治疗，对有骨质疏松或高骨折风险者应静脉给予双膦酸盐治疗，推荐使用方法为唑来膦酸 4mg，每 6 个月 1 次。

乳腺癌伴发骨关节病（又称为骨关节炎），症状轻者可因关节疼痛而影响患者生活质量，严重者可导致病变关节畸形，甚至残疾。本病可累及脊柱和四肢各关节，其中以膝关节、髋关节及指间关节最为常见。其治疗目标是控制疼痛，减少炎症并保持关节功能。对病变程度不重、症状较轻者，首选一般治疗，包括：①适当运动保持关节活动度，但应避免关节的超负荷运动；②减重和减少受累关节负重以缓解疼痛；③适当的物理疗法促进局部血液循环、减轻炎症反应，缓解关节疼痛。症状重者可采用 NSAID 治疗，包括非选择性 NSAID 和选择性 COX-2 抑制剂，以减轻炎症、控制疼痛、改善关节功能。硫酸软骨素和氨基葡萄糖可用于减轻关节疼痛、延缓关节结构破坏。此外，关节腔内注射玻璃酸钠对改善关节功能、缓解疼痛有一定作用。

### （三）高尿酸血症及痛风的防治

乳腺癌治疗过程中应尽量避免使用引起血尿酸升高的药物，控制食物中的嘌呤摄入，主要以均衡饮食、低嘌呤食物摄入为主（表 55-2），鼓励患者规律、适量地运动，积极控制体重。高尿酸血症一旦确诊，应对患者进行宣教及积极生活方式干预，需长期、综合的全程管理，同时给予健康生活方式、运动、饮食方面的科学指导，制订个体化的生活方式。高尿酸血症非药物治疗控制不佳时应采用药物治疗，血尿酸水平应控制在 <360μmol/L；出现痛风石、慢性痛风性关节炎或痛风性关节炎频发者，血尿酸水平应控制在 <300μmol/L。目前临床用于抑制尿酸合成的药物包含抑制尿酸合成药（别嘌醇、非布司他）和增加尿酸排泄的药物（苯溴马隆、丙磺舒）。患者治疗方案仍需个体化、长程管理，根据血尿酸水平监测等具体情况进行药物选择及调整。

表 55-2 高尿酸血症的食物建议

| 饮食建议 | 食物种类 |
| --- | --- |
| 鼓励食用 | 新鲜蔬菜；低脂、脱脂牛奶，低热量酸奶等制品；鸡蛋 |
| 限制食用 | 富含嘌呤的海鲜、牛肉、羊肉、猪肉；甜点、调味剂；红酒、果酒、黄豆 |
| 避免食用 | 啤酒、白酒、黄酒；内脏；可乐、橙汁、苹果汁等饮料 |

### （四）手足综合征的防治

HFS 是部分细胞毒性化疗药物较常见的不良反应。HFS 主要的临床表现是手掌和脚掌皮肤发红、肿胀、刺痛或灼热感、触痛及皮疹，并且有行走和抓物困难。虽然病变是可逆的，并不危及生命，但它可能降低治疗的依从性，并影响生活质量，妨碍化疗的进行而影响疗效。当 HFS 严重时，降低化疗药物剂量是最有效的措施。然而，药物剂量和周期的改变可能会影响化疗的疗效，因此临床常通过其他辅助手段来缓解 HFS 的症状，以便可继续用药。维生素 $B_6$、皮质激素、塞来昔布、维生素 E、尿素软膏等药物常用于 HFS 的防治，有一定的疗效。

### （五）糖尿病痛性神经病变的处理

乳腺癌患者中伴发较高比例的糖尿病和糖尿病前期，多数为未知晓而漏诊漏治，且化疗期间会加重乳腺癌糖尿病患者的不良反应。糖尿病痛性神经病变（painful diabetic neuropathy，PDN）是一种感觉性周围神经病变，是糖尿病患者最常见的慢性并发症和致残因素之一，其发病率可高达 50%～80%，其中 30%～40% 为无症状者。患者发病后可出现麻木、疼痛、痛觉过敏、肌无力或萎缩等，给患者生活质量造成极大影响。PDN 与炎性痛、其他痛性神经病变发病基础不同，以自发性疼痛、痛觉过敏和异常性疼痛为特征，是疼痛治疗领域的一大难题。在治疗上除了常规饮食调控和运动疗法以控制血糖、降低血压和血脂外，一些药物如醛糖还原酶抑制剂、前列地尔、甲钴胺、钙通道阻滞剂等也有一定的疗效。

### （六）腰腿痛和颈肩痛的管理

腰腿痛和颈肩痛是一组临床很常见的症状。腰腿痛是指下腰、腰骶、骶髂、臀部等处的疼痛，部分患者可出现一侧或两侧下肢痛、坐骨神经痛症状（下腰部向臀部、大腿后方、小腿外侧直到足部的放射痛，约 60% 患者在喷嚏或咳嗽时由于腹内压增加而使疼痛加剧）及马尾神经症状（大、小便障碍，鞍区感觉异常）。颈肩痛是指颈、肩、肩胛等处疼痛，有时伴有一侧或两侧上肢痛、颈脊髓损害症状。腰腿痛和颈肩痛的病因包括创伤、炎症、肿瘤和先天性疾病。腰椎间盘突出症和颈椎间盘突出症分别是腰腿痛和颈肩痛最常见的原因之一。乳腺癌患者中常伴有腰腿痛和颈肩痛，但应与乳腺癌骨转移相鉴别，MRI 或 CT 检查有助于鉴别诊断，同时应与骨科、疼痛科及康复科多学科协作，对于确诊无骨转移者，应建议到以上相关科室进一步治疗。

此外，应注意伴发颈椎间盘突出症的患者，椎动脉、交感神经受到刺激后出现的头、耳、眼、心、胸等部位的表现与这些器官本身病变的症状和体征相似。此外，老年性退行性变是颈肩痛的重要原因，而老年乳腺癌患者又常伴有以上疾患，故这些因素既可相互影响，又可共同存在，给颈肩痛的诊断和治疗带来较多困难，需加强与以上科室的多学科协作。

### （七）神经病理性疼痛的管理

神经病理性疼痛一般首选药物镇痛治疗，适时进行微创治疗或神经调控治疗。早期进行药物干预，保证患者睡眠休息，促进机体自我修复以阻止疾病进展是目前的主要治疗手段。停药过程应建立在有效、稳定治疗效果的基础上，并采取逐步减量的方法。常用的治疗药物包括钙通道阻滞剂（加巴喷丁和普瑞巴林）、三环类抗抑郁药（阿米替林）、钠通道阻滞剂（卡马西平、奥卡西平）。利多卡因贴剂可作为带状疱疹后神经痛的治疗用药。曲马多、阿片类镇痛药可单独使用，或与抗惊厥药、抗抑郁药联合使用。

（八）放射性疼痛的管理

放射治疗是恶性肿瘤的重要治疗手段，可通过对肿瘤的控制减轻患者的疼痛，但放射治疗也可造成一定的组织损伤，引起各种急慢性疼痛。放射治疗导致的疼痛可影响放射治疗的顺利实施，降低放射治疗及患者的生活质量。放射性疼痛的管理（图 55-1）参见 2017年发布的《放射治疗疼痛全程管理指南》。

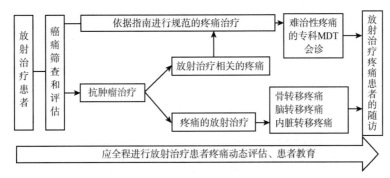

图 55-1　放射治疗疼痛全程管理流程

（九）乳腺癌骨转移的诊治

乳腺癌骨转移患者可伴有疼痛、高钙血症、病理性骨折、脊髓压迫等骨相关事件，影响患者生活质量。骨放射性核素扫描（ECT）检查可用于骨转移的筛查，对于 ECT 扫描异常的患者，应针对可疑骨转移灶部位进一步行 MRI、CT 或 X 线检查，以确诊骨转移并了解骨质破坏的程度，必要时也可行骨活检确诊。根据患者病情和治疗原则决定全身抗肿瘤治疗，同时给予双膦酸盐（如唑来膦酸、帕米膦酸二钠等）治疗。必要时给予骨转移病灶放疗、放射性核素治疗和手术等治疗，对控制病情和缓解疼痛都有一定的益处。

（十）三阶梯药物治疗

乳腺癌的各阶段都可能出现包括癌性疼痛在内的慢性疼痛，因致痛机制复杂，应采取药物与非药物结合的多模式镇痛。药物是癌性疼痛治疗的基础，而恰当的手术、放疗、化疗、内分泌治疗也可缓解疼痛。癌痛治疗应达标，指达到三"3"原则，具体参见第五十四章。

（十一）物理疗法及微创介入治疗

**1. 物理疗法**　包括按摩、光疗法、电疗法、磁疗法、超声波疗法、水疗法等。

**2. 微创介入治疗**　包括患者自控镇痛、神经阻滞治疗、射频热凝治疗、鞘内药物输注系统植入术、脊髓电刺激术、神经毁损术等，一般用于药物及物理治疗效果不佳的癌性疼痛及慢性顽固性疼痛。微创介入治疗应贯穿癌痛治疗全程并由经过培训的疼痛专科医师进行，同时，要充分评估患者致痛病因、机制、临床特点与全身情况，合理选择微创治疗方法并规范实施。

（十二）精神心理及睡眠障碍治疗

乳腺癌患者精神心理问题发生率较高，以焦虑、抑郁和睡眠障碍最常见，但多数患者未得到及时诊治，严重影响其治疗疗效和生活质量。因此，临床在治疗躯体病变的同时，对心理问题应给予更多关注，积极地进行心理干预，包括健康教育、认知治疗、心理支持治疗、行为治疗、个体和团体心理治疗、家庭心理治疗等。对于睡眠障碍需采取综合的治疗方式包括：①建立良好的睡眠习惯；②进行心理支持治疗和心理行为指导，建立良好的生活模式；③合理应用镇静催眠药物等，提高患者对治疗的依从性，减轻躯体症状，提高患者的生活质量。

（李　浩　铁　馨　孔令泉）

## 参 考 文 献

陈平，郁丽娜，张冯江，等，2016. 乳腺癌术后慢性疼痛的相关因素分析. 浙江医学，38（6）：398-401.

戴威，孔令泉，吴凯南，2019. 乳腺癌伴随疾病全方位管理之骨健康管理. 中国临床新医学，12（2）：145-149.

孔令泉，李浩，厉红元，等，2018. 关注乳腺癌伴随疾病的诊治. 中华内分泌外科杂志，12（5）：353-357.

孔令泉，李欣，厉红元，等，2016. 关注乳腺癌患者的心理问题和心理治疗. 中华内分泌外科杂志，10（5）：356-359，364.

孔令泉，卢林捷，吴凯南，2015. 关注乳腺癌患者中糖尿病的筛查诊断. 中华内分泌外科杂志，9（3）：180-184.

孔令泉，吴凯南，果磊，2019. 乳腺癌伴随疾病学. 北京：科学出版社，213-223.

孔令泉，吴凯南，厉红元，2016. 乳腺肿瘤心理学. 北京：科学出版社，40-161.

孔令泉，吴凯南，厉红元，2018. 乳腺肿瘤心脏病学. 北京：科学出版社.

孔令泉，邹宝山，2018. 乳腺癌患者首确诊和化疗期间睡眠障碍状况研究. 中国肿瘤学大会.

李浩，孔令泉，吴凯南，2018. 关注乳腺癌患者的糖耐量减低. 中国医学论坛报，10-25（B8）.

李浩，罗欢，孔令泉，等，2019. 乳腺癌伴随疾病全方位管理之内分泌代谢性疾病管理. 中国临床新医学，（2）：111-116.

李君，冯艺，韩济生，等，2011. 三个中文版神经病理性疼痛诊断量表的制定与多中心验证. 中国疼痛医学杂志，17（9）：549-553.

李廷尉，2015. 糖尿病周围神经病变的发病机制及诊治研究进展. 右江医学，43（3）：369-372.

卢光，陶蔚，朱宏伟，2012. 慢性疼痛的药物规范化治疗进展. 中国疼痛医学杂志，18（12）：746-755.

卢林捷，王瑞珏，孔令泉，等，2014. 乳腺癌患者经 OGTT 行糖尿病筛查的意义//孔令泉，吴凯南. 乳腺肿瘤糖尿病学. 重庆：重庆出版社，153-158.

马飞，徐兵河，邵志敏，等，2019. 乳腺癌随访及伴随疾病全方位管理指南. 中华肿瘤杂志，41（1）：29.

吴世凯，邢力刚，金晶，等，2018. 放射治疗疼痛全程管理指南. 北京：人民卫生出版社.

于生元，王国春，戈晓东，等，2016. 老年慢性非癌痛药物治疗中国专家共识. 中国疼痛医学杂志，22（5）：321-325.

中华医学会风湿病学分会，2016. 2016 中国痛风诊疗指南. 中华内科杂志，55（11）：892-899.

Blyth FM，March LM，Brnabic AJM，et al，2001. Chronic pain in Australia：A prevalence study. Pain，89（2）：127-134.

Hata A，Kuniyoshi M，Ohkusa Y，2011. Risk of Herpes zoster in patients with underlying diseases：A retrospective hospital-based cohort study. Infection，39（6）：537-544.

Paice JA，Portenoy R，Lacchetti C，et al，2016. Management of chronic pain in survivors of adult cancers：American Society of Clinical Oncology clinical practice guideline. Journal of Oncology Practice，12（8）：757-762.

Paul G，Karin RA，Paul SM，2019. Postoperative pain management and opioids：Transition from acute to chronic pain after surgery. Thelancet，393：1537-1546.

Williams AC，Craig KD，2016. Updating the definition of pain. Pain，157（11）：2420-2423.

第十三篇

乳腺癌与慢性疲劳、营养代谢
及免疫治疗

# 第五十六章

# 乳腺癌患者癌症相关性疲劳的处理

## 一、概　　述

癌症相关性疲劳（cancer related fatigue，CRF）也称为癌因性疲劳，是一种痛苦的、持续的、主观的，有关躯体、情感或认知方面的疲乏或疲惫感，与近期的活动量不符，与癌症或其治疗有关，妨碍患者日常生活。CRF 是一种不能经睡眠或休息所缓解的疲劳。其特征可表现在以下 3 个方面：①身体感受持续性的经常的疲乏衰弱，不能完成以前可胜任的日常活动；②情感上，频繁地对任何事情缺乏兴趣、情绪低落；③认知上，注意力不集中，思维不够清晰。CRF是癌症患者最常见的不良反应之一。有研究表明，70%～90%的癌症患者治疗前后有 CRF 的经历，尤其是终末期患者，大多数患者认为，CRF 是治疗前后最痛苦的经历，可能在肿瘤诊断时就有，治疗期间甚至治疗结束后数月至数年仍持续存在，严重影响患者的生活质量。而对于长期生存的癌症患者，1/4～1/3 可有长达 10 年的持续性疲劳。乳腺癌患者一方面要承受肿瘤本身对身体的伤害，另一方面需承担各种治疗所带来的副作用，同时还有巨大的心理压力（包括对疾病的恐惧、手术造成的缺陷及家庭经济因素等），这些均可成为 CRF 的诱因。研究表明，接受放/化疗的多数患者伴有不同程度的 CRF，放疗和化疗后疲劳的比例分别为 90% 和 80%。乳腺癌患者的疲劳发生率在所有癌症患者中最高。因此，为提高乳腺癌患者生存质量，对 CRF 的防治十分有必要。

## 二、病因及发病机制

CRF 的确切病因不明，目前认为，多种因素可导致 CRF，包括癌症本身因素、治疗不良反应、治疗癌症和缓解副作用的药物、缺乏运动、组织器官衰弱、肌肉能量代谢异常、睡眠障碍、生理节律调节障碍、炎症因子、心理压力、焦虑或抑郁、免疫功能及下丘脑-垂体轴激素水平改变等。其中炎症机制假说在 CRF 的发生、发展中可能发挥着重要作用，多种炎性细胞因子如 IL-6、TNF-α、C 反应蛋白（CRP）等与 CRF 发病有关。有研究表明，动物模型中外周促炎细胞因子向中枢神经系统传导信号，通过减少糖皮质激素的释放或降低糖皮质激素受体敏感性及调控细胞因子表达相关基因核转录因子-κB（NF-κB）的活性，驱动包括疲劳在内的肿瘤相关症状的发生。Bower 等通过对持续疲劳（$n=11$）及非疲劳

（*n*=10）乳腺癌患者进行 NF-κB 的测定及糖皮质激素转录基因表达的测定，发现疲劳患者中 NF-κB 反应元件基因表达上调，而糖皮质激素基因表达降低（*P*＜0.05），这表明细胞相关因子转录活性增强对疲劳的产生有促进作用。同时也有研究证实，对存在炎症系统功能紊乱的 CRF 患者应用细胞因子拮抗剂治疗能够使之获益。

有研究发现，累积性应激暴露（cumulative stress exposure）是乳腺癌生存者出现乏力症状的危险因素，治疗后持续存在乏力的乳腺癌患者比没有乏力的患者有更高的应激暴露，在幼年时期遭遇家庭暴力、无固定居所和父母离异等生活事件的患者更容易出现乏力。

同时也有研究报道了 CRF 的相关危险因素，包括遗传风险因素（炎症相关基因中的 SNP）、心理社会因素（治疗前疲劳、抑郁和睡眠障碍、功能失调的应对和评估过程、孤独感、早年生活受刺激）及生物行为因素（缺乏体力活动、体重指数增加）。具有这些危险因素的患者在诊断时炎症因子活性可能较高，这增加了治疗前发生 CRF 的风险。对于存在上述危险因素者需加以重视。也有报道称代谢标志物，如血清生长素、抑胃肽、胰岛素和瘦素等与 CRF 有潜在的联系。

# 三、诊断与评估

## （一）诊断标准

CRF 是一种主观、多维度的感觉，涉及心理、生理、社会功能的改变，由于缺乏统一定义，目前尚无公认的诊断标准。早在 1999 年，《国际疾病分类第十次修订本（ICD-10）》提出了诊断标准，即疲乏症状反复出现，持续 2 周以上，同时伴有如下症状中的 5 个或 5 个以上：①全身无力或肢体沉重；②不能集中注意力；③缺乏激情、情绪低落、兴趣减退；④失眠或嗜睡；⑤睡眠后感到精力仍未恢复；⑥活动困难；⑦存在情绪反应，如悲伤、挫折感或易激惹；⑧不能完成原先能胜任的日常活动；⑨短期记忆减退；⑩疲乏症状持续数小时不能缓解。2012 年有学者对 CRF 的诊断提出了一个标准，包括：①在诊断前 1 个月内连续 2 周以上每天均有明显疲劳及能量下降或 CRF 的相关症状（如全身无力，运动困难，不愿意参加以往从事的活动，睡眠障碍，睡醒后并未感到精力充沛，因疲劳感觉挫败、忧伤、易怒，因疲劳很难完成每天的任务，短时记忆出现问题，体力活动结束数小时后仍感觉精疲力竭或不适）；②有明显的痛苦情绪或功能障碍；③有临床证据表明，患者存在的疲劳由肿瘤或抗肿瘤治疗引起；④排除同时存在的精神症状，如抑郁症等导致 CRF 的可能。该标准已得到部分临床医师的认可，但尚未广泛应用。

## （二）评估工具

在 CRF 的评估中，量表起着重要作用，但由于 CRF 的复杂性及目前人们对其认识不够全面，故尚无统一权威的评估量表。目前的量表主要包括两类。

**1. 单维评估量表** 主要用于简单测量 CRF 的存在及严重程度。①简短疲乏量表（BFI）：采用 0～10 的线段评分法，用"无""轻度""中度""重度"代表严重程度，0 为无，10 最严重。此量表已有中文版本，证实具有较好的可信度。②癌症治疗功能评估疲乏量表

（FACT-F）：采用 0～4 的线段评分法，0 代表无，4 代表非常。具有较好的心理测量属性，但仅适用于治疗中的患者，使用有限。

**2. 多维评估量表**　可用于测量 CRF 的程度、影响疲乏的因素等。包括①Piper 疲乏修订量表（RPFS）：评估患者身体、情感、认知等多方面的疲乏，采用 0～10 评分法，得分越高，疲乏越重。已有中文版本，经大量验证可信度高。②欧洲癌症治疗与研究组织的生活质量核心问卷（EORTC QLQ-C30），量表简洁但是条目较少，不宜单独应用于晚期癌症患者。③其他还有疲乏症状量表（FSI）、癌症疲乏量表（CFS）及多维度疲乏症状量表简表（MFSI-SF）等。

# 四、治　疗

CRF 的治疗干预分为三个阶段：识别和治疗疲劳的潜在病因，直接治疗疲劳，处理并控制疲劳的结果。美国国立癌症综合网络（NCCN）临床实践指南指出，健康教育、咨询、非药物治疗、药物治疗是 CRF 的主要治疗方法。建议对轻度疲劳患者使用支持、健康教育、非药物治疗等方法；对中、重度疲劳患者使用药物治疗结合非药物治疗。

## （一）健康教育

健康教育可提高患者应对 CRF 的积极性。在 CRF 发生之前，即向癌症患者及家属提供 CRF 相关知识；对已发生 CRF 的患者，需告知其疲劳可能是治疗的结果，而不一定是治疗效果欠佳或疾病发展的表现。因对疾病进展的恐惧是造成 CRF 的主要原因，故这种健康教育很有必要。同时可以向患者个体化推荐优化的运动方式及睡眠模式，提高积极性、自我照顾和积极应对能力；表扬并鼓励患者以增强其治疗信心。Patsy 等的研究显示接受化疗的早期乳腺癌患者在进行有关疲劳的健康心理教育后，短期内应对 CRF 的能力提高，有助于降低 CRF 对日常生活的影响。

## （二）非药物治疗

**1. 运动**　癌症患者进行适当运动能有效改善 CRF。有荟萃分析通过对 56 项随机对照试验进行研究显示，运动在减轻疲劳程度方面比其他方式更有效。同时，在治疗期间，运动可缓解治疗引起的疲劳，也可降低治疗结束后的疲劳程度。NCCN 指南指出，治疗中后期的癌症患者均应进行身体锻炼，允许患者根据自身情况和喜好选择最佳运动方式。锻炼应根据个人体质量力而行，从低强度开始，根据患者身体条件加大强度，有远处转移、中性粒细胞减少、血小板减少、贫血、发热的患者应当谨慎锻炼。有研究表明，每周 3～5 小时的中等强度身体锻炼就能改善疲劳症状，治疗期间的身体锻炼比治疗结束后的身体锻炼更能减轻疲劳症状。研究表明，有氧运动可以有效减轻患者的疲劳症状，适合乳腺癌术后的有氧运动包括步行、跑步、登山、跳健身操等，运动时间以每次 20～30 分钟为宜；运动频率为每周 3～5 次，持续 8 周。

**2. 社会心理干预**　研究显示，心理压力与 CRF 之间存在相关性，多数 CRF 患者可以从社会心理干预中获益，其措施包括健康教育、认知治疗、心理支持治疗、压力管理、行为心理治疗（如放松疗法、音乐治疗、暗示疗法、安慰疗法、系统脱敏疗法、生物反馈疗法等）、个别心理治疗和集体心理治疗等。研究显示，适宜的心理干预措施能产生更好的效果，肿瘤治疗结束后的心理干预优于治疗期间的心理干预。认知行为疗法结合催眠治疗对乳腺癌放疗患者的疲劳有较好效果。德国一项研究显示，每周 1 次为期 8 周的高度结构化的集体性认知行为干预对乳腺癌患者的 CRF 疗效显著。有研究提示，渐进性肌肉放松训练可改善接受辅助化疗的乳腺癌患者的疲劳及睡眠质量。

**3. 营养咨询** 很多癌症患者的营养状况会发生变化。因为癌症及其治疗可影响饮食的摄入，故营养咨询有助于改善因厌食、腹泻、恶心、呕吐引起的营养不良。有学者对 205 例患有头颈癌、胃食管癌及结直肠癌患者的进行研究显示，适当而系统的饮食加上必要的营养支持可以提高患者的生活质量。充分的供水及电解质平衡也是防治疲劳的必要条件。Suzanna Maria Zick 为研究饮食对 CRF 的影响纳入了 30 例乳腺癌患者，将其随机分为 2 组，分别予以 3 个月的一般健康饮食及减轻疲劳饮食（即富含水果、蔬菜、谷类、ω-3 脂肪酸的饮食），最终得出结论，减轻疲劳饮食可改善乳腺癌患者的疲劳及睡眠情况。

**4. 睡眠治疗** 癌症患者多有较严重的睡眠障碍，会导致或加剧疲劳状态。一项研究提示，对于接受化疗后失眠的乳腺癌或其他癌症患者，每周予以 4~5 次的睡眠指导对患者疲劳及睡眠情况有积极影响。为改善睡眠质量，目前已有几种非药物干预方式，包括认知行为、心理教育/知识及运动疗法。对患者睡眠情况进行干预也是心理干预的重要内容（详见第十七章"乳腺癌患者睡眠障碍的处理"）。提高患者睡眠质量可增加机体功能储备，明显改善疲劳症状。有报道称，明亮白光疗法（bright white light therapy，BWLT），即采用高亮度的家用荧光灯刺激调节昼夜节律的下丘脑视交叉上核，可用于治疗情绪和睡眠障碍。

此外，传统医学针灸对于 CRF 也有一定效果，Zhang 等通过荟萃分析得出结论，针灸治疗 CRF 是有效的，可推荐作为 CRF 患者的有益替代疗法，特别是对于乳腺癌患者和当前正在接受抗癌治疗的患者。Shangjin Song 等研究了太极锻炼对 CRF 的影响，通过对相关随机对照研究的荟萃分析得出，超过 8 周的太极锻炼可以短期改善 CRF，尤其是对于乳腺癌及肺癌患者，同时太极锻炼还优于体育锻炼及心理支持，但目前尚不清楚其是否具有长期益处。同时，国外 Becky Kinkead 等通过研究提出，瑞典按摩疗法可显著缓解 CRF。

（三）药物治疗

中、重度 CRF 患者除了非药物治疗方式，也能从药物治疗中获益，特别是疲劳已影响生活质量及身体功能者。

**1. 中枢兴奋剂** 用于治疗 CRF 的中枢兴奋剂类药物包括哌甲酯/莫达非尼。有研究显示，哌甲酯可减轻疲劳程度，是治疗重度 CRF 最有效的药物，其右旋形式（右哌甲酯）更有效。但也有研究显示，哌甲酯治疗 CRF 似乎有效，但莫达非尼则无益处。

**2. 抗痴呆药物** 多奈哌齐是第二代胆碱酯酶抑制剂，用于治疗阿尔茨海默病。有开放性研究显示，多奈哌齐（5mg/d）可显著改善 CRF，但是随后该作者的随机对照研究显示，多奈哌齐与安慰剂疗效并无显著差异。

**3. 皮质醇类** 一项关于地塞米松治疗中晚期癌症的研究显示，地塞米松可明显改善癌症患者的疲劳及生活质量。而且许多相关研究也表明，类固醇能够改善晚期肿瘤患者的疲乏及厌食、疼痛等相关症状，但这些实验均未应用有效的结果评价指标，并缺乏对 CRF 的充分评估。

**4. 促红细胞生成素**　有研究显示，化疗引起贫血的癌症患者用促红细胞生成素可改善疲劳症状，但可增加血栓及栓塞事件，因此要个体化权衡。

**5. 促甲状腺素释放激素**　研究发现，静脉给予促甲状腺素释放激素治疗 CRF 是安全有效的，患者乏力状况在治疗后数小时即有改善，并可持续数天，但目前该药尚未得到美国 NCCN 指南的认可。

**6. 人参/西洋参**　传统中医药理论认为，人参可帮助机体恢复至平衡状态。但也有学者通过随机对照研究提出人参及安慰剂均可改善 CRF，且人参的效果没有明显优于安慰剂。目前还有研究显示，西洋参对治疗 CRF 有一定的疗效。

**7. 其他药物**　目前 CRF 其他药物治疗还包括维生素、抗抑郁药物（如安非他酮）、孕激素等，但其疗效尚需进一步研究。

（赵春霞　孔令泉）

## 参 考 文 献

陈红姗，王玉栋，刘巍，2014. 癌症相关性疲劳流行病学及发病机制研究进展. 国际肿瘤学杂志，41（3）：187-190.

谢晓冬，张潇宇，2018. 癌因性疲乏最新进展—NCCN（2018 版）癌因性疲乏指南解读. 中国肿瘤临床，45（16）：817-820.

Barton DL，Liu H，Dakhil SR，et al，2013. Wisconsin Ginseng( Panax quinquefolius )to improve cancer-related fatigue：A randomized, double-blind trial，N07C2. J Natl Cancer Inst，105（16）：1230-1238.

Berger AM，Gerber LH，Mayer DK，2012. Cancer-related fatigue. Cancer 118（S8）：2261-2269.

Berger AM，Mooney K，Alvarez-Perez A，et al，2015. Cancer-related fatigue，versionz. 2015. J Natl Compr Canc Netw，13（8）：1012-1039.

Bower JE，Bak K，Berger A，et al，2014. Screening, assessment, and management of fatigue in adult survivors of cancer：An American Society of Clinical oncology clinical practice guideline adaptation. J Clin Oncol，32（17）：1840-1850.

Bower JE，Crosswell AD，Slavich GM，2014. Childhood adversity and cumulative life stress：Risk factors for cancer-related fatigue. Clin Psychol Sci，2（1）：108-115.

Bower JE，2014. Cancer-related fatigue：Mechanisms，risk factors，and treatments. Nat Rev Clin Oncol，11（10）：597-609.

Cramp F，Byron-Daniel J，2012. Exercise for the management of cancer-related fatigue in adults. Cochrane Database Syst Rev，11：Cd006145.

Eichler C，Pia M，Sibylle M，et al，2015. Cognitive behavioral therapy in breast cancer patients—A feasibility study of an 8 week intervention for tumor associated fatigue treatment. Asian Pac J Cancer Prev，16（3）：1063-1067.

Kinkead B，Schettler PJ，Larson ER，et al，2018. Massage therapy decreases cancer-related fatigue：Results from a randomized early phase trial. Cancer，124（3）：546-554.

Lin PJ，Gulakova E，Heckler CE，et al，2018. The association of serum ghrelin，GIP，insulin，and leptin levels with sleep quality and cancer-related fatigue in cancer survivors. J Clin Oncol，36（15）：10122.

Puetz TW，Herring MP，2012. Differential effects of exercise on cancer-related fatigue during and following treatment：A meta-analysis. Am J Prev Med，43（2）：e1-e24.

Qu D，Zhang Z，Yu X，et al，2016. Psychotropic drugs for the management of cancer-related fatigue：A systematic review and meta-analysis. Eur J Cancer Care（Engl），25（6）：970-979.

Song S，Yu J，Ruan Y，et al，2018. Ameliorative effects of Tai Chi on cancer-related fatigue：A meta-analysis of randomized controlled trials. Support Care Cancer，26（7）：2091-2102.

Tamada S，Ebisu K，Yasuda S，et al，2018. Kamikihito improves cancer-related fatigue by restoring balance between the sympathetic and parasympathetic nervous systems. Prostate Int，6：55-60.

Yennurajalingam S, Frisbee-Hume S, Palmer JL, et al, 2013. Reduction of cancer-related fatigue with dexamethasone：A double-blind, randomized, placebo-controlled trial in patients with advanced cancer. J Clin Oncol, 31（25）：3076-3082.

Yennurajalingam S, Tannir NM, Williams JL, et al, 2017. A double-blind, randomized, placebo-controlled trial of panax ginseng for cancer-related fatigue in patients with advanced cancer. J Natl Compr Canc Netw, 15（9）：1111-1120.

Zhang Y, Lin L, Li H, et al, 2018. Effects of acupuncture on cancer-related fatigue：A meta-analysis. Support Care Cancer, 26（2）：415-425.

Zick SM, Colacino J, Cornellier M, et al, 2017. Fatigue reduction diet in breast cancer survivors：A pilot randomized clinical trial. Breast Cancer Res Treat, 161（2）：299-310.

# 第五十七章

# 乳腺癌患者的营养代谢问题

## 一、营 养 状 况

（一）恶性肿瘤患者的营养状况

恶性肿瘤是一种严重的消耗性疾病，其影响不仅表现在生理上，由此衍生出的营养问题多而复杂。恶性肿瘤相关的营养不良（malnutrition）是临床常见问题。31%～87%的恶性肿瘤患者存在营养不良，营养不良包括营养不足和营养过剩。约 15%的患者在确诊时发现近 6 个月内体重下降超过 10%。营养不良常导致术后并发症发生率和死亡率、放化疗不良反应发生率和抑郁症发生率升高，住院时间延长且短期内再入院率增高，严重影响患者的生活质量，甚至缩短其生存期。10%～20%的肿瘤患者死亡归因于营养不良而非肿瘤本身。存在营养风险（nutrition risk）或营养不良的恶性肿瘤患者接受营养支持后可有效改善结局。尽管如此，目前临床对肿瘤患者的营养支持认知率还比较低。存在营养风险或营养不良的肿瘤患者中仅 30%～60%接受营养干预;还有相当比例未得到及时有效的营养支持。究其原因，除部分受制于原发疾病或多病共存的复杂性，还可能与临床对肿瘤患者营养状况的高估或忽视有关，或医师已判断有营养不良而患者依从性差，忽视营养支持的必要性。

（二）乳腺癌患者的营养状况

乳腺癌是女性最常见的恶性肿瘤，其营养问题复杂。乳腺癌治疗涉及手术、化疗、放疗、内分泌治疗、靶向治疗和长期随访观察等，营养问题贯穿始终。有报道称，手术和化疗均会造成乳腺癌患者的营养状况下降，但各个时期表现营养状况下降的指标各有侧重。预测营养指数（prognostic nutrition index，PNI）偏低的胃癌、乳腺癌等患者的总体生存率更低。乳腺癌患者诊断后的膳食营养状况、体重变化、体力活动状况及吸烟饮酒等个人生活方式相关因素与肿瘤转移复发、无病生存率和病死率相关。乳腺癌患者获得长期生存后，不仅需要长期医疗和康复服务，还需要接受日常生活方式和营养等指导，以形成和坚持健康的生活方式，从而改善治疗效果，提高生活质量。

# 二、评估乳腺癌患者的营养状况

## （一）营养风险筛查

常用的是 2002 年欧洲肠外肠内营养学会（ESPEN）推荐的营养风险筛查（nutrition risk screening，NRS-2002）评估表（表 57-1）。该筛查评估表被广泛地应用于临床科室对患者的营养风险评估。

**表 57-1　营养风险筛查（NRS-2002）评估表**

| 一、患者资料 | | | |
|---|---|---|---|
| 姓名 | | 住院号 | |
| 性别 | | 病区 | |
| 年龄 | | 床号 | |
| 身高（m） | | 体重（kg） | |
| 体重指数（BMI） | | 蛋白质（g/L） | |
| 临床诊断 | | | |

| 二、疾病状态 | | |
|---|---|---|
| 疾病状态指标 | 分数 | 若"是"请打钩 |
| ·骨盆骨折或慢性病患者合并以下疾病：肝硬化、慢阻肺、长期血液透析、糖尿病、肿瘤 | 1 | |
| ·腹部重大手术、脑卒中、重症肺炎、血液系统肿瘤 | 2 | |
| ·颅脑损伤、骨髓抑制、监护病患（APACHE>10 分） | 3 | |
| 合计 | | |

| 三、营养状态 | | |
|---|---|---|
| 营养状况指标（单选） | 分数 | 若"是"请打钩 |
| ·正常营养状态 | 0 | |
| ·3 个月内体重减轻>5%或最近 1 周进食量（与需要量相比）减少 20%~50% | 1 | |
| ·2 个月内体重减轻>5%或 BMI 为 18.5~20.5kg/m² 或最近 1 周进食量（与需要量相比）减少 50%~75% | 2 | |
| ·1 个月内体重减轻>5%（或 3 个月内减轻>15%）或 BMI<18.5kg/m²（或血清白蛋白<35g/L）或最近 1 周进食量（与需要量相比）减少 70%~100% | 3 | |
| 合计 | | |

| 四、年龄 | | |
|---|---|---|
| 年龄≥70 岁加算 1 分 | 1 | |

| 五、营养风险筛查评估结果 | |
|---|---|
| 营养风险筛查总分 | |

| 处　理 | |
|---|---|
| 总评分≥3 分：患者有营养不良的风险，需营养支持治疗 | |
| 总评分<3 分：若患者将接受重大手术，则每周重新评估其营养状况 | |
| 执行者： | 时间： |

注：评分结果与营养风险的关系，①总评分≥3 分（或胸腔积液、腹腔积液、水肿且血清蛋白<35g/L 者）表明患者有营养不良或营养风险，即应该使用营养支持；②总评分<3 分：每周复查营养评定，以后复查的结果如≥3 分，即进入营养支持程序；③如患者计划进行腹部大手术，就在首次评定时按照新的分值（2 分）评分，并最终按新总评分决定是否需要营养支持（≥3 分）。

（二）膳食调查

**1. 常用膳食调查方法**　常用膳食调查方法有称重法、记账法、化学分析法、询问法及食物频率法。一般常用 24 小时膳食回顾法，目的是评价其能量摄入及膳食结构是否合理，并对乳腺癌患者的营养摄入进行评价并指导膳食安排。

**2. 24 小时膳食回顾法的具体操作方法**

（1）患者尽可能准确回忆过去 24 小时内摄入的所有食物及饮料的种类和数量。

（2）引导患者按照一定的时间顺序进行回忆，如早、中、晚餐的顺序，同时不要忘记调查加餐的内容。

（3）记录每一餐所摄取食物的烹饪方法，以此为依据估算全天烹调油的摄入情况。

（4）不要忘记询问进餐时间和进餐地点。

（5）进行膳食回顾时可采用一些食物模型引导患者对摄入量进行估计判断。

（6）可采取表格的方法进行 24 小时膳食回顾。

（三）人体测量及营养状况的诊断

乳腺癌患者常用的人体测量指标有身高、体重、体重指数、腰围、臀围、腰臀比、上臂肌围、三头肌部皮褶厚度（TSF）、人体成分分析等。营养不良的诊断见表 57-2。

**表 57-2　营养不良的诊断**

| 参数 | 正常范围 | 营养不良 | | |
| --- | --- | --- | --- | --- |
| | | 轻度 | 中度 | 重度 |
| 体重（理想体重值的百分数） | >90 | 80～90 | 60～79 | <60 |
| 体重指数（kg/m²） | 18.5～23 | 17～18.4 | 16～16.9 | <16 |
| 三头肌部皮褶厚度（正常值的百分数） | >90 | 80～90 | 60～79 | <60 |
| 上臂肌围（正常值的百分数） | >90 | 80～90 | 60～79 | <60 |
| 白蛋白（g/L） | >30 | 25～30 | 20～24.9 | <20 |
| 转铁蛋白（g/L） | 2.0～4.0 | 1.5～2.0 | 1.0～1.5 | <1.0 |
| 前白蛋白（g/L） | >0.2 | 0.16～0.2 | 0.10～0.15 | <0.10 |
| 总淋巴细胞计数（×10⁹/L） | >2.5 | 1.5～2.5 | 0.9～1.5 | <0.9 |
| 氮平衡（g/d） | ±1 | −10～−5 | −15～−10 | <−15 |

注：三头肌部皮褶厚度正常值男性为 11.3～13.7cm，女性为 14.9～18.1cm；上臂肌围正常值男性为 22.8～27.8cm，女性为 20.9～25.5cm。上臂肌围=上臂中点周径−3.14×TSF。

# 三、乳腺癌围手术期伴随营养问题的处理

乳腺癌手术作为一种有创的外科手术，可导致机体出现内分泌及代谢改变，其本质是机体保护性防御反应，有利于人体耐受创伤，但也会导致体内营养素大量消耗。围手术期营养不良不仅影响器官的生理功能，还会增加感染、多器官功能障碍的发生率，延迟切口

愈合、器官功能恢复及住院时间。充分的营养筛查、评估、诊断和治疗可降低乳腺癌伴随的营养问题导致的围手术期风险，改善患者预后。

## （一）术前营养

术前充分的营养支持可提供良好的营养准备，防止手术创伤后分解代谢期的体重下降和营养素缺乏。可以在正常需要量的基础上适当增加能量、蛋白质、维生素的供给。对于存在营养不良的经历大手术的患者，术前10～14天的营养支持能够降低手术并发症的发生率。应根据病情和营养状况对围手术期患者进行营养治疗（表57-3）。

**表 57-3　术前营养计算**

| 项目 | 能量 | 碳水化合物 | 蛋白质 | 脂肪 |
|---|---|---|---|---|
| 术前 | 30～40kcal/（kg·d） | 4～5g/（kg·d） | 1.5～2g/（kg·d） | 1～3g/（kg·d） |
| 占总能量比例 | | 55% | 20% | 25% |
| 体重60kg患者举例 | 1800kcal | 245g | 90g | 60g |

## （二）术后营养

乳腺癌患者术后常处于异常高代谢状态，大量释放的应激激素如儿茶酚胺、糖皮质激素、胰高血糖素，以及大量产生的炎症介质（如TNF、IL-1、IL-6等），相对不足的胰岛素均可导致糖代谢异常，导致出现应激性糖尿病。术后营养治疗时机分为术后早期、并发症期和康复期（表57-4）。

**表 57-4　术后营养治疗**

| 项目 | 术后早期 | 并发症期 | 康复期 |
|---|---|---|---|
| 能量 | 20～25kcal/（kg·d） | 30kcal/（kg·d） | 35kcal/（kg·d） |
| 蛋白质 | 1.2～1.5g/（kg·d） | | 1.5～2g/（kg·d） |
| | [热氮比：一般状况（100～150）：1；肾功能不全（300～400）：1。术后注意补钾，维持钾氮比例] | | |
| 糖类 | 每日≥120g，4～5g/（kg·d），能量占比≤50%，过量可致脂肪肝，增加呼吸熵。肠内营养开始应尽量用复合糖，减少单糖和双糖，减少胰岛素抵抗 | | |
| 脂肪 | 能量占比40%～60% | | 能量占比50% |
| | 1～3g/（kg·d）饱和脂肪酸：单不饱和脂肪酸：多不饱和脂肪酸=1:1:1。呼吸熵较低，可减少通气需求量，减轻对呼吸系统压力 | | |
| 维生素 | 维生素A、维生素C、维生素E：应激消耗体内抗氧化剂，增加抗氧化维生素补充。维生素K：出血、凝血机制降低、长期应用抗生素和长期素食者。维生素B族：能量代谢消耗所需。维生素D：免疫需要 | | |
| 矿物质 | 钾、锌、钙、镁等 | | |
| 特殊营养物质 | ω-3多不饱和脂肪酸：抗炎；短链脂肪酸：改善肠道；谷氨酰胺：维护肠黏膜屏障，给予10～25g/d，严重感染可给予25～30g/d；核苷酸：调节免疫；精氨酸：促进愈合，调节免疫，肠内可补充25～30g/d | | |

**1. 术后早期** 对于创伤较小的手术，如果术后无高代谢及并发症，单纯地给予葡萄糖溶液，数日之内也不会发生营养不良。创伤较大的乳腺癌典型或改良根治术后早期，机体处于高应激状态，营养治疗的目的在于保持内环境稳定，只需提供机体基础的能量与营养底物，降低应激反应，称为"容许性低能量摄入"。原则上能量由少到多，逐步增加，一般20～25kcal/（kg·d），不宜超过30kcal/（kg·d）。

**2. 并发症期** 该期营养治疗是在内环境稳定基础上增加能量的供应量。出现并发症，营养治疗也不宜停，可根据应激情况，心肺、肝肾等功能调整热氮比、糖脂比，能量控制在30kcal/（kg·d）。严格控制血糖，适当增加氮量，稳定代谢，可用肠内营养相关制剂调节营养代谢。

**3. 康复期** 该期营养治疗主要是补充作用。可进一步增加部分能量，如可达到35kcal/（kg·d），以求达到适度的正氮平衡，并补充前一阶段的损耗，加快康复。

## 四、乳腺癌患者的膳食营养干预策略

乳腺癌辅助治疗周期长，由此伴随的并发症和不良反应较多，可导致营养相关问题。理想的营养治疗是经口途径，虽然患者可能会存在影响此途径的症状。有必要针对特定的摄入问题在个体营养状况的基础上改进膳食摄入的策略（表57-5）。食物类型及食物的具体形态可能需要做出适当改变，对无法摄入足够能量和蛋白质以维持体重和营养状况的患者，推荐使用营养液制剂。

表 57-5 乳腺癌患者的膳食营养干预策略

| 不良反应或症状 | 干预策略 |
| --- | --- |
| 体重下降 | 少食多餐，食用营养丰富的食物 |
| | 通过给予患者喜爱的食物来增加蛋白质和能量摄入 |
| | 使用含蛋白质和能量的膳食补充剂（如乳清蛋白或大豆蛋白粉） |
| | 把营养丰富的餐点置于随手可及的地方 |
| 食欲下降或厌食 | 在感觉最好时进食 |
| | 在自己喜欢的环境中用餐 |
| | 把营养丰富的餐点置于随手可及的地方 |
| | 尽可能保持体育锻炼 |
| 恶心、呕吐 | 小口少量饮用凉的或室温的清淡饮料 |
| | 不食用有强烈气味的食物 |
| | 在预定进行放化疗的治疗日，食用清淡、柔软和易消化的食物 |
| 腹泻 | 多喝清淡饮料，如水、不含果肉的橙汁、清汤、运动饮料 |
| | 减少摄入富含膳食纤维的食物，如坚果、生鲜水果和蔬菜，以及全谷类面包或麦片 |
| | 不食用含糖及含酒精的食物，可以食用不含糖的替代品（如含甘露醇、木糖醇或甘梨醇的口香糖） |
| | 可以食用苹果酱、香蕉、桃子罐头、白米饭或面食，这类食物易于消化并有助于大便成形 |

续表

| 不良反应或症状 | 干预策略 |
| --- | --- |
| 便秘 | 增加摄入富含膳食纤维的食物，如全谷类和新鲜水果或烹调的蔬菜，尤其是带皮和种子的干果、豆类和坚果类 |
| | 多喝健康饮料以保持消化系统运动 |
| | 每天都在同一时间进食 |
| | 尽可能增加体育锻炼 |
| 咽喉溃疡 | 食用带汤、肉汁或酱汁的柔软食物 |
| | 不食用干硬的食物 |
| | 不饮酒，不喝橙汁，不食用含咖啡因的食物及番茄，烹调时不用醋及辣椒 |
| | 进餐时先试试食物的温度，确定哪种温度下的食物最能下咽 |
| 口腔溃疡、黏膜炎或鹅口疮 | 保持口腔卫生（如经常漱口） |
| | 食用带汤、肉汁或酱汁的柔软食物 |
| | 不饮酒，不喝橙汁，不食用含咖啡因的食物及番茄，烹调时不用醋及辣椒 |
| | 食用室温或冷的食物 |
| 虚弱 | 食用易于准备和食用的食物 |
| | 把营养丰富的餐点置于随手可及的地方 |
| | 多喝健康饮料以保持消化系统功能 |
| | 尽可能增加体育锻炼 |
| 中性粒细胞减少 | 多洗手，保持厨房和烹饪用具清洁 |
| | 不食用生的、未经烹饪的动物制品（包括牛肉、羊肉、猪肉、禽类、鸡蛋及鱼类） |
| | 食用新鲜水果和蔬菜前先洗净 |
| | 记住：一旦对食物的品质有怀疑就立即扔掉，不食用过期或霉变的食物 |
| 味觉和嗅觉改变 | 保持良好的口腔卫生（经常漱口） |
| | 可以尝试腌制食品或辣味食物以掩盖味觉的变化 |
| | 如果口腔有金属异味，可以尝试用塑料器具进行烹饪 |
| | 食用凉的食物，不食用热食 |
| 唾液稠厚 | 整天都小量多次饮水以保持口腔湿润 |
| | 饮用苏打水或木瓜果汁饮料可使唾液变稀 |
| | 睡觉时使用雾化加湿器 |
| 口干症 | 整天都小量多次饮水以保持口腔湿润 |
| | 如果没有口腔溃疡，可以尝试食用酸果馅饼刺激唾液分泌 |
| | 食用带汤、肉汁或酱汁的柔软食物 |
| | 保持良好的口腔卫生（经常漱口） |

# 五、临床常用的营养制剂

临床使用的营养制剂根据支持途径可分为肠外营养制剂和肠内营养制剂。

## （一）常用的肠外营养制剂

常用的肠外营养制剂见表 57-6。

**表 57-6　常用的肠外营养制剂**

| 类型 | 成分 |
|---|---|
| 葡萄糖类 | 5%～50%葡萄糖水溶液 |
| 脂肪乳剂 | 20%、30%脂肪乳，中长链类型；鱼油脂肪乳 |
| 氨基酸制剂 | 复方氨基酸：18AA、15AA、20AA，支链氨基酸，肾病型氨基酸 |
| 维生素类 | 脂溶性维生素类，水溶性维生素类 |
| 微量元素 | 多种微量元素 |
| 电解质类 | 复合磷酸氢钾、NaCl、KCl、碳酸氢钠 |
| 全营养混合液 | 全合一肠外营养的成品或配制液 |
| 胰岛素 | 胰岛素/糖：轻度应激为 1U/10g，高度应激为 1U/（4～5）g |

## （二）常用的肠内营养制剂

常用的肠内营养制剂见表 57-7。

**表 57-7　常用的肠内营养制剂**

| 类型 | 种类 | 成分 |
|---|---|---|
| 要素型 | 水解蛋白（氮源） | 氮源：标准含氮量、高含氮量；脂肪：低脂型、高脂型、中链三酰甘油型；糖类：葡萄糖、双糖、低聚糖或糊精；维生素和矿物质：国产个别产品除外，均不含生物素和胆碱 |
| | 氨基酸（氮源） | |
| 非要素型 | 匀浆膳 | 天然食物捣碎成匀浆 |
| | 整蛋白（氮源） | 配方氮源：含牛奶，不含乳糖，含膳食纤维 |
| 组件型 | 糖类 | 原料：单糖（葡萄糖/果糖/半乳糖）、双糖（蔗糖/乳糖/麦芽糖）、低聚糖（糊精/葡萄糖低聚糖/麦芽三糖/麦芽糊精）或多糖（淀粉/糖原） |
| | 蛋白质 | 氮源：氨基酸混合物、水解蛋白或高生物价整蛋白，如牛奶、酪蛋白、乳清蛋白、大豆蛋白分离物等 |
| | 脂肪 | 原料：长链三酰甘油、中链三酰甘油 |
| | 维生素 | B 族维生素、维生素 C、叶酸等多种维生素 |
| | 矿物质 | 多种微量元素 |
| 特殊应用型 | 肝衰竭用 | 氮源：以支链氨基酸为主，含苯丙氨酸及蛋氨酸较小 |
| | 肾衰竭用 | 目的：重新利用体内分解的尿素氮以合成非必需氨基酸 |

（冉　亮　孔令泉）

# 参 考 文 献

曹伟新，2018. 外科恶性肿瘤患者的营养干预：多视角认知与多模式践行. 外科理论与实践，23（1）：1，2.

姚聪，2012. 乳腺癌患者营养状况分析. 现代肿瘤医学，6（20）：1027-1029.

中国医师协会，2011. 临床技术操作规范-临床营养科分册（试行）. 北京：人民军医出版社，22，23.

Arends J，Baracos V，Bertz H，et al，2017. ESPEN expert group recommendations for action against cancer-related malnutrition. Clin Nutr，36（5）：1187-1196.

Couch M，Lai V，Cannon T，et al，2010. Cancer cachexia syndrome in head and neck cancer patients：Part I. Diagnosis，impact on quality of life and survival，and treatment. Head & Neck，29（4）：401-411.

Herrera M，Sobrevilla-Moreno N，Lyra-Gonzalezi，et al，2017. Significance of Prognostic Nutritional Index in post-surgical outcomes after surgical management in gastric cancer patients. J Clin Oncol，35（Suppl）：e15535.

Heyland DK，Montalvo M，MacDonald S，et al，2001. Total parenteral nutrition in the surgical patient：A meta-analysis. Can J Surg，44（2）：102-111.

Kondrup J，Rasmussen HH，Hamberg O，et al，2003. Nutritional risk screening（NRS 2002）：A new method based on an analysis of controlled clinical trials. Clinical Nutrition，22（3）：321-336.

Raymond，2017. Krause 营养诊疗学. 第 13 版. 杜寿玢，陈伟，译. 北京：人民卫生出版社，769.

Shukla HS，Rao RR，Banu N，et al，1984. Entcral hyperalimentalion in malnourished surgical paticnts. lndian J Med Res，80：339-346.

von Meyenfeldt MF，Meijerik WJHJ，Roufflart MMJ，et al，1992. Perioperative nutritional support：A randomized clinical trial. Clin Nutr，11（4）：180-186.

Wigmore SJ，PLester CE，Richardson RA，et al，1997. Changes in nutritional status associated with unresectable pancreatic cancer. Br J Cancer，75（1）：106-109.

Yamashita N，Tanaka K，Saeki H，et al，2017. The clinical impact of the Prognostic Nutritional Index（PNI）and Controlling Nutritional Status（CONUT）score on breast cancer patients survival. J Clin Oncol，35（Suppl）：1560.

# 第五十八章

# 免疫治疗与乳腺癌

## 一、机体免疫监测在乳腺癌中的应用

众所周知，机体有完整的免疫监测和抗肿瘤免疫机制。免疫监测是机体免疫系统识别和消除新生肿瘤细胞的过程，当免疫监测功能低下或失效时可致肿瘤形成。乳腺癌是一种高度异质性疾病，免疫系统在其发生发展中有重要的作用。

（一）固有免疫系统

固有免疫是特定且持久的，是机体抵御病原物入侵的第一道防线。它通过"Toll 样受体"（Toll-like receptor，TLR）区分"自己"和"异己"细胞，识别特定的病原体或与病原相关分子模式诱发免疫反应。此外，固有免疫系统可通过细胞因子及补体系统发挥抗肿瘤作用。

**1. 先天淋巴样细胞**（innate lymphoid cell，ILC） 是新近发现的一类免疫细胞家族。它通过抵抗病原体、调节自身免疫性炎症和代谢稳态来维持正常机体免疫。有研究报道称 ILC 对乳腺肿瘤的发生发展起重要作用。在小鼠乳腺癌模型中，观察缺乏 CD8$^+$T 细胞与缺乏 ILC 1 细胞的两组小鼠，后者在早期阶段肿瘤增长速度更快，该结果提示，ILC 1 细胞在早期乳腺癌的发生发展中发挥了重要作用。据研究报道，IL-33 刺激 ILC 2 分泌 IL-13，从而激活骨髓来源的抑制性细胞（myeloid-derived suppressor cell，MDSC）并产生转化生长因子-β（TGF-β，抗炎因子）。同时 IL-13 能够促进巨噬细胞向 M2 型（免疫抑制相关的表型）极化。因此，虽然缺乏直接的证据，但是 ILC 2 可通过 IL-13 介导的 MDSC 和 M2 型巨噬细胞的刺激来增强乳腺肿瘤细胞逃逸的推论是合理的。

**2. 髓样细胞** 有助于清除死亡细胞，保护机体免受有害病原体的侵害。肿瘤浸润性髓样细胞由粒细胞、表达 Tie2 的单核/巨噬细胞、树突状细胞、肿瘤相关巨噬细胞、未成熟髓样细胞和 MDSC 组成。研究表明，与正常乳腺组织相比，乳腺癌患者中浸润性髓样细胞增加。也有文献报道称，乳腺肿瘤细胞会产生促炎细胞因子 IL-1α，通过肿瘤浸润性髓样细胞（特别是中性粒细胞和单核细胞）诱导胸腺基质淋巴细胞生成素（thymic stromal lymphopoietin，TSLP）生成，TSLP 通过诱导抗凋亡蛋白 Bcl-2 的表达来提高肿瘤细胞的存活率。MDSC 是由粒细胞、巨噬细胞、树突状细胞和其他髓样细胞的前体构成的细胞群体。有报道称它们能抑制 T 细胞、NK 细胞和树突状细胞的功能，同时增强免疫调节细胞如 Th2 细胞、Treg 和 TAM 的活性，抑制免疫细胞应答的能力，从而促进乳腺癌的发生。MDSC 有两种主要类型，即单核 MDSC 和多形核 MDSC。MDSC 调节免疫系统的机制包括促进 Treg 的活性，消耗淋巴细胞需要的营养物质，产生氧化应激，并干扰淋巴细胞运输。

**3. 巨噬细胞**  巨噬细胞分为 M1 型和 M2 型两种表型。M2 型巨噬细胞通过非免疫机制和免疫机制发挥作用。非免疫机制包括促进血管生成，促进肿瘤细胞侵袭和转移，以及保护肿瘤细胞免受化学药物诱导的细胞凋亡；M2 型巨噬细胞通过消除 M1 型巨噬细胞介导的固有免疫应答和削弱 T 细胞活化来减弱机体抗肿瘤免疫能力，M1 型巨噬细胞产生 IL-12 促进 NK 细胞和 Th1 细胞的活化，从而促进细胞毒性 T 淋巴细胞（cytotoxic T lymphocyte，CTL）的活化。但是 M2 型巨噬细胞不产生 IL-12，因此它们对 NK 细胞和 Th1 细胞的活化没有贡献。相反，它们产生 IL-10 驱动 Th2 细胞发育。Th2 细胞不支持 CTL 反应的发展，但是 Th2 细胞可产生 IL-4 驱动 M2 型巨噬细胞发展。

### （二）适应性免疫系统

适应性免疫是指识别某种特异性抗原发生的免疫应答，免疫系统可长期保留对该抗原的"记忆性"。这种形式的免疫反应并不迅速，因为遇到抗原后，幼稚的 B 细胞和 T 细胞需要一定时间才能分别分化为成熟浆细胞（产生抗体的细胞）或效应 T 细胞。某些免疫系统成分，如补体蛋白、巨噬细胞和树突状细胞是固有免疫与适应性免疫之间的连接物。

**1. B 细胞**  可通过产生抗体、IL-10 及和其他免疫细胞的相互作用来调节免疫反应。在肿瘤微环境中，肿瘤浸润性 B 细胞（tumor-infiltrating B cell，TIB）分泌特异性抗体识别乳腺肿瘤抗原（如 β-肌动蛋白和神经节苷脂 GD3），同时 TIB 可以作为强有力的抗原提呈细胞去刺激肿瘤特异性 T 细胞。在 4T1 乳腺癌模型中，被激活的肿瘤引流区淋巴结 B 细胞能够分泌免疫球蛋白 G（IgG）产生免疫应答，并能在体外特异性介导对肿瘤细胞的杀伤作用。活化的 B 细胞会抑制肿瘤转移并诱导 T 细胞免疫反应。

**2. T 细胞**  有免疫原性的肿瘤，肿瘤浸润性 T 细胞是阳性预后指标，这与肿瘤组织学分级低、腋窝淋巴结阴性、肿瘤体积缩小、无复发生存等阳性预后指标相关，提示 T 细胞在免疫监测中的核心作用。CD8$^+$T 细胞产生 CTL，CTL 是抗乳腺肿瘤免疫的主要效应细胞。CTL 通过 MHC Ⅰ类分子提呈抗原识别肿瘤细胞，释放穿孔素和颗粒酶，从而特异地杀死肿瘤细胞。另外，幼稚的 CD4$^+$T 细胞能够分化成特定的效应因子亚型，包括经典的 Th1、Th2、Th17 及 Treg 等。Th1 细胞主要分泌 IL-2、IFN-γ 和 TNF-α，作用于 CD8$^+$T 细胞和 M1 巨噬细胞等效应细胞来激活抗乳腺肿瘤免疫活性。

**3. 催乳素诱导蛋白**  除了 IL-2、IL-12、TNF-α 和 IFN-γ 等细胞因子可介导 Th1 型免疫反应外，有研究表明催乳素诱导蛋白（prolactin inducible protein，PIP）也能调节 Th1 型免疫反应，它在人乳腺癌细胞系中大量分泌。据文献报道，超过 90% 的乳腺癌患者都会不同程度地表达 PIP，PIP 在固有免疫和适应性免疫反应中均起作用。当体内 PIP 缺乏时将导致 Th1 细胞活性缺陷，这对抗肿瘤免疫至关重要。以上结果提示，PIP 可以通过增强抗肿瘤免疫来抑制乳腺肿瘤的发生发展。文献报道表明，PIP 与树突状细胞上的受体结合后导致 IL-12 增加，从而促进 CD4$^+$Th1 分化和 IFN-γ 产生，IFN-γ 能直接抑制乳腺癌细胞的增殖。另外，IFN-γ 可以激活 M1 型巨噬细胞。PIP 表达还通过激活丝裂原活化蛋白激酶，信号转导及转录激活蛋白，细胞因子信号抑制物的表达，增强巨噬细胞内细胞因子信号转导，所有这些都有助于增强巨噬细胞活性。如果确定 PIP 能增强抗肿瘤免疫力，它可能是免疫治疗中的一个可行性选择。

# 二、免疫治疗在乳腺癌中的应用

乳腺癌是一种高度异质性疾病，主要的临床分型包括 Luminal 型、人表皮生长因子受体 2（HER2）过表达型、三阴性乳腺癌（TNBC）。目前乳腺癌治疗方法包括手术治疗、化疗、内分泌治疗、放疗、靶向治疗等，但其副作用明显。近年来，免疫疗法已经在肺癌、急性淋巴细胞白血病、黑色素瘤等肿瘤的治疗中取得不少成功，但是乳腺癌被认为是一种免疫原性较弱或中等的恶性肿瘤，对免疫治疗不敏感而未被广泛研究。当前随着对乳腺癌的临床及基础研究的深入，免疫治疗也逐渐在其治疗中开始应用。

## （一）乳腺癌的免疫特征

目前预测乳腺癌疗效的因素仍不明确，根据对乳腺癌及其他肿瘤的相关研究，已知与乳腺癌免疫治疗密切相关的预测因素有肿瘤浸润性淋巴细胞（tumor infiltrating lymphocyte，TIL）、程序性死亡蛋白 1（programmed death-1，PD-1）/程序性死亡蛋白配体 1（programmed cell death ligand 1，PD-L1）、肿瘤突变负荷（tumor mutation burden，TMB）等。

首先，机体具备调控免疫细胞数量及活性的能力，可通过肿瘤微环境中 TIL 的种类及数量体现。TIL 是乳腺癌免疫治疗中发现最早、研究最多的免疫细胞，被认为是评价预后、指导治疗的指标之一，TIL 数量较高者的无进展生存期（PFS）和总生存期（OS）更长。其次，PD-L1 在多种肿瘤组织中广泛表达，通过 PD-L1/PD-1 通路诱导效应 T 细胞凋亡，抑制 T 细胞活化，从而抑制机体抗肿瘤免疫反应，促进肿瘤免疫逃逸。在一项 HER2 阳性型局部晚期乳腺癌队列研究中，通过单因素分析发现 OS 与 PD-L1 表达、CD8$^+$细胞高水平呈正相关，该数据提示 PD-L1 的表达预示着 HER2 阳性型乳腺癌患者（接受常规化疗和 HER2 阻断治疗）有更好的预后。最后，免疫系统通过识别肿瘤细胞表面抗原才能发挥抗肿瘤作用。肿瘤体细胞突变产生新抗原，从而能诱导机体的抗肿瘤免疫反应，因此具有高突变负荷的肿瘤，新抗原的数量越多，能够作为免疫治疗的靶点就越多，即高突变负荷肿瘤的患者对免疫治疗能够产生更好的反应。在 30 种人类恶性肿瘤突变特征比较中发现乳腺癌的肿瘤突变负荷（TMB）居第 20 位。

## （二）乳腺癌免疫治疗

**1. 肿瘤疫苗** 免疫系统通过识别 MHC Ⅰ类分子和 MHC Ⅱ类分子加工提呈的肿瘤抗原而激活 T 细胞介导的适应性免疫。乳腺癌疫苗旨在诱导扩增特异性 T 细胞达到识别和裂解肿瘤细胞的目的。在多个临床试验中对乳腺癌通用疫苗进行了评估，包括黏蛋白 1（mucin 1，MUC 1）疫苗、人端粒酶逆转录酶、HER2 疫苗、粒细胞-巨噬细胞集落刺激因子、树突状细胞疫苗等。试验证明，通用疫苗是安全的，可以诱导抗原特异性免疫反应。但是这些疫苗诱导的 T 细胞免疫反应较弱，对肿瘤的生长几乎没有影响。现有试验提示，影响通用疫苗效力的原因仅诱导了免疫反应中的一个部分，或者肿瘤微环境中的免疫抑制机制抑制了疫苗诱导的免疫效应的活性，使现有的肿瘤疫苗未能取得令人满意的临床效果。另一种是乳腺癌个体化疫苗具有特异性，其机制是体细胞突变导致肿瘤表达具有肿瘤特异性且在正常细胞上不表达的突变蛋白（新抗原），被免疫系统认为是外来的，能更有效地诱导产生杀伤性 T 细胞。在其他癌症类型中，个体化疫苗有不错的数据支持，有一项 I 期试验评估了个体化疫苗在未经治疗的Ⅲ期和Ⅳ期黑色素瘤患者中的安全性和有效性。在 6 例接种疫苗的患者中，4 例患者在 25 个月内没有复发，2 例患者接受疫苗序贯抗 PD-1 治疗后肿瘤完全消失。在乳腺癌领域中，目前正在研究宿主肿瘤的突变情况，以制造出高效的个性化乳腺癌疫苗，但突变负荷对乳腺癌免疫治疗的临床意义仍有待确定。

**2. 免疫检查点抑制剂** CTLA-4 表达于活化 T 细胞的表面，当 T 细胞激活后，CTLA-4 与抗原提呈细胞表面的 CD80/CD86 结合，阻断了 T 细胞与抗原提呈细胞的相互作用，从而负性调节 T 细胞的激活，防止 T 细胞被过度激活而产生免疫相关性损伤。针对 CTLA-4 的单抗主要有两种：Ipilimumab 和 Tremelimumab。一些针对 Ipilimumab 和 Tremelimumab 用药安全性及疗效的临床试验正在进行，有研究报道对于激素受体阳性转移性乳腺癌患者，Tremelimumab 和依西美坦联合应用是可以耐受的，推荐剂量是 6mg/kg。Ipilimumab 被批准用于黑色素瘤的治疗，且正在研究单药或与 PD-1 / PD-L1 抑制剂联合用于其他类型肿瘤。一项对于早期乳腺癌的研究发现术前单用或联合使用冷冻消融疗法和 Ipilimumab 都是安全的，没有出现手术延迟的情况。

PD-1 表达于活化 T 细胞的表面，主要与机体细胞 PD-L1 结合，负性调节免疫调节性 T 细胞活性，从而避免过度激活免疫系统。应用抗体阻断 PD-1 与 PD-L1 之间的结合可以恢复肿瘤微环境中的免疫活性，促进树突状细胞成熟，增强抗肿瘤免疫反应。目前乳腺癌免疫治疗研究最多的免疫检查点即 PD-1/PD-L1 信号通路。主要的 PD-1/PD-L1 抑制剂有 Pembrolizumab、Atezolizumab、Avelumab。一项Ⅱ期临床试验 Pembrolizumab 单药治疗晚期 TNBC 型患者，分为两个队列，队列 A 为既往接受过治疗的晚期 TNBC 型患者，不论 PD-L1 状态；队列 B 为 PD-L1（＋）一线治疗的晚期 TNBC 型患者。队列 A 患者的总体应答率（ORR）为 4.7%～4.8%，PFS 为 1.9～2.0 个月。队列 B 患者的 ORR 为 21.4%，有临床意义的缓解持续时间可达 10.4 个月；因此，该研究提示 Pembrolizumab 在一线和 PD-L1 阳性的晚期 TNBC 型患者中疗效更佳。一项Ⅱ期（KEYNOTE-086）临床试验以 Pembrolizumab 单药作为 mTNBC 型患者二线及以上治疗，主要研究终点为客观有效率、安全性。该研究共纳入 170 例 mTNBC 型患者，分为经治（队列 A，≥1 次既往系统治疗）和初治（队列 B，既往未接受转移性疾病的全身治疗）两组，结果显示队列 A 整体和 PD-L1 阳性患者客观有效率分别为 5.3%和 5.7%，整体和 PD-L1 阳性患者疾病控制率（disease control rate，DCR）分别为 7.6%和 9.5%；队列 B 中 PD-L1 阳性患者客观有效率为 21.4%，DCR 为 23.8%。一项Ⅰa 期临床试验用 Atezolizumab 单药治疗晚期 TNBC 型患者，将患者分别纳入 PD-L1（＋）和 PD-L1（－）两个队列，经对比 PD-L1（＋）患者有较高应答率，提示 Atezolizumab 在 PD-L1（＋）的晚期 TNBC 型患者中疗效更佳。一项Ⅰb 期临床试验用 Avelumab 治疗 168 例乳腺癌患者，乳腺癌分子分型分布为 ER（＋）/PR（＋）/HER2（－）型 42.9%，TNBC 型 34.5%和 HER2（＋）型 15.5%，7.1%的患者无法确认分子分型。整个队列 ORR 为 4.8%，其中 1 例患者完全缓解（CR），7 例患者部分缓解（PR）和 39 例患者疾病稳定（SD），DCR 为 28%。在所有乳腺癌分子分型中均观察到临床反应，其中 TNBC 更高，58 例 TNBC 患者的 ORR 为 8.6%，CR 为 0 例，PR 为 5 例，SD 为 13 例，DCR 为 31%。

LAG-3 在 T 细胞表面表达量较高，通过与 MHC Ⅱ类分子结合，负性调节效应 T 细胞的活性，同时增强调节性 T 细胞对免疫系统的负性调节能力。IMP321 是以 LAG-3 为靶点的免疫检查点抑制剂。一项 Ⅰ/Ⅱ 期（NCT00349934）临床试验研究了 IMP321 联合紫杉醇用于转移性乳腺癌患者的疗效，其中 ER（＋）和 PR（＋）患者分别占 87% 和 60%，该试验的肿瘤客观反应率为 50%，相比于以往对照组的 25% 明显提高，且不良反应较轻。

免疫检查点抑制剂给癌症治疗带来了革命性变化，但有研究表明只有小部分肿瘤患者对免疫检查点抑制剂治疗敏感。当前研究的目标是将无反应者转化为反应者，趋向于研究多种治疗方式的联合应用。

**3. 联合治疗**

（1）免疫治疗联合化疗：化疗对免疫反应的影响取决于化疗药物、药物剂量和时机。一些临床试验考虑将 PD-1/PD-L1 抑制剂与化疗联合应用，其目的是通过释放抗原和增强树突状细胞活化引发免疫应答，或通过减弱肿瘤微环境中的免疫抑制信号来增强免疫力。IMpassion130 研究是第一个在晚期 TNBC 中一线免疫治疗获益的Ⅲ期临床研究，PD-L1（＋）的晚期 TNBC 患者可以从 Atezolizumab 联合化疗中显著获益。该研究入组 902 例既往未针对晚期 TNBC 进行系统性治疗的患者，按 1∶1 随机进入试验组 Atezolizumab +白蛋白紫杉醇组和对照组白蛋白紫杉醇组。在 2018 年欧洲肿瘤内科学会（ESMO）上 IMpassion130 研究公布了第一次中期分析的结果，Atezolizumab + 白蛋白紫杉醇组能够显著提高 ITT 人群 PFS，研究组和对照组 PFS 为 7.2 个月、5.5 个月（HR=0.80，$P$=0.002 5）；ITT 人群中研究组和对照组 OS 为 21.3 个月、17.6 个月（HR=0.84，$P$=0.084）。亚组分析显示 PD-L1（＋）人群获益更显著，研究组和对照组 PFS 分别为 7.5 个月、5.0 个月（HR=0.62，$P$<0.000 1），两组 OS 分别为 25.0 个月、15.5 个月。基于 IMpassion130 的研究结果，FDA 加速审批 Atezolizumab+白蛋白紫杉醇用于 PD-L1（＋）转移性 TNBC 一线治疗。在 2019 年 NCCN 指南中新增 Atezolizumab 联合白蛋白紫杉醇的方案推荐作为 PD-L1（＋）mTNBC 一线治疗。

（2）免疫治疗联合放疗：大量数据表明放疗能够以多种方式增强机体抗肿瘤免疫作用。适当的放疗可促进肿瘤抗原的加工和树突状细胞的交叉提呈，致 T 细胞启动。放疗的这种免疫调节效应不仅作用于射线照射部位，同时可以引起系统性反应，又称为异位效应，但此效应在单一放疗时很少发生，而在联合免疫治疗如联合免疫检查点抑制剂时效果明显。

（3）免疫检查点抑制与肿瘤疫苗联合应用：乳腺癌疫苗包括多肽疫苗、基因工程细菌、病毒载体疫苗或核酸疫苗等。乳腺癌是一种免疫原性较弱的肿瘤。临床前试验和初步临床试验的数据表明，采用肿瘤疫苗或联合免疫检查点抑制剂和肿瘤疫苗的治疗策略能克服乳腺癌免疫原性较低的不足。接种个性化疫苗的新方法是在瘤内注射能激活固有免疫的激动剂，如瘤内注射干扰素基因信号的刺激物 ADU-S100 诱导肿瘤内树突状细胞产生 IFN-β，驱动 T 细胞激活并募集到肿瘤微环境中。此外，肿瘤内干扰素基因信号激动剂可以有效引发肿瘤抗原特异性 CD8$^+$T 细胞反应，加上阻断 PD-L1 通路和激活 OX40 受体可以克服抗原增强引起的免疫耐受，从而诱导肿瘤消退。

（4）HER2 联合免疫治疗：曲妥珠单抗是一种特异性作用于 HER2 细胞外部位的重组人源化单克隆抗体，用于治疗早期和晚期 HER2（+）型乳腺癌。帕妥珠单抗是 HER2 的第二种人源化单克隆抗体，可防止 HER2/HER3 异二聚体的形成。有研究报道应用标准化疗+帕妥珠单抗治疗能延长转移性乳腺癌患者生存期，并使早期乳腺癌复发风险降低约 50%；并探究了在转移性 HER2（+）型乳腺癌的一线治疗中，与应用曲妥珠单抗+紫杉醇治疗相比，应用帕妥珠单抗+曲妥珠单抗+紫杉醇治疗可延长患者中位生存期。有研究对比了曲妥珠单抗-美坦新偶联（T-DM1、Trastuzumab Emtansine）与拉帕替尼+卡培他滨治疗在 HER2（+）晚期乳腺癌患者中的临床疗效，发现 T-DM1 能改善患者的 PFS 和 OS。曲妥珠单抗本身具有内在的免疫调节活性，即能通过免疫效应细胞介导包括抗体依赖细胞介导的细胞毒性作用，又能促进 HER2 特异性 T 细胞应答的能力。同时 T-DM1 中 Emtansine 部分通过调节树突状细胞活性进一步增强抗肿瘤的能力。有研究表明，在临床前模型和临床患者中曲妥珠单抗或其临床前等效物可以增强细胞疫苗活性。在 HER2 转基因小鼠中的机制研究表明，树突状细胞促进了 Fc 介导的免疫反应启动，增强了效应器 T 细胞的活性，并产生持久记忆性 T 细胞反应。有文献报道与 T-DM1 或免疫疗法的单一疗法相比，将 T-DM1 与抗CTLA-4 和抗 PD-1 联用时，90%以上的小鼠存活期延长。

相对于其他肿瘤（肺癌、黑色素瘤等），乳腺癌的免疫治疗处于初始阶段。免疫治疗能否诱导长期的抗肿瘤反应，以获得持续的临床效益尚待研究；并且不同临床分期的乳腺癌患者应该如何选择免疫治疗方法以达到最佳的临床疗效，这些都是未来亟须解决的问题。

（张　毅　谭漩妮）

## 参 考 文 献

高嵩，邹众维，刘国文，2017. 乳腺癌三级淋巴器官及其中肿瘤浸润性 B 细胞的研究进展. 西南军医，19（2）：167-172.

熊家瑞，黎明江，2019. 先天淋巴细胞在动脉粥样硬化中的研究进展. 医学综述，25（19）：3860-3864.

Aaltomaa S，Lipponen P，Eskelinen M，et al，1992. Tumor size，nuclear morphometry，mitotic indices as prognostic factors in axillary-lymph-node-positive breast cancer. Eur Surg Res，24（3）：160-168.

Adams S，Loi S，Toppmeyer D，et al，2019. Pembrolizumab monotherapy for previously untreated，PD-L1-positive，metastatic triple-negative breast cancer：Cohort B of the phase Ⅱ KEYNOTE-086 study. Ann Oncol，30（3）：405-411.

Adams S，Schmid P，Rugo HS，et al，2019. Pembrolizumab monotherapy for previously treated metastatic triple-negative breast cancer：Cohort A of the phase Ⅱ KEYNOTE-086 study. Ann Oncol，30（3）：397-404.

Alexandrov LB，Nik-Zainal S，Wedge DC，et al，2013. Signatures of mutational processes in human cancer. Nature，500（7463）：415-421.

Appay V，Douek DC，Price DA，2008. CD8$^+$ T cell efficacy in vaccination and disease. Nat Med，14（6）：623-628.

Bertucci F，Goncalves A，2017. Immunotherapy in breast cancer：the emerging role of PD-1 and PD-L1. Curr Oncol Rep，19（10）：64.

Brignone C，Gutierrez M，Mefti F，et al，2010. First-line chemoimmunotherapy in metastatic breast carcinoma：combination of paclitaxel and IMP321（LAG-3Ig）enhances immune responses and antitumor activity. J Transl Med，8（1）：71.

Burugu S，Asleh-Aburaya K，Nielsen TO，2017. Immune infiltrates in the breast cancer microenvironment：Detection，characterization and clinical implication. Breast Cancer，24（1）：3-15.

Cimino-Mathews A, Foote JB, Emens LA, 2015. Immune targeting in breast cancer. Oncology ( Williston Park ), 29 ( 5 ): 375-385.

Dadi S, Chhangawala S, Whitlock BM, et al. 2016. Cancer immunosurveillance by tissue-resident innate lymphoid cells and innate-like T cells. Cell, 164 ( 3 ): 365-377.

Demaria S, Golden EB, Formenti SC, 2015. Role of local radiation therapy in cancer immunotherapy. JAMA Oncol, 1( 9 ): 1325-1332.

Denardo DG, Barreto JB, Andreu P, et al, 2009. CD4( + )T cells regulate pulmonary metastasis of mammary carcinomas by enhancing protumor properties of macrophages. Cancer Cell, 16 ( 2 ): 91-102.

Dhakal M, Hardaway JC, Guloglu FB, et al, 2014. IL-13Ralpha1 is a surface marker for M2 macrophages influencing their differentiation and function. Eur J Immunol, 44 ( 3 ): 842-855.

Diaz-Montero CM, Salem ML, Nishimura MI, et al, 2009. Increased circulating myeloid-derived suppressor cells correlate with clinical cancer stage, metastatic tumor burden, and doxorubicin-cyclophosphamide chemotherapy. Cancer Immunol Immunother, 58 ( 1 ): 49-59.

Dirix LP, 2015. Avelumab ( MSB0010718C ), and anti-PD-L1 antibody, in patients with locally advanced or metastatic breast cancer: A phase 1b JAVELIN solid tumor study. Cancer Res, 167 ( 3 ): 671-686.

Emens LA, Ascierto PA, Darcy PK, et al, 2017. Cancer immunotherapy: Opportunities and challenges in the rapidly evolving clinical landscape. Eur J Cancer, 81: 116-129.

Emens LA, Middleton G, 2015. The interplay of immunotherapy and chemotherapy: Harnessing potential synergies. Cancer Immunol Res, 3 ( 5 ): 436-443.

Emens LA. 2012. Breast cancer immunobiology driving immunotherapy: Vaccines and immune checkpoint blockade. Expert Rev Anticancer Ther, 12 ( 12 ): 1597-1611.

Foote JB, Kok M, Leatherman JM, et al, 2017. A STING agonist given with OX40 receptor and PD-L1 modulators primes immunity and reduces tumor growth in tolerized mice. Cancer Immunol Res, 5 ( 6 ): 468-479.

Gradishar WJ, Anderson BO, Balassanian R, et al, 2017. NCCN guidelines insights: Breast cancer, Version 1. 2017. J Natl Compr Canc Netw, 15 ( 4 ): 433-451.

Guan H, Wan Y, Lan J, et al, 2016. PD-L1 is a critical mediator of regulatory B cells and T cells in invasive breast cancer. Sci Rep, 6: 35651.

Herbst RS, Soria JC, Kowanetz M, et al, 2014. Predictive correlates of response to the anti-PD-L1 antibody MPDL3280A in cancer patients. Nature, 515 ( 7528 ): 563-567.

Ihedioha O, Blanchard AA, Balhara J, et al, 2018. The human breast cancer-associated protein, the prolactin-inducible protein( PIP ), regulates intracellular signaling events and cytokine production by macrophages. Immunol Res, 66 ( 2 ): 245-254.

Ihedioha OC, Shiu RP, Uzonna JE, et al, 2016. Prolactin-inducible protein: From breast cancer biomarker to immune modulator-novel insights from knockout mice. DNA Cell Biol, 35 ( 10 ): 537-541.

Jelovac D, Emens LA, 2013. HER2-directed therapy for metastatic breast cancer. Oncology ( Williston Park ), 27 ( 3 ): 166-175.

Kim R, Emi M, Tanabe K. 2007. Cancer immunoediting from immune surveillance to immune escape. Immunology, 121 ( 1 ): 1-14.

Kuan EL, Ziegler SF, 2018. A tumor-myeloid cell axis, mediated via the cytokines IL-1alpha and TSLP, promotes the progression of breast cancer. Nat Immunol, 19 ( 4 ): 366-374.

Lee B, Bowden GHW, Myal Y, 2002. Identification of mouse submaxillary gland protein in mouse saliva and its binding to mouse oral bacteria. Arch Oral Biol, 47 ( 4 ): 327-332.

Lee YH, Martin-Orozco N, Zheng P, et al, 2017. Inhibition of the B7-H3 immune checkpoint limits tumor growth by enhancing cytotoxic lymphocyte function. Cell Res, 27 ( 8 ): 1034-1045.

Li J, Liu D, Mou Z, et al, 2015. Deficiency of prolactin-inducible protein leads to impaired Th1 immune response and susceptibility to Leishmania major in mice. Eur J Immunol, 45 ( 4 ): 1082-1091.

Loibl S, Gianni L, 2017. HER2-positive breast cancer. Lancet, 389 ( 10087 ): 2415-2429.

Luckheeram RV, Zhou R, Verma AD, et al. 2012. CD4+T cells: Differentiation and functions. Clin Dev Immunol, 1-12.

Luen S, Virassamy B, Savas P, et al, 2016. The genomic landscape of breast cancer and its interaction with host immunity. Breast, 29: 241-250.

Markowitz J, Wesolowski R, Papenfuss T, et al, 2013. Myeloid-derived suppressor cells in breast cancer. Breast Cancer Res Treat, 140 ( 1 ): 13-21.

Mcarthur HL, Diab A, Page DB, et al, 2016. A pilot study of preoperative single-dose ipilimumab and/or cryoablation in women with early-stage breast cancer with comprehensive immune profiling. Clin Cancer Res, 22 ( 23 ): 5729-5737.

Mcarthur HL，Page DB，2016. Immunotherapy for the treatment of breast cancer：Checkpoint blockade，cancer vaccines，and future directions in combination immunotherapy. Clin Adv Hematol Oncol，14（11）：922-933.

Muller P，Kreuzaler M，Khan T，et al，2015. Trastuzumab emtansine（T-DM1）renders HER2+ breast cancer highly susceptible to CTLA-4/PD-1 blockade. Sci Transl Med，7（315）：188r-315r.

Murphy K，Weaver C，2017. Janeway's Immunobiology. New York：Garland Science.

Onyilagha C，Kuriakose S，Ikeogu N，et al，2018. Myeloid-derived suppressor cells contribute to susceptibility to trypanosoma congolense infection by suppressing CD4（+）T cell proliferation and IFN-gamma production. J Immunol，201（2）：507-515.

Ott PA，Hu Z，Keskin DB，et al，2017. An immunogenic personal neoantigen vaccine for patients with melanoma. Nature，547（7662）：217-221.

Pardoll DM，2012. The blockade of immune checkpoints in cancer immunotherapy. Nat Rev Cancer，12（4）：252-264.

Schmid P，Adams S，Rugo HS，et al，2018. Atezolizumab and nab-paclitaxel in advanced triple-negative breast cancer. N Engl J Med，379（22）：2108-2121.

Schmid P，Park YH，Munoz-Couselo E，et al，2017. Pembrolizumab（pembro）plus chemotherapy（chemo）as neoadjuvant treatment for triple negative breast cancer（TNBC）：Preliminary results from KEYNOTE-173. J Clin Oncol，35（15）：556.

Schmid PB，2019. Long-term clinical outcomes and biomarker analyses of Atezolizumab therapy for patients with metastatic triple-negative breast cancer：A phase 1 study. JAMA Oncology，5（1）：74-82.

Shen M，Wang J，Ren X，2018. New insights into tumor-infiltrating B lymphocytes in breast cancer：Clinical impacts and regulatory mechanisms. Front Immunol，9：470.

Swain S M，Baselga J，Kim SB，et al，2015. Pertuzumab，trastuzumab，and docetaxel in HER2-positive metastatic breast cancer. N Engl J Med，372（8）：724-734.

Swann JB，Smyth MJ，2007. Immune surveillance of tumors. J Clin Invest，117（5）：1137-1146.

Terabe M，Matsui S，Park JM，et al，2003. Transforming growth factor-beta production and myeloid cells are an effector mechanism through which CD1d-restricted T cells block cytotoxic T lymphocyte-mediated tumor immunosurveillance：Abrogation prevents tumor recurrence. J Exp Med，198（11）：1741-1752.

Toor SM，Elkord E，2017. Comparison of myeloid cells in circulation and in the tumor microenvironment of patients with colorectal and breast cancers. J Immunol Res，2017：7989020.

Verma S，Miles D，Gianni L，et al，2012. Trastuzumab emtansine for HER2-positive advanced breast cancer. N Engl J Med，367（19）：1783-1791.

Vonderheide RH，LoRusso PM，Khalil M，et al，2010. Tremelimumab in combination with exemestane in patients with advanced breast cancer and treatment-associated modulation of inducible costimulator expression on patient T cells. Clin Cancer Res，16（13）：3485-3494.

Walle T，Martinez MR，Cerwenka A，et al，2018. Radiation effects on antitumor immune responses：Current perspectives and challenges. Ther Adv Med Oncol，10：1960357615.

Xia Y，Tao H，Hu Y，et al，2016. IL-2 augments the therapeutic efficacy of adoptively transferred B cells which directly kill tumor cells via the CXCR4/CXCL12 and perforin pathways. Oncotarget，7（37）：60461-60474.

Yarchoan M，Johnson BR，Lutz ER，et al，2017. Targeting neoantigens to augment antitumour immunity. Nat Rev Cancer，17（4）：209-222.

Zheng Y，Cai Z，Wang S，et al，2009. Macrophages are an abundant component of myeloma microenvironment and protect myeloma cells from chemotherapy drug-induced apoptosis. Blood，114（17）：3625-3628.

# 第十四篇

# 肿瘤亚学科及会诊联络多学科医学

# 第五十九章

# 肿瘤亚学科及会诊联络多学科医学在乳腺癌伴随疾病全方位管理中的应用

随着医学技术的不断进步，多数乳腺癌患者进入慢性病管理期，其伴随疾病问题日趋严重，成为影响患者生活质量和预后的新挑战。2016 年，我国政府颁布《"健康中国 2030"规划纲要》，提出"全方位、全周期"保障人民健康的管理方针，并提出实施慢性病综合防控战略，到 2030 年，总体癌症 5 年生存率提高 15%。为全面完成这一目标，我国专家创新性地提出并实施了"乳腺癌伴随疾病"（concomitant disease of breast cancer，CDBC）及其全方位管理的理念，进一步推进了我国乳腺癌"全方位、全周期"健康管理的落实。

CDBC 是指由乳腺癌患者年龄和体内微环境改变、生活方式改变及药物和治疗不良反应等多因素导致的疾病，该疾病与乳腺癌非直接相关，与乳腺癌伴随或继发出现，严重影响患者的生活质量和预后。在"健康中国"这一国家发展战略的指导下，"乳腺癌伴随疾病"越来越受到重视，但它的发展仍然任重而道远，需积极探索有效的措施促进其落实。目前一些肿瘤亚专科及会诊-联络精神医学（consultation-liaison psychological medicine，CLPM）在乳腺癌伴随疾病的"全方位、全周期"健康管理中起到了重要作用。加强和完善与跨学科专家建立肿瘤亚学科，以及包括 CLPM 在内的会诊联络多学科医学（consultation liaison multi-disciplinary medicine，CLMM）的建设，可有效促进乳腺癌"两全"健康管理模式的落实，进一步提高癌症患者的生活质量并改善预后。

## 一、多学科协作亟须加强

CDBC 的诊治应该体现在乳腺癌的全治疗过程。乳腺专科医师对其重视的程度决定了相应伴随疾病的专科医师能否及时进行专业的评估和干预，同时，相应伴随疾病的专科医师对乳腺癌诊治与其对相应伴随疾病的了解程度也决定了其对疾病的精确诊治。目前，临床对乳腺癌伴随疾病的重视尚不够，干预时机较晚，以致给乳腺癌诊治增加更多的复杂因素和风险，影响了患者的生活质量和预后。如果肿瘤科医师能具备心理咨询师的资质，肿瘤专科病房能配备一定比例的心理辅导师或加强会诊联络精神医学的建设，乳腺癌患者中绝大多数的焦虑、抑郁、睡眠障碍、心因性恶心呕吐等精神心理问题将不难解决。同样，乳腺癌患者血脂、心血管疾病、血糖相关问题若能及时得到相关专科医生的指导治疗，其病症和预后将有效改善。因此，希望有更多肿瘤科医生能够与 CDBC 的相关专科医生联合起来，关注 CDBC，探讨乳腺癌与 CDBC 相关学科有效配合的方式，从防到治开展更多联合研究，共同为这个领域做一些探索性、开拓性工作，为乳腺癌患者保驾护航。

# 二、肿瘤亚学科的建立与发展

## （一）肿瘤心理学

随着医疗水平的提高，生物-心理-社会医学模式已逐渐取代单一的生物医学模式，人们开始关注心理社会因素在癌症形成、进展、治疗、康复中的作用，并逐渐发展出一个新的亚学科——肿瘤心理学（oncopsychology）。肿瘤心理学从社会心理学角度探讨癌症发生、发展的原因，对普通人群辅以心理疏导、预防癌症的发生，对癌症患者给予心理支持治疗和康复指导，以至临终关怀。由此，2006 年中国抗癌协会肿瘤心理学专业委员会（CPOS）成立，2016 年 1 月，国内首部《乳腺肿瘤心理学》专著出版，显示了我国肿瘤治疗已经开始重视患者的精神和社会属性，使肿瘤的临床治疗和护理更加完善，有助于提高癌症患者的生活质量和整体健康水平，但目前很多肿瘤临床工作者对肿瘤心理学的认识还需加强。

## （二）肿瘤心脏病学

随着肿瘤诊疗水平提高，乳腺癌等多种恶性肿瘤患者经治疗后大多以慢性病模式长期生存。研究显示，心血管疾病（CVD）事件已成为系统治疗后乳腺癌等恶性肿瘤患者的主要死因之一；两者间有很多共同的危险因素且治疗间有相互干扰，逐渐产生了一门新兴的交叉学科——肿瘤心脏病学（oncocardiology）。2013 年欧洲心脏病学会（ESC）在心血管医师核心课程中加入了肿瘤心脏病学的内容，并制定了肿瘤心脏病学授课内容的培训目标和必须掌握的技能。为此，2018 年 3 月，国内首部《乳腺肿瘤心脏病学》专著出版；2018 年 8 月，中国抗癌协会整合肿瘤心脏病学分会成立，有力地推动了该亚学科在我国的发展，规范了相关肿瘤治疗心脏毒性的评估和管理流程，必将有助于提高肿瘤患者的生活质量并改善预后。

## （三）建立其他肿瘤亚学科的意义与必要性

目前，《乳腺癌随访及伴随疾病全方位管理指南》所强调的 CDBC 主要有血脂异常及心血管病变、精神心理问题和骨质疏松等。除此之外，乳腺癌患者中常见的伴随疾病还包括糖尿病（DM）或糖尿病前期、睡眠问题、认知功能障碍、钙剂摄入不足和（或）维生素 D 缺乏/不足相关性甲状旁腺功能增强或继发性甲旁亢、骨关节病（骨关节炎）、高尿酸血症、代谢综合征、甲状腺疾病、癌症相关性疲劳、妇科生殖问题、肥胖问题、骨代谢异常相关疼痛病、慢性疼痛、药物性肝损伤、代谢相关性脂肪肝（MAFLD）、乙肝病毒再激活及营养问题等。上述疾病与乳腺癌伴随或继发出现的发生率较高，严重影响患者生活质量和预后，因此建议将此类疾病也纳入乳腺癌伴随疾病范畴。

为此，针对上述常见的乳腺癌伴随疾病，根据临床实践，编者进一步提出了乳腺肿瘤心理学、乳腺肿瘤心脏病学、乳腺肿瘤糖尿病学、乳腺肿瘤肝病学、乳腺肿瘤甲状腺病学、乳腺肿瘤骨代谢病学、乳腺肿瘤生殖病学、乳腺肿瘤康复医学、乳腺肿瘤内分泌代谢病学及乳腺癌伴随疾病学等概念，并编写出版了相关系列著作。目前无论是肿瘤专科医师还是乳腺癌伴随疾病的相关专科医师对此类疾病尚未完全熟练掌握，而国内该类培训尚属空白，有必要在乳腺外科或肿瘤科医师及乳腺癌伴随疾病相关专科医师中加强上述肿瘤亚学科和乳腺癌伴随疾病学的宣传与教育。

# 三、会诊联络多学科医学的建立与完善

## （一）会诊联络精神医学的建立与完善

有报道称，乳腺癌患者中精神心理问题（以焦虑与抑郁最常见）的发生率高达 42%，在所有癌症患者中最高。目前全球肿瘤发病率不断上升，面对这类严重危及生命和健康的疾病，患者出现焦虑、抑郁等心理问题十分常见，尤其在癌症确诊、复发及临终阶段，若未给予正确处理将严重影响患者的生活质量和预后，因而肿瘤心理学问题的重要性被越来越多的医务人员所认识。一些发达国家的肿瘤中心都设有肿瘤心理学科或支持治疗学科，发展 CLPM，负责院内患者及家属的精神心理服务。以患者为中心，通过门诊、多学科协作、随访等方式提供服务，相比单一的会诊，这种服务模式下的医生能有更多时间对患者进行症状筛查，及时处理精神科症状，提供可靠的治疗服务和随访。CLPM 是指在综合性医院内为非精神科专业的临床其他各科遇到的精神心理问题提供会诊、联络服务。目前，CLPM 已成为精神医学的一个重要方面，也是精神医学与临床各科密切合作以提高疗效的一种重要服务方式。

李金江等对北京大学肿瘤医院部分肿瘤科室开展 CLPM 服务前后的会诊数据分析显示，会诊联络精神卫生服务模式显著提高了肿瘤患者精神卫生问题的识别率和肿瘤专科病房的精神科会诊率，发现了更多原本可能会被忽视的精神问题等。CLPM 的服务模式主要包括以下内容：派出精神科医师进驻到肿瘤专科病区，开展自主查房、精神科诊疗和定期知识教育培训；进驻的医师需完成肿瘤专科轮转学习，并完成 3 次以上与肿瘤患者的医患沟通培训。自主查房是指进驻的精神科医师独立与患者接触、问诊、访谈，识别精神障碍相关的症状或问题，如焦虑和抑郁情绪、睡眠障碍、食欲下降、心理压力过大、治疗依从性差等，以及可通过心理干预或精神科药物缓解癌性慢性疼痛、食欲下降、疲乏、肢端麻木、预期性恶心呕吐等肿瘤患者常见的躯体症状，并与肿瘤科医生一起制订治疗方案；定期在病区内开展精神卫生知识培训。如乳腺癌患者在诊治过程中存在较严重的心理问题，抗癌治疗及随访过程中也需对之进行处理，CLPM 医师在探讨和解决该问题上做出了重要贡献。

## （二）会诊联络康复医学的建设

乳腺癌根治术或腋窝淋巴结清扫术后若不及时锻炼或方法不当，有可能引起肩周软组织粘连，导致肩关节功能障碍，严重者将影响患肢功能和患者的日常生活，而粘连也可影响患肢血液循环，加重上肢淋巴水肿。乳腺癌术后患肢功能康复训练应遵循功能锻炼宜早、循序渐进的原则，但目前尚无统一标准。患者对康复训练的知识了解较少，迫切地需要专业的康复医师和技师的指导。Leclerc 等对结束治疗后的乳腺癌患者进行为期 3 个月的包括物理治疗和心理治疗的多学科康复治疗后发现，实验组患者的肢体灵活性、增量运动、体脂比、生活质量均有明显提高。由此可见，乳腺癌术后患者的康复治疗是有效且极其重要的。笔者所在医院康复医学科与内分泌乳腺外科合作，采取会诊联络康复医学（consultation-liaison rehabilitation medicine，CLRM）的模式，为患者采取针对性康复训练。派出的康复技师进驻到肿瘤专科病区，针对术后及术后各疗程化疗的乳腺癌患者，开展自主或与肿瘤专科医师共同查房、康复科诊疗和定期术后患肢康复知识教育培训；进驻的技师需熟悉肿瘤科知识，随时与康复医师沟通并与肿瘤科医师一起制订康复训练方案；定期在病区内开展康复训练知识培训。CLRM 的医生和技师在患者术后患肢功能训练方面做出了重要贡献，对乳腺癌患者的术后康复训练具有重要的指导意义。

### （三）会诊联络心血管病医学的建设

一些抗癌治疗可使机体内雌激素减少或功能下降，加上不注意饮食控制和少运动等因素导致血脂异常和心血管疾病的发生风险明显增加。笔者研究发现，乳腺癌患者首次确诊化疗前血脂异常率为 45.1%，化疗后迅速增加到 68.6%，而在系统治疗后的乳腺癌患者中血脂异常的发生率还将进一步增加。血脂相关动脉粥样硬化性心血管疾病已成为老年乳腺癌患者的首要死因。抗癌治疗导致的心脏毒性及 CVD 事件是癌症幸存者的健康隐患。乳腺癌患者抗癌治疗期间发生心脏损伤的风险是普通人群的 8 倍，早期诊治对患者预后至关重要。目前，虽然国内一些医院已成立肿瘤心脏病学门诊和（或）肿瘤心脏病学病房，但我国肿瘤心脏病学的诊疗过程及对心脏毒性的评估和管理尚不规范，部分肿瘤专科医院未设立心血管内科，导致部分患者因缺乏及时的专业评估和干预而出现严重的心脏毒性，或因心血管并发症而被迫终止肿瘤治疗。因此，由心内科医师和肿瘤专科医师共同参与对乳腺癌患者治疗过程中的心脏毒性评估和采取心脏保护措施迫在眉睫，而会诊联络心血管病医学（consultation-liaison cardiovascular medicine，CLCM）的开展可以解决这一难题。CLCM是指在综合性医院内，为非心血管病专业的临床其他各科（尤其是需要化疗和内分泌治疗的乳腺肿瘤科）遇到的心血管问题提供会诊、联络服务，也是心血管病医学与临床各科密切合作以提高疗效的一种重要服务方式，可使乳腺癌患者治疗过程中的心脏毒性降至最低。乳腺癌的化疗、内分泌治疗、靶向治疗等系统治疗的部分药物有较明显的心脏毒性，有不少患者在治疗过程中主诉心脏不适感。在乳腺癌治疗的各个阶段，需要临床医生提高警惕，监测和治疗心脏不良反应，而 CLCM 模式下的医生能有更多时间对乳腺癌患者围手术期、化疗、内分泌治疗及靶向治疗期间进行症状筛查，及时处理心脏症状并采取积极措施早期预防心血管疾病，提供可靠的、专业的治疗服务和随访。因此，笔者建议，由于肿瘤患者多为中老年人，加之化疗、放疗、内分泌治疗和靶向治疗的广泛应用，对心血管疾病的影响不可忽视。

（四）会诊联络内分泌医学的建设

乳腺癌与内分泌代谢疾病密不可分。随着医疗卫生条件的改善、生活方式的改变、预期寿命延长等，我国疾病谱发生了巨大变化，血糖异常、血脂异常、高尿酸血症、代谢综合征、肥胖、营养问题、甲状腺疾病、骨质疏松、钙剂摄入不足和（或）维生素 D 缺乏/不足相关甲状旁腺功能增强或亢进等内分泌代谢疾病已呈流行趋势，内分泌代谢病学在临床医学及乳腺癌伴随疾病综合管理中的作用显得十分重要。有研究报道称，初诊乳腺癌患者糖尿病的发生率为 25.3%（未知晓的糖尿病为 20.3%）、糖尿病前期为 50.6%，化疗期间糖尿病的发生率为 33.3%（未知晓的糖尿病为 28.1%）、糖尿病前期为 28.1%，随访患者糖尿病的发生率为 21.8%（未知晓的糖尿病为 17.4%）、糖尿病前期为 43.7%，同时患者经胰岛素释放试验（IRT）检查显示存在明显的胰岛 B 细胞功能紊乱和胰岛素抵抗，约 80% 的患者并不知晓自己患有糖尿病和糖尿病前期，需行口服葡萄糖耐量试验（OGTT）确诊。

我国大庆糖尿病预防试验证实，对葡萄糖耐量减低（impaired glucose tolerance，IGT）的糖尿病前期及部分早期糖尿病人群进行为期 6 年的生活方式干预，可显著降低 CVD 事件及相关死亡率，其作用长达 30 年。血脂相关 CVD 事件是绝经后早期乳腺癌患者的首要死因。而乳腺癌患者中具有非常高比例的以 IGT 为主的糖尿病前期和未知晓糖尿病，重视乳腺癌患者 IGT 及未知晓糖尿病的筛查与干预，将会使大量未知晓糖尿病和糖尿病前期患者血脂[尤指低密度脂蛋白胆固醇（LDL-C）]调控切点进一步下调，指导降血脂药的精准应用，从而明显降低乳腺癌患者 CVD 事件的发生率及死亡率，提高患者的生活质量并改善预后。同时乳腺癌合并糖尿病者，围手术期尤其是化疗期间血糖波动大、控制困难，其术后并发症和化疗等治疗不良反应增加、死亡率升高、预后恶化。而内分泌科医师对以上血糖变化的处理得心应手，如果能效仿 CLPM 和 CLRM，也开展会诊联络内分泌医学（consultation-liaison endocrine medicine，CLEM）或会诊联络内分泌代谢病医学（consultation-liaison endocrine and metabolism medicine，CLEMM），将会筛查诊断出大量未知晓糖尿病和糖尿病前期，有效控制血糖，改善患者生活质量和改善预后。乳腺癌首次确诊患者代谢综合征发生率为 32.6%，明显高于正常人群的 18.2%，60 岁以上的乳腺癌患者中代谢综合征发生率为 58.3%，显著高于同年龄段正常人群的 37.9%。纠正代谢障碍将有利于提高乳腺癌患者的生活质量和改善预后。作者研究后还发现，首次确诊和康复随访的乳腺癌患者中甲状腺结节发生率分别为 56.2%（TI-RADS ≥4 类结节为 7.3%）和 55.8%（TI-RADS ≥4 类结节为 6.9%），远高于普通体检人群。首次确诊患者中甲状腺功能降低（包括临床甲减、亚临床甲减、低 $T_3$ 综合征等）的发生率高达 28.7%。乳腺癌患者所伴随的甲状腺功能异常及恶性甲状腺结节都将影响乳腺癌的治疗和预后。同时，据文献报道，乳腺癌患者中还有较高比例的高尿酸血症与痛风、骨质疏松、钙剂摄入不足和（或）维生素 D 缺乏/不足相关甲状旁腺功能增强或亢进营养问题等，均需引起临床重视，加强对患者预防与管理，从而提高乳腺癌患者的生存质量和改善其预后。

因此，在乳腺癌治疗的各个阶段，需要临床医生提高警惕，监测和治疗各种内分泌代谢疾病，而会诊联络内分泌医学模式下的医生可定期对乳腺癌患者围手术期、化疗和内分泌治疗期间进行症状筛查，及时处理内分泌相关症状并采取积极措施，早期预防内分泌代谢疾病，提供可靠的治疗服务和随访。

## （五）会诊联络妇科医学

乳腺癌患者治疗和随访过程中的相关妇科问题，如化疗或内分泌治疗后诱发闭经、性障碍、生育力下降、更年期综合征、围绝经期泌尿生殖综合征及妇科肿瘤等的发生率远高于正常女性，且症状更加明显。加强会诊联络妇科医学（consultation-liaison gynecology medicine，CLGM）的建立和发展将有效解决或缓解患者的妇科问题，减轻患者的心理压力以提高其生活质量。我国女性乳腺癌的发病年龄较欧美国家提前约10年，育龄期女性的发病率远高于西方女性，加之越来越多的女性推迟生育，因此患癌后的生育问题并不少见。乳腺癌的化疗、内分泌治疗等会显著降低患者的生育能力，是否需要寻求辅助生殖的帮助，妊娠的时机、妊娠对乳腺癌患者复发和生存的影响等问题都需要专业的妇科医师与乳腺肿瘤科医师协同为患者制订更优的方案。对于没有生育要求的育龄期患者，CLGM可帮助患者改善乳腺癌治疗相关的性健康问题，指导患者进行科学有效避孕等。部分乳腺癌患者系统治疗过程中或之后，雌激素水平呈现"坠崖式下降"，其更年期综合征和围绝经期泌尿生殖综合征的症状如潮热、盗汗、阴道干涩等更加明显，妇科医师介入提供相应的医学帮助和药物治疗，会明显改善患者的生活质量。乳腺癌患者患有其他妇科疾病的风险显著高于普通女性，如伴有 BRCA 基因突变的患者有发生卵巢癌、输卵管癌的风险，应用他莫昔芬进行内分泌治疗的患者有发生子宫内膜癌的风险，对于这些妇科问题应当加强筛查和监测，CLGM 的建立和发展会很好地解决这一问题。

## （六）其他

随着诊疗技术的进步，乳腺癌患者逐渐以一种慢性病的状态生存，乳腺癌伴随疾病问题涉及学科众多。根据相应的健康问题，建立和发展相关的会诊联络机制将有利于患者的全方位、全周期综合管理，提高患者的生活质量并改善患者的预后。

（伍　娟　孔令泉）

## 参 考 文 献

戴威，孔令泉，吴凯南，2019. 乳腺癌伴随疾病全方位管理之骨健康管理. 中国临床新医学，12（2）：145-149.
黄剑波，金梁斌，孔令泉，等，2014. 乳腺癌患者治疗期间甲状腺功能的变化研究. 重庆医科大学学报，39（1）：57-60.
孔令泉，李浩，厉红元，等，2018. 关注乳腺癌伴随疾病的诊治. 中华内分泌外科杂志，12（5）：353-357.
孔令泉，李欣，厉红元，等，2017. 关注乳腺癌患者血脂异常的诊断与防治. 中华内分泌外科杂志，11（2）：89-91，96.
孔令泉，吴凯南，果磊，2019. 乳腺癌伴随疾病学. 北京：科学出版社，1-7.
孔令泉，吴凯南，厉红元，2016. 乳腺肿瘤心理学. 北京：科学出版社.
孔令泉，吴凯南，厉红元，2017. 乳腺肿瘤肝病学. 北京：科学出版社.
孔令泉，吴凯南，厉红元，2017. 乳腺肿瘤甲状腺病学. 北京：科学出版社.
孔令泉，吴凯南，厉红元，2018. 乳腺肿瘤心脏病学. 北京：科学出版社，64-129.
孔令泉，吴凯南，2014. 乳腺肿瘤糖尿病学. 重庆：重庆出版社.
孔令泉，赵春霞，厉红元，等，2017. 关注乳腺癌患者甲状腺疾病的筛查与诊治. 中华内分泌外科杂志，11（1）：4-7.
李浩，孔令泉，吴凯南，2018. 乳腺肿瘤心脏病学的建立及多学科协作的意义. 中国临床新医学，11（1）：94-97.

李浩，罗欢，孔令泉，等，2019. 乳腺癌伴随疾病全方位管理之内分泌代谢性疾病管理. 中国临床新医学，12（2）：111-116.

李金江，唐丽丽，2019. 肿瘤医院会诊联络精神卫生服务开展前后的会诊数据分析. 中国心理卫生杂志，33（1）：27-29.

卢林捷，王瑞珏，孔令泉，等，2014. 无糖尿病病史的乳腺癌患者系统治疗后糖耐量异常状况研究. 中国肿瘤临床，41（4）：250-253.

马飞，徐兵河，邵志敏，等，2019. 乳腺癌随访及伴随疾病全方位管理指南. 中华肿瘤杂志，41（1）：29-41.

吴凯南，2016. 实用乳腺肿瘤学. 北京：科学出版社.

吴玉团，罗清清，孔令泉，等，2016. 代谢综合征与乳腺癌的关系. 现代肿瘤医学，24（22）：3673-3677.

余升晋，刘海霞，2018. 开展对综合医院会诊联络精神病学的必要性和重要性分析. 系统医学，3（21）：189-191.

赵春霞，孔令泉，2017. 乳腺癌患者首次确诊、化疗期间及系统治疗后甲状腺结节及甲状腺功能状况研究. 重庆：重庆医科大学.

赵春霞，卢林捷，孔令泉，等，2015. 乳腺原位癌并发甲状腺微小乳头状癌1例. 中华内分泌外科杂志，9（5）：4400.

郑荣寿，孙可欣，张思维，等，2019. 2015年中国恶性肿瘤流行情况分析. 中华肿瘤杂志，41（1）：19-28.

Faubion SS, Larkin LC, Stuenkel CA, et al, 2018. Management of genitourinary syndrome of menopause in women with or at high risk for breast cancer: Consensus recommendations from The North American Menopause Society and The International Society for the Study of Women's Sexual Health. Menopause, 25: 596.

Gong Q, Zhang P, Ma J, et al, 2018. Lifestyle interventions lower cardiovascular disease in chinese adults with IGT—thirty-year follow-up of da qing diabetes prevention study. Diabetes, 67 (Supplement 1): 130-OR.

Huang J, Jin L, Ji G, et al, 2013. Implication from thyroid function decreasing during chemotherapy in breast cancer patients: Chemosensitization role of triiodothyronine. BMC Cancer, 13: 334.

Ji GY, Jin LB, Wang RJ, et al, 2013. Incidences of diabetes and prediabetes among female adult breast cancer patients after systemic treatment. Med Oncol, 30 (3): 687.

Leclerc AF, Foidart-Dessalle M, Tomasella M, et al, 2017. Multidisciplinary rehabilitation program after breast cancer: benefits on physical function, anthropometry and quality of life. Eur J Phys Rehabil Med, 53 (5): 633-642.

Lu LJ, Gan L, Hu JB, et al, 2014. On the status of β-cell dysfunction and insulin resistance of breast cancer patient without history of diabetes after systemic treatment. Med Oncol, 31 (5): 956.

Lu LJ, Wang RJ, Ran L, et al, 2014. On the status and comparison of glucose intolerance in female breast cancer patients at initial diagnosis and during chemotherapy through an oral glucose tolerance test. PLoS One, 9 (4): e93630.

Mehnert A, Brahler E, Faller H, et al, 2014. Four-week prevalence of mental disorders in patients with cancer across major tumor entities. J Clin Oncol, 32 (31): 3540-3546.

Patnaik JL, Byers T, DiGuiseppi C, et al, 2011. Cardiovascular disease competes with breast cancer as the leading cause of death for older females diagnosed with breast cancer: A retrospective cohort study. Breast Cancer Res, 13 (3): R64.

Salani R, Andersen BL, 2012. Gynecologic care for breast cancer survivors: Assisting in the transition to wellness. Am J Obstet Gynecol, 206 (5): 390-397.

Shi Y, Li X, Ran L, et al, 2017. Study on the status of thyroid function and thyroid nodules in Chinese breast cancer patients. Oncotarget, 8 (46): 80820-80825.

Wu Y, Luo Q, Li X, et al, 2018. Clinical study on the prevalence and comparative analysis of metabolic syndrome and its components among Chinese breast cancer women and control population. J Cancer, 9 (3): 548-555.

Xin Li, Zi-li Liu, Yu-tuan Wu, et al, 2018. Status of lipid and lipoprotein in female breast cancer patients at initial diagnosis and during chemotherapy. Lipids Health Dis, 17: 91.

# 附 录

## 专业术语汉英对照

### A

阿伐他汀 atorvastatin
阿那曲唑 anastrozole
癌症相关性疲劳 cancer related fatigue，CRF
癌症相关脂肪细胞 cancer associated adipocyte，CAA
氨鲁米特 aminoglutethimide，AG

### B

白细胞介素-2 interleukin-2，IL-2
爆发痛 breakthrough pain
贝伐珠单抗 bevacizumab
被害妄想 delusion of persecution
比较基因组杂交 comparative genomic hybridization，CGH
吡咯替尼 pyrotinib
表皮生长因子受体 epidermal growth factor receptor，EGFR
丙型肝炎病毒 hepatitis C virus，HCV
补体依赖性细胞毒作用 complement dependent cytotoxicity，CDC
哺乳动物雷帕霉素靶蛋白 mammalian target of rapamycin，mTOR
部分乳腺照射 partial breast irradiation，PBI

### C

潮汐化疗 tidal chemotherapy
成纤维细胞生长因子 fibroblast growth factor，FGF
充血性心力衰竭 congestive heart failure，CHF
创造式音乐治疗 creative music therapy
雌激素受体 estrogen receptor，ER
促分裂素原活化蛋白激酶 mitogen-activated protein kinases
促黄体生成素释放激素 luteinizing hormone-releasing hormone，LHRH
促肾上腺皮质激素 adreno-cortico-tropic-hormone，ACTH
促肾上腺皮质激素释放激素 corticotropin-releasing hormone，CRH
促性腺激素释放激素类似物 gonadotropin releasing hormone analogue，GnRHa
催乳素诱导蛋白 prolactin inducible protein，PIP

### D

大细胞神经内分泌癌 large cell neuroendocrine carcinoma，LCNEC
代谢当量 metabolic equivalent
代谢相关脂肪性肝病 metabolic associated fatty liver disease，MAFLD
代谢综合征 metabolic syndrome
单核细胞趋化蛋白 1 monocyte chemoattractant protein 1，MCP-1
单克隆抗体 monoclonal antibody，mAb
蛋白激酶 protein kinase，PK
导管相关性血栓 catheter related thrombosis，CRT
导管原位癌 ductal carcinoma in situ，DCIS
低密度脂蛋白 low density lipoprotein，LDL
低密度脂蛋白胆固醇 low density lipoprotein-cholesterol，LDL-C
地诺单抗 denosumab
动脉粥样硬化性心血管疾病 arteriosclerotic cardiovascular disease，ASCVD
多学科协作 multi-disciplinary team，MDT

### E

蒽环类药物 anthracyclines，ANT
二甲双胍 metformin

### F

芳香化酶抑制剂 aromatase inhibitor，AI
放疗所致恶心呕吐 radiotherapy induced nausea and vomiting，RINV
放射性心脏病 radiation-induced heart disease，RIHD
非典型性趋化因子受体 atypical chemokine receptor，ACKR
非酒精性脂肪性肝病 nonalcoholic fatty liver disease，NAFLD
非甾体类抗炎药 non-steroid anti-inflammatory drug，NSAID
肺动脉高压 pulmonary artery hypertension，PAH
肺栓塞 pulmonary embolism，PE
肺栓塞排除标准 pulmonary embolism rule-out criteria，PERC
肺肿瘤血栓性微血管病 pulmonary tumor thrombotic

microangiopathy，PTTM

芬太尼 fentanyl

愤怒期 anger stage

否认期 denial stage

氟伐他汀 fluvastatin

氟维司群 fulvestrant

福美司坦 formestane

## G

肝素结合表皮生长因子 heparin-binding epidermal growth factor，HB-EGF

肝细胞生长因子 hepatocyte growth factor，HGF

高密度脂蛋白 high density lipoprotein，HDL

高密度脂蛋白胆固醇 high density lipoprotein-cholesterol，HDL-C

高尿酸血症 hyperuricemia，HUA

高血糖高渗透压综合征 hyperglycemic hyperosmolar syndrome，HHS

高脂血症 hyperlipoidemia

骨关节炎 osteoarthritis，OA

骨化三醇 calcitriol

骨密度 bone mineral density，BMD

骨髓来源的抑制性细胞 myeloid-derived suppressor cell，MDSC

骨折风险评价工具 the fracture risk assessment tool，FRAX

骨转移性疼痛 metastatic bone pain

关系妄想 delusion of reference

冠心病 coronary heart disease，CHD

国际标准化比值 international normalized ratio，INR

## H

汉密尔顿焦虑量表 Hamilton anxiety scale，HAMA

汉密尔顿抑郁量表 Hamilton depression scale，HAMD

化疗脑 chemobrain

化疗所致恶心呕吐 chemotherapy induced nausea and vomiting，CINV

化疗雾 chemofog

化疗相关认知功能障碍 chemotherapy-related cognitive impairment，CRCI

化疗性脂肪肝 chemotherapy related fatty liver disease，CRFLD

化学感受区 chemoreceptor trigger zone，CTZ

幻听 auditory hallucination

幻味 gustatory hallucination

患者自控静脉镇痛 patient controlled intravenous analgesia，PCIA

患者自控皮下镇痛 patient controlled subcutaneously analgesia，PCSA

患者自控神经丛镇痛 patient controlled neuroplex analgesia，PCNA

患者自控硬膜外腔镇痛 patient controlled epidural analgesia，PCEA

患者自控镇痛 patient-controlled analgesia，PCA

磺脲类 sulfonylureas

会诊联络多学科医学 consultation liaison multi-disciplinary medicine，CLMM

会诊联络妇科医学 consultation-liaison gynecology medicine，CLGM

会诊联络精神医学 consultation-liaison psychological medicine，CLPM

会诊联络康复医学 consultation-liaison rehabilitation medicine，CLRM

会诊联络内分泌代谢病医学 consultation-liaison endocrine and metabolism medicine，CLEMM

会诊联络内分泌医学 consultation-liaison endocrine medicine，CLEM

会诊联络心血管病医学 consultation-liaison cardiovascular medicine，CLCM

活性氧 reactive oxygen species，ROS

## J

基质金属蛋白酶 matrix metalloproteinase，MMP

基质细胞衍生因子-1 stromal cell derived factor-1，SDF-1

激素反应原件 estrogen response element，ERE

激素替代疗法 hormone replacement therapy，HRT

激素增敏化疗 hormone sensitizing chemotherapy，HSCT

激素治疗 hormone therapy，HT

极低密度脂蛋白 very low density lipoprotein，VLDL

即兴式音乐治疗 improvisation music therapy

急性脑综合征 acute brain syndrome

脊髓电刺激疗法 spinal cord stimulation，SCS

继发性甲状旁腺功能亢进症 secondary hyperparathyroidism

加速康复外科 enhanced recovery after surgery，ERAS

甲状旁腺激素 parathyroid hormone，PTH

间充质干细胞 mesenchymal stromal cell，MSC

间接性肝毒性 indirect hepatotoxicity

简明疼痛量表 brief pain inventory，BPI

交感-肾上腺髓质系统 sympatho-adreno-medullary system，SAM system

接受期 acceptance stage

接受式音乐治疗 receptive music therapy

经皮穿刺中心静脉导管 central venous catheter，CVC

经外周静脉置入中心静脉导管 peripherally inserted central catheter，PICC

警戒期 alarm stage

静脉血栓栓塞事件 venous thromboembolism，VTE

聚合酶链反应法 polymerase chain reaction，PCR

## K

抗惊厥药 anticonvulsants drug

抗体偶联药物 antibody-drug conjugate，ADC

抗体依赖的细胞介导的细胞毒性作用 antibody-dependent cell-mediated cytotoxicity，ADCC
客观反应率 objective response rate，ORR
空腹血浆葡萄糖 fasting plasma glucose，FPG
空腹血糖受损 impaired fasting glucose，IFG
空芯针穿刺活检 core needle biopsy，CNB
口服葡萄糖耐量试验 oral glucose tolerance test，OGTT

## L

拉帕替尼 lapatinib
来曲唑 letrozole
酪氨酸激酶抑制剂 tyrosine kinase inhibitor，TKI
雷洛昔芬 raloxifen
雷莫卢单抗 ramucirumab
类固醇受体辅助活化因子 steroid receptor coactivator，SRC
累积性应激暴露 cumulative stress exposure
离子通道受体 ion channel receptor
磷脂酰肌醇 phosphatidylinositol，PI
瘤间 intertumor
瘤内 intratumor
洛伐他汀 lovastatin

## M

吗啡 morphine
酶联免疫吸附试验 enzyme-linked immunosorbent assay，ELISA
酶偶联受体 enzyme linked receptor
每搏输出量的变异量 stroke volume variation，SVV
美国病理学家学会 College of American Pathologists，CAP
美国临床肿瘤学会 American Society of Clinical Oncology，ASCO
美国乳腺与肠道外科辅助治疗研究组 National Surgical Adjuvant Breast and Bowel Project，NSABP
美国糖尿病协会 American Diabetes Association，ADA
免疫组织化学法 immunohistochemistry，IHC
膜受体 membrane receptor

## N

奈拉替尼 neratinib
脑血管病 cerebrovascular disease，CD
尿酸 uric acid，UA
女性性功能障碍 female sexual dysfunction，FSD

## P

帕妥珠单抗 pertuzumab
配体 ligand
配体门控离子通道 ligand-gated ion channel
葡萄糖耐量减低 impaired glucose tolerance，IGT
普伐他汀 pravastatin

## Q

前哨淋巴结活检 sentinel lymph node biopsy，SLNB

羟考酮 oxycodone
鞘内药物输注系统 intrathecal drug delivery systems，IDDS
屈洛昔芬 droloxifene
趋化因子 chemokine
曲妥珠单抗 trastuzumab
去甲肾上腺素 norepinephrine，noradrenaline
全方位疼痛 total pain
缺氧诱导因子 hypoxia inducible factor，HIF

## R

人类表皮生长因子受体 2 human epidermal growth factor receptor 2，HER2
人绒毛膜促性腺激素 human chorionic gonadotropin，HCG
人乳头状瘤病毒 human papillomavirus，HPV
认知行为疗法 cognitive behavior therapy，CBT
乳糜微粒 chylomicron，CM
乳腺 X 线摄影 mammography，MG
乳腺癌伴随疾病学 concomitant disease of breast cancer
乳腺癌会诊联络多学科医学 breast consultation liaison multi-disciplinary medicine
乳腺癌术后慢性疼痛 chronic post-surgical pain，CPSP
乳腺癌特异性生存 breast cancer specific survival，BCSS
乳腺癌新内分泌化疗 breast neoendocrinochemotherapy
乳腺超声 breast ultrasound，BUS
乳腺肿瘤肝病学 breast oncohepatology
乳腺肿瘤甲状腺病学 breast oncothyroidology
乳腺肿瘤内分泌代谢病学 breast oncoendocrinometabolism
乳腺肿瘤双心医学 breast oncopsychocardiology
乳腺肿瘤糖尿病学 breast oncodiabetology
乳腺肿瘤心理心脏病学 breast oncopsychocardiology
乳腺肿瘤心理学 breast oncopsychology
乳腺肿瘤心脏病学 breast oncocardiology
乳腺自我检查 breast self-examination，BSE
弱阿片类镇痛药物 weak opioid analgesics

## S

三酰甘油 triglyceride，TG
三维适形放疗 3-dimensional conformal radiotherapy，3D-CRT
射频热凝治疗 radiofrequency thermocoagulation，RF
深静脉血栓形成 deep vein thrombosis，DVT
神经病理性疼痛 neuropathic pain
神经内分泌肿瘤 neuroendocrine neoplasm，NEN
肾上腺素 adrenaline，epinephrine
肾素-血管紧张素系统 renin angiotension system，RAS
视觉模拟评分法 visual analogue scale，VAS
手足综合征 hand-foot syndrome，HFS
受体 receptor
受体酪氨酸激酶 receptor tyrosine kinase
狩猎式反应 hunting type reaction

术后疼痛综合征 postmastectomy pain syndrome，PMPS

树突状细胞 dendritic cell，DC

数字分级评分法 numerical rating scale，NRS

衰竭期 exhaustion stage

双色原位杂交 dual-color *in situ* hybridization，DISH

髓系来源抑制性细胞 myeloid-derived suppressor cell，MDSC

索拉非尼 sorafenib

**T**

他莫昔芬 tamoxifen，TAM

糖耐量减低 impaired glucose tolerance，IGT

糖尿病 diabetes mellitus，DM

糖尿病酮症酸中毒 diabetic ketoacidosis，DKA

糖皮质激素 glucocorticoid，GC

糖皮质激素反应元件 glucocorticoid response element，GRE

糖皮质激素受体 glucocorticoid receptor，GR

糖皮质激素调节蛋白激酶 serum and glucocorticoid-regulated protein kinase，SGK

讨价还价期 bargaining stage

特异性肝毒性 idiosyncratic hepatotoxicity

疼痛评价指数 pain rating index，PRI

体重指数 body mass index，BMI

调节性 T 细胞 regulatory T cell，Treg

调强放疗 intensity modulated radiotherapy，IMRT

托瑞米芬 toremifene

**W**

围绝经期泌尿生殖综合征 genitourinary syndrome of menopause，GSM

维生素 D 不足 vitamin D insufficiency

维生素 D 缺乏 vitamin D deficiency

维生素 D 缺乏或不足相关性甲状旁腺功能亢进症 vitamin D deficiency or insufficiency associated hyperparathyroidism

萎缩性阴道炎 vulvovaginal atrophy，VVA

无病生存期 disease-free survival，DFS

无进展生存期 progress free survival，PFS

无浸润性疾病生存率 invasive disease free survival，iDFS

**X**

细胞表面受体 cell surface receptor

细胞毒性 T 细胞 cytotoxic lymphocyte，CTL

细胞内受体 intracellular receptor

细胞外基质 extracellular matrix，ECM

细胞外调节蛋白激酶 extracellular regulated protein kinase，ERK

下丘脑-垂体-肾上腺皮质轴 hypothalamic-pituitary-adrenal axis，HPA 轴

先天淋巴样细胞 innate lymphoid cell，ILC

显色原位杂交法 chromogenic *in situ* hybridization，CISH

小细胞神经内分泌癌 small cell neuroendocrine carcinoma，SCNEC

心肌肌钙蛋白 cardiac troponin

心理社会肿瘤学 psychosocial oncology

心理神经免疫学 psychoneuroimmunology

心理肿瘤学 psychooncology

心血管疾病 cardiovascular disease，CVD

心脏瓣膜病 valvular heart disease，VHD

辛伐他汀 simvastatin

新辅助化疗 neoadjuvant chemotherapy，NCT

新内分泌化疗 neoendocrinochemotherapy，NECT

信号转导 signal transduction

信号转导通路 signal transduction pathway

性激素结合球蛋白 sex hormone-binding globulin，SHBG

胸腺基质淋巴细胞生成素 thymic stromal lymphopoietin，TSLP

雄激素受体 androgen receptor，AR

选择性 5-羟色胺再摄取抑制剂 selective serotonin reuptake inhibitor，SSRI

选择性雌激素受体调节剂 selective estrogen receptor modulator，SERM

选择性雌激素受体下调剂 selective estrogen receptor down regulator，SERD

血管紧张素 Ⅱ 受体阻滞剂 angiotensin Ⅱ receptor blocker，ARB

血管紧张素转化酶抑制剂 angiotensin converting enzyme inhibitor，ACEI

血管内皮生长因子 vascular endothelial growth factor，VEGF

血管舒缩性症状 vasomotor symptom，VMS

血小板衍生生长因子 platelet derived growth factor，PDGF

血脂异常 dyslipidemia

**Y**

药物性肝损害 drug induced liver injury，DILI

腋窝淋巴结清扫术 axillary lymph node dissection，ALND

依维莫司 everolimus

依西美坦 exemestane

胰岛素抵抗 insulin resistance，IR

胰岛素释放试验 insulin releasing test，IRT

胰岛素受体 insulin receptor，IR

胰岛素样生长因子-1 insulin-like growth factor-1，IGF-1

乙型肝炎病毒 hepatitis B virus，HBV

抑郁 depression

营养不良 malnutrition

应激反应 stress reaction

应急反应 emergency reaction

游离三碘甲状腺原氨酸 free triiodothyronine，$FT_3$

语言分级评分法 verbal rating scale，VRS

预测营养指数 prognostic nutrition index，PNI

原位荧光杂交 fluorescence *in situ* hybridization，FISH

原位杂交 *in situ* hybridization，ISH

孕激素受体 progesterone receptor，PR

## Z

载脂蛋白 apolipoprotein，Apo
再创造式音乐治疗 recreative music therapy
谵妄 delirium
正念减压疗法 mindfulness-based stress reduction，MBSR
直接作用抗病毒药物 directly acting antiviral，DAA
肿瘤伴随疾病学 concomitant disease of oncology
肿瘤坏死因子 tumor necrosis factor-α，TNF-α
肿瘤浸润性 B 细胞 tumor-infiltrating B cell，TIB
肿瘤浸润性淋巴细胞 tumor infiltrating lymphocyte，TIL
肿瘤突变负荷 tumor mutation burden，TMB

肿瘤相关巨噬细胞 tumor-associated macrophage，TAM
肿瘤心脏病学 oncocardiology
转化生长因子-β transforming growth factor-β，TGF-β
自凝蛋白 autotaxin，ATX
自我血糖监测 self monitoring of blood glucose，SMBG
总胆固醇 total cholesterol，TC
总生存期 overall survival，OS
阻抗期 resistance stage
组蛋白脱乙酰酶 histone deacetylases，HDAC
左心室射血分数 left ventricular ejection fraction，LVEF

（王　泽　孔令泉）